KB245083

經穴學

經 穴 學

李相龍 著

청홍

이상룡李相龍

원광대학교 한의과대학 한의학과 졸업
경희대학교 대학원 졸업(한의학석사)
원광대학교 대학원 졸업(한의학박사)
우석대학교 한의과대학 학장 역임
현재 한방재활연구센터장 및 우석대학교 한의과대학 교수(경혈학)

■ 주요논저
《도해경혈학》(정문각) 공저
《동씨침구미용살빼기》(일중사) 공저
《경락미용학》(일중사) 공저
《침구수혈해부도해》(일중사) 공저
《경혈응용해부도해》(일중사) 외3권 공저
《거듭나기》(종로서적)
《어디인들 당신 앞이 아니겠습니까》(국민일보)
《성경과 한방이야기》(국민일보)
《의원아 네 병을 고쳐라》(이레닷컴)
《나는 마음대로 산다》(이레닷컴)
《너를 보면 살고 싶어진다》(파피루스)
《신맥 조해의 전침자극이 치매환자의 뇌파에 미치는 영향》외 다수

　　經絡學說은 醫家들의 오랜 전통과 경험 속에서 정립된 韓醫學의 기초이론으로 鍼灸治療
의 근간이 되며 진단과 치료에 이론적 근거가 되는 주요한 학설이다. 그동안 經絡과 經穴
은 '物'이 아니라 '象'이라는 고전적 개념에 사로잡혀서 그 실체를 찾아보겠다는 실험적
노력보다는 임상효과가 좋다는 경험적 논리가 앞서왔다.

　　이는 과학기술의 발전보다 경험적 논리가 역사를 앞서온 시대적 결과물일 수도 있겠지만
생명체의 신비스런 구석까지 훔쳐보고 있는 오만한 과학기술의 횡포에는 경험적 논리가
무력할 수밖에 없다.

　　그럼에도 경혈의 효능과 주치를 경험적 논리에 근거한 고전 임상례를 典據로 삼을 수밖
에 없는 게 한의학의 현실이지만, 곳곳에서 경락과 경혈의 실체에 대한 실험적 접근을 다
각적으로 시도하면서 어느 정도 손에 잡힐 듯한 결과가 도출되기 시작했다. 이를 근거로
변형된 다양한 임상기법이 등장하고 있는 실정이다.

　　결국 경락과 경혈도 영원히 범접할 수 없는 신비스런 어떤 것이라기보다는 생명체가 드
러내는 일종의 정보시스템이라는 조심스런 결론에 이르고 있다. 그러므로 경락학설도 학
문의 한 영역으로서 변화와 발전을 거듭해야 하며 전위적인 경락학설의 진화도 기대해볼
만한 일이다.

　　어쩌면 이 일은 경험적 논리에 함몰되어 고루한 학설만을 진리처럼 고집하는 낡은 세대
가 아닌 보다 진보적이고 열린 사고를 할 줄 아는 지혜로운 후학들의 몫인지도 모르겠다.

　　아무튼 本書는 무침세상을 꿈꾸는 우석대학교 한의과대학 무침세상의 정낙중 최기숙의
정성어린 손길이 있었기에 빛을 보게 되었다.

　　모든 경혈의 출전과 고전 임상례와 함께 최근 임상례를 덧붙인 것이 차이점이라면, 경험
적 논리를 넘어서지 못한 낡은 구석이 아직도 도사리고 있다는 것이 못내 아쉬운 점이다.

　　그럼에도 경락과 경혈에 대한 임상 지식을 습득하는 데에 다소 일조할 것을 기대하며 출
판을 감행하게 되었다.

2007년 5월
이상룡

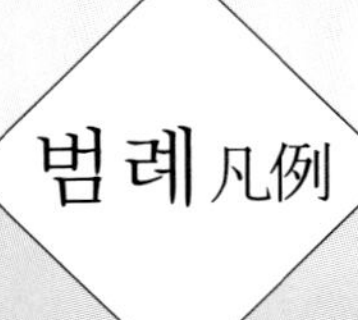

범례 凡例

- 經脈 명칭에 있어서 手太陰肺經을 肺經으로, 足太陽膀胱經을 膀胱經으로 하듯이 十二經脈의 명칭을 약식 표기한 곳도 있다.

- 경혈 영문 표기는 WHO 공식 명칭과 한중일 통일 표준안을 근거로 하였다.

- 각종 문헌에 대한 표기는 약식 명칭으로 하였다. 鍼灸甲乙經은 甲乙, 甲乙經으로 黃帝內經은 內經, 素門, 靈樞로 千金要方은 千金, 千金方으로 醫學入門은 入門으로 표기했다.

- 각 경혈의 穴性은 主治 범위에 준하여 가장 근접한 穴性을 선택했으며, 주치 특성에 맞도록 배치했다.

- 각 경혈의 配穴에 대한 典據와 경혈의 주치 특성은 原文을 그대로 인용했으며, 책명을 밝혔다. 희귀 한자는 문장 끝에 뜻을 표기했다.

- 임상해설은 최근 임상가의 보고 예를 참작했으며, 임상 활용도가 높은 순서대로 효능을 설명했다.

- 각 경혈과 유사한 위치에 있거나 똑같은 부위의 동씨기혈을 부연 설명했다.

- ⑧은 '동씨기혈', ⑥는 '기혈', ⑩은 '신혈', ④는 '사암침법', ④는 '나가노 침법'을 약칭으로 사용했으며, 기혈과 신혈의 분류상 애매한 부분은 저자의 주관적 의견이 개입되어 있다.

- 난해한 病名이나 奇穴에 대한 보충 설명은 각주로 처리했다.

- 해당 경혈의 질병별 침구 치료 설명은 필자의 주관적 의견이 개입된 점도 없지 않으니 독자의 叱正을 기대한다.

●序
●凡例

總 論

四 十二經脈   37

五 十二經別   42

六 奇經八脈   46

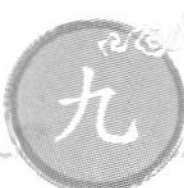

十 四 經

02 手陽明大腸經   113

▶ 手陽明大腸經 流注
▶ 大腸經穴歌
▶ 是動病과 所生病
▶ 大腸經의 效能主治

03 足陽明胃經   163

▶ 足陽明胃經 流注
▶ 胃經穴歌
▶ 是動病과 所生病
▶ 胃經 效能主治

06 手太陽小腸經 327

08 足少陰腎經 501

▶ 足少陰腎經 流注
▶ 腎經穴歌
▶ 是動病과 所生病
▶ 腎經의 效能主治

09 手厥陰心包經　　551

▶ 手厥陰心包經 流注
▶ 心包肺經穴歌
▶ 是動病과 所生病
▶ 心包經의 效能主治

11　足少陽膽經　623

▶ 足少陽膽經 流注
▶ 膽經穴歌
▶ 是動病과 所生病
▶ 膽經의 效能主治

12 足厥陰肝經 709

▶ 足厥陰肝經 流注
▶ 肝經穴歌
▶ 是動病과 所生病
▶ 肝經의 效能主治

13 督脈 741

▶ 督脈 流注
▶ 督脈經穴歌
▶ 督脈의 效能主治

14 任脈   797

▶ 任脈 流注
▶ 任脈經穴歌
▶ 任脈의 效能主治

부록   853

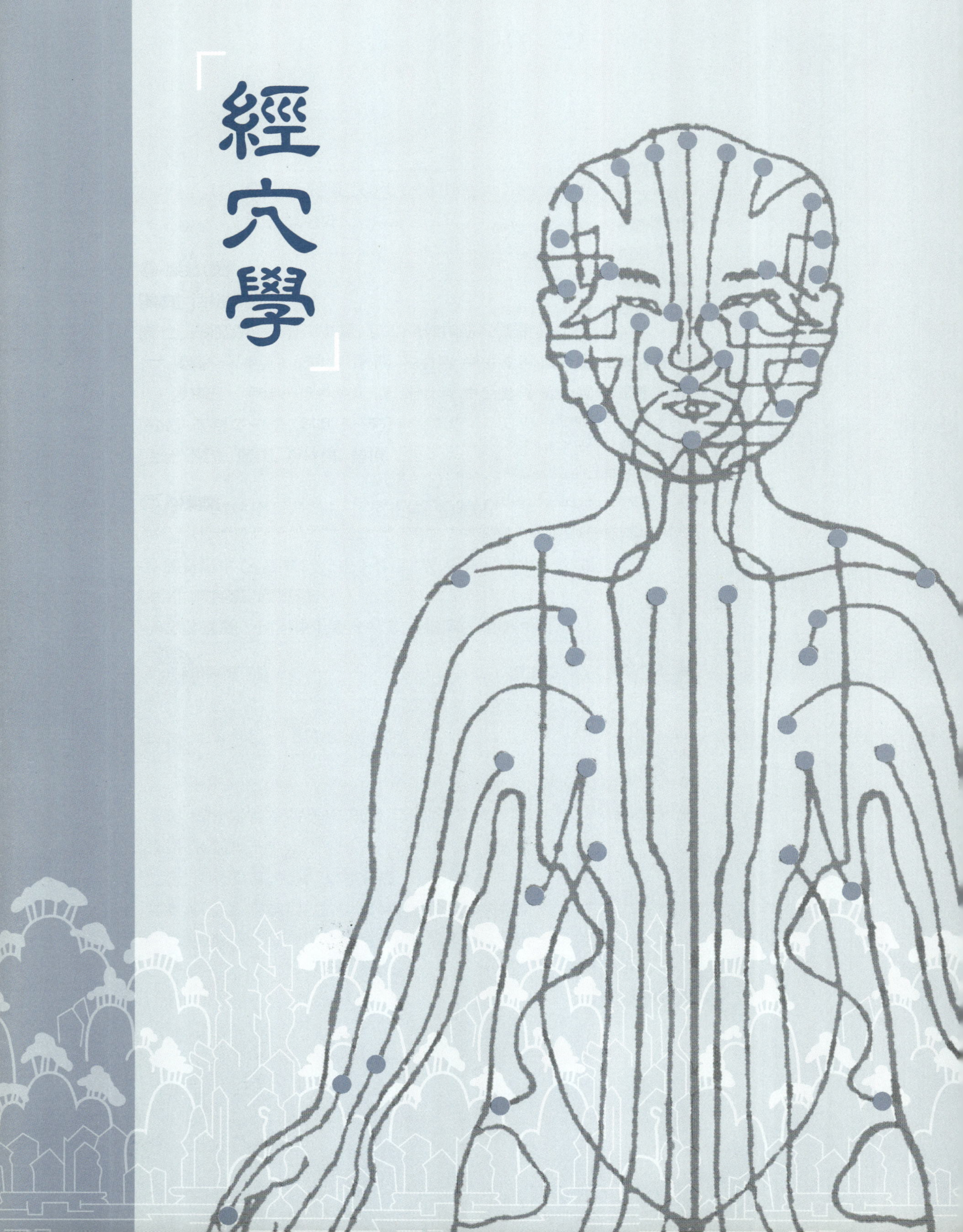

經穴學

總論

一. 經絡의 槪論

經絡의 由來

　經絡은 人間의 不斷한 醫療實踐 過程 속에서 經驗되어진 人體의 生理와 病理現象을 통해 體表에 나타나는 反應點, 針刺戟의 傳導經路, 穴位의 主治・效能, 解剖學的 知識 等 諸般 經驗의 蓄積에 起源한다.

　따라서 經絡은 筋脈, 血脈, 脈度 等의 槪念이 形成된 以後 歸納的으로 形成된 것이다.

史的 背景

(1) 馬王堆 帛書(BC 168年) : 1973년 中國의 湖南省 長沙 馬王堆3號 漢墓에서 발견된《足臂十一脈灸經》,《陰陽十一脈灸經》甲・乙本을 말한다. 經絡의 循環槪念이 없이, 대체로 四肢末端에서 시작하여 人體中心(胸・腹・頭)으로 流注하는 것으로 되어 있으며 手厥陰脈이 없다. 臟腑와 연계하는 데에 한계가 있지만 五輸穴, 標本根結 等의 理論的 基礎가 된다.

(2) 針灸木人經脈 : 1993年 四川省 錦陽 雙包山 2號 西漢 大墓(BC 179~141)에서 출토된 28.1cm 높이의 小型 木漆人形 위에 그려진 經脈圖를 말한다. 手・足三陽脈, 手三陰脈의 9脈과 足三陰脈이 없는 대신에 督脈이 있어 모두 10脈이다.《帛書》보다 經脈의 길이가 길고 分布範圍가 넓으며 流注 方向이《靈樞・經脈》과 대체로 類似하다. 手太陰脈은 2個, 手陽明・手少陽・足太陽脈에 各各 1個씩 모두 5個의 支脈을 가지고 있다.

(3) 黃帝內經(春秋戰國時代~秦・漢) : 經絡學說과 鍼灸理論의 成熟되었음을 보여주는 代表作으로 經絡理論의 체계를 보여준다.

　經脈, 絡脈, 奇經(督脈, 任脈, 帶脈, 蹻脈), 經別, 經筋, 皮部의 循行路線과 分布區域을 제시하고 있으며 臟腑와 經絡간의 生理・病理關係를 闡

區分	足臂十一脈灸經	陰陽十一脈灸經	靈樞·經脈篇
脈之字形	溫	脈	脈
循行方向	求心性로 四肢에서 頭胸腹로 循行	遠心性 循行이 나타나기 시작(肩脈, 足太陰脈 除外)	胸手頭足의 順序에 의해 體系的으로 循行
是動病, 所生病의 分類有無	病候의 數가 少數(78個)로서 是動病·所生病의 구분이 없음	病候의 數가 豊富(147個)해지고 是動病·所生病의 구분이 出現	病候의 數가 多樣(217個)해지고 是動病·所生病을 체계적으로 구분
屬絡臟腑	心(臂泰陰), 肝(足少陰)	心中(手鉅陰), 腎(足少陰), 胃(足太陰)	12經 모두가 各 臟腑에 屬絡
支脈 (別脈)	足太陽, 足少陽脈에 各各 2個씩 있다.	없다.	12經脈 모두 各各 1~4個씩 있다.
診斷 治療法	灸法만 사용	提示되지 않음(鍼·灸 使用)	寸口·人迎脈診法 鍼·灸사용 및 虛實에 따른 補瀉를 강조

明하고 있다. 또한 鍼刺手法, 俞穴(節, 會, 俞), 經氣, 補瀉法 等 鍼灸法에 대한 다양한 論述이 있다.

(4) 難經 : 第23~29難에서 鍼灸理論에 대해 論述하고 있다. 특히 奇經八脈에 대해 具體的으로 記述하고 있으며 針刺補瀉(子母補瀉), 心之俞穴, 8會穴 (臟腑氣血筋脈骨髓)에 대해서도 언급하고 있다.

(5) 傷寒論(東漢·張仲景, AD 150~219年) : 六經·八綱辨證을 제시하고 經絡學說의 理論을 실제에 적용하였다(內經의 三陰三陽 개념과는 차이가 있다).

(6) 甲乙經 (晉·皇甫謐, AD 256~282年) : 循環과 奇經八脈의 개념을 포함하고 있는 黃帝明堂經(전해지지 않음)을 補充·整理한 것이다. 349穴과 12經絡의 支別(交會穴) 等 腧穴名稱, 部位를 具體的 밝히고 있으며 穴의 主治, 鍼刺의 淺深, 灸法(壯數)에 대해서도 상세하게 論述하고 있다. 또한 四肢는 經絡에 따라, 臟腑는 位置에 따라 구별하여 針灸臨床應用에

便利하도록 되어 있다.

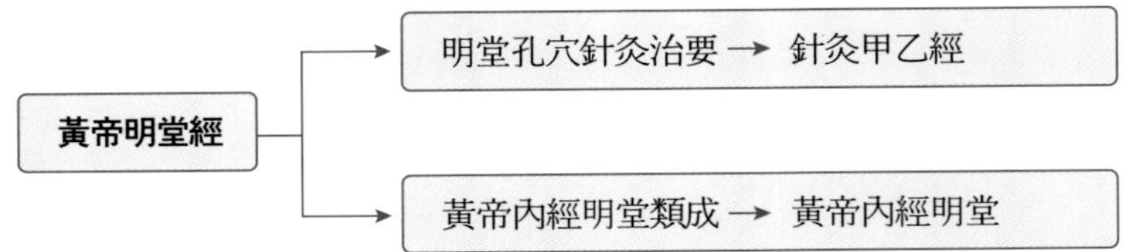

(7) 黃帝內經明堂(隋唐) : 全身의 經穴을 經絡으로 배속하고 循經取穴을 구체적으로 記述하고 있으며 經穴圖가 처음으로 실려 있다.

(8) 千金要方, 千金翼方(唐 · 孫思邈, AD 652年) : 各 疾病別 治療法, 禁忌事項, 禁忌日 및 거의 모든 禁鍼 · 禁灸穴에 대해 記述되어 있다.

(9) 外臺秘要(唐 · 王燾, AD 752年) : 第30卷에 灸法爲主의 治療法을 폭넓게 記述하고 있다.

(10) 太平聖惠方(宋) : 第99 · 100卷이 鍼灸篇으로서 穴位, 主治가 圖와 함께 실려 있으며 이후부터 그림을 같이 넣는 것이 일반화되었다. 小兒疾病의 鍼法이 記載되어 있다.

(11) 銅人經(銅人腧穴針灸圖經; 宋 · 王維一, AD 1026年) : 12經에 따른 유주, 그림과 함께 腧穴, 主治를 記錄하여 經脈, 腧穴의 位置 等을 標準化시켰다.

　　☞ '鐫刻經穴石碑', '鑄造經穴銅人'

(12) 針灸資生經 (南宋 · 王執中, AD 1165年) : 經絡上 12正經과 任 · 督脈을 중시하여 14經으로 분류하고 357個의 新穴을 첨가하였으며 195종의 질병에 따른 主治穴을 제시하고 있다.

(13) 鍼經指南(金 · 竇漢卿, AD 1190～1280年) : 鍼灸이론을 간략하고 알기 쉽게 歌賦形式으로 기록한 標幽賦, 通玄指要賦에 실려 있으며, 八脈交會穴(靈龜八法의 이론적 기초), 手技補瀉法이 記述되어 있다.

(14) 子午流注鍼經(金 · 何若愚, AD 1311年) : 經脈流注過程에서 氣血의 時間에 따른 推移와 週期的인 盛衰에 根據한 刺法이 記錄되어 있다.

(15) 十四經發揮(元 · 滑壽, AD 1341年) :《金蘭循經取穴圖解》(AD 1303年)를 補充 · 整理한 것으로 資生經의 영향으로 12正經과 任 · 督脈을 중시하여 14經의 分布部位와 流注, 主治, 穴性을 流注順序대로 記錄하고 圖

解를 넣고 新穴(354穴)을 追加하였다.

(16) 針灸聚英(明·高武, AD 1529年) : 종합 鍼灸醫書로 鍼灸大成의 基礎가 되었다.

(17) 奇經八脈考(明·李時珍, AD 1578年) : 奇經八脈의 循行分布, 腧穴 位置, 病症 等을 구분하여 상세히 다루었다.

(18) 鍼灸大成(明·楊繼洲, AD 1601年) : 重要 鍼灸理論을 모두 망라한 鍼灸學 百科事典이다. 末尾에 現存하는 最初의 小兒 按摩書인 小兒按摩經이 실려 있다

(19) 醫宗金鑑(淸·吳謙, AD 1742年) : 正骨心法要訣, 刺灸心法要訣 等이 실려 있는 鍼灸·接骨의 主要 臨床書이다. 歌訣과 그림을 많이 사용하여 初學者 或은 民間에서 광범위하게 응용할 수 있도록 하였다.

二. 經氣論

經氣란 經脈 中을 運行하는 氣로서 經脈의 주요기능(인체의 正常生活能力과 疾病防禦能力)을 담당하는 인체의 正氣(眞氣) 或은 營·衛氣를 의미한다. 또한 致病 病原인 邪氣와 서로 대립되는 名稱이기도 하다.

營氣와 衛氣

營氣는 脈中을 循行하면서 血로 化生하고 온몸을 滋養하는 機能 或은 物質을 말한다(化而爲血 以奉生身). 衛氣는 달리 衛陽이라고도 하며 脈外를 循行하면서 腦의 反射作用에 관계하며 肌膚를 滋養·溫煦케 하고 玄府의 開閉를 조절하여 外邪를 防禦하는 機能을 말한다.

營衛의 生成

"黃帝問於岐伯曰 人焉受氣 陰陽焉會, 何氣爲營, 何氣爲衛, 營安從生, 衛於焉會, 老壯不同氣 陰陽異位 願聞其會. 岐伯答曰 人受氣於穀 穀入於胃 以傳於肺 五藏六府 皆以受氣. 其淸者爲營 濁者爲衛, 營在脈中 衛在脈外, 營周不休 五十而復大會 陰陽相貫 如環無端, 衛氣行於陰二十五度 行於陽二十五度 分爲晝夜 故氣至陽而起 至陰而止." "黃帝曰 願聞中焦之所出. 岐伯答曰 中焦亦并胃中, 出上焦之後 此所受氣者 泌糟粕, 蒸津液 化其精微 上注于肺脈 乃化而爲血 以奉生身, 莫貴於此, 故獨得行于經隧, 命曰營氣. 黃帝曰 夫血之與氣, 異名同類何謂也. 岐伯答曰 營衛者, 精氣也, 血者, 神氣也, 故血之與氣, 異名同類焉. 故奪血者無汗, 奪汗者無血, 故人生有兩死, 而無兩生." 《靈樞·營衛生會》

"伯高曰 五穀入於胃也 其糟粕津液宗氣分爲三隧, 故宗氣積於胸中 出於喉嚨 以貫心肺[1] 而行呼吸焉. 營氣者 泌其津液 注之於脈 化以爲血 以榮四末 內注五藏六府 以應刻數焉. 衛氣者 出其悍氣之慓疾 而先行於四末分肉皮膚之間 而不休者也. 晝日行於陽 夜行於陰 常從足少陰之分間 行於五藏六府." 《靈樞·邪客》

"黃帝曰 五藏者 所以藏精神魂魄者也. 六府者 所以受水穀而行化物者也. 其氣內干五藏 而外絡肢節. 其浮氣之不循經者 爲衛氣. 其精氣之行於經者 爲營氣. 陰陽相隨 外內相貫 如環之無端 亭亭淳淳乎 孰能窮之." 《靈樞·衛氣》

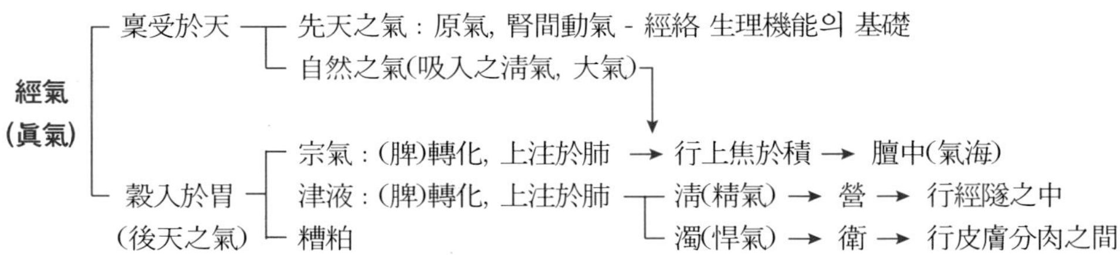

---

1) 肺: 原作 '脈', 據《甲乙經》《太素·營衛氣行》改.

營衛의 循環

1. 營氣의 循環

肺에서 시작하여 手太陰(手食指端), 手陽明(鼻傍), 足陽明(足大趾端), 足太陰(心中), 手少陰(手小指端), 手太陽(內眼角), 足太陽(足五趾端), 足少陰(胸中), 手厥陰(手四指端), 手少陽(外眼角), 足少陽(足大趾端), 足厥陰(胸中)을 차례로 循行한 후 다시 上注하여 肺에 이른다. 그 別者는 肺에서 上額으로 循하여 督脈, 任脈을 차례로 循行한 후 肺中으로 다시 入한다.

"黃帝曰 營氣之道 內穀爲寶 穀入於胃 氣[2]傳之肺 流溢於中 布散於外 精專者行於經隧 常營無已 終而復始 是謂天地之紀. 故氣從太陰出 注手陽明 上行至面[3] 注足陽明 下行至跗上 注大指間 與太陰合 上行抵髀. 從脾注心中 循手少陰 出腋下臂, 注小指之端[4] 合手太陽. 上行乘腋 出䪼內 注目內眥 上巓下項 合足太陽. 循脊下尻 下行注小指之端 循足心 注足少陰. 上行注腎 從腎注心 外散於胸中 循心主脈 出腋下臂 出兩筋之間 入掌中 出中指之端 還注小指次指之端 合手少陽. 上行注膻中, 散於三焦 從三焦注膽 出脅注足少陽. 下行至跗上 復從跗注大指間 合足厥陰 上行至肝 從肝上注肺 上循喉嚨 入頏顙之竅 究於畜門. 其支別者 上額循巓 下項中 循脊入骶 是督脈也 絡陰器 上過毛中 入臍中 上循腹裏 入缺盆 下注肺中 復出太陰. 此營氣之行也 逆順之常也."
《靈樞·營氣》

2. 衛氣의 循環

衛氣는 水穀之悍氣로서 慓疾滑利하여 脈中에 入하지 않고 脈外(皮膚分肉之間)를 돌면서 營氣를 보호한다(營衛相輸).

---

2) 氣 : 原作 '乃', 據《甲乙經》改.
3) 至面 : 原作 無 '至面' 二字, 據《甲乙經》《太素》補充.
4) 之端 : 原作 無 '之端' 二字, 據《甲乙經》《太素》補充.

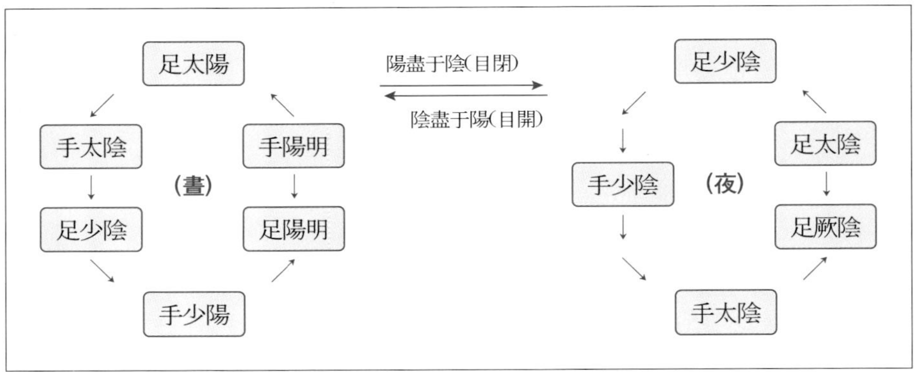

衛氣의 循行1

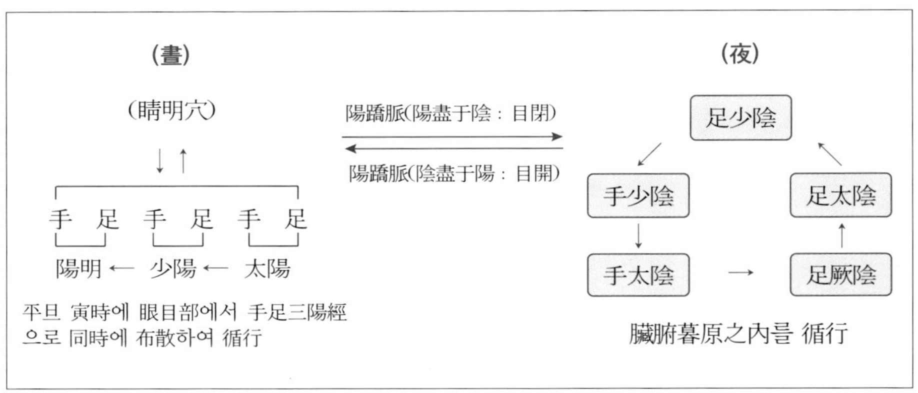

衛氣의 循行2

晝에 衛氣는 人身의 陽分(表, 三陽經)을 循行한다. 平旦에 陰盡于陽(目開)하여 眼目(睛明穴)에서부터 시작하여 同時에 手·足三陽經으로 布散하고 全身 肌肉皮膚, 四肢末端에 이른다. 이후에 手·足三陰經을 거쳐 他經들과 相互交會 또는 絡하면서 다시 眼目으로 돌아온다. 衛氣는 한 經에서 다음 經으로 차례로 循環하는 것이 아니고, 同時에 經絡을 따라 全身에 運行한다.

夜에는 衛氣가 人身의 陰分(裏, 五臟)을 循行한다. 衛氣는 陽盡于陰(目閉)하면 陰에서 氣를 받아서 足少陰腎經으로 注하고 이후 手少陰心經, 手太陰肺經, 足厥陰肝經, 足太陰脾經을 거쳐 다시 足少陰腎經으로 돌아온다.

"故衛氣之行, 一日一夜五十周於身 晝日行於陽二十五周 夜行於陰二十五周 周於五藏. 是故平旦陰盡 陽氣出於目 目張則氣上行於頭 循項下足太陽 循背下至小指之端. 其散者 別於目銳眥 下手太陽 下至手小指之間[5]外側. 其散者別於目銳眥 下足少陽 注小指次指之間. 以上循手少陽之分 側下至小指次指[6]之間. 別者以上至耳前 合於頷脈 注足陽明 以下行至跗上 入五指之間. 其散者 從耳下下手陽明 入大指之間 入掌中. 其至於足也 入足心 出內踝下 行陰分 復合於目 故爲一周. 是故日行一舍 人氣行一周與十分身之八, 日行二舍 人氣行於身三周與十分身之六, 日行三舍, 人氣行於身五周與十分身之四, 日行四舍 人氣行於身七周與十分身之二, 日行五舍 人氣行於身九周, 日行六舍 人氣行於身十周與十分身之八, 日行七舍 人氣行於身十二周在身與十分身之六, 日行十四舍 人氣二十五周於身有奇分與十分身之二, 陽盡於陰 陰受氣矣. 其始入於陰 常從足少陰注於腎 腎注於心 心注於肺 肺注於肝 肝注於脾 脾復注於腎爲周. 是故夜行一舍 人氣行於陰藏一周與十分藏之八 亦如陽行之二十五周 而復合於目. 陰陽一日一夜 合有奇分十分身之二[7], 與十分藏之二. 是故人之所以臥起之時 有早晏者 奇分不盡故也."《靈樞·衛氣行》

"黃帝曰 足之陽明 何因而動? 歧伯曰 胃氣上注於肺 其悍氣上衝頭者 循咽上走空竅 循眼系 入絡腦 出頷[8] 下客主人循牙車 合陽明 并下人迎, 此胃氣別走於陽明者也. 故陰陽上下 其動也若一. 故陽病而陽脈小者爲逆 陰病而陰脈大者爲逆. 故陰陽俱靜俱動若引繩 相傾者病."《靈樞·動腧》

3. 衛氣와 營氣의 관계

본래에는 睛明穴에서 하루 한번 만나지만, 실제로는 衛氣가 있는 곳에 營氣가 없을 수 없고, 營氣가 있는 곳에 衛氣가 없을 수 없으니, 衛氣가 營氣를 싸듯이 돌고 있으며, 相互轉換이 가능하다.

"黃帝曰 願聞營衛之所行 皆何道從來. 歧伯答曰 營出於中焦 衛出於上[9]焦. 歧伯答曰 上焦出於胃上口 並咽以上 貫膈而布胸中 走腋 循太陰之分而行 還至陽明 上至舌 下足陽明 常與營俱行於陽二十五度 行於陰亦二十五度一周也,

---

5) 間:《太素·衛五十周》作 端.
6) 次指:原作 無'次指'二字, 據《太素·衛五十周》補充.
7) 氣:原作'四', 據《太素·衛五十周》改.
8) 頷:原作'顑', 據《甲乙經》《太素·脈行同異》改.
9) 上:原作'下', 據《千金方》《太素》《校釋》改.

故五十度而復大會於手太陰矣."《靈樞‧營衛生會》

營衛의 作用

(1) 營(氣)의 作用 : 身體 各 部分에 대한 營養物質로서의 作用, 脈管 內에서의 循環作用, 糟粕形成에 部分的인 作用을 한다.
(2) 衛(氣)의 作用 : 身體 各 部分에 대한 營養物質로서의 作用, 外邪防禦作用, 皮膚腠理를 充實케 하는 作用, 開闔調節作用, 體溫調節作用, 糟粕形成과 水液의 排泄에 部分的인 作用을 한다. 기타로 衛氣는 나름대로 순환하면서 腦의 반사작용과도 관계한다.
"衛氣者 所以溫分肉 充皮膚 肥腠理 司關闔者也. 志意者 所以御精神 收魂魄 適寒溫 和喜怒者也. 是故血和則經脈流行 營覆陰陽 筋骨勁强 關節淸利矣. 衛氣和則分肉解利 皮膚調柔 腠理緻密矣."《靈樞‧本藏》

三. 經絡論

經絡의 定義

經絡이란 內部로는 五臟六腑, 外部로는 皮膚‧肢節을 연결하는 氣血運行의 通路이다. 또한 營衛氣血의 생리적‧병리적 反應線이며, 疾病治療의 傳導作用 路線이 된다. "夫十二經脈者 內屬於府藏 外絡於肢節."《靈樞‧海論》

┌ 經 : 直行하는 선, 徑路의 의미.
└ 絡 : 經과 經을 서로 연결시키는 선, 羅網의 의미.

☞ 經穴 : 經絡上에 존재하는 腧穴이다. 經氣가 結聚, 流行하는 部位로서 12 正經과 任‧督脈의 모든 穴位의 總稱이다.

經絡系統의 分類

```
        ┌ 經脈 ┬ 十二經脈 : 內屬臟腑 · 外連肢節, 氣血運行의 主要幹線
        │      ├ 十二經別 : 經脈에서 分出하여 다시 經脈으로 合합
        │      └ 奇經八脈 : 別道를 奇行하는 經脈의 分支
經絡 ────┤      ┌ 十五絡脈 : 主된 絡脈(大脈)
系統     ├ 絡脈 ┼ 絡脈 : 經脈이나 絡脈에서 分出된 橫斜行하는 分支
        │      ├ 孫絡 : 經脈의 細小한 分支
        │      └ 浮絡 : 體表에 浮現하는 絡脈
        ├ 經筋 ─ 十二經筋 : 體表에 分布되고 臟腑에는 不入함
        └ 皮膚 ─ 十二皮部 : 皮膚上의 經絡分布 領域
```

經絡의 機能

經絡은 氣血循環의 通路로서 營衛를 運輸 · 滋養하고, 正 · 邪氣를 傳導하며, 病理的 反應 · 診斷 · 治療作用의 傳導路線으로서의 機能을 한다.

四. 十二經脈

十二經脈의 槪要 및 特徵

十二經脈은 經絡學說의 根幹이며 內屬臟腑 · 外連肢節하는 氣血運行의 主要幹線이다. 따라서 十二正經이라고도 하며 다음과 같은 특징을 갖는다.

(1) 十二經脈은 直接的으로 內屬臟腑한다 : 陽經은 屬腑絡臟하고 陰經은 屬臟絡腑한다.

(2) 十二經脈은 人體內外에 분포되어 있으며 流注運行의 일정한 走向과 交接을 갖는다 : 大綱의 원칙은 陰經向上升 陽經向下降(陰升陽降)이다. 手三陰經은 從胸走手, 手三陽經은 從手走頭, 足三陽經은 從頭走足, 足三陽

經은 從足走腹胸하여 循環한다.

(3) 陰經과 陽經의 配合은 表裏關係를 형성한다 : 陽經은 主表主外하고 陰經
은 主裏主內한다.

(4) 十二經은 일정한 區域을 가지고 循行한다 : 陰經은 신체의 內側 및 胸腹
部, 陽經은 身體의 外側 및 背部를 순행한다.

"夫十二經脈者 內屬於府藏 外絡於肢節."《靈樞 · 海論》

"陰陽相隨 外內相貫 如環之無端."《靈樞 · 衛氣》

十二經脈의 是動病과 所生病

[구체적 病證은 各論에 자세히 설명되어 있다.]

1. 是動病

病因在外, 病在陽, 氣之變動(氣病), 經筋之病, 本經之病, 標治의 범주에 해
당하는 것으로서 邪氣가 經脈의 氣分으로 들어와 發生하는 原發性 病變을
의미한다(經穴→經絡→臟腑).

2. 所生病

病因在內, 病在陰, 血之變動(血病), 臟腑之病, 他經之病, 本治의 범주에 해
당하는 것으로서 臟腑疾患이 所屬經絡에까지 波及된 續發性 病變을 의미한
다(臟腑→經絡→經穴).

十二經脈의 標本, 根結, 氣街 理論

人體의 上下 · 內外는 서로 밀접한 對應關係가 있다. 따라서 頭面 · 體部와
四肢末端이 相互影響을 미친다는 것으로, 上病下治 · 下病上治의 理論的 根
據가 된다. 즉 經脈의 兩極이 相達되는 것과 經氣가 集中 · 擴張되는 관계를
보여주는 것으로, 針灸治療에 있어서 重要한 臨床的 의의를 가진다.

1. 標本, 根結

標本은 經氣가 散布되어 相互 貫通하는 上下·內外로의 대응관계, 根結은 주로 經氣가 循行하는 兩極의 대응 관계를 설명한다.

- 根本 : 四肢末端~肘膝 部位.
- 標結 : 頭面·胸腹·腰背 部位.

(1) 標本 : 標는 人體의 上部位로 頭·面·胸·背部, 本은 人體의 下部位로 四肢末端을 의미한다.

區分		本部		標部	
		部位	近穴	部位	近穴
足三陽	太陽	足上5寸	跗陽, 崑崙, 委中	命門(目)	睛明
	少陽	足竅陰之間	竅陰, 俠谿	窓籠(耳)의 前	聽會, 聽宮
	陽明	厲兌	厲兌	頰部·頑顙을 挾하는 部位	人迎, 地倉
足三陰	太陰	中封穴前上方4寸	三陰交	背俞·舌本	脾俞, 廉泉
	少陰	內踝下方2寸	照海, 然谷	背俞·舌下兩脈	腎俞
	厥陰	行間上5寸	中封, 太衝	背俞	肝俞
手三陽	太陽	手外踝後	養老, 後谿	命門(目)上1寸	攢竹, 魚際
	少陽	小指·4指間上2寸	中渚, 外關	耳後上角·外眼角	顱息, 絲竹空
	陽明	肘窩, 別陽(臂臑)	曲池, 臂臑, 合谷	頰部·下顎部	迎香, 承漿
手三陰	太陰	寸口部	太淵	腋窩의 搏動處	中府
	少陰	掌後銳骨上端	神門	背俞	心俞
	厥陰	掌後兩筋之間 腕上3寸	內關, 大陵	腋下3寸	天池

"歧伯曰 博哉聖帝之論! 臣請盡意悉言之. 足太陽之本 在跟以上五寸中 標 在兩絡命門, 命門者 目也. 足少陽之本 在竅陰之間 標在窓籠之前, 窓籠者

耳也. 足少陰之本 在內踝下上三寸中 標在背腧與舌下兩脈也. 足厥陰之
本 在行間上五寸所 標在背腧也. 足陽明之本 在厲兌 標在人迎頰挾頏顙
也. 足太陰之本 在中封前上四寸之中 標在背腧與舌本也. 手太陽之本 在
外踝之後 標在命門之上一寸也. 手少陽之本 在小指次指之間上二寸 標在
耳後上角下外眥也. 手陽明之本 在肘骨中 上至別陽 標在顏下合鉗上也.
手太陰之本 在寸口之中 標在腋內動也. 手少陰之本 在銳骨之端 標在背腧
也. 手心主之本 在掌後兩筋之間二寸中 標在腋下三寸也. 凡候此者 下虛
則厥 下盛則熱, 上虛則眩 上盛則熱痛. 故實[10]者絕而止之, 虛者引而起
之."《靈樞 · 衛氣》

(2) 根結 : 根은 四肢末端의 井穴部位를 의미하고 結은 頭面 · 軀幹을 의미한
다. 四肢末端을 四根, 頭胸腹을 三結이라고 한다.

"太陽根於至陰 結於命門, 命門者 目也. 陽明根於厲兌 結於頏大, 頏大者
鉗耳也. 少陽根於竅陰 結於窓籠, 窓籠者 耳中也. 太陽爲開 陽明爲闔 少
陽爲樞, 故開折則肉節瀆而暴病起矣. 故暴病者 取之太陽, 視有餘不足. 瀆
者 皮肉宛膲而弱也. 闔折則氣無所止息而痿疾起矣. 故痿疾者 取之陽明,
視有餘不足. 無所止息者 眞氣稽留 邪氣居之也. 樞折卽骨繇而不安於地.
故骨繇者 取之少陽, 視有餘不足. 骨繇者 節緩而不收也. 所謂骨繇者 搖故
也, 當窮其本也. 太陰根於隱白 結於太倉. 少陰根於湧泉 結於廉泉. 厥陰
根於大敦 結於玉英 絡於膻中. 太陰爲開 厥陰爲闔 少陰爲樞. 故開折則倉
廩無所輸膈洞. 膈洞者 取之太陰, 視有餘不足. 故開折者 氣不足而生病也.
闔折卽氣弛[11]而喜悲. 悲者 取之厥陰, 視有餘不足. 樞折則脈有所結而不
通. 不通者 取之少陰, 視有餘不足. 有結者 皆取之."《靈樞 · 根結》

(3) 標本 · 根結 理論의 臨床應用.

① 遠隔取穴

四肢는 本根, 軀幹은 標結이다. 따라서 軀幹(標結部)의 穴로써 四肢部位
(本根部)를 치료할 수 있으므로 四肢痿弱에 地倉穴을 사용한다("足緩不收
痿不能行 不能言語 手足痿躄不能行 地倉主之."《甲乙經》).

---

10) 實 : 原作 '石', 據《甲乙經》《太素 · 經脈標本》改.

11) 弛 : 原作 '絕', 據《甲乙經》《太素 · 經脈根結》改

區分		根部		結部		備考
		部位	近穴	部位	近穴	
足三陽	太陽	足小趾外端	至陰	命門(目)	睛明	結=標, 根≠本
	少陽	足4趾外端	竅陰	窓籠(耳)	聽宮	結=標, 根=本
	陽明	足次趾外端	厲兌	顙大·鉗耳	頭維	結=表, 根=本
足三陰	太陰	足大趾內端	隱白	太倉(上腹)	中脘	結≠標, 根≠本
	少陰	足底部中心	湧泉	廉泉(喉)	廉泉	結≒標, 根=本
	厥陰	足第1趾上	大敦	玉英(胸)	玉堂	結≠標, 根≠本

또한 四肢肘膝 以下(本根部)의 穴로써 軀幹部位(標結部)를 치료할 수 있으므로 五輸穴을 이용한 針灸治療가 널리 臨床應用되고 있다.

- 手·足三陰經의 肘膝以下穴 : 五臟病을 치료한다.
- 手三陽經의 肘以下穴 : 頭·面部 疾患을 치료한다.
- 足三陽經의 膝以下穴 : 頭面部 疾患, 六腑病을 치료한다.

② 標本, 根結 穴位의 配合

本經의 標本·根結 穴位를 配合하여 사용하거나 表裏關係가 있는 經의 標本·根結을 配合하여 사용한다.

- "項强多惡風, 束骨相連於天柱." 《百症賦》
- "委陽 天池 腋腫針而速散." 《百症賦》

2. 氣街

氣街란 經氣가 聚集하여 疏通되는 部位로 人體를 上(頭)·中上(胸)·中下(腹)·下(脛)의 4個 部位로 나누어 나타낸 것이다. 氣는 經絡을 循行하는 腠理之間의 眞氣, 街는 四通八達의 通衢를 의미한다.

따라서 頭의 病變에는 百會穴, 胸部病變에는 肺俞穴과 胸中에 取하고, 腹部病變은 脾俞穴과 衝脈에서 取하며, 足脛病變에는 氣衝穴과 承山穴 및 足踝上下處를 取하여 治療한다.

"請言氣街. 胸氣有街 腹氣有街 頭氣有街 脛氣有街. 故氣在頭者 止之於腦,

氣在胸者 止之膺與背腧, 氣在腹者 止之背腧與衝脈於臍左右之動脈者, 氣在
脛者 止之於氣街與承山‧踝上以下. 取此者 用毫鍼 必先按而在久應於手 乃
刺而予之. 所治者 頭痛眩仆 腹痛中滿暴脹 及有新積. 痛可移者 易已也, 積不
痛 難已也."《靈樞‧衛氣》

五. 十二經別

十二經別의 概要

十二經別은 十二經脈이 別行(離‧入‧出‧合)하는 別途의 正經(分支)을
말하는 것으로 本經經脈의 四肢肘膝關節 以上 部位에서 分出(離)하여 延展
散布한 後에 體腔內部(胸腹)로 進入하여 有關臟腑에 屬絡(入)하고, 다시 循
行하여 頭項部의 體表로 淺出(出)한다. 以後에 陽經은 本經으로 다시 들어
가고 陰經은 表裏가 되는 陽經으로 合流(合)하여 六合을 形成한다.

十二經別의 流注

1. 足太陽經別 · 足少陰經別

"足太陽之正 別入於膕中 其一道下尻五寸 別入於肛, 屬於膀胱 散之腎 循
膂 當心入散. 直者 從膂上出於項 復屬於太陽, 此爲一經也. 足少陰之正 至膕
中 別走太陽而合 上至腎 當十四椎[12] 出屬帶脈. 直者 繫舌本 復出於項 合於
太陽, 此爲一合. 成以諸陰之別 皆爲正也."《靈樞‧經別》

---

12) 椎：原作 '隹頁', 據《甲乙經》《太素‧經脈正別》改.

2. 足少陽經別 · 足厥陰經別

"足少陽之正 繞髀 入毛際 合於厥陰. 別者 入季脅之間 循胸裏 屬膽 散之上
肝貫心 以上挾咽 出頤頷中 散於面 繫目系 合少陽於外眥也. 足厥陰之正 別
跗上 上至毛際 合於少陽 與別俱行, 此爲二合也."《靈樞 · 經別》

3. 足陽明經別 · 足太陰經別

"足陽明之正 上至髀 入於腹裏 屬胃 散之脾 上通於心 上循咽 出於口 上頞
頏 還繫目系 合於陽明也. 足太陰之正 上至髀 合於陽明 與別俱行 上結於咽
貫舌中, 此爲三合也."《靈樞 · 經別》

4. 手太陽經別 · 手少陰經別

"手太陽之正 指地 別於肩解 入腋走心 繫小腸也. 手少陰之正 別入於淵腋兩
筋之間 屬於心, 上走喉嚨 出於面 合目內眥, 此爲四合也."《靈樞 · 經別》

5. 手少陽經別 · 手厥陰經別

"手少陽之正 指天, 別於巓 入缺盆 下走三焦 散於胸中也. 手心主之正 別下
淵腋三寸 入胸中 別屬三焦 出循喉嚨 出耳後 合少陽完骨之下, 此爲五合也.

6.手陽明經別 · 手太陰經別

"手陽明之正 從手循膺乳 別於肩髃 入柱骨 下走大腸 屬於肺 上循喉嚨 出
缺盆 合於陽明也. 手太陰之正 別入淵腋少陰之前 入走肺 散之大腸[13] 上出缺
盆 循喉嚨 復合陽明. 此爲六合也."《靈樞 · 經別》

---

13) 大腸：原作 '太陽', 據《太素 · 經脈正別》改.

經別		別入部	別行部	出合部	合流經
一合	足太陽	膝窩, 肛門	膀胱, 腎, 心	項	足太陽
	足少陰	膝窩	帶脈, 舌本	–	
二合	足少陽	陰毛際, 季脇	膽, 肝, 心	頤, 外眼角	足少陽
	足厥陰	陰毛祭	經別과 竝行	–	
三合	足陽明	髀, 腹裏	胃, 脾, 心	口, 目系	足陽明
	足太陰	髀	陽明經別과 俱行 貫舌本	–	
四合	手太陽	肩解, 腋窩	小腸, 心	–	手太陽
	手少陰	腋窩의 兩筋間	心	顔面, 內眼角	
五合	手少陽	頭頂, 缺盆	三焦, 胸中	–	手少陽
	手厥陰	淵腋下三寸	胸中, 三焦	耳後, 完骨下	
六合	手陽明	肩髃, 柱骨	大腸, 肺	–	手陽明
	手太陰	淵腋, 手少陰之前	肺, 大腸	缺盆, 喉嚨	

十二經別의 作用과 臨床意義

1. 十二經脈의 表裏 · 屬絡關係를 强化한다

　　十二經別은 體腔으로 入하여 表裏를 이루는 두 經과 병행하며, 陰經의 經別은 體表로 淺出 時 表裏가 되는 陽經으로 合流함으로써 十二經脈 中 體表에 분포하는 陰經과 陽經 사이의 表裏關系를 강화한다. 또한 經別은 胸腹內로 入한 후 대부분 本經의 臟腑에 屬絡할 뿐만 아니라 陽經의 經別은 모두 表裏臟腑에 연결된다("足少陽之別散於肝", "足陽明之別散於脾", "足太陽之別散於腎"). 따라서 經別은 臟腑 · 陰陽表裏를 이루는 두 經의 體內 內行部分에서의 관계를 강화시킨다.

2. 頭面部 經脈의 重要性을 높인다.

　　十二經脈과는 달리 十二經別은 모두 頭部로 流注한다. 陽經의 經別이 頭

部까지 循行하고 足三陰經의 經別은 陽經經別에 合入된 후 頭部까지 上行하며, 手三陰經의 經別은 喉를 지나서 頭面部에 合流한다

3. 十二經脈의 分布와 聯係部位를 擴大 · 강화시킨다.

十二經別은 十二經脈이 분포하지 않는 部位까지 연결하여, 十二經脈이 分布 · 聯結되는 部位를 빈틈없이 할 뿐만 아니라 十二經絡의 穴位로 치료할 수 있는 범위를 확대시킨다.

(1) 足太陽膀胱經이 肛門까지 循行하지는 않으나 足太陽經別이 "別入於肛" 하므로 足太陽經의 承山 · 承筋穴을 肛門의 病證에 사용한다.

(2) 足三陰 · 三陽經脈과 心臟의 연결을 강화시킨다.

足三陰 · 三陽經別은 모두 上行하여 胸 · 腹을 지나면서 表裏臟腑의 關係를 강화할 뿐만 아니라, 胸腔에 있는 心臟에 연결된다. 따라서 十二經別은 腹腔內 臟腑와 心臟의 生理 · 病理的 聯結에 중요한 의미를 갖는다.

① 足太陽 · 足少陰經別은 心腎相交의 理論的 根據를 제시한다.

十二經脈 중에서 足少陰經脈이 絡於心("其支者 從肺出絡心 注胸中")하지만 手少陰心經脈은 腎에 분포하지 않는다. 하지만 足太陽經別이 屬膀胱하고 腎에 散絡하고, 다시 心에 散布("屬於膀胱 散之腎 循膂 當心入散")함으로써 心 · 腎 사이의 關係를 밀접하게 한다.

② 足陽明 · 足太陰經別은 心과 胃의 相關關係를 보여준다(心脾積熱).

足陽明經別의 循行이 胃에 屬하고 脾에 散絡하고 위로 心을 通하고 있어서 心 · 胃를 溝通시킨다. 이는 和胃함으로써 安心神케 하는 治法의 理論的 根據가 된다. ☞ "胃不和則臥不安."《素問 · 氣逆論》

③ 腎과 帶脈과의 聯係를 稠密케 한다.

足少陰腎經은 帶脈과 特別한 관계가 없지만 足少陰經別은 屬帶脈하여 이들의 관계를 밀접하게 만든다.

六. 奇經八脈

奇經八脈의 槪要

　奇經이란 十二正經과는 달리 別道로 奇行하는 經脈으로서 五臟六腑와는
直接 連屬하지 않고 一部 奇恒之府와 連屬하여 十二經脈의 작용을 補充하
고 營衛氣血을 調節하여 人體의 平衡을 유지토록 한다.

奇經八脈의 作用

① 奇經은 十二經脈과 縱橫으로 聯係·交會하여 十二經脈 間의 關係를 더
　욱 밀접하게 한다.
② 奇經은 十二經脈의 氣血盈虛를 調節한다. 十二經脈의 氣血이 有餘하여
　滿溢하면 奇經으로 滲灌하여 蓄藏하고, 十二經脈의 氣血이 不足하면 奇
　經이 반대로 補充해준다.
③ 奇經은 奇恒之府, 肝·腎과 밀접한 관계를 이루어 不充分한 十二經脈의
　作用을 補充한다. 例를 들어 任·督脈, 衝脈, 帶脈 等은 十二經脈에서는
　볼 수 없었던 子宮, 腦髓 및 人體 生育方面 等에 대한 많은 것들을 說明
　한다.

各 奇經八脈의 流注, 主治病證, 機能

1. 督脈

(1) 督脈의 流注·分布部位

"督脉者 起於少腹以下骨中央 女子入繫廷孔, 其孔 溺孔之端也, 其絡循陰器
合篡間 繞篡後 別繞臀 至少陰與巨陽中絡者 合少陰上股內後廉 貫脊屬腎, 與

太陽起於目內眥 上額交巔上 入絡腦 還出別下項 循肩髆內 俠脊抵腰中 入循
膂絡腎. 其男子循莖下至篡 與女子等. 其少腹直上者 貫齊中央 上貫心 入喉
上頤環脣 上繫兩目之下中央."《素問‧骨空論》

　"督脈者 起於下極之俞 竝於脊裏 上至風府 入屬於腦."《難經‧二十八難》

　"督乃陽脈之海, 其脈起於腎下胞中 至於小腹 乃下行於腰橫骨圍之中央 繫
溺孔之端, 男子循莖下至篡 女子絡陰器 合篡間. 俱繞篡後屏翳穴. 別繞臀 至
少陰與太陽中絡者 合少陰上股內廉 由會陽貫脊 會於長強穴. 在骶骨端與少
陰會 并脊裏上行. 歷腰俞 陽關 命門 懸樞 脊中 中樞 筋縮 至陽 靈臺 神道 身
柱 陶道大椎與手足三陽會合, 上瘂門 會陽維 入繫舌本, 上至風府 會足太陽‧
陽維 同入腦中. 循腦戶 強間 後頂 上巔歷百會 前頂 顖會 上星 至神庭爲足太
陽督脈之會. 循額中至鼻柱 經素髎 水溝 會手足陽明 至兌端 入齦交 與任
脈‧足陽明交會而終. 凡三十一穴."《奇經八脈考》

(2) 督脈의 主治病證

神志病, 頭頸腰脊疼痛, 脾胃疾患, 痞塞, 呃逆, 脫肛, 痔瘡, 月經不調, 陽萎,
遺精 等을 主治한다(各論 參照).

　"督脈爲病 脊强反折…此生病 從少腹上衝心而痛 不得前後 爲衝疝. 其女子
不孕 癃 痔 遺溺 嗌乾. 督脉生病 治督脉 治在骨上 甚者在齊下營. 其上氣有
音者 治其喉中央 在缺盆中者. 其病上衝喉者 治其漸, 漸者 上俠頤也."《素
問‧骨空論》

　"督之爲病 脊强而厥."《難經‧二十九難》

　"兩手脈浮之俱有陽 沈之俱有陰, 陰陽皆實盛者, 此爲衝‧督之脈也. 衝‧督
之脈者 十二經之道路也. 衝‧督用事則十二經不復朝於寸口 其人皆苦恍惚狂
癡, 不者 必當由豫 有兩心也." "尺寸俱浮 直上直下, 此謂督脈. 腰背强痛 不
得俯仰, 大人癲病 小人風癇疾. 脈來中央浮 直上下痛者, 督脈也. 動苦腰背膝
寒 大人癲 小兒癇也. 灸頂上三圓 正當頂上."《脈經‧平奇經八脈病》

(3) 督脈의 主要機能

① 全身의 諸陽을 統攝, 調整, 振奮시킨다(陽脈之海).

② 人身의 元氣(腎氣)와 維係한다(貫脊屬腎, 循膂絡腎).

③ 腦, 肝病의 反應(表現)經路이다(上額與足厥陰交於巓 入絡於腦).

2. 任脈

(1) 任脈의 流注 · 分布部位

"任脉者 起於中極之下 以上毛際 循腹裏 上關元 至咽喉 上頤循面入目." 《素問 · 骨空論》

"任脈者 起於中極之下 以上毛際 循腹裏 上關元 至咽喉."《難經 · 二十八難》

"任脈者 起於胞門 子戶 夾臍上行 至胸中."《脈經 · 平奇經八脈病》

"任爲陰脈之海 其脈起於中極之下 少腹之內 會陰之分. 上行而外出 循曲骨 上毛際 至中極 同足厥陰 · 太陰 · 少陰竝行腹裏 循關元 歷石門 氣海 會足少陽衝脈於陰交. 循神闕 水分 會足太陰於下脘, 歷建里 會手太陽 · 少陽 · 足陽明於中脘 上上腕 巨闕 鳩尾 中庭 膻中 玉堂 子宮 華蓋 璇璣, 上喉嚨 會陰維於天突 廉泉, 上頤循承漿 與手足陽明督脈會. 環脣上 至下齦交 復出 分行循面 繫兩目下之中央 至承泣而終. 凡二十七穴."《奇經八脈考》

(2) 任脈의 主治病證

腸胃疾患(少腹脹滿, 腹鳴, 泄瀉, 嘔吐, 腹中硬塊), 泌尿生殖系疾患(水腫, 疝氣, 帶下, 月經不調), 呼吸器系 · 咽喉疾患(喘咳, 短氣), 胸痛, 呃逆, 失語, 面癱, 齒痛 等을 主治한다(各論 參照).

"任脉爲病 男子內結七疝 女子帶下瘕聚."《素問 · 骨空論》

"任之爲病 其內苦結 男子爲七疝 女子爲瘕聚."《難經 · 二十九難》

"橫寸口邊丸丸 此謂任脈. 苦腹中有氣如指 上搶心 不得俯仰 拘急. 脈來聚細實長至關者 任脈也. 動苦少腹腰臍 下引橫骨 陰中切痛. 取臍下三寸."《脈經 · 平奇經八脈病》

(3) 任脈의 主要機能

① 人身陰氣의 機能을 總括的으로 調節한다(陰脈之海).
② 婦女의 生養에 根本이 된다(任主胞胎).

☞ "二七而天癸至 任脈通 太衝脈盛 月事以時下 故有子."《素問·上古天眞論》

3. 衝脈

(1) 衝脈의 流注·分布部位

"衝脈者 起於氣街 幷少陰之經 俠齊上行 至胸中而散."《素問·骨空論》

"衝脈者 經脈之海也, 主滲灌谿谷 與陽明合於宗筋 陰陽摠宗筋之會 會於氣街 而陽明爲之長 皆屬於帶脈 而絡於督脉."《素問·痿論》

"衝脈者 起於氣衝 幷足陽明之經, 夾齊上行, 至胸中而散也."《難經·二十八難》

"衝脈·任脈 皆起於胞中 上循背裏 爲經絡之海. 其浮而外者 循腹右上行 會於咽喉 別而絡脣口."《靈樞·五音五味》

"夫衝脈者 五藏六府之海也, 五藏六府皆稟焉. 其上者 出於頏顙 滲諸陽 灌諸精. 其下者 注少陰之大絡 出於氣街 循陰股內廉 入膕中 伏行骭骨內 下至內踝之後屬而別. 其下者 幷於少陰之經 滲三陰. 其前者 伏行出跗屬 下循跗 入大指間 滲諸絡而溫肌肉. 故別絡結則跗上不動 不動則厥 厥則寒矣."《靈樞·逆順肥瘦》

"衝脈者 十二經之海也, 與少陰之大絡 起於腎下 出於氣街 循陰股內廉 邪入膕中 循脛骨內廉 幷少陰之經 下入內踝之後 入足下. 其別者 邪入踝 出屬跗上 入大指之間 注諸絡 以溫足脛 此脈之常動者也."《靈樞·動輸》

"衝爲經脈之海,又曰血海. 其脈與任脈 皆起於少腹之內胞中. 其浮而外者 起於氣衝. 幷足陽明少陰二經之間 循腹上行至橫骨. 挾臍左右各五分 上行歷大赫 氣穴 四滿 中注 肓俞 商曲 石關 陰都 通谷 幽門 至胸中而散. 凡二十四穴."《奇經八脈考》

(2) 衝脈의 主治病證

逆氣而裏急, 氣從少腹上衝, 腹中拘急而脹痛, 人身發育, 營養作用, 泌尿生殖器疾患, 婦人科疾患(乳房痛, 姙娠)을 主治한다. 婦人科疾患, 足少陰腎經의 疾患을 치료하는 경우에는 衝·任脈에 대한 辨證을 반드시 고려해야 한다.

"衝脈爲病 逆氣裏急."《素問·骨空論》

"尺寸脈俱牢　直上直下　此謂衝脈. 胸中有寒疝也. 脈來中央堅實, 徑至關者
衝脈也, 動苦少腹痛　上搶心　有瘕疝　絕孕　遺失　溺涕　脇支滿煩也."《脈經・平
奇經八脈病》

(3) 衝脈의 主要機能

① 經脈臟腑의　氣血을　濡養한다. 胃經(水穀之海), 腎經(先天之根本)의　氣
　를　받아　先・後天之眞氣, 人身精血를　涵蓄하여　內溫臟腑, 外漂腠理作
　用을　한다(十二經之海).
② 任脈과　함께　生養의　根本(滋養腎精氣)이　된다(血海).

4. 帶脈

(1) 帶脈의　流注・分布部位
"帶脈者　起於李脇　廻身一周."《難經・二十八難》
"帶脈者　起於季脇足厥陰之章門穴　同足少陽循帶脈穴　圍身一周　如束帶然.
又與足少陽會於五樞　維道. 凡八穴."《奇經八脈考》

(2) 帶脈의　主治病證
少腹疼痛, 腹滿, 腰溶溶若坐水中, 婦人科疾患(赤白帶下, 月經不調, 女子不
孕), 男子失精　等을　主治한다.
"帶之爲病　腹滿溶溶若坐水中."《難經・二十九難》
"故陽明虛則宗筋縱　帶脉不引　故足痿不用也."《素問・痿論》
"診得帶脈　左右繞臍腹腰脊痛　衝陰股也."《脈經・平奇經八脈病》
"中部左右彈者　帶脈也. 動苦小腹痛引命門, 女子月水不來　絕繼復下止　陰辟
寒　令人無子. 男子苦小腹拘急　或失精也."《脈經・右足三陰脈》

(3) 帶脈의　主要機能
① 帶脈은　腰部位를　環繞一周　約束諸脈하여　妄行하지　못하도록　한다.
② 女子月事・帶下를　調節하고, 男子固腎養精토록　腎氣를　維護한다.

5. 陰·陽蹻脈

(1) 陰·陽蹻脈의 流注·分布部位

① 陰蹻脈

"蹻脈者 少陰之別 起於然骨之後 上內踝之上, 直上循陰股入陰 上循 裏入缺盆 上出人迎之前 入頄屬目內眥 合於太陽·陽蹻而上行 氣并相還則爲濡目, 氣不榮則目不合."《靈樞·脈度》

"陰蹻脈者 亦起於跟中 循內踝上行 至咽喉 交貫衝脈."《難經·二十八難》

② 陽蹻脈

"陽蹻脈者 起於跟中 循外踝上行 入風池."《難經·二十八難》

"陽喬脈者 足太陽之別脈. 其脈起於踝中 出於外踝下足太陽申脈穴 當踝後繞跟 以僕參爲本 上外踝上三寸 以跗陽爲郄 直上循股外廉 循脇後髀上 會手太陽·陽維於臑俞 上行肩膊外廉 會手陽明於巨骨 會手陽明·少陽於肩髃 上人迎夾口吻 會手足陽明·任脈於地倉 同足陽明上而行巨髎 復會任脈於承泣 至目內眥 與手足太陽·足陽明·陰蹻五脈 會於睛明穴 從睛明上行入髮際 下耳後 入風池而終. 凡二十二穴."《奇經八脈考》

(2) 陰·陽蹻脈의 主治病證

多寐嗜臥·不眠, 癲癎, 風偏癱, 風濕痺症, 轉筋麻木, 疝氣, 崩漏 等을 主治한다.

"邪客於足陽蹻之脈 令人目痛從內眥始, 刺外踝之下半寸所 各二痏, 左刺右右刺左, 如行十里頃而已."《素問·繆刺論》

"陰蹻爲病 陽緩而陰急. 陽蹻爲病 陰緩而陽急."《難經·二十九難》

"前部左右彈者 陽蹻也. 動 苦腰背痛 微濇爲風癎, 取陽蹻. 前部左右彈者 陽蹻也. 動 苦腰痛 癲癎 惡風 偏枯 僵仆羊鳴 頑痺皮膚 身體强痺, 直取陽蹻 在外踝上三寸 直絕骨是. 後部左右彈者 陰蹻也. 動 苦癲癎 寒熱 皮膚强痺. 後部左右彈者 陰蹻也. 動 苦小腹痛 裏急 腰及髖窌下相連陰中痛. 男子陰疝, 女子漏下不止."《脈經·右足三陰脈》

(3) 陰·陽蹻脈의 主要機能

陰·陽蹻脈은 一身之動靜을 主한다. 특히 人身運動, 眼目開闔機能에 關係한다(蹻脈皆起於跟中 與足少陰·足太陽經脈相通 兩脈之別支皆上會於目 入絡於腦, 晝日陽氣盛 衛氣行於陽則陽蹻盛 故司正常活動目張而不寐, 入夜陰氣盛 衛氣行於陰則陰蹻盛 故正常休眠目閉而欲睡).

"足太陽有通項入於腦者 正屬目本 名曰眼系, 頭目苦痛取之 在項中兩筋間. 入腦乃別陰蹻·陽蹻, 陰陽相交, 陽入陰 陰出陽 交於目銳眥, 陽氣盛則瞋目 陰氣盛則瞑目."《靈樞·寒熱病》

"黃帝曰 病而不得臥者 何氣使然? 歧伯曰 衛氣不得入於陰 常留於陽, 留於陽則陽氣滿 陽氣滿則陽蹻盛, 不得入於陰則陰氣虛, 故目不得瞑矣. 黃帝曰 病目而不得視者 何氣使然? 歧伯曰 衛氣留於陰 不得行於陽, 留於陰則陰氣盛 陰氣盛則陰蹻滿, 不得入於陽則陽氣虛, 故目閉也."《靈樞·大惑論》

6. 陰·陽維脈

(1) 陰·陽維脈의 流注·分布部位
① 陰維脈
"陰維起於諸陰交也"《難經·二十八難》
"陰維起於諸陰之交. 其脈發於足少陰築賓穴 爲陰維之郄. 在內踝上五寸腨肉分中. 上循股內廉 上行入小腹, 會足太陰·厥陰·少陰·陽明於府舍, 上會足太陰於大橫 腹哀, 循脇肋 會足厥陰於期門, 上胸膈挾咽 與任脈會於天突 廉泉 上至頂前而終. 凡十四穴."《奇經八脈考》
② 陽維脈
"陽維起於諸陽會也"《難經·二十八難》
"陽維起於諸陽之會. 其脈發於足太陽金門穴 在足外踝下一寸五分. 上外踝七寸 會足少陽於陽交 爲陽維之郄. 循膝外廉 上髀厭 抵小腹側 會足少陽於居髎 循脇肋 斜上肘上 會手陽明·手足太陽於臂臑. 過肩前 與手少陽會於臑會 天髎. 却會手足少陽·足陽明於肩井. 入肩後 會手太陽陽蹻於臑俞. 上循耳後 會手足少陽於風池. 上腦空 承靈 正營 目窗 臨泣. 下額 與手足少陽·陽明五脈 會於陽白 循頭入耳 上至本神而止. 凡三十二穴."《奇經八脈考》

(2) 陰·陽維脈의 主治病證

惡寒發熱(衛氣不固로 인한 表證), 心痛(裏實證), 腰痛溶溶不能自收持, 精神病(悵然失志), 全身疲乏·無力 等을 主治한다.

"陽維維於陽 陰維維於陰, 陰陽不能自相維 則悵然失志 溶溶不能自收持. 陽維爲病 苦寒熱, 陰維爲病 苦心痛."《難經·二十九難》

(3) 陰·陽維脈의 主要機能

① 人身의 表(衛)·裏(營)를 主한다(衛爲陽 主表, 陽維受邪爲病在表, 故苦寒熱. 營爲陰 主裏, 陰維受邪爲病在裏, 故苦心痛).
② 陰·陽經脈은 十二經脈의 流溢之氣血을 蓄藏하였다가 灌注周身함으로써 人身의 平衡과 正常活動을 維持토록 한다.

"陽維·陰維者 維絡於身 溢畜不能環流灌漑諸經者也."《難經·二十八難》

經脈	起始·終止穴	主治病證	作用特性	所屬經穴
督脈	長强, 齦交	脊强而折厥	諸陽之海	長强, 命門,…百會,…水溝, 兌端, 齦交
任脈	會陰, 承漿	男疝而女帶瘕	諸陰之海	會陰, 曲骨,…神闕,…中脘,…膻中,…承漿
衝脈	氣衝, 幽門	氣逆而裏急	十二經之海	氣衝, 橫骨, 大赫, 氣穴, 四滿, 中注, 肓俞, 商曲, 石關, 陰都, 通谷, 幽門
帶脈	帶脈, 維道	腹脹滿而腰溶溶	平臍如帶 統速諸經	章門, 帶脈, 五樞, 維道
陽蹻脈	申脈, 風池	陰緩而陽急, 陽急而狂奔	足太陽之別, 主身左右之陽	申脈, 僕參, 跗陽, 臑俞, 肩髃, 巨骨, 地倉, 巨髎, 承泣, 睛明, 風池
陰蹻脈	然谷, 睛明	陽緩而陰急, 陰急而足直	足少陰之別, 主身左右之陰	然谷, 照海, 交信, 缺盆, 睛明
陽維脈	金門, 瘂門	苦寒熱	維絡諸陽	金門, 陽交, 臑俞·天髎, 肩井, 本神, 陽白, 頭臨泣, 目窓, 正營, 承靈, 腦空, 風池, 風府, 瘂門
陰維脈	築賓, 廉泉	苦心痛	維絡諸陰	築賓, 府舍, 大橫, 腹哀, 期門, 天突, 廉泉

七. 十五絡脈

十五絡脈의 概要

絡脈은 經脈에서 分出하고 淺層을 斜行하여 他經脈과 連絡하는 비교적 큰 支脈이다. 十二經脈과 任督脈之絡脈(或 陰蹻 · 陽蹻之絡脈), 脾 · 胃之大絡을 合하여 十六絡脈이 된다. 하지만 脾 · 胃는 表裏臟腑로서 모두 消化 · 吸收와 密接한 關係가 있으므로 서로 구분하지 않고 하나로 取扱하여 一般的으로 十五絡脈이라고 한다. 따라서 十五絡脈(十五大絡, 十五別絡) 또는 十六絡脈이라고 한다.

한편으로는 任督脈之絡脈 대신에 陰陽蹻之絡脈을 포함하여 十五絡脈으로 하기도 한다("二十六難曰 : 經有十二 絡有十五 餘三絡者 是何等絡也? 然, 有 陽絡 有陰絡 有脾之大絡. 陽絡者 陽蹻之絡也, 陰絡者 陰蹻之絡也. 故絡有十五焉."《難經》).

足太陰脾經에 脾之大絡이 있는 것은 脾主爲胃行其津液하여 五臟四旁에 灌漑하기 때문이다(張志聰曰 : "夫脾之有大絡者 脾主爲胃行其津液 灌漑於 五臟四旁 從大絡而布於周身, 是以病則一身盡痛 百節皆縱, 而血絡之若羅紋 以絡於周身. 足太陰之大絡者 止幷經而行 散血氣於本經之部分, 是以足太陰 脾臟之有二絡也").

十五絡脈의 流注 · 病候

十五絡脈 中 十二經은 四肢部의 本經之絡穴에서 分出하여 表裏之經脈을 向해 走行하여 別入한다. 軀幹部에서 督脈의 絡脈은 尾骶 · 腰 · 後背를 거쳐 頭上에 散布되며 足太陽經에 走行하며, 任脈의 絡脈은 胸 · 腹部에 散布한다. 脾 · 胃之大絡은 人體側面의 胸肋 · 胎部에 散布한다(第10章 腧穴論의 絡穴表 參照).

經絡	絡穴	主治
肺	列缺	實則手銳掌熱 虛則欠㰦, 小便遺數
大腸	偏歷	實則齲聾 虛則齒寒痺隔
胃	豐隆	氣逆則喉痺瘁瘖, 實則狂巓 虛則足不收 脛枯
脾	公孫	厥氣上逆則霍亂, 實則腸中切痛 虛則鼓脹
心	通里	實則支膈 虛則不能言
小腸	支正	實則節弛肘廢 虛則生疣
膀胱	飛揚	實則鼽窒 虛則鼽衄
腎	大鍾	氣逆則煩悶, 實則閉癃 虛則腰痛
心包	內關	實則心痛 虛則煩心
三焦	外關	實則肘攣 虛則不收
膽	光明	實則厥 虛則痿躄 坐不能起
肝	蠡溝	氣逆則睾腫 卒疝, 實則挺長 虛則暴癢
督脈	長强	實則脊强 虛則頭重
任脈	鳩尾	實則腹皮痛 虛則癢搔
脾之大絡	大包	實則身盡痛 虛則百節盡皆縱
胃之大絡	虛里	盛喘數絕者 則病在中, 結而橫 有積

"手太陰之別 名曰列缺, 起於腕上分間 并太陰之經 直入掌中 散入於魚際. 其病實則手銳掌熱 虛則欠㰦 小便遺數, 取之去腕半寸[14], 別走陽明也. 手少陰 之別 名曰通里, 去腕一寸[15], 別而上行 循經入於心中 繫舌本 屬目系. 其實則 支膈 虛則不能言, 取之掌後一寸, 別走太陽也. 手心主之別 名曰內關, 去腕二 寸, 出於兩筋之間 循經以上 繫於心包 絡心系, 實則心痛 虛則爲煩心[16], 取之 兩筋間也. 手太陽之別 名曰支正, 上腕五寸 內注少陰. 其別者 上走肘 絡肩髃,

---

14) 一寸半：原作 '半寸', 據《太素‧十五絡脈》改.
15) 一寸：原作 '一寸半', 據《太素‧十五絡脈》《千金方》改.
16) 煩心：原作 '頭强', 據《甲乙經》《太素‧十五絡脈》《千金方》改.

實則節弛肘廢 虛則生肬 小者如指痂疥, 取之所別也. 手陽明之別 名曰偏歷,
去腕三寸, 別走[17]太陰. 其別者 上循臂 乘肩髃 上曲頰偏齒. 其別者 入耳合於
宗脈. 實則齲聾 虛則齒寒痺隔, 取之所別也. 手少陽之別 名曰外關, 去腕二寸,
外遶臂 注胸中 合心主, 病實則肘攣 虛則不收, 取之所別也. 足太陽之別 名曰
飛陽, 去踝七寸, 別走少陰, 實則鼽窒頭背痛 虛則鼽衄, 取之所別也.

足少陽之別 名曰光明, 去踝五寸, 別走厥陰 下絡足跗, 實則厥 虛則痿躄 坐
不能起, 取之所別也. 足陽明之別 名曰豐隆, 去踝八寸, 別走太陰. 其別者 循
脛骨外廉 上絡頭項 合諸經之氣 下絡喉嗌, 其病氣逆則喉痺瘁瘖, 實則狂巔
虛則足不收, 脛枯 取之所別也. 足太陰之別 名曰公孫 去本節之後一寸, 別走
陽明. 其別者 入絡腸胃. 厥氣上逆則霍亂 實則腸中切痛 虛則鼓脹, 取之所別
也. 足少陰之別 名曰大鍾, 當踝後繞跟, 別走太陽. 其別者 并經上走於心包 下
外貫腰脊. 其病氣逆則煩悶 實則閉癃 虛則腰痛, 取之所別者也. 足厥陰之別
名曰蠡溝, 去內踝五寸, 別走少陽. 其別者 循經[18]上睪 結於莖. 其病氣逆則睪
腫卒疝 實則挺長 虛則暴癢, 取之所別也. 任脈之別 名曰尾翳, 下鳩尾 散於腹.
實則腹皮痛 虛則癢搔, 取之所別也. 督脈之別 名曰長強. 挾膂上項 散頭上 下
當肩胛左右, 別走太陽 入貫膂. 實則脊强 虛則頭重, 高搖之 挾脊之有過者, 取
之所別也. 脾之大絡 名曰大包, 出淵腋下三寸, 布胸脇. 實則身盡痛 虛則百節
盡皆縱, 此脈若羅絡之血者 皆取之脾之大絡脈也. 凡此十五絡者 實則必見, 虛
則必下 視之不見 求之上下, 人經不同 絡脈異所別也."《靈樞 · 經脈》

"胃之大絡 名曰虛里, 貫鬲絡肺 出於左乳下, 其動應衣 脈宗氣也. 盛喘數絕
者 則病在中, 結而橫 有積矣, 絕不至曰死. 乳之下 其動應衣 宗氣泄也."《素
問 · 平人氣象論》

"經脈十二者 伏行分肉之間 深而不見, 其常見者 足太陰過於內[19]踝之上 無
所隱故也. 諸脈之浮而常見者 皆絡脈也. 黃帝曰 經脈者 常不可見也, 其虛實
也 以氣口知之, 脈之見者 皆絡脈也. 雷公曰 細子無以明其然也. 黃帝曰 諸絡
脈皆不能經大節之間, 必行絕道而出 入復合於皮中 其會皆見於外. 故諸刺絡

---

17) 走：原作‘入’, 據《甲乙經》《太素 · 十五絡脈》《千金方》改.
18) 循經：原作‘徑脛’, 據《甲乙經》《千金方》改.
19) 內：原作‘外’, 據《太素 · 經絡別異》改.

脈者 必刺其結上, 甚血者 雖無結 急取之 以寫起邪而出其血, 留之發爲痺也."
《靈樞 · 經脈》

絡脈의 作用

(1) 經別과 더불어 十二經脈 中 表裏經脈 間의 聯係을 强化한다.

十二絡脈	十二經別
絡脈在四肢 主在外	經別在頭 · 胸 · 腹 主在內
體表經脈과의 連絡關係 强化	臟腑와의 屬絡關係 强化
陰 · 陽經 相互間의 疏通作用	陽經 爲主의 疏通作用

(2) 全身의 모든 絡脈(絡脈, 孫絡, 浮絡, 血絡)을 統率하는 作用을 한다.

　十二經脈의 絡穴部位는 各經絡脈 脈氣의 集合點이다. 任脈之別絡은 腹部의 諸陰經之絡脈을 統率하는 작용을 하고 督脈之別絡은 頭背部에 있는 諸陽經之絡脈을 統率하는 작용을 한다. 胃之大絡은 經脈 中 宗氣가 集合하는 部位로서 全身의 經脈之氣를 推動 · 運行하는 작용을 하고 脾之大絡은 人體의 모든 血絡을 統屬하는 作用을 한다(脾統血). 이로써 絡脈은 人體 前 · 後 · 側面의 連絡을 强化할 뿐만 아니라 全身에 分布하는 諸 絡脈의 聯結을 强化한다.

　孫絡 : 絡脈에서 갈라져 나온 細小한 分支
　浮絡 : 孫絡에서 갈라져 나온 皮膚表層에 浮現하는 絡脈
　血絡 : 皮膚表層에 分布된 浮絡 가운데 肉眼으로 볼 수 있는 細小血管

(3) 營衛氣血의 運行을 도와 全身組織을 保護 · 灌漑 · 滋養한다.

　經脈으로 순행하는 營衛氣血은 孫絡을 통하여 組織을 溫養 · 滋潤케 하고 이는 다시 浮絡, 血絡을 통해 身體末端까지 彌漫 · 滲透키 하여 全身에 營養을 공급한다.

十五絡脈의 臨床的 意義

① 絡脈은 本經뿐만 아니라 表裏經脈의 病候와도 관련이 있어 診斷·治療
　의 영역을 擴大한다(原絡刺法).
② 淺表絡脈의 色澤變化를 觀察하여 診斷에 사용한다.
③ 刺絡하거나 附缸을 사용하여 絡脈 中의 瘀積을 除去함으로써 氣血疏通
　을 원활히 하여 疾病을 治療한다.

"凡診絡脈 脈色靑則寒且痛 赤則有熱, 胃中寒 手魚之絡多靑矣. 胃中有熱
魚際絡赤. 其暴黑者 留久痺也. 其有赤有黑有靑者 寒熱氣也. 其靑短者 少氣
也. 凡刺寒熱者 皆多血絡 必間日而一取之 血盡而止 乃調其虛實, 其小而短者
少氣 甚者瀉之則悶, 悶甚則仆 不得言, 悶則急坐之也."《靈樞·經脈》

八. 十二經筋

　　十二經筋이란 十二經脈의 循行部位上에 分布한 體表筋肉系統의 總稱으로
서 一般的으로 經筋이라고 한다. 全身의 體表筋肉을 十二經脈의 循行部位에
依據해서 分類한 것으로 해당 經脈 中을 循環하는 營衛氣血이 各各 濡養하
고 있는 筋肉群을 包括하는 槪念이다. 따라서 十二經脈에 依據하여 命名한
다.

十二經筋의 流注·病候

　　經絡系統의 外連部分으로 四肢, 軀幹, 胸廓, 腹腔에만 分布하고, 臟腑에는
진입하지 않는다. 經筋은 모두 四肢末端에서 起하여 軀幹(頭面·胸腹部)으
로 上達하며 相互聯系되어 結·聚한다(대부분 關節部位에서 結하며 足三陰

經筋은 足陽明經筋·前陰에 聚한다). 대체적으로 手·足三陰經筋은 肢體의 內側에 분포하여 胸部·腹腔으로 進入하고, 手·足三陽經筋은 肢體의 外側에 분포한다.

臟腑와 屬絡하지 않음으로 臟腑에 대한 影響은 相對的으로 낮다. 따라서 순수한 經筋病에 효과적이며 臟腑로 인한 筋肉痛 等에는 五俞穴을 이용한다.

1. 手太陰經筋

"手太陰之筋 起於大指之上 循指上行 結於魚後, 行寸口外側 上循臂 結肘中, 上臑內廉 入腋下 出缺盆 結肩前髃, 上結缺盆, 下結胸裏, 散貫賁 合賁下, 抵季脇. 其病當所過者 支轉筋痛, 甚成息賁, 脇急吐血. 治在燔鍼劫刺, 以知爲數, 以痛爲輸, 名曰仲冬痺也."《靈樞·經筋》

2. 手陽明經筋

"手陽明之筋 起於大指次指之端 結於腕, 上循臂 上結於肘外, 上臑 結於髃. 其支者 繞肩胛 挾脊. 直者 從肩髃上頸. 其支者 上頰 結於頄. 直者 上出手太陽之前 上左角 絡頭, 下右頷. 其病當所過者 支痛及轉筋, 肩不擧, 頸不可左右視. 治在燔鍼劫刺, 以知爲數, 以痛爲輸, 名曰孟夏痺也."《靈樞·經筋》

3. 足陽明經筋

"足陽明之筋 起於中三指 結於跗上, 邪外上加於輔骨 上結於膝外廉, 直上結於髀樞, 上循脇屬脊. 其直者 上循骭 結於膝. 其支者 結於外輔骨 合少陽. 其直者 上循伏兎 上結於髀, 聚於陰器, 上腹而布 至缺盆而結, 上頸 上挾口 合於頄, 下結於鼻, 上合於太陽, 太陽爲目上网 陽明爲目下网. 其支者 從頰結於耳前. 其病足中指支脛轉筋, 脚跳堅, 伏兎轉筋, 髀前腫, 㿗疝, 腹筋急, 引缺盆及頰, 卒口僻, 急者目不合, 熱則筋縱 目不開. 頰筋有寒 則急引頰移口, 有熱則筋弛縱緩 不勝收, 故僻. 治之以馬膏, 膏其急者, 以白酒和桂, 以塗其緩者, 以桑鉤鉤之, 卽以生桑灰, 置之坎中 高下以坐等. 以膏熨急頰 且飮美酒, 噉美炙肉, 不飮酒者 自强也, 爲之三拊而已. 治在燔鍼劫刺, 以知爲數, 以痛爲輸, 名曰季春痺也."《靈樞·經筋》

4. 足太陰經筋

"足太陰之筋 起於大指之端內側 上結於內踝. 其直者 絡於膝內輔骨, 上循陰
股 結於髀, 聚於陰器, 上腹 結於臍, 循腹裏 結於肋, 散於胸中. 其內者 著於
脊. 其病足大指支內踝痛, 轉筋痛, 膝內輔骨痛, 陰股引髀而痛, 陰器紐痛, 下
引臍兩脇痛, 引膺中脊內痛. 治在燔鍼劫刺, 以知爲數, 以痛爲輸, 命曰仲秋[20]
痺也."《靈樞 · 經筋》

5. 手少陰經筋

"手少陰之筋 起於小指之內側 結於銳骨, 上結肘內廉 上入腋 交太陰, 挾乳
裏 結於胸中, 循臂 下繫於臍. 其病內急, 心承伏梁, 下爲肘网. 其病當所過者
支轉筋, 筋痛. 治在燔鍼劫刺, 以知爲數, 以痛爲輸. 其成伏梁唾血膿者 死不治.
經筋之病, 寒則反折[21]筋急, 熱則筋弛縱不收, 陰痿不用. 陽急則反折 陰急則
俯不伸. 焠刺者 刺寒急也, 熱則筋縱不收 無用燔鍼, 名曰季冬痺也."《靈樞 ·
經筋》

6. 手太陽經筋

"手太陽之筋 起於小指之上 結於腕, 上循臂內廉 結於肘內銳骨之後 彈之應
小指之上, 入結於腋下. 其支者 後走腋後廉 上繞肩胛 循頸出走太陽之前 結於
耳後完骨. 其支者 入耳中. 直者 出耳上 下結於頷, 上屬目外眥. 其病小指支肘
內銳骨後廉痛, 循臂陰 入腋下, 腋下痛, 腋後廉痛, 繞肩胛引頸而痛, 應耳中鳴
痛, 引頷目瞑, 良久乃得視, 頸筋急則爲筋瘻頸腫. 寒熱在頸者 治在燔鍼劫刺
之, 以知爲數, 以痛爲輸. 其爲腫者 復而銳之. 本支者 上曲牙 循耳前 屬目外
眥, 上頷 結於角. 其痛當所過者 支轉筋, 治在燔鍼劫刺, 以知爲數, 以痛爲
輸[22], 名曰仲夏痺也."《靈樞 · 經筋》

---

20) 仲秋 : 原作 '孟秋', 據《太素 · 經筋》改.
21) 反折 :《太素 · 經筋》無此 '反折' 二字.
22) 本支者…以痛爲輸 :《甲乙經》無此 四十一(本支者…以痛爲輸)字.

7. 足太陽經筋

“足太陽之筋 起於足小指上, 結於踝, 邪上結於膝, 其下循足外側 結於踵, 上
循跟 結於膕. 其別者 結於踹外, 上膕中內廉 與膕中并上結於臀, 上挾脊上項.
其支者 別入結於舌本. 其直者 結於枕骨, 上頭下顏 結於鼻. 其支者 爲目上网
下結於頄. 其支者 從腋後外廉 結於肩髃. 其支者 入腋下 上出缺盆 上結於完
骨. 其支者 出缺盆 邪上出於頄. 其病小指支, 跟腫痛, 膕攣, 脊反折, 項筋急,
肩不擧, 腋支, 缺盆中紐痛, 不可左右搖. 治在燔鍼劫刺, 以知爲數, 以痛爲輸,
名曰仲春痹也.”《靈樞 · 經筋》

8. 足少陰經筋

“足少陰之筋 起於小指之下, 并足太陰之筋 邪走內踝之下 結於踵, 與太陽之
筋合而上結於內輔之下, 并太陰之筋而上循陰股 結於陰器, 循脊內 挾膂上至
項 結於枕骨, 與足太陽之筋合. 其病足下轉筋, 及所過而結者 皆痛及轉筋. 病
在此者主癇瘈及痙, 在外者不能俯 在內者不能仰. 故陽病者腰反折不能俯 陰
病者不能仰. 治在燔鍼劫刺, 以知爲數, 以痛爲輸, 在內者 熨引飲藥. 此筋折
紐, 紐發數甚者 死不治, 名曰孟秋[23]痹也.”《靈樞 · 經筋》

9. 手厥陰經筋

“手心主之筋 起於中指 與太陰之筋并行 結於肘內廉, 上臂陰 結腋下, 下散
前後挾脇. 其支者 入腋散胸中 結於臂. 其病當所過者 支轉筋[24] 及痛息賁. 治
在燔鍼劫刺, 以知爲數, 以痛爲輸, 名曰孟冬痹也.”《靈樞 · 經筋》

10. 手少陽經筋

“手少陽之筋 起於小指次指之端 結於腕, 上循臂結於肘, 上繞臑外廉 上肩
走頸 合手太陽. 其支者 當曲頰入繫舌本. 其支者 上曲牙 循耳前 屬目外眥, 上
乘頷 結於角. 其病當所過者 即支轉筋, 舌卷. 治在燔鍼劫刺, 以知爲數, 以痛

---

23) 孟秋：原作 ‘仲秋’, 據《太素 · 經筋》改.
24) 原作 有此下 ‘前’ 字, 據《太素 · 經筋》刪.

爲輸, 名曰季夏痺也."《靈樞·經筋》

11. 足少陽經筋

"足少陽之筋 起於小指次指 上結外踝, 上循脛外廉 結於膝外廉. 其支者 別
起外輔骨 上走髀, 前者結於伏兎之上, 後者結於尻. 其直者 上乘䏚季脇 上走
腋前廉 繫於膺乳 結於缺盆. 直者 上出腋 貫缺盆 出太陽之前 循耳後 上額角
交巓上 下走頷 上結於頄. 支者 結於目眥爲外維. 其病小指次指支轉筋, 引膝
外轉筋, 膝不可屈伸, 膕筋急, 前引髀 後引尻, 卽上乘䏚季脇痛, 上引缺盆膺乳
頸維筋急 從左之右 右目不開, 上過右角 并蹻脈而行 左絡於右, 故傷左角 右
足不用, 命曰維筋相交. 治在燔鍼劫刺, 以知爲數, 以痛爲輸, 名曰孟春痺也."
《靈樞·經筋》

☞ 維筋相交 : 足少陽經筋이 額角을 지난 後 蹻脈과 竝行하면서 巓上에서 交叉
하여 左右經筋이 서로 維絡하는 것. 따라서 左額角이 傷하면 右足不用하고
右額角이 傷하면 左足不用한다. 左側經筋이 拘急하면 右眼不能開하고 右側
經筋이 拘急하면 左眼不能開한다.

12. 足厥陰經筋

"足厥陰之筋 起於大指之上 上結於內踝之前, 上循脛 上結內輔之下, 上循陰
股 結於陰器, 絡諸筋. 其病足大指支內踝之前痛, 內輔痛, 陰股痛轉筋, 陰器不
用 傷於內則不起 傷於寒則陰縮入 傷於熱則縱挺不收. 治在行水淸陰氣. 其病
轉筋者 治在燔鍼劫刺, 以知爲數, 以痛爲輸, 命曰季秋痺也."《靈樞·經筋》

十二經筋의 作用

經筋은 十二經脈과 一致하여 分布하면서 生體骨格의 結合, 關節의 屈伸運
動을 주관하며(筋爲剛), 또한 全身 各 部分의 組織臟器를 잘 보호한다(肉爲
墻). 해부학적으로 肌肉·筋腱·筋膜의 작용과 매우 많은 유사점이 있지만
어느 筋肉을 獨立하여 論한 것은 아니고, 筋肉에 反映되는 機能과 病證에

根據하여 이들을 有機的으로 연계시킨 것이다.

十二經筋理論의 臨床意義

① 經筋病候는 대부분 內部臟器와 상관없는 關節屈伸, 肢體運動 等의 異常을 표현하므로, 一般的으로 經筋症候의 局所病證에 대하여는 그 發病部位에 刺戟을 加한다(以痛爲輸).
② 非麻痺筋群의 拮抗的 牽引에 의해 나타난 麻痺筋群의 萎縮·奇形症에 대해서 經筋을 통한 分析·治療를 할 수 있다.
③ 經筋病候에 따라 分刺(筋肉을 刺), 恢刺(筋腱을 刺), 關刺(關節·筋腱을 刺) 等의 經筋刺法을 응용할 수 있다.

九. 十二皮部

十二經脈의 循行部位를 根據로 經脈과 絡脈(浮絡)이 분포하는 皮膚分區, 즉 十二經脈이 人體表面에서 반응하는 一定한 區域을 말한다. 十二皮部의 分布는 六經相通에 의해 결국 6個의 分區로 表現된다.

임상에서는 皮膚의 色·質(潤燥, 硬結, 感覺差異) 等의 變化로 疾病을 診斷할 수 있으며 臟腑·經脈과의 聯關性도 辨別할 수 있다.

刺針治療는 주로 衛氣作用을 增進시킬 목적으로 行해진다. 古代에는 피부를 淺刺하는 半刺, 毛刺法이 사용되었고 現代에는 皮內鍼法, 挑治法, 敷貼法 等이 應用되고 있다.

"是故百病之始生也 必先於皮毛, 邪中之則腠理開, 開則入客於絡脈, 留而不去 傳入於經, 留而不去 傳入於府 廩於腸胃. 邪之始入於皮也 泝然起毫毛 開腠理, 其入於絡也 則絡脉盛色變, 其入客於經也 則感虛乃陷下. 其留於筋骨之

間 寒多則筋攣骨痛, 熱多則筋弛骨消 肉爍䐃破 毛直而敗. 帝曰 夫子言皮之
十二部, 其生病皆何如. 歧伯曰 皮者 脈之部也. 邪客於皮 則腠理開, 開則邪入
客於絡脈, 絡脈滿, 則注於經脈, 經脈滿 則入舍於府藏也. 故皮者 有分部, 不
與而生大病也."《素問 · 皮部論》

十. 腧穴論

　腧穴이란 疾病의 反應點이며 治療上의 刺戟點이 되는 諸針灸治療點을 通
稱하는 것으로서 달리 輸穴, 孔穴, 氣穴, 穴道라고도 한다.
　一定經絡과 關係를 갖고 있는 腧穴을 經穴이라고 하고, 以外의 腧穴을 經
外奇穴, 奇輸라고 하며, 過敏壓痛點이나 疾患 部位의 腧穴을 阿是穴이라고
한다.
　이밖에 原穴, 五輸穴, 絡穴, 腧穴, 背俞穴, 募穴, 六合穴, 八會穴, 八脈交會
穴, 交會穴 等의 特殊穴이 있는데, 이들은 十四經脈의 穴 中에서 他穴보다
優秀한 治療作用을 갖고 있으므로 重要視된다.

五輸穴

1. 五輸穴의 槪要

　十二經脈에 각각 5개 穴씩 모두 60개 穴로서 모두 手足之端에서 肘膝 · 關
節 사이에 위치하는 經穴을 말한다. 氣의 흐름을 물의 흐름(所出爲井, 所溜
爲滎, 所注爲俞, 所行爲經, 所入爲合)에 비유해 놓고, 經穴을 五行과 結合시
켜 應用한다.

陰經五輸表

五輸(五行)		井(木)	滎(火)	俞(土)	經(金)	合(水)
手三陰	手太陰肺經	少商	魚際	太淵	經渠	尺澤
	手厥陰心包經	中衝	勞宮	大陵	間使	曲澤
	手少陰心經	少衝	少府	神門	靈道	少海
足三陰	足太陰脾經	隱白	大都	太白	商丘	陰陵泉
	足厥陰肝經	大敦	行間	太衝	中封	曲泉
	足少陰腎經	湧泉	然谷	太谿	復溜	陰谷

陽經五輸表

五輸(五行)		井(木)	滎(火)	俞(土)	經(金)	合(水)
手三陽	手陽明大腸經	商陽	二間	三間	陽谿	曲池
	手少陽三焦經	關衝	液門	中渚	支溝	天井
	手太陽小腸經	少澤	前谷	後谿	陽谷	小海
足三陽	足陽明胃經	厲兌	內庭	陷谷	解谿	足三里
	足少陽膽經	竅陰	俠谿	臨泣	陽輔	陽陵泉
	足太陽膀胱經	至陰	通谷	束骨	崑崙	委中

2. 五輸穴의 主病·主治

區分	井	滎	俞	經	合
難經	心下滿	身熱	體重節痛	喘咳寒熱	逆氣而泄
靈樞	病在臟者	病變於包者	病時間時甚者	病變於音者	經滿而血者 病在胃及飮食 不節得病者
其他	拘急, 神之病, 心下煩悶	發熱, 心火病	風濕痺痛, 關節·神經痛	呼吸器·咽喉 疾患, 喘咳感冒	慢性病, 水腫 腸胃·六腑病

"五藏六府各有井, 滎, 俞, 經, 合, 皆何所主? 然 經言所出爲井, 所流爲滎, 所注爲俞, 所行爲經, 所入爲合. 井主心下滿, 滎主身熱, 俞主體重節痛, 經主喘咳寒熱, 合主逆氣而泄. 此五藏六府其井, 滎, 俞, 經, 合所主病也."《難經 · 六十八難》

"歧伯曰 治藏者 治其俞, 治府者 治其合, 浮腫者 治其經."《素問 · 咳論》

"黃帝曰 余聞五藏六府之氣 滎輸所入爲合, 令何道從入, 入安連過, 願聞其故. 歧伯答曰 此陽脈之別 入於內 屬於府者也. 黃帝曰 滎輸與合 各有名乎? 歧伯答曰 滎輸治外經 合治內府. 黃帝曰 治內府奈何? 歧伯曰 取之於合. 黃帝曰 合各有名乎? 歧伯答曰 胃合25)於三里, 大腸合入於巨虛上廉, 小腸合入於巨虛下廉, 三焦合入於委陽, 膀胱合入於委中央, 膽合入於陽陵泉."《靈樞 · 邪氣藏府病形》 ☞ 六腑下合穴

"黃帝曰 以主五輸奈何? 歧伯曰 藏主冬 冬刺井, 色主春 春刺滎, 時主夏 夏刺輸, 音主長夏 長夏刺經, 味主秋 秋刺合, 是謂五變以主五輸. 黃帝曰 諸原安合 以致六輸? 歧伯曰 原獨不應五時 以經合之 以應其數, 故六六三十六輸. 黃帝曰 何謂藏主冬, 時主夏, 音主長夏, 味主秋, 色主春, 願聞其故. 歧伯曰 病在藏者 取之井. 病變於色者 取之滎. 病時間時甚者 取之輸. 病變於音者 取之經. 經滿而血者 病在胃及以飮食不節得病者 取之合 故命曰味主合, 是謂五變也."《靈樞 · 順氣一日分爲四時》

原穴

臟腑의 原氣가 經脈에 머물러 있는 곳의 鍼穴로서 扶正祛邪作用이 優秀하므로 補瀉를 막론하고 언제든지 해당 臟腑 · 經脈의 病을 治療하는데 응용 가능한 代表穴이다. 十二經脈에 各各 1個씩 있어 十二原穴이라고도 부른다.

대체로 손목, 발목의 動脈 부근에 많으며 해당 脈氣의 盛衰, 病의 深淺, 精氣有無 等 經脈의 상태를 반영하기 때문에 診脈에 이용된다.

---

25) 合 :《太素 · 府病合輸》《甲乙經》有 此下 '入' 一字

經絡	肺	大腸	胃	脾	心	小腸	膀胱	腎	心包	三焦	膽	肝
原穴	太淵	合谷	衝陽	太白	神門	腕骨	京骨	太谿	大陵	陽池	丘墟	太衝

　"五藏有六府 六府有十二原, 十二原出於四關 四關主治五藏, 五藏有疾 當取之十二原. 十二原者 五藏之所以稟三百六十五節氣味也. 五藏有疾也 應出十二原, 二原各有所出 明知其原 睹其應 而知五藏之害矣."《靈樞 · 九鍼十二原》

絡穴

　十五絡脈(十二經脈＋任 · 督脈＋脾之大絡)은 自經脈에서 別出하여 他經脈과 連絡한다. 이때 十五絡脈이 別出하는 곳에 있는 鍼穴을 絡穴이라고 한다.
　十二絡穴은 表裏二經(自經脈, 表裏經脈)과 갈라져 나간 絡脈의 病을 治療하는 作用이 있으며 특히 慢性病에 有效하다. 脾之大絡, 督脈, 任脈은 表裏關係로 가는 絡脈이 없으므로 大包(脾之大絡), 長强(督脈), 鳩尾(任脈)는 該當 絡脈 및 經脈病症에 대한 治療作用은 優秀하지만 表裏經脈病에 대한 治療作用은 미약하다(第7章 十五絡脈의 流注 · 病候表 參照).

郄穴(16郄穴)

　經脈氣血이 曲折하는 骨 · 肉 사이에 位置하여 氣血이 많이 모이는 鍼穴이다. 按壓檢查로써 虛實證狀을 파악하는데 이용하며 鎭靜效果가 優秀하여 急性病에 多用된다. 一般的으로 陽經의 郄穴은 急性疼痛(痙攣), 陰經의 郄穴은 血症(出血)에 有效하다. 十二經之郄穴에 跗陽(陽蹻脈), 交信(陰蹻脈), 陽交(陽維脈), 築賓(陰維脈)의 4穴을 合하여

經絡	肺	大腸	胃	脾	心	小腸	膀胱	腎	心包	三焦	膽	肝
郄穴	孔最	溫溜	梁丘	地機	陰郄	養老	金門	水泉	郄門	會宗	外丘	中都

經絡	陽蹻脈	陰蹻脈	陽維脈	陰維脈
郄穴	跗陽	交信	陽交	築賓

腹募穴(臟腑募穴)

臟腑의 經氣가 結聚而出하는 胸腹部의 鍼穴이다. 十二臟腑에 1個씩 12個가 있으며 모두 該當臟腑 가까이에 位置하므로 該當臟腑의 病을 診斷·治療하는 代表的인 局所穴이다. 六臟六腑의 陰陽盛衰를 調整하는 作用이 있으며, 특히 陽證(熱證, 實證, 腑病)에 有效하므로 合穴과 相配하여 多用된다.

經絡	肺	大腸	胃	脾	心	小腸	膀胱	腎	心包	三焦	膽	肝
腹募穴	中府	天樞	中脘	章門	巨厥	關元	中極	京門	膻中	石門	日月	期門

背俞穴

臟腑의 經氣가 輸通而注入하는 背部의 鍼穴로서 모두 膀胱經 第1線上에 位置한다. 背俞穴은 臟腑機能 調整作用이 優秀하여 臟腑病의 診斷·治療에 사용할 뿐만 아니라 有關組織과 五官疾患에 多用된다. 특히 陰證(寒證, 虛證, 臟病)에 有效하므로 原穴과 相配하여 多用된다.

經絡	肺	大腸	胃	脾	心	小腸	膀胱	腎	心包	三焦	膽	肝
背俞穴	肺俞	大腸俞	胃俞	脾俞	心俞	小腸俞	膀胱俞	腎俞	厥陰俞	三焦俞	膽俞	肝俞

"五藏募皆在陰 而俞皆在陽者, 何謂也? 然, 陰病行陽 陽病行陰, 故令募在陰 俞在陽."《難經·六十七難》

"善用鍼者 從陰引陽 從陽引陰,…善診者 察色按脈 先別陰陽,…審其陰陽 以別柔剛, 陽病治陰 陰病治陽."《素問·陰陽應象大論》

會穴

1. 八脈交會穴

　十二經脈 四肢部의 腧穴 中에서 奇經八脈과 交會相通하는 8個 腧穴을 말하는 것으로 일반적으로 奇經八脈交會穴이라고 한다. 有關經脈과 奇經八脈의 病證을 主治한다(第6章 奇經八脈 參照).

所屬本經	交會八	疏通奇經	主治
足太陰經	公孫	衝脈	心, 胸, 胃
手厥陰經	內關	陰維脈	
手太陽經	後谿	督脈	目內眥, 頸項, 耳, 肩髆, 小腸, 膀胱
足太陽經	申脈	陽蹻脈	
足少陽經	足臨泣	帶脈	目外眥, 耳後, 頰, 項, 肩
手少陽經	外關	陽維脈	
手少陰經	列缺	任脈	肺系, 咽喉, 胸膈
足少陰經	照海	陰蹻脈	

2. 八會穴

　臟·腑·氣·血·骨·髓·筋·脈의 氣가 會聚하는 8個 腧穴을 말한다. 內症에 屬하는 諸 疾患에 特效가 있으며 熱證에 有效하다. 臨床的으로 郄穴과 配合하여 多用한다.

예 ─ 氣管支炎 : 孔最(肺郄穴)+膻中(氣會)
　　└ 胃痙攣 : 梁丘(胃郄穴)+中脘(腑會)

區分	穴名	主治
臟會	章門 **LR13**	臟病(肺, 心, 肝, 腎, 脾)
腑會	中脘 **CV12**	腑病(胃, 大腸, 小腸, 膽, 膀胱, 三焦)
氣會	膻中 **CV17**	氣病(關格, 氣鬱, 胸悶, 胸痛, 神經衰弱, 不安, 上氣, 等 情緒的疾患, 呼吸困難, 喘咳 等 呼吸器疾患, 中風, 高血壓)
血會	膈俞 **BL17**	血病(貧血, 瘀血 等 循環障碍, 出血性疾患)
骨會	大杼 **BL11**	骨病(骨結核, 骨發育不全, 骨痿, 浮腫, 水分代謝障碍 等)
髓會	懸鍾 **GB39**	髓病(骨結核, 惱 · 脊 · 骨髓疾患, 水分代謝障碍 等)
筋會	陽陵泉 **GB34**	筋病(筋麻木不仁, 痙攣, 筋萎縮, 筋硬結 等 運動系疾患)
脈會	太淵 **LU9**	脈病(脈道不通, 假死, 卒倒, 失神 等 循環器系疾患)

"經言八會者 何也? 然, 府會大倉, 藏會季脇, 筋會陽陵泉, 髓會絶骨, 血會鬲俞, 骨會大抒, 脈會太淵, 氣會三焦外一筋直兩乳內也. 熱病在內 取其會之氣穴也."《難經 · 四十五難曰》

3. 交會穴

2個 以上의 經脈이 서로 交叉 · 交會하는 部位의 鍼穴을 말한다. 臨床的으로 本經과 交會되는 經脈의 病을 치료하는데 多用된다.

本經	穴名	交會經脈	本經	穴名	交會經脈
大腸	肩髃	小腸, 陽蹻	膽	肩井	陽維, 胃, 三焦
	迎香	胃		風池	三焦, 陽維, 陽蹻
胃	下關	膽		臨泣	膀胱, 陽維
	巨髎	陽蹻		頭維	胃, 陽維
	地倉	任, 陽蹻, 大腸		瞳子髎	陽維, 小腸, 三焦
	承泣	陽蹻, 任	肝	期門	脾, 陰維
脾	三陰交	肝, 腎		章門	膽
小腸	顴髎	三焦		水溝	大腸, 胃
膀胱	臑俞	陽維, 陽蹻		百會	大·小腸, 三焦, 胃, 膽, 膀胱
	金門	陽維		風府	陽維, 膀胱
	申脈	陽蹻	督脈	瘂門	陽維
	跗陽	陽蹻		大椎	大·小腸, 三焦, 胃, 膽, 膀胱
	風門	督		陶道	膀胱
	大杼	小腸		長强	腎, 膽
	睛明	小腸, 胃, 陰蹻, 陽蹻		承漿	胃, 督
腎	氣穴	衝脈		天突	陰維
	照海	陰蹻		膻中	脾, 腎, 小腸, 三焦
	築賓	陰維	任脈	關元	肝, 脾, 腎
三焦	外關	陽維		中脘	肝, 脾, 腎
膽	環跳	膀胱		下脘	脾

經穴學

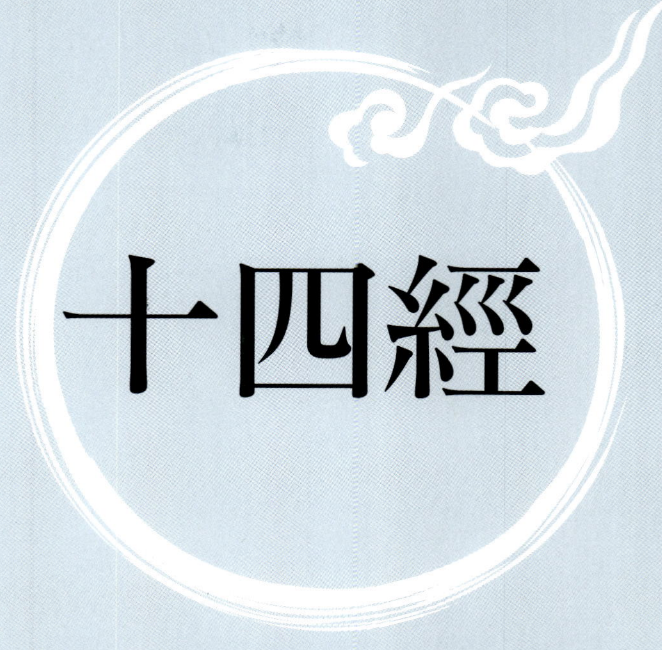

十四經

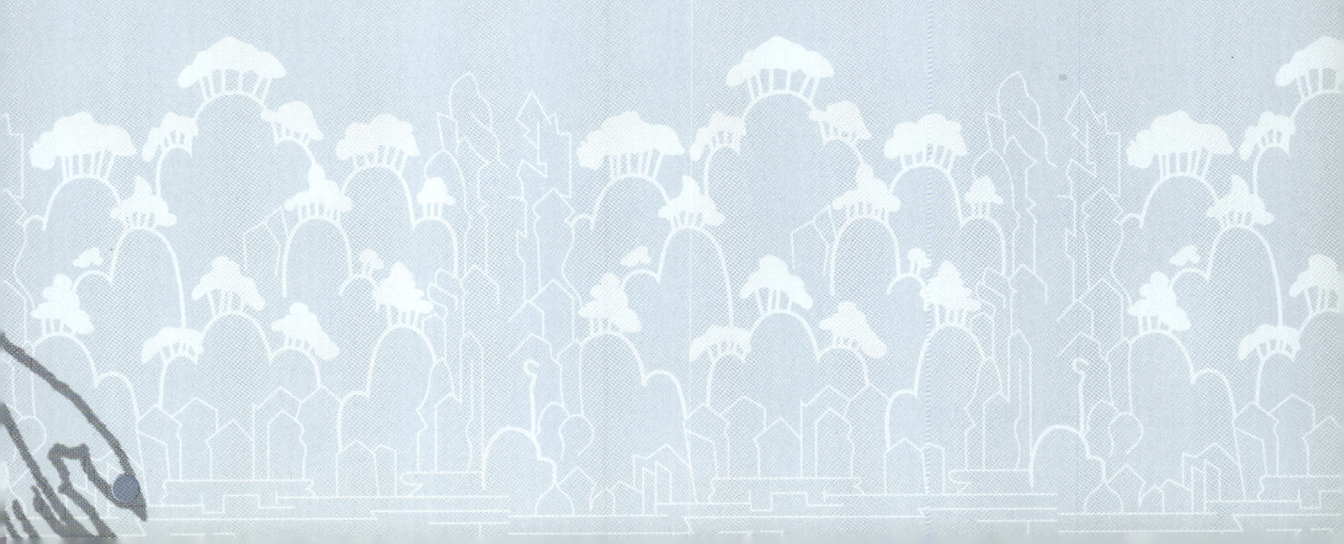

01

手太陰肺經

手太陰肺經

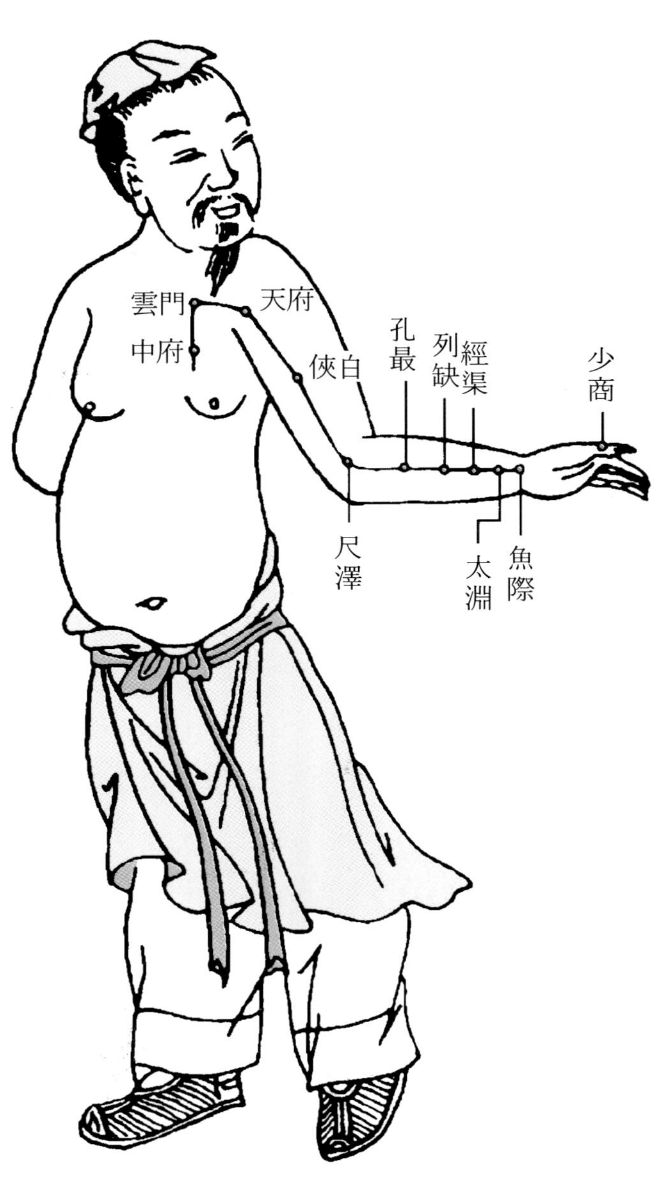

肺手太陰之脈 起於中焦(中脘) 下絡大腸(水分) 還循胃口(賁門) 上膈屬肺 從肺系(喉頭) 橫出腋下 下循臑内(天府) 行少陰心主之前 下肘中(尺澤) 循臂内上骨下廉 入寸口(太淵) 上魚循魚際, 出大指之端 其支者 從腕後(列缺) 直出次指内廉 出其端 (以交手陽明也).

肺經穴歌

手太陰肺十一穴, 中府雲門天府訣, 俠白尺澤孔最存, 列缺經渠太淵涉, 魚際少商如韮葉.《大成》

是動病과 所生病

是動病 : 肺脹滿, 膨脹而喘咳, 缺盆中痛 甚則交兩手而瞀 此爲臂厥 是主肺.
所生病 : 咳逆上氣, 喘渴, 煩心, 胸滿, 臑臂内前廉痛厥, 掌中熱.《靈樞 經脈篇》

肺經의 效能主治

1. 效能 : 宣肺化痰 止咳平喘, 通經活絡 活血祛瘀, 清熱鎭痛, 開竅救急.
2. 主治 : 胸·肺·喉(呼吸器系)疾患, 發熱, 全身氣血壅滯, 小便不利. 특히 咳嗽, 氣喘, 短氣, 咳血, 胸部脹滿, 鎖骨窩痛, 咽喉腫痛, 臂痛, 手臂前緣痛 等을 主治한다.

(1) 部位別 主治

① 中府 LU₁, 雲門 LU₂ : 胸·肺疾患을 主治한다.
② 天府 LU₃ ~ 少商 LU₁₁ : 喉·胸·肺病, 發熱病, 臑·臂·掌의 内廉局所病症을 主治한다.

(2) 主要穴 主治

① 少商 LU₁₁ : 救急治療穴로 사용한다.
② 列缺 LU₇ : 偏正頭痛을 主治한다.
③ 孔最 LU₆ : 痔疾, 小兒頸腫痛을 主治한다.
④ 尺澤 LU₅ : 咽喉痛, 吐血, 喘息, 衄血을 主治한다.
⑤ 雲門 LU₂ : 胸中熱, 喘息을 主治하며 胸部取穴 時 基準穴로 사용한다.

中府 LU₁ Jungbu Zhongfu [肺之募穴, 手·足太陰脈之會穴]

異名	膺中俞, 府中俞, 膺俞, 膺中, 膺府, 肺募.
出典	素問 離合眞邪論, 甲乙.
名義	穴爲肺之募, 募臟氣結聚之所, 府含募之意, 故名中府, 中府者, 府聚也, 脾肺 合氣於此穴, 故曰中府.
部位	雲門 LU₂ 下 1.6寸.
取穴	正坐 或 仰臥位取穴, 乳上三肋間, 第1·2肋骨間, 華蓋穴 CV₂₀ 兩傍 各 6寸 動脈應手陷 中에 取한다. 兩乳 間을 8寸, 一肋 間을 1.6寸의 骨度法으로 計 算한다. 華蓋 CV₂₀ ←2寸→ 或中 KI₂₆ ←2寸→ 庫房 ST₁₄ ←2寸→ 中府 LU₄ .
筋肉	大胸筋(pectoralis major m.), 小胸筋(pectoralis minor m.), 鎖骨下筋 (subclavius m.), 第1內·外肋間筋(1st internal & external intercostal m.).
神經	第1肋間神經(1st intercostal n.), 鎖骨上神經(supraclavicular n.).
血管	腋窩動靜脈(axillary a. & v.), 胸肩峰動靜脈(acromiothoracic a. & v.).
鍼法	直刺 3～5分, 斜刺 5分～1寸. 胸廓의 外上方(肩峰)을 向해 刺入한다(不宜深刺).
灸法	肉灸 5壯, 溫灸 5～20分.
穴性	淸宣上焦, 肅降肺氣, 止咳平喘, 和胃利水.
主治	咳嗽, 喘息, 喉頭炎, 喉痺, 氣管支炎, 胸中煩熱, 肺炎, 胸痛, 呼吸困難, 肩背 痛, 食慾不振, 食不下, 腹脹, 嘔吐, 消化不良, 身體煩熱, 不眠, 四肢腫.

1. 肺之募穴로서 肺와 관련된 疾患의 反應點·治療點이다. 喉頭炎[1], 氣管支
炎, 咳嗽喘息, 胸痛, 呼吸困難, 肺結核, 胸中熱에 의한 病症에 사용한다.
胸痞, 喘息 증세가 있을 때 中府 부위를 指壓하여도 도움이 된다. 본 혈의
물리적 자극은 폐활량을 증대시킨다. 肺와 관련된 病變이 있을 경우 左側

---

[1] 喉頭炎 : 咽喉의 疾患은 대개 熱이 원인이다. 腎主納氣가 안되면 胸悶胸滿, 腰膝痛, 眼昏과 尺脈
이 나타난다.

보다 右側에 反應이 나타난다(左肝右肺).

2. 手·足太陰脈 交會穴로서 諸般 消化器疾患에 有效하다. 消化不良, 腹脹滿, 嘔吐, 善噯, 食慾不振 等에 사용한다(肺手太陰之脈 起於中焦 下絡大腸 還循胃口 上膈屬肺).

3. 中府·雲門 部位가 압박되면서(因베낭·지게의 끈) 손이 저린 경우에 사용한다. 中府, 雲門 지압으로도 有效하다.

4. 무지의 彈發指(snapping finger)에 무지가 手太陰肺經에 해당하므로 기시혈로서 효과적인 치료혈로 사용한다.

"肺系急 胸中痛 惡寒 胸滿悒悒然 善嘔膽 胸中熱 喘逆氣 氣相追逐 多濁唾 不得息 肩背風 汗出 面腹腫 鬲中食饐 不下食 喉痺 肩息肺脹 皮膚骨痛 寒熱煩滿 中府主之."《甲乙經》

"中府…主腹脹 四肢腫 食不下 喘氣胸滿 肩背痛 嘔啘 咳逆上氣 肺系急 肺寒熱 胸悷悷 膽熱嘔逆 咳唾濁涕 風汗出 皮痛面腫 少氣不得臥 傷寒胸中熱 飛屍遁注."《大成》 　　　*悒 : 근심할 읍　　啘 : 어조사 완　　悷 : 두려워할 송

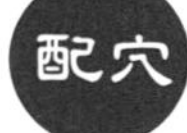

1. "配意舍 治胸滿更加噎塞."《百症賦》
2. "大杼 膺俞 缺盆 背俞(風門) 此八者以瀉胸中之熱."《素問·水熱穴論》
3. 配少衝 治胸痛, 淸心志.
4. 配內關, 膻中 定喘 治哮喘.
5. 配肺俞, 孔最 治咳嗽(俞募配穴).
6. "配間使, 合谷 治面·腹腫."《千金方》
7. "配陽交 治喉痺, 胸滿塞, 寒熱."《千金方》

雲門 LU₂　　　　　　　　　　　　　　　　　　　　　　Unmun Yunmen

異名　云門.

出典　素問 水熱穴論, 甲乙.

名義	雲 山川氣也. 天氣通於肺 肺者氣之本, 穴爲手太陰肺脈氣所發 爲手太陰肺脈 所出之門戶 喩氣出如雲, 故謂之雲門.
部位	巨骨下 俠氣戶旁 2寸陷中.
取穴	擧臂取之. 鎖骨下外端, 氣戶穴 **ST₁₃** 兩傍 2寸, 璇璣穴 **CV₂₁** 兩傍 各 6寸 動脈應手處에 取한다. 璇璣 **CV₂₁** ←2寸→ 俞府 **KI₂₇** ←2寸→ 氣戶 **ST₁₃** ←2寸→ 雲門 **LU₂** .
筋肉	大胸筋(pectoralis major m.), 鎖骨下筋(subclavius m.).
神經	第2肋間神經(2nd intercostal n.), 胸神經(thoracic n.).
血管	腋窩動靜脈(axillary a. & v.), 鎖骨下動靜脈(subclavius a. & v.).
鍼法	直刺 3~5分, 不宜深刺(刺太深時氣逆). 斜刺 0.5~1寸. 此穴은 鎖骨下動靜脈이 지나는 部位로 深刺出血을 避하여야 한다.
灸法	肉灸 5壯, 溫灸 10~20分.
穴性	肅降肺氣 瀉四肢熱, 止咳平喘, 寬胸理氣.
主治	傷寒, 氣管炎, 咳嗽, 咳逆, 喘息, 喉頭炎, 胸中熱, 上氣胸滿, 呼吸困難, 胸痛, 引缺盆痛, 頸膨脹, 肩背痛, 肩關節痛, 肩關節周圍炎, 肩不擧, 不安, 焦燥, 不眠.

1. 禁鍼穴로서 깊이 찌르지 않도록 주의한다. 呼吸困難을 유발한다.

    "刺入七分 灸五壯, 刺太深令人逆息.."《甲乙經》

2. 中府를 찾기 위한 基準點으로 이용한다.

3. 手太陰經筋 부위의 운동장애시 압통점이면서 치료혈로 사용한다.

    "暴心腹痛 疝橫發 上衝心 雲門主之." "咳喘不得坐 不得臥 呼吸氣素咽不得 胸中熱 雲門主之." "肩痛不可擧 引缺盆痛 雲門主之." "喉痺 胸中暴逆 先取衝脈 後取三里雲門 皆瀉之." "脈代不至寸口 四逆 脈鼓不通 雲門主之."《甲乙經》

    "雲門…主傷寒四肢熱不已 咳逆 喘不得息 胸脇短氣 氣上衝心 胸中煩滿 脇徹背痛 喉痺 肩痛臂不擧 癭氣."《大成》

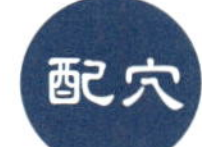

1. 配兪府 治咳嗽喘息.
2. "配中府, 隱白, 期門, 肺兪, 魂門, 大陵 治胸中痛."《千金方》
3. "配腎兪, 復溜, 大陵 治心痛如懸."《千金方》
4. "雲門 髃骨(肩髃) 委中 髓空(腰兪) 此八者 以寫四支之熱也."《素問 · 水熱穴論》

天府 LU₃ Cheonbu Tianfu

異名	頭衝.
出典	靈樞 本輸, 甲乙.
名義	位在腋下三寸 臂臑內動脈中, 居天位 應天府星名 故曰天府, 又肺爲上盖 爲府藏之天 肺氣歸於此穴 故名天府.
部位	腋下 3寸 臑內廉動脈中.
取穴	正坐 或 仰臥位取穴. 腋下前橫紋頭에서 尺澤穴 LU₅ 까지 9寸의 骨度法으로 腋下 3寸 上腕二頭筋 中에 取한다. 兩臂를 下垂하고 兩 乳頭를 지나는 水平線이 上腕二頭筋에 닿는 點으로 腋下 3寸處 或은 鼻尖이 上腕에 닿은 部位에 取하기도 한다.
筋肉	上腕二頭筋(biceps brachii m.).
神經	正中神經(median n.), 腕下側皮下神經(lower lateral cutaneous n. of arm).
血管	上腕動靜脈(brachial a. & v.), 橈側皮靜脈(cephalic v.).
鍼法	直刺 3~5分, 斜刺 1~1.5寸.
灸法	肉灸 3~5壯, 溫灸 5~15分. "禁不可灸 灸之令人逆氣. 刺入四分."《甲乙經》, "灸 5壯."《千金翼方》 灸刺 時 愼重해야 함을 의미한다.
穴性	理肺氣 安神志 淸肺凉血, 淸熱散結, 止咳平喘, 寬胸理氣.
主治	頭眩, 頭痛, 暴痺, 喘不得息, 氣喘, 氣管支炎, 鼻出血, 眼翳[2], 耳鳴, 上腕內側痛, 腕神經痛, 嗜臥不覺, 恍惚善忘, 瘦瘤, 瘰癧.

---

2) **眼翳** : 흰자위에 막이 생기는 症狀을 의미. 일반적으로는 白內障, 綠內障 등을 포함한 病證을 의미한다. ☞ 흰자위는 肺, 검은 瞳子는 腎에 五臟配屬된다.

禁灸穴[3])이며 臨床에서 활용빈도가 높지 않다.

1. 淸熱散結, 淸肺凉血作用이 있어 諸般 鬱熱性 病症에 사용한다.
   ① 鼻出血에 사용한다(配尺澤 合谷) : 衄血의 원인은 대개 陽明經의 鬱熱 滯이다.
   ② 瘻瘤瘰癧에 사용한다 : 甲狀腺腫大, 咽喉部腫脹 等에 應用한다.

2. 肩胛部神經痛, 風濕性 關節炎 等에 사용한다.

"暴瘅內逆 肝肺相搏 血溢鼻口 取天府."《靈樞 · 寒熱病》

"胸中彭彭然 甚則交兩手而瞀 暴瘅喘逆 刺經渠 及天府. 此謂之大俞." "欬上氣 喘不得息 暴瘅內逆 肝肺相傳 鼻口出血 身脹逆息不得臥 天府主之." "風汗出 身腫 喘喝 多睡 恍惚善忘 嗜臥不覺 天府主之. 在腋下三寸 臂內動脈之中."《甲乙經》

"天府…主暴瘅 口鼻衄血 中風邪 泣出 喜忘 飛屍惡疰 鬼語 喘息 寒熱瘧 目眩 還視䀮䀮 癭氣."《大成》

1. "天府 合谷 鼻中衄血宜追."《百症賦》
2. "天府 曲池 列缺 百會 主惡風邪氣 泣出喜忘."《千金方》
3. "天府 臑會 氣舍 主瘤癭氣 咽腫."《千金方》
4. 配天宗, 肩髃 治肩背部疼痛 或肩關節周圍炎.

---

3) 禁灸 : 기본적으로 臨床에서 肘膝 以上의 陰經絡 部位는 禁灸한다.

名義	俠白者, 肺色白 肺色白 俠於赤白肉筋分間, 故名俠白.
出典	甲乙.
部位	天府下 去肘5寸 動脈中.
取穴	仰臥位 或은 正坐垂臂仰掌取之. 腋窩前橫紋頭下 4寸 肘上 5寸, 尺澤穴 LU₅ 上 5寸 天府穴 LU₃ 下 1寸處로 上腕二頭筋腱 橈側에 取한다.
筋肉	上腕二頭筋(biceps brachii m.).
神經	正中神經(median n.), 腕下側皮下神經(lower lateral cutaneous n. of arm).
血管	上腕動靜脈(brachial a. & v.), 橈側皮靜脈(cephalic v.).
鍼法	直刺 3～5分, 斜刺 1～1.5寸.
灸法	肉灸 3～7壯, 溫灸 10～20分.
穴性	宣散肺氣, 寬胸理肺, 止咳平喘, 活絡止痛
主治	咳逆上氣, 咳嗽, 心痛, 氣短, 胸滿, 乾嘔逆, 呼吸困難, 氣管支炎, 上臂內側痛, 上腕神經痛, 皮膚乾燥, 神經性心悸亢進, 肋間神經痛.

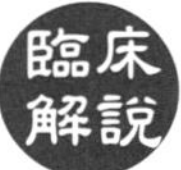

1. 氣機鬱滯로 인한 心痛短氣, 胸痛에 사용한다. 配內關, 膈俞(血會穴).
2. 止咳平喘 작용이 있어서 각종 호흡기 질환에 사용한다.
3. 神經性 心悸亢進에 有效하다.

> "心痛 咳乾嘔 煩滿 俠白主之." "咳 乾嘔煩滿 俠白主之."《甲乙經》

> "俠白…主心痛 短氣 乾嘔逆 煩滿."《大成》

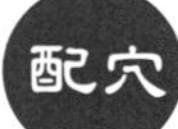

1. 配內關 能開胸滿, 心悸亢進, 肋間神經痛.
2. 配京骨 治心臟瓣膜症.

⑧ 分金

[部位] 當後臂肱骨之轉側 去肘窩橫紋一寸五分處(俠白下 3寸, 尺澤上 1.5寸).

[主治] 感冒, 鼻喉炎.

[解說 및 運用]　分金穴位於肺經上, 在俠白下三寸, 距尺澤一寸半, 及由於其位居肺經之上, 因此治療上述之感冒, 鼻炎及喉炎有卓效.

本穴配火腑海(手三里)治一般感冒.

本穴以症狀爲依據, 配合其他穴道, 亦可治B型肝炎之帶原者.

本穴配鎭金穴治慢性喉炎或咳嗽.

尺澤 LU₅　　　　　Cheoktaek Chize [合水穴, 自經瀉穴, 四彎穴[4]]

異名	鬼受, 鬼堂, ⑧ 曲陵.
出典	靈樞 本輸, 甲乙.
名義	澤 從水 水之鐘也, 喻手太陰脈氣至此象水之歸聚處, 又因穴在肘橫紋上偏橈動脈處 其去掌後 正得同身之尺 尺脈入澤 如水入大澤 故名尺澤.
部位	仰掌屈肘하였을 때 肘窩橫紋上, 上腕二頭筋腱의 外側.
取穴	伸臂仰掌取之. 曲池 尺澤 曲澤 少海은 屈肘 時 肘窩橫紋 上에 있다.
筋肉	上腕二頭筋(biceps brachii m.), 腕橈骨筋(brachioradialis m.).
神經	正中神經(median n.).
血管	肘靜脈(median cubital v.), 橈側皮靜脈(cephalic v.), 橈骨動靜脈(radial a. & v.).
鍼法	直刺 3〜5分, 斜刺 0.5〜1寸, 或은 淺靜脈을 點刺出血시킨다.
穴性	淸肺泄熱, 滋陰潤肺, 降逆氣, 淸上焦之熱, 舒筋止痛.
主治	喘息, 肺炎, 氣管支炎, 胸膜炎, 扁桃腺炎, 短氣, 鼻衄, 吐血, 筋攣拘急, 肩背痛, 手足麻痺, 四肢不擧, 小兒驚風, 嘔吐上氣, 氣短不語, 言語障碍, 譫妄, 不安焦燥, 遺尿, 小便失禁, 虛勞, 卒喊, 經閉症.

---

4) 四彎穴 : 네 곳의 굽은 자리에 位置하는 穴. 관절에 위치하는 委中, 尺澤(曲澤)을 일컫는다. 瀉血 刺法으로서 모든 出血性疾患, 熱性(風 · 濕熱) 疾患에 응용된다.

1. 四彎穴之一로서 上焦의 瘀血・出血性疾患, 鬱熱性疾患에 응용한다(瀉血).

   ① 吐血(配內關), 衄血(配合谷)의 必須穴이다.

   ② 諸般 呼吸器疾患(氣喘, 上氣, 氣管支炎, 扁桃腺炎, 發熱에 의한 胸痛・胸悶)에 사용한다 : 天突과 더불어 喘息의 名穴이다(鍼刺治療, 灸는 效果 無). 동 曲陵 放血 : 治喘息. 咽喉炎. 胸悶氣欲絕者 心臟痲痺 防止.

   ③ 弱한 刺戟(指壓, 圓鍼)으로 妊娠惡阻에 사용한다.

   ④ 小兒驚風, 高血壓으로 인한 諸症(半身不遂, 中風後遺症 等)을 치료한다 : 中風으로 關節이 굽어 伸轉을 못하는 者에게 효과적이다(溫灸) : 본 혈의 자침은 血壓降下作用이 있다.

   ☞ 肝經流注 : "其支者 復從肝別貫膈 上注肺."

2. 自經瀉穴, 合水穴로서 肅降機能 異常으로 인한 諸 症狀을 치료한다.

   ① 實證의 鼻病, 眼病, 頭痛을 主治한다(瀉血刺法).

   ② 上腕外踝痛(Tennis elbow)의 必須穴이다. 肺心에 邪氣가 있으면 兩肘(肘關節外側)가 아프다. 또한 上腕外踝疼痛이 있는 者는 肺俞, 心俞에 壓痛이 나타난다.

   ☞ 四肢와 五臟과의 關係[5] : 五臟에 邪氣가 있으면 四肢에 痛症이 나타나고, 四肢에 邪氣가 있으면 背部에 통증이 온다.

   ③ 手腕痛, 손을 쥐지 못할 때에 응용한다 : 配合谷.

3. 補腎最適宜之穴로서 肺腎虛로 인한 諸症에 有效하다 : 必配腎關, 復溜(肺金經爲腎水之母 常與腎經之經金穴 以治腎虛症).

   ① 肺經絡의 異常(腎虛)으로 오는 肩臂不擧, 肩臂痛에 사용한다(配腎關).

   ② 遺尿, 尿失禁 等의 膀胱括約筋痲痺를 치료한다(臟腑相通).

   ③ 肺腎虛로 인한 乾嘔, 咳喘에 有效하다(配肺俞, 膏肓).

---

5) 黃帝問於岐伯曰 人有八虛, 各何以候? 岐伯答曰 以候五藏. 黃帝曰 候之奈何? 岐伯曰 肺心有邪 其氣留於兩肘, 肝有邪 其氣留於兩腋, 脾有邪 其氣留於兩髀, 腎有邪 其氣留於兩膕. 凡此八虛者 皆機關之室 眞氣之所過 血絡之所遊, 邪氣惡血 固不得住留, 住留則傷筋絡骨節 機關不得屈伸, 故拘攣也.《靈樞, 邪客篇》

"振寒瘈瘲 手不伸 欬嗽唾濁 氣鬲善嘔 鼓頷不得汗 煩滿(千金作煩心身痛)
因爲瘈疭 尺澤主之. 左窒刺右 右窒刺左." "痙 反折互引 腹脹腋攣 背中快
快引脇痛 內引心中膂內 肺俞主之 又刺陽明從項而數背椎 俠脊膂而痛按之
應手者 刺之尺澤三痏立已." "唾血 時寒時熱 瀉魚際 補尺澤." "胞中有大
疝瘕積聚 與陰相引而痛 苦涌泄上下出 補尺澤太谿 手陽明寸口皆補之."
"心膨膨痛(千金云煩悶亂) 少氣不足以息 尺澤主之." "欬逆上氣 舌乾脇痛
心煩肩寒 少氣不足以息 腹脹喘 尺澤主之." "手臂不得上頭 尺澤主之." "肘
痛 尺澤主之."《甲乙經》

"鶴膝腫痛難移步 尺澤能舒筋骨痛."《肘後歌》

"尺澤…主肩臂痛 汗出中風 小便數 善嚏 悲哭 寒熱風痹 臑肘攣 手臂不舉
喉痺 上氣嘔吐 口乾 咳嗽唾濁 痃癖 四肢暴⁶⁾腫 心疼臂寒 短氣 肺膨脹 心
煩悶 少氣 勞熱 喘滿 腰脊强痛 小兒慢驚風."《大成》

配穴

1. "乾嘔 灸心主 尺澤亦佳."《千金方》

2. "尺澤 少澤 主短氣 脇痛 心煩."《千金方》《資生經》

3. "凡唾血 瀉魚際 補尺澤."《千金方》

4. "庫房 中府 周榮 尺澤主欬逆上氣 呼吸多唾濁沫膿血."《千金方》

5. "尺澤 關衝 外關 竅陰 主臂不及頭."《千金方》

6. "曲池 天衝 三里 中渚 陽谷 尺澤 主肘痛時寒."《千金方》

7. "膈俞 譩譆 京門 尺澤 主肩背寒 痙 肩胛內廉痛."《千金方》

8. "尺澤 然谷 主癲疾 手臂不得上頭."《千金方》

9. 配委中出血 治丹毒.

10. 配少海, 間使, 大陵 治腋肘腫.

11. 配曲池, 合谷 治風痺 臂肘痛不舉.

12. 配大椎透刺結核穴 或은 華蓋透刺璇璣 治結核.

13. "五般肘痛⁷⁾ 尋尺澤 太淵 針後却收功."《席弘賦》

---

6) 暴：原作"腹", 據《銅人》改.

7) 五般肘痛：風·寒·濕·火·痰 等이 일으키는 肘部疼痛을 말한다.

14. 配淸冷淵 治五般肘痛.

15. 配間使, 列缺, 少商 治唾濁.

동 曲陵

[部位] 在肘窩橫紋上, 在大筋之外側以大指按下, 肘伸屈時有一大凹陷處.

[鍼法] 針深 3~5分.

[主治] 抽筋, 陽霍亂, 氣喘, 肘關節炎, 心跳.

[解說 및 運用] 曲陵穴與肺經之尺澤穴位置相符, 主治功能亦相同, 點刺放血所治之病尤多,

允爲要穴.　　　　　　　　　　　　　　　　　　　　　　允：진실로 윤

用三稜鍼刺曲陵穴內側之動脈血管, 使其出血, 可治陽霍亂, 肝霍亂, 心臟痲痺.

本穴放血治咽喉炎.

本穴放血能平喘.

胸悶氣欲絕者本處放血可以防止心臟痲痺.

曲陵配靈骨穴治委中外筋緊.

上腕外踝痛(Tennis elbow)의 治療

1. 先瀉血 心俞, 肺俞(俞穴刺法), 後刺 靈骨(合谷), 風市(瀉).

2. 太衝(曲池部位는 大腸經으로 肝經과 臟腑相通), 內・中・外竅陰(心膽相通)內
   庭(通經).

3. 心正格(大敦少衝補 陰谷少海瀉).

4. 曲池, 尺澤, 肩髃, 陽谿(循經).

5. 팔을 뻗은 자세에서 橫紋端의 壓痛이 예민한 反應點을 찾아서 灸한다.

6. 阿是穴(患部 周圍穴).

肩臂痛의 原因, 診斷 및 治療

肩臂痛이란 肩臂不擧, 屈伸不利 等의 症狀을 總稱하는 것으로 40~50代에 多發하
므로 일명 五十肩이라고도 한다. 회전근개 파열과는 구분지어서 치료해야 한다.

1. **診斷** : 대부분 經絡上 手三陽經(大腸・小腸・三焦經)의 異常이다.

   ① 小腸經 異常 : 팔을 구부려 손을 肩髃穴에 대지 못하거나 팔을 등 뒤쪽으로
      제켜서 올리지 못한다. 손을 목뒤로 돌려 반대편 귀를 잡지 못한다(配膀胱
      經).

   ② 三焦經 異常 : 손등을 위로 해서 올리지 못한다.

③ 大腸經 異常 : 손바닥을 위로 해서 올리지 못한다.

④ 肺·腎經 異常 : 小腸經 症狀과 類似하다. 따라서 三陽經으로 치료가 안 될 때는 반드시 肺經에 대한 확인이 必要하다. 대개 腎虛로 인한 症狀(左天宗, 肩井에 壓痛)을 同伴한다.

⑤ 肝膽·脾胃經 異常 : 특히 肩背部에 평소에도 甚한 痛症(放散痛)이 있고 肝兪, 脾兪穴 部位에 反應(壓痛, 硬結, 隆起)이 있다.

2. 原因別 治療

(1) 氣血凝滯 : 經絡에 따라 先刺後谿, 曲池(合谷), 中渚.

　① 三焦經 異常 : 中渚, 外關, 支溝, 肩髎, 陽陵泉, 竅陰　Ⓐ 三焦勝格.

　② 小腸經 異常 : 後谿, 養老, 前谷, 陽谷, 支正, 肩貞, 臑俞, 申脈 崑崙.

　③ 大腸經 異常 : 曲池, 陽谿, 偏歷, 合谷(靈骨 大白), 肩髃, 足三里.

　④ 肺·腎經 異常 : 腎關 尺澤(牽引鍼法), 太衝, 然谷, 復溜, 三陰交. "尺澤然谷 主癲疾手臂不得上頭."《千金方》

　⑤ 肝膽·脾胃經 異常 先取肝兪 脾兪 後取隨證選穴(太白, 三陰交, 陰陵泉).

(2) 痰飮 加淸溪, 豊隆, 條口, 承山(患側强刺, 健側弱刺), 中脘. cf. 半夏茯笭湯.

(3) 氣鬱加臨泣 傍谷 太衝, 氣虛氣鬱加鼻翼 血虛血瘀加玉火.

(4) Ⓖ 肩三鍼穴(肩髃, 肩前, 肩後).

孔最 LU6　　　　　　　　　　Gongchoe Kongzui [肺經之郄穴[8]]

異名	Ⓢ 地士.
出典	甲乙.
名義	孔者 空穴也, 手太陰脈 諸脈中勝此之空, 穴居此脈之郄 故曰孔最之也.
部位	去腕上 7寸.
取穴	伸臂仰掌取之, 尺澤穴에서 腕關節橫紋까지를 1尺의 骨度法으로 하여 尺澤穴 LU5 下 3寸, 列缺穴 LU7 上 5.5寸, 腕關節 上 7寸의 腕橈骨筋 橈側筋溝

---

8) 郄穴(十六郄穴) : 骨과 肉 사이에 氣血이 많이 모이는 鍼穴. 按壓檢查로써 虛實證狀을 파악하는 데 이용한다. 鎭靜效果가 우수하여 急性病에 多用된다. 일반적으로 陽經의 郄穴은 急性疼痛(痙攣), 陰經의 郄穴은 血症(止血止痛)에 有效하다. 12經의 郄穴과 跗陽(陽維脈), 交信(陰維脈), 陽交(陽維脈), 築賓(陰維脈)의 4穴을 合하여 모두 16穴이다.

에 取한다.

筋肉 腕橈骨筋(brachioradialis m.).

神經 正中神經(median n.), 橈骨神經(radial n.), 外側前腕皮神經(lateral ante-brachial cutaneus n.).

血管 橈骨動靜脈(radial a. & v.).

鍼法 直刺 5分∼1寸, 斜刺 1寸∼1.5寸.

穴性 潤肺降逆, 凉血止血, 淸熱解表, 理氣.

主治 肺炎, 肺結核, 扁桃腺炎, 咳嗽, 咳血, 咽喉腫痛, 喉頭炎, 吐血, 失音, 痔疾, 肘臂冷痛 不能屈伸, 肘手指關節强直, 頭痛, 熱病汗不出.

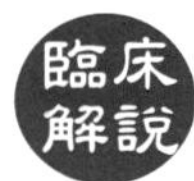

1. 肺經之郄穴로서 諸般 急性病(熱症), 血症에 사용한다.
   ① 痔疾의 名穴이다 : 痔疾의 代表的인 反應點·治療點이다(肺·大腸 表裏關係).
   ② 臨床에서 郄穴과 八會穴을 配合하여 多用한다.
      氣管支炎 : 配孔最 膻中(氣會穴).   胃痙攣 : 配梁丘 中脘(腑會穴).
   ③ 妊娠惡阻에 사용한다(指壓).
   ④ 諸般 呼吸器病症(咳嗽氣喘, 咯血, 氣管支炎, 咽喉腫痛, 扁桃腺炎)에 사용한다.

2. 手關節痛, 腕部疼痛, 手關節無力·屈伸不能, 주먹을 힘껏 쥐지 못하는 경우 등 局所治療에 사용한다.

3. 폐혈류량을 증대시키는 작용이 있어서 각종 호흡기질환에 藥鍼液 주입혈로 응용된다.

"熱病汗不出 上髎及孔最主之(千金作臂厥熱病汗不出 皆灸刺之 此穴可以出汗)." "厥頭痛 孔最主之."《甲乙經》

"孔最…主熱病汗不出 咳逆 肘臂厥痛屈伸難 手不及頭 指不握 吐血 失音 咽腫頭痛."《大成》

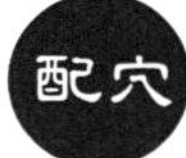 1. 配曲澤 治唾血.

2. 配命門 治尿血.

3. 配肺俞, 大椎 治發熱, 咳嗽, 胸痛.

4. 配合谷 治身熱汗不出.

 人士

[部位] 掌心側向上, 當前臂橈骨內側 從腕部橫紋上行四寸(太淵穴上 4寸).

[鍼法] 針深 0.5~1寸.

[主治] 氣喘, 手掌及手指痛, 肩臂痛, 背痛.

[解說 및 運用] 鍼深五分治氣喘, 治手掌及手指痛 肩臂痛 背痛(患右用左穴, 患左用右穴).
鍼深一寸治心臟病, 心跳. 天士, 地士, 人士簡稱三士穴.

 地士

[部位] 掌向上, 去腕橫紋七寸, 卽當前臂橈骨內側 距人士穴後三寸(孔最穴).

[鍼法] 鍼深一寸治氣喘 感冒 頭痛及腎虧. 鍼深一寸五分治心臟病.

[主治] 氣喘, 感冒, 頭痛, 腎虧, 心臟病.

 天士

[部位] 在前臂橈骨之後部內側, 距地士穴三寸(尺澤穴下 2寸).

[主治] 氣喘, 鼻炎, 臂痛, 感冒, 胸部發脹.

[鍼法] 針深 1.5寸.

[解說 및 運用] 天士, 地士, 人士三穴配靈骨穴 雙手同時用鍼爲治哮喘之特效鍼.

人士, 地士, 天士位置均在肺經上, 因此治療呼吸器官病效果極佳. 人士在太淵上四寸, 地士則與孔最穴位置相符.

三士穴對於心跳過速具有特效.

三士穴對於氣喘具有特效, 其效大於天突, 膻中, 尺澤, 豊隆等穴.

三士穴配靈骨治心臟無力, 心律不整.

痔疾의 原因과 治療

1. 原因

① 濕熱瘀滯症 : 酒色風氣食 五事過度, 乃藏內濕熱風燥 四氣相合, 長期便秘, 以致
　　濕熱濁氣 結聚肛腸 發爲痔疾. 口渴, 便秘, 溲赤, 苔黃, 舌紅, 脈滑數 等의 症狀

을 보인다.

"蓋飽食則脾不能運…或醉飽入房…痔非外邪 乃藏內濕熱風燥 四氣相合而成."《入門》

"凡痔 因酒色風氣食 五事過度 而變成二十四證."《醫鑑》

② 氣虛下陷症 : 久坐或負重遠行, 或久痢, 胎産 以致體質虧耗 中氣下陷 筋脈鬆引 發爲痔疾. 面色萎黃, 痔核脫垂於肛門之外而不能回納, 肛門墮脹, 短氣懶言, 食少乏力, 舌淡, 脈弱 等의 症狀을 보인다.

2. **種類** : 發生於肛門齒線以上者爲內痔, 齒線以下者爲外痔, 齒線上下均有者爲混合痔.

3. **治療**

(1) 通治方

① 孔最, Ⓖ 二白, 長强, 次髎, 會陽, 承山, 漏谷, Ⓖ 鼻根 동 其門 其正 其角.

② 齦交穴 部位에 米粒球를 찾아 點刺放血한다.

(2) 隨證選穴

① 濕熱重者 加商丘, 三陰交.

② 中氣下陷者 加百會, 神闕(灸法).

③ 肛門腫痛者 加秩邊, 攢竹, 飛揚. 肛門熱痛者 加勞宮.

④ 肛門搔癢者 加會陰, 長强, 商丘, 大腸俞(瀉), 曲池(補), 列缺(瀉).

⑤ 便血者 加三陰交, 命門, 腎俞, 長强.

⑥ 其他 內關, 築賓, 公孫.

4. **文獻考察**

"脫肛久痔 二白, 百會, 精宮, 長强."《大成·治病總要》

"五痔 委中, 承山, 飛揚, 陽輔, 復溜, 太衝, 俠谿, 氣海, 長强."《大成》

"飛揚主痔纂傷痛." "商丘, 復溜主痔泄後重." "勞宮主熱痔." "會陰主痔." "承筋, 承扶, 委中, 陽谷主痔痛."《千金方》

"痔漏 命門, 腎俞, 長强(五痔便血最效, 髓年壯灸之), 三陰交(痔血), 承山(久痔)."《圖翼》

"痔漏之痔亦可憎 表裏急重最難禁, 或痛或癢或下血 二白穴在掌後尋."《玉龍歌》

"若是痔疾骨疽蝕 承山商丘收神功, 久痔宜治二白間 須兼長强與承山."《雜病八法歌》

"灸腸風諸痔 十四椎下 各開一寸 年深者 最效."《入門·灸法》

5. **參考** : 痔裂은 대개 便秘 等으로 인한 物理的인 힘에 의해 發生하며 痔疾과는 區分治療가 필요하다.

Ⓖ 二白
[部位] 腕橫紋直上 4寸 橈側腕屈肌腱之兩側緣, 兩穴對開. 兩側計 4穴(郄門穴兩側各二分).
[鍼灸法] 鍼 3～8分, 灸 3壯.
[主治] 痔瘡, 脫肛, 痔瘡下血, 前臂神經痛.
[解說 및 運用] 用於內痔出血 效果較好.

列缺 LU7 Yeolgyeol Lieque [肺經之絡穴 別走手陽明大腸經, 四總穴[9], 八脈交會穴 通于任脈]

異名 童玄, 龍玄, 腕勞.

出典 靈樞 經脈, 甲乙.

名義 列 分解也, 缺 器破也 去也. 列缺 古謂天上之裂縫 天門. 手太陰自此分支別走 陽明 脈氣由此別裂而去 似天上之裂縫. 又列缺指閃電 而閃電之形 有似天庭 破裂, 故名列缺.

部位 去腕側上 1.5寸, 以兩手交叉 食指盡處 兩筋骨罅中.　　　　罅 : 틈 하

取穴 橫肱虎口取之. 橈骨莖狀突起와 長拇指伸筋사이로 兩手交叉하여 次指端이 닿는 부위로 經渠穴 LU8 上 5分, 太淵穴 LU9 上 1寸處에 取한다.

筋肉 腕橈骨筋腱(tendon of brachioradialis m.)과 長拇指外轉筋腱(tendon of long abductor m. of thumb)의 사이 長橈側手筋伸筋(extensor carpiradialis longus m.)의 內側.

神經 外側前腕皮神經(lateral antebrachial cutaneous n.)과 橈骨神經淺枝 (superficial br. of radial n.)의 混合枝.

血管 橈側皮靜脈(cephalic v.), 橈骨動靜脈(radial a. & v.).

鍼法 直刺 2～3分, 斜刺 5分～1寸. 肘關節 方向으로 刺入한다(頭痛이 甚할 때). 狹窄性腱鞘炎 治療 時는 鍼尖을 外方으로 5分～1寸 刺入한다.

---

9) 四總穴 : 口面合谷 頭項列缺, 腰背委中 肚腹三里.
　　六總穴 : 四總穴 加 心胸內關 小腹三陰交. 或 四總穴 加 心胸內關 脇肋支溝.

穴性	宣疏肺熱, 疏經通絡, 通利咽喉胸膈, 淸頭目.
主治	手腕無力, 掌中熱, 汗出, 氣管支炎, 喉痺, 喘欬上氣, 咽喉腫痛, 咳嗽寒痰, 頭痛, 顔面神經麻痺, 中風口喎, 掌中熱, 半身不遂, 痰涎壅塞, 口噤不開, 蕁痲疹, 黑白痧, 頭項强痛, 上肢震顫, 腕關節痛, 吐血, 虛勞, 無脈症.

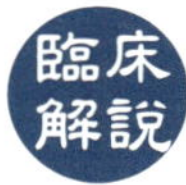

列缺 · 經渠 · 太淵穴은 感冒 · 發熱, 呼吸器疾患에 有效하다.

1. 四總穴之一로서 頭項部 諸 熱性 疾患에 共通으로 이용되는 必須穴이다.

(1) 頭痛의 名穴이다 : 一切의 頭痛, 특히 熱性 頭痛에 사용한다.

    ① 偏頭痛 : 配太陽, 偏正頭痛(因風痰熱, 血虛) : 配後谿.

    ② 前頭痛 : 配上星, 頭維.

(2) 頭項强痛에 必須穴이다(配後谿 中渚 翳風 合谷 肩井 完骨 風池 天柱 大杼) : 血壓降下, 膀胱血管收縮 작용이 있다.

(3) 落枕에 必須穴로 사용한다 : 配後谿, 申脈, 中渚, 肩井, 風池, 懸鍾, 大椎, 天柱, 肩中俞.

2. 諸般 外感性 呼吸器疾患에 應用하며 특히 咽喉腫痛에 有效하다.

    ① 外感으로 인한 咽喉腫痛에 有效하다 : 配少商.

    ② 腎虛(陰虛)로 인한 咽喉疾患에 有效하다 : 配照海(通于任脈).

    ③ 寒熱諸咳嗽有痰, 氣喘, 惡心嘔吐, 胸膈脹滿에 사용한다 : 配豊隆.

    ┌ 列缺(肺經之絡穴 別走手陽明大腸經) : 宣肺止咳 爲三.
    └ 豊隆(胃經之絡穴 別走足太陰脾經) : 化痰降濁 爲主.

    ④ 外感으로 인한 鼻疾患에 사용한다 : ㉠ 配經渠 ㉡ 配合谷, 上星, 迎香 ㉢ 配照海 鼻淵.

3. 八脈交會穴之一(通于任脈)로서 泌尿生殖器系 및 婦人科疾患에 應用한다.

(1) 男子陰中疼痛, 溺血精出, 小便遺數 等에 사용한다.

> "丈夫夢失精 及男子小便濁難 灸腎俞百壯, 男子陰中疼痛 溺血精出 灸列缺五十壯." "列缺主小便熱痛."《千金方》

"列缺主治咳嗽寒痰 偏正頭疼治自瘥 男子五淋陰中痛 尿血精出灸便安."
《金鑒·刺灸心法要訣》

(2) 婦人血氣不利로 인한 諸症에 사용한다.

① 乳頭生瘡, 乳癰腫痛, 婦人血塊, 婦人血瀝에 사용한다.

② 産後 諸症에 사용한다 : 胎衣不下, 乳汁不通, 産後腰痛, 産後發狂, 産後不語 等에 應用한다

4. 疏通經絡, 活血祛瘀作用이 있어 疣病, 胸傷瘀痛, 面目癰腫(配陷谷)에 效果가 優秀하다.

5. 手拇指 屈伸不能, 手掌熱(手銳掌熱)에 效果가 優秀하다(患部周圍穴).

"熱病先手臂瘈瘲 脣口聚 鼻張 目下汗出如轉珠 兩乳下二寸堅 脇滿 悸 列缺主之." "瘧 熱盛 列缺主之." "寒熱胸背急 喉痺 欬上氣喘 掌中熱 數欠伸 汗出善忘 四肢逆厥 善笑 溺白 列缺主之." "寒熱咳嘔沫 掌中熱 虛則肩臂寒慄 少氣不足以息 寒厥 交兩手而瞀 口沫出. 實則肩背熱痛 汗出 四肢暴腫 身濕(一本作溫)搖 時寒熱 饑則煩 飽則善面色變 口噤不開 惡風泣出 列缺主之." "小兒驚癇 如有見者 列缺主之 并取陽明絡."《甲乙經》

"列缺…主偏風口面喎斜 手腕無力 半身不遂 掌中熱 口噤不開 寒熱瘧 嘔沫 咳嗽 善笑 縱脣口 健忘 溺血精出 陰莖痛 小便熱 癇驚妄見 面目四肢癰腫 肩痺 胸背寒慄 少氣不足以息 屍厥 寒熱 交兩手而瞀 實則胸背熱 汗出 四肢暴腫 虛則胸背寒慄 少氣不足以息."《素問》曰 實則手銳掌熱 瀉之. 虛則欠欬 小便遺數 補之. 直行者謂之經 旁出者謂之絡, 手太陰之支 從腕後直出次指內廉出其端 是列缺爲太陰之別走陽明之絡. 人有寸關尺三部脈不見 自列缺至陽谿脈見者 俗謂之反關脈. 此經脈虛而絡脈滿,《千金翼》謂陽脈逆 反大於寸口三倍 惜叔和尚未之及 而況高陽生哉."《大成》

配穴

1. 配後谿 治頭痛.
2. "配衝陽 治偏風."《大成》
3. "配三里, 肺俞, 百勞, 乳根, 風門, 肝俞 治咳血."《大成》

4. "配足三里 治喘急."《雜病八法歌》

5. "中衝, 勞宮, 少衝, 大泉, 經渠 列缺 主手掌熱."《千金方》

6. "配太淵 治寒痰咳嗽更兼風."《玉龍歌》

7. "氣刺兩乳求太淵, 未應之時瀉列缺. 列缺頭痛及偏正, 重瀉太淵無不應."《席弘賦》

8. 配照海 治咽喉腫痛.

9. 配陽谿, 偏歷 治腕部狹窄性腱鞘炎.

10. "陷谷 列缺 主面目癰腫."《千金方》

11. "配曲池 治身濕搖時時寒, 熱病煩心, 心悶, 先手臂身熱, 瘈瘲, 唇口聚, 鼻張, 目下汗出如珠."《千金方》

✋ 頭痛의 部位에 따른 分類 및 治療

1. **通治方** : 合谷(配太衝), 列缺, 太陽, 頭維, 風池, 百會, 阿是穴.

2. **部位別 區分 및 取穴**

區分	近位取穴	遠位取穴	備考
前額痛(陽明頭痛)	上星, 印堂, 頭維, 攢竹, 魚腰, 絲竹空	陷谷, 內庭, 三間, 合谷, 崑崙(瀉)	白芷
後頭痛(太陽頭痛)	天柱, 玉枕	後谿, 申脈, 委中, 至陰, 束骨	羌活
側頭痛(少陽頭痛)	太陽, 懸顱, 頭維	外關, 足臨泣(旁谷)	柴胡, 川芎
頭頂痛(厥陰頭痛)	百會, 上星, 四神聰	太衝, 內關, 太谿, 湧泉, 後谿	吳茱萸

※ 太陽頭痛 : 高血壓, 低血壓이 主原因. 특히 원인이 高血壓인 경우에는 뒷목까지 뻐근한 症狀이, 低血壓인 경우에는 惡心嘔吐 症狀이 주로 나타난다.
　厥陰頭痛 : 대개 腎虛가 원인인 경우가 많다.

3. **正頭痛** : 百會, 上星, 神庭, 前頂, 太淵, 太陽, 合谷.
"足太陽之脈 上額交巓 直入絡腦 別下項, 其病衝頭痛 目似脫 項似拔 即正頭痛也."《靈樞》

4. 偏頭痛

"足少陽之脈 起目銳眥 上抵頭角, 其病頭角·額痛 此偏頭痛也."《靈樞》

"偏頭痛者 頭半邊痛者是也" "如頭半寒痛者 偏頭痛也."《丹心》

"偏頭痛 在右屬痰·屬熱, 痰用蒼朮半夏 熱用酒製片芩, 在左屬風·屬血虛, 風用荊芥·薄荷 血用芎·歸·芍藥·酒黃栢."《丹心》

① 通治方：列缺, 頭維, 陷谷, 通天, 太陽 透率谷, 俠谿, 臨泣, 絲竹空, 懸顱, 頷厭.

② 消化器(胃腸)障碍로 인한 경우：配陷谷(門金), 頭維 加崑崙.

③ 婦人病, 高血壓, 項强, 中風前兆症狀(顏面神經麻痺) 等을 수반하는 경우：配通天.

5. 偏正頭痛 : 列缺, 太淵, 風池(有痰飮), 合谷(無痰飮).

"偏正頭痛 百會, 前頂, 神庭, 上星, 絲竹空, 風池, 合谷, 攢竹 頭維."《大成》

❷ 頭痛의 原因에 따른 分類 및 治療

1. 外感頭痛

[症狀] 風寒頭痛：頭痛連及項背, 遇風寒加重, 惡風寒, 鼻塞, 口不渴, 脈浮苔薄白.

風熱頭痛：頭痛而脹 甚則如裂, 面目紅赤, 心煩, 口渴, 便秘溲黃, 脈浮數苔黃.

風濕頭痛：頭痛如裹, 肢體困重·倦怠無力, 口糊, 胸悶, 小便不利, 脈濡苔白膩.

[治法] 祛風散寒, 清熱, 化濕通絡.　　　　糊(호) : 풀, 끈끈하다, 겨우겨우 살아가다.

[取穴] 取三陽經爲主, 針刺瀉法.

通治方：風池, 百會, 太陽, 合谷, 列缺, 後谿.

風寒頭痛者 加風府, 風門, 外關…祛風散寒(可灸; 川芎茶調散, 麻黃湯類).

風熱頭痛者 加大椎, 蠡溝, 丘墟, 陽陵泉, 章門…祛風清熱(川芎石膏湯, 桑菊飮, 銀翹散).

風濕頭痛者 加陰陵泉, 豊隆, 頭維, 大敦, 太白, 外關…祛風化濕(羌活勝濕湯).

[方義] 祛風：風池(足少陽 陽維脈之會穴, 配百會하여 散風通絡에 사용한다).

通絡止痛 調補經氣：百會(三陽五會 : 督脈, 太陽經, 少陽經, 足厥陰經).

通絡止痛：太陽(經驗效穴로 配百會하여 사용한다).

祛風通絡：合谷(手陽明脈上循於頭), 列缺(手太陰絡穴)…原絡刺法.

祛風通絡, 散寒利濕：後谿(輸木穴, 通于督脈)…輸主體重節痛, 木主風.

[隨證選穴] 前頭痛 加上星, 陽白, 解谿. 偏頭痛 加率谷, 外關.

後頭痛 加天柱, 玉枕, 束骨. 頭頂痛 加百會, 四神聰[10], 太衝.

2. 氣鬱(因肝氣鬱結, 肝陽上亢)

[症狀] 頭痛如破 眩暈, 心煩易怒, 夜寐不寧 或兼脇痛, 面紅口苦, 脈弦有力 苔薄黃.

[治法] 平肝潛陽, 滋水涵木.

[取穴] 風池, 頷厭, 太衝, 行間, 俠谿, 臨泣(旁谷), 三陰交 加逍遙散, 龍膽瀉肝湯.

[方義] 平肝潛陽 : 太衝(肝經之原穴, 配臨泣).

熄風淸熱, 通絡止痛 : 風池, 頷厭, 俠谿(多挾少陽風熱 循經上擾 故取少陽經穴).

育陰潛陽 : 三陰交(足三陰經之會穴).

[隨證選穴] 脇痛口苦者 加陽陵泉. 睡眠不寧者 加內關.

3. 痰飮頭痛

[症狀] 頭痛發作時 兩頰黃色而眩暈, 目不欲開, 懶於言語, 身體沈重, 昏蒙, 胸脘滿悶, 嘔惡痰涎, 舌苔白膩, 脈滑或弦滑.

[治法] 滌痰降逆, 通絡止痛.　　　　　　　　　　　　　　　　　　　滌 : 씻을 척

[取穴] 風池, 豊隆(淸溪), 中脘, 足三里, 頭維, 太陽(瀉), 脾俞(補) 加半夏白尤天麻湯.

"偏正頭風有兩般 有無痰飮細推觀, 若然痰飮風池刺 倘無痰飮合谷安."《玉龍歌》

[隨證選穴] 胸悶者 加膻中. 嘔惡者 加內關.　　cf. 痰濕 : 公孫, 三陰交, 地機, 陰陵泉.

4. 氣血虧虛

[症狀] 頭痛綿綿, 遇勞則甚, 心悸怔忡, 神疲乏力, 面色不華, 食慾不振, 舌紅少苔白, 脈細無力.　　　　　　　　　　　　　　　　　　　　　　綿 : 가늘게 이어질면

[治法] 益氣養血, 和絡止痛, 補脾健胃.

[取穴] 百會(灸), 心俞, 脾俞, 足三里(補), 內庭, 三陰交 加補中益氣湯, 人蔘養榮湯.

[方義] 心主血, 脾統血 又爲生化之源 : 心俞, 脾俞.

足太陰陽明經穴 以補益心血 補脾健胃 益氣養血 使氣血充沛 腦髓得以濡養 則頭痛可止.　　　　　　　　　　　　　　　　沛(패) : 늪, 무성한 모양

[隨證選穴] 心悸怔忡者 加神門, 大陵. 食慾不振者 加中脘.

5. 腎虧頭痛(腎精不足)

[症狀] 頭痛且空, 每兼眩暈, 腰痛痠軟, 神疲乏力, 遺精帶下, 耳鳴少寐, 舌紅少苔, 脈細無力.

---

10) 四神聰穴 : 百會의 前後左右 各 一寸(或3~5分).

[取穴] 百會, 腦空, 神門, 飛揚, 懸鍾, 太谿(補法), 腎俞, 關元(灸法) 加六味之劑.

[方義] 調腎補益精髓：腎俞, 太谿(俞原相配)　益精健腦：懸鍾(髓之會穴).

調氣血 榮腦髓：百會 腦空(督脈總督諸陽之氣, 少陽主骨所生病, 二經又皆
入絡於腦).

[隨證選穴] 腰痛痠軟者 加腰眼(第4腰椎下 兩傍三寸八分).

遺精帶下者 加關元, 三陰交. 少寐者 加神門, 心俞.

偏於陰虛者 加照海, 湧泉, 神門. 偏於陽虛者 加腎俞, 命門, 關元(灸).

6. 瘀血頭痛

[症狀] 頭痛經久不愈, 痛處固定不移, 痛如錐刺, 或有頭部外傷, 舌質紫苔薄白, 脈
細或細澀.

[治法] 活血化瘀, 行氣止痛.

[取穴] 先頭部阿是穴 點刺出血 後合谷補, 三陰交 膈俞瀉 加血府逐瘀湯.

[方義] 瀉瘀通絡：阿是穴 瀉血.　行氣：合谷(手陽明經原穴).　活血化瘀：三陰交,
膈俞.

7. 食積(食傷)頭痛：四關, 陷谷, 足三里, 中脘, 內關, 公孫.

8. 其他

① 一切의 內傷頭痛：內關, 公孫, 照海.

② 醉後頭痛：印堂, 攢竹, 足三里, 風門, 膻中 加對金飮子.

經渠 LU8　　　　　　　　Gyeonggeo Jingqu [經金穴, 陰金經之金穴]

出典　靈樞 本輸, 甲乙.

名義　穴爲手太陰脈之經穴, 所行爲經 言其血氣流注於此 流行不絕, 位當寸口凹陷
處 爲手太陰脈所行之渠道, 故名經渠.

部位　寸口(寸關尺三部脈中 關部) 陷中.

取穴　舒腕仰掌取之, 寸關尺 三部脈中 關部의 動脈搏動應手處에 取한다.

筋肉　長拇指伸筋(extensor pollicis longus m.), 短拇指伸筋(extensor pollicis
brevis m.).

神經　橈骨神經(radial n.).

血管	橈骨動靜脈(radial a. & v.).
鍼法	直刺 2∼3分, 斜刺 5∼7分. 刺針 時 橈骨動脈을 避하여 刺入토록 한다.
灸法	"刺入三分 留三呼, 不可灸 灸之傷人神明."《甲乙經》
穴性	宣肺利咽, 順氣降逆, 止咳平喘, 淸熱止痛.
主治	傷寒, 咳逆上氣, 虐寒熱, 咳逆喘急, 喉痺, 扁桃腺炎, 胸中膨膨然, 心痛, 氣管支炎, 小兒急性氣管支炎, 唾流涎症, 臂內廉痛, 腋窩痛, 腕部疼痛, 手足麻痺, 掌熱, 不眠, 嘔吐欲嘔, 熱病汗不出.

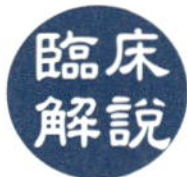

臨床解說

列缺 · 經渠 · 太淵穴은 呼吸器疾患에 多用하다.

1. 肺金經之經金穴로서 呼吸器 · 食道關聯 諸 疾患에 사용한다(經主喘咳寒熱).

   ① 傷風感冒之氣喘咳嗽의 常用穴이다 : 吐氣上氣, 胸背拘急喘滿, 咳嗽喘息에 사용하며 특히 小兒喘息, 小兒 急性氣管支炎, 成人 感冒喘咳에 효과가 있다.

   ② 經渠 刺針은 肺活量을 높이고 肺의 呼吸機能을 강화한다.

   ③ 食道, 幽門 等의 胃管(胃脘)痛에 應用한다 : 食道痙攣(心痛嘔吐), 呃逆에 效果的이다.

2. 寸口脈診 時 關에 해당하는 部位로서 舍岩鍼法(五行鍼法)에서 多用된다 : 肝正格(陰谷曲泉補 經渠中封瀉), 肝勝格(經渠中封補 少府行間瀉), 腎正格(經渠復溜補 太白太谿瀉), 脾勝格(大敦隱白補 經渠商丘瀉).　☞ 肺朝百脈

3. 手腕疼痛, 橈骨神經痛, 掌中熱 等에 사용한다(患部 周圍六).

   "胸中彭彭然 甚則交兩手而瞀 暴痺喘逆 刺經渠 及天府. 此謂之大俞."《甲乙經》

   "經渠…主瘧寒熱 胸背拘急 胸滿膨 喉痺 掌中熱 咳逆上氣 傷寒 熱病汗不出 暴痺喘促 心痛 嘔吐."《大成》

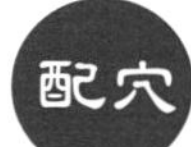

1. "熱病汗不出 大都更接於經渠."《百症賦》
2. "經渠 丘墟 主胸背痛 胸中膨膨然."《千金方》
3. "配丘墟, 魚際, 崑崙, 京骨 治背痛."《大成》
4. "少商 太衝 經渠 主喉中鳴."《千金方》
5. "中衝 勞宮 少衝 太泉[11] 經渠 列缺 主掌中熱 肘中痛."《千金方》
6. "配行間 治善咳."《千金方》
7. "太泉 經渠 主臂內廉痛."《千金方》
8. "太泉, 太谿 經渠 主瘧, 欬逆, 心悶不得臥, 寒熱."《千金方》

太淵 LU₉ Taeyeon Taiyuan [俞土穴, 肺之原穴, 八會穴[12]中 脈會, 自經補穴]

異名	太泉, 大泉, 鬼心.
出典	靈樞 本輸, 甲乙.
名義	太大也 淵深也, 穴在手掌後凹陷處 脈氣所太會 博大而深 故太淵.
部位	掌後內側橫紋頭 動脈中.
取穴	伸臂仰掌取之. 掌後陷中 腕關節 上 5分 撓骨側 動脈應手處, 經渠穴 LU₈ 下 5分, 列缺穴 LU₇ 下 1寸處에 取한다. 寸關尺 三部脈 中의 寸部脈에 해당한다.
筋肉	撓骨手筋屈筋腱(tendon of flexor carpi radialis m.)의 外側, 長拇指伸筋 (extensor pollicis longus m.).
神經	撓骨神經(radial n.).
血管	撓骨動靜脈(radial a. & v.).
鍼法	直刺 2～3分, 斜刺 3～5分.
穴性	理肺止咳, 祛風化痰, 潤肺止咳, 清肅上焦肺氣.

---

11) 太泉 卽 "太淵"穴. 爲避唐高祖名諱改"淵爲泉".

12) 八會穴 : 章門(臟會), 中脘(腑會), 膻中(氣會), 膈俞(血會), 陽陵泉(筋會), 太淵(脈會), 大杼(骨會), 懸鍾(髓會).

主治　肺脹膨, 胸痺逆氣, 咳嗽氣喘, 氣管支炎, 流行性感冒, 肺結核, 咳血, 胸滿胸痛, 呼吸困難, 掌心熱, 缺盆中痛, 鼻出血, 舌炎, 眼炎, 肋間神經痛, 手腕無力疼痛, 頭痛, 齒痛, 肩痛, 腋窩痛, 上肢痛, 上腕神經痛, 不眠, 經閉, 無脈症, 不整脈.

1. 肺之原穴, 八會穴中 脈會穴, 自經補血(補土生金之穴)로서 諸般 呼吸器系 疾患과 消化器衰弱之症에 有效하다.

   ① 脾胃虛虛를 隨伴하는 肺氣虛乏 症狀에 有效하다 : 咳嗽氣喘, 流行性感冒, 肺結核 等에 사용한다. 氣道의 저항력과 肺의 通氣量을 개선시킨다.

   ② 無脈症, 不整脈에 사용한다.

   ③ 結膜炎(眼赤痛), 角膜炎(目生白翳) 等 眼疾患에 效果가 있다.

2. 肺經之俞土穴로서 傷風感冒로 인한 四肢重痛, 風濕痺痛(神經痛)에 사용한다(俞主體重節痛, 病時間時甚者取之俞).

3. 肺之原穴로서 諸般 皮膚疾患에 응용한다 : ㉠ 肺正格(太白太淵補 少府魚際瀉)

   ┌ 大腸正格 : 濕性 皮膚疾患이나 瘙痒症에 사용한다.
   └ 肺正格 : 乾性 皮膚疾患(아토피)에 사용한다.

4. 腕肘無力腫痛, 손목捻挫 초기에 사용한다(患部 周圍穴).

   "熱病而汗且出 及脈順可汗者 取魚際太淵大都太白 瀉之則熱去 補之則汗出. 汗出太甚 取內踝上橫脈[13]以止之." "病溫身熱 五日已上 汗不出 刺太淵 留針一時取之 若未滿五日 禁不可刺也." "臂厥 肩膺胸滿痛 目中白翳 眼靑 轉筋 掌中熱 乍寒乍熱 缺盆中相引痛 數欬喘不得息 臂內廉痛 上膈飮已煩滿 太淵主之." "肺脹者 肺俞主之 亦取太淵." "厥心痛 臥若徒居 心痛乃間 動行痛盆甚 色不變者 肺甚痛也, 取魚際太淵." "脾逆氣 寒厥急煩心

---

13) "內踝上橫脈." 卽指脾經之三陰交穴.

逆煩悶不得臥 胸中滿 喘不得食 背痛 太淵主之." "痺 會陰及太淵 消濼 照海主之." "狂言 太淵主之" "唾血 振寒 嗌乾 太淵主之." "口僻 刺太淵 引而下之." "妬乳 太淵主之." 《甲乙經》

"太淵…主胸痺逆氣 善噦 嘔飲水 咳嗽 煩悶不得眠 肺脹膨 臂內廉痛 目生白翳 眼痛赤 乍寒乍熱 缺盆中引痛 掌中熱 數欠 肩背痛寒 喘不得息 噫氣上逆 心痛 脈濇 咳血嘔血 振寒 咽乾 狂言口僻 溺色變 卒遺矢無度." 《大成》

妬(투) : 강샘하다, 시새우다. 噦 : 새소리 홰, 트림 애. 噫(희) : 탄식하다, 트림, 하품.

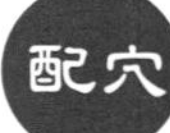

1. "配外關, 內庭, 三里, 商丘 治僻噤." 《千金方》

2. "配神門 治唾血振寒, 嘔吐上氣, 噫氣上逆." 《千金方》《大成》

3. "中衝 勞宮 少衝 太泉 經渠 列缺 主掌中熱 肘中痛." 《千金方》

4. "太泉 經渠 主臂內廉痛." 《千金方》

5. "配地倉 治足跘蹩不能行." 《千金方》

6. "太泉, 太谿 經渠 主癰, 欬逆, 心悶不得臥, 寒熱." 《千金方》

7. 配魚際 治咽乾.

8. "厥心痛 與背相控 善瘛 如從後觸其心 傴僂者 腎心痛也, 先取京骨崑崙, 發鍼不已 取然谷. 厥心痛 腹脹胸滿 心尤痛甚 胃心痛也, 取之大都太白. 厥心痛 痛如以錐鍼刺其心 心痛甚者 脾心痛也, 取之然谷太谿. 厥心痛 色蒼蒼如死狀 終日不得太息, 肝心痛也, 取之行間太衝. 厥心痛 臥若徒居心痛間 動作痛益甚 色不變 肺心痛也, 取之魚際太淵. 眞心痛 手足淸至節 心痛甚, 旦發夕死 夕發旦死. 心痛不可刺者 中有盛聚, 不可取於腧." 《靈樞 · 厥病》

9. "配魚際, 三里, 兩乳下(各一寸, 各三十壯), 膈俞, 胃俞, 腎俞 治胃脘痛." 《大成》

10. 配內關, 四縫 治百日咳.

11. "氣刺兩乳求太淵, 未應之時瀉列缺. 列缺頭痛及偏正, 重瀉太淵無不應." 《席弘賦》

12. "配列缺 治咳嗽風痰, 偏正頭痛." 《玉龍賦》《席弘賦》

13. 配商陽, 足臨泣 治缺盆腫.

14. 配液門 治寒厥.

🔸靑春痘의 治療

1. 八邪[14] 加 陷谷(兩側)

2. 五行鍼法運用

先取駟馬一·二·三, 七里, 九里 次取腎關, 地皇 後取肝經選穴 : 靑春痘乃主實證, 以肺經爲主經, 故肺經有五條, 可取第一線, 駟馬一·二·三穴及第五線 七里穴, 九里穴. 第一線爲治肺臟機能不良引起之各種病症. 第五線爲治療表症(太陽病, 皮膚病等)相互配合效果卓越. 次取腎經 腎關·地皇穴以瀉肺熱, 再取肝經滋潤皮膚卽可達效.

3. 刺絡療法

靑春痘可用細小之三稜鍼, 在臉部長痘之處, 輕微點刺, 擠出脂肪及患部惡血, 應以手輕擠方式, 瘀積之惡血, 脂肪一排出, 三日內卽可復元.
富貴手(亦美容鍼法)一般不採用刺絡療法.

魚際 LU₁₀

魚際 LU₁₀　　　　　　　　　　Eoje Yuji [滎火穴]

異名	鬼心.
出典	靈樞 本輸, 甲乙.
名義	在手腕之前 其肥肉隆起處形如魚者 統謂之魚, 寸之前 魚之後曰魚際穴.
部位	大指本節後 內側赤白肉際陷中(散脈中).
取穴	仰掌取之. 第1中手骨의 中間 魚際部의 掌面橈側 赤白肉際에 取한다.
筋肉	短拇指外轉筋(abductor pollicis brevis m.), 拇指對立筋(opponens pollicis m.).
神經	外側前腕皮神經(lateral antebrachial cutaneous n.)과 橈骨神經淺枝 (superficial br. of radial n.)의 混合枝.
血管	橈骨動脈(radial a.).

---

14) 八邪穴 : 手五指岐骨間. 治手拘縮, 頭痛, 齒痛, 眼痛.

| **鍼法** | 直刺 3~5分, 斜刺 5分~1寸. 鍼尖을 약간 斜向하여 掌內로 刺入한다. |
| **灸法** | 肉灸 1~2壯(禁灸穴《入門》), 溫灸 1~3分. |

☞上焦(頭, 手掌)는 熱하므로 針이 效果的이며 下焦는 灸가 보다 效果的이다.

| **穴性** | 疏肺和胃, 利咽喉, 淸血熱, 平喘. |
| **主治** | 虛熱, 咳嗽, 咽頭炎, 扁桃腺炎, 氣管支炎, 小兒咳嗽, 傷寒, 頭痛, 咽乾, 肺結核, 鼻出血, 消渴, 乳腺炎, 身熱, 血尿, 腕關節痛, 四肢無力, 卒倒, 胃不和, 寒·熱腹痛, 呃逆, 齒痛不能食, 上氣, 酒病惡風寒, 失音不能言. |

1. 肺經之滎火穴로서 寒·熱의 診斷點 및 治療穴로 多用된다(滎主身熱).

　① 扁桃病變의 壓通點(手針法의 扁桃點)·治療穴이다 : 配三商.

　② 咽喉腫痛(不論外感內傷 均宜選用)의 必須穴이다 : 配液門(水火同用 相互制約 相互促進, 以淸熱瀉火 消腫止痛). cf. 기침時 咽喉痛症 : ㉳ 肺正格.

　　　☞┌ 魚際(肺滎火穴) : 淸熱瀉火 爲主.
　　　　└ 液門(三焦滎水穴): 滋陰降火 爲主.

　③ 高血壓과 關聯된 諸症에 사용한다 : 心悸亢進, 腦充血, 頭痛 等에 有效하다.

　④ 感冒·消化不良으로 인한 小兒發熱, 暑病·日射病(霍亂逆氣), 乳腺炎發熱, 外感性 腹痛 等에 사용한다(點刺出血) : 小兒發熱, 太陰寒邪腹痛時 魚際 部位에 毛細血管(靑/赤)이 확장되어 드러나면 刺針하여 치료한다. 피로하거나 감기·몸살의 경우에도 魚際脈이 쉽게 잡힌다. 이는 病勢가 있다는 의미이므로 刺針하여 치료한다.

"凡診絡脈 脈色靑則寒且痛 赤則有熱. 胃中寒 手魚之絡多靑矣 胃中有熱 魚際絡赤 其暴黑者 留久痺也."《靈樞·經脈》

☞ 體溫計로 測定하여 高熱이라도 靑筋이 나타나지 않으면 熱에 부대끼는 것이 아니므로 그대로 두어도 괜찮다. 반면 平熱일 때라도 靑筋이 드러나면 刺針한다.

2. 臨床에서 腹直筋과 關聯된 腰痛, 呃逆의 必須穴이다 : 外感寒邪로 인한
   딸꾹질에 특히 有效하다.

3. 魚際 部位의 肌肉不實은 先天之精 또는 氣血의 不足을 의미한다. 따라서
   春困證과 같은 換節期季節病에 사용한다.

4. 手指痛, 手指節痛, 彈撥指에 사용한다(患部 周圍穴) : 配中渚, 外關.

"厥心痛 臥若徒居 心痛間 動作痛益甚 色不變 肺心痛也 取之魚際 太淵."
《靈樞 · 厥病》

"寒厥及熱 煩心 少氣不足以息 陰濕癢 腹痛不可以食飮 肘攣支滿 喉中焦乾
渴 魚際主之." "熱病振慄鼓頷 腹滿陰萎 欬引尻溺出 虛也. 鬲中虛 食欲嘔
身熱汗不出 數唾血下 肩背寒熱 脫色 目泣出 皆虛也. 刺魚際補之." "痓 上
氣 魚際主之." "唾血 時寒時熱 瀉魚際 補尺澤." "短氣心痺 悲怒逆氣 怒狂
易 魚際主之." "胃逆霍亂 魚際主之." "霍亂逆氣 魚際及太白主之."《甲乙經》

"魚際…主酒病 惡風寒 虛熱 舌上黃 身熱頭痛 咳嗽噦 傷寒汗不出 痺走胸
背痛不得息 目眩 心煩少氣 腹痛不下食 肘攣肢滿 喉中乾燥 寒慄鼓頷 咳
引尻痛 溺出嘔血 心痺悲恐 乳癰. 東垣曰 胃氣下溜 五臟氣皆亂 在於肺者
取之手太陰魚際 足少陰俞."《大成》

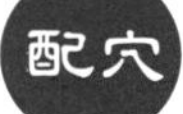

1. "肺心痛 取魚際 太淵."《千金方》
2. "魚際 靈道 主肘攣柱滿."《千金方》
3. "支正 魚際 合谷 少海 曲池 腕骨 主狂言 驚恐."《千金方》
4. "魚際 陽谷 主熱病振慄鼓頷 腹滿 陰痿 色不變."《千金方》
5. "喉痛兮 液門 · 魚際去療."《百症賦》
6. "配合谷, 間使, 神門, 然谷, 肺俞, 腎俞 治失音."《針灸集成》
7. 配神門, 曲泉 治肺出血.
8. 配肺俞 治小兒咳嗽.
9. 治虛勞(骨蒸 潮熱 咳嗽 咯血), 溫燥(感受秋季燥氣而發生的一種熱性病) :
   二穴配用 一肺一腎 一補一瀉 子母相生 滋陰潤燥 清熱退燒 止咳平喘之功.

10. 配足臨泣, 足三里 治乳腺炎.

11. 配委中 治胸背痛痺.

동 土水

[部位] 在拇指第一掌骨之內側, 距掌骨小頭一寸處一穴, 後五分一穴, 再後五分一穴共三穴.

[主治] 胃炎, 久年胃病.

[解說 및 運用] 土水穴計有三個穴位 均位於手魚部位, 中央之土水二穴卽魚際穴, 自魚際至大指本節之中央點爲土水一穴, 自魚際至手腕橫紋之中央爲土水三穴.

據內經所載, 手魚部位能診斷腸胃疾病, 又據經絡關係而言, 此處爲肺經所經之處, 肺經起於中焦, 下絡大腸, 還循胃口, 與腸胃直接關連, 因此本穴之治療胃病應無疑義.

又本穴除治胃病外, 尙可治手指痛, 手掌痛及手骨痛, 治療原則, 左痛治右, 右痛治左.

治急性胃酸過多立除.

治胃絞痛.

配靈骨, 大白治腹脹特效. 上腹叩之有聲之胖子, 鍼刺使之氣消則腰圍縮小矣(兩側 尺澤, 單側 陷谷 應用可能).

貼骨扎治膝蓋痛.

동 重子

[異名] 童子.

[部位] 手心向上, 在大指掌骨與食指掌骨之間, 虎口下約一寸處. 五指併攏 陰掌食指之中央線(卽圖之 C線)之延長線 與大姆指本節高骨做垂直線之.　　攏(롱) : 누르다, 묶다, 합하다.

[鍼法] 針深三至五分.

[主治] 背痛, 肺炎(有特效), 感冒, 咳嗽, 氣喘(小兒有特效).

동 重仙

[異名] 童仙.

[部位] 在大指骨與食指骨夾縫間, 離戶口兩寸, 與手背靈骨穴正對相通. 自重子穴與掌緣平行斜下 一寸處.

[鍼法] 針深三至五分. 一般針一針(重子)卽可, 二針齊針成倒馬針 效果更佳.

[主治] 背痛, 肺炎, 退燒, 心跳, 膝蓋痛.

[解說 및 運用] 兩穴單用均治背痛(對膝痛效果亦佳) 併用效果更爲速捷, 尤其治療膏肓穴部位(肩胛骨)疼痛 效果更是較一般穴位高出許多.

重子, 重仙兩穴同時下鍼 爲治背痛之特效針. 治療肩痛亦極有效, 治濶背肌疼及頸痛特效. 余用二十年來以此穴治療落枕患者 未有不效者, 配承漿穴效果更佳.

重仙治肩關節疼不論前‧後‧外側皆有效.

本穴治療書痙亦極有效, 余曾治市府某局主任秘書 因渴酒後 手指拘攣不伸 針對側重子‧
重仙立即見效. 如病久者 可在患側尺澤瀉針加強效果更佳. 本穴也可治療半身不遂, 中風,
手足不仁.

本穴接近肺經魚際穴 對肺炎, 氣管支炎, 氣管支哮喘, 痰稠不易喀出 針之有效.

本穴治療子宮瘤, 卵巢炎亦有效.

重子‧重仙配下關穴治三叉神經痛, 張口難開.

[參考] 四象體質鑑別(太陰人)에 이용한다.

☞ 四季鍼法《傷寒論‧四象醫學 講座》

太陰人	重子 重仙	直刺	春法
少陽人	州金	斜鍼(上→下)	夏法
太陽人	州水	斜鍼(上→下)	秋法
少陰人	靈骨	直刺	冬法

⑧ 五虎

[部位] 當大指掌骨第一節之外側, 每二分一穴, 共五穴. 手掌側 拇指 第1節 外側線(A線) 赤
白肉祭上 5穴.

[鍼法] 鍼深二分.

[主治] 全身骨腫, 踝扭傷且腫, 脚跟疼, 手指疼, 頭頂疼, 膝後疼.

[解說 및 運用] 五虎穴位於陰掌大指第一節A線上, 計五穴, 取穴採六分點法, 已如本節前言
所述自上而下, 依序爲五虎一, 五虎二, 五虎三, 五虎四, 五虎五.

五虎穴應用廣泛, 對於脚跟痛, 脚痛, 手痛, 效果顯著.

五虎一治手指痛痪鞭鞘炎, 五虎三治足趾痛痪, 五虎四治脚踝 脚背痪痛, 五虎五治脚跟痪
痛皆極有效. 五虎二則作爲五虎一或五虎三之倒馬針.

五虎三尚可治頭痛.

五虎一二 治手指麻痛, 五虎二三 治足趾麻痛, 五虎三四 治足背麻痛, 五虎四五 治足跟痛.

足跟痛以五虎四‧五配小節 不論扭傷或其他原因引起者皆效 但以扭傷最具特效.

治內外踝痛五虎四‧五配中‧下白甚效.

治膝痛五虎四‧五配肩中穴.

1. **鍼法** : 先魚際, 內關, 四關, 足三里, 中脘, (手)呃逆點[15] 不愈時 加關元(小腸募穴).
2. **方劑** : ① 白芷를 單方으로 1～5錢 정도 煎服한다. ② 柿蒂(감꼭지), 꿀 等을 먹는다.

少商 LU11　　　Sosang Shaoshang [井木穴, 十三鬼穴中 鬼信穴]

異名	鬼信, 手鬼哭, 手鬼眼.
出典	素問 離合眞邪論, 甲乙.
名義	穴爲手太陰肺脈之井穴 肺音爲商, 位在手大指端內側 去爪甲如韭葉 韭葉者 言少許也 以別于陽 故名少商.
部位	手大指端 內(橈)側 去爪甲角如韭葉.
取穴	握掌取之.
筋肉	短拇指外轉筋(abductor pollicis brevis m.), 短拇指屈筋(flexor pollicis brevis m.).
神經	固有掌側指神經(proper palmar digital n.).
血管	固有掌側指動靜脈(proper palmar digital a. & v.).
鍼法	直刺 1～2分, 斜刺 1～3分. 鍼尖을 上方으로 向해 刺入한다. 三稜鍼으로 速刺해서 出血시키기도 한다.
灸法	肉灸 3～7壯, 不宜灸《銅人》, 癲狂, 鼻衄治療에 肉灸 3～5壯한다. 溫灸 1～3分.
穴性	通經氣(疏泄十二經氣之火), 淸肺利咽, 回陽救逆, 蘇厥逆.
主治	頷腫喉閉, 煩心, 喉中鳴, 小兒乳蛾, 咽喉炎, 扁桃腺炎 目赤, 牙關緊急, 鼻衄, 蓄膿症, 咳逆氣喘, 呃逆, 呼吸困難, 氣管炎, 肺炎, 心下滿, 胃痛 消化障礙, 指節痛, 關節痛, 經閉, 男子疝症, 諸腸熱, 指痛攣急, 卒倒, 不省人事.

---

15) 呃逆點 : 手背中指 近側指節橫紋中點. 治呃逆.

1. 肺金之井木穴로서 氣血鬱滯로 인한 發熱性 諸 病症에 多用한다.

　① 手之井穴(十井穴)은 淸肺瀉熱, 使血氣流行 작용이 있어 熱性 諸症의 救急穴로 사용한다 : 心下滿, 血壓關聯 諸症(高血壓 中風初期, 卒暴昏沈, 痰涎壅盛, 不省人事, 牙關緊急, 藥水不下), 小兒急驚風(熱厥, 配水溝) 等에 사용한다(井主心下滿).

　※ 心下滿, 胃脘痛은 모두 心臟關聯 疾患 或은 消化器 諸症(消化不良)이 원인으로 발생한다.

　② 小兒解熱[16](因食滯, 感氣), 鼻衄에 有效하다(三商[17]瀉血[18]).

　③ 急性外感으로 인한 喘急, 咽喉腫痛, 扁桃腺炎(配合谷)에 사용한다.

　④ 泄臟熱 作用이 優秀하여 精神分裂症, 甚한 癲狂症 等에 사용한다(病在藏者 取之井) : 鍼은 刺戟이 强하게 灸는 양손의 엄지손가락을 묶어서 아주 뜨겁게 한다. 癲疾의 경우에는 風關(商陽)방향으로 點刺出血한다. 配隱白(商白穴).

　☞ 商白穴(治精神疾患) : 少商과 隱白을 합쳐 부르는 것. 一名 鬼哭穴, 鬼眼 四穴이라 한다.

2. 五臟의 機能失調 특히 肝失疏泄·調達(鬱結)로 인한 胃脘痛, 消化不良에 사용한다(井在臟屬木爲肝) : "黃帝曰 何謂藏主冬 時主夏 音主長夏 味主秋 色主春. 願聞其故. 岐伯曰 病在藏者 取之井 病變於色者 取之滎. 病時間時甚者 取之輸 病變於音者 取之經. 經滿而血者 病在胃及以飮食不節得病者 取之於合 故命曰味主合. 是謂五變也."《靈樞·順氣一日分爲四時》

"熱病象瘧 振慄鼓頷 腹脹脾睨[19] 喉中鳴 少商主之" "瘧 寒厥及熱厥 煩心 喜噦 心滿而汗出 刺少商出血立已" "寒慄慄 舌煩 手臂不仁 唾沫 唇乾引飮 手腕攣 指肢痛 肺脹上氣 耳中生風 欬喘逆 痺 臂痛 嘔吐 飮食不下 膨膨然

---

16) 小兒解熱 : ① 少商(또는 三商), 隱白 瀉血 ② 身柱, 陶道, 大椎 瀉血(直針) ③ 風關(合谷〜商陽) 瀉血(車針) ④ 耳尖 瀉血.
17) 三商穴 : 少商, 中商, 老商의 3個穴의 總稱이다.
18) 瀉血 : 대부분 熱證인 경우에 해당하며, 井穴이 多用된다. 虛症에는 禁한다. 얕게 찔러 放血함이 效力이 월등하다(成人은 녹두알 정도, 小兒는 좁쌀 반쪽 정도의 量).
19) 脾睨 : '脾'爲睥之誤. '睥睨', 斜視也.　　　　　　　　　　　　睥 : 흘겨볼 비　睨 : 흘겨볼 예

少商主之"《甲乙經》

"少商…主頷腫喉閉 煩心善噦 心不滿 汗出而寒 咳逆 痎瘧振寒 腹滿 唾沫 脣乾引飮 食不下 膨脹 手攣指痛 掌熱 寒慄鼓頷 喉中鳴 小兒乳鵝."《大成》

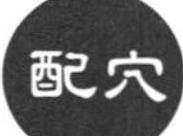

1. "配太衝, 經渠 治喉中鳴."《千金方》
2. "配勞宮 治嘔吐."《千金方》
3. "配大陵 治咳逆喘."《千金方》
4. "配天突, 合谷 治咽喉腫痛."《大成》
5. "少商曲澤 血虛口渴同施."《百症賦》
6. 配水溝, 足三里 治暈厥, 昏迷(Shock).
7. 配隱白, 厲兌, 大敦 治腹痛.

鼻衄의 治療

1. 俠谿, 太衝, 足三里, 少商(放血), 上星(微粒灸), 天府.
2. ⑧ 肩中, 六完(俠谿; 跌傷·刀傷을 포함한 모든 止血에 有效), 腕順二.
3. ⑭ 前谷內庭補 少海三里瀉(胃熱을 原因으로 봄), 脾正格(小兒가 虛弱하여 자주 코피 나는 경우).

Ⓖ 鬼哭

[異名] 鬼眼四, 四鬼哭, 商白.
[部位] 大拇指爪甲角如韭叶, 兩指并起 用帛縛之 當兩指歧縫中是穴. 又二穴在足大趾 取穴亦如在手者同.

叶(협) : 맞다, 화합하다

[灸法] 灸 3～7壯, 或 5～15分.
[主治] 癲癇, 癲狂, 胎癎.
"鬼哭穴治鬼魅狐惑 恍惚振噤, 以患人兩手大指相並縛定 用艾炷於兩甲角及甲後肉四處 騎縫著火灸之 則患者哀告我自去爲效."《入門·灸法》

Ⓖ 婦科

[部位] 當大指背第一節之中央線外開三分, 距前橫紋三分之一處一穴, 距該橫紋三分之二處一穴, 共二穴(右手較佳).
[鍼法] 鍼深二分之三分, 一用兩鍼(倒馬針).

[主治]　子宮炎, 子宮痛(急·慢性均可), 子宮瘤, 小腹脹, 婦人久年不孕, 月經不調, 經痛, 月經過多或過少, 白帶, 偏頭痛, 胸痛, 頭頂痛.

[解說 및 運用]　婦科穴位於大指背第一節小側, 計二穴, 取穴採三分點法.

本穴爲婦科常用穴, 效果顯著. 配內庭治經痛極有效.

本穴治經痛不論前後期都有效.

本穴治子宮前屈, 後屈, 左屈, 右屈不正都有奇效.

本穴配鳳巢(還巢) 治療不孕症療效極佳.

⑥ 大骨空

[異名]　翻上.

[部位]　手大拇指背側 指骨關節橫紋中點.

[針灸]　灸三壯.

[主治]　眼目暴赤腫, 目久痛(慢性目痛), 目生翳膜, 內障, 爛眩風眼, 吐瀉, 衄血, 面痒, 顔面神經麻痺.

[解說 및 運用]　配三鐘穴放血 治風淚眼.

配風池, 肝俞, 瞳子髎 治目痛目髎.

"衄血不止者 握手屈大指 灸骨端上三炷, 炷如栗米大, 男女同法 右衄灸左 左衄灸右."《備急灸法》

"大小骨空, 治眼爛能止冷漏, 左右太陽 醫目疼善除血翳."《玉龍賦》

喘咳의 치료

1. (手)咳喘點[20] + 少商(夜刺井), 魚際(朝刺滎), 太淵(午刺俞), 尺澤(夕刺合).
2. 魚際 · 太谿, 重子 · 重仙, 水金 · 水通, 靈骨 · 大白.

扁桃腺炎의 治療

1. **通治方**：扁桃七點(大椎, 天牖, 手三里, 照海), 扁桃點(魚際), 合谷, 少商 或扁桃體(患部)直接瀉血.

2. **原因에 따른 治療**

(1) 外感으로 인한 扁桃腺炎 : 대부분 急性이며 病이 甚한 경우에는 飮食과 침을 넘기기 힘들다.

　　① 少商, 商陽 點刺出血.

　　② 大骨空(健側 點刺出血), 絲竹空.

---

20) 咳喘點(喘咳點)：手掌의 食指與掌之指關節尺側緣. 治氣管支炎, 哮喘, 神經性頭痛.

③ 荊方敗毒散加味를 投藥.

(2) 陰虛火動으로 인한 扁桃腺炎 : 자주 扁桃炎에 걸리는 사람의 경우에 해당한
다.

　① 少商, 商陽 點刺出血.

　② 照海, 太谿 : 臨床에서는 照海와 太谿 사이의 壓痛點을 찾아 刺鍼한다.

02

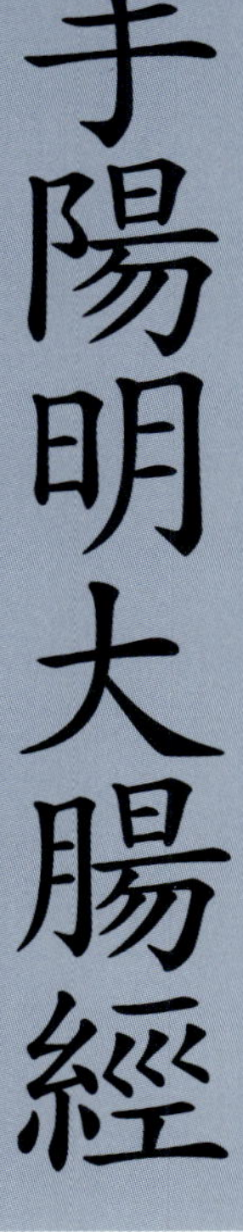

手陽明大腸經

手陽明大腸經

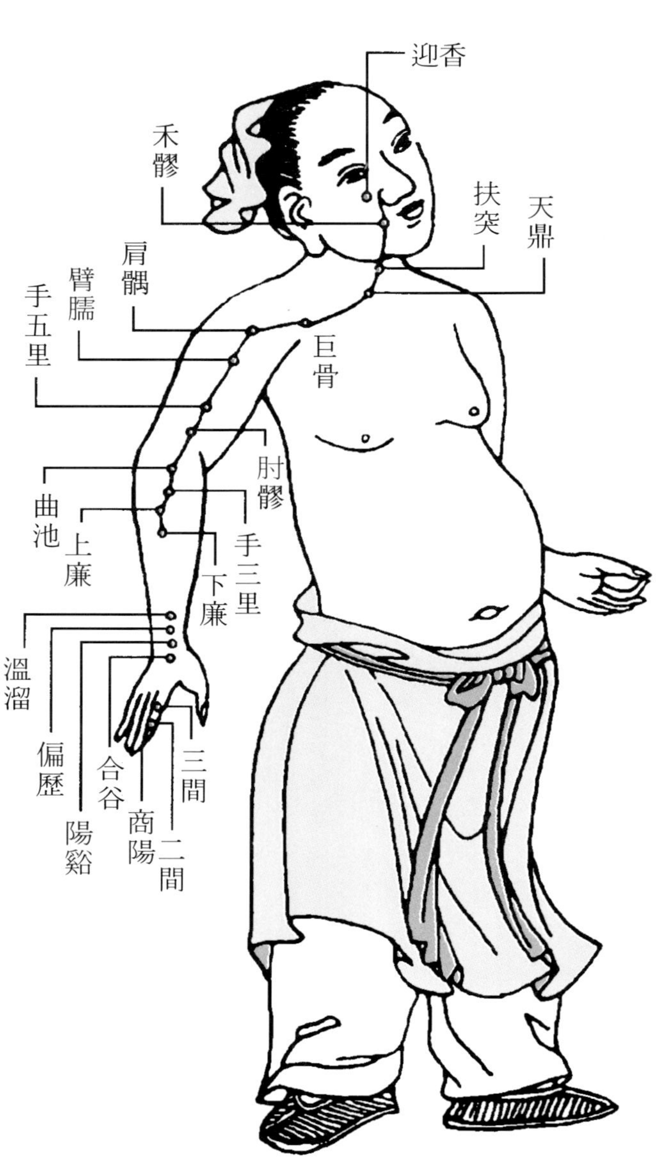

大腸手陽明之脈 起於大指次指之端 循指上廉 出合谷兩骨之間 上入兩筋之中 循臂
上廉 入肘外廉 上臑外前廉 上肩出髃骨前廉 上出於柱骨之會上(大椎) 下入缺盆絡
肺 下膈屬大腸.
其支者 從缺盆上頸 貫頰入下齒中 還出挾口 交人中 左之右 右之左 上挾鼻孔(循禾
髎迎香而終 以交足陽明也).

大腸經穴歌

手陽明穴起商陽 二間三間合谷藏 陽谿偏歷溫溜長 下廉上廉手三里 曲池肘髎五里
近 臂臑肩髃巨骨當 天鼎扶突禾髎接 鼻傍五分號迎香.《大成》

是動病과 所生病

是動病 : 齒痛, 頸腫, 是主津液.
所生病 : 目黃, 口乾, 鼻衄, 喉痺, 肩前臑痺, 大指次指痛不用.

大腸經의 效能主治

1. 效能 : 發表解熱, 清泄肺氣, 和胃理腸, 鎭靜安神, 明目聰耳.
2. 主治 : 胃·腸 等 腹部器官의 疾病, 神經精神疾患, 熱性病, 眼·目·口·齒·
   鼻·咽喉疾患, 大腸經이 經過하는 部位의 病症(특히 腹痛, 腸鳴, 泄瀉, 便秘, 痢
   疾, 咽喉腫痛, 齒痛, 手臂痛 等)을 主治한다.

(1) 部位別 主治
① 商陽 LI1 ～曲池 LI11 : 頭·面·耳·鼻·齒·喉病, 發熱, 臂外前廉의 局所病症
   을 主治한다.
② 肘髎 LI12 ～巨骨 LI16 : 局所疾患을 主治한다.
③ 天鼎 LI17 ～扶突 LI18 : 咽喉疾患을 主治한다.
④ 禾髎 LI19 ～迎香 LI20 : 鼻疾患을 主治한다.

(2) 主要穴 主治
① 商陽 : 救急穴로 사용한다.
② 合谷 : 氣塞을 主治한다.
③ 陽谿 : 精神疾患과 頭痛, 耳鳴을 主治한다.
④ 手三里, 曲池 : 頭·面·肩·腕神經痛을 主治한다.

異名	絕陽, 別陽.
出典	靈樞 本輸, 甲乙.
名義	穴爲手陽明大腸脈之始穴 受手太陰脈之交 行陽分. 大腸如肺相合 肺音商. 又 穴屬金 金音商, 故名商陽.
部位	手大指次指內側(橈側) 去爪甲角如韭葉.
取穴	俯掌伸指取之. 手食指端爪甲根角 橈側 赤白肉際 1分處에 取한다.
筋肉	總指伸筋腱(tendon of extensor digitorium communis m.), 固有示指伸筋腱(tendon of extensor indicis proprius m.).
神經	固有掌側指神經(proper palmar digital n.).
血管	固有掌側指動脈(proper palmar digital a.), 指骨弓(arch of digital phalanx).
鍼法	直刺 1～2分, 斜刺 3～5分, 或은 三稜鍼으로 點刺出血.
灸法	肉灸 1～3壯, 溫灸 3～5壯.
穴性	解表退熱, 淸肺利咽, 泄熱消腫, 開竅醒神, 通絡止痛, 宣肺止咳.
主治	熱病汗不出, 胸中氣滿, 惡寒, 齒痛, 頤頷腫, 頭痛, 扁桃腺炎, 口腔炎, 口脣疱疹, 目眩, 白內障, 靑盲, 耳聾, 耳鳴, 氣管支炎, 咳嗽, 齒痛, 下顎骨痛, 咽喉痛, 手指麻木, 肩背痛, 四肢背痛, 胃炎, 吐瀉, 狹心症, 中風, 昏迷, 拘急.

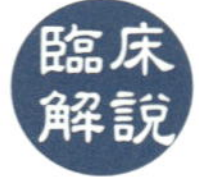

1. 解表退熱作用이 優秀하여 上焦之熱로 인한 諸 熱症, 특히 急性熱病 初期 (病在表)에 救急穴로 사용한다.

    ① 血壓關聯 諸症(高血壓, 中風, 人事不省, 卒中), 小兒驚氣에 救急穴로 사용한다(點刺放血) : 一時的인 血壓降下作用이 優秀하여 血壓亢進 時에 救急穴로 有效하다. 配十宣穴, 十井穴, 十王穴.

       十宣穴 : 열손가락 끝(손톱 밑) : 昏睡 癲癇 卒倒 手指麻木.

       十王穴 : 열손가락 손톱위쪽 중앙 : 急性發熱, 中暑, 卒倒.

十井穴 : 열손가락에 위치한 十二經의 井穴 중에서 小衝을 뺀 것.

十二井穴 : 열손가락에 위치한 十二正經의 井穴 모두.

② (小兒)發熱이 甚한 경우, 日射病으로 쓰러진 경우에 사용한다(井穴療法).

☞ 日射病으로 쓰러진 경우의 救急穴 : 水溝, 百會, 湧泉, 十井穴, 照海, 申脈, 內關, 足三里, 印堂.

③ 口脣疱疹(熱症)에 응용한다 : 配曲池, 勞宮. 동 上·下脣(瀉血). 龍石散.《寶鑑》

　　口脣疱疹 : 傷寒, 疲勞의 餘熱이 원인인 경우가 많다.

　　口內疱疹 : 잇몸 시림을 동반할 때는 寒이 原因인 경우가 있다.

脣病 : 下脣 赤白肉際 약간 안쪽에 橫으로 5點(6等分點)을 瀉血한다.

동上脣, 下脣 點刺出血.

④ 下齒神經痛, 耳聾·耳鳴에 有效하다.

2. 淸肺利咽作用이 優秀하여 呼吸器系疾患에 응용된다.

① 感冒 初期, 특히 콧물감기의 初期症勢에 效果가 優秀하다 : 商陽補 三里瀉(膀胱正格[1] 中 他經取穴). 동 木穴.

② 扁桃炎, 腮腺炎에 사용한다 : 감기 等으로 扁桃가 자주 붓는 경우에 有效하다. 配少商, 扁桃點(魚際), 外踝尖(灸), 大骨孔[2].

③ 梅核氣, 咽喉腫痛(症屬陰虛火旺, 配太谿)에 사용한다.

3. 感冒熱 等으로 인한 下痢에 이용한다 : 大腸經은 單純下痢보다는 腸狀態가 나쁜 경우(腸機能失常)의 下痢에 더욱 有效하다.

4. 高血壓과 低血壓에 길항적으로 작용한다.

5. 商陽 點刺 放血로 便秘를 치료한다. 實熱便秘는 10～20滴, 虛寒便秘는 5滴 정도 放穴한다.

6. 肩背肢臂腫痛(撓骨神經痛·麻痺)에 사용한다.

---

1) 膀胱正格 : 商陽至陰補 三里委中瀉.

2) 大骨孔 : 經外奇穴로 大空骨이라고도 함. 엄지손가락의 손등 쪽 정중선에서 손가락 마디의 橫紋 中間의 맨 도드라진 곳. 눈병(目痛, 內障, 翳膜), 嘔吐, 泄瀉 等에 灸를 7壯 정도씩 한다.

"邪客於手陽明之絡 令人氣滿胸中 喘息而支胠 胸中熱 刺手大指次指爪甲上 去端如韭葉 各一痏 左取右 右取左 如食頃已." "邪客於手陽明之絡 令人耳聾 時不聞音 刺手大指次指爪甲上 去端如韭葉 各一痏, 立聞. 不已, 刺中指爪甲上 與肉交者, 立聞. 其不時聞者 不可刺也. 耳中生風者 亦刺之如此數 左刺右 右刺左." "耳聾 刺手陽明, 不已 刺其通脈出耳前者. 齒齲 刺手陽明, 不已 刺其脈入齒中, 立已. 邪客於五藏之間, 其病也 脈引而痛 時來時止, 視其病 繆刺之於手足爪甲上, 視其脈 出其血 間日一刺, 一刺不已 五刺已. 繆傳引上齒 齒唇寒痛, 視其手背脉血者去之, 足陽明中指爪甲上一痏, 手大指次指爪甲上各一痏, 立已. 左取右 右取左."《素問 · 繆刺論》

"熱虐口乾 商陽主之." "臂瘐引 口中寒 頷腫肩腫 引缺盆 商陽主之." "靑盲 商陽主之." "耳中生風 耳鳴耳聾時不聞 商陽主之." "口中下齒痛 惡寒頷腫 商陽主之."《甲乙經》

"商陽…主胸中氣滿 喘咳支腫 熱病汗不出 耳鳴聾 寒熱痎瘧 口乾頤頜腫 齒痛 惡寒 肩背急相引 缺盆中痛 目靑盲. 灸三壯 左取右 右取左 如食頃立已."《大成》

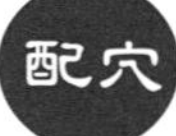

1. 配合谷, 少商 治急性扁桃腺炎, 咽炎(淸利咽喉 淸肺熱).
2. 配少商, 中衝, 少衝 刺出血 治中風, 人事不省.
3. 配四縫 治小兒食滯吐瀉, 小兒疳病(四縫三穴을 手掌쪽에서 放血하여 黃液이 泄케 하기도 함).
4. 配少衝, 中衝, 少澤 治熱甚喘逆, 煩躁(因心火, 少府瀉血 或 少府中渚 透刺).
5. 配水溝, 百會, 內關 治中風昏迷.
6. "配太淵, 足臨泣 治缺盆腫."《大成》
7. "配合谷, 陽谷, 俠谿, 厲兌, 勞宮, 腕骨 治熱病汗不出."《大成》
8. "配陽谷, 液門, 商陽, 二間, 四瀆 治下牙齒痛."《千金方》
9. "配陰都, 少海, 三間, 中渚 治身熱瘧病."《千金方》
10. "配太谿 治寒瘧."《百症賦》

동 木穴

[異名] 感冒穴.

[部位] 當掌面食指之內側, 距中央線二分之直線上, 上穴距第二節橫紋三分三, 下穴距第二節橫紋六分六, 共二穴(男左女右或右穴爲主).

[主治] 肝火旺, 脾氣躁, 眼發乾, 流淚, 發汗, 止汗, 感冒, 發寒熱, 皮膚病, 手掌皮膚硬化(鵝掌風), 角化不全(手掌心脫皮).

[解說 및 運用] 木穴位於陰掌食指第一節D線上, 計有二穴, 取穴採三分點法, 臨床多半只取一穴, 一般而言, 以下穴爲準.

木穴爲掌面常用穴道之一, 對於眼睛發乾 眼易流淚 手汗 感冒 手皮發硬等皆有療效.

木穴治療鼻涕多 及手掌皸裂 手皮膚病尤具特效.

本穴能止感冒流清涕於片刻.

本穴能止外感風邪不宣之皮膚騷癢於數秒鐘之內, 誠神效之穴也.

동 上唇

[部位] 當膝蓋正下緣 臏骨靭帶上.

[鍼法] 用三稜鍼 刺膝蓋下緣臏骨靭帶上及其鄰近區, 使出黑血, 立卽見效.

[主治] 唇痛, 白口症, 舌强難語, 口腔炎.

[解說 및 運用] 本穴能治舌强語難.

동 下唇

[部位] 當膝蓋下緣約一寸處.

[鍼法 · 主治] 同上唇穴.

[解說 및 運用] 兩穴均以點刺爲主, 主治唇部病證.

上下唇穴三稜鍼出血, 再鍼刺本穴, 其效更佳. 若頑固者可配外勞宮甚效.

上下唇穴治口腔炎, 分別用治上下唇生瘡. 鍼三分 不留鍼, 起鍼時擠出血或點刺.

G 四縫

[部位] 手食 · 中 · 无名 · 小指掌側, 遠側指節關節(卽中指骨節與遠側指節骨間關節)之中點.

[鍼法] 刺出黃白透明液.

[主治] 小兒疳積, 小兒百日咳, 小兒消化不良.

[解說 및 運用] 一說在食 · 中 · 无名 · 小指掌側 第一 · 二節橫紋兩頭, 每指二穴 左右共十六穴. 或謂在无名指半節, 用圖利針點刺擠出血. 主治小兒消耗症, 輕症點刺擠出血液 重症擠出黃白色透明粘液. 据稱針後二 · 三天卽有顯著效果.

異名	間谷, 周谷.
出典	靈樞 本輸, 甲乙.
名義	間 隙也 意指空陷處, 穴在手大指次指本節前內側凹陷處 位當本經第二個穴位. 故名二間.
部位	食指本節前 內側(橈側)陷中.
取穴	橫肱屈指取之. 食指를 屈하고 食指本節 前 基節骨底下緣 拇指側(橈側), 握拳 時 第二指本節前 橫紋橈側端上 凹陷處에 取한다.
筋肉	虫樣筋(lumbrical m.), 固有示指伸筋腱(tendon of extensor indicis proprius m.), 總指伸筋腱(tendon of extensor digitorum communis m.).
神經	固有掌側指神經.(proper palmar digital n.).
血管	固有掌側指動脈(proper palmar digital a.).
鍼法	直刺 2~3分, 斜刺 2~3分.
穴性	散邪熱, 利咽喉, 清熱消腫, 通調腸胃.
主治	喉痺頷腫, 齒痛, 咽喉炎, 口內炎, 鼻炎, 鼻衄, 口眼喎斜, 食道痙攣, 腸痙攣, 胃痛, 消化不良, 鼓脹, 目昏不見, 頭痛, 炎症性下利, 便秘, 大腸實症, 狹心症, 肩背痛, 手指痛, 腕關節痛.

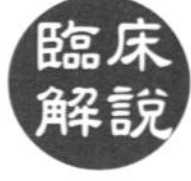

1. 自經瀉穴(金經之榮水穴)로서 清熱消腫作用이 優秀하여 諸般 實熱症 특히 頭面部 熱性疾患에 多用한다.

　　(1) 齒痛(下齒痛)의 名穴이다(配列缺, 內庭, 太谿) : 手陽明經의 商陽 **LI₁** ～溫溜 **LI₁₇** 의 七穴은 모두 齒痛에 效果가 있다.

　　(2) 幼兒 扁桃腺炎, 小兒發熱(微熱)에 有效하다 : 十井穴을 瀉血할 정도로 甚한 熱이 아닌 경우에 사용한다.

---

3) 榮穴 : 陰經의 榮穴은 盆火, 陽經의 榮穴은 瀉火.

☞ 虎口三關脈 : 小兒疾病診察法之一로서 手食指內側의 第一節을 風關, 第二節을 氣關, 第三節을 命關이라고 한다. 體溫變動을 쉽게 알 수 있는 部位이다(肺·大腸 表裏關係). 小兒發熱의 경우 靑筋發現(毛細血管擴張)의 位置로 病勢의 輕重(病在風關時易治, 氣關時病重, 命關時病深難治)을 파악하고, 紋色으로는 病因·病處(紋色紫爲熱 赤爲傷寒 靑爲驚風 白爲疳 黑爲惡氣 黃爲脾中有病苦)를 알 수 있다.《鍼灸五俞穴應用》

☞ 小兒解熱의 治療

① 少商(또는 三商), 隱白 瀉血 ② 身柱, 陶道, 大椎 瀉血(車針) ③ 風關(合谷~商陽) 瀉血(車針) ④ 耳尖 瀉血.

(3) 食道狹窄, 口喎急食不通 等에 사용한다.

(4) 鼻衄血에 사용한다 : 配上星, 尺澤, 委中(瀉血), 人堂.

(5) 目昏不見에 사용한다 :"目昏不見 二間宜取."《通玄指要賦》

2. 便秘 等 大腸實症에 사용한다.

3. 頷頸肩背臑痛, 腰痛에 사용한다.

"多臥善唾 肩髃痛寒 鼻鼽赤多血 浸淫起面 身熱 喉痺如哽 目眥傷 忽振寒 肩痛 二間主之." "齒痛 頷髎及二間主之."《甲乙經》
"二間…主喉痺 頷腫 肩背痛 振寒 鼻鼽衄血 多驚 齒痛 目黃 口乾 口喎 急食不痛 傷寒水結."《大成》

哽(경) : 목메다, 막히다, 더듬거리다.

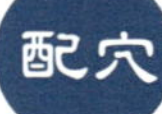 配穴

1. "配陽谷, 液門, 商陽, 四瀆 治下牙痛."《千金方》
2. "配足三里 治牙痛, 頭痛兼喉痺."《天星秘訣歌》
3. 配合谷, 少商 治喉痺, 淸肺熱.
4. "配陽谿 治牙齒腫痛, 喉痺."《席弘賦》
5. "配陰郄 治寒慄惡寒."《百症賦》
6. 配迎香, 風府 治鼻衄.

1. 齒痛의 原因：陽明積熱 或外感風邪鬱於陽明, 腎陰不足, 蟲齒.

寒症인 경우는 齒牙가 튼튼하면서도 痛症이 있고(寒者堅牢而痛), 熱症인 경우는 齒牙가 흔들리거나 잇몸이 벗어지면서 痛症이 계속된다(熱甚則齒動 齒齦袒脫 作痛不移). 齒齦이 붓고 아픈 것은 胃熱, 흔들리면서 아픈 것은 腎의 原氣가 虛한 것이다(有齒齦腫而痛者 胃熱也, 有痛而動搖者 腎元虛也).《東醫寶鑑》

2. 齒痛의 治療

(1) 陽明經이 原因인 齒痛：合谷, 二間, 列缺, 內庭 加患部周圍穴(頰車, 下關).

① 上齒痛(胃經) 加內庭, 角孫. 下齒痛(大腸經) 加溫溜, 大迎.

② 風齒：加偏歷(因風寒), 外關(外感風邪鬱於陽明而化火).

"臂陽明有入頄遍齒者 名曰大迎 下齒齲取之. 臂惡寒補之 不惡寒瀉之. 足太陽有入頄遍齒者 名曰角孫 上齒齲取之 在鼻與頄前. 方病之時其脈盛 盛則瀉之 虛則補之 一曰取之出鼻外."《靈樞 · 寒熱病》

"齒痛 不惡淸飮 取足陽明, 惡淸飮 取手陽明."《靈樞 · 雜病》

"邪客於足陽明之絡 令人鼽衄 上齒寒. 刺足中[4]指次指爪甲上與肉交者 各一痏, 左刺右 右刺左." "治諸經刺之 所過者不病 則繆刺之…齒齲, 刺手陽明, 不已 刺其脈入齒中, 立已. 邪客於五藏之間, 其病也 脈引而痛 時來時止,…繆傳引上齒 齒脣寒痛, 視其手背脈血者去之, 足陽明中指爪甲上一痏, 手大指次指爪甲上各一痏 立已, 左取右 右取左."《素問 · 繆刺論》

(2) 足少陰腎經이 原因인 齒痛：腎虛(陽虛, 4 · 50代), 房勞傷으로 인한 경우로서 '腎主骨', '齒者骨之餘' 이므로 足少陰腎經病으로 많이 發生한다. 配太谿, 行間 加補腎之劑.

3. 方劑：歸脾湯에 排膿散을 合方하여 사용하면 발치 단계에 이른 치아까지도 호전시킬 수 있다. 玉池散을 煎湯하여 더운 것을 입에 한동안 물고 있다가 식으면 뱉는다.

三間 LI₄　　　　　　　　　　　　　　Samgan Sanjian [俞木穴]

異名　少谷, 小谷. 동 大白.

---

4) 中指次指：足陽明經의 厲兌穴을 말한다. 校釋作 大指次指.

出典	靈樞 本輸, 甲乙.
名義	穴在手大指次指本節後 內側凹陷處 位當本經第三個穴位 與二間相類 故命名 爲三間.
部位	手次指本節後 內側(橈側)陷中.
取穴	握拳 或은 橫肱屈指取之. 食指를 약간 屈하고 第2中手骨頭上緣의 拇指側(橈側)에 取한다.
筋肉	虫樣筋(lumbrical m.), 固有示指伸筋腱(tendon of extensor indicis pro-prius m.), 總指伸筋腱(tendon of extensor digitorium communis m.).
神經	固有掌側指神經(proper palmar digital n.).
血管	固有掌側指動脈(proper palmar digital a.).
鍼法	直刺 2~3分, 留 3呼. 斜刺 3~7分.
穴性	泄熱消腫, 利咽喉, 調腑氣, 通經止痛.
主治	齒痛, 喉痺咽中如梗, 下齒齲痛, 牙關緊急, 目急痛, 頭痛, 身熱氣喘, 扁桃腺炎, 咽喉腫痛, 呼吸困難, 鼻炎, 鼻出血, 唾液流涎, 唇焦口乾, 嗜睡, 腹滿, 食慾不振, 胃痛, 腸炎, 腸鳴洞泄, 手指 · 手背腫痛, 肩背痛, 上腕神經痛, 坐骨神經痛.

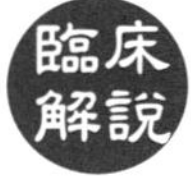

1. 清熱消腫作用이 優秀하여 諸 熱症 특히 頭面部 熱性疾患에 多用한다.

　① 小兒氣喘, 解熱, 急性肺炎에 효과적이다(點刺瀉血). 細氣管支 平滑筋 痙攣을 緩解시켜준다.

　② 梅核氣(因神經性, 癔病; 喀不出 嚥不下)에 사용한다. 配間使, 天突.

　③ 目急痛, 目赤腫痛(急性結膜炎), 視物不明(因肝膽火旺)에 응용한다. 配 攢竹.

　④ 齒痛에 사용한다. 配二間.

2. 坐骨神經痛, 肩背痛에 應用한다. 配二間, 靈骨.

"寒熱 唇口乾 喘息 目急痛 善驚 三間主之." "多臥善唾 胸滿腸鳴 三間主之." "齒齲痛 惡清 三間主之." "喉痺咽如梗 三間主之."《甲乙經》

"三間…主喉鼻 咽中如梗 下齒齲痛 嗜臥 胸腹滿 腸鳴洞泄 寒熱瘧 唇焦口
乾 氣喘 目眥急痛 吐舌 戻頸 喜驚多唾 急食不痛 傷寒氣熱 身寒結水. 東垣
曰 氣在於臂足[5]取之 先去血脈 後深取手陽明之滎俞二間三間."《大成》

戻(려) : 어그러지다, 맞지 아니하다, 벗어나다.

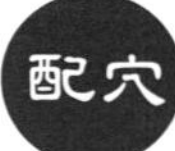 1. "配陽白, 上星, 本神, 大都, 曲泉, 俠谿, 前谷, 攢竹, 玉枕 治目系急, 目上
插."《千金方》

2. "配前谷 治目急痛."《千金方》

3. "配中管, 偏歷, 厲兌, 承筋, 京骨, 崑崙, 承山, 飛揚, 陷谷 治頭熱, 鼻衄衂."
《千金方》

4. "配勞宮, 少澤, 太衝 治口熱, 口乾, 口中爛."《千金方》

5. "配厲兌, 衝陽, 偏歷, 小海, 合谷, 內庭, 復溜 治齲齒."《千金方》

6. "配陽谿 治喉痹, 咽如哽."《千金方》

7. "配五里, 三陽絡, 天井, 厲兌 治嗜臥, 四肢不欲動搖."《千金方》

8. "配合谷, 厲兌 治吐舌戻頸善驚."《千金方》

9. "配腎俞 治肩背浮風勞."《席弘賦》

10. "配攢竹 治目中之漠漠."《百症賦》

11. 配後谿 治手背紅腫痛.

⑧ 上白

[異名] 落枕, 一扇門.　　　　　　　　　　　　扇(선) : 부채, 사립문

[部位] 在手背面, 食指與中指叉骨之間, 距指骨與掌骨接合處下五分.

[主治] 眼角發紅(角膜炎, 目赤), 坐骨神經痛, 胸下(心側)痛.

[解說 및 運用] 本穴治腰連背痛有效.

本穴治眼角發紅配耳背刺血效更佳. 配三黃穴可治眼癢頗效.

本穴治手腕橈側扭傷有效(針患側), 治療頸痛(雙側並針)亦有效. 尚可治脚無力(針健側).

本穴頸部疼, 雙手取穴.

本穴雙手取穴治下踝關節扭傷立效(膽經部位).

---

5) 足 : 原無, 據《鍼灸聚英》補.

本穴配二間穴治外踝上下痛.

本穴配上三黃治眼暴癢難忍有特效, 留鍼一小時卽癒.

配立白穴(上白穴上一寸)治眼疼.

上白, 中白合用治少陽經坐骨神經痛.

靈骨, 大白, 上白, 中白合用治一切下肢疼痛.

⑧ 大白

[異名] 太白.

[部位] 手背側 第一掌骨與第二掌骨中間之凹處, 當虎口底外開五分處(卽三間穴).

[鍼法] 針五分至一寸深 治坐骨神經痛. 孕婦禁鍼. 用三稜鍼 治小兒氣喘, 發高燒及急性肺炎(特效).

[主治] 小兒氣喘, 發高燒(特效), 肺機能不夠引起之坐骨神經痛.

[解說 및 運用] 大白穴卽大腸經之三間穴, 很少單獨應用, 除用三稜鍼治療小兒氣喘 發高燒及急性肺炎外 大多爲靈骨之倒馬針 兩穴配合應用效果極佳.

三稜鍼點刺視大白附近之靑筋(血管)點刺出血卽可.

本穴深鍼治心臟二尖瓣血管阻塞之胸疼, 一般與靈骨穴合用.

本穴爲治高棉總統龍諾半身不遂主穴之一.

⑧ 靈骨

[異名] 澤田合谷.

[部位] 在手背拇指與食指叉骨間, 第一掌骨與第二掌骨接合處, 距大白穴一寸二分, 與重仙穴相通(卽澤田合谷).

[鍼法] 用一寸五分至二寸針, 平掌針深可透過重仙穴(過量針). 孕婦禁鍼.

[主治] 肺機能不夠引起之坐骨神經痛, 腰痛, 脚痛, 半面神經麻痺, 半身不遂, 骨骼脹大, 婦女經脈不調, 經閉, 難產, 背痛, 耳鳴, 耳聾, 偏頭痛, 經痛, 腸痛, 頭昏腦脹.

夠(구) : 충분하다, 넉넉하다

[解說 및 運用] 本穴日人稱澤田合谷, 但澤田僅用治偸針眼 而董師則用之治全身許多大病, 由是可知澤田與董師之差何可道理計.　　偸(투) : 훔치다, 가볍다, 구차하다, 슬그머니, 살짝

本穴調氣補氣溫陽作用極强, 以靈骨爲主 大白補的倒馬針 爲治癒高棉前總統龍諾半身不遂主穴. 臨床治癒數十例半身不遂 皆以靈骨大白爲主(針健側), 或配風市或配腎關, 間以背部五嶺穴點刺, 效果非十四正經穴所能比擬.　　棉(면) : 목화. 擬(의) : 헤아리다

本穴有活腦部血氣之功. 針頭針後再針本穴(久留針), 可使頭針之效果加强甚多. 依臨床經驗 絶對勝過朱氏抽氣法ㆍ進氣法 或焦氏之快速捻針之效力.

靈骨配大白治療坐骨神經痛亦極特效. 治脚難擧攂(無力), 腹脹, 小便不絕(次數過多), 小便痛亦極有效.

本穴治腰痛及腰扭傷屬肺經虛者有效, 耳鳴亦然.

靈骨·大白配叉一(先鍼靈骨 再鍼大白) 治腰椎强不能彎曲.

靈骨·大白治肩關節疼配上白.

靈骨配尺澤治腿碰傷或委中外側筋緊難伸. 　　　　　碰(팽) : 挫의 俗子, 부딪치다

靈骨·大白治胸部打傷有良效.

靈骨·大白治傷中氣, 呼吸困難(吐氣困難)有特效.

靈骨·大白治慢性喉炎, 覺喉中癢而欲咳者有效, 可配手·心喘咳點.

靈骨·大白治頭痛, 怕風吹者有良效, 最好配腎關.

上腹脹氣 而心臟壓悶感者 針靈骨·大白有良效.

靈骨穴單用治肘痛, 鼠蹊部脹痛, 頭暈等症有特效.

靈骨穴單用尙可治肩痛不擧, 食慾不振, 脫肛, 背痛, 膝痛, 腰痛, 脊椎痛, 耳鳴(聽力不足)等效果亦頗好.

合谷 LI₄　Hapgok Hegu [大腸之原穴, 陰陽二總穴, 四總穴[6], 四關穴, 回陽九鍼穴]

異名　虎口, 含口, 合骨.

出典　靈樞 本輸, 甲乙.

名義　合谷在大指次指岐骨間 言兩骨相合如谷也 故曰合谷, 又穴在手大指虎口兩骨間 故又名虎口.

部位　手大指次指岐骨間陷中.

取穴　橫肱虎口取之, 第1中手骨과 第2中手骨의 手背部 岐骨 間으로 약간 第2中手骨側, 拇指와 食指를 倂合했을 때 最高隆起點에 取한다.

筋肉　第一背側骨間筋(1st dorsal interosseus m.).

神經　手背側指神經(dorsal digital n. of hand), 橈骨神經淺枝(superficial br. of radial n.).

血管　橈骨動脈(radial a.).

---

6) 四總穴歌 : "肚腹三里留 腰背委中求 頭項尋列缺 口面合谷收."《針灸聚英》

鍼法	直刺 0.5～1寸, 斜刺 1～1.5寸. 頭部 및 顔面部의 疾患에는 中手骨의 骨膜을 沿해 1寸～1.5寸 斜刺한다. 手指의 拘攣이나 筋肉의 麻痺에는 勞宮穴 或은 後谿穴로 2～3寸 透刺한다. 孕婦宜愼用此穴(習慣性流産歷 姙婦禁刺).

鍼法　　直刺 0.5～1寸, 斜刺 1～1.5寸. 頭部 및 顔面部의 疾患에는 中手骨의 骨膜을 沿해 1寸～1.5寸 斜刺한다. 手指의 拘攣이나 筋肉의 麻痺에는 勞宮穴 或은 後谿穴로 2～3寸 透刺한다. 孕婦宜愼用此穴(習慣性流産歷 姙婦禁刺).

灸法　　肉灸 3～5壯, 溫灸 5～15分. 孕婦禁灸.

穴性　　發表解熱, 疏風解表, 淸泄肺氣, 通降腸胃, 鎭靜鎭痛安神, 明目聰耳.

主治　　熱病汗不出, 傷寒大渴, 頭痛脊强, 寒熱虐偏, 齒痛, 瘖不能言, 高血壓, 中風, 口眼喎斜, 顔面神經麻痺, 三叉神經痛, 眼充血, 結膜炎, 綠內障, 鼻炎, 鼻淵, 面腫, 耳鳴, 耳聾, 腸痛, 消化不良, 吐瀉, 落胎或安胎, 難産, 肩痛, 四肢麻痺, 小兒麻痺後遺症, 汗多, 無汗, 蕁麻疹, 丹毒, 小兒舞踏證, 急驚風, 暈厥, 黃疸, 水腫 等.

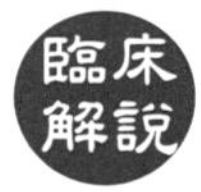

主治·效能이 廣範圍하여 臨床應用이 多樣하다.

1. 氣鬱·氣滯로 인한 諸 病痛의 必須穴로서 鎭靜·鎭痛에 優秀한 效果를 보인다 : 腦下垂體호르몬 調節作用이 있다.

   ① 四關穴之一主氣 : 太衝과 더불어 氣血循環을 增進시켜 人體의 自然治癒力을 높인다.

   ② 陰陽二總穴之一主陽 :

	[氣]	**[血]**
┌	補合谷穴	瀉三陰交穴 : 通經落胎
└	瀉合谷穴	補三陰交穴 : 安胎

2. 四總穴之一(口面合谷)로서 腦神經系에 대한 作用이 優秀하여 一切의 口面疾患에 應用한다 : 모든 頭部疾患은 營衛氣血을 循行시킬 目的으로 先取合谷 後取足陽明胃經의 方法을 主로 사용한다. 面部에 무언가 자주 나는 사람은 消化器問題 有無의 확인이 必要하다.

   (1) 氣塞·氣滯, 熱로 因한 頭痛(偏正頭痛)의 主穴이다 : 先刺合谷, 列缺 後刺足三里, 內庭(頭面部 熱性疾患은 대개 陽明經의 問題이다).

   (2) 癲癎, 小兒抽搐, 神經衰弱 等에 有效하다.

   (3) 末梢性(外感性) 口眼喎斜, 三叉神經痛(面痛)의 必須穴이다.

(4) 中風 8大 名穴, 半身不遂 10大 名穴之一로서 血壓關聯 疾患에 사용한다.

① 貧血(低血壓)과 關聯한 諸症에 사용한다 : 配行間, 內關, 神門, 素髎.

② 高血壓, 頭痛, 頭暈目眩, 失眠에 사용한다.

③ 오래된 半身不遂, 口眼喎斜에 刺合谷, 灸虎口(經外奇穴)한다.

(5) 五官科疾患에 多用된다 : 齒·眼·耳·鼻·喉의 諸症에 사용한다.

① 結膜炎, 綠內障 等 諸 眼疾患에 사용한다 : 先取四關, 光明, 太陽 後經絡取穴(攢竹, 承泣·四白, 絲竹空, 睛明).

② 鼻出血, 鼻炎, 蓄膿症 等 諸 鼻疾患에 사용한다 : 先取合谷·迎香, 次取胃經(內庭), 後取督脈(上星·印堂).

③ 咽喉痛, 扁桃腺炎, 口瘡(配內庭)에 有效하다 : 配少商(瀉血), 魚際, 絲竹空.

④ 咳嗽(配三陰交, 天突)를 다스린다(肺·大腸 表裏, 是動病 中 是主津液).

⑤ 耳聾에 有效하다.

3. 發汗調節作用이 있어 汗關聯 疾患(汗多, 無汗)에 응용한다.

① 合谷補 復溜瀉 止汗, 復溜補 合谷瀉 發汗.

② 感冒로 인한 無汗, 鼻塞의 경우에는 先取合谷(兩側) 加陶道한다.

③ 經閉에 사용한다. 配三陰交.

☞ 針之汗吐下三法 : 合谷(汗), 內關(吐), 三陰交(下).

"汗吐下法非有他 合谷內關陰交杵(雜病八法歌). 汗針合谷入二分 行九九數 搓數十次 男左搓女右搓, 得汗行瀉法, 汗止身溫出針, 如汗不止 針陰市 補合谷. 吐針內關入三分, 先補六次瀉三次 行子午搗臼法三次 提氣上行, 又推戰一次, 病人多呼幾次 卽吐, 如吐不止 補九陽數 調勻呼吸三十六度, 吐止 徐徐出針 急捫穴, 如吐不止 補足三里. 下針三陰交入三分 男左女右 以針盤旋右轉 六陰之數畢, 用口鼻閉氣呑鼓腹中, 將瀉插一下 其人卽瀉, 鼻吸手瀉三十六遍 方開口鼻之氣 插針卽瀉, 如瀉不止 針合谷 升九陽數. 凡汗吐下, 仍分陰陽補瀉 就流注穴行之, 尤妙. 汗吐下法非有他, 合谷內關陰交杵."《大成·雜病八法歌》

搓(차) : 비비다, 손으로 문지르다.

4. 一切 腹痛, 消化不良에 응용한다 : 四關, 足三里, 內庭, 裏內庭(灸), 中脘.

　① 心下部 腹痛(因急滯) 加內關.

　② 自體 大腸疾患(泄瀉)·下腹痛 加公孫.

　③ 肝氣犯胃 先取合谷 後取太衝, 便秘·便結 加天樞.

　④ 前頭痛(因腸胃內Gas) 加陷谷, 內庭.

5. 癮疹 等 皮膚病에 응용 : 配手三里, 肩髃, 血海, 三陰交.

6. 腱異常으로 인한 肩臂不擧症(특히 大腸經 異常 時)에 效果가 優秀하다 :
　配條口.

"痹痿 臂腕不用 脣吻不收 合谷主之." "瘖不能言 合谷及湧泉 陽交主之."
"聾 耳中不通 合谷主之." "齒齲痛 合谷主之. 又云少海主之."《甲乙經》

痹(비) : 중풍, 뾰루지, 땀띠

"合谷…主傷寒大渴 脈浮在表 發熱惡寒 頭痛脊強 無汗 寒熱瘧 鼻衄不止
熱病汗不出 目視不明生白翳 下齒齲 耳聾 喉痺 面腫 脣吻不收 瘖不能言
口噤不開 偏風 風疹 痂疥 偏正頭痛 腰脊內引痛 小兒單乳鵝."《大成》

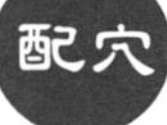

1. "配列缺 治面痛, 齒疼, 腮頰腫, 目黃, 口乾, 鼻流淸涕, 血湧, 喉痺, 肩前痛."《大成》
2. "配五處 治風頭熱."《千金方》
3. "配水溝 治脣吻不收, 瘖不能言, 口噤不開."《千金方》
4. 配下關, 頰車 治上下齒痛.
5. 配列缺, 外關 治感冒, 頭痛.
6. "配神門, 風池 治喉痺."《千金方》
7. "配中府, 間使 治面腹腫."《千金方》
8. "配神庭, 攢竹, 迎香, 風門, 至陰, 通谷 治鼻衄, 淸涕出."《千金方》
9. "配厲兌, 三間, 衝陽, 偏歷, 小海, 內庭, 復溜 治齲齒."《千金方》
10. "配內庭 治寒瘧面腫, 腸鳴."《天星秘訣歌》
11. "配三間, 厲兌 治吐舌, 戾頸, 喜驚."《千金方》

12. "配陽池, 俠谿, 京骨治瘧寒熱."《千金方》

13. "配三里, 期門 治胸腹膨脹氣鳴."《大成》

14. "配豊隆, 解谿, 風池 治頭風眩暈."《大成》

15. "配少商 治咽喉腫痛 閉塞 水粒不下."《大成》

16. "合谷(補), 三陰交(瀉), 太衝 治難産."《大成》

17. "配三陰交 治冷嗽."《席弘賦》

陽谿 LI5 — Yanggye Yangxi [經火穴]

異名	河口, 中魁.
出典	靈樞 本輸.
名義	在腕中上側兩傍間凹陷處 穴當陽位, 其處類似山溪 故名陽谿.

☞ 谿 : 肉의 작은 모임(小會).《内經》

部位 在腕中上側 兩筋間陷中.

取穴 橫肱屈肘取之. 腕關節背面의 橈側으로 拇指를 위로 伸展시킬 때 長拇指伸筋腱과 短拇指伸筋腱에 의해 腕關節에 생기는 凹陷處(Snuff box) 中央에 取한다.

[手背橈側] 陽谿 LI5 ↔ 陽池 TE4 ↔ 陽谷 SI5 [手背尺側]

筋肉 背側手根靭帶(dorsal carpal lig.), 長拇指伸筋(extensor pollicis longus m.), 短拇指伸筋(extensor pollicis brevis m.).

神經 橈骨神經(radial n.).

血管 橈骨動脈(radial a.).

鍼法 直刺 3〜5分, 斜刺 3〜7分.

穴性 袪風泄火, 疏散陽明邪熱, 明目利咽, 定驚安神, 袪風濕.

主治 熱病煩心, 頭痛(厥逆頭痛), 耳鳴, 耳聾, 齒痛, 目赤, 目翳(白內障), 鼻出血, 喉痺, 呼吸困難, 寒咳嘔沫, 心痛, 肩背痛, 狂言, 怔忡, 驚悸, 神經衰弱, 腸障害, (小兒)消化不良, 手腕疼痛無力, 五指拘攣.

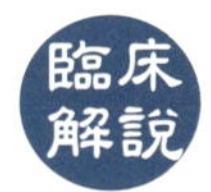

大腸經之經火穴로서 表熱證에 有效하다.

1. 손목捻挫, 腕關節炎으로 부자연스런 경우에 응용한다(健側, 直刺).

2. 肘臂不擧(因大腸經病變)에 사용한다 : 配養老.

3. 腸의 蠕動運動 調節作用이 있어 消化不良, 腸障害에 有效하다 : ㉑ 大腸
   正格.

4. 頭面의 五官科疾患, 高血壓 等과 關聯 諸 熱症에 응용한다(經主寒熱) : 目
   赤, 眼充血 治療(配陽谷)에 사용한다.

   "鼻衄衊 熱病寒不出 目眥 目痛瞑 頭痛 齲齒痛 泣出 厥逆頭痛 胸滿不得息
   陽谿主之."

   "瘧寒甚(千金下云欲嘔沫) 陽谿主之." "狂言笑見鬼 取之陽谿及手足陽明太
   陰."

   "痂疥 陽谿主之." "耳聾鳴 下關及陽谿 關衝 液門 陽谷主之."《甲乙經》

   "陽溪(一名中魁)…主狂言喜笑見鬼 熱病煩心 目風赤爛有翳 厥逆頭痛 胸
   滿不得息 寒熱瘧疾 寒嗽嘔沫 喉痺 耳鳴 耳聾 驚掣肘臂不擧 痂疥."《大成》

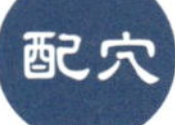

1. "配陽谷 治目痛赤, 吐舌戾頸, 妄言."《千金方》
2. "配天容 治胸滿不得息.."《千金方》
3. "配天井 治驚瘛."《千金方》
4. "配前谷, 後谿 治臂中痛肘攣."《千金方》
5. "配二間 治牙疼腰痛並喉痺."《席弘賦》
6. "配解谿 治驚悸怔忡."《百症賦》
7. "配肩髃 能消隱風之熱極."《百症賦》
8. "配偏歷, 列缺 治腕部腱鞘炎."

出典	靈樞 本輸, 甲乙.
名義	手陽明脈在本穴偏行而出, 此絡經歷手臂走向手太陰之脈 故名偏歷.
部位	腕中後 3寸.
取穴	橫肱屈肘取之. 陽谿穴 **LI5** 과 曲池穴 **LI11** 間을 1尺의 骨度法으로 하여 陽谿穴 **LI5** 上 3寸處에 取한다.
筋肉	長拇指伸筋(extensor pollicis longus m.), 長拇指外轉筋(abductor pollicis longus m.).
神經	橈骨神經(radial n.).
血管	橈骨動脈(radial a.).
鍼法	直刺 3~5分, 斜刺 5分~1寸.
穴性	清肺氣, 調水道, 通脈絡 明目聰耳.
主治	寒熱瘧, 風寒不出, 齒痛, 扁桃腺炎, 喉頭炎, 眼炎(目不明), 肩關節痛, 手關節痛, 顏面神經麻痺, 上膊神經痛, 腕神經痛, 耳聾, 不眠, 不安, 便秘, 小便不利, 尿閉, 浮腫.

通脈絡(氣의 作用增進).

1. 大腸經之絡穴(別走手太陰肺經)로서 清肺氣 · 調水道(利小便)作用이 優秀하여 小便不利, 尿閉, 浮腫, 腸鳴水臟 等에 利尿시키는 穴로 使用한다.

2. 氣鬱 · 氣滯로 인한 頭部 諸般 熱症에 優秀한 鎮靜 · 鎮痛 效果를 보인다.

　① 下牙齦痛에 鎮痛作用이 優秀하다 : 齒寒冷感에는 補, 蟲齒에는 瀉한다.

　② 耳聾, 耳鳴에 有效하다 : "手陽明脈中 商陽 合谷 陽谿 偏歷四穴 並主耳聾."《素問 · 繆刺論》王冰註.

　③ 鼻衂衄, 瞬目眈眈에 使用한다.

3. 通脈絡作用이 優秀하여 主로 上肢痛(肩臂痛), 手不及頭, 肩膊肘腕痠疼 難屈伸(손목을 前後左右로 回轉不能), 拇指關節 捻挫 時에 活用한다(鍼灸) :

‘四十腕 五十肩.’

“實則齲齒耳聾 虛則齒寒痺鬲 取之所別.” “風瘧 汗不出 偏歷主之.” “癲疾 多言 耳鳴口僻頰腫, 實則聾齲 喉痺不能言 齒痛鼻鼽衄, 虛則痺, 膈俞偏歷主之.” “目遺目 目䀮䀮 偏歷主之” “口僻 偏歷主之.”《甲乙經》

“偏歷…主肩膊肘腕痠疼 瞑目䀮䀮 齒痛 鼻衄 寒熱瘧 癲疾多言 咽喉乾 喉痺 耳鳴 風汗不出 利小便. 實則齲聾 瀉之, 虛則齒寒痺鬲 補之.”《大成》

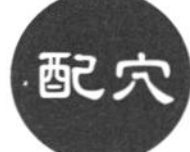

1. “配大陵 治喉痺嗌乾.”《千金方》
2. 配太淵 治 心胸氣脹, 喘咳缺盆痛, 掌發熱, 咽種咽乾身寒, 肩內前廉兩乳疼.

동 其門 · 其角 · 其正

[部位]
其門 : 在橈骨之外側, 距手腕橫紋後兩寸處.
其角 : 在其門穴後二寸處.
其正 : 在其門穴後四寸處(卽其角穴後二寸處).

[鍼法] 鍼入二至五分, 臂側放, 鍼斜刺約與皮下平行.

[主治] 婦科經脈不調, 赤白帶下, 大便脫肛, 痔瘡痛.

[解說 및 運用] 其門, 其角, 其正三穴同用(卽一用三鍼).

“其門, 其角, 其正三穴均位於大腸經上, 因此治療痔瘡有效, 鍼刺時探皮下鍼 自其門向其角 橫透 效果尤佳. 單用其門其角其正卽能見效, 但如於委中穴點刺後 再鍼此穴, 效果尤其顯 著. 可期迅速痊癒.”《說明》

“其門, 其角, 其正三穴治療痔瘡并不理想, 但對於頑固性便秘却有特殊效果.”《經驗》

本穴對於小腹氣脹 效果良好.

本穴對於女人性冷感 效果良好.

本穴對於女人難達高潮者亦有效, 約五 · 六次卽可見效果(本症並非性冷感, 相反的, 性慾很 強, 只是無法達高潮而已).

異名	逆注, 蛇頭, 池頭. 溫留.
出典	甲乙.
名義	溜與留同 含停留之意, 陽明爲多氣多血 陽氣鍾聚之經 陽氣溫熱 穴爲陽氣所注, 故名溫溜.
部位	腕後 大士 5寸, 小士 6寸. 陽谿穴 上 5寸.
取穴	橫肱屈肘取之. 陽谿穴 LI5 上 5寸處, 陽谿穴과 曲池穴을 이은 假定線의 中點, 握擧하고 前腕旋回 時 腕後에 長拇指伸筋이 隆起되어 蛇頭처럼 되는데 그 下端에 取한다.
筋肉	總指伸筋(extensor digitorum communis m.), 長拇指伸筋(extensor pollicis longus m.).
神經	橈骨神經(radial n.), 外側前腕皮神經(lateral antebrachial cutaneous n.).
血管	橈骨動脈(radial a.).
鍼法	直刺 5分～1寸. 斜刺 1寸～1.5寸.
穴性	淸熱消腫, 理腸胃, 通絡止痛, 安神.
主治	上腕神經痛, 上腕骨外上顆炎, 痔疾, 肩背痠痛, 頭痛, 面腫, 上齒痛, 氣管支炎, 咽喉腫痛, 吐舌, 舌炎, 口腔炎, 腹痛, 胃炎, 胃痙攣, 耳下腺炎, 顔面神經麻痺, 卒倒, 炎症性疾患, 癲癇.

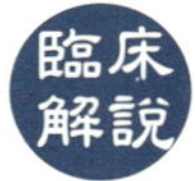

臨床解說　熱病으로 인한 熱邪가 結聚하는 곳으로 諸熱로 인한 諸般 疾患을 主治한다.

1. 大腸經之郄穴로서 諸熱로 인한 急性 消化器 諸症에 사용한다.

　　① 腸炎(胃炎), 腹痛, 腸雷鳴을 主治한다.

　　② 腹脹(Gas)에 사용한다 : 配曲池, 足三里, 天樞 直刺.

　　③ 甚한 泄瀉 또는 慢性泄瀉(脫水)로 인한 身熱이 있는 경우에 有效하다.

　　④ 胃痙攣의 補助穴로 이용한다.

　　☞ 胃痙攣의 反應點 및 治療點 : 合谷, 太衝, 梁丘, 溫溜.

2. 氣血凝滯로 인한 上焦의 諸般 熱症에 응용한다.

　① 齒痛(下齒痛)의 主穴로 사용한다 : 商陽穴 **LI₁** ～溫溜穴 **LI₇** 中에서
　　가장 反應(壓痛)이 많이 나타나는 穴을 取한다.

> "手陽明脈中 商陽 二間 三間 合谷 陽谿 偏歷 溫溜七穴 並主齒痛."《素問 ·
> 繆刺論》王冰註.

　☞ 下齒痛, 腎虛로 인한 齒痛 中 齒寒冷感을 隨伴하는 경우 : 先取溫溜, 後
　　配二間, 水泉, 交信.

　② 氣血凝滯로 일어나는 慢性 口內炎, 舌炎, 面腫(癰疔), 寒熱(多熱)頭痛
　　에 사용한다.

　③ 肩不得擧, 四肢腫疼에 사용한다.

　④ 婦人들의 心慮病, 瘄病 等에 有效하다.

> "熱病腸澼 膿肘臂痛 虛則氣鬲滿 肩⁷⁾(一作手)不擧 溫溜主之." "癧 面赤腫 溫
> 溜主之." "腸鳴而痛 溫溜主之." "癲疾 吐舌鼓頷 狂言見鬼 溫溜主之⁸⁾." "狂仆
> 溫溜主之." "口齒痛 溫溜主之." "喉痺不能言 溫溜及曲池主之."《甲乙經》

> "溫溜(一名逆注, 一名池頭)…主腸鳴腹痛 傷寒噦逆噫 鬲中氣閉 喜笑狂言
> 見鬼 吐涎沫 風逆四肢腫 吐舌口舌痛 喉痺."《大成》

噦 : 딸꾹질할 얼, 방울소리 홰　噫 : 탄식할 희

配穴

1. "配僕參 治癲疾, 吐舌鼓頷, 狂言見鬼."《千金方》

2. "配液門, 京骨 治狂仆."《千金方》

3. "配期門 治項强傷寒."《百症賦》

4. 配三里, 曲池, 中渚, 豊隆 治喉痺不能言.

5. 配陷谷, 漏谷, 復溜, 陽綱 治腸鳴而痛.

6. 配內庭, 厥陰俞 治齒痛.

7. 配合谷, 少商 治急性扁桃腺炎.

---

7) 肩 : 原作 '有', 《外臺》卷三十九作 '肩', 據改.
8) 之 : 此下原有 '在腕後五寸', 疑後人粘注, 故刪.

異名　手下廉.

出典　甲乙.

名義　側邊曰廉 穴爲手陽明脈之腧穴, 手陽明之脈沿循前臂上方至肘外側 穴當臂之側邊 上廉下一寸, 故曰下廉.

部位　輔骨下 去上廉 1寸 輔脫肉分外.

取穴　側舉屈肘取之. 陽谿穴 **LI₅** 과 曲池穴 **LI₁₁** 間을 1尺의 骨度法으로 하여 曲池穴 下 4寸處에 取한다.

筋肉　總指伸筋(extensor digitorium communis m.), 短橈側手根伸筋(extensor carpi radialis brevis m.).

神經　橈骨神經(radial n.), 外側前腕皮神經(lateral antebrachial cutaneous n.).

血管　橈骨動脈(radial a.).

鍼法　直刺 5~8分, 斜刺 1~2寸.

穴性　理氣通腑, 利關節, 通經絡.

主治　上腕神經痛, 頭痛, 頭風(因痰火), 眩暈, 呼吸困難 哮喘, 肺結核, 消化障碍, 腸炎, 殖泄, 小腹滿, 腹痛, 乳癰, 乳腺炎, 不安, 上肢癱瘓, 肘臂痛.

手三里의 補助穴로서 腸胃의 津液代謝失調로 인한 諸症을 다스린다 : "蓋大腸主津液, 若液乾 則肘臂痛而發熱 此穴主之. 又治腦風眩暈 腹痛如刺 狂言狂走."《循經考穴編》

1. 몸의 津液不足으로 인해 발생하는 諸 熱症에 사용한다.

　① 肘臂痛, 上肢癱瘓에 사용한다.

　② 胃熱不食, 毛髮焦脫에 사용한다.

2. 腸胃機能 促進作用이 있어 消化障碍, 腹痛 等에 응용한다(郄于心包, 通小腸利小便).

"溺黃 下廉主之." "眼痛 下廉主之."《甲乙經》

"下廉…主殟泄 勞瘵 小腹滿 小便黃 便血 狂言 偏風熱風 冷痺不遂 風濕痺 小腸氣不足 面無顏色 疢癖 腹痛若刀刺不可忍 腹脇痛滿 狂走 俠臍痛 食不化 喘息不能行 唇乾涎出 乳癰."《大成》

"下廉主治勞瘵狂言 頭風痺痛…氣喘涎出 乳癰. 此穴主瀉胃中之熱, 與氣衝, 三里, 巨虛上廉 治同."《圖翼》

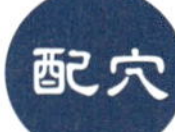

1. 配曲池, 委中 治痺.
2. "配氣衝, 足三里, 上巨虛 瀉胃中之熱."《圖翼》
3. "配丘墟 治狂言."《千金方》
4. "配上廉 治小便難黃."《千金方》
5. "配三里, 俠谿, 魚際, 委中, 足臨泣, 少澤 治乳癰."《大成》
6. "配丘墟, 俠谿, 腎俞 治胸脇滿引腹."《大成》

上廉 LI9　　　　　　　　　　　　　　　Sangnyeom Shanglian

異名	手上廉.
出典	甲乙.
名義	穴當臂之側邊 下廉穴之上 故曰上廉.
部位	曲池穴下 3寸, 手三里 下 1寸.
取穴	屈肘取之. 前臂背面橈側上部로 曲池穴 LI11 下 3寸, 陽谿穴 LI4 上 7寸處에 取한다. 或은 陽谿穴과 曲池穴의 連線上에서 曲池穴로부터 1/4點處에 取하기도 한다.
筋肉	總指伸筋(extensor digitorum communis m.), 短橈側手根伸筋(extensor carpi radialis brevis m.).
神經	橈骨神經(radial n.).
血管	橈骨動脈(radial a.).

鍼法	直刺 0.5~1寸, 斜刺 1~2寸.
穴性	理氣通腑 活絡止痛, 散風淸頭.
主治	偏頭痛, 頭充血, 偏麻痺, 手臂麻木, 上肢不遂, 肩髆痠痛, 精神的疲勞, 腸炎, 腹痛, 腸鳴, 鼓腸.

手三里의 補助穴로서 腸胃의 津液代謝失調(或 津液不足)로 인한 諸症에 사용한다.

1. 偏風半身不遂, 手臂不擧, 肩髆痠痛에 사용한다 : 大腸經病의 경우에는 下廉穴 **LI8** ~曲池穴 **LI11** 을 연결하는 經絡線上에 硬直現象이 많이 나타난다.

2. 腸胃機能을 促進하는 作用이 있어 消化障碍, 腹痛 等에 응용한다(郄于肺, 通大腸).

"小便黃 腸鳴相逐 上廉主之."《甲乙經》

"上廉…主小便難黃赤 腸鳴 胸痛 偏風半身不遂 骨髓冷 手足不仁 喘息 大腸氣 腦風頭痛."《大成》

"上廉主治偏風頭痛, 胸痛喘息 半身不遂 腸鳴, 小便濇 大腸氣滯, 手足不仁. 此穴主瀉胃中之熱, 與氣衝, 三里, 巨虛下廉 治同."《圖翼》

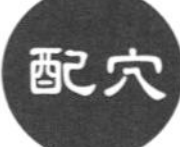

1. "配氣衝, 足三里, 下巨虛 瀉胃中之熱."《圖翼》
2. "配下廉 治小便難黃."《千金方》

手三里 **LI10**

Susamni Shousanli

| 異名 | 上三里, 鬼邪, Ⓢ 火腑海. |
| 出典 | 甲乙. |

名義	里 可作居解, 因距手臂肘端三寸而居 故名手三里.
部位	曲池穴下 2寸, 上廉穴上 1寸.

取穴 橫肱屈肘取之. 曲池穴 **LI11** 과 陽谿穴 **LI5** 間을 1尺의 骨度法으로 計算하여 曲池穴 **LI11** 下 2寸, 陽谿穴 **LI5** 上 8寸處의 總指伸筋에 取한다.

筋肉 總指伸筋(extensor digitorum communis m.), 腕橈骨筋(brachioradialis m.).

神經 橈骨神經(radial n.), 外側前腕皮神經(lateral antebrachial cutaneous n.).

血管 橈骨動脈(radial a.).

鍼法 直刺 5分～1.2寸(肺經方向으로 刺針), 斜刺 1～2寸.

灸法 肉灸 5～7壯, 溫灸 5～20分.

穴性 淸熱明目, 祛風通絡, 和胃理腸, 理氣通腑.

主治 面病, 齒痛, 耳下腺炎, 口眼喎斜, 頭風, 高血壓, 目眩, 感冒, 痄腮, 口脣疱疹, 消化不良, 肩臂痛, 上肢麻痺, 腕神經痛, 肘攣不伸, 腸炎, 胃痛, 腹痛, 便秘.

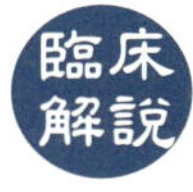

1. 腸胃(消化器)疾患의 反應(壓痛)點 및 治療穴로서 腸胃機能 促進作用이 있어 臨床에서 津液代謝失調로 인한 諸症에 多用한다(配足三里) : 腸胃의 蠕動運動을 調節한다. 腸炎, 腹痛, 便秘, 霍亂 等에 사용한다.

   ☞ **乾霍亂 加委中,　濕霍亂 加公孫.**

2. 氣血凝滯로 인한 上焦의 諸般 風濕熱症, 특히 頭面部疾患에 多用한다.

   ① 面腫(疔癰)의 최고 名穴이다 : 先取合谷 後取手三里(灸).

   ☞ 일반적으로 胃 · 消化器는 面腫, 腎은 몸 전체의 浮腫으로 病變이 나타난다.

   ② 鼻疾患(蓄膿症, 鼻淵), 耳下腺炎을 主治한다 : 配太谿　☞ 夏枯草散

   ③ 扁桃腺炎, 咽喉炎 等으로 인한 高熱에 사용한다 : ㉯ 扁桃七點之一로서 扁桃病變을 隨伴하는 熱症의 必須穴이다.

   ④ 高血壓 關聯 諸症에 응용한다 : 一時的으로 血壓을 낮출 수 있다.

   ⑤ 齒痛에 사용한다. cf. 腎虛性 齒痛 : 溫溜, 水泉(腎之郄穴), 交信.

3. 上肢 橈骨側에 오는 神經痛, 筋肉痛의 代表穴이다.

"腸腹時寒 腰痛不得臥 手三里主之."《甲乙經》

"三里…主癲亂遺失 失音氣 齒痛 頰頷腫 瘰歷 手臂不仁 肘攣不屈 中風口喎 手足不隨."《大成》

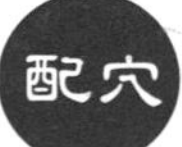

1. "配足三里 治食癖氣塊."《席弘賦》
2. 配合谷, 養老 治食癖氣塊.
3. "配少海 治手痺麻頑, 手臂不仁."《百症賦》
4. "配申脈, 金門 治頭風目眩項挓强."《雜病八法歌》

挓(럴) : 비틀다

5. 配陽陵泉 治半身不遂.
6. 配肩髃, 外關, 曲池, 合谷 治肩臂痛, 上肢麻痺.
7. "配曲池, 關衝, 中渚, 陽谷, 尺澤 治肘痛時寒."《千金方》

⑤ 火腑海

[部位] 在火山穴後兩寸 按之肉起 銳肉之端.

[鍼法] 鍼深五分至一寸. 手撫胸取穴, 鍼向肺經方向刺.

[主治] 咳嗽氣喘, 感冒, 鼻炎, 坐骨神經痛, 腿酸, 腰酸, 貧血, 頭暈, 眼花, 疲勞過度.

[解說 및 運用] 火腑海穴位置與大腸經之手三里穴相符 主治亦大致相同. 有補虛之作用 用灸效果頗好.

治貧血, 頭昏, 眼花, 腿酸, 疲勞過度時 下鍼十分鐘後取鍼, 改用墊灸 三壯至五壯(不須下鍼, 僅灸三之五壯亦可), 隔日一灸, 灸上三個月, 可延年益壽. 灸至第五, 第十, 第十五次 下灸七壯至九壯(大壯), 卽每月大壯三次, 小壯十二次.

本穴配分金穴爲治感冒常用穴.

曲池 LI11　　Gokji Quchi [合土穴, 十三鬼穴[9]中 鬼腿穴, 中風七處穴[10], 自經補穴]

異名　　鬼臣, 洪池, 陽澤.

---

9) 十三鬼穴 : 人中, 頰車, 海泉, 上星, 風府, 少商, 勞宮, 大陵, 曲池, 隱白, 申脈, 承漿, 會陰(男), 玉門(女).
10) 中風七處穴 : 百會, 肩井, 曲池, 風市, 足三里, 絕骨, 曲鬢.《針灸大成》

出典	靈樞 本輪, 甲乙.
名義	手陽明脈流注至此穴時 似水注入池中, 又取穴時 屈曲其肘而得其穴處有凹陷 形似淺池 故名曲池.
部位	肘外輔骨 屈肘橫紋頭陷中.
取穴	屈肘拱胸取之. 屈肘拱胸하고 手掌은 乳房部에 着할 때 상기는 肘關節橫紋頭에 取한다. [橈側] 曲池 LI11 ↔ 尺澤 LU5 ↔ 曲澤 PC3 ↔ 少海 HT3 [尺側]
筋肉	腕橈骨筋(brachioradialis m.)
神經	橈骨神經(radial n.), 外側前腕皮神經(lateral antebrachial cutaneous n.).
血管	橈側反回動脈(recurrens radialis a.).
鍼法	直刺 5分～1.5寸, 斜刺 1～1.5寸. 鍼尖을 약간 비스듬히 指端을 向하여 刺入한다. 上肢癱瘓 治療 時는 屈肘시켜 약간 비스듬히 肘關節 曲面쪽을 向해 刺入한다. 橫刺 時 少海穴을 向해 2～2.5寸 透刺한다.
穴性	淸熱消腫, 祛風濕利關節, 散風止癢,, 淸熱解毒, 淸泄腸胃濕熱.
主治	頭痛, 高血壓, 半身不遂, 耳聾, 齒痛, 眼疾, 目赤痛, 皮膚濕疹, 丹毒, 喘咳, 哮喘, 胸滿, 吐血, 乳少, 傷寒餘熱未盡, 內臟器管의 强壯作月, 腹痛, 吐瀉, 痢疾, 便秘, 消渴, 腕肘關節痛, 無脈症, 神經衰弱, 幻影痛, 顔面神經麻痺, 小兒痲痺後遺症.

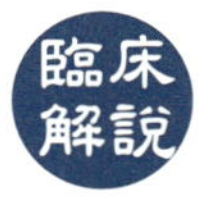

1. 自經補穴, 大腸經之合土穴로서 消化器 諸症에 多用한다.

　① 大腸經之合土穴로서 痢疾, 腹痛泄瀉 等에 有效하다(合主逆氣而泄).

　② 肝脾不和(木克土, 肝陽上亢)로 인한 消化不良에 使用한다(肝與大腸相通 乙庚合化金能制木).

　③ 腹脹(Gas)에 使用한다 : 配足三里, 溫溜, 天樞.

2. 淸熱消腫의 최고 名穴로서 陽明 · 大腸之熱로 인한 諸 熱症에 使用한다(配足三里).

　① 中風 8大 名穴[11], 半身不遂 10大 名穴로서 下氣作用이 優秀하여 中風

---

11) 中風 8대 名穴 : 百會, 風池, 大椎, 肩井, 間使, 足三里, 曲池, 合谷.

半身不隨 等 高血壓關聯 諸症 및 豫防治療에 사용한다 : 配四關, 手三
里(上肢不隨), 足三里(下肢不隨). 中風의 豫防 및 治療法은 方向轉換
(降火)이다. 或者는 曲池, 足三里를 灸하는 경우나 灸로 인한 火傷이
남아 있을 때는 中風 염려가 없다고 말하기도 한다.

② 搔痒症(血熱)을 隨伴하는 皮膚 諸症(丹毒, 隱疹, 瘡疥, 濕疹)에 應用한
다 : 配血海, 三陰交, ⑧ 分枝上·下 ㈏ 大腸正格, 肺正格(아토피).

③ 감기몸살, 食傷 等으로 인한 熱之上衝으로 가슴에 지장이 있는 경우
(胸中煩滿熱渴)의 必須穴이다 : 上焦之熱에는 十井穴瀉血 外에 曲池가
가장 有效하다.

④ 消渴에 이용한다 : 血糖, 血小板의 再生 調節作用이 있다.

⑤ 眩暈, 頭暈을 수반하는 頭痛에 응용한다 : 鍼治療 後 頭痛 時 曲池에
灸한다.

3. 모든 婦人病의 必須穴로서 특히 更年期障碍, 臟燥關聯 諸症에 有效하다 :
月經不順(配三陰交, 陰陵泉, 照海)의 常用穴이다. 鍼보다 灸가 效果的이
다.

4. 喘咳, 哮喘 等 諸般 呼吸器疾患에 應用한다.

5. 肘關節 屈伸不利, 上腕外踝疼痛(Tennis elbow)에 사용한다.

"傷寒餘熱不盡 曲池主之." "胸中滿 耳前痛 齒痛 目赤痛 頸腫 寒熱 渴飮輒
汗出 不飮則皮乾熱 曲池主之." "肩肘中痛 難屈伸 手不可擧 腕重急 曲池
主之." "目不明 腕急 身熱 驚狂 躄痿痺 瘈瘲 曲池主之." "癲疾吐舌 曲池
主之."《甲乙經》

"曲池…主繞踝風 手臂紅腫 肘中痛 偏風半身不遂 惡風邪氣 泣出喜忘 風
癮疹 喉痺不能言 胸中煩滿 臂膊疼痛 筋緩捉物不得 挽弓不開 屈伸難 風痺
肘細無力 傷寒飮熱不盡 皮膚乾燥 瘈瘲癲疾 擧體痛癢如蟲嚙 皮脫作瘡 皮
膚痂疥 婦人經脈不通."《大成》

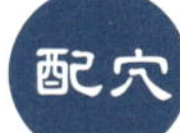

1. 配大椎, 太衝, 足三里, 合谷 治原發性血小板減少性 紫斑病.

2. 配人迎, 足三里 治高血壓.

3. "配大迎, 顴髎, 聽會 治齒痛, 惡寒."《千金方》

4. "配三里, 溫溜, 中渚, 豊隆 治喉痹不能言."《千金方》

5. "配臑會, 支溝, 陽谷 治臂腕急, 腕外側痛脫如拔."《千金方》

6. "配關衝, 三里, 中渚, 陽谷, 尺澤 治肘痛時寒."《千金方》

7. "配天髎 治肩重痛不舉."《千金方》

8. "配列缺 治身濕搖時時寒, 熱病煩心, 心悶, 先手臂身熱, 瘈瘲, 脣口聚, 鼻張, 目下汗出如珠."《千金方》

9. "配少澤 治瘈瘲癲疾."《千金方》

10. "配合谷, 三里, 三陰交, 行間, 內庭 治渾身浮腫生瘡."《大成》

11. "配陽谿, 合谷, 中渚, 三里, 陽輔, 崑崙 治左癱右瘓."《大成》

12. "配支溝, 三里, 三陰交 治女子月事不來, 面黃乾嘔, 妊娠不成."《大成》

13. "配肩髃, 手三里 治兩手拘攣, 偏風隱疹, 喉痹, 胸肋脹滿, 筋緩, 手臂無力, 皮膚枯燥."《大成》

14. "配合谷, 人中, 復溜 治傷寒發痙, 不省人事."《大成》

15. "補曲池, 瀉人中　治偏."《玉龍歌》

16. "配少衝 治發熱."《百症賦》

17. "配合谷 治頭面耳目口鼻病."《雜病八法歌》

⑧ **骨刺一 · 二 · 三**

[部位] 骨刺一 : 在曲池直上 2寸處.

　　　骨刺二 : 骨刺一穴上 2寸, 曲池直上 4寸處.

　　　骨刺三 : 在骨刺二穴上 2寸, 曲池直上 6寸處.

[鍼法] 4～6分(留鍼三十分).

[主治] 骨刺(디스크)에 特效.

⑧ **腑格三**

[部位] 在屈肘橫紋頭處下八分, 卽曲池穴下八分 旁開左右各八分 共三穴.

[鍼法] 針深 4～6分(留針三十分).

[主治] 感冒, 發燒(配靈骨, 大白, 重魁 治發熱).

✋ 上腕外踝疼痛(Tennis elbow) : 주로 曲池穴 · 尺澤穴 周圍에서 多發한다.

1. 診斷

(1) 前腕(Forearm)을 고정하고 주먹을 쥔 상태로 손목을 背屈시키면, 異常 時에는 外側上踝에 심한 痛症이 誘發된다.

(2) Stress Valgus(外翻; bent or twisted outward), Stress Varus(內翻; bent or twisted inward) 時 外踝 部位에 壓痛이 있다.

(3) 양손을 반대편 어깨에 대고 고개를 약간 숙인 後 다음의 壓通點(反應點)을 확인한다.

〈上腕外踝痛症(Tennis Elbow)의 反應點〉
　① 患側背俞穴(肺俞, 心俞) : 60%내외.
　② 肝經의 太衝穴.
　③ 胃經의 足三里穴.
　④ 患部 周圍穴(曲池, 尺澤).

2. 上腕外踝痛(Tennis Elbow)의 治療
　① 先心俞, 肺俞 點刺放血(俞穴刺法), 靈骨(合谷), 風市(瀉).
　② 太衝(曲池 부위는 大腸經으로 肝經과 臟腑相通), 內庭(通經), 內 · 中 · 外竅陰(心膽相通), 內庭(通經).
　③ 心正格(大敦少衝補 陰谷少海瀉).
　④ 曲池, 尺澤, 肩髃, 陽谿(循經).
　⑤ 팔을 뻗은 자세에서 橫紋端의 壓痛이 가장 큰 反應點을 찾아서 灸한다.
　⑥ 阿是穴(患部 周圍穴) : 압통점을 약침 시술 부위로 삼아 봉독이나 황련해독탕 약침액 0.2~0.5cc를 주입한다.

✋ 眩暈, 眩冒[12]의 治療

1. 肝陽上亢 : 太衝, 行間.
2. 氣血虧虛 : 關元, 氣海.
3. 腎精不足 : 太谿, 腎俞.
4. 濕痰中阻 : 中脘, 豊隆.

---

12) ① 眩 : 眼目昏眩(눈앞이 아찔해지고 어두워지는 것). ② 暈 : 頭腦暈轉(머리가 핑핑 돌아가는 듯이 어지러운 것). ③ 冒 : 昏厥(머리가 무거우며 정신이 흐려지는 것).

1. 高血壓의 處置

　① 十井穴, 天柱(隆起部位), 耳後의 降壓溝, 耳尖穴 點刺放血.

　② 肝俞, 曲池, 足三里.

　③ ㉠ 肝正格, 膽勝格.

2. 低血壓의 處置

　① 先刺行間(兩側) 留針10分, 後取神門, 內關.

　② 內關(兩側), 素髎, 耳尖放血.

　③ ㉦ 高血壓.

　④ 百會, 人中, 太衝, 膈俞, 脾俞, 肝俞.

肘髎 LI12　　　　　　　　　　　　　　　　　　　Juryo Zhouliao

異名	肘尖.
出典	甲乙.
名義	髎 與窌同, 窌 空穴也. 穴爲手陽明脈之空穴 位在肘大骨外廉凹陷處, 故曰肘髎 或髎窌.
部位	肘大骨外廉陷中.
取穴	舒腕屈肘取之. 舒腕屈肘한 상태로 肘大骨外上顆(Lat. epicondyle) 上方, 曲池穴 LI11 後方 1.5寸에 取한다. ☞ "在肘大骨外廉陷中, 與天井相並, 相去一寸四分."《圖翼》
筋肉	上腕三頭筋(triceps brachii m.), 腕橈骨筋(brachioradialis m.).
神經	橈骨神經(radial n.), 外側前腕皮神經(lateral antebrachial cutaneous n.).
血管	橈側反回動脈(recurrens radialis a.).
穴性	疏通經絡, 疏利關節.
主治	肘節風痺, 肘臂痲木不仁, 肱骨外上踝炎, 上顎炎, 上肢麻痺, 肘關節痛, 肩痛, 肘臂痛, 腕不能擧, 拘攣, 風勞嗜臥.

臨床 活用頻度가 높지 않다.

1. 肩臂部 風濕性關節炎, 上肢麻痺에 응용한다 : 팔의 麻木不仁의 경우 經絡 上의 異常인지 頸椎 異常인지를 먼저 구분하고 살펴야한다.
2. 肩重, 肩痛(肩胛部 麻木不仁), 腋急에 이용한다.
3. 抗炎, 鎭痛作用이 있다.

"肩肘節酸重 臂痛不可屈伸 肘髎主之."《甲乙經》

"肘髎…主風勞嗜臥 肘節風痺 臂痛不擧 屈伸攣急 麻木不仁."《大成》

1. "配臑會, 支溝, 曲池, 腕骨 治肘節痺, 臂酸重, 腋急痛, 肘難屈伸."《千金方》
2. 配曲池 治肘部疼痛, 上腕骨外側上髁炎症.

手五里 LI13　　　　　　　　　　　　　　　　Suori Shouwuli

異名	尺五里, 尺之五里, 尺之五間, 大禁, ⑧人宗.
出典	靈樞 本輸, 甲乙.
名義	里 可作居解, 五 喩中數. 因穴在肘上三寸 行向裏大脈中央, 喩穴居手部大筋 (肱二頭筋)中央處 故名手五里.
部位	肘上 3寸, 行向裏大脈中央.
取穴	橫肱屈肘取之. 橫肱屈肘하고 曲池穴 LI11 上 3寸에서 약간 內斜方으로 按 則動脈應手處에 取한다. 曲池穴 LI11 과 肩髃穴 LI15 間을 1尺, 或은 曲池穴 과 腋前橫紋頭 높이까지를 9寸의 骨度法으로 計算한다.
筋肉	三角筋(deltoid m.),腕橈骨筋(brachioradialis m.),上腕三頭筋(tricepsbrachii m.).
神經	橈骨神經(radial n.), 背側上腕皮神經(post. brachial cutaneous n.), 腕下側 皮下神經(lower lateral cutaneous n. of arm).
血管	橈骨動脈(radial a.).

鍼法	直刺 3~5分, 血管을 피하여 鍼尖을 臂外面에서 內側面을 向해 刺入한다. 動脈과 橈神經을 다치지 않도록 조심한다. "禁不可刺. 灸三壯."《甲乙經》
灸法	肉灸 3~7壯, 溫灸 5~20分.
穴性	化痰消腫, 寧嗽止血.
主治	肘臂痛, 吐血咳嗽, 目視眺眺, 視不明, 喀血, 上氣, 嘔吐, 肺炎, 腹膜炎, 頸腺炎, 頸部淋巴節結核, 心下痛, 四肢麻痺, 肘臂痛, 上腕神經痛, 大腿內側痛.

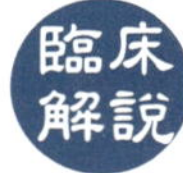

1. 一名 大禁穴로서 禁鍼穴이다 : "陰尺動脈在五里, 五臟之禁也."《靈樞·本輸》, "奪陰者死 言取尺之五里 五往者也."《靈樞·小鍼解》, "歧伯曰 迎之五里 中道而止 五至而已 五往而藏之氣盡矣, 故五五二十五 而竭其輸矣, 此所謂奪其天氣者也, 非能絶其命而傾其壽者也."《靈樞·玉版》

2. 一般的으로 上肢痛(肩臂痛)에 有效하다.

3. 頸部 淋巴腺結核, 腺炎 等 瘰癧에 사용한다.

> "瘰癧 心下脹滿痛 上氣 灸手五里 左取右 右取左." "寒熱頸瘰癧適咳 呼吸難 灸五里 左取右 右取左." "嗜臥 四肢不欲動搖 身體黃 灸手五里 左取右 右取左." "瞋目 目眺眺 少氣 灸手五里 左取右 右取左."《甲乙經》
>
> "五里…主風勞驚恐 吐血咳嗽 肘臂痛 嗜臥 四肢不得動 心下脹滿 上氣 身黃 時有微熱 瘰癧 目視眺眺 瘰癧."《大成》

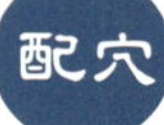

1. "配臂臑 治瘰瘡."《百症賦》
2. "配大迎, 臂臑 治寒熱, 頸瘰癧."《千金方》
3. "配三陽絡, 天井, 厲兌, 三間 治嗜臥, 四肢不欲動搖."《千金方》
4. "配中封 治身黃, 時有微熱."《千金方》

동 人宗

[部位] 屈肘測量 以手拱胸, 在後臂肱骨內緣與肱二頭肌間之陷處 去肘窩橫紋三寸處.

[鍼法] 用毫鍼, 鍼深五分治感冒氣喘, 鍼深八分治臂腫, 鍼深一寸二分治肝·膽·脾病.

[主治] 脚痛, 手痛, 肘腫痛難動, 面黃(膽病), 四肢浮腫, 脾腫大, 感冒, 氣喘.

[解說 및 運用]　人宗穴位置與大腸經之手五里穴相符, 古人視手五里爲禁鍼穴, 唯據經驗刺之其效尙佳, 亦無副作用, 所謂禁刺, 恐係古人用鍼太粗之故, 有傷及動脈及橈神經之虞, 因此董師亦告誡"扎鍼部位應準確.

天宗, 地宗, 人宗合稱三宗穴. 配又三穴治坐骨神經痛.

治膝內側曲泉穴, 然谷穴一帶疼痛.

[注意 · 禁忌]　下鍼時, 偏外傷肱骨, 偏裡傷肱二頭肌, 扎鍼部位應準確.

⑧ 地宗

[部位]　屈肘測量　以手拱胸, 當後臂肱骨之中部內緣與肱二頭肌間之陷處, 亦卽人宗穴上三寸處.

[鍼法]　鍼深一寸治輕病, 鍼深二寸治重病, 兩臂之穴同時下鍼.

[主治]　能使陽症起死回生, 治心臟病及血管硬化.

[解說 및 運用]　本穴對肩胛崗以上疼痛有效, 對舌强亦有效.

[注意 · 禁忌]　下鍼時, 偏外傷肱骨, 偏裡傷肱二頭肌, 扎鍼部位應特別準確.

⑧ 天宗

[部位]　屈肘測量　以手拱胸, 當後臂肱骨內緣與肱二頭肌後部間之陷處　距地宗穴三寸　距肘窩橫紋九寸處.

[鍼法]　針深 1～1.5寸.

[主治]　婦科陰道癢, 陰道痛, 赤白帶下(具有速效), 小腿痛, 小兒麻痺, 狐臭, 糖尿病.

[解說 및 運用]　地宗穴及天宗穴與人宗穴皆在一條線上, 因此鍼刺時皆應特別準確. 地宗穴約在大腸經臂臑穴下一寸, 天宗穴約在臂臑上二寸.

三宗穴同用治肩胛崗以上疼痛, 不分經絡(卽不必分小腸經　三焦經　膽經)皆有效.

三宗穴治大腿內側(拘攣)痛, 又治小腿肚脹痛.

三宗治心臟衰弱引起的頭痛.

[注意 · 禁忌]　下鍼時, 偏外傷肱骨, 偏內傷二頭肌, 取穴必須準確.

臂臑 LI14　Bino Binao [手足太陽與陽維脈之會穴, 手陽明絡之會 絡手少陽之臑會]

異名　頭衝, 頸衝.

出典　甲乙.

名義	臑 臂上嫩白肉也, 臂臑在肘七寸臑肉之端也. 本穴係據所在部位而命名.
部位	肘上 7寸, 臑肉端.

臑(군) : 사태, 창자 속 기름

取穴　橫肱屈肘取之. 曲池穴 **LI11** 과 肩髃穴 **LI15** 間을 1尺의 骨度法하여 曲池穴 **LI11** 上 7寸, 肩髃穴 **LI15** 下 3寸處에 取한다.

筋肉　三角筋(deltoid m.).

神經　背側上腕皮神經(post. brachial cutaneous n.).

血管　橈骨皮靜脈(cephalic v.).

鍼法　直刺 3∼7分, 斜刺 1寸∼1.5寸. 眼疾患 治療 時 上向으로 三角筋 中에 1寸∼1.5寸 斜刺한다. 橫刺 時 上腕骨前緣에서 後緣을 向해 1寸∼1.5寸 透刺한다. 肩臂痛 治療 時 鍼尖을 上方으로 肩髃穴을 向해 1寸∼1.5寸 橫透刺한다.

穴性　理氣消痰, 散風淸熱, 通絡明目, 止痛鎭痛.

主治　寒熱臂痛, 頭痛, 發熱惡寒, 咽喉腫痛, 頸線炎, 頸項拘急, 斜頸, 肩無力, 肩臂痛, 上肢麻痺, 上腕神經痛, 瘰氣, 瘰癧, 眼疾患, 鍼麻常用穴之穴.

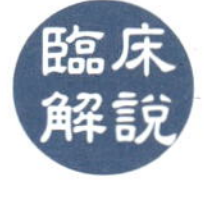

1. 肩臂痛에 사용한다 : 팔이 아파서 水平 또는 뒤쪽으로 젖히지 못하는 경우의 局所治療에 사용한다(팔을 최대한 움직인 不自然스런 姿勢를 취한 상태에서 取穴한다).

2. 鍼麻常用穴之一로서 淸熱鎭痛 消炎效果가 優秀하여 諸般 熱症에 사용한다.

　① 瘰氣, 瘰瘤, 瘰癧 치료에 응용한다 : 配曲池, ㈚ 小腸正格(臨泣後谿補 通谷前谷瀉).

　② 皮膚搔痒症 특히 蕁麻疹의 要穴이다 : 肩關節 주위의 穴은 대부분 皮膚病에 有效하다.

　③ 眼疾患에 사용한다.

> "寒熱 頸瘰適 肩臂不可擧 臂臑兪主之."《甲乙經》

> "臂臑…主寒熱臂痛 不得擧 瘰癧 頸項拘急."《大成》

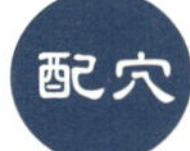 1. "配大迎, 五里, 治寒熱, 頸瘰癧."《千金方》

2. "配五里 治瘰癧."《百症賦》

3. 配肩髃(臂臑透肩髃) 用鍼麻肺葉切除術配方之一.

동 肩中

[部位] 手臂下垂, 自肩骨縫向下二寸半中央處. 上腕外側 三角筋 最高 隆起點.

[鍼法] 針深五分至一寸.

[主治] 膝蓋痛(特效鍼), 皮膚病(頸項皮膚病有特效), 小兒麻痺, 半身不遂, 心跳, 血管硬化, 鼻出血, 肩痛.

[解說 및 運用] 左肩痛扎右穴, 右肩痛扎左穴.

肩中穴位於肩臂三角肌之中央 去肩骨縫依經驗實際係三寸, 此穴治膝蓋痛及肩痛確具卓效, 治上述其它症效果亦佳.

本穴治膝臏骨疼痛, 鍼後覺患部發熱則病速癒. 若重症 可加內關, 太衝以加强效果.

本穴亦治下肢無力 可配上曲, 雲白, 或下曲, 李白.

本穴配中下白或靈骨, 大白 治坐骨神經痛效果甚佳.

本穴配雲白 治小腿肚疼.

治膝蓋痛特效, 針時患部須運動.

治皮膚病(頸項部), 半身不遂, 小兒麻痺, 肩痛(同側).

本穴治效可及於脚踝骨(尤其內踝).

✋ 皮膚病 치료

1. 사 大腸正格(濕), 肺正格(燥).

2. 나 肩髃, 築賓, 동 肩中, 分枝上(雲門의 반대쪽 陷沒部位), 分支下(分支上穴下 1寸 再向內側 5分) : 부신피질호르몬 調節作用, 解毒作用이 우수하다.

3. 동 馹馬穴 : 牛皮癬, 靑春痘를 치료한다.

4. Ⓖ 臍四邊(臍邊)[13] : 특히 알레르기性인 경우에 효과(點刺放血).

5. Ⓖ 裏內庭(足2·3趾關節前方凹陷處. 與內庭穴相對) : 食中毒 및 食中毒으로 인한 皮膚發疹에 사용한다.

---

13) 臍四邊(臍邊)穴 : 臍주위의 上下左右 一寸處 4點. cf. 臍中四邊穴 : 神關穴＋臍四邊穴.

異名	髆骨, 髃骨, 肩井, 偏肩, ⑧ 背面, 中肩井.
出典	靈樞 經脈, 甲乙.
名義	髃 指髃骨, 爲肩端之骨 卽肩胛骨臼端, 穴在肩端兩骨間 故名肩髃.
部位	髆骨頭肩端上 兩骨罅間陷者宛宛中 擧臂取之有空.
取穴	正坐以手臂平擧後取之, 正坐握拳 時 肩關節의 三角筋 起始部 前後에 陷沒部가 나타나는데 前方陷處를 肩髃穴, 後方陷處를 肩髎穴 TE14 로 取한다. 大椎 GV14 ←2寸→ 肩中俞 SI15 ←2寸→ 肩井 GB21 ←4寸→ 肩髃 LI15
筋肉	三角筋(deltoid m.).
神經	鎖骨上神經(supraclavicular n.).
血管	上腕動靜脈(brachial a. & v.), 背側上腕回旋動靜脈(post. circumflex humeral a. & v.).
鍼法	直刺 5分~1.2寸. 上臂下垂하고 上腕骨을 軸으로 하여 下方向으로 刺入한다. 或은 擧上하여 極泉穴을 向해 2~3寸 刺入한다. 斜刺 7分~1.5寸. 棘狀筋腱炎 治療 時는 팔을 내려 肩峰과 上腕骨大結節 間에 水平으로 7分~1寸 刺入한다. 肩關節周圍炎에는 肩內陵穴, 肩髎穴, 三角筋 方向으로 各各 2~3寸 透刺한다.
穴性	疏散經絡風濕, 淸泄陽明氣火, 通利關節, 消痰止癢.
主治	傷寒熱不已, 四肢熱, 高血壓, 中風偏癱, 筋骨痠痛, 幻影痛, 風濕性肌肉神經痛, 肩胛神經痛, 頸背痛, 手臂攣痛, 關節炎, 皮膚病, 癮疹, 皮膚病, 瘰氣風熱.

1. 半身不遂 10大 名穴[14]之一로서 陽明熱鬱로 인한 諸症을 다스린다.

　① 腦血管障害, 熱病에 의한 半身不遂(中風, 偏風, 偏癱)에 사용한다.

　② 肩關節異常(肩臂痛, 肩胛痛)에 쓰는 代表穴로서 특히 (急性)熱性病으로 인한 頭 · 肩胛 · 前腕部의 痙攣 · 麻痺刺痛에 效果的이다.

---

14) 半身不遂 10大 名穴 : 百會, 風池, 曲池, 合谷, 肩髃, 肩井, 環跳, 風市, 絶骨, 三里, 崑崙 申脈.

③ 乳癰, 乳毒, 乳岩 等 乳房關聯 諸 疾患에 사용한다.

④ 齒痛에 有效하다.

2. 蕁麻疹, 알레르기性 癮疹 等 皮膚病의 名穴이다 : 肩關節 周圍의 諸穴은
대부분 부신피질호르몬 調節作用이 있어 解毒作用이 優秀하다.

"肩中熱 指臂痛 肩髃主之."《甲乙經》

"帝曰 夫子言治熱病五十九俞, 余論其意 未能領別其處, 願聞其處 因聞其
意. 歧伯曰 頭上五行 行五者 以越諸陽之熱逆也. 大杼 膺俞 缺盆 背俞 此
八者 以瀉胸中之熱也. 氣街 三里 巨虛上下廉 此八者 以瀉胃中之熱也. 雲
門 髃骨 委中 髓空 此八者 以瀉四支之熱也. 五藏俞傍五 此十者 以瀉五藏
之熱也. 凡此五十九穴者 皆熱之左右也."《素問 · 水熱穴論》

"肩髃(一名肩井, 一名偏肩)…主中風手足不隨 偏風 風厥 風痿 風病 半身
不遂 熱風肩中熱 頭不可回顧 肩臂疼痛臂無力 手不能向頭 攣急 風熱癮疹
顔色枯焦 勞氣泄精 傷寒熱不已 四肢熱 諸癭氣. 唐魯州刺史庫狄嶔風痺 不
能挽弓 甄權針肩髃 針進卽可射."《大成》

"乳癰之發 其證不一, 有發正於乳上曰乳氣, 乳左曰侵囊, 乳右曰乳疽, 乳下
曰乳岩, 當乳頭所發乳毒, 俱當灸肩髃二十七壯."《癰疽神妙灸經》

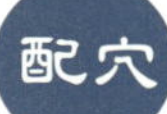

配穴

1. "配陽谿 消癮風之熱極."《百症賦》
2. "配肩貞, 關衝 治肩中熱, 頭不可以顧."《千金方》
3. "配曲池, 合谷 治兩手痠痛難執物."《勝玉歌》
4. 配曲池, 外關, 合谷 治上肢麻痺.
5. 配肩井, 曲池 治肩膊煩疼.
6. 配天宗 治肩關節周圍炎.
7. 配肩髎, 曲池, 合谷, 手三里, 尺澤, 中渚, 養老 治小兒麻痺, 上肢麻痺.

⑥ 肩三鍼穴

[部位]

肩髃穴(屬大腸經) : 肩峰與肱骨大結節之間凹陷處.

肩前 : 腋前皺襞直上一寸處.

肩後 : 腋後皺襞直上一寸五分處.

皺 : 주름 추　襞 : 주름 벽

[鍼法] 針肩髃穴沿三角肌向內下方斜刺 1～3寸, 肩前 · 肩後均針 1寸.

[主治] 肩背痛, 凍結肩, 肩關節痛, 手不能擧, 上肢癱瘓麻痺.

[解說 및 運用] 先針肩髃 次針肩前 再針肩後 各刺一寸半, 或肩前直透肩後亦可.

倒 背面

[部位] 在肩骨縫之中央, 擧臂時有空陷處.

[主治] 腹部發悶, 發音無力.

[解說 및 運用] 背面穴位置相當於大腸經之肩髃穴. 運用三稜鍼點刺治療上述各症, 確有卓效.
本穴與肩髃穴相符或相近, 肩髃穴原有調理肺氣之效, 本穴治腹部發悶及發音無力皆係調理
肺氣之功.
用三稜鍼點刺 在肩髃穴至其後一寸之周邊點 刺出血卽可, 不必拘泥穴位.
用三稜鍼可治全身疲勞, 兩腿發酸, 嘔吐, 肝霍亂, 腸霍亂, 陰陽霍亂.
三稜鍼點刺出血可治全身疲勞, 講話聲音細小無力及小腿無力 確實有效.

倒 雲白

[異名] 肩俞.

[部位] 當肩關節前方, 骨縫去肩尖約二寸許處, 亦卽背面穴向胸方向斜下開二寸.

[鍼法] 針深三分至五分. 垂手取穴.

[主治] 婦科陰道炎, 陰道癢, 陰道痛, 赤白帶下, 小兒麻痺.

[解說 및 運用] 依經驗本穴位置應係在肩中前一寸再上一寸之位置.
本穴治婦科病有效, 配肩中治小腿無力及脹痛.
本穴配上白治足外踝及踝關節炎.

倒 李白

[異名] 肩內俞.

[部位] 在臂外側, 從雲白穴稍向外斜下二寸處.

[鍼法] 針深三分至五分.

[主治] 狐臭, 脚痛, 小腿痛, 小兒麻痺.

[解說 및 運用] 本穴位置應係在肩中穴前一寸二分 再下一寸處.

出典	素問 氣府論, 甲乙.
名義	巨 大也, 肩端前橫而大者巨骨(鎖骨), 穴在肩端上行兩叉骨間凹陷處 卽在肩端前橫而大之巨骨上, 故名巨骨.
部位	肩端尖上行 兩叉骨罅間陷中(鎖骨肩峰端與肩胛棘間 陷凹處).
取穴	正坐取之. 肩井穴 GB21 에서 肩端을 向해 밀어나가면 鎖骨의 外端과 肩峰과의 사이에서 指가 그치는 곳에 取한다.
筋肉	僧帽筋(trapezius m.), 棘上筋(supraspinatus m.).
神經	鎖骨上神經(supraclavicular n.).
血管	肩胛上動脈(suprascapular a.), 肩胛橫動脈(transverse scapular a.).
鍼法	直刺 3～7分. 斜刺 0.5～1寸(不可深刺 以免造成氣胸), 或禁鍼. 鍼則倒懸(强刺戟 時 Shock이 일어나기 쉬우므로 刺鍼에 愼重을 要한다).
穴性	理氣消痰, 散瘀通絡, 通利關節.
主治	肩臂不得屈伸, 驚癎, 癭氣, 瘰癧, 吐血, 肩背手臂疼痛, 肩關節痛, 肩胛痛, 上腕神經痛, 小兒驚癎, 小兒感冒, 癮疹.

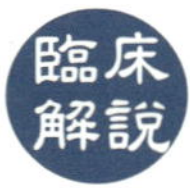

强刺戟에 鍼暈이 일어날 수 있다.

1. 肩臂不擧, 血瘀肩中痛에 사용한다(患部 周圍穴).

2. 胸中有瘀血, 痰壅不下로 인한 氣喘胸悶 喘不得臥에 사용한다.

> "肩背髀不擧 血瘀肩中 不能動搖 巨骨主之."《甲乙經》

> "巨骨…主驚癎 破心吐血 臂膊痛 胸中有瘀血 肩臂不得屈伸."《大成》

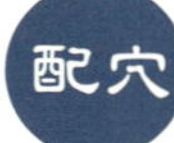

1. "配前谷 治臂不擧."《千金方》

2. "配天牖, 缺盆, 神道, 大杼, 天突, 水道 治肩背痛."《千金方》

3. 配孔最, 尺澤, 魚際 治咯血.

4. 配肩髎, 肩髃 治肩關節周圍炎.

天鼎 LI17

異名　天頂, 天項, 天蓋.

出典　甲乙.

名義　頭以上爲天 陽明脈出於天柱骨上, 穴値其處 謂之天鼎, 言天以是爲鼎峙也.

部位　頸缺盆上 直扶突後 1寸.

取穴　正坐仰靠取之. 頸部 外側으로 胸鎖乳突筋 後緣, 後頭隆起(甲狀軟骨) 外側 3寸에 있는 扶突穴 LI18 下方 1寸에 取한다. 甲狀軟骨과 天突穴 CV22 間을 直寸 4寸으로 計算한다.

筋肉　胸鎖乳突筋(sternocleidomastoid m.), 前斜角筋(ant. scalene m.), 肩胛舌骨筋(omohyoid m.).

神經　鎖骨上神經(supraclavicular n.).

血管　(淺部)頸橫動脈의 淺枝(superficial br. of transverse cervical a.), (深部)鎖骨下動脈(subclavicular a.).

穴性　理氣化痰, 淸熱消腫, 利咽喉.

主治　喉痺嗌腫, 咽喉頭炎, 扁桃腺炎, 瘰癧, 狹心症, 暴瘖氣梗, 飮食不下, 嚥下困難(舌骨麻痺).

參考　天鼎穴 LI17 은 天井穴 TE10 과 同音異穴이다.

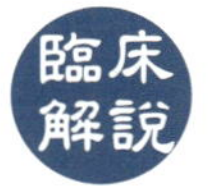

諸般 火症으로 인한 咽喉障碍에 사용한다(點刺出血).

1. 咽喉頭炎, 扁桃腺炎에 사용한다.

2. 舌骨肌麻痺로 인한 嚥下困難, 飮食不下에 사용한다.

> "暴瘖氣哽 喉痺咽痛 不得息 食飮不下 天鼎主之."《甲乙經》

> "天鼎…主瘖氣哽 喉痺嗌腫 不得息 飮食不下 喉中鳴."《大成》

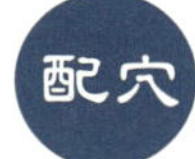 1. 配合谷, 承漿, 太谿 治初期聲麻痺.

2. "配間使 治失音囁嚅而休遲."《百症賦》

3. "配氣舍, 膈俞 治喉痺硬噎, 咽腫不得消 食飲不."《千金方》

동 喉蛾九

[部位] 在喉結及其上一寸與下一寸五分處 另加該三處各左右旁開一寸五分處 共九穴.

[鍼法] 用三稜鍼放血.

[主治] 喉蛾, 喉痛, 甲狀腺炎, 喉癢, 痰塞喉管不出(呼吸困難 狀如哮喘), 甲狀腺瘦瘤(囊腫), 甲狀腺機能亢進症(癭氣).

[解說 및 運用] 喉蛾九穴因治喉蛾(白喉), 並且有九穴而得名.

急性扁桃腺發炎 口不能開 非放血不可. 但不必九穴都要全放 只要在上下同一直線上 每三穴列爲一組, 任取一組卽可.

[注意 禁忌] 扎針時需將穴部皮肉捏起 以免扎傷筋及軟骨.

扶突 LI18   Budol Futu

異名	水穴, 水泉.
出典	靈樞 本輸, 甲乙.
名義	鋪四指曰扶, 扶卽今之四橫指 約當同身寸三寸, 穴在結喉突起之旁三寸(一扶) 故名扶突.　　　　鋪(포) : 펴다, 늘어놓다
部位	氣舍上 1.5分, 在頸當曲頰下 1寸, 人迎後 1.5分.
取穴	正坐仰靠取之. 後頭隆起 正中 兩傍 各 3寸 胸鎖乳突筋 後緣, 人迎 ST9 後 1.5寸에 取한다. 人迎穴 ST9 ←1.5寸→ 扶突穴 LI18 ←1.5寸→ 天窓穴 SI16
筋肉	胸鎖乳突筋(sternocleido mastoid m.), 前斜角筋(ant. scalene m.).
神經	鎖前皮下神經(ant. cutaneous n. of neck), 頸神經叢(plexus cervicalis)의 分枝.
血管	淺頸動脈(superficial cervical a.).
穴性	疏通經絡, 調暢氣血, 宣肺利咽.
主治	咳嗽多唾, 喉頭炎, 咳嗽喘息, 口狹炎, 咽嗌不利, 暴瘖氣梗, 癭氣, 瘰癧, 甲狀

腺腫大, 肩臂痛.

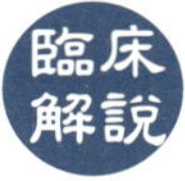

1. 咽喉氣管支炎, 咳嗽喘息, 暴瘖不能言에 患部 周圍穴로 사용한다.
2. 血壓關聯 諸 急症에 응용한다 : 低血壓, 高血壓(配人迎, 天柱)에 사용한다.
3. 鍼麻甲狀腺手術常用穴의 하나로서 이용된다.

> "咳逆上氣 咽喉鳴喝喘息 扶突主之" "暴瘖氣哽 刺扶突與舌本出血."《甲乙經》
>
> "扶突(一名水穴)…主咳嗽多唾 上氣 咽引喘息 喉中如水鷄聲 暴瘖氣哽."《大成》

1. "配支溝, 天窓, 曲鬢, 靈道 治暴瘖不能言."《千金方》
2. "配天突, 太谿 治喉鳴, 暴忤氣哽."《千金方》
3. 配天容, 廉泉, 魄戶, 氣舍, 讔讀 治氣逆上氣, 喘息, 嘔沫. 齒噤.
4. 配天突, 合谷 治瘖瘂, 咳喘, 聲嘶.

禾髎 LI19   Hwaryo Heliao

異名	頄, 長頻, 長顃, 鼻禾髎, 口禾髎.	頄(졸)：광대뼈　顃(훼)：턱수염, 뺨
出典	甲乙.	
名義	髎 與窌同, 窌 空穴也. 穴爲大腸手陽明脈之空穴 位在直鼻孔下俠水溝傍五分 言其間髭出如禾, 又因穴近口處 故名口禾髎.	
部位	鼻孔下 水溝旁 5分.	
取穴	正面仰靠 或은 仰臥位取穴. 鼻孔 下 上脣, 水溝穴 GV26 兩傍 5分處에 取한다.	
筋肉	口輪筋(orbicularis oris m.).	
神經	顔面神經(facial n.)과 眼窩下神經(infraorbital n.)의 吻合叢.	
血管	上脣動靜脈(sup. labial a. & v.).	

鍼法	直刺 2~3分, 斜刺 3~5分. 橫刺로 內側을 向해 3~5分 刺入한다.
灸法	禁灸.
穴性	淸肺利鼻 去風開竅.
主治	鼻塞不聞香臭, 牙關緊急, 口眼喎斜, 鼻炎, 鼻瘡息肉, 鼻衄, 鼻窒, 鼻流淸涕, 耳下腺炎, 腮腺炎, 尸厥.
參考	和髎穴 **TE22** 과는 同音異穴이다.

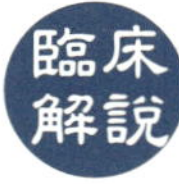

1. 人中의 代用穴로서 回生穴, 救急穴로 사용한다 : 小兒驚氣에는 人中(刺戟 强)보다는 禾髎穴 자극이 효과적이다.

2. 口眼喎斜, 顔面神經麻痺에 사용한다. 顔面部 經穴은 弱刺戟, 四肢部는 强刺戟을 한다.

   ① 口眼喎斜 中에 上脣에 浮腫(麻痺)이 있는 경우에는 瀉血시킨다.

   ② 口眼喎斜 中에 人中線이 휘어져 있는 경우에는 人中을 당겨서 똑바로 한 상태에서 刺針한다.

3. 一切의 鼻疾患에 사용한다(配迎香, 上星, 印堂, 山根刺絡) : 鼻炎, 鼻瘡息肉, 鼻衄, 鼻塞, 鼻流淸涕, 不辨香臭, 無嗅覺症 等에 有效하다.

   > "鼻室口僻 淸洟出 不可止 衄衃有癰 禾髎主之."《甲乙經》　　洟(이) : 콧물

   > "禾髎(一名長頻)…主屍厥及口不可開 鼻瘡息肉 鼻塞不聞香臭 衄衃不止."《大成》

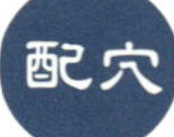

1. "配上星 治衄血."《雜病八法歌》

2. 配厲兌, 勞宮 治衄血不止.

3. 配上星, 印堂, 列缺 治鼻衄血.

4. "配承泣, 四白, 巨髎, 上關, 大迎, 顴骨, 强間, 風池, 迎香, 水溝 治口喎僻不能言."《千金方》

5. "配曲差, 上星, 迎香, 素髎, 水溝, 齦交, 通天, 風府 治鼻窒, 喘息不利, 鼻喎僻, 多涕, 鼻衄有瘡."《千金方》

6. 配地倉, 頰車, 四白, 陽白 治顔面神經麻痺.

迎香 LI20   Yeonghyang Yingxiang [手足陽明經之會穴, 大腸經終止穴, 辰時交與胃經承泣穴]

異名   衝陽, Ⓢ 腑快.

出典   甲乙.

名義   本穴在鼻孔旁五分 言鼻從此迎香而入, 又穴屬手陽明大腸經 與肺爲表裏 肺開
竅於鼻 本穴可治鼻塞不聞香臭 故名迎香.

部位   禾髎穴上 1寸, 鼻孔旁 5分.

取穴   正面仰靠 或 仰臥位取穴. 禾髎穴 LI19 上 1寸, 鼻翼根部 直外方 5分部로 鼻
唇溝中에 取한다.

筋肉   上脣擧筋(levator labii superioris m.), 上脣鼻翼擧筋((levator anguli oris
m.).

神經   眼窩下神經(infraorbital n.)의 上脣枝(上顎神經과 三叉神經의 第2枝).

血管   上脣動靜脈(sup. labial a. & v.).

鍼法   直刺 2~3分, 斜刺 5分~1寸(斜向上刺). 膽道蛔蟲症 治療 時는 四白穴을 向
해 0.5~1寸 透刺한다. 鼻疾患에는 鼻道를 向해 透刺한다.

灸法   禁灸.

穴性   通鼻竅, 散風邪, 淸氣火.

主治   鼻衄, 鼻炎, 鼻塞, 鼻淵, 鼻有息肉, 無嗅覺, 口眼喎斜(顔面神經麻痺), 面癢,
面浮腫, 眼赤熱, 耳鳴, 丹毒, 蕁麻疹, 膽道蛔蟲症, 傷風, 偏風.

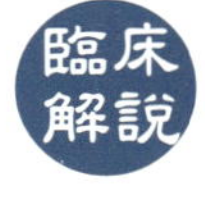

1. 一切 鼻疾患의 必須穴이다 : 蓄膿症, 鼻衄, 鼻炎, 鼻塞, 鼻痔[15], 無嗅覺症
에 매우 有效하다.

---

15) **鼻痔** : 콧속에 굳은살이 생기는 것을 총칭하는 것으로 **鼻瘜肉**이라고도 한다. 肺經에 **風濕熱**이
鬱結되어 생긴다. **輕症**인 경우에는 **鼻塞, 無臭覺,** 呼吸不便하지만 **重症**인 경우에는 코가 기형상
태가 되고 **痔疾**처럼 밖으로 군살이 자라나오기도 한다.

2. 口眼喎斜 특히 '面浮腫瘍 狀如蟲行'을 隨伴하는 경우에 有效하다.

3. 背痛에 사용한다(配玉火, 四白).

　　☞ 一般的으로 顔面 諸穴은 鎭痛·鎭驚作用이 優秀하여 諸般 神經痛 및 疼痛疾患에 多用한다.

"鼻鼽不利 窒洞氣塞 喎僻多洟 鼽衄有癰 迎香主之."《甲乙經》

"面上蟲行有驗 迎香可取."《百症賦》　　　　　　　　　洟(이) : 콧물, 눈물

"耳聾氣閉聽會針 迎香穴瀉功如神."《席弘賦》

"迎香…主鼻塞不聞香臭 偏風口喎 面癢浮腫 風動葉落 狀如蟲行 脣腫痛 喘息不利 鼻喎多涕 鼻衄骨瘡 鼻有息肉."《大成》

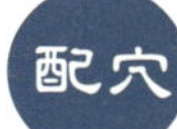

1. "配上星, 五處, 禾髎 水溝, 風府, 百勞, 太淵 治鼻塞不聞香臭."《大成》
2. "配合谷 治面癢腫."《大成》
3. "配神庭, 攢竹, 風門, 合谷, 至陰, 通谷 治鼻鼽淸涕出."《千金方》
4. "配承泣, 四白, 巨髎, 禾髎, 上關, 大迎, 顴骨, 强間, 風池, 水溝 治口喎僻不能言."《千金方》
5. 配地倉, 頰車, 下關 治口眼喎斜, 顔面神經麻痺.
6. 配上星, 印堂, 合谷, 足三里 治鼻塞, 鼻炎, 鼻竇炎.

蓄膿症(鼻淵)의 治療 : 淸上焦熱(淸肺熱)

1. 上星(灸, 瀉血), 迎香 加合谷, 足三里, 內庭(外關).
2. 上迎香, 禾髎, 印堂, 四白, 素髎.
3. 山根刺絡(內迎香에서 山根 方向으로 刺出血) 및 鼻 주위 奇穴들을 이용한다.

동 腑快
[部位] 與鼻下緣齊平, 從鼻角向外橫開五分處.
[主治] 腹脹, 腹疼痛, 疝氣.
[鍼法] 針深 1～3分.
[解說 및 運用] 本穴位置與大腸經之 '迎香' 相符.

ⓞ 內迎香

[部位] 在鼻孔內上方(鼻翼軟骨與鼻甲交界處 卽上迎香相對處) 鼻粘膜上.

[主治] 目熱暴痛, 目赤腫痛, 鼻疾, 喉痺, 喉閉, 中惡, 卒死, 中暑, 眩暈.

[鍼法] 三稜鍼點刺出血(出血體質者 禁用).

[解說 및 運用]

"目熱, 心血炎上兩眼紅, 好將蘆葉搐鼻中, 若還血中出眞爲美, 目內淸凉顯妙功. 內迎香在
鼻孔內 用蘆葉或箸葉作卷搐之, 出血爲好, 應合谷穴."《玉龍經》

"搐迎香於鼻內 消眼熱之紅."《玉龍賦》

"治中惡方 : 葱心橫刺鼻孔中 出血愈."《千金方》

"卒死 或先有病痛 或居常倒仆 奄忽而絕 皆是中惡之類. 療方 : 取葱刺鼻, 令入數寸 須使
目中出血乃佳. 一云耳中出血佳. 此扁鵲法."《外臺秘要》

ⓞ 玉火

[部位] 當眼中央直下之顴骨直下陷凹處.

[主治] 心經之坐骨神經痛, 肩臂痛, 四肢痛, 膝蓋痛, 顴骨痛, 顎骨痛.

[解說 및 運用] 玉火善治血虛血瘀所致之各種疼痛.

ⓞ 鼻翼

[部位] 當鼻翼中央上端之溝陷中.

[主治] 眉稜骨痛, 頭昏眼花, 腎虧之各種神經痛, 半身不遂, 四肢骨痛, 臉面麻痺, 舌痛, 舌
硬, 舌緊, 偏頭痛, 喉痛.

[解說 및 運用] 玉火及鼻翼二穴均爲鎭痛要穴, 玉火善治血虛血瘀所致之各種疼痛, 鼻翼善
治氣虛氣鬱所致之各種疼痛.

鼻翼穴尙能消除疲勞, 提神醒腦尤爲妙用. 常用治全身痠痛極效.

本穴爲消除疲勞之妙穴.

03

足陽明胃經

足陽明胃經

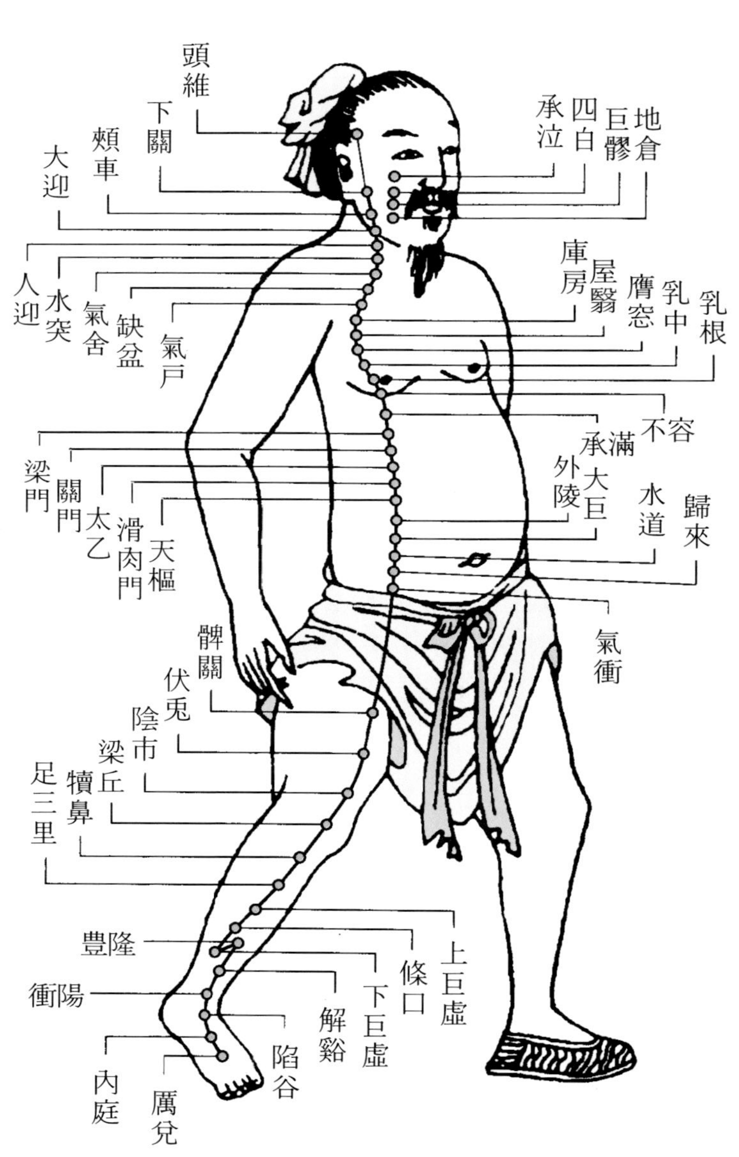

頭維
下關
頰車
大迎
人迎
水突
氣舍
缺盆
氣戶
梁門
關門
太乙
滑肉門
天樞
髀關
伏兔
陰市
梁丘
犢鼻
足三里
豊隆
衝陽
內庭
厲兌
陷谷
解谿
下巨虛
上巨虛
條口
氣衝
歸來
水道
大巨
外陵
承滿
不容
乳根
乳中
膺窗
屋翳
庫房
承泣
四白
巨髎
地倉

足陽明胃經 流注

胃足陽明之脈 起於鼻(迎香) 交頞中 旁納太陽之脈(睛明) 下循鼻外 入上齒中(交人中) 還出挾口 環脣下交承漿 却循頤後下廉 出大迎 循頰車 上耳前 過客主人(交懸釐 頷厭 至頭維) 循髮際 至額顱(會於督脈之神庭 以交百會).

其支者 從大迎前下人迎 循喉嚨(至氣舍) 入缺盆 下膈(交上脘中脘) 屬胃絡脾.

其直者 從缺盆下乳內廉 下挾臍(二寸) 入氣街(氣衝)中.

其支者 起於胃口 下循腹裏 下至氣街中而合 以下髀關 抵伏兎 下膝臏中 下循經外廉 下足跗 入中趾內間(出大趾次趾外端).

其支者 下廉三寸(三里)而別 (過豐隆) 下入中趾外間.

其支者 別跗上(衝陽) 入大趾間 出其端(以交足太陰也).

胃經穴歌

"四十五穴足陽明, 承泣四白巨髎經, 地倉大迎登頰車, 下關頭維對人迎, 水突氣舍連缺盆, 氣戶庫房玉翳屯, 膺窓乳中下乳根, 不容承滿出梁門, 關門太乙滑肉起, 天樞外陵大巨裏, 水道歸來達氣衝, 髀關伏兎走陰市, 梁丘犢鼻足三里, 上巨虛連條口底, 下巨虛上有豐隆, 解谿衝陽陷谷中, 內庭厲兌陽明穴, 大趾次趾之端終."《類經》

是動病과 所生病

是動病：病洒洒振寒 善伸數欠 顔黑 病至則惡人與火, 聞目聲則惕然而易驚心動 欲獨閉戶塞牖而處 心則登高而歌 棄衣而走 賁響腹脹 是爲骬厥 是主血.

所生病：狂瘧 溫淫 汗出 鼽衄 口喎 脣胗 頸腫 喉痺 大腹水腫 膝臏腫痛 循膺乳氣街 股伏兎骬外廉 足跗上皆痛 中指不用.

胃經 效能主治

1. 效能：祛風化濕, 理氣化痰, 疏泄陽明邪熱, 理脾胃寧神, 開竅明目.
2. 主治：腸·胃等 消化器系統疾患(胃痛 嘔吐 腸鳴 腹脹 或 多食易飢 渴飮), 神經精神系疾患, 呼吸循環系 病症, 咽喉·頭面·口·齒·鼻 病症 및 胃經이 經過하는 部位의 病症(口眼喎斜, 咽喉腫痛, 鼻衄, 齒痛, 膝臏疼痛)을 主治한다.

(1) 部位別 主治
① 承泣 **ST₁** ~頭維 **ST₈**：頭面·目·鼻·口·齒病을 主治한다.
② 人迎 **ST₉** ~乳根 **ST₁₈**：喉·胸·肺疾患을 主治한다.
③ 不容 **ST₁₉** ~氣衝 **ST₃₀**：下腹部와 泌尿生殖器疾患 및 胃腸病을 主治한다.

④ 髀關 ST31 ～犢鼻 ST35 : 下肢膝股의 局所疾患을 主治한다.
⑤ 足三里 ST36 ～豊隆 ST40 : 下肢膝脛部의 局所病 및 胃腸病을 主治한다.
⑥ 解谿 ST41 ～厲兌 ST45 : 頭面·鼻·目·口·齒·咽喉病, 足部 局所病, 腦疾患, 胃腸病, 發熱病을 主治한다.

(2) 主要穴 主治

① 頭維 ST8 : 頭痛을 主治한다.
② 天樞 ST25 : 胃腸疾患을 主治한다.
③ 氣衝 ST30 : 疝氣를 主治한다.
④ 犢鼻 ST35 : 膝痛을 主治한다.
⑤ 足三里 ST36 : 氣血誘導로 胃病, 鼻塞, 上氣, 脚氣, 慢性疾患을 主治하며 養生灸 穴로 이용한다.
⑥ 上巨虛 ST37 : 大腸熱을 主治한다.
⑦ 下巨虛 ST39 : 小腸熱을 主治한다.

承泣 ST1　　　Seungeup Chengqi [足陽明經·陽蹻脈與任脈之會穴]

異名	面髎, 鼸穴, 谿穴, 羨泣.　　鼸(혜) : 생쥐　羨(양) : 강이 길다
出典	甲乙.
名義	承 奉也, 泣 是無聲流淚而哭, 穴在目下七分 承泣意指哭泣時淚水下流 本穴承受.
部位	目下 7分, 直瞳子陷中.
取穴	正坐仰靠取之. 正視했을 때 瞳孔의 直下로서, 眼窩 下緣에 取한다.
筋肉	眼輪筋(orbicularis oculi m.), 頰骨筋(zygomatic m.).
神經	眼窩下神經(infraorbital n.)의 眼瞼枝.
血管	眼窩下動脈(infraorbital a.).
鍼法	直刺 2～3分. 深刺 時 환자를 仰臥位에서 眼球를 固定하게 한 後 眼窩下壁을 沿해 緩慢하게 1寸～1.5寸 刺入하며 捻轉과 搗鍼하지 않도록 한다. 橫刺(近視治療)는 內眼角을 向해 透刺한다.

灸法　禁灸(眼病은 대부분 火熱로 인하여 생긴다).

穴性　祛風散火, 開竅明目止淚.

主治　目冷, 眼痙攣, 麥粒腫, 角膜炎, 目赤痛, 近視眼, 夜盲, 迎風流淚, 淚液過多症, 眼球振盪症, 綠瞖, 口眼喎斜.

注意 禁忌　本穴은 出血하기 쉬우므로 拔針 後 針孔을 2~3分 동안 壓迫하여 出血을 막는다. 拔針 後 出血하여 局部에 靑紫色을 띠면 우선 冷찜질로 止血시키고 出血이 멎으면 溫罨法을 쓴다.　罨(엄) : 그물, 그물을 덮어씌우다

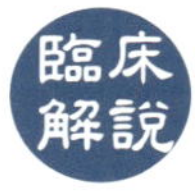

1. 一切의 眼疾患에 患部 周圍穴로서 사용되며 특히 充血性·炎症性 眼疾患에 有效하다.

　① 流行性結膜炎, 麥粒腫(配隱白, Ⓖ 手掌間)에 사용한다.

　② 迎風流淚(因肺氣虛)에 사용한다 : Ⓢ 肺正格.

　③ 近視, 夜盲症의 治療에 有效하다.

　④ 眼瞼·眼角諸肌之痙攣(目瞤動與口僻口不能言)에 사용한다.

2. 口眼喎斜 補助穴로서 사용한다.

3. 承泣·四白穴 部位는 人體 氣血盛衰·留滯 等에 대한 診斷에 사용한다 : 目下黑色은 腸胃痰飮 或은 子宮瘀血, 姙娠 等의 諸證이 있음을 나타낸다.

"目不明 淚出 目眩瞀 瞳子癢 遠視䀮䀮 昏夜無見 目瞤動 與項口參相引 喎僻口不能言 刺承泣."《甲乙經》

"承泣…《銅人》灸三壯, 禁針 針之令人目烏色.《明堂》針四分半, 不宜灸 灸後令人目下大如拳 息肉日加如桃 至三十日定不見物.…東垣曰 魏邦彦夫人目瞖綠色 從下侵上者 自陽明來也. 主目冷淚出 上觀 瞳子癢 遠視䀮䀮 昏夜無見 目瞤動與項口相引 口眼喎斜 口不能言 面葉葉牽動 眼赤痛 耳鳴耳聾."《大成》

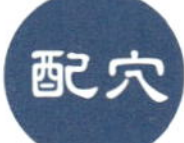

1. "配睛明, 顴交, 四白, 風池, 巨髎, 瞳子髎, 上星, 肝俞 治目淚出, 多眵, 內

眥赤痛癢, 生白膚翳."《千金方》

2. "配四白, 巨髎, 禾髎, 上關, 大迎, 顴骨, 强間, 風池, 迎香, 水溝 治口喎僻
   不能言."《千金方》

3. 配肝俞, 瞳子髎 治目昏瘖.

4. 配睛明 治淚液過多.

5. 配風池, 太陽, 睛明, 肝俞, 腎俞, 足三里, 合谷 治視神經萎縮.

6. 配風池, 睛明, 太陽, 曲池, 太衝 治靑光眼綠內障.

✋ 流行性結膜炎의 治療

대체로 봄·가을에 多發하며 眼澁痛(上下眼瞼 浮腫, 充血)이 特徵이다.

1. **標證治療**

   (1) 先太陽(瞳子髎) 點刺出血 後隨證取穴(風池, 曲池, 外關, 陽谷, 至陰, 合谷,
       三里).

   (2) Ⓖ 大·小骨空(治眼爛能止冷淚), Ⓓ 木穴, Ⓢ 心寒格[1] 或 神門(瀉)

   (3) 患部周圍穴

       ① 睛明, 承泣瀉血 : 刺針便宜를 위해 各各 攢竹, 四白穴로 代用하기도 한다.

       ② 攢竹, 魚腰(眉中央), 絲竹空 : 白內障, 眼瞼麻痺 等의 眼疾患을 主治한다.

2. **本證治療(肝·膽經隨證取穴)** : 行間, 俠谿, Ⓢ 肝勝格[2].

3. **方劑** : 驅風散熱飮子, 洗肝明目湯, 黃連解毒湯(洗眼).

四白 ST₂   Sabaek Sibai

出典	甲乙.
名義	白 明也, 穴在目下一寸 針四分, 主目疾 使目明四方而光明, 故曰四白.
部位	目下 1寸, 直瞳子.
取穴	正坐仰靠 令病人正視取之. 眼窩 下 骨空處로서 瞳子 直下 1寸處에 取한다.

---

1) **心寒格** : 少海陰谷補 少府然谷瀉.

2) **肝勝格** : 經渠中封補 少府行間瀉.

筋肉	眼輪筋(orbicularis oculi m.), 眼窩下筋(infraorbital m.).
神經	眼窩下神經(infraorbital n.).
血管	眼窩下動脈(infraorbital a.), 下眼瞼靜脈(inferior palpebral v.).

鍼法　直刺 2~3分, 不可深刺(針太深 令人目烏色). 斜刺 3~5分. 橫刺 時 透顴髎, 透下關하며 0.5~1寸 刺入한다. 三叉神經痛 治療 時 鍼尖을 下에서 外上方으로 3~5分 刺入한다.

灸法　禁灸《入門》. ☞ 面部는 諸陽之會로서 禁灸함을 基本으로 한다.

穴性　祛風明目, 舒筋鎭痛, 疏肝利膽.

主治　頭痛目眩, 目翳, 眼瞼炎, 角膜炎, 目痒, 眼窩神經痛, 夜盲症, 眼淚, 眼赤痛痒, 眼瞼瞤動, 近視, 三叉神經痛, 副鼻腔炎, 鼻炎, 膽道蛔蟲症, 顔面浮腫, 口眼喎斜.

1. 承泣의 代用穴로서 一切의 眼疾患에 사용한다 : 結膜炎, 眼疲勞에 效果的이다.

2. 鎭痛・鎭驚作用이 優秀하여 口面部 諸症에 多用한다 : 대부분의 顔面部 穴들은 鎭痛・鎭驚作用이 優秀하여 神經痛을 포함한 諸般 疼痛性 疾患에 多用한다.

   ① 腮痛[3], 眼瞼不合을 隨伴하는 顔面神經麻痺 等에 有效하다 : 顔面痙攣 時에 指壓만으로도 일시적으로 痙攣을 그치게 할 수 있다.

   ② 副鼻腔炎, 鼻淵(蓄膿症), 鼻炎 等 鼻疾患에 사용한다.

   ③ 頭痛, 眩氣症에 사용한다.

3. 承泣・四白穴 部位는 人體 氣血盛衰・留滯 等에 대한 診斷에 사용한다 : 目下黑色은 腸胃痰飮 或은 子宮瘀血, 姙娠 等의 諸證이 있음을 나타낸다.

   ① 慢性胃腸障碍를 가진 사람으로 目下黑色이면 重病을 의심한다.

   ② 婦人이 目下黑色이면 甚한 瘀血症이다.

   ③ 姙娠의 경우 目下에 기미처럼 검은빛이 도는데 色이 진한 부위에 따라

---

3) 腮痛 : 바람만 불어도 뺨의 통증을 호소한다. 대개 濕熱이 原因으로 三叉神經痛 等에서 많이 볼 수 있다.

左側이 검으면 ♂, 右側이 검으면 우라고 판단하여 성감별을 시도했다
는 설이 있으나 검증이 필요하다.

> "目痛口僻 淚出 目不明 四白主之."《甲乙經》

> "四白…凡用針穩當 方可下針 刺太深令人目烏色. 主頭痛 目眩 目赤痛 僻
> 淚不明 目癢目膚翳 口眼喎僻不能言."《大成》

配穴

1. "配湧泉, 大杼 治頭痛目眩."《資生經》
2. "配上關, 下關, 百會, 顱息, 翳風, 耳門, 頷厭, 天窓, 陽谷, 關衝, 液門, 中渚
   治耳痛鳴聾."《千金方》
3. "配承泣, 巨髎, 禾髎, 上關, 大迎, 顴骨, 强間, 風池, 迎香, 水溝 治口喎僻
   不能言."《千金方》
4. 配陽白, 地倉, 風池, 合谷 治顔面神經麻痺.
5. 配下關, 地倉, 頰車, 顴髎 治顔面神經麻痺, 三叉神經痛.
6. 配天樞, 關元, 膽囊穴 治膽道蛔虫症.

巨髎 ST3　　　Georyo Juliao [手·足陽明經與陽蹻脈之會穴]

異名	巨窌.
出典	甲乙.
名義	巨 大也, 髎與窌同 窌 空穴也. 穴爲足陽明脈之空穴, 位在俠鼻孔旁八分, 其穴處骨空最寥闊, 故名巨髎或巨窌.

寥(료) : 텅 비다, 쓸쓸하다

部位	俠鼻孔旁 8分 直瞳子 平水溝.
取穴	正坐仰靠取之. 目正視 瞳子 直下와 水溝穴 GV26 높이의 水平線과의 交叉點, 迎香穴 外傍 3分處에 取한다.
筋肉	小頰骨筋(zygomaticus minor m.), 上脣擧筋(levator labii superioris m.), 口角擧筋(levator angulioris m.).
神經	眼窩下神經(infraorbital n.)의 上脣枝(上顎)神經과 三叉神經第二枝의 混合

枝.

血管	眼角動脈(angular a.).
穴性	熄風明目, 舒筋活絡.
主治	口喎噼, 顏面神經麻痺, 三叉神經痛, 蓄膿症, 鼻炎, 鼻衄, 脣頰腫, 齒痛, 結膜炎, 麥粒腫, 眼瞼瞤動, 目白翳, 胃炎, 瘈瘲.
參考	髎穴 : 人身骶骨叫髎骨, 骨與骨相接之關節處, 骨格突起旁有凹陷處, 骨之空隙部等皆有 '髎' 義, 所以凡是有以上意義的孔穴 皆以 '髎' 字來命名.

1. 鎭痛鎭驚 · 熄風作用이 優秀하여 顏面部 諸 熱症을 主治한다(循經, 近位 取穴).
    ① 一切의 眼疾患에 사용한다 : 角膜炎, 綠內障, 白內障, 目下眶部 腫痛, 視神經萎縮 等에 配用한다.
    ② 蓄膿症, 肥厚性鼻炎에 補助的으로 사용한다.
    ③ 上齒痛, 齒齦炎에 有效하다.
2. 顏面部 神經麻痺證(口眼喎斜症, 三叉神經麻痺, 面上神經痛)의 補助穴로서 有效하다(傷寒으로 인한 것은 葛根系 처방을 응용하고 신경과로에 의한 것은 柴胡系를 응용한다).
3. 脚氣, 膝腫에 사용한다. 配鼻翼, 玉火.

"面目惡風寒 頰腫癰痛 招搖視瞻 瘈瘲口僻 巨髎主之." 《甲乙經》

"巨髎…主瘈瘲 脣頰腫痛 口喎噼 目障無見 遠視䀮䀮 淫膚白膜 翳覆瞳子 面風鼻頰腫癰痛 招搖視瞻 脚氣膝腫." 《大成》

頰 : 광대뼈 졸

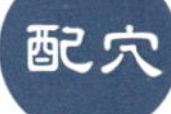

1. "配完骨 治頭面氣浮腫." 《千金方》
2. "配天窓 治頰腫痛." 《資生經》
3. 配地倉, 迎香, 頰車, 下關, 合谷 治顏面神經麻痺.
4. 配腎俞 治胸膈瘀血.

異名　胃維, 會維, ⑧ 七快.

出典　甲乙.

名義　地倉 夾口吻旁四分外 如近下微有動脈, 口以入穀 故謂之倉, 脣在面之下部 故
謂地也, 謂地氣通於口 食五穀必經於口, 故名地倉.

部位　俠口吻旁4分外如近 下有脈微動.

取穴　正坐 或 仰臥位取穴. 兩 口角 옆 約 4分, 巨髎 直下線과 口角 水平線의 交叉
點, 鼻脣溝 內側의 細動脈處에 取한다.

筋肉　口輪筋(orbicularis oris m.), 大頰骨筋(zygomaticus major m.), 口角擧筋
(levator anguli oris m.).

神經　眼窩下神經(infraorbital n.)의 上脣枝와 頰神經(buccal n.)의 分布境界.

血管　上脣動脈(superior labial a.)과 下脣動脈(inferior labial a.)의 接合部.

鍼法　直刺 3～5分, 橫刺 1～1.5寸. 顔面神經麻痺 治療 時 頰車穴을 向해 1.5～2.5
寸 透刺한다. 三叉神經痛 治療 時 迎香穴로 1～2寸 透刺한다.

穴性　疏風行氣, 利機關, 扶正鎭痛, 祛風邪.

主治　偏風口喎, 顔面神經麻痺, 口眼喎斜, 三叉神經痛, 牙關緊急, 脣緩不遂, 流涎
症, 眼瞼瞤動, 結膜炎, 耳鳴, 齒痛頰腫, 失音不語, 不飮, 腹痛, 胃脘痛.

1. 鎭痛鎭驚・熄風作用이 優秀하여 顔面部 諸症을 主治한다 : 대부분의 顔
面部 穴들은 鎭痛・鎭驚作用이 優秀하여 神經痛을 포함한 諸般 疼痛性疾
患에 多用한다.

　　① 口眼喎斜症의 四大 名穴(地倉, 頰車, 頭維, 聽宮)之一로서 顔面神經麻
痺는 頰車 方向, 三叉神經痛(齒痛頰腫)은 迎香 方向으로 斜刺한다.

　　② 口眼喎斜症은 顔面의 표정근에 주로 麻痺가 나타나므로 皮膚面에서 5
mm정도로 淺刺한다.

2. 陽明經之無力으로 인한 四肢無力(手足痿躄), 四肢關節捻挫에 有效하다 :

足外側(丘墟보다 解谿에 가까운 쪽) 발목 捻挫에 必須穴이다(配合谷, 翳風, 後谿, 風池, 丘墟).

    ┌ 頸部捻挫 : 後谿, 申脈, 人中, 中渚.

    ├ 腰部捻挫 : 後谿, 申脈, 人中, 長强, 委中.

    └ 脇部捻挫 : 支溝, 陽陵泉, 絕骨.

3. 胃腸障碍의 反應點으로 望診에 이용한다 : 熱病, 久病·重病 後, 특히 甚한 감기몸살을 앓고 난 후 회복기에는 陽明經 餘熱不退로 인하여 地倉 부근에 濕疹이 생긴다.

"足緩不收 痿不能行 不能言語 手足痿躄不能行 地倉主之."《甲乙經》

"地倉…主偏風口喎 目不得閉 脚腫 失音不言 飮水不收 水漿漏落 眼瞤動不止 瞳子癢 遠視䀮䀮 昏夜無見."《大成》

配穴

1. "配大迎 治口緩不收不能言."《千金方》
2. "配大泉 治足蹕躄不能行."《千金方》
3. "配頰車 治口眼喎斜, 口噤喎流涎多."《玉龍歌》《百症賦》《雜病八法歌》
4. 配魚際, 四白 治三叉神經痛.
5. 配承漿, 合谷 治流涎症, 口眼喎斜.
6. 配迎香, 頰車, 下關, 巨髎, 合谷 治顔面神經麻痺.

⑤ 七快

[部位] 當嘴角外開五分處.

[鍼法] 鍼從嘴角向外斜扎, 鍼深五分至一寸五分.

[主治] 面部麻痺, 肺虛弱, 尿道結石, 膀胱結石.

[解說 및 運用] 本穴位置與胃經之 '地倉' 相符, 作用亦同.

本穴可治坐骨神經痛, 以有反應點爲取穴依據.

右瞼麻痹取左穴 左瞼麻痹取右穴.

⑤ 六快

[部位] 人中(鼻至唇之中央) 向外平開一寸四分處(約距口角外紋一分五).

[鍼法] 鍼深一分至三分.

[主治] 尿道結石, 尿道炎.

[解說 및 運用] 與馬快水穴配鍼治尿道結石.

配七快治尿道炎, 尿道痛.

本穴治陰莖痛, 龜頭長紅點有效.

大迎 ST5　Daeyeong Daying [手·足陽明經之會穴]

異名	髓孔.
出典	靈樞 氣穴論, 甲乙.
名義	迎 交會也, 大迎爲手·足陽明之會, 又本經自大迎循頰車上耳前 其支者自大迎前下人迎, 故謂之大迎也.
部位	曲頷前一寸二分 骨陷中動脈.
取穴	側伏 或 側臥位取穴. 下顎骨隅角 前 1.3寸으로 咬筋附着部 前緣, 閉口鼓腮하면 下頰骨에 一溝가 出現하는데 凹陷部에 取한다.
筋肉	咬角筋(masseter m.).
神經	咬筋神經(masseteric n.), 大耳介神經前枝(ant. br. great auricular n.).
血管	顏面動脈(facial a. ext. maxillary a.).
鍼法	直刺 2～3分, 斜刺 5分～1寸. 橫刺 時 承漿穴(顏面神經麻痺)이나 頰車穴(齒痛)로 透刺하되 動脈을 避하여 0.5～1.2寸 刺入한다.
穴性	熄風消腫, 舒筋活絡, 袪風清熱, 止痛.
主治	口噤不開, 牙關緊急, 顏面神經麻痺, 口眼喎斜, 口吻瞤動, 眼球振盪症, 下齒痛, 耳下腺炎, 頰腫, 頸痛, 舌强直不言, 失語症.

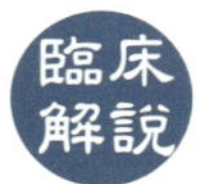

臨床解說

鎭痛鎭驚·熄風作用이 優秀하여 顏面部 諸症을 主治한다

1. 口眼喎斜(顏面神經麻痺), 三叉神經痛의 補助穴로 使用한다 : 口吻瞤動, 眼球振盪症에도 有效하다(Cranial N. 參照).

2. 顎關節 및 咬筋(咀嚼筋)異常으로 인한 局所病變 治療에 配用한다.

　① 耳下腺炎, 幼兒의 扁桃腺炎 等에 사용한다 : 咬筋은 顎下腺, 耳下腺의
　　閉塞과 關聯이 깊다.

　② 下牙齒痛에 사용한다 : 針尖을 아픈 어금니의 根部를 向하여 刺入한다.

"痓 口噤 大迎主之." "寒熱頸瘰癧 大迎主之." "癲疾互引口喎 喘悸者 大
迎主之 及取陽明·太陰 候手足變血而止." "厥 口僻 失欠 下牙痛 頰腫惡
寒 口不收 舌不能言 不得嚼 大迎主之."《甲乙經》

"大迎…主風痓 口噤不開 脣吻瞤動 頰腫牙疼 寒熱頸痛瘰癧 口喎齒齲痛
數欠氣惡寒 舌强不能言 風壅面浮腫 目痛不得閉."《大成》

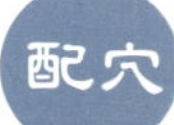

1. "配下關, 翳風 治口失欠, 下牙齒痛."《千金方》
2. "配地倉 治口緩不收不能言."《千金方》
3. "配顴髎, 聽會, 曲池 治齒痛惡寒."《千金方》
4. "配五里, 臂臑 治寒熱頸瘰癧."《千金方》
5. "配顴髎 治目眩."《百症賦》

頰車 ST6　　　　Hyeopgeo Jiache [十三鬼穴中 鬼床穴]

異名　曲牙, 機關, 鬼床, 鬼林.

出典　素問 氣府論, 甲乙.

名義　穴在耳下曲頰端牙車骨處 故名頰車, 又穴位于頰之機軸轉動處 故又名機關.
　　　　言齒頰轉關開合 此上下牙之連紐也.

部位　耳下 8分 曲頰端近前陷中.

取穴　側臥開口有空取之. 耳下端과 下顎隅角과의 중간, 開口 時 孔陷部가 出現하
　　　　는 咬筋 或은 咬牙 時 咬筋隆起處에 取한다.

筋肉　咬筋(masseter m.).

神經　大耳介神經前枝(ant. br. of great auricular n.), 頰神經(buccal n.), 咬筋神經

(masseteric n.).

血管　顔面動脈(facial a. ext. maxillary a.).

鍼法　直刺 3～5分, 斜刺 5分～1寸. 咬筋痙攣 治療 時 上方을 向하고, 上·下齒痛 治療 時에는 上·下齒를 向해 刺入한다. 橫刺 時(顔面神經麻痺, 口眼喎斜)는 地倉穴을 向해 透刺하되 2～3寸 刺入한다.

穴性　開關通絡, 祛風調氣, 鎭痛.

主治　中風口噤不語, 齒痛, 牙關緊急, 頸項强痛, 耳下腺炎, 扁桃腺炎, 痄腮, 顎關節炎, 咬筋痙攣, 口眼喎斜(顔面神經麻痺), 三叉神經痛, 半身不遂, 失音, 臟躁.

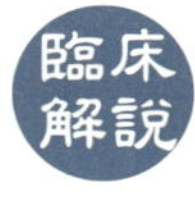

1. 顔面神經麻痺의 必須穴로서 口眼喎斜 4大 名穴(地倉, 頰車, 頭維, 聽宮) 之一이다.

2. 膝痛의 診斷點(反應點)·治療穴로서 有效하다 : 面針療法에서 '膝點'에 해당한다.

3. 顎關節 및 咬筋(咀嚼筋)異常으로 인한 局所病變 治療의 基本穴이다 : 咬筋은 上·下齒痛 및 口噤을 일으키는 重要한 筋肉이다. 咀嚼 時 痛症, 顔面神經麻痺로 인한 咀嚼不能 等을 治療한다. 後頭下筋 緊張에 의한 第1·2頸椎神經의 閉塞과 三叉神經이 胸鎖乳突筋 深部를 빠져나옴을 고려하여 항시 胸鎖乳突筋과 함께 治療한다.

① 口噤[4]의 必須穴이다 : 癎病으로 인한 경우에 多發한다.

② 顎關節炎에 이용한다 : 일반적으로 어금니에 힘을 주어 씹지 못하는 경우 응용한다.

③ 顎關節 부정교합의 교정에 이용한다.

> "頰腫 口急 頰車痛不可以嚼 頰車主之."《甲乙經》
> "頰車(一名機關, 一名曲牙)…主中風牙關不開 口噤不語 失音 牙車疼痛 頷頰腫 牙不開嚼物 頸强不得回顧 口眼喎."《大成》

---

4) 口噤 : 달리 **牙關緊急**이라고도 하며 **咬筋**의 **强直性** 痙攣으로 인하여 어금니를 깨물고 입을 벌리지 못하거나 벌려도 말을 못하는 **症狀**이다. **神經性** 或은 **咬筋異常**이 **原因**으로 부인들에게서 많이 발생한다.

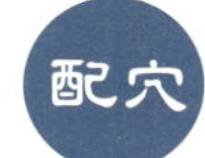

1. "配顴髎 治口僻痛, 惡風寒不可以嚼."《千金方》
2. "配角孫 治牙齒不能嚼."《千金方》
3. "配人中, 百會, 承漿, 合谷(俱宜瀉) 治中風口噤不開."《大成》
4. "口眼喎斜 頰車, 合谷, 地倉, 人中 復刺後穴 承漿, 百會, 地倉, 瞳子髎."《大成》
5. "配百會, 承漿, 合谷 治牙關脫臼."《大成》
6. "配風池, 肩井, 少海, 後谿, 前谷 治頭强痛."《大成》
7. 配承漿, 合谷 治口噤不開.
8. 配合谷, 翳風 治急性扁桃腺炎.
9. 配風池, 太陽, 太衝, 曲池 治綠內障.
10. 配風池, 太陽, 睛明, 肝俞, 腎俞, 合谷 治視神經萎縮.
11. 配四白, 迎香, 地倉, 巨髎, 下關, 合谷 治中風面癱, 三叉神經痛.

▣ 口眼喎斜의 分類 및 治療

1. 口眼喎斜의 分類

(1) 中樞性 : 6個月 以上 치료를 要한다. 대개는 뇌혈관질환, 中風 等과 同伴하여 발생하므로 병소의 반대쪽에 上下肢 麻痺를 수반하는 경우가 많다. 미각, 청각의 장애가 없으며 전두근의 마비가 없으므로 환자가 이마에 주름을 만들 수 있고 눈도 감을 수 있다. 患者에게 눈을 감은 상태로 위쪽을 보도록 한 후 안검을 들어보면 患側의 눈동자는 그대로 있고 健側은 瞳子가 위로 올라가 흰자위가 많이 보인다. 舌診 時 혀가 한쪽으로 비뚤어지는 경우가 있다. 症狀은 상대적으로 가볍지만 치료가 어렵다.

(2) 末梢性 : 대략 3週日 정도면 治療可能하다. 많은 경우 完骨 部位의 痛症을 同伴한다. 환자가 눈을 감을 수 없거나 이마에 주름을 만들 수 없다. 신체의 上下肢 麻痺를 수반하지 않는다. 눈동자와 혀는 정상이지만 舌의 前 2/3部位의 미각소실 및 唾液感少, 청각과민 等의 症狀을 보이기도 한다. 초기 발병 상태가 심한 환자의 10% 정도는 후유증이 남을 수도 있다는 것을 말해주라.

   ① 化膿性 · 非化膿性 炎症 疾患(中耳炎, 류머티즘, 齒炎) : 完骨, 翳風, 風池 部位에 痛症 或은 壓痛이 있다(경상돌기공을 빠져 나오는 신경세포의 변형으로 발생되므로 조속한 치료가 필요하다). 但, 中耳炎, 腫瘍 等의 手術로 인한 三叉神經損傷의 경우는 治療가 不可能하다.

② 外感風寒・風冷性 : 冷한 곳에 얼굴을 대거나 찬바람을 맞으며 잠을 잔 경우에 발생한다.

③ 一過性 : 1~2回정도의 치료로 쉽게 治癒된다. 藥物中毒, 食中毒, 癲癇 等이 원인이다.

2. 口眼喎斜의 治療 : 脾・胃・肝經 爲主

"足之陽明・手之太陽筋急則口目爲僻 目眥急不能卒視."《靈樞・經筋》

(1) 通治方 : 先口眼喎斜 4大名穴(地倉, 頰車, 頭維, 聽宮), 後隨證選穴 次患部周圍穴(完骨, 天髎, 耳門, 聽會, 太陽, 四白, 顴髎 等).

(2) 內傷・外感의 구분에 따른 治療

① 外感 : 先合谷, 後地倉 頰車 頭維, 次阿是穴(絲竹空 翳風 完骨).

② 內傷(神經性, 飲食不節) : 先間使 內關, 後地倉 頰車 頭維, 次阿是穴, Ⓢ 肝正格(陰谷曲泉補 經渠中封瀉), 大敦補 太白瀉.

(3) 耳中, 耳後에 痛症(炎症性 口眼喎斜)이 있는 경우

① 先耳後(完骨, 翳風, 風池 部位)瀉血.

② 四肢에 刺針(合谷, 間使, 內關, 腕骨, 後溪).

③ 地倉, 頰車, 頭維 刺鍼.

④ 患部 周圍穴(陽白, 四白, 魚腰 等).

(4) 隨證選穴

① 人中線이 삐뚤어진 경우(휘파람을 불지 못한다) : 加人中(人中線을 손으로 잡아서 똑바로 한 후 刺針), 承漿, 禾髎.

② 患部에 狀如蟲行의 느낌이 있는 경우 : 加迎香, 豊隆.

③ 顔面・眼瞼瞤動不止의 경우 : 加顴髎.

④ 이마에 주름이 잡히지 않거나 眼合이 이루어지지 않는 경우 : 加絲竹空 解谿, 陽白透絲竹空, 陽白透攢竹, 陽白透魚腰.

⑤ 顔部麻痺가 풀리지 않는 경우 : 加四白.

⑥ 上・下脣의 麻痺가 안 풀리는 경우 : 加 太衝, 人中, 承漿.

(5) 口眼喎斜가 오래된 경우(1年 以上)에는 必灸中脘(肉灸 50壯 以上), 虎口(肉灸 5~7壯, 溫灸 10~15分), 內關(灸, 健側), 聽宮(微粒灸 或溫針) 等을 사용한다.

異名	동 木枝.
出典	靈樞 本輸, 甲乙.
名義	耳前曰關, 下關 因穴在下顎與上顎聯合交關的下方, 在顴骨弓下下際 卽下牙床半月岐之陷窩中, 是顎骨運動的機關, 因名下關.
部位	客主人下 耳前動脈下廉 合口有空, 開口則閉.
取穴	側臥閉口取之. 上關穴 **GB3** 直下, 頰骨弓 下緣 耳下前部로 開口則閉하고 緊閉則凹陷部가 出現하는 곳에 取한다.
筋肉	大頰骨筋(zygomaticus major m.), 咬筋(masseter m.), 頰筋(buccinator m.).
神經	頰神經(buccal n.), 咬筋神經(masseteric n.).
血管	顏面橫動脈(transverse facial a.).
鍼法	直刺 3~5分, 斜刺 8分~1.5寸, 橫刺 1.5~2寸. 三叉神經痛 治療 時에는 약간 下方을 向해 1.5寸, 耳病 治療 時에는 耳側을 向해 1.5寸, 齒痛 治療 時에는 下顎骨을 沿해서 上齒(口角 방향) 및 下齒(頰車穴 방향)를 向해 1.5~2寸 刺入한다. 顎關節炎 治療 時에는 前方 및 後方을 向해 1~1.5寸, 咬筋痙攣 治療 時에는 下方을 向해 1.5寸 斜刺로 刺入한다.
穴性	消腫止痛, 聰耳通絡. 消風活絡, 開竅益聽.
主治	口眼喎斜, 耳聾, 耳鳴, 聤耳, 牙關緊急, 下頜關節痛, 頰痛, 齒痛, 面疼, 三叉神經麻痺, 半身不遂, 類中風.

1. 口眼喎斜, 三叉神經痛의 補助穴로 사용된다 : 일반적으로 喎斜症의 名穴에는 斜刺하고, 補助穴에는 아주 짧은 것으로 淺刺(3㎜정도)한다.
2. 患部 周圍穴로서 耳疾患, 下顎關節關聯 疾患 等 局所病變 治療에 有效하다.
   ① 下頜關節痛, 口噤을 治療한다 : 配合谷.
   ② 齒痛, 齒齦炎에 效果가 優秀하다. 上牙痛 時 침 끝을 아픈 어금니의 뿌리를 向하여 刺한다.

3. 一切의 耳疾患에 有效하다 : 耳鳴耳聾, 聤耳, 耳痛癢出膿에 사용한다. 耳鳴·耳聾, 頭痛, 眩暈은 咬筋·胸鎖乳突筋과 많은 관련이 있다. 따라서 診斷 時 咬筋과 胸鎖乳突筋의 異常(緊張)有無를 확인한다.

> "口僻 顴髎及齘交 下關主之." "耳聾鳴 下關及陽谿 關衝 掖門 陽谷主之." "失欠 下齒齲 下牙痛 頷腫 下關主之."《甲乙經》

> "下關…主聤耳有濃汁出 偏風口目喎 牙車脫臼 牙齦腫處 張口以三稜針出 膿血 多含鹽湯 卽不畏風."《大成》

配穴

1. "配大迎, 翳風 治口失欠, 下牙齒痛."《千金方》
2. "配大迎, 翳風, 完骨 治牙齒齲痛."《千金方》
3. "配上關, 中渚 治耳痛鳴聾."《千金方》
4. 配耳門, 聽宮, 翳風, 外關 治耳鳴, 耳聾, 耳中痛.
5. 配頰車, 合谷 治牙痛.
6. 配地倉, 巨髎, 迎香, 頰車, 合谷 治顔面神經麻痺, 三叉神經痛.
7. 配合谷, 太陽, 睛明 治三叉神經痛.
8. 配陽谿, 陽谷, 關衝 治耳聾耳鳴, 齒痛, 三叉神經痛, 顔面神經麻痺.

⑧ 木枝

[部位] 從馬金水穴向外上方斜開一寸處.

[主治] 肝虛, 膽虛, 膽結石, 小兒夜哭.

[鍼法] 針深一分至三分.

[解說 및 運用] 本穴位置與胃經之 '下關' 相符.

顧名思義 木枝者 膽也, 治療各種膽病, 尤其是膽結石, 確具卓效.

治療膽虛所致各病, 效果亦佳.

本穴又能治老人雙脚無力易摔跌.　　　　　　　　摔(솔) : 균형을 잃어 넘어지다.

本穴可立止膽石疼痛.

六快, 七快, 木枝等穴 對於結石症僅具促進其排出之效, 而無溶化結石之功.

異名	顙大.
出典	甲乙.

顙(상) : 이마, 꼭대기

名義　維 又有隅之意 四角爲維, 穴爲足陽明脈之臉穴, 位在頭部額角髮際 俠本神兩傍 各一寸五分, 故名頭維.

部位　額角入髮際 本神旁 1.5寸.

取穴　正坐 或 仰臥位取穴. 神庭穴 **GV24** 兩傍 4.5寸으로 額角髮際入 5分 處에 取한다.

神庭 **GV24** ←7.5分→ 眉衝 **BL3** ←7.5分→ 曲差 **BL4** ←7.5分→ 頭臨泣 **GB15** ←7.5分→ 本神 **GB13** ←1.5寸→ 頭維 **ST8**

筋肉　前頭筋(frontalis m.), 側頭筋(temporalis m.).

神經　眼窩上神經(supraorbital n.), 顏面神經의 側頭枝(temporal br. of facial n.).

血管　淺側頭動靜脈(superficial temporal a. & v.).

鍼法　直刺 2~3分, 斜刺 3~5分. 橫刺 時 鍼尖을 向上 · 向下 · 向後로 皮下에 沿해서 0.5~1寸 透刺(患側)한다.

穴性　袪風泄火, 止痛明目淸頭(淸解陽明經熱).

主治　頭痛如破, 頭風, 目眩, 目痛, 迎風流淚(目風泪出), 視物不明, 偏頭痛, 顏面神經麻痺, 眼瞼瞤動.

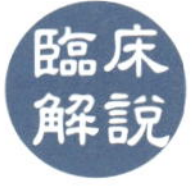

1. 前頭額部經穴 取穴 時 基準穴로 사용된다 : 兩 頭維穴 間을 9寸의 骨度法으로 計算한다.

2. 袪風泄火作用이 優秀하여 陽明之熱로 인한 頭面部 諸 疾患에 사용한다.

　① 偏頭痛에 名穴이다(配列缺, 陷谷) : 消化(胃腸)障礙 同伴 時 특히 有效하다.

　　☞ Stress性 偏頭痛(肝 · 膽經爲主 取穴) : 臨泣, 傍谷, 風池, 絕骨, 太陽.

　② 顏面神經麻痺의 必須穴로서 口眼喎斜 4大 名穴(地倉, 頰車, 頭維,

聽宮)之一이다(禁灸).

③ 目痛如脫, 迎風流淚, 眼瞼瞤動(目瞤)不止, 目視不明(視力減退)에 사용
한다.

④ 高血壓, 腦充血 等에도 有效하다.

☞ 髮際 구분법 : 대머리일 경우 턱을 붙이고 위를 쳐다보라고 하면 움직이
는 피부와 움직이지 않는 피부가 있는데 그 경계가 髮際다.

"寒熱頭痛如破 目痛如脫 喘逆煩滿 嘔吐 流汗 難言 頭維主之."《甲乙經》

"頭維…主頭痛如破 目痛如脫 目瞤 目風淚出 偏風 視物不明."《大成》

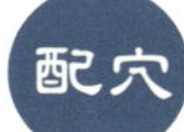

1. "配大陵 治頭痛如破, 目痛如脫."《千金方》
2. "配攢竹 治目疼頭痛, 頭風疼痛如破, 目疼如脫, 淚出不明, 眼瞼瞤動."《玉
   龍賦》《金鑒》《大成》
3. "配攢竹, 睛明, 目窓, 百會, 風府, 風池, 合谷, 肝俞, 腎俞, 絲竹空 治目昏."
   《大成》
4. "配睛明, 臨泣 治迎風流淚."《大成》
5. "配顴髎 治風目瞤爛風淚出."《大成》
6. "配臨泣 治淚出."《百症賦》
7. 配百會, 太陽, 合谷, 率谷 治偏頭痛, 頭頂痛.
8. 配列缺, 合谷 治偏頭痛.

人迎 ST9　　　　　　Inyeong Renying [足少陽 · 陽明經之會穴]

異名　五會, 天五會.

出典　靈樞 本輸, 甲乙.

名義　穴屬陽明胃經, 居頸部結喉旁兩側 頸總動脈拍動處, 因正值切診部位的人迎
脈, 故以爲名.

部位　頸大動脈應手 俠結喉兩旁 1.5寸.

取穴	正坐仰面 或 仰臥位取穴. 結喉 兩傍 總頸動脈의 拍動處, 胸鎖乳突筋 前緣 甲狀軟骨 兩傍 1.5寸處에 取한다.
筋肉	胸鎖乳突筋(sternocleidomastoid m.), 潤頸筋(platysma m.), 甲狀舌骨筋 (thyrohyoid m.).
神經	頸橫神經(transverse cervical n.)의 下枝, 舌咽神經(glossopharyngeal n.).
血管	上甲狀腺動脈(superior thyroid a.), 總頸動脈幹(common carotid a.).
鍼法	直刺 2~3分(不宜過深刺 或 禁刺). 刺鍼 時 左手의 拇指나 食指를 사용하여 頸動脈을 누르고 胸鎖乳突筋을 向해 刺入하여 動脈을 傷하지 않도록 한다. 斜刺 3~7分.
穴性	淸熱散結, 寬胸平喘 利咽喉, 通陰陽經絡.
主治	霍亂吐逆, 咽喉腫痛, 急性喉頭炎, 扁桃腺炎, 喘息, 甲狀腺機能調節, 瘰癧, 瘿氣, 高血壓, 低血壓, 耳鳴, 食不下, 胸滿, 惡阻, 吐逆, 腹痛, 子宮位置異常, 腰痛.

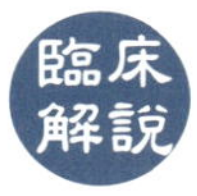

1. 一名 五會(五臟氣가 만난다는 뜻)로서 鍼治療보다는 五臟氣의 虛實을 파악하는 診斷點 즉, 人迎脈處로 多用한다. ☞ 天五會(人迎) ↔ 地五會 **GB42** .

2. 陽明之熱로 인한 諸 熱性 急 · 慢性疾患에 사용한다.

(1) 血壓降下작용이 있어서 高血壓에 사용한다. 血管을 刺하는 것이 아니라 血管 바로 위까지 刺入하여 針尖이 動脈外端에 닿도록 한다(洞刺法).

    ① 高血壓 : 配曲池, 足三里, ⑧ 四花中, 四花外(點刺出血).

    ② 低血壓 : 配行間, 神門, 內關, 素髎, 百會, 人中, 太衝, 膈俞, 脾俞, 肝俞.

    ③ 十井穴 瀉血은 血壓과 體溫을 下降시킨다.

(2) 鎭痙 · 鎭靜作用이 優秀하여 霍亂(非眞性霍亂), 吐逆, 急性 喘息에 사용한다.

3. 류머티즘 關節炎, 慢性化한 甲狀腺機能亢進症(瘿瘤氣)에서 오는 膠原病에 效果가 있다.

“陽逆頭痛 胸滿不得息 取人迎.”“頷痛刺足陽明曲周動脈見血 立已 不已 接經刺人迎 立已.”“黃帝問曰衛氣留於脈(太素作腹)中 搐積不行 苑蘊不得 常所(靈樞下有使人二字) 楷脇中滿 喘呼逆息者 何以去之? 伯高對曰其氣積 於胸中者上取之 積於腹中者下取之 上下皆滿者傍取之. 積於上者瀉人迎 天突 喉中 積於下者瀉三里與氣街 上下皆滿者上下皆下之 與季脇之下深一 寸 重者鷄足取之.”“胸滿呼吸喝 窮詘窘不得息 刺入人迎 入四分 不幸殺 人.”“陽逆霍亂 刺人迎 刺入四分 不幸殺人.”《甲乙經》

“人迎(一名五會)…以候五臟氣. 足陽明·少陽之會. 滑氏曰 古以俠喉兩旁 爲氣口·人迎 至晉王叔和直以左右手寸口爲人迎·氣口. 主吐逆霍亂 胸中 滿 喘呼不得息, 咽喉臃腫 瘰癧.”《大成》

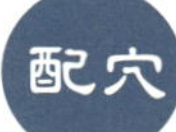

配穴

1. “配曲池, 神道, 章門, 中府, 臨泣, 天池, 璇璣, 府輸 治胸中滿.”《千金方》
2. “先此 後耳門及三里 治耳鳴腰痛.”《天星秘訣》
3. 配耳門, 足三里 治耳鳴, 腰痛.
4. 配合谷, 足三里, 澤前, 太谿, 內關, 三陰交, 天突(透刺) 治甲狀腺腫.

ⓖ **强音**
[部位] 結喉兩傍 2寸處, 人迎穴 後上方.
[鍼法] 舌根方向 斜刺 1.5寸.
[主治] 啞, 失語, 咽喉炎.

ⓖ **增音**
[部位] 結喉與下顎角聯線之中點 甲狀軟骨兩側凹陷處, 人迎穴 上前方.
[鍼法] 避開頸動脈 咽喉方向刺 1.5寸.
[主治] 啞.

ⓑ **喉蛾九**
[部位] 在喉結及其上一寸與下一寸五分處 另加該三處各左右旁開一寸五分處 共九穴
[鍼法] 用三稜鍼放血(扎針時需將穴部皮肉捏起 以免扎傷筋及軟骨).

扎(찰) : 紮의 簡字, (침이나 가시 등으로) 찌르다

[主治] 喉蛾(白喉), 喉痛, 甲狀腺炎, 喉癢, 甲狀腺瘻瘤(囊腫), 甲狀腺機能亢進症(瘿氣), 痰塞喉

管不出(呼吸困難 狀如哮喘).

[解說 및 運用] 喉蛾九穴因治喉蛾(白喉) 並具有九穴而得名.

急性扁桃腺發炎 口不能開 非放血不可. 但不必九穴都要全放 只要在上下同一直線上 每三穴列爲一組, 任取一組卽可.

水突 ST10

Sudol Shuitu

異名	水門, 水天.
出典	甲乙.
名義	水突 一名水門, 直入迎下 俠喉嚨 謂是水穀所衝突之門也. 夫人飮水下咽 此穴必突而上也. 胃伏寒水 此穴必躁動不休 故名水突. 此通胃津液之官 司水津之出入 故名水門也.
部位	頸大筋前, 直人迎下, 氣舍上.
取穴	正坐仰面 或은 仰臥位取穴. 胸鎖乳突筋 前緣으로 人迎穴 ST9 과 氣舍穴 ST11 의 中間에 取한다.
筋肉	胸鎖乳突筋(sternocleidomastoid m.), 胸骨舌骨筋(sternohyoid m.).
神經	頸皮神經(cervical cutaneous n.), 鎖骨上神經(supraclavicular n.).
血管	上甲狀腺動脈(superior thyroid a.), 內外頸動脈(int. & ext. carotid a.), 總頸動脈(common carotid a.).
穴性	肅降肺氣, 降逆平喘, 理氣化痰, 消瘀散瘰.
主治	咽喉癰腫, 甲狀腺障碍, 咽喉腫痛, 喉頭炎, 氣管炎, 呼吸氣短, 百日咳, 咳逆上氣, 喘息不得臥.

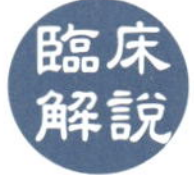

1. 患部 周圍穴로서 甲狀腺障碍에 사용한다.
2. 胃冷證의 反應點(水突～人迎部位)으로 診斷에 사용된다. 胃冷일 경우 대체적으로 水突밑의 食道에 飮食·痰 等이 붙어 있는 것 같은 증상을 보인

다. 이때는 食道異狀이 아니고 胃冷이기 때문에 溫胃함으로써 풀린다.

  ☞ 梅核氣(神經性) : 以治理氣.   胃冷으로 인한 喉阻痰 : 以治溫胃.

  ☞ 臍下 부근에 위로 치미는 기분을 느낌 : 심한 貧血 或은 瘀血症이다.

  ☞ 鳩尾 부근에 위로 치미는 기분을 느낌 : 많은 경우 심한 下焦冷이 원인으로 溫補下焦하면 낫는다.

> "咳逆上氣 咽喉癰腫 呼吸短氣 喘息不通 水突主之(一本作天突)."《甲乙經》
>
> "水突(一名水門)⋯主咳逆上氣 咽喉癰腫 呼吸短氣 喘息不得臥."《大成》

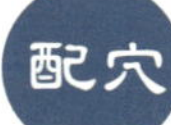

1. "配氣舍 治咽腫."《資生經》
2. 配風門, 百會, 氣戶 治百日咳.
3. 配肺俞, 膻中, 魚際, 尺澤 治咳逆喘息.

氣舍 ST11 Gisa Qishe

出典 甲乙.

名義 舍 有居留之意, 穴在頸部 直人迎下 在天突的兩旁凹陷中 爲足陽明胃經脈氣 注留處所 故名氣舍.

部位 頸直人迎下 俠天突陷中.

取穴 正坐 或 仰臥位取穴. 人迎穴 直下, 鎖骨과 胸骨의 關節部 上緣으로 天突穴 CV22 兩傍 1.5寸處에 取한다.

天突穴 CV22 ←1.5寸→ 氣舍 ST11 ←2.5寸→ 缺盆 ST12

筋肉 胸鎖乳突筋(sternocleidomastoid m.), 潤頸筋(platysma m.).

神經 內側鎖骨上神經(int. supraclavicular n.), 頸神經叢筋枝(cervical plexus), 副神經外側枝(ext. br. of accessory n.).

血管 內胸動脈枝(br. of internal thoracic a.), 外側淺頸靜脈(dorsal superficial jugular v.).

穴性 調氣化痰, 散結降逆, 淸咽止痛.

主治	咳逆上氣, 喉頭炎, 喉痺, 頸項强不得回顧, 咽腫, 咳嗽, 氣管炎, 喘息, 呃逆, 甲狀腺腫, 瘰癧(頸部淋巴節結核), 斜頸, 嚥下(呼吸)困難.

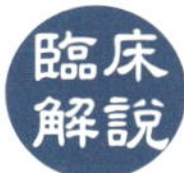

1. 急所로서 禁鍼灸穴이다 : 指壓하면 呼吸困難을 招來한다.
2. 降逆作用이 있어 呃逆, 嚥下困難에 사용한다. 配膈俞.
3. 甲狀線機能亢進症(癭瘤氣) 治療에 應用한다.

> "咳逆上氣 魄戶及氣舍主之" "肩腫不得顧 氣舍主之." "癭瘤 氣舍主之."
> 《甲乙經》

> "氣舍…主咳逆上氣 頸項强不得回顧 喉痺哽噎 咽腫不消 癭瘤."《大成》

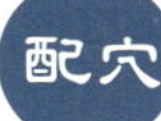

1. "配完骨, 天容, 天鼎, 尺澤, 合谷, 商陽, 陽谿, 中渚, 前谷, 商丘, 然谷, 陽交 治喉痺."《甲乙經》
2. "配天鼎, 膈俞 治喉痺哽噎."《千金方》
3. "配天容, 廉泉, 魄戶, 天突 治咳逆上氣, 喘息歐沫齒噤."《千金方》
4. "配天府, 臑會 治癭瘤氣, 咽腫."《千金方》
5. "配水突 治咽腫."《資生經》
6. 氣戶, 膈俞 治呃逆.

缺盆 ST12　　　　　　　　　　　　　　　　　Gyeolbun Quepen

異名	天蓋, 尺蓋.
出典	靈樞 經脈, 甲乙.
名義	穴在肩上橫骨凹陷處, 喻結喉下巨骨上缺陷處若盆 因穴在其中骨形如缺盆 故以爲名.
部位	在肩上橫骨陷者中.

取穴	正坐 或 仰臥位取穴. 鎖骨 上緣中點, 兩乳頭 直上 鎖骨上窩 陷中, 天突穴 **CV22** 兩傍 4寸處에 取한다.
	天突 **CV22** ←1.5寸→ 氣舍 **ST11** ←2.5寸→ 缺盆 **ST12**
筋肉	胸鎖乳突筋(sternocleidomastoid m.).
神經	鎖骨上神經(supraclavicular n.), 頸神經(cervical n.).
血管	淺頸動脈(superficial cervical a.), 鎖骨下動靜脈(subclavicular a. & v.).
鍼法	不宜深刺, 刺針卽太深 逆息《甲乙》, 孕婦禁刺《圖翼》
穴性	宣肺調氣, 淸肺降逆, 淸熱散結, 止咳定喘.
主治	胸滿喘急 水腫 咽痛, 喉痺, 缺盆中痛, 胸中熱滿, 喘咳, 咳嗽氣喘, 咯血, 瘰癧, 高血壓, 腹大水氣, 胃炎, 胃痛, 腰痛, 不眠, 神經衰弱.

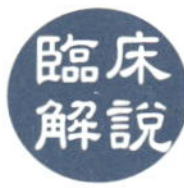

1. 急所로서 刺針보다는 胸部 取穴의 基準點으로 사용한다 : 缺盆 **ST12** ～乳根 **ST18** 까지는 任脈 兩傍 4寸處에 取한다.

   ① 內爲肺尖部이므로 深刺는 피하고 刺鍼에 注意를 要한다(臨床에서는 禁鍼灸穴) : 重症 肺結核患者의 경우 膿이 나오기도 한다. "刺缺盆中內陷 氣泄令人喘咳."《素問》

   ② 五臟六腑之道(五臟六腑의 氣가 出入하는 곳)로서 胃, 三焦, 大·小腸, 膽經 等이 內外循行하고 出入한다.

2. 瘰癧(連珠瘡, 結核性淋巴腺炎) 治療에 사용한다.

   "肩痛引項 寒熱 缺盆主之." "寒熱瘰癧 胸中滿 有大氣 缺盆中滿痛者死 外潰不死 肩引項 不擧 缺盆中痛 汗不出 喉痺 欬嗽血 缺盆主之." "寒熱胸背急 喉痺 咳上氣喘 掌中熱 數欠伸 汗出善忘 四肢厥逆 善笑 溺白 列缺主之." "寒熱咳嘔沫 掌中熱 虛則肩臂寒栗 少氣不足以息 寒厥 交兩手而瞀 口沫出 實則肩背熱痛 汗出 四肢暴腫 身濕搖 時寒熱 飢則煩 飽則善面色變 口噤不開 五風泣出 列缺主之." "腰痛怏怏不可以俯仰 腰以下至足不仁 入脊腰背寒 次髎主之. 先取缺盆 後取尾骶與八髎."《甲乙經》

"缺盆(一名天蓋)…主息奔 胸滿喘急 水腫 瘰癧 喉痺 汗出寒熱 缺盆中腫 外潰則生 胸中熱滿 傷寒胸熱不已."《大成》

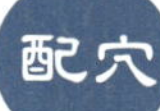 **配穴**

1. "配大杼, 應俞(中府), 背俞(風府) 治胸中之熱."《素問‧水熱穴論》
2. "配天容, 大杼, 膈俞, 雲門, 尺澤, 二間, 厲兌, 湧泉, 然谷 治喉痺, 哽咽寒熱."《千金方》
3. "配期門 治胸中熱, 息賁, 脅下氣上."《千金方》
4. "配心俞, 肝俞, 巨闕, 鳩尾 治咳吐血."《千金方》
5. "配膻中, 巨闕 治咳嗽."《千金方》
6. "配天髎, 神道, 大杼, 天突, 水道, 巨闕 治肩背痛."《千金方》
7. "配五處, 攢竹, 正營, 上關, 中府 治汗出寒熱."《千金方》
8. 配食竇, 少海, 商陽 治咯血, 水胸.

氣戶 ST13　　　　　　　　　　　　　　　　　　　　　Giho Qihu

出典	甲乙.
名義	穴在巨骨下俞府兩傍各二寸凹陷處, 本穴又屬足陽明脈氣所發之處 似可謂氣之內戶, 卽受納氣之門戶, 故名氣戶.
部位	巨骨下 俞府 兩傍 各2寸 陷中 去中行 各4寸.
取穴	正坐 或 仰臥位取穴. 缺盆穴 ST12 下, 璇璣穴 CV21 兩傍 4寸處, 乳頭 直上 鎖骨下窩로 鎖骨中點과 第1肋骨 間에 取한다.

璇璣 CV21 ←2寸→ 俞府 KI27 ←2寸→ 氣戶 ST13 ←2寸→ 雲門 LU2

筋肉	大胸筋(pectoralis major m.), 鎖骨下筋(subclavius m.), 內外肋間筋(internal & external intercostal mm.).
神經	內側鎖骨上神經(internal supraclavicular n. interni), 前胸神經(ventral thoracic n.), 鎖骨下神經(subclavius n.).
血管	最上肋間動脈(supreme intercostal a.), 內側動脈肋間枝(intercostal br. of

int. thoracic a.).

鍼法	直刺 2～3分, 斜刺 3～5分. 不宜深刺(第1～6肋骨 : 內爲肺臟).
灸法	肉灸 3～5壯, 溫灸 5～10分.
穴性	淸熱寬胸, 肅降肺氣.
主治	咳逆上氣 胸背痛 肺鬱血, 氣管支炎, 肋膜炎, 胸痛, 肋間神經痛, 肩胛痛, 咳嗽, 哮喘, 呃逆, 食慾不振, 月經障碍, 四肢浮腫, 顔面部 炎症.

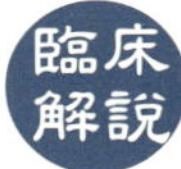

1. 呼吸器關聯 諸症에 配用한다.

　① 百日咳, 咳逆, 呼吸困難, 肺結核에 사용한다.

　② 陽明濕熱(肅降肺氣失調)로 인한 四肢浮腫, 顔面部 炎症疾患에 有效하다.

2. 胸脇部 諸 疾患에 患部 周圍穴로 사용한다.

　① 胸背部痙攣, 肋間神經痛에 配用한다.

　② 肝氣抑鬱로 인한 心火病(癲病)에 有效하다 : 胸痛·癲病의 경우 心包 募穴인 膻中穴에 반응이 민감하게 나타난다(診斷點).

"胸脇榰滿 喘滿上氣 呼吸肩息 不知食味 氣戶主之."《甲乙經》

"氣戶…主咳逆上氣 胸背痛 咳不得息 不知味 胸脇支滿 喘急."《大成》

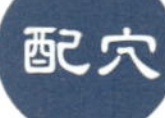

1. "配雲門, 天府, 神門 治喘逆上氣, 呼吸肩息, 不知食味."《千金方》
2. 配水突, 風門, 百會, 治百日咳.
3. "配華蓋 治脇肋痛."《百症賦》
4. "配氣海 治噎."《席弘賦》
5. 配膻中, 肺俞, 尺澤, 列缺 治咳喘.

出典	甲乙.
名義	庫房者, 庫是血津液之儲庫 房者近乳房也, 婦人生子無經血 其原陰冲至膻中 化氣 而津液注庫房 過屋翳走膺窓 而通乳汁, 故名庫房也.　　　　儲(저) : 쌓다
部位	氣戶下 1寸6分陷中 去中行各4寸.
取穴	正坐或仰臥位取穴. 乳頭 直上 第1肋骨 下, 華蓋穴 CV20 兩傍 4寸處에 取한다.

華蓋 CV20 ←2寸→ 彧中 KI26 ←2寸→ 庫房 ST14 ←2寸→ 中府 LU1

筋肉	大胸筋(pectoralis major m.), 內外肋間筋(internal & external intercostal mm.).
神經	肋間神經(intercostal n.).
血管	胸肩峰動脈(acromiothoracic a.), 內胸動脈肋間枝(intercostal br.of internal thoracic a.).
穴性	理氣寬胸, 降逆化痰, 止咳平喘.
主治	胸脇支滿, 咳逆上氣, 胸痛, 咳嗽多唾沫, 咳唾膿血, 乳癰, 胃痛, 四肢腫, 脹滿, 肋間神經痛, 不眠症.

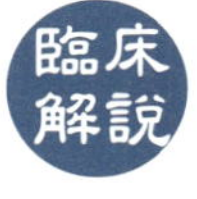

1. 陽明濕熱(肅降肺氣失調)로 인한 呼吸器關聯 諸症에 配用한다 : 咳逆上氣, 心臟病 等에 사용한다.

2. 肋間神經痛, 胸部打撲傷 等 胸脇部 諸 疾患에 患部 周圍穴로 사용한다 : 肋間 部位는 患部 周圍를 눌러 아픈 곳이 곧 穴자리의 의미가 있다(斜刺, 瀉血).

　　☞ 腹部는 灸, 胸肋部는 針이 效果的이다.

"胸脇榰滿 咳逆上氣 呼吸多喘 濁沫膿血 庫房主之."《甲乙經》

"庫房…主胸脇滿 咳逆上氣 呼吸不至息 唾膿血濁沫."《大成》

1. "配中府, 周榮, 尺澤 治欬逆上氣, 呼吸多 唾濁沫膿血."《千金方》

2. 配乳根, 肩井, 曲澤 治乳癰初期.

3. 配少澤, 心俞 治咳嗽.

4. "配屋翳, 膏肓俞 治上氣咳逆."《資生經》

5. 配肺俞, 膻中, 天突, 尺澤, 治胸痛 咳嗽 吐膿血.

屋翳 ST15   Ogye Wuyi

出典 甲乙.

名義 屋 車蓋也, 翳 華蓋也. 肺者 五臟六腑之蓋也, 肺爲華蓋 穴主肺疾, 又因穴在 氣戶庫房之後而喻其深而隱曲, 故名屋翳.

部位 庫房下 1寸6分陷中 去中行各4寸.

取穴 正坐或仰臥位取穴. 乳中線 第2肋骨 下, 紫宮穴 CV19 兩傍 4寸處에 取한다.
紫宮 CV19 ←2寸→ 神藏 KI25 ←2寸→ 玉翳 ST15 ←2寸→ 周榮 SP20

筋肉 大胸筋(pectoralis major m.), 小胸筋(pectoralis minor m.), 內外肋間筋 (internal & external intercostal mm.).

神經 肋間神經外側皮枝(lateral cutaneous br. of intercostal n.).

血管 內乳動脈(internal mammary a.).

穴性 降逆化痰, 通調水道, 疏風活血, 止咳平喘 舒筋活絡.

主治 咳逆上氣, 喘息, 氣管支炎, 咳嗽, 呼吸困難, 胸脇脹痛, 胃炎, 四肢腫, 身體腫, 乳腺炎, 肋間神經痛, 皮膚病不可近衣.

1. 陽明濕熱(肅降肺氣失調)로 인한 呼吸器關聯 諸症에 配用한다.
   ① 咳逆上氣, 呼吸困難, 肺結核, 心臟疾患에 사용한다.
   ② 全身浮腫(身重皮痛不可近衣), 痰飮, 顏面部 炎症疾患에 有效하다.

2. 肋間神經痛, 乳中疼痛(乳岩) 等에 患部 周圍穴로 사용한다.

> "屋翳…主咳逆上氣 唾血多濁沫膿血 痰飮 身體腫 皮膚痛不可近衣 淫濼 瘈瘲不仁."《大成》

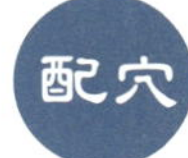

1. "配至陰 治遍身風癢之疼多."《百症賦》《圖翼》
2. 配三陽絡透郄門 治胸痛, 肋間神經痛.
3. 配大椎, 肺俞, 膻中, 璇璣, 尺澤 治咳嗽, 哮喘.

膺窓 ST16　　　　　　　　　　　　　　　　Eungchang Yingchuang

異名	應窓.
出典	甲乙.
名義	窓 作通孔解, 穴在屋翳下一寸六分, 喻爲胸膺所通氣之孔處, 故名膺窓.
部位	屋翳下 1寸6分陷中 去中行 各4寸.

取穴　正坐或仰臥位取穴. 乳中線 第3肋骨 下, 玉堂穴 CV18 兩傍 4寸處에 取한다.

玉堂 CV18 ←2寸→ 靈墟 KI24 ←2寸→ 膺窓 ST16 ←2寸→ 胸鄕 SP19

筋肉　大·小胸筋(pectoralis major & minor mm.), 內·外肋間筋(internal & external intercostal mm.).

神經　肋間神經外側皮枝(lateral cutaneous br. of intercostal n.).

血管　內乳動脈(internal mammary a.), 肋間動靜脈(intercostal a. & v.).

穴性　降逆平喘, 淸熱解鬱, 消腫止痛.

主治　胸滿短氣, 乳房痛, 乳腺炎, 氣管支炎, 肺鬱血, 惡心, 口苦, 喘哮咳逆, 脣腫, 腸鳴泄瀉, 臥不安, 肋間神經痛.

參考　氣戶穴 ST13 ～應窓穴 ST16 部位는 胸部燥症, 胸部打撲傷 等의 補助穴로 사용된다. 가슴의 病은 속에서 뭉치면 火症이 되기도 하지만, 대개는 燥症정도에 그친다. 燥症은 얕고 광범위하게 퍼지므로 胸部 治療 時에는 上下가 아니라 橫으로 該當 部位의 筋骨 間을 壓通點 爲主로 광범위하게 鍼灸한다(壓

通點은 모두 穴자리로 생각한다). 단 施灸도 가늘게 많이, 刺鍼도 얕게 많이
한다(부항도 한군데로 하지 않고 광범위하게 한다). 결국 第4·5肋間(乳中
穴) 이외의 모든 곳은 鍼灸가 可能하다. 胸部鍼灸는 누운 자세에서 施術한
다.

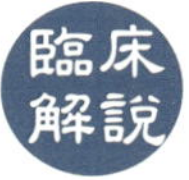

1. 陽明熱鬱(肅降肺氣失調)로 인한 胸脇部 諸症에 配用한다.
   ① 胸滿短氣 臥不安(肺充血, 胸膜炎), 脣腫, 心臟病 等에 有效하다(斜刺,
      瀉血).
   ② 一切의 乳房關聯 疾患(乳癰, 乳腺炎, 乳房痛)에 有效하다. 乳癌보다는
      보통의 乳癰을 말한다. 일반적으로 乳癌은 乳頭가 함몰되고 乳癰은 튀
      어나온다.
   ③ 腸雷鳴·腹瀉에 사용한다.
2. 胸痛, 肋間神經痛에 患部周圍穴로 配用한다.

> “寒熱 短氣 臥不安 膺窓主之.”《甲乙經》
> “膺窓…主胸滿短氣 臥不安 脣腫 腸鳴注泄 乳癰寒熱.”《大成》

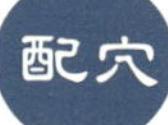

1. “配神封, 治乳癰寒熱, 短氣臥不安.”《千金方》
2. 配乳根, 膻中, 合谷, 少澤 治乳房腫痛.
3. 配乳根, 神闕, 衝門 治乳腺炎.
4. 配太衝 治脣腫.

乳中 ST17　　　　　　　　　　　　　　　　Yujung Ruzhong

異名　　乳首.

出典　　甲乙.

名義　乳 指乳房. 穴在乳頭之正中, 故名乳中.

部位　乳頭中央部.

取穴　正坐或仰臥位取穴. 第4肋骨 下, 膻中 **CV17** 兩傍 4寸, 乳頭 中央에 取한다.
膻中 **CV17** ←2寸→ 神封 **KI23** ←2寸→ 乳中 **ST17** ←1寸→ 天池 **PC1** ←1寸
→ 天谿 **SP18** ←1寸→ 輒筋 **GB23** ←1寸→ 淵腋 **GB22** ←…→ 膏肓 **BL43** ←
1.5寸→ 厥陰俞 **BL14**

筋肉　大胸筋(pectoralis major m.), 小胸筋(pectoralis minor m.), 內外肋間筋
(internal & external intercostal m.).

神經　肋間神經(intercostal n.).

血管　內乳動脈(internal mammary a.), 肋間動靜脈(intercostal a. & v.).

穴性　宣通乳絡, 調氣醒神, 活血化鬱.

主治　乳房痛, 乳壓迫, 乳岩, 乳癌, 胸痛, 肋膜炎, 乳汁分泌遲延, 憂鬱, 卒癲, 中熱暍
死, 胎衣不下.

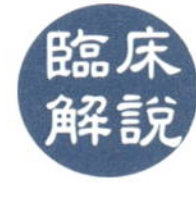

1. 禁鍼禁灸穴(《甲乙經》)로서 胸部取穴 基準點으로 사용한다.

2. 溫度에 민감한 部位로서 救急之穴로 사용한다.

① 卒癲, 小兒驚氣로 인한 昏睡狀態에 最後의 방법으로 右側 乳中에 실같
이 가늘게 하여 1~2壯정도 施灸한다. 冷感에 민감한 부위로 體溫을
떨어뜨릴 수 있는 部位에 해당한다. 體表에서 內臟으로 熱을 가장 잘
전달할 수 있는 곳은 神闕穴이다.

② 導引法에서 응급처치법으로 사용된다 : 婦人들이 小腹이 결리고 당겨
서 펴지 못할 때 乳房을 양손바닥에 대고 중심을 향해 乳房을 합치듯
이 누르고 있으면 풀린다.

"乳中 當乳中是.《銅人》微刺三分 禁灸 灸則生蝕瘡 瘡中有膿血淸汁可治 瘡
中有息肉若蝕瘡者死.《素問》云 刺乳上, 中乳房爲腫根蝕. 丹溪曰 乳房陽明
胃所經, 乳頭厥陰肝所屬. 乳(去聲)子之母 不知調養 忿怒所逆 鬱悶所遏 厚
味所釀 以致厥陰之氣不行 竅不得通 汁不得出 陽明之血沸騰 熱甚化膿. 亦

有所有之子 膈有滯痰 口氣掀熱 含乳而睡 熱氣所吹 遂生結核. 初起時便須
忍痛 揉令稍軟 吮令汁透 自可消散. 失此不治 必成癰癤 若加以艾火兩三壯
其效尤捷. 粗工便用針刀 卒惹拙病. 若不得夫與舅姑憂怒鬱悶 脾氣消沮 肝
氣橫逆 遂成結核如碁子 不通不癢 十數年後爲瘡陷 名曰奶岩. 以瘡形如嵌
凹 似岩穴也 不可治矣. 若於始生之際 能消息病根 使心淸神安 然後醫治
庶有可安之理."《大成》

"一傳 胎衣不下 以乳頭向下盡處俱灸 卽下."《經穴圖考》

遏(막을 알), 釀(술빚을 양), 沸(끓을 비), 焮(불사를 흔), 吹(불 취), 稍(벼줄기 끝 초), 吮(빨 연),
癤(부스럼 절), 惹(이끌 야), 拙(졸할 졸), 舅(시아비 구), 碁(바둑돌 기, 棋와 同字), 奶(젖·유모
내), 嵌(산 깊을 감)

乳根 ST18 Yugeun Rugen

異名	薛息, 氣眠.
出典	甲乙.
名義	穴在乳下一寸六分凹陷處, 處於乳房之根部, 故名乳根.
部位	乳中下 1寸6分陷中 去中行各4寸.
取穴	正坐或仰臥位取穴. 乳中線 第5肋骨 下, 中庭穴 CV16 兩傍 4寸處에 取한다.

薛(벽) : 승검초, 當歸

中庭 CV16 ←2寸→ 步廊 KI22 ←2寸→ 乳根 ST18 ←2寸→ 食竇 SP17

筋肉	大胸筋(pectoralis major m.), 內外肋間筋(internal & external intercostal mm.).
神經	肋間神經外側皮枝(lateral cutaneous br. of intercostal n.).
血管	內乳動脈(internal mammary a.), 肋間動靜脈(intercostal a. & v.).
穴性	宣通乳絡, 活血化癥.
主治	乳腺炎, 乳癰, 乳痛, 乳汁分泌少, 心窩部痛, 胸悶胸痛, 心下滿, 咳嗽, 反胃, 噎膈.

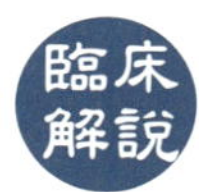

1. 一名 胃之大絡(虛里穴)으로서 虛里 觸診 部位에 해당한다 : 虛里診法은 疾病의 輕重, 安危를 파악하는데 有效하다. 胸部 聽診音을 듣는 자리이다.

> "胃之大絡 名日虛里, 貫鬲絡肺 出於左乳下 其動應衣 宗氣也. 盛喘數絕者 則病在中, 結而橫 有積矣, 絕不至 日死. 乳之下其動應衣 宗氣泄也."《素問 · 平人氣象論》

2. 一切의 乳房關聯 疾患을 治療한다.
   ① 乳汁分泌減少를 치료한다(配天宗, 天谿) : 乳汁分泌減少는 少陽人에 많다.
   ② 乳腫, 惡性乳癌의 治療에 사용한다 : 乳癌은 鍼灸治療가 적용된다. 灸法은 면역력 增强 效果가 있으므로 기본적으로 癌에는 灸法을 사용한다.

> "胸下滿痛 膺腫 乳根主之." "乳癰 淒索寒熱 痛不[5]可按 乳根主之."《甲乙經》

> "乳根…主胸下滿悶 胸痛膈氣 不下食 噎病 臂痛腫 乳痛 乳癰 悽慘寒痛 不可按抑 咳逆 癨亂轉筋 四厥."《大成》

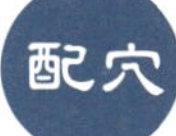

1. "配俞府 治嗽氣, 痰哮."《玉龍賦》
2. 配肓門 治乳房痛.
3. 配膺窓, 天谿, 梁丘, 三里 治乳癌.
4. 配膻中, 合谷, 少澤 治産後乳汁分泌不足, 乳房腫痛.

不容 ST19   Buryong Burong

出典　甲乙.

名義　穴在幽門傍各一寸5分 去任脈二寸, 喻水穀至此已滿 不能再容納, 故名不容.

---

5) 痛不 : 原脫, 據嘉靖本.《千金》卷三十,《外臺》卷三十九補

部位	幽門旁相去 各1寸5分 去中行 各2寸.

取穴　仰臥位取穴. 臍와 劍狀突起 間을 8寸의 骨度法으로 計算하여 臍上 6寸의 巨闕穴 **CV14** 兩傍 2寸處로 肋骨 下緣에 取한다.

巨闕 **CV14** ←5分→ 幽門 **KI21** ←1.5寸→ 不容 **ST19**

筋肉　腹直筋(rectus abdominis m.).

神經　肋間神經前皮枝(ant. cutaneous br. of intercostal n.).

血管　上腹動靜脈(epigastric a. & v.).

穴性　調中和胃, 行氣止痛, 止嘔降逆.

主治　胃炎, 鼓腸, 腹脹, 嘔吐, 胃擴張, 食慾不振, 氣管支炎, 喘息, 嘔血, 咽喉不快, 口乾, 脇下痛, 胸背相引痛, 肋間神經痛.

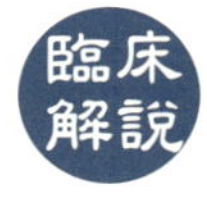

不容 **ST19** ～氣衝 **ST30** 까지는 任脈 兩傍 2寸處에 取한다.

1. 胃와 關聯한 諸症에 患部 周圍穴로서 使用한다.
   ① 嘔吐(噴門部異常, 食入卽嘔吐), 妊娠惡阻에 사용한다.
   ② 胃腸障碍(胃酸過多, 胃潰瘍)로 인해 胸部에 영향을 줄 때는 左側 不容穴을 쓴다.

2. 胸腹部 諸般 病症에 사용한다.
   ① 膽石症으로 인한 痛症 發作에 有效하다. 右側 穴의 深部는 肝臟이 위치하고 있어 右不容穴이 효과적이다.
   ② 肝炎, 肝硬化症 및 手術 後에 사용한다(禁鍼, 施灸) : 施灸함으로써 免疫力이 增强된다.
   ③ 心積으로 인한 극도의 下焦冷症(부인들에게 특히 많다)에 사용한다 : 心積은 달리 腹梁이라고도 한다. 일반적으로 不容穴 중심으로 나타나는 積聚는 心積으로 생각한다. 이는 心臟異常이 아니라, 下焦가 冷하여 胸部의 熱이 下降하지 못하는 것이 根本 原因이다. 婦人들의 燥症, 火症 等은 대체로 下焦가 원인이다. 따라서 下焦만 溫補하면 된다.

"嘔血有息 脇下痛 口乾 心痛與背相引 不可咳 咳則腎痛 不容主之."《甲乙經》

"不容…主服滿痃癖 吐血 肩脇痛 口乾 心痛 胸背相引痛 喘咳 不嗜食 腹虛
鳴 嘔吐 痰癖 疝瘕."《大成》

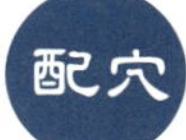

1. "配其門 治心切痛 喜噫酸."《千金方》

2. "配上管, 大陵 治嘔血."《千金方》

3. 配中脘, 內關, 足三里, 公孫 治胃痛, 腹脹滿.

⑤ 胃毛七
[部位] 從岐骨下緣陷凹處起 直下一寸一穴 共三穴. 旁開一寸五分各兩穴(兩邊四穴).
[鍼法] 用三稜鍼出血, 治羊毛痧則需抽出毛絲.
[主治] 羊毛痧, 胃病, 各種霍亂, 胃出血, 心跳.
[解說 및 運用] 胃毛七穴部位之旁開"一寸五分"應爲"二寸"方爲正確, 因此胃毛七穴之位置
應係鳩尾, 巨闕, 上脘(以上三穴屬任脈)及兩旁之不容, 承滿(屬胃經) 兩側計四穴, 總共七
穴, 位於胃部附近, 並以治胃病爲主, 故稱胃毛七穴.

承滿 ST20　　　Seungman Chengman

出典	甲乙.
名義	承滿者 胃食而氣至腸部 食滿後而氣復於胃, 食卽下 承滿是承胃氣之滿 推陳 而至新, 故名承滿.
部位	不容下 1寸 去中行 各2寸.
取穴	仰臥位取穴. 臍와 劍狀突起 間을 8寸의 骨度法으로 計算하여 臍上 5寸의 上 脘穴 CV13 兩傍 2寸, 通谷穴 KI20 外傍 1.5寸處에 取한다.
	上脘 CV13 ←5分→ 腹通谷 KI20 ←1.5寸→ 承滿 ST20
筋肉	腹直筋(rectus abdominis m.).
神經	肋間神經前皮枝(ant. cutaneous br. of intercostal n.).
血管	上腹動靜脈(epigastric a. & v.).
鍼法	直刺 0.5~1寸, 斜刺 0.5~1.5分.
穴性	和胃理氣, 降逆止吐.

主治　腸鳴腹脹, 食慾不振, 嘔吐, 下痢, 急·慢性胃炎, 腹直筋痙攣, 胃十二指腸潰瘍, 便秘, 疝痛, 呼吸困難, 喘逆, 脇下堅痛, 心悸, 不眠, 吐血, 咯血.

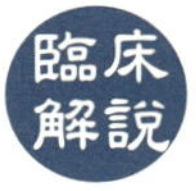

1. 諸般 腹部疾患 특히 胃疾患에 多用한다. 食慾不振, 鼓脹(食後 膨滿感), 慢性 胃炎 等에 補助穴로서 사용하며 麃麃有聲을 수반하는 腹脹拘急·下痢에 有效하다.

2. 肝疾患·黃疸에 사용한다. 右側穴의 深部는 肝臟이 위치한다.

　☞ 腹部에 주름이 있는 경우에는 주름 爲主로 穴을 取한다. 腹에는 어떤 經絡이 지나가든 주름으로 나타나는 穴을 취한다. 王字의 주름을 잡고 寸數에 구애받음 없이 取穴한다. 주름의 거리差가 위가 좁고 아래가 넓든지, 아래가 좁고 위가 넓든지 간에 上下를 2寸으로 잡고 주름이 교차되는 것을 기본으로 잡는다. 주름이 없는 사람은 양손으로 근육을 아래위로 수축시켜보면 나타난다.

"腹鳴相逐 不可傾倒 承滿主之." 《甲乙經》

"承滿…主腸鳴腹脹 上氣喘逆 食飮不下 肩息唾血." 《大成》

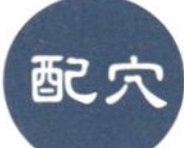

1. "配乳根 治膈氣上逆." 《資生經》
2. "配中管 治脇下堅痛." 《千金方》
3. 配中脘, 胃俞, 合谷, 太衝 治胃神經痛, 腹脹, 胃潰瘍.

梁門 ST21　　Yangmun Liangmen

出典　甲乙.

名義　穴在承滿下一寸, 與中脘穴相對 系胃之津梁關要 爲胃氣出入之重要門戶, 故名梁門.

部位	承滿下 1寸 去中行 各2寸.

取穴　仰臥位取穴. 臍와 劍狀突起 間을 8寸의 骨度法으로 計算하여 臍上 4寸의 中脘穴 **CV₁₂** 兩傍 2寸, 陰都穴 **KI₁₉** 外傍 1.5寸處에 取한다.

中脘 **CV₁₂** ←5分→ 陰都 **KI₁₉** ←1.5寸→ 梁門 **ST₂₁**

筋肉　腹直筋(rectus abdominis m.).

神經　肋間神經前皮枝(ant. cutaneous br. of intercostal n.).

血管　上腹動靜脈(epigastric a. & v.).

穴性　調中氣和腸胃, 助運消積化滯.

主治　脇下腹中積氣, 嘔吐, 食慾不振, 胃腸痙攣, 潰瘍疾患, 急·慢性胃炎, 胃痛, 腸泄, 大便溏, 胃神經症, 神經衰弱, 不眠.

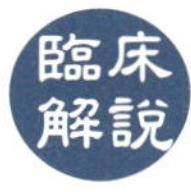

1. 中脘의 補助穴로서 諸般 胃疾患에 사용한다.
   ① 胃癌의 경우 梁門에서 硬固物이 만져질 때가 있다.
   ② 急·慢性 胃炎, 胃潰瘍의 壓通點 治療點으로 多用된다(灸) : 配中脘.
   ③ 胃痙攣에 사용한다.
2. 黃疸, 膽石症 等에 有效하다 : 右側 穴의 深部는 肝 下緣과 胃幽門部가 위치한다.

☞ 腹部 취혈은 가급적 적게 한다. 中心穴 하나만 刺하고 그 外에는 灸法을 사용한다. 복부 자침 시 환자의 호흡 상태(복부가 오르내리는 모습)를 살펴 가면서 천천히 자입한다. 대체로 사고는 腹筋緊張으로 인한 呼吸異常으로 일어나는데 이 穴들은 腹筋收縮, 緊張, 呼吸에 영향을 주기 때문이다. 특히 心筋梗塞, 狹心症의 소인이 있는 환자들에게서 사고 다발한다.

☞ 姙婦禁鍼穴 : 대부분의 腹部 諸穴, 合谷, 三陰交.

☞ 鍼灸治療 後에는 酒量이 줄어드는 경향이 있다.

"腹中積氣 結痛 梁門主之."《甲乙經》

"梁門主胸下積氣."《千金方》

"梁門…主脇下積氣 食飮不思 大腸滑泄 完穀不化."《大成》

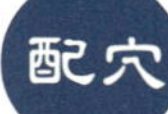 1. 配幽門, 後谿 治喀血.

2. 配氣海, 上巨虛 治腸胃熱.

3. 配中脘, 足三里, 公孫, 內關 治胃痛, 消化不良, 食慾不振, 大便溏泄.

4. 配內關, 梁丘 治胃神經症.

5. 配中脘, 手三里, 足三里 治潰瘍疾患.

關門 ST22　　　　　　　　　　　　　　　　　　　　　　Gwanmun Guanmen

異名	關明.
出典	甲乙.
名義	要會者爲關梁, 穴在梁門下一寸 太乙上, 爲胃氣出入的重要門戶, 故名關門.
部位	梁門下 1寸 去中行 各2寸.
取穴	仰臥位取穴. 臍와 劍狀突起 間을 8寸의 骨度法으로 計算하여 臍上 3寸의 建里穴 CV11 兩傍 2寸, 石關穴 KI18 外傍 1.5寸處에 取한다. 建里 CV11 ←5分→ 石關 KI18 ←1.5寸→ 關門 ST22 ←2寸→ 腹哀 SP16
筋肉	腹直筋(rectus abdominis m.).
神經	肋間神經前皮枝(ant. cutaneous br. of intercostal n.).
血管	上腹動靜脈(epigastric a. & v.).
穴性	調理腸胃, 利水消腫.
主治	善滿積氣, 腸鳴卒痛, 胃痙攣, 腹痛, 腹鳴, 腹脹, 泄瀉, 食慾不振, 挾臍急痛, 便秘, 呼吸困難, 尿失禁, 遺尿, 腹水, 水腫, 腹部悶滿.

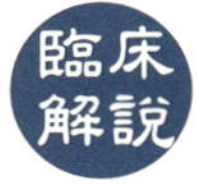 主治・效能이 梁門穴과 유사하다.

1. 胃關聯 諸疾에 有效하다 : 胃痙攣, 腹鳴腹脹, 泄瀉, 挾臍急痛 等에 사용한다.

2. 尿失禁, 遺尿, 夜尿에 效果가 있다 : ㉔ 肝正格, 脾正格.

> "腹脹善滿 積氣 關門主之." "遺溺 關門及神門 委中主之." "身腫 關門主
> 之."《甲乙經》

> "關門…主善滿積氣 腸鳴卒痛 泄利 不欲食 腹中氣走 俠臍急痛 身腫 痰瘧
> 振寒 遺溺."《大成》

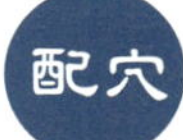

1. "配中府, 神門 治遺尿."《千金方》
2. 配中脘, 天樞, 關元, 足三里 治腹脹腹痛, 腹瀉.

太乙 ST23

Taeul Taiyi

異名 太一.

出典 甲乙.

名義 太 作通解, 魚腸謂之乙. 穴在關門下一寸 腸屈曲似乙形, 穴主腸疾 有通腸之
意, 故曰太乙. 又釋 太乙 星名 北辰神名.

部位 關門下 1寸 去中行 各2寸.

取穴 仰臥位取穴. 臍와 劍狀突起 間을 8寸의 骨度法으로 計算하여 臍上 2寸의 下
脘穴 CV10 兩傍 2寸, 商曲穴 KI17 外傍 1.5寸處에 取한다.

下脘 CV10 ←5分→ 商曲 KI17 ←1.5寸→ 太乙 ST23 ←4寸→ 章門 LR13

筋肉 腹直筋(rectus abdominis m.).

神經 肋間神經前皮枝(ant. cutaneous br. of intercostal n.).

血管 上腹動靜脈(epigastric a. & v.).

穴性 和胃止疼, 鎭驚化痰, 淸心寧神.

主治 食慾不振, 胃痙攣, 胃潰瘍, 胃脘痛, 動悸, 心煩不寧, 神經衰弱, 癲疾, 狂走, 吐
舌, 脚氣, 遺尿.

1. 中脘의 補助穴로서 諸般 胃腸障碍에 사용한다.

① 十二指腸潰瘍에 사용한다.

② 胃無力症, 胃擴張, 胃下垂에 사용한다. 특히 空腹 時 甚한 물소리(振水音)가 나는 사람에게 有效하다(鍼灸).

③ 鎭痛이 優秀하여 潰瘍性 胃腸障碍에 사용한다.

2. 淸心寧神(鎭靜)作用이 優秀하여 精神神經系疾患에 사용한다. 心煩不寧, 神經衰弱, 吐舌, 癲疾 等에 應用한다.

"狂癲疾 吐舌 太乙及滑肉門主之."《甲乙經》

"太乙…主癲疾狂主 心煩吐舌."《大成》

1. "配飛揚, 滑肉門 治癲疾狂, 吐舌."《千金方》
2. 配百會, 心俞, 神門, 大陵 治癲癇, 精神病.

滑肉門 ST24   Hwaryungmun Huaroumen

異名	滑幽門, 滑肉.
出典	甲乙.
名義	靈活爲滑. 考舌爲滑利之肉 此穴主治吐舌 舌强諸疾. 如《銅人》記載 治癲疾 嘔逆吐舌, 因名其穴爲滑肉門.
部位	太乙下 1寸 去中行 各2寸.
取穴	仰臥位取穴. 臍와 劍狀突起 間을 8寸의 骨度法으로 計算하여 臍上 1寸의 水分穴 CV9 兩傍 2寸處에 取한다. 水分 CV9 ←2寸→ 滑肉門 ST24
筋肉	腹直筋(rectus abdominis m.), 腹斜筋(obliquus abdominis m.).
神經	肋間神經前皮枝(ant. cutaneous br. of intercostal n.).
血管	上腹動靜脈(epigastric a. & v.).
穴性	健胃止嘔, 降逆化痰, 安神.

主治　急慢性胃腸炎, 胃痛, 嘔吐, 胃疝痛, 腸疝痛, 慢性下痢, 舌炎, 舌下腺炎, 嘔逆吐舌, 舌强, 精神病, 癲疾, 失語, 譫妄, 脫肛, 腹水, 月經不調.

1. 水液代謝 異常으로 인한 諸症 특히 腸胃(大ㆍ小腸)關聯 疾患에 사용한다 (配水分).

(1) 消化不良, 胃下垂, 十二指腸潰瘍, (幽門部)嘔吐, 神經性胃炎, 胃痙攣에 사용한다.

(2) 大ㆍ小腸의 機能低下로 인한 諸疾에 名穴이다.

　　① 심한 高熱로 大ㆍ小腸機能이 低下된 경우에 사용한다.

　　② 鼓脹에 必須穴이다 : 鼓脹은 極甚한 脾虛證, 或은 大ㆍ小腸의 機能低下가 原因이다.

(3) 腎炎, 腎盂炎 症狀에 사용한다 : 配中脘, 關元, 天樞.

(4) 子宮內膜炎, 月經不調, 婦人不妊症(關元이 代表穴)에 응용된다.

2. 舌關聯 諸症에 有效하다 : 舌炎(舌强), 舌下腺炎(重舌), 嘔逆吐舌 等에 사용한다.

3. 급격한 環境變化에 대한 적응력을 높여준다.

　　① 갑작스런 環境變化로 인한 熱病 時에 消化를 원활케 해준다(針보다 灸가 有效하다).

　　② 高山病(급격한 氣壓의 差異로 發生)에 사용한다(刺).

4. 增長穴로 이용된다 : 湧泉, 滑肉門, 絕骨, 少府, ⑧ 增長二穴.

"狂癲疾 吐舌 太乙及滑肉門主之."《甲乙經》

"滑肉門…主癲狂 嘔逆 吐舌 舌强."《大成》

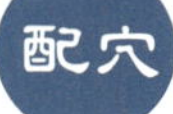

1. "配飛揚, 太乙 治癲疾狂, 吐舌."《千金方》
2. "配少海, 溫溜 治舌强, 吐舌."《資生經》

異名	長溪, 長谿, 穀門, 長谷, 長穀, 大腸募.
出典	甲乙.
名義	天樞 樞 指樞紐. 本穴位在臍旁二寸. 《素問, 六微旨大論》稱 "天樞之上 天氣主之, 天樞之下 地氣主之, 氣交之中 人氣從之, 萬物由之 此以謂也."
部位	俠臍中兩旁二寸陷中.
取穴	仰臥位取穴. 神闕穴 CV8 兩傍 2寸, 肓俞穴 KI16 外傍 1.5寸處에 取한다.

神闕 CV8 ←5分→ 肓俞 KI16 ←5分→ Ⓖ 魂舍 ←1寸→ 天樞 ST25 ←5分→
Ⓖ 長谷 ←1.5寸→ 大橫 SP15

筋肉	腹直筋(rectus abdominis m.).
神經	肋間神經前皮枝(ant. cutaneous br. of intercostal n.).
血管	上腹動靜脈(epigastric a. & v.).
鍼法	直刺 5分～1寸, 斜刺 8分～1.5寸, 孕婦禁鍼.
灸法	肉灸 5～7壯. 溫灸 10～20分.
穴性	疏調大腸, 健脾和胃, 扶土化濕, 理氣消滯, 和營調經.
主治	食不下, 泄瀉, 急慢性胃炎, 腸炎, 腹脹, 腹痛, 便秘, 腸鳴, 嘔吐, 繞臍痛, 蟲垂炎, 腸癰, 水腫, 黃疸, 經閉, 月經不調, 産後腹痛, 霍亂下痢, 婦人癥痕, 腹中氣塊久泄不止, 高血壓, 煩滿, 狂言恍惚, 腰痛.

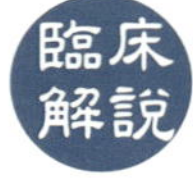

1. 大腸之募穴로서 一切의 消化器 諸症 특히 大腸關聯 疾患에 有效하다 : 해부학적으로 結腸이 끝나는 곳에 위치한다.

(1) 大·小腸 本治의 名穴로서 裏症의 代表穴이다 : 慢性泄瀉, 過敏性 大腸 證狀症候群(藿香正氣散 加 小茴香), 急性便秘 等 下焦 諸症에 사용한다.

　　☞ 上腹部 腹痛 : 足三里, 梁丘. 下腹部 腹痛 : 公孫, 天樞, 關元.

　　☞ 左側 天樞部位 疼痛 : 對側 小腸正格(臨泣 後谿補 通谷 前谷瀉).

(2) 消化器系의 機能(腸運動) 促進向上 效果가 優秀하다 : 配中脘 關元(灸,

養生穴의 의미가 있다).

① 中年 以後의 腹部肥滿(肥濕)에 사용한다 : 電針으로도 效果가 있다.

② 呼吸器系, 心臟·腦神經系의 病變(慢性 消耗性疾患)으로 인해 消化
器活動이 鈍化되어 便秘가 있는 경우에 有效하다.

③ 몸이 나른하고 쉽게 피로하며, 일에 끈기가 없어진다고 하는 경우에
사용한다(配肓俞). ☞ 中風豫防 : 三里, 曲池(灸).

④ 手術 後의 腸癒着 豫防에 效果的이다(灸) : 少陰人의 경우 속이 冷하
므로 腸유착이 多發한다.

2. 婦人科疾患에 多用한다 : 月經不調, 月經痛, 帶下(配關元, 灸) 等을 治療
한다.

☞ **月經 前痛 : 血滯(實). 月經 後痛 : 血虛(虛).**

"瘧振寒 熱甚狂言 天樞主之." "臍疝繞臍而痛 時上衝心 天樞主之." "氣疝
煩嘔 面腫 奔肫 天樞主之." "大腸脹者 天樞主之." "腹脹腸鳴 氣上衝胸 不
能久立 腹中痛濯濯. 冬日重感於寒則泄 當臍而痛 腸胃間遊氣切痛 食不化
不嗜食 身腫(一本作重) 俠臍急 天樞主之." "陰疝氣疝 天樞主之." "女子胞
中痛 月水不以時休止 天樞主之(千金云腹脹腸鳴氣上衝胸刺天樞)."《甲乙
經》

"尺脈緊 臍下痛 宜服當歸湯 灸天樞 針關元補之."《脈經》

"天樞(一名長溪, 一名谷門)…主奔豚 泄瀉 脹疝 赤白痢 水痢不止 食不下
水腫腹脹腸鳴 上氣衝胸 不能久立 久積冷氣 繞臍切痛 時上衝心 煩滿嘔吐
癨亂 冬月感寒泄利 瘧寒熱狂言 傷寒飲水過多 腹脹氣喘 婦人女子癥瘕 血
結成塊 漏下赤白 月事不時."《大成》

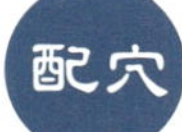

1. "配厲兌, 內庭 治食不化, 不嗜食俠臍急."《千金方》
2. "配支溝 治嘔吐, 霍亂."《資生經》
3. "配臍中, 石門, 氣海 治小腹疝氣."《千金方》
4. 配中脘, 關元, 合谷, 足三里, 公孫 治急慢性胃腸炎, 腹痛, 腹瀉, 痢疾.

5. 配下脘, 足三里, 三陰交 治腹痛.

6. 配京門, 足三里(灸) 治小腹痛.

7. 配氣海, 關元, 大腸俞, 上髎 治腸麻痺.

8. 配上巨虛 治急性細菌性痢疾.

9. 配合谷, 闌尾, 上巨虛, 關元 治蟲垂炎.

10. "配胸堂, 脾俞, 間使, 胃管, 肝俞, 魚際, 勞宮, 肩俞, 太谿 治唾血吐血."《千金方》

11. "配豊隆, 厲兌, 陷谷, 衝陽 治面浮腫."《千金方》

12. "配水泉 治月潮違限(月經不調)."《百症賦》

13. 配水道, 中膂俞 治子宮虛弱症.

14. 配陰交, 關元 治經水將有來時小腹作痛.

外陵 ST26　　　　　　　　　　　　　　　　　　　　　　Oereung Wailing

出典	素問 氣府論, 甲乙.
名義	外陵 旁者爲外 突起之處爲陵. 穴居腹部正中線之旁 當腹部陵起的外側 因名外陵.
部位	天樞下 1寸 去中行 各2寸.
取穴	仰臥位取穴. 陰交穴 CV7 兩傍 2寸, 天樞穴 ST25 下 1寸處에 取한다.

陰交 CV7 ←5分→ 中注 KI15 ←1.5寸→ 外陵 ST26

筋肉	腹直筋(rectus abdominis m.), 腹斜筋(obliquus abdominis m.).
神經	肋間神經前皮枝(ant. cutaneous br. of intercostal n.), 腸骨下腹神經(iliohypogastric n.).
血管	下腹動靜脈(hypogastric a. & v.).
穴性	調理腸胃, 通經止痛.
主治	心下如懸, 腹痛, 腸痙攣, 臍周圍痛, 蟲垂炎, 腹痛, 鼓腸, 腸炎, 疝氣, 月經痛.

1. 天樞穴의 補助穴로서 腸胃 諸症에 사용한다 : 小腹滿, 腹痛(특히 疝痛樣의 痛症), 胃下垂症 等에 效果가 있다. 中年婦人들은 아랫배가 처져서 外陵穴이 곧 天樞穴이 될 수 있으므로 天樞穴의 연장선으로 생각한다.

2. 泌尿生殖器·婦人科疾患에 多用한다.
    ① 腹直筋의 筋膜이 뚜렷이 드러나는 곳으로 臨床에서 下腹診斷 時 多用된다 : 女性이 下腹部 瘀血症과 함께 生理不順, 足冷 等을 수반하는 경우 外陵穴 部位의 腹直筋에 딱딱한 응어리(筋隆起)가 생긴다.
    ② 女子의 月經痛에 사용한다.
    ③ 男子의 無嗣에 效果가 있다.

嗣 : 이을 사

> "腹中儘痛 外陵主之."《甲乙經》

> "外陵…主腹痛 心下如懸 下引臍痛."《大成》

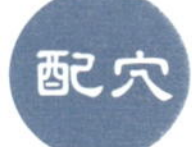

1. 配天樞 治腹中疼痛.
2. 配足三里, 三陰交, 關元, 公孫, 治腹痛, 腹脹.

大巨 ST27   **Daegeo Daju**

異名	腋門, 掖門, 液門.
出典	素問 氣府論, 甲乙.
名義	大 通也, 巨 大也. 穴在長溪下二寸 卽腹之方大處 有通調腸道之功能 故名大巨.
部位	外陵下 1寸 去中行 各2寸.
取穴	仰臥位取穴. 石門穴 CV5 兩傍 2寸, 四滿穴 KI14 兩傍 1.5寸處에 取한다.

石門 CV5 ←5分→ 四滿 KI14 ←1.5寸→ 大巨 ST27

筋肉	腹直筋(rectus abdominis m.), 腹斜筋(obliquus abdominis m.).
神經	肋間神經前皮枝(ant. cutaneous br. of intercostal n.), 腸骨下腹神經

(iliohypogastric n.).

血管　下腹動靜脈(hypogastric a. & v.).

穴性　益氣固精, 理氣消腫, 通腸利水.

主治　小腹脹滿, 煩渴, 腸痙攣, 鼓腸, 便秘, 小便不利, 尿閉, 膀胱炎, 遺精, 陽萎, 早漏, 脫腸, 癩疝, 四肢弱, 善驚, 不眠.

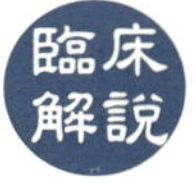

右側 大巨穴은 盲腸이 돌아나가는 部位에 해당하므로 잘 사용하지 않고 左側 大巨穴(直腸部位)을 多用한다.

1. 小腹 및 泌尿生殖器疾患에 局所治療穴(患部 周圍穴)로서 效果가 있다.
   ① 便秘, 尿閉症의 名穴이다. 針을 垂直으로 2~3㎝ 以上 刺針 後 바로 拔鍼한다.
   ② 泌尿生殖器疾患 특히 陽痿, 遺精, 男子의 無嗣에 有效하다.
   　☞ 男子의 無嗣 : 外陵 · 大巨의 四穴.
   ③ 腹直筋痙攣(小腹脹滿), 腸疝痛에 사용한다.

2. 驚悸不眠, 偏枯四肢不遂에 사용한다.

“癩疝 大巨及地機 中郄主之.” “偏枯 四肢不用 善驚 大巨主之.”《甲乙經》

“大巨…主小腹脹滿 煩渴 小便難 癩疝 偏枯 四肢不收 驚悸不眠.”《大成》

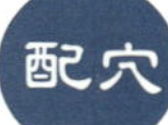

1. “配橫骨, 期門 治小腹滿, 小便難, 陰下縱.”《千金方》
2. “配曲泉, 跗陽, 天池, 支溝, 小海, 絕骨, 前谷 治四肢不擧.”《千金方》
3. “配陰交, 氣海 治驚不得臥.”《千金方》
4. 配下髎(灸) 治男子失精早漏.
5. 配腎俞, 關元, 足三里, 三陰交 治陽痿, 遺精, 尿閉.

出典	甲乙, 循經考穴編.
名義	道 通也, 腎主水 膀胱屬水 三焦者水道出焉, 穴主腎膀胱三焦之疾 通調水道, 故名水道.
部位	天樞下 3寸 去中行 各2寸.
取穴	仰臥位取穴. 關元穴 CV4 兩傍 2寸, 氣穴穴 KI13 兩傍 1.5寸處에 取한다. 關元 CV4 ←5分→ 氣穴 KI13 ←1.5寸→ 水道 ST28
筋肉	腹直筋(rectus abdominis m.), 腹斜筋(obliquus abdominis m.).
神經	肋下神經皮枝(ant. cutaneous br. of subcostal n.), 腸骨下腹神經(ilio-hypogastric n.).
血管	下腹動靜脈(hypogastric a. & v.).
穴性	通利三焦, 清濕熱, 利膀胱.
主治	膀胱有寒, 腰背强急, 膀胱炎, 睾丸炎, 陰囊炎, 腎炎, 排尿困難, 尿貯留, 下腹膨脹, 腹水, 月經困難, 便秘, 痔疾, 腸疝痛.

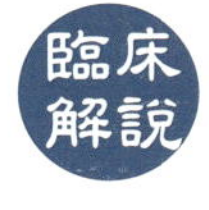

小腹 및 泌尿生殖器疾患에 局所 治療穴로서 有效하며, 關元의 補助穴로서 多用된다.

1. 水道를 分離하는 곳으로서 小腸 · 腎 · 膀胱 · 三焦의 水液代謝와 관련한 諸症(膀胱炎, 腎炎, 腹水)을 다스린다.

2. 子宮異常의 反應點 · 治療穴로서 婦人 下焦冷症(不姙症, 月經不順), 子宮病에 사용한다(左側 水道穴 爲主로 사용, 配關元) : 대체적으로 子宮疾患은 左側, 腸疾患은 右側에 반응이 많이 나타난다. 左側을 눌러 아랫배를 펴지 못하거나 左側 鼠蹊部에 중압감을 느끼는 경우는 대개 子宮異常(癌, 子宮筋腫 · 囊腫, 子宮內膜炎, 子宮下垂, 子宮位置異常)인 경우가 많다. 만약 左右側 同時에 심한 통증이 있고, 특히 鼠蹊部에 痛症이 올 때는 腎의 異常을 의심한다.

3. 便秘, 痔疾 等에 사용한다 : 陽明經 疾患은 右水道穴 部位에 반응이 나타
나는 경우가 많다.

> "三焦約 大小便不通 水道主之." "小腹脹滿痛引陰中 月水至則腰脊痛 胞中
> 瘕 子門有寒 引髖髀 水道主之(千金云 大小便不通刺水道)."《甲乙經》
>
> "三焦膀胱腎中熱氣 灸水道隨年壯."《千金方》
>
> "水道…主腰骨强急 膀胱有寒 三焦結熱 婦人小腹脹滿 痛引陰中 胸中瘕
> 子門寒 大小便不通."《大成》

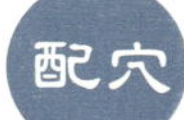

1. "配天牖, 缺盆, 神道, 大杼, 天突, 巨骨 治肩背痛."《千金方》
2. "配筋縮 治脊强."《百症賦》
3. 配水分, 足三里, 三陰交 治腹水.
4. 配腎俞, 膀胱俞, 三陰交 治腎炎.
5. 配關元, 中極, 三陰交, 陰陵泉 治尿瀦留, 膀胱炎.

歸來 ST29   Gwirae Guilai

出典	甲乙, 鍼灸逢源.
名義	歸來 在水道下二寸, 胃爲足經 前此猶行於頭腹 至此則將歸而至足也. 本穴治 男子卵縮 女子子宮脫出等證 皆屬氣分之病, 刺本穴可使復原, 亦卽'歸來'之 意也.
部位	水道下 1寸 去中行 各2寸.
取穴	仰臥位取穴. 中極穴 CV3 兩傍 2寸, 大赫穴 KI12 兩傍 2寸處에 取한다. 中極 CV3 ←5分→ 大赫 KI12 ←1.5寸→ 歸來 ST29
筋肉	腹直筋(rectus abdominis m.), 內腹斜筋(obliquus abdominis internus m.), 外腹斜筋(obliquus abdominis externus m.), 腹橫筋(transversus abdominis m.).
神經	腸骨下腹神經(iliohypogastric n.).

血管	下腹動靜脈(hypogastric a. & v.).
鍼法	直刺 0.8～1.5寸, 斜刺 1.5～2寸.
灸法	肉灸 3～5壯(不宜灸多), 溫灸 5～10分.
穴性	溫經祛寒, 行氣疏肝, 調經止帶
主治	子宮內膜炎, 卵巢炎, 腔內炎, 月經困難, 經閉, 男女 生殖器疾患, 帶下, 陰挺, 疝氣, 睾丸炎, 陰萎症, 引莖中痛, 小腹奔豚.

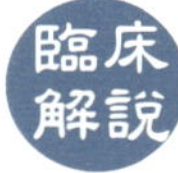

1. 男女 生殖器關聯 諸 疾患, 특히 婦人科疾患에 多用된다.

   ① 女性 不姙症의 名穴(灸)이다(配水道, 關元).

   ② 초기 子宮筋腫, 囊腫, 子宮頸部癌에 灸法이 有效하다.

   ③ 婦人의 生理不順, 生理痛에 效果가 優秀하다.

   ④ 男子의 陰萎, 前立線肥大에 有效하다.

2. 甚한 膀胱炎(必用灸法), 膀胱結石에 사용한다(內爲膀胱).

   "奔肫 卵上入痛引莖 歸來主之" "女子陰中寒 歸來主之."《甲乙經》

   "歸來…主小腹奔豚 卵上入腹 引莖中痛 七疝 婦人血臟積冷."《大成》

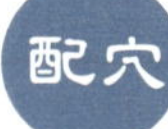

1. "配大敦, 三陰交 治偏墜木腎."《大成》
2. 配關元, 中極, 三陰交, 腎俞 治男女外生殖器病證, 經閉, 白帶過多.
3. 配氣海, 血海, 三陰交 治子宮內膜炎.
4. 配中極, 曲骨, 子宮, 三陰交 治月經不調.

氣衝 ST30　　　　　　　　Gichung Qichong [衝脈所起]

| **異名** | 氣街, 氣冲, 羊尿. |
| **出典** | 甲乙, 千金. |

名義   人身有髓海 血海 氣海和水穀之海. 氣衝者 三陽之氣衝出 三陰之精衝來 故名 氣衝. 氣血之精道 所生大動脈 故名氣衝之說也. 本穴居歸來穴下一寸 爲胃經 脈氣上輸地處 又爲衝脈所起, 故名氣衝.

部位   歸來下 1寸 去中行 各2寸.

取穴   仰臥屈膝取之. 曲骨穴 **CV₂** 兩傍 2寸, 橫骨穴 **KI₁₁** 兩傍 1.5寸의 動脈應手處 에 取한다. 恥骨(曲骨)의 橫長을 6.5寸의 骨度法으로 計算하여 曲骨穴 兩傍 2寸處에 取한다.

曲骨 **CV₂** ↔ 橫骨 **KI₁₁** ←1.5寸→ 氣衝 **ST₃₀** ←5分→ 急脈 **LR₁₂** ←1.5寸→ 衝門 **SP₁₂**

筋肉   內腹斜筋(obliquus abdominis internus m.), 外腹斜筋(obliquusabdominis externus m.), 腹橫筋(transversus abdominis m.).

神經   腸骨鼠蹊神經(ilioinguinal n.), 腸骨下腹神經(iliohypogastric n.).

血管   下腹壁動脈(deep epigastric a.).

鍼法   直刺 3~5分, 斜刺 5分~1寸. 鍼尖을 外陰部를 向해 刺入한다. 刺鍼 時 動脈 을 피하여 出血되지 않도록 한다(禁鍼穴《銅人》).

穴性   舒宗筋, 調膀胱, 散厥氣, 和營血.

主治   陰萎, 男女生殖器疾患, 外陰腫痛, 陰莖中痛, 月經不調, 帶下, 疝氣, 腹痛, 腸 炎, 便秘, 鼓腸, 腸痙攣, 子宮疾患, 吐血.

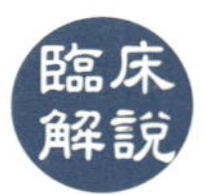

1. 衝脈의 起始穴로서 男女生殖器疾患 및 婦人科疾患에 多用한다.
   ① 子宮冷不姙娠(婦人無子), 卵巢炎, 婦人月水不利, 帶下, 胎産 諸 疾患에 사용한다.
   ② 陰萎, 陰腫莖痛, 兩丸騫疼痛 等에 사용한다.
   ③ 腎·膀胱氣之上衝으로 인한 奔豚上攻心腹, 石水腹滿, 腰痛, 疝症에 사용한다(指壓, 圓鍼) : ☞ 鼠蹊部에는 일체 禁鍼灸한다.
   ④ 卵巢機能 抑制作用이 있어 피임에 有效하다는 보고가 있다(配石門).

2. 瀉腸胃之熱作用이 있어 傷寒胃中熱(胃中伏熱), 大腸中熱(脫肛), 身熱腹脹

滿에 사용한다.

“石水 刺氣衝.” “黃帝問曰衛氣留於脈(太素作腹)中 稽積不行 苑蘊不得常所(靈樞下有使人二字) 楱脇中滿 喘呼逆息者 何以去之? 伯高對曰其氣積於胸中者上取之 積於腹中者下取之 上下皆滿者傍取之. 積於上者瀉人迎 天突 喉中, 積於下者瀉三里與氣街, 上下皆滿者上下皆下之 與季脇之下深一寸, 重者鷄足取之.” “腹痛 刺臍左右動脈. 已刺 按之立已, 不已 刺氣街 按之立已.” “腹中有大熱不安 腹有大氣如相俠 暴腹脹滿 癃 淫濼 氣衝主之.” “腹滿痛 不得息 正臥屈一膝 伸一股 並刺氣衝 鍼上入三寸 氣至瀉之.” “腰痛控睾 少腹及股 卒俛不得仰 刺氣衝.” “女子月水不利 或暴閉塞 腹脹滿癃 淫濼[6] 身熱 腹中絞痛 癀疝陰腫 及乳難 子搶心 若胞衣不出 衆氣盡亂 腹滿不得反復 正偃臥屈一膝伸一膝 幷氣衝鍼上入三寸 氣至瀉之.” “陰疝瘻莖中痛 兩丸騫痛 不可仰臥 刺氣街主之.” “婦人無子 及少腹痛 刺氣衝主之.”《甲乙經》

“氣衝(一名氣街)…主腹滿不得正臥 癀疝 大腸中熱 身熱腹痛 大氣石水[7] 陰瘻莖痛 兩丸騫痛 小腹奔豚 腹有逆氣上攻心 腹脹滿 上搶心 痛不得息 腰痛不得俯仰 淫濼 傷寒胃中熱 婦人無子 小腸痛 月水不利 姙娠子上衝心 生難胞衣不出. 東垣曰 脾胃虛弱 感濕成痿 汗大泄 妨食 三里氣街以三稜鍼出血, 又曰 吐血多不愈 以三稜鍼於氣街出血 立愈.”《大成》

偃(언) : 쓰러지다, 넘어지다

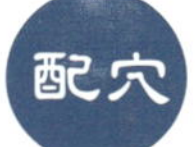

1. “氣街 三里 巨虛上下廉 此八者 以瀉胃中之熱也.”《素問 · 水熱穴論》
2. “配腰俞, 長强, 膀胱俞, 上髎, 下髎, 巨髎 治腰痛.”《千金方》
3. “治傷寒飮水過多 腹脹氣喘 心下痛不可忍 者任脈 中脘 氣海二穴立愈. 如少腹上有氣衝者 兼刺足陽明經天樞 氣衝 三里等穴, 次針足太陰經三陰交二穴, 如無此證 只刺前穴而已.”《鍼灸摘英集》

---

6) 淫濼 : 저리고 아프면서 無力한 病症. 風痺에 흔히 볼 수 있다.
7) 石水 : ① 浮腫의 하나. 腎陽虛, 結聚下焦水氣로 인하여 발생한다. 옆구리가 뻐근하게 아프며 小腹滿하지만 숨은 차지 않고 돌같이 단단한 症狀을 보인다. ② 單腹脹. ③ 疝瘕類病症. “陰陽結斜 多陰少陽 曰石水.”《素問 · 陰陽別論》 “四曰石水 其脈自沈 外證腹滿 不喘.” “又曰石水者 腎水停在臍下 小腹腫大 結硬如石 故云石水.” “八曰石水 先從腎腫起 根在膀胱 用藁本.”《東醫寶鑑》

4. "配中脘, 上廉, 下廉 治傷寒胃中熱不已."《鍼灸摘英集》

5. 配曲泉, 太衝 治疝氣.

6. "配章門 治不得臥, 不眠."《資生經》

7. "配衝門 治帶下産崩."《百症賦》

8. "石水 灸然谷, 四滿, 章門."《千金翼方》

9. 配帶脈, 解谿, 足三里 治小兒麻痺, 知覺神經麻痺.

髀關 ST31　　　　　　　　　　　　　　　　　　　　　　Bigwan Biguan

出典	素問 氣府論, 甲乙.
名義	魚腹股外側曰髀, 關 作界上之門. 穴在魚腹股外側 膝上伏兎後交分中, 因喻足陽明之脈從此入髀 猶如髀界之關門 故名髀關.
部位	在膝上 伏兎後交分中.
取穴	側臥屈膝하고 股關節部 橫紋外端小內方에 取之, 或은 仰臥位取穴. 伏兎穴 ST32 上 6寸, 股關節을 굽혀 上前腸骨棘의 直下方, 會陰과 水平으로 大腿前面에 取한다.
筋肉	縫工筋(satorius m.), 大腿直筋(rectrus femoris m.), 大腿筋膜張筋(tenser faciaelatae m.).
神經	大腿神經(femoral n.), 腓側大腿皮神經(lateral cutaneous n. of the thigh)
血管	大腿動靜脈(femoral a. & v.), 腓側大腿回旋動脈(lateral circumflex a. of the thigh).
穴性	强腰膝, 通經絡, 溫經活絡, 疏風散寒.
主治	髀股痿痺, 股關節炎, 股內筋急, 不得屈伸, 腰痛, 膝痛, 足麻不仁, 下肢麻痺(感覺麻痺)及痙攣, 下肢癱瘓(運動麻痺), 小兒麻痺, 鼠蹊淋巴線炎, 胃痛, 胃痙攣, 偏頭痛, 耳鳴.

下肢와 關聯한 一切의 麻痺症(感覺·運動麻痺) 및 疼痛에 사용한다.

1. 小兒麻痺 後遺症에 有效하다(患側).

2. 坐骨神經痛에 이용한다(配環跳).

3. 鎭痛·鎭痙作用이 優秀하여 胃痛, 胃痙攣 等에 配用한다 : 허벅지 前面部는 대체적으로 鎭痛·鎭痙效果가 있다. 따라서 많은 奇穴(董氏)들이 분포한다.

> "膝寒痺不仁 不可屈伸 髀關主之."《甲乙經》

> "髀關…主腰痛 足麻木 膝寒不仁 痿痺 股內筋絡急 不屈伸 小腹引喉痛."《大成》

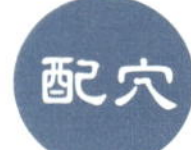

1. 配委中, 承扶 治股關節炎.

2. 配環跳, 風市, 足三里, 承扶 治下肢麻痺, 癱瘓, 坐骨神經痛.

伏兎 ST32

Bokto Futu

異名	外丘, 外勾.
出典	甲乙.
名義	伏兎者, 伏是潛伏 大腿肉肥如兎, 跪時肉起如兎之潛而不伏也, 故名伏兎.
部位	膝上 6寸 肌肉.
取穴	正跪坐而取之. 膝蓋骨 上端과 髀關穴 ST31 과의 中間部인 大腿外側으로 膝蓋骨 外上緣 6寸處에 取한다.

跪 : 꿇어앉을 궤

筋肉	大腿直筋(rectrus femoris m.), 中間廣筋(vastus intermedius m.).
神經	大腿神經(femoral n.), 腓側大腿皮神經(lat. cutaneous n. of the thigh).
血管	外側大腿回旋動脈(lateral circumflex a. of the thigh).
鍼法	直刺 5分~1寸, 斜刺 1寸~1.5寸.
灸法	肉灸 3~5壯, 溫灸 5~15分("禁不可灸."《甲乙經》《大成》: 灸法使用 時 크게 하지 말고 작은 쌀알 정도의 크기로만 灸한다).

| 穴性 | 散寒化濕, 强腰益腎, 疏通經絡. |
| 主治 | 脚氣, 腿膝寒冷, 腰痛, 腰膝痛, 麻木不仁(感覺·運動麻痺), 膝關節炎, 脚水腫, 腹膨脹, 子宮疾患, 疝氣, 隱疹, 蕁麻疹, 風痺, 狂邪鬼語. |

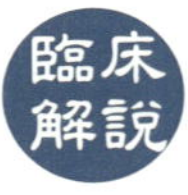

脚氣八處穴之一[8])로서 一切의 下肢麻痺(感覺·運動麻痺), 膝關節 諸症에 사용한다.

1. 脚氣, 坐骨神經痛의 要穴이다 : 腰部에서의 坐骨神經壓迫으로 인한 경우에 특히 有效하다.

   ☞ 坐骨神經痛 : 坐骨神經痛은 屈膝하면 痛症이 있고, 다리를 펴면 痛症이 없다. 坐骨神經痛은 다리에 아무리 痛症이 오더라도 실제로는 다리에 病이 있는 것이 아니므로 다리에 針治함은 筋肉弛緩이 目的이다. 따라서 10分 以上 留針해야 하는데, 이는 刺針 後 처음 5~6分 間은 筋肉이 收縮하고, 그 후에는 근육이 弛緩하기 때문이다.

2. 疲勞(過勞)로 인한 大腿部 筋肉緊張에 사용한다 : 登山, 蹴球, 토끼뜀 等으로 알이 배였을 때 有效하다.

   "寒疝下至腹腠 腰膝痛如淸水 大腹(一作小腹)諸疝 按之至膝上 伏兎主之."《甲乙經》

   "伏兎…《此事難知》定癰疽死地分有九 伏兎居一. 劉宗厚曰 脈絡所會也. 膝冷不得溫 風勞痺逆 狂邪 手攣縮 身癮疹 腹脹少氣 頭重脚氣 婦人八部諸疾."《大成》

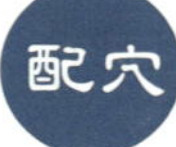

1. "凡脚氣初得脚弱 使速灸之 初灸風市 次灸伏兎 次灸犢鼻 次灸膝兩眼 次灸三里 次灸上廉 次灸下廉 次灸絕骨."《千金方》
2. 配環跳, 腎俞, 委中, 陽陵泉, 三陰交 治下肢麻痺, 癱瘓(患側).

---

8) 脚氣八處穴 : 風市, 伏兎, 犢鼻, 膝關, 足三里, 上巨虛, 下巨虛, 懸鍾.

3. 配邁步, 風市, 後谿 治下肢麻痺, 癱瘓.

邁(매) : 멀리 가다, 떠나다

⑥ 邁步

[部位] 胃經 髀關穴下 2.5寸處.

[鍼法] 針深五分至一寸(或 直刺 1~3寸).

[主治] 小兒麻痺後遺症, 下肢癱瘓 · 麻痺 · 疼痛.

⑧ 通關

[異名] 統關.

[部位] 在大腿正中線之股骨上, 距膝蓋橫紋上 五寸處(伏兎下 1寸).

[鍼法] 針深三分至五分.

[主治] 心臟病, 心包絡(心口)痛, 心兩側痛, 心臟性之風濕病, 頭暈, 眼花, 心跳, 胃病, 四肢痛, 腦貧血.

⑧ 通山

[異名] 統山.

[部位] 在大腿正中線之股骨上, 通關穴直上 二寸處(伏兎上 1寸).

[鍼法] 針深五分至八分.

[主治] 同通關穴.

⑧ 通天

[異名] 統天.

[部位] 在大腿正中線之股骨上, 通關穴直上 四寸處.

[鍼法] 針深五分至一寸.

[主治] 同通關穴.

[解說 및 運用] 通關 通山 通天三穴不能雙足六穴同時下鍼, 僅能各取一穴至二穴下鍼, 高血壓者雙足只許各取一穴.

隷(례) : 서로 마주 닿다. 毗(비) : 인접하다, 돕다

通關 通山 通天三穴爲治療心臟病及血液循環要穴, 蓋伏兎穴爲脈絡之會(見鍼灸大成), 卽在通關, 通山連線中央點上, 經絡(均隷屬胃經)相同, 部位毗鄰, 因此效果近似.

除上述各證外, 尙可治療下肢浮腫, 通天穴單用治膝蓋痛亦甚效(患側).

通關 通山爲治神經性嘔吐之要穴, 亦爲治姙娠嘔吐之妙穴, 通常姙娠嘔吐只要鍼一次卽可, 重症二次必癒(雙足取穴).

通關 通山 通天治療胃病, 療效亦佳. 重性胃病刺血後再針此穴, 療效更佳. 此穴組治姙娠嘔吐亦有特效.

通關 通山 通天亦爲治療消化不良之要穴.

通關 通山 通天任取兩穴加四肢穴, 可治感冒後之四肢痠痛有特效.

通關 通山 通天治心臟病, 其療效最初很快, 但到某種程度後卽停滯, 須以十四經穴道根治之(通關, 通山, 通天三穴은 手少陰心經의 役割을 한다).

通關 通山 通天任取二穴配上三黃治癲癇病, 久扎會好.

通關, 通山, 通天治上肢疼痛(尤其肩關節疼痛不能擧), 屬心臟衰弱者甚效.

嘗用此穴治手指痛, 丹毒, 腿風濕無力療效頗佳.

동 駟馬中

[部位] 直立 兩手下垂, 中指尖所至之處向前橫開三寸處.

[鍼法] 針深八分至二寸五分.

[主治] 肋痛, 背痛, 肺機能不夠之坐骨神經痛及腰痛, 肺弱, 肺病, 胸部被打擊後而引起之胸背痛, 肋膜炎, 鼻炎, 耳聾, 耳鳴, 耳炎, 面部神經麻痺, 眼發紅, 哮喘, 乳房疼特效, 半身不遂, 牛皮癬, 皮膚病. 治下肢扭傷.

동 駟馬上

[部位] 在駟馬中穴直上二寸處.

[鍼法·主治] 同駟馬中穴.

동 駟馬下

[部位] 在駟馬中穴直下二寸處.

[鍼法·主治] 同駟馬中穴.

[解說 및 運用] 治肋痛, 背痛, 坐骨神經痛單足取上·中·下三穴, 其餘各症兩脚六鍼同時取之.

駟馬上·中·下三穴位於膝蓋骨外上緣之延伸線上, 駟馬中穴據經驗, 應於膽經風市穴向前(向陽明經)橫開三寸半之穴點爲宜.

駟馬三穴爲治療肺臟病候群之特效要穴, 治療鼻炎, 牛皮癬, 靑春痘均有特效, 對於各類皮膚病效果亦佳, 另外治療結膜炎, 甲狀腺腫亦有卓效. 耳病(耳鳴, 重聽)亦有卓效.

駟馬穴爲治呼吸系統疾病之特效穴. 擧凡鼻子過敏, 鼻塞, 鼻竇炎, 氣喘等都有效.

鍼本穴能根治皮膚過敏, 慢性濕疹.

本穴治胸脇部跌打損傷具有特效.

本穴配氣海, 關元, 足三里等穴治肺氣腫有良效.

本穴亦能治踝關節扭傷.

治皮膚癬療效大, 治牛皮癬效尤大, 亦治耳鳴, 耳聾.

駟馬穴治手指關節腫大及手腕扭傷有效.

甲狀腺機能亢進眼球突出者特效, 扎十幾次卽恢復正常.

感冒引起鼻孔熱痛屬肺者, 鍼本穴有去風邪 淸熱作用.

駟馬穴可治半身麻痺.

駟馬穴治下肢扭傷特效.

陰市 ST33　　　　　　　　　　　　　　　　　　　　　　　　Eumsi Yinshi

異名	陰鼎.
出典	甲乙.
名義	集結之處爲市, 穴當大腿內側, 考 '內爲陰', 其穴主治寒疝 膝冷如冰之疾, 針灸此穴可以散寒溫經, 故名其穴爲陰市.
部位	膝上 3寸 伏兎下陷中.
取穴	正坐垂足取之 或仰臥微屈膝取之. 膝蓋骨과 伏兎穴 ST32 의 中間으로 膝蓋骨 上緣 外側上方 3寸處에 取한다.
筋肉	大腿直筋(rectrus femoris m.), 外側廣筋(vastus lateralis m.), 中間廣筋 (vastus intermedius m.).
神經	大腿神經(femoral n.), 腓側大腿皮神經(lat. cutaneous n. of the thigh).
血管	外側大腿回旋動脈(lateral circumflex a. of the thigh).
穴性	溫經散寒, 强腰膝.
主治	膝關節炎, 膝關節麻痺, 下肢無力, 下肢不遂, 脚氣, 腿膝麻痺, 膝臏痛, 足拘攣, 痿痛, 睾丸炎, 月經不調, 鼓脹, 消渴(糖尿病), 小便數, 小腹脹滿, 水腫腹大.

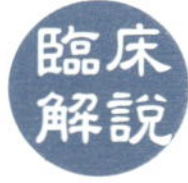

1. 溫經散寒作用이 優秀하여 諸般 下焦冷症(下腹·腰膝·足冷)에 有效하다
   : 降火(四肢溫煦)作用弱化로 인한 膝冷(특히 老人, 産後婦人들이 더운 실
   내에서도 膝冷을 호소하는 경우), 小腹痛에 效果的이다. 配足三里(灸).
2. 梁丘의 補助穴 : 陰市는 梁丘穴에 가려 別로 쓰이지 않는다(梁丘穴을 陰
   市穴을 向해 60°角度로 刺하면 陰市까지 刺하게 된다).

“寒疝痛 腹脹滿 痿厥少氣 陰市主之.”《甲乙經》

“陰市(一名陰鼎)…主腰脚如冷水 膝寒 痿痹不仁 不屈伸 卒寒疝 力痿少氣 小腹痛 脹滿 脚氣 脚以下伏兎上寒 消渴.”《大成》

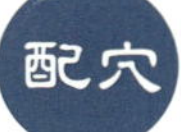

1. “配三里, 陽輔, 蠡溝 治腰痛不可以顧.”《千金方》
2. “配風市 治腿膝無力身立難.”《玉龍歌》
3. “配少海 治心疼手顫.”《席弘賦》《雜病八法歌》
4. “配肝俞 治寒疝, 腰脚如冷水.”《資生經》
5. “配環跳, 風市 治腿股轉痿難移步.”《勝玉歌》
6. 配陽關(灸) 治兩腿如氷.
7. “配太谿, 肝俞 治寒疝腹痛.”《大成》
8. 配承山, 下廉, 復溜, 中封, 大敦, 小海, 關元, 腎俞 治小腹痛(灸隨年壯).

梁丘 ST34　　　　　　　　　　　　　　　　　　　Yanggu Liangqiu [胃經之郄穴]

異名	鶴頂, 跨骨, 동 足解.
出典	甲乙.
名義	穴處股直肌與股外側肌之間 因喻豊肉隆起猶如梁丘 故以爲名.
部位	膝上 2寸 兩筋間.
取穴	正坐垂足取之. 膝蓋骨 上緣 外側上方 2寸, 陰市穴 ST33 下 1寸處에 取한다.
筋肉	大腿直筋(rectrus femoris m.), 中間廣筋(vastus intermedius m.), 外側廣筋 (vastus lateralis m.).
神經	大腿神經(femoral n.), 腓側大腿皮神經(lat. cutaneous n. of the thigh).
血管	外側大腿回旋動脈(lateral circumflex a. of the thigh).
鍼法	直刺 0.5～1寸, 斜刺 1～1.5寸(針尖을 上部를 향하여 60° 각도로 斜刺한다).
穴性	通調胃氣, 和中降逆, 祛風化濕.
主治	冷痹不仁, 膝脚腰痛, 胃痛, 胃痙攣, 乳癰, 乳腫痛, 脚氣, 膝痛屈伸不得, 腰膝

足痛, 膝關節炎, 神經衰弱, 不安, 大驚, 寒痺.

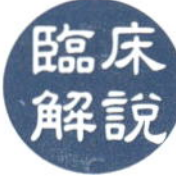

1. 胃經之郄穴로서 急性 消化器 諸症의 必須穴이다.

(1) 腹部 鎮痛鎮痙의 최고 名穴로서 "腹痛 必用梁丘"한다 : 腹痛(특히 胃痛, 胃痙攣)에 진통제 以上으로 神效하다(指壓만으로도 效果를 보인다). 霍亂, 轉筋에는 深刺, 一般腹痛에는 淺刺한다.

　① 食傷으로 인한 腹痛 : 先四關 後梁丘.

　② 寒邪까지 겸한 腹痛 : 先四關 後魚際 次梁丘.

　☞ 合谷과 梁丘(또는 臨泣)를 四關穴로 삼은 적도 있었다.

(2) 泄瀉(七情泄)에 名穴이다 : 大腸의 운동을 완화시켜 過敏性大腸症勢, 七情泄(스트레스性)에 效果가 있다.

2. 胃液調節機能이 있어 消化不良에 사용한다 : 配裏內庭(灸). 梁丘穴에 鍼灸治療를 長期間하게 되면 便秘가 오게 된다. 이때에는 손목의 神門을 사용하여 치료한다. 그러므로 장기치료 時에는 神門穴을 사용하면 便秘를 예방할 수 있다.

3. 半身不遂, 膝關節炎(鶴膝風, 膝頭紅腫), 류머티즘 關節炎(配肺勝格), 腰膝痛, 坐骨神經痛 等에 多用한다.

4. 一名 足解穴로서 鍼刺 後 浮腫, 皮下出血, 痲痺 等의 증상이 있는 경우에 사용한다.

> "大驚乳痛 梁丘主之." "脛苕苕(一本作苦)痺 膝不能屈伸 不可以行 梁丘主之."《甲乙經》
>
> 苕(초) : 능소화, 갈대 이삭

> "梁丘…主膝脚腰痛 冷痺不仁 跪難屈伸 足寒 大驚 乳腫痛."《大成》

1. "配曲泉, 陽關 治筋攣膝不得屈伸, 不可以行."《千金方》
2. 配胃倉, 章門, 胃俞, 中脘(灸) 治胃痛, 胃痙攣.
3. 配中脘, 內關, 公孫, 足三里 治胃痛, 腹痛(神經性胃炎).

4. 配犢鼻, 血海, 足三里, 陽陵泉 治膝部腫痛, 膝關節炎.

5. 配崑崙, 中髎 治下痢.

6. "配地五會 治乳腫."《資生經》

⑧ 解穴

[異名] 足解.

[部位] 膝蓋骨外側上角 直上一寸, 向內側三分處.

[鍼法] 針深三分至五分.

[主治] 扎鍼後氣血錯亂, 血不歸經, 下鍼處起包, 疼痛, 或是西醫注射後引起之疼痛, 跌打損傷, 精神刺激而引起之疼痛, 疲勞過度之疼痛. 頭面諸瘡(麥粒腫), 鎭痛鎭痙(特效)

[解說 및 運用] 下鍼後將鍼緩轉動, 病痛解除卽取(出)鍼, 留鍼時間以八分鐘爲限. 如患者暈鍼不省人事, 卽將其口張開, 以扁鍼 · 筷子 · 湯匙或手指按其舌根稍用力重壓三下, 見其欲嘔吐時, 以涼水洗其頭, 並以濕毛巾覆蓋其頭部, 令飮涼開水半杯卽甦. 受刑休克者亦可用此法解之. 如患霍亂引起休克, 可用涼水洗頭, 使其恢復知覺, 然後用鍼藥治之.

筷(쾌) : 젓가락　匙(시) : 숟가락　甦(穌, 소) : 긁어모으다, 잠을 깨다

解穴治療上述各證確有特效, 留鍼時間並不以八分鐘爲限.

解穴治療新發初患之各種疼痛療效極佳, 尤其是各種新得之扭傷尤具卓效.

本穴對於手腕, 腰, 踝關節等扭傷具有特效, 尤其扭傷後皮下瘀血而腫脹疼痛者用之尤更效.

凡靜脈注射不愼, 將注射液打入肌肉而腫大者, 鍼本穴特效.

扎鍼後鍼眼疼痛, 可用手大指甲重切本穴立止, 重症則用鍼刺之.

眼瞼麥粒腫鍼本穴有特效.

本穴治頭面諸瘡.

董師治西藥中毒面呈黑色, 鍼之立解.

呈(정) : 나타나다, 드러내 보이다

犢鼻 (ST35)　　　　　Dokbi Dubi [脚氣八處灸穴[9]]

異名　　外膝眼.

出典　　靈樞 本輸, 甲乙.

名義　　犢 牛子也, 因喻所在部位形如小牛之鼻, 故以爲名.

部位　　膝下胻骨(脛骨)上 俠解大筋陷中.

---

9) 脚氣八處灸穴 : 風市, 伏兎, 內 · 外膝眼, 足三里, 上巨虛, 下巨虛, 懸鍾. 治脚氣(灸二十至三十壯).

取穴	仰臥位 微屈膝取之. 屈膝했을 때 膝蓋骨 外下緣 陷中으로 膝蓋骨 下와 脛骨 外側 髁 上部에 생기는 陷凹處에 取한다.
筋肉	膝蓋靭帶(patellar lig.).
神經	腓骨神經(peroneal n.).
血管	後脛骨動脈(posterior tibial a.).
鍼法	直刺 3~5分, 斜刺 7分~1寸(鍼尖을 內上方으로 向해 刺入한다). 或은 外膝眼穴에서는 後內方, 內膝眼穴에서는 後外傍으로 1.5寸~2寸 刺入한다. 外膝眼穴에서 內膝眼穴로 2寸~2.5寸 透刺하기도 한다.
	☞ 刺鍼 時 囊狀液(Synovial fluid)을 傷하지 않게 주의한다.
穴性	通經活絡, 疏風散寒, 消腫止痛.
主治	脚氣, 膝痛, 膝無力屈伸不利, 難跪起, 膝關節腫痛, 足浮腫. 足關節류머티즘, 痛風.

脚氣八處灸穴之一로서 膝關節關聯 諸症의 常用穴이다(鍼보다 灸가 多用된다).

1. 膝關節炎으로 인한 浮腫에 사용한다 : 配梁丘, 血海, 足三里, 陰陵泉, 陽陵泉, 鶴頂, 患部 周圍 散針(阿是穴).

    ☞ 부어있는 곳에는 가능한 많이 그 주위 언저리에 淺刺散針(깊이 3㎜정도, 深刺 時 逆효과)하고 10分정도 留針한다(淸熱, 抗炎效果가 있다). 이때 滑液囊, 粘液囊이 부어오른 것은 刺針하지 말고 주위의 다른 經穴을 이용한다.

2. 膝關節異常으로 인한 諸症(疼痛)의 診斷點·治療穴로서 使用된다 : 대부분 膝眼穴 壓痛(대개 退行性)이 많이 나타난다.

    ☞ 膝關節疼痛의 治療

    ① [健側] 陽陵泉, 陰陵泉, 足三里, 委中, 絕骨. [患側] 急性 : 梁丘. 慢性 : 足三里(或 外膝眼).

    ② ㈏ 肝正格(陰谷曲泉補, 經渠中封瀉).

③ ⑧ 肩中(肩三中), 心膝, 火膝.

④ 膝內側痛 隨證肝·脾·腎經爲主取穴(照海, 太谿, 湧泉, 膝關, 太衝, 陰
陵泉, 三陰交, 太白, 少府, 勞宮, 尺澤) : 膝內側은 靭帶가 많아서 治療
가 잘 안 된다.

3. 患部 周圍穴

"犢鼻腫 可刺其上, 堅勿攻 攻之者死." "膝中痛 取犢鼻 以員利鍼 鍼發而間
之. 鍼大如牦 刺膝無疑."《甲乙經》

"犢鼻…主膝中痛不仁 難跪起 脚氣 膝賓潰者不可治 不潰者可治. 若犢鼻堅
硬 勿便攻 先洗熨 微刺之愈."《大成》

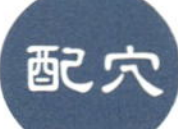 1. "膝以下病 灸犢鼻 膝關 三里, 陽陵."《大成》

2. 配梁丘, 膝眼, 委中 治膝關節炎.

3. 配梁丘, 血海, 陰陵泉, 陽陵泉, 足三里 治膝關節炎, 膝部腫痛.

4. "凡脚氣初得脚弱 使速灸之 初灸風市 次灸伏兎 次灸犢鼻. 次灸膝兩眼 次
灸三里 次灸上廉 次灸下廉 次灸絶骨. 凡此諸穴 灸不心一頃灸盡壯數 可日日
報灸之 三日之中 灸全盡壯數爲佳."《千金方》

足三里 ST36　　Joksamni Zusanli [合土穴, 四總穴, 六腑下合穴(胃), 回陽九鍼穴[10], 中風七處穴]

異名　　下陵, 鬼邪, 下三里, 三里, ⑧ 四花上.

出典　　靈樞 本輸, 甲乙.

名義　　里 居也, 穴爲足陽明脈氣匯合之處 位在膝下三寸骱(脛)骨外側而居, 故名足
三里.

部位　　膝下 3寸, 骭骨外廉大筋內宛宛中 兩筋肉分間.

取穴　　正坐垂足 或 仰臥屈膝取之. 犢鼻穴(ST35 , 外膝眼) 下方 3寸으로 膝을 'ㄱ'

---

10) 回陽九針穴 : 瘂門, 勞宮, 合谷, 中脘, 環跳, 足三里, 三陰交, 太谿, 湧泉.

字로 屈하여 脛骨粗面과 腓骨小頭 間인데 脛骨粗面側의 前脛骨筋 內側으로 取한다. 或은 犢鼻穴 下 四橫指(3寸)로 脛骨 前緣外側으로 一橫指處에 取한다. 犢鼻穴, 腓骨小頭, 足三里穴을 三角形 式으로 取하기도 한다.

筋肉 前脛骨筋(tibialis anterior m.), 長趾伸筋(extensor digitorum longus m.).

神經 腓骨神經(peroneal n.), 淺 · 深腓骨神經(superficial & deep peroneal n.).

血管 前脛骨動靜脈(ant. tibial a. & v.).

鍼法 直刺 5分~1.5寸, 鍼尖을 약간 脛骨 쪽을 向해 刺入한다. 斜刺 1~2寸, 鍼尖을 下方으로 向해 刺入한다.

灸法 肉灸 3~15壯, 溫灸 5~20分.

穴性 理脾胃調中氣, 和腸消滯, 祛風化濕, 通調經絡, 調和氣血, 扶正培元, 祛邪防病.

主治 胃腸疾患, 腸痙攣, 氣脹, 急 · 慢性胃炎, 腸炎, 蟲垂炎, 腹痛, 食慾不振, 消化障碍, 腸雜音, 胃中寒, 食不化, 黃疸, 霍亂, 水氣, 呃逆, 食癖氣塊, 便秘, 偏頭痛, 眩暈, 耳聾, 耳鳴, 暑病, 目疾, 眼瞼痙攣, 口眼喎斜, 强壯, 脚氣, 身重脚痛, 下肢麻痺, 膝關節痛, 膝無力, 下肢痛, 癱瘓, 五勞羸瘦, 虛勞, 腰痛不可仰俯, 胸中瘀血, 脇下滿痛, 坐骨神經痛, 小兒麻痺, 蕁麻疹, 類中風, 産後血暈, 帶下, 惡阻, 乳痛, 子癰, 腸躁, 疔, 鼻塞, 蟲毒.

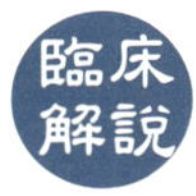

☞ 三里 刺針의 硏究 : 腦의 毛細血管을 收縮(降火作用)시키고, 그로 인해 남은 血液이 胃, 小腸, 大腸의 毛細血管 擴張(調理腸胃)에 이용된다.

1. 通調經絡, 調和氣血作用이 優秀하여 上 · 中 · 下焦의 모든 病에 要穴로 사용된다.

   ① 養生穴로서 一名 無病長壽之穴이다(配關元, 中脘) : 高血壓, 中風, 老人病 等 각종 成人病의 豫防, 술에 취하여 정신이 없는 경우(配曲池)에 效果的이다.

   ② 피로회복, 면역력 증강, 强壯作用이 있어 氣血筋骨肉의 病에 사용한다(灸法) : 癌, AIDS 等에 응용할 수 있다.

2. 四總穴之一(肚腹三里), 六腑下合穴之一(胃)로서 諸般 消化器系疾患을 治療한다
   ① 一切의 腹痛, 胃腸疾患에 配用한다 : 腹痛(配梁丘), 急性胃炎(四關), 胃酸過多(配中脘 脾俞 胃俞), 胃潰瘍(配中脘 委中 梁門), 胃寒食滯(配魚際), 腹部冷氣 除去(配灸關元 中脘), 특히 食積(胃炎)으로 인한 嘔吐(配內關), 泄瀉(配天樞), 神經性胃炎(先內關 後三里)에 效果가 좋다.
   ② 痰飮의 3大 名穴(足三里, 豊隆, 中脘)之一로서 痰飮으로 인한 諸症에 必須穴이다 : 能升降濁·運消停痰(配陽陵泉), 痰飮으로 인한 消化不良(配中脘)에 效果的이다.

3. 降火(下氣)之要穴로서 上焦之熱 특히 頭面部 諸般 熱症의 常用穴이다.
(1) 曲池(上肢), 三里(下肢)는 降火의 代表穴로서 서로 配穴하여 中風 豫防(灸)에 사용한다.
(2) 모든 鼻疾患에 必須穴이다(循經) : 取肺·大腸經穴 加三里.
   ① 蓄膿症, 알레르기성 鼻炎, 肥厚性 鼻炎(因陽明經熱), 嗅覺 異常에 사용한다 : 配上星, 合谷.
   ② 鼻塞(코막힘), 感冒性 鼻塞에 아주 效果的이다(患側刺針) : 처음 針灸 治療를 받는 患者는 合谷(扁桃腺炎), 三里(鼻塞)가 가장 效果的이다.
   ③ 顔部 諸 疾患(口眼喎斜, 三叉神經痛, 口腔內部 疾患, 齒痛)에 사용한다(配合谷).

4. 中風七處穴之一, 回陽九鍼穴之一로서 中風, 半身不遂, 脚氣에 必須穴이다 : 配申脈, 三里, 風市, 伏兎 陰陵泉.
(1) 中風 豫防穴로서 有效하다 : 高血壓, 失神에 사용한다.
   ① 百會, 大椎, 風市, 肩井, 間使, 曲池, 足三里(鍼).
   ② 曲池, 三里(灸).
(2) 各種 神經痛에 有效하다 : 坐骨神經痛, 腓骨神經痛에 사용한다.
(3) 膝關節, 足關節, 류머티즘 疾患에 사용한다 : 配陰陵泉(繆刺法), 太衝(肝主筋, 巨刺法), 膝內廉痛 加三陰交, 膝外廉痛 加絕骨.

5. 神經衰弱, 癎病, 히스테리, 神經症, 精神錯亂 等에 有效하다.

6. 其他

① 대체로 三里는 灸 爲主로 사용한다 : 左右側의 灸를 1~2장 정도 差異
를 두고 한다.

② 유치원 以下의 小兒에게 長期治療는 不可하다(降火作用으로 인하여
成長에 지장). 胃酸過多 患者에는 禁鍼한다.

③ 誤針下半身, 針刺過度로 인한 針暈(腦貧血) 時 解穴로 사용한다 : 配人
中.

"熱病先頭重 額痛 煩悶身熱 熱爭則腰痛不可以俯仰 胸滿 兩頷痛甚 善泄
飢不欲食 善噫 熱中 足淸 腹脹食不化 善嘔泄有膿血 若嘔無所出. 先取三
里 後取太白 章門主之." "陽厥 凄凄而寒 少腹堅 頭痛 脛股腹痛 消中 小便
不利 善嘔 三里主之." "狂歌 妄言 怒 惡人與火 罵詈 三里主之." "痙 中有
寒 取三里."

"痙身反折 口噤 喉痺不能言 三里主之." "五臟六腑之脹 皆取三里. 三里者
股之要穴也." "水腫脹 皮腫 三里主之." "邪在肝 則病兩脇中痛 寒中 惡血
在內 胻節時腫 善瘈. 取行間以引脇下 補三里以溫胃中 取血脈以散惡血 取
耳間靑脈以去其瘈." "喉痺胸中暴逆 先取衝脈 後取三里雲門皆瀉之." "邪
在膽 逆在胃 膽液泄 則口苦 胃氣逆則嘔苦汁 故曰嘔膽. 取三里以下胃逆
則刺足少陽血絡以閉膽逆 調其虛實以去其邪." "邪在脾胃 則病肌肉痛. 陽
氣有餘 陰氣不足 則熱中善飢 陽氣不足 陰氣有餘 則寒中腸鳴腹痛 陰陽俱
有餘 若俱不足 則有寒有熱. 皆調其三里." "胃病者 腹䐜脹 胃脘當心而痛
上楂兩脇 鬲咽不通 食飲不下 取三里." "腹中不便 取三里. 盛則瀉之 虛則
補之." "腸中寒 脹滿善噫 聞食臭 胃氣不足 腸鳴腹痛泄 食不化 心下脹 三
里主之." "少腹腫痛 不得小便 邪在三焦約. 取之足太陽大絡 視結絡脈與厥
陰小結絡而血者 腫上及胃脘 取三里." "霍亂 遺矢氣 三里主之." "陰氣不
足 熱中 消穀善飢 腹熱身煩 狂言 三里主之." "胸中瘀血 胸脇楂滿 膈痛 不
能久立 膝痿寒 三里主之." "乳癰有熱 三里主之."《甲乙經》

"三里…主胃中寒 心腹脹滿 腸鳴 臟氣虛憊 眞氣不足 腹痛食不下 大便不
通 心悶不已 卒心痛 腹有逆氣上攻 腰痛不得俯仰 小腸氣 水氣蠱毒 鬼擊 痃

癖 四肢滿 膝胻痠痛 目不明 産婦血暈. 秦承祖云 諸病皆治. 華陀云 主五勞
羸瘦 七傷虛乏 胸中瘀血 乳癰.《千金翼》云 主腹中寒脹滿 腹中雷鳴 氣上
衝胸 喘不能久立 腹痛 胸腹中瘀血 小腸脹皮腫 陰氣不足 小腹堅 傷寒熱不
已 熱病汗不出 喜嘔口苦 壯熱 身反折 口噤鼓頷 腫痛不可回顧 口僻 乳腫
喉痹不能言 胃氣不足 久泄痢 食不化 脇下支滿 不能久立 膝痿寒熱 中消穀
苦饑 腹熱身煩狂言 乳癰 喜噫 惡聞食臭 狂歌妄笑 恐怒大罵 霍亂 遺尿失
氣 陽厥凄凄惡寒 頭眩 小便不利 喜噦 脚氣.《外臺秘要》云 人年三十以上
若不灸三里 令人氣上衝目. 東垣曰 飲食失節及勞役形質 陰火乘於坤土之
中 致穀氣·榮氣·淸氣·胃氣·元氣不得上升 滋於六腑之陽氣 是五陽之
氣 先絕於外 外者天也 下流入於坤土陰火之中 皆由喜怒悲憂恐爲五賊所
傷 而後胃氣不行 勞役飲食不節 繼之則元氣乃傷 當於三里穴中 推而揚之
以伸元氣. 又曰 氣在於腸胃者 取之足太陰·陽明 不下者取之三里. 又曰
氣逆霍亂者取三里 氣下乃止 不下復治. 又曰 胃病者 胃脘當心而痛 上肢兩
脇膈噎不通 飲食不下 取三里以補之. 又曰 六淫客邪及上熱下寒 筋骨皮肉
血脈之病 錯取於胃之合(三里穴)大危. 又曰 有人年少氣弱 常於三里氣海灸
之 節次約五七十壯, 至年老熱厥頭痛 雖大寒猶喜風寒 痛愈惡煖處及烟火
皆灸之過也."《大成》

蠱(고)：독(毒), 벌레　烟：煙과 同字

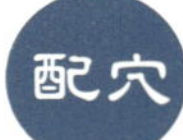

1. 配中脘, 間使 治嘔吐.

2. 配內關, 合谷, 中脘 治幽門痙攣.

3. "配內庭 治腹脹, 肚腹痛."《大成》

4. 配合谷, 天樞, 關元 治消化不良.

5. 配合谷, 中脘, 天樞, 關元, 脾俞, 胃俞, 三陰交 治急慢性胃炎·腸炎, 潰瘍
   病.

6. 配懸鍾, 陽陵泉, 陰陵泉, 三陰交, 太衝 治脚重, 膝痛, 指頭麻木.

7. 配曲池, 內關, 三陰交 治高血壓(加 八髎穴).

8. 配百會, 人中, 合谷, 太衝 治暈厥, 中暑, Shock.

9. 配腎俞, 環跳, 風市, 陽陵泉, 殷門, 委中, 懸鍾, 三陰交 治下肢麻痺, 癱瘓,

小兒麻痺後遺症.

10. "配行間, 曲泉 治腹膜滿."《千金方》

11. "配陰市, 陽輔, 蠡溝 治腰痛不可以顧."《千金方》

Ⓖ 闌尾

[部位] 足三里穴下二寸稍前之處, 足三里穴與上巨虛穴之間壓痛點(右側壓痛者較多).

[鍼法] 直刺 0.5~1寸.

[主治] 急·慢性闌尾炎, 胃脘疼痛, 消化不良, 下肢萎痺, 下腿倦怠感, 高血壓.

[解說 및 運用] 本穴配闌尾點[11]及門金穴治急慢性盲腸炎有效.

Ⓢ 四花上

[異名] 上花.

[部位] 當外膝眼之下方三寸, 在前脛骨肌與長總趾伸肌起始部之間陷中, 卽足三里.

[鍼法] 鍼深二寸至三寸, 鍼深二寸治哮喘, 鍼深三寸治心臟病.

[主治] 哮喘, 牙痛, 心跳, 口內生瘤, 頭暈, 心臟病, 轉筋霍亂.

[解說 및 運用] 四花上穴可治轉筋霍亂須配搏球穴, 此時四花上穴須鍼深三寸.

點刺出血治療上述病變效果更佳. 點刺治療久年胃病, 胃潰瘍等症亦極效, 一般胃痛點刺後可立止疼痛, 久年胃病更可加速治愈.

本穴大能補氣, 促進腸胃消化吸收, 且能升能降, 具有調氣之功.

消化不良, 舌苔厚, 鍼本穴配天皇, 大陵能使舌苔漸化而恢復正常.

鍼刺本穴用補法能補土以生金, 故對肺虛所引起之疾患有效.

治各種鼻炎可配馴馬穴以增強效果.

治牙疼, 頭暈, 心律不整, 心臟衰弱, 轉筋霍亂, 口腔炎.

Ⓢ 四花中

[異名] 中花.

[部位] 當四花上穴直下四寸五分, 位於條口穴上五分, 一說卽條口穴.

[鍼法] 三稜鍼出血治心臟血管硬化, 急性胃痛, 腸炎, 胸部發悶, 肋膜炎. 用毫鍼鍼深二寸至三寸治哮喘, 眼球痛.

[主治] 哮喘, 眼球病, 心臟炎, 心臟血管硬化(心兩側痛), 心臟麻痺(心悶難過, 坐臥不安), 急性胃痛, 消骨頭之腫脹.

---

11) 闌尾點 : 在鼻翼外上部 鼻翼溝探測敏感點(傾斜45°方向捻轉刺入, 針深一至二分). 治急·慢性闌尾炎.

[解說 및 運用] 本穴爲應用極廣泛之穴道, 以三稜鍼點刺治療上述各病確有特效, 此外, 以三稜鍼治療肺積水, 肺結核, 肺瘤, 肺氣腫等病亦有效驗.

用毫鍼則還能治肩胛痛, 肘彎痛, 食指痛亦極效, 唯治則與它穴不同, 以採患側同側之穴位爲主.

治肋膜炎 肺結核 肺瘤 肺氣腫 肺積水 肩胛痛 肘痛 食指痛 雙側同時取穴.

⑧ 四花副

[異名] 副花.

[部位] 當四花中穴直下二寸半處, 卽下巨虛穴下一寸.

[鍼法] 三稜鍼出血治心臟血管硬化, 心臟痲痺, 急性胃痛, 腸胃炎.

[主治] 同四花中穴.

[解說 및 運用] 四花副穴與四花中穴配合使用, 治以上諸症立卽見效, 但扎鍼時應對正血管, 以見黑血爲準.

臨床上配合四花中應用, 亦爲應用廣泛之點刺要穴.

點刺不必拘泥穴位, 在四花中穴至四花副穴附近之靑筋上點刺, 出血卽見效果.

本穴能治上臂腫痛.

治腸胃炎, 胸腹悶.

⑧ 四花下

[異名] 下花.

[部位] 當四花副穴直下二寸五分處(莊育民 : 在副花穴直下二寸取穴, 卽絕骨穴).

[鍼法] 0.5~1寸(用細毫鍼).

[主治] 腸炎, 腹脹, 胃痛, 浮腫, 睡中咬牙, 胸腹部脹悶, 鼻塞, 睡眠中咬牙磨齒.

[解說 및 運用] 四花下穴之位置在胃經上, 所治之病多係胃腸病, 腑腸穴亦在胃經上 主治亦同, 但兩針通常配合應用.

兩針並用 亦稱削骨針(緊貼脛骨進針) 能治骨骼脹大(骨刺).

配四花副穴, 腑腸穴主脊椎間盤突出壓迫神經所引起之坐骨神經痛(左腿較佳).

⑧ 腑腸

[部位] 當四花下穴直上一寸五分處.

[鍼法, 主治] 同四花下穴.

[解說 및 運用] 通常爲四花下穴之配穴, 效力迅速, 但不單獨用鍼.

腑腸配門金治各種腸炎, 腹瀉, 尤其夏日中暑引起者效佳.

腑腸配外三關治臉部瘡癤, 特大號靑春痘(小者無效).

동 四花裡

[異名] 裡花, 條山.

[部位] 在四花中穴向裡橫開一寸二分, 至脛骨之外緣處.

[鍼法] 針深一寸至二寸.

[主治] 心臟病, 心跳, 心臟麻痺, 腸胃病, 轉筋霍亂(嘔吐).

[解說 및 運用] 四花裡點刺出血 治上述病變效果更佳.

點刺出血尙能治變形性膝關節炎(膝關節骨刺).

有强心作用, 治心律不整, 腸胃病.

동 四花外

[異名] 外花, 豐隆.

[部位] 當四花中穴向外橫開一寸五分處, 卽豐隆穴.

[鍼法] 針深一寸至一寸五分.

[主治] 急性腸炎(泄瀉), 牙痛, 偏頭痛, 臉部神經麻痺(面上如蟲行的的發痒), 肋膜痛.

[解說 및 運用] 用三稜鍼出黑血, 治急性腸胃炎, 肋膜痛, 胸部發脹, 哮喘, 坐骨及其神經痛, 肩臂痛, 耳痛, 慢性鼻炎, 頭痛, 高血壓.

四花外穴亦爲極重要點刺穴位, 除上述各病外 對於側身各種病變更有特效. 如上述之偏頭痛, 耳痛, 肩臂痛, 肋骨痛, 側面(膽經)之坐骨神經痛及足跗痛等均有特效.

本穴配腎關治髂骨後上脊痛, 約需五 · 六次之治療.

治肩冷(對側强刺激), 足冷(雙側輕刺激), 氣喘(雙側强刺激), 腸炎(點刺極效), 偏頭痛(健側), 坐骨神經痛, 缺盆脹, 以上治症亦皆可區域放血取效.

小腿外側放血能開疏胸次. 一般言, 用四花諸穴放血以治各症, 但見小腿外側有靑筋明顯處卽可放血, 而不必拘泥於穴位.

一般言, 上牙痛在小腿外側放血, 下牙痛在足跗放血, 可收速效. 但仍以靑筋明顯爲取穴標準, 不必拘泥於上下牙之與小腿足跗之對應也.

偏頭痛左右交刺.

동 側三里

[異名] 後三里.

[部位] 足三里穴向外橫開一寸五分.

[主治] 牙痛, 鼻塞, 顏面神經麻痺, 三叉神經痛, 偏頭痛, 舌下腫.

[解說 및 運用] 治牙痛與側下三里同用有良效.

治偏頭痛, 顏面神經麻痺配側下三里亦有良效.

配六完穴治肩外側疼.

⑧ 側下三里

[異名] 後下三里.

[部位] 側三里穴 直下 二寸.

[鍼法, 主治] 同側三里穴.

[解說 및 運用] 側三里與側下三里穴同時取用, 但單足取穴. 治左取右穴 治右取左穴.

側三里, 側下三里能治偏頭痛, 舌下腫及甲狀腺腫大. 在實驗上 對習慣性頭痛 或偏頭痛, 取
男左女右 一側下鍼 留鍼半小時, 重症三四次 輕症一二次卽愈, 且無續發性記錄.

此二穴除治上述症狀外 治療偏頭痛, 三叉神經痛 尤爲特效. 治療手腕扭傷疼痛, 效果亦極佳.
此二穴治療脚跟痛不能著地 效果亦佳.

上巨虛 ST37　　　　　　　　　Sanggeoheo Shangjuxu [六腑下合穴]

異名	上廉, 巨虛上廉, 足上廉.
出典	靈樞 本輸, 甲乙.
名義	巨虛 謂胻(脛骨)外方大空虛處, 穴在三里下三寸, 因喻穴處空虛居下廉之上, 故名巨虛上廉 或上巨虛.
部位	三里下 3寸, 兩筋骨罅中.　　　　罅(하) : 갈라진 틈
取穴	仰臥屈膝 或 正坐垂足取之. 犢鼻穴 ST35 과 解谿穴 ST41 間을 1尺 6寸의 骨度法으로 計算하여 犢鼻穴 下 6寸, 足三里穴 ST36 下 3寸處에 取한다.
筋肉	前脛骨筋(tibialis anterior m.), 長趾伸筋(extensor digitorum longus m.).
神經	深腓骨神經(deep peroneal n.).
血管	前脛骨動靜脈(ant. tibial a. & v.).
穴性	淸利濕熱, 通腸化滯, 理脾和胃, 疏經調氣.
主治	胃炎, 腸炎, 鼓脹, 腸疝痛, 腸雜音, 胃脘痛, 殄泄, 食慾不振, 脚氣, 下腿痛及麻痺, 腰痛, 腹脇滿痛, 足不擧, 膝關節炎, 下肢浮腫, 下痢, 便秘, 尿閉, 高血壓.

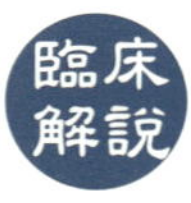

臨床解說　1. 六腑下合穴(大腸)之一로서 條口의 補助穴이다 : 條口에 가려 잘 사용되지

않는다.

2. 大腸俞 **BL25**, 大巨 **ST27**, 上巨虛 **ST37** 3穴은 大腸에 病變이 있을 때 반응이 잘 나타나는 部位로서 大腸疾患, 胃炎, 腹痛 等 諸般 腸胃疾患의 治療에 要穴이다 : 동 四花穴이 位置하는 部位로 腸胃疾患에 效果가 있다.

"氣街, 三里, 巨虛, 上下廉 此八者, 以寫胃中之熱也."《素問·水熱穴論》

"風水膝腫 巨虛上廉主之." "胸脇楮滿 惡聞人聲與木音 巨虛上廉主之." "腹中雷(一本作常)鳴 氣常衝胸喘 不能久立 邪在大腸也 刺肓之原 巨虛上廉 三里."

"大腸病者 腸中切痛而鳴濯濯 冬日重感於寒 當臍而痛 不能久立 與胃同候 取巨虛上廉." "大腹有熱 腸鳴腹滿 俠臍痛 食不化 喘 不能久立 巨虛上廉主之."

"小便黃 腸鳴相逐 上廉主之." "狂妄走 善欠 巨虛上廉主之." "殮泄 大腸痛 巨虛上廉主之."《甲乙經》

"上廉(一名上巨虛)…主臟氣不足 偏風脚氣 腰腿手足不仁 脚脛痠痛屈伸難 不久立 風水膝腫 骨髓冷疼 大腸冷 食不化 痠泄 勞瘵 夾臍腹兩脇痛 腸中 切痛雷鳴 氣上衝胸 喘息不能行 不能久立 傷寒胃中熱. 東垣曰 脾胃虛弱 濕痿 寒泄 妨食 三里氣街出血, 不愈 於上廉出血."《大成》

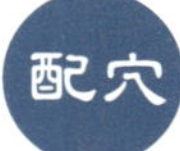

1. "上廉 下廉主小便難黃."《千金方》
2. 配下廉 治食泄.
3. 配內關, 公孫, 曲池, 天樞 治痔疾, 脾胃虛弱, 胃脘痛, 腹痛, 腹脹.

條口 **ST38** Jogu Tiaokou

異名　　前承山.

出典　　甲乙.

名義	條口, 狹長爲條 出入經過之處似口. 考取該穴時, 須令患者正坐 足跟着地 足尖向上 是處肌肉凹陷 出現一條口形狀, 穴當其處, 因名條口.
部位	下廉上 1寸.
取穴	仰臥屈膝 或 正坐垂足取之. 足三里穴 ST36 下 5寸, 豊隆穴 ST40 前方 1寸處에 取한다. 犢鼻穴 ST35 과 解谿穴 ST41 間을 1尺 6寸의 骨度法으로 計算하여 犢鼻穴과 解谿穴의 中間으로 前脛骨筋部에 取한다.
筋肉	前脛骨筋(tibialis anterior m.), 長趾伸筋(extensor digitorum longus m.), 長拇趾伸筋(extensor hallucis longus m.).
神經	內側足背皮神經(lateral br. of the musculocutaneous n.), 深腓骨神經(deep peroneal n.).
血管	前脛骨動靜脈(ant. tibial a. & v.).
穴性	舒筋活絡, 祛濕化痰 理氣溫經, 理氣和中.
主治	足痲木, 不能久立, 膝關節痛, 膝痿痺, 下肢無力, 片痲痺, 半身不遂, 高血壓, 脚氣, 濕痺, 肩關節周圍炎, 胃炎, 腸炎, 幻影痛, 皮膚瘙痒, 足底發熱.

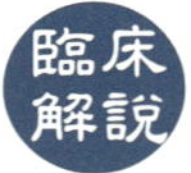

1. 痰飮, 氣血凝滯, 七情六鬱[12]로 인한 諸般 經筋異常 疾患에 特效穴이다.

(1) 角弓反張, 轉筋 疾患의 名穴이다 : 角弓反張, 轉筋은 심한 吐瀉霍亂, 運動 等으로 인한 전해질의 平衡異常이 원인인 경우가 많으며, 히스테리적인 婦人환자에서도 많이 발생한다. 심한 運動으로 다리에 쥐가 나는 경우에 사용하는 常用穴이다(配承山, 陽陵泉).

(2) 肩臂不擧症(五十肩, 肩凝症), 下肢麻痺, 疳症의 必須穴이다 : 痰飮, 氣血凝滯로 인한 경우에 有效하다.

    ① 條口 · 承山 透刺(健側 弱刺戟, 患側 强刺戟).

    ② 淸谿[13], 尺松, 條口.

2. 심한 坐骨神經痛, 足膝痲木 · 痿寒(下肢神經痲痺, 膝關節炎), 脚氣에 有效

---

12) 六鬱 : 氣 · 血 · 濕 · 火 · 痰 · 食 等의 여섯 가지 鬱症의 合稱이다.

13) 淸谿穴 : 條口穴 ST38 과 豊隆穴 ST40 의 中間으로 筋肉 위에 위치한다. 經筋을 刺戟함으로써 運動機能을 조절한다.

하다.

“經痛 足緩失履 濕痺 足下熱 不能久立 條口主之.”《甲乙經》

“條口…主足麻木 風氣 足下熱 不能久立 足寒膝痛 脛寒濕痺 脚痛胕腫 轉
筋 足緩不收.”《大成》

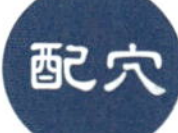

1. 配至陰, 然谷, 湧泉 治足蹠熱.
2. “配三里, 承山, 承筋 治足下熱 不能久立.”《千金方》
3. “配厲兌, 三陰交 治脛寒不得臥.”《千金方》
4. “配解谿, 丘墟, 太白 治膝股腫 脛酸轉筋.”《千金方》
5. “衝陽, 絶骨 治足緩難行.”《天星秘訣》
6. 配環跳, 風市, 足三里, 懸鐘, 三陰交 治下肢麻痺, 小腿及踝部腫痛.

☯ 條口·承山(條承穴)의 臨床應用

1. 痰飮으로 인한 諸症을 치료한다 : 肩臂痛, 手臂不擧에 有效하다.
2. 심한 運動으로 다리에 쥐가 나는 경우에 사용한다(配承山, 陽陵泉).
3. 手陽明大腸經筋 異常으로 인한 肩痛에는 條口穴 爲主, 手太陽小腸經筋
   異常으로 인한 肩痛에는 承山穴 爲主로 사용한다.

下巨虛 ST39　　Hageoheo Xiajuxu [六腑下合穴(小腸)]

異名　下廉, 巨虛下廉, 足下廉.

出典　靈樞 本輸, 甲乙.

名義　巨虛 謂外方大空虛處. 穴在上廉下三寸, 因喩處空虛居巨虛上廉之下, 故名巨
虛下廉.

部位　上廉下 3寸, 兩筋骨罅中.

取穴　仰臥屈膝 或 正坐垂足取之. 上巨虛穴 ST37 下 3寸, 條口穴 ST38 下 1寸處에
取한다.

筋肉	前脛骨筋(tibialis anterior m.), 長趾伸筋(extensor digitorum longus m.), 長拇趾伸筋(extensor hallucis longus m.).
神經	內側足背皮神經(lateral br. of the musculocutaneous n.), 深腓骨神經(deep peroneal n.).
血管	前脛骨動靜脈(ant. tibial a. & v.).
穴性	調腸胃, 寧神鎭痙, 通降腑氣.
主治	腸炎, 胃中熱, 小腸疾患, 下腹痛, 急·慢性肝炎, 食慾不振, 扁桃腺炎, 乳痛, 膝關節痛, 下肢麻痺, 足腿痛, 脚氣, 足跟痛, 腓腸筋不動.

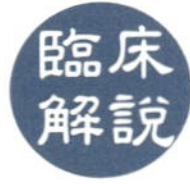

1. 六腑下合穴(小腸)之一로서 條口의 補助穴이다 : 小腸과 關聯한 疾病에 多用한다(條口~下巨虛 사이의 壓痛이 심한 곳을 응용한다).

   ┌ 上巨虛 : 大腸疾患에 多用한다.
   └ 下巨虛 : 小腸疾患, 內傷으로 인한 疾患에 多用한다.

2. 肉脫證[14]에 응용한다 : 下巨虛를 灸하면 살이 찐다.

> "少腹痛 泄出糜 次指間熱 若脈陷 寒熱身痛 唇渴不乾汗出 毛髮焦 脫肉少氣 內有熱 不欲動搖 泄膿血 腰引少腹痛 暴驚 狂言非常 巨虛下廉主之."
> "溺黃 下廉主之."
> "痺 脛重 足跗不收 跟痛 巨虛下廉主之." "乳癰 驚 痺 脛重 足跗不收 跟痛 巨虛下廉主之."《甲乙經》
>
> "下廉(一名下巨虛)…主小腸氣不足 面無顏色 偏風腿瘻 足不履地 熱風冷痺不遂 風濕痺 喉痺 脚氣不足 沈重 唇乾 涎出不覺 不得汗出 毛髮焦 肉脫 傷寒胃中熱 不嗜食 泄膿血 胸脇小腹控睪而痛 時窘之後 當耳前熱. 若寒甚, 若獨肩上熱甚及小指次指間熱痛 暴驚狂 言語非常 女子乳癰 足跗不收 跟痛."《大成》

---

14) 肉脫證 : 陽明熱이 原因이다. 糖尿病의 解㑊症勢(肉脫, 無力)가 代表的인 例다.

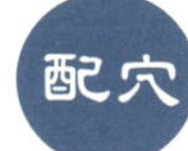

1. 配內關, 陽陵泉 治胰腺炎.

2. "配上廉 治小便難黃."《資生經》《千金方》

3. "配幽門, 太白 治泄利膿血."《資生經》

4. "配懸鐘 治胃熱不嗜食."《資生經》

5. "配丘墟 治狂言非常."《千金方》

6. "配三里, 俠谿, 魚際, 委中, 足臨泣, 少澤."《大成》

7. "配上髎, 環跳, 陽陵泉 治患風 腰脚不遂, 不得跪起."《千金翼方》

8. "配環跳, 陽陵泉, 陽輔 治脚氣."《千金翼方》

9. 配丘墟, 俠谿, 腎俞 治胸脇滿引腹.

豊隆 ST40　　Pungnyung Fenglong ［胃經之絡穴 別走足太陰脾經］

異名　⑧ 四花外.

出典　靈樞 經脈, 甲乙.

名義　豊有大的含意, 隆有盛的意思. 考足陽明是多氣多血之經 爲穀氣隆盛之脈. 是穴屬足陽明絡穴 從此別走太陰加之該穴處肌肉豊滿隆盛, 與條口不同, 因名豊隆.

部位　外踝上 8寸, 下胻外廉陷中.

取穴　仰臥屈膝 或 正坐垂足取之. 條口穴 ST38 後方 1寸, 犢鼻穴과 足外踝尖을 이은 線의 中間으로 前脛骨筋(tibialis anterior m.)에서 後方 1寸의 長腓骨筋(fibularis longus m.)에 取한다. 犢鼻穴 ST35 과 足外踝尖 間을 1尺 6寸의 骨度法으로 計算한다.

筋肉　長腓骨筋(fibularis longus m.), 短腓骨筋(fibularis brevis m.), 長趾伸筋(extensor digitorum longus m.).

神經　深淺腓骨神經(superficial & deep peroneal n.).

血管　前脛骨動靜脈(ant. tibial a. & v.), 腓骨動脈(peroneal a.).

穴性　健胃化痰, 淸神志, 和痰濕.

主治 脚痛, 脚麻痺, 下肢無力, 婦人心痛, 腦充血, 頭痛, 不安, 精神病(風痰), 不眠, 中風, 高血壓, 胃炎, 腹中痛, 鼓脹, 痢疾, 便秘, 尿閉, 咽痛, 氣管支炎.

足陽明胃經之絡穴(別走足太陰)로서 痰病에 多用되는 要穴이다(配足三里, 條口, 中脘) : 刺針 時 刺戟이 條口보다 强하게 나타난다. 따라서 條口, 豊隆 은 同時에 刺하지 말고 하나만 사용한다(灸보다는 針을 爲主로 쓴다).

1. 痰厥頭痛의 必須穴이다 : 配合谷, 足三里, 列缺(半夏白朮天麻湯, 芎辛導痰 湯).

2. 痰으로 인한 手臂不擧(肩臂痛)에 有效하다 : 配淸溪, 尺松.

3. 痰으로 인한 精神病(風痰)에 사용한다 : 溫膽湯.

4. 痰으로 인한 腸胃疾患, 腹痛의 必須穴이다.

   ① 豊隆 : 消化障礙 無.

   ② 豊隆 加 三里 : 消化障礙 有.

   ③ 豊隆, 三里 加 中脘 : 消化障礙＋振水音 有.

"厥頭痛 面浮腫 煩心 狂 見鬼 善笑不休 發於外有所大喜 喉痺不能言 豊隆 主之."《甲乙經》

"豐隆…主厥逆 大小便難 怠惰 腿膝痠屈伸難 胸痛如刺 腹若刀切痛 風痰 頭痛 風逆四肢腫 足靑身寒濕 喉痺不能言 登高而歌 棄衣而走 見鬼好笑. 氣逆則喉痺卒瘖 實則癲狂 瀉之, 虛則足不收 脛枯 補之."《大成》

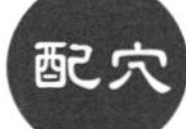

1. "配肺俞 治痰嗽."《玉龍賦》

2. "配關元, 湧泉 治屍勞."《玉龍賦》

3. "配三里, 溫溜, 曲池, 中渚 治喉痺不能言."《千金方》

4. "配丘墟 治胸痛如刺."《千金方》

5. "配天樞, 厲兌, 陷谷, 衝陽 治面浮腫."《千金方》

6. "配衝陽 治狂妄行登高而歌, 棄衣而走."《千金方》

7. "配復溜, 大都 治風逆四肢腫."《千金方》

8. "豊隆止汗 與腎經復溜合用."《探艾編翼》

9. "配强間 治頭痛難禁."《百證賦》

10. 配天突, 風門, 中脘, 尺澤, 足三里 治哮喘, 咳嗽多痰.

11. 配上脘 治心疼嘔吐, 傷寒土蚘.《太乙歌》

⑤ 一重

[部位] 在外踝骨尖直上三寸向前橫開一寸處(卽懸鍾穴前一寸處).

[鍼法] 針深一寸至二寸.

[主治] 甲狀腺腫大(心臟病引起), 眼球突出, 扁桃腺炎, 口歪眼斜(顏面神經麻痺), 偏頭痛, 痞塊, 肝病, 腦瘤, 腦膜炎.

[解說 및 運用] 一重穴位置在懸鍾穴向前 卽陽明經方向橫開一寸處.

⑤ 二重

[部位] 在一重穴直上二寸處.

[鍼法 · 主治] 同一重穴.

⑤ 三重

[部位] 在二重穴直上二寸處.

[鍼法 · 主治] 同一重穴.

[解說 및 運用] 本穴有活腦部血液循環(改善腦細胞)及祛風化痰之功效 治中風後遺症, 腦震蕩後遺症及腦性麻痺均有極大功效.

一重, 二重, 三重穴同時下鍼(卽所謂倒馬鍼), 爲治上述各症之特效鍼, 尙可治脾發炎, 脾腫大, 脾硬化(脾家病用鍼以右邊爲主), 乳發炎, 乳痛, 乳房小葉增生, 甲狀腺腫大等症極效.

一重穴, 二重穴, 三重穴合稱亦名三重穴. 以下云三重穴均指此合稱穴組而言.

三重穴爲董師治中風之重要穴道, 具有破氣行血之功, 尤其對於腦部具有强烈作用.

三重穴配木留穴治舌强言語困難.

三重穴配六完穴治半身不遂.

三重穴治肩關節痛, 上臂痛, 下臂痛, 手腕痛.

三重穴治小兒睡中咬牙.

三重穴治偏頭痛, 三叉神經痛具有神效.

三重穴配通天, 通關, 通山治甲狀腺機能亢進特效.

三重穴治腦震盪頭痛後遺症有神效.

三重穴治乳房硬塊特效(卄次以內可癒). 　　　　　　卄(입)：스물

董師用三重穴治乳瘤, 食道癌, 舌下腺癌之初期皆有良效(但癌症癒後忌食魚蝦).

三重穴治脇下痛, 鼠谿骨上三 · 四寸之小腹生瘡有效.

甲狀腺腫大, 魚刺鯁喉鍼三重穴極效. 又治瘰癧病.　　　　　　鯁 : (목구멍에)가시 걸릴 경.

治皮膚病, 痞塊用雙側, 口眼歪斜用健側.

上腹部脹大者易罹中風, 可扎三重穴卽會變小, 且豫防中風.　　罹(리) : 병에 걸리다

治髂骨下痛可用木留穴, 若長硬塊瘡瘤則配三重穴以破氣血之結.　髂(가) : 허리뼈, 요골

治手腕痛有效.

解谿 ST41　　　　　　　　　　　　　　　　　Haegye Jiexi [經火穴, 自經補穴]

異名　鞋帶.

出典　靈樞 本輸, 甲乙.

名義　穴在衝陽後一寸五分 腕上凹陷處, 穴當繫鞋帶之處 故曰解谿. 又因解谿乃陽明經火穴 上爲骺(脛)骨 下爲跗屬 分解於此穴陷中, 故名解谿.

部位　衝陽後 1寸 5分 腕上陷中, 足大指次指直上跗上陷者.

取穴　正坐垂足取之. 足內踝와 足外踝를 足踝關節 全面으로 이은 線과 前脛骨筋 腱 外側緣이 교차하는 點, 足踝關節 前面에서 前脛骨筋 外側과 長趾伸筋 間의 十字靭帶 正中央에 取한다.

筋肉　十字靭帶(cruciate ligg.), 長趾伸筋(extensor digitorum longus m.).

神經　深腓骨神經(deep peroneal n.).

血管　前脛骨動靜脈(ant. tibial a. & v.), 足背動脈(dorsalis pedis a.).

鍼法　直刺 3~8分, 鍼尖을 足跟部로 向하여 刺入한다.

穴性　淸胃熱扶脾氣, 化濕滯, 鎭驚寧神志.

主治　踝關節炎, 足踝痛, 痺症, 足下垂, 小兒搐搦, 頭痛頭重, 眉稜骨痛, 面赤目赤, 目眩, 齒痛, 齒齦炎, 顔面浮腫, 腹脹, 胃虛, 胃無力, 胃熱譫語, 食慾不振, 便秘, 不安, 精神病, 癲狂, 高血壓.

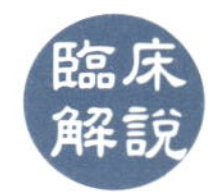

1. 胃經의 經火穴(經主喘咳寒熱)으로서 淸胃熱降逆하는 效果가 있다.

(1) 糖尿病(胃熱善饑)에 有效하다.

(2) 浮腫(특히 消化器障碍로 인한 面浮腫)의 要穴로서 腎炎(配腎俞, 復溜,
    陰陵泉)에도 많이 配用한다 : 土虛로 인한 風水症에 必須穴이다(土克水).

(3) 眼病을 治療하는데 多用된다(針灸).

　　① 眼瞼下垂(因胃熱, 脾氣下陷)의 必須穴이다 : 解谿(胃火穴, 刺健側) ＋
　　　陽谿(大腸火穴), 行間(肝火穴).

　　② 麥粒腫에 有效하다.

　　　┌ 上瞼 : 經絡上 屬手太陽(後谿 瀉血), 臟腑上 屬脾經(隱白).
　　　└ 下瞼 : 經絡上 屬足太陽(至陰 瀉血), 臟腑上 屬胃經(解谿, 厲兌).

(4) 頭痛, 眩暈, 癲癎, 癔病 等에 有效하다.

2. 足關節捻挫, 關節炎, 류머티즘에 사용한다.

　☞ 臨床에서는 刺針 時 腱이 손상될 수 있으므로 대부분 太衝穴 或은 足三
　　里穴로 대신한다 : ㉚ 胃正格(陽谷解谿補 臨泣陷谷瀉 → 腕骨足三里補 臨
　　泣陷谷瀉). 발목에 異常이 있을 때 아무리 壓通點이 나오더라도 가능한 손
　　대지 말도록 한다.

　☞ ┌ 目下(承泣, 四白) 부위가 검다 : 痰多.
　　 └ 턱밑(承漿) 부위가 검다 : 腎(子宮)기능 저하.

"熱病汗不出 善噫 腹脹滿 胃熱譫語 解谿主之." "虐 瘈瘲驚 股(千金作轉)
膝重 胕轉筋 頭眩痛 解谿主之." "風水面胕腫 顏黑 解谿主之." "足大指博
傷 下車挃地痛背 指端傷爲筋痺 解谿主之." "風從頭至足 面目赤 口痛嚙舌
解谿主之."

"癲疾 發寒熱 欠 煩滿 悲泣出 解谿主之." "狂易 見鬼與火 解谿主之." "霍
亂 巨闕關衝支溝公孫 解谿主之(千金又取陰陵泉)." "白膜覆珠 瞳子無所見
解谿主之."

"解溪…主風面浮腫 顏黑 厥氣上衝 腹脹 大便下重 瘈驚 膝股胕腫 轉筋 目
眩 頭痛 癲疾 煩心悲泣 癨亂 頭風面赤 目赤 眉攢疼不可忍."《大成》

1. "瀉胃熱善饑不食 食卽支滿 腹脹及療痎瘧寒熱 須兼刺厲兌 三里 解谿 商丘出血."《圖翼》
2. "配丘墟, 商丘 治脚背疼起(堪追脚痛)."《玉龍歌》
3. "配陽谿 治驚悸怔忡."《百症賦》
4. 配丘墟 治足下垂.
5. "配條口, 丘墟, 太白 治膝股腫, 胻酸轉筋."《千金方》
6. "配陽陵泉 治霍亂."《資生經》
7. "配承光 治眩頭痛, 嘔吐心煩."《資生經》
8. "配血海, 商丘 治腹脹."《資生經》

衝陽 ST42　　　　　Chungyang Chongyang [胃經之原穴]

異名	會原, 跗陽, 趺陽, 會骨, 會湧.
出典	靈樞 本輸, 甲乙.
名義	衝 通道也. 陽明多氣多血, 喻穴處爲本經陽氣之通道 故名衝陽.
部位	足跗上 5寸, 去陷谷 3寸, 骨間動脈處.
取穴	正坐垂足取之. 足背部의 最高處로 動脈搏動處, 第2·3中足骨 間 背面으로 陷谷穴 ST43 上 3寸處에 血管을 避하여 取한다.
筋肉	長趾伸筋(extensor digitorum longus m.), 長拇趾伸筋(extensor hallucis brevis m.).
神經	內側足背皮神經(lateral br. of the musculocutaneous n.), 深腓骨神經(deep peroneal n.).
血管	足背動脈網(rectedorsale pedis).
鍼法	直刺 2~3分, 斜刺 3~5分. 足背動靜脈을 避하여 足背에서 足蹠을 向하여 刺入한다.
穴性	扶土化濕, 和胃寧神.
主治	足痿, 脚麻痺, 足緩不垂, 足背紅腫痛, 面腫齒痛, 齒內炎, 胃脘脹痛, 胃炎, 胃潰瘍, 食欲不振, 嘔吐, 頭痛, 眩暈, 腎氣不足, 口眼喎斜(顏面神經麻痺), 片麻

痺, 善驚久狂, 精神科疾患, 熱性疾患.

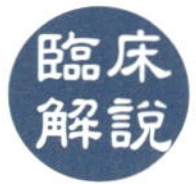

胃經之原穴로서 本經의 虛實을 不問하고 응용이 可能한 穴이다. 그러나 禁鍼灸로 임상에서는 잘 사용되지 않으며 대부분 陷谷(或 太衝)穴로 代用한다. 本穴은 血管移動이 用易하지 못해 出血이 되기 쉬우며, 止血이 잘 안 된다. 만약 出血됐을 경우에는 足三里, 동六完穴을 點刺出血시킨다. "《素問》刺足跗上動脈 出血不止死."《大成》

1. 足跗 最高處의 動脈搏動處로서 疾病의 診斷 및 豫後 判斷에 이용한다.
   ① 人迎脈(天部), 太淵脈(人部), 衝陽脈(地部)으로 脈氣存亡을 測定하고, 豫後를 判定한다.
   ② 衝陽脈이 안 뛰는 경우는 胃氣虛弱으로 刺鍼해서는 안 된다. 만일 女子가 衝陽脈이 뛰면 初經이 있었다고 본다.

2. 胃機能失調로 인한 下肢麻痺, 足痿, 류머티즘에 사용한다 : 운전을 많이 하며 胃機能이 나쁜 사람(食欲不振)이 다리에 무딘 감각, 이상한 느낌(특히 밤중에)이 있는 경우에 效果가 좋다.

3. 神經衰弱, 發狂에 사용한다.

"善嚙頰齒脣 熱病汗不出 口中熱痛 衝陽主之. 胃脘痛 時寒熱 皆主之." "一足陽明虐 令人先寒 洒淅洒淅 寒甚久乃熱 熱去汗出 喜見日月光火氣乃快然 刺陽明跗上及調衝陽." "風水 面腑腫 衝陽主之." "腹大不嗜食 衝陽主之." "足下緩失履 衝陽主之."《甲乙經》 嚙(교) : 깨물다

"衝陽…主偏風口眼喎 浮腫 齒齲 發寒熱 腹堅大 不嗜食 傷寒病振寒而欠久狂 登高而歌 棄衣而走 足緩履不收 身前痛."《大成》

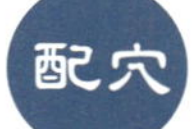

1. "配厲兌, 三間, 偏歷, 小海, 合谷, 內庭, 復溜 治齲齒."《千金方》
2. 配陽谷, 然谷 治足跗充血.

3. "配曲鬢 治齒齲."《千金方》

4. "配天樞, 豊隆, 厲兌, 陷谷 治面浮腫."《千金方》

5. "配三里, 僕參, 飛揚, 復溜, 完骨 治足痿失履不收."《千金方》

6. "配豊隆 治狂妄行, 登高而歌, 棄衣而走."《千金方》

7. "配經渠, 陽池, 合谷, 支溝, 前谷, 內庭, 後谿, 腕骨, 陽谷, 厲兌, 解谿 治熱病汗不出."《千金方》

8. "配束骨 治瘲從脚胻起."《千金方》

9. "配條口, 絕骨 治足緩難行."《天星秘訣》

10. 配百會, 大陵, 合谷, 神門, 後谿, 心俞 治精神病.

陷谷 ST43   Hamgok Xiangu [俞木穴]

異名	통 門金.
出典	靈樞 本輸, 甲乙.
名義	穴在足跗內庭穴之後 歧骨凹陷處, 故名陷谷. 此上四穴 俱治頭面胃腸等處之疾, 蓋以本經外循之線, 發端頭面, 內循屬胃絡脾, 兼通二陽也.
部位	足大指次指外間 本節後陷中, 去內庭 2寸.
取穴	正坐垂足取之. 足背部 第2·3中足骨 間의 陷凹部로 第2·3趾 間을 밑에서 밀어 올려 中足骨 間에서 指가 그치는 곳에 取한다.
筋肉	長趾伸筋(extensor digitorum longus m.).
神經	內側足背皮神經(lateral br. of the musculocutaneous n.), 深腓骨神經(deep peroneal n.).
血管	背側中足動脈(dorsal metatarsal a.), 弓狀動脈(arcuate a.).
穴性	和胃行水, 健脾利水, 調和腸胃.
主治	足背腫痛, 足趾痛, 腹痛, 消化不良, 胃潰瘍, 腹水, 腹鳴腹痛, 水腫, 面目浮腫, 目赤痛, 結膜炎, 咳嗽, 熱病汗不出.

足背部 諸穴은 麻痺性 疾患에 效果的이다. 또한 위쪽에 가까울수록 刺戟이 强해져 Shock 可能性이 있으므로 患者의 氣血상태를 고려한다.

1. 胃經之俞穴로서 脾胃氣機失調로 인한 諸證에 多用한다 : 衝陽(原穴)의 代用穴로서 諸般 病症에 널리 配用한다.

(1) 胃氣失調, 脾運不和로 인한 諸症에 效果的이다.

　① 眼目浮腫, 食腫, 水腫, 氣腫 等 諸般 水病에 要穴이다 : "治臟者治其俞 治腑者治其合 浮腫者治其經."《素問 · 咳論》, "水腫 灸陷谷隨年壯."《千金方》

　② 惡性結膜炎, 麥粒腫이 계속 나는 경우에 사용한다.

(2) 風濕痺痛(陣發性 神經痛), 足關節 류머티즘에 사용한다 : "井主心下滿 滎主身熱 俞主體重節痛 經主喘咳寒熱 合主逆氣而泄 此五臟六腑井滎俞經合所主病也."《難經 · 六十八難》, "滎俞治外經 合治內府."《靈樞 · 邪氣臟腑病形》

(3) 間歇發熱, 高熱不汗出을 수반하는 病症에 有效하다 : 瘧疾, 癲癇 等에 사용한다.

"病在臟者取之井 病變於色者取之滎 病時間時甚取之俞 病變於音者取之經 經滿而血者病在胃　及飲食不節得病者取之於合."《靈樞 · 順氣一日分爲四時》

2. 土經之木穴로서 肝脾不和(木克土)로 인한 消化器 諸症을 다스린다.
　① 消化器 諸症으로 인한 前頭痛(陽明頭痛), 偏頭痛의 名穴이다.
　② 消化不良, 胃潰瘍, 腹鳴腹痛에 效果的이다.

3. 半身不遂 後遺症에 효과가 있다 : 太衝(火主), 木留(傍谷), 臨泣(水曲) 等의 足背部 諸穴과 配合하여 사용한다. 특히 오랫동안 걷지 못함으로 인해 足背腫痛이 생긴 경우에 有效하다.

"熱病刺然谷(千金作陷谷)足先寒 寒上至膝乃出鍼." "水中留飮 胸脇支滿 刺陷谷出血 立已." "面腫目癰 刺陷谷出血 立已."《甲乙經》

"陷谷…主面目浮腫及水病善噫 腸鳴腹痛 熱病無度汗不出 振寒瘧疾. 東垣曰

氣在於臂 足取之, 先去血脈 後深取足陽明之滎俞內庭 陷谷."《大成》

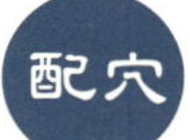 1. "配溫溜, 漏谷, 復溜, 陽綱 治腸鳴而痛."《千金方》

2. "天樞, 豊隆, 厲兌, 陷谷, 衝陽 主面浮腫." "陷谷, 列缺 主面目癰腫."《千金方》

3. "配下脘 治腹內腸鳴.《百症賦》

4. "配三里, 俠谿, 飛揚 治痎瘧少氣."《千金方》

5. 配期門 治産後善噫.

6. 配懸鐘 治腹滿.

7. 配大腸俞, 太白, 公孫, 天樞 治腹痛.

⑧ 門金

[部位] 當第二蹠骨與第三蹠骨連接部之直前陷凹中, 與火主穴並列.

[鍼法] 用細毫針, 針深五分(具有特效).

[主治] 腸炎, 胃炎, 腹部發脹及腹痛, 盲腸炎.

[解說 및 運用] 門金穴位置在胃經之陷谷穴後骨前陷中(據鍼灸大成指出陷谷穴在內庭後二寸, 並且有些書指陷谷在第二·三蹠骨結合處 則本穴與陷谷相符).

本穴爲治腸胃炎之特效要穴. 不論何種腹瀉 針之皆有特效.

本穴爲治療急慢性腸胃炎之重要穴道, 尤其夏天暑邪所致之腸胃炎最具特效, 一般與腑腸穴合用.

本穴治腹脹效果亦極好(配靈骨尙可治腹痛).

本穴治太陽穴附近之偏頭痛及鼻塞 經痛 亦極特效.

本穴治上述各症, 若如內庭穴倒馬並用療效更佳. 與內庭倒馬尙可治療脫肛.

曾治一老婦輕微脫肛, 用本穴及本穴前一寸倒馬鍼, 三次而癒.

本穴深鍼可透湧泉, 故可治巓頂痛, 而無鍼刺湧泉穴之劇痛.

中指麻木用本穴合前一寸倒馬鍼.

鼻炎, 偏頭痛, 痢疾, 耳鳴, 本穴與前一寸倒馬.

經行腿痛發作, 鍼本穴立止.

治腸鳴, 四肢厥冷, 太陽穴痛及散熱消腫其功不能盡述.

本穴配闌尾點及小腿外側放血, 爲治急慢性盲腸炎的有效方法.

⑧ 木斗

[異名] 消積.

[部位] 當第三蹠骨與第四蹠骨之間, 距蹠骨與趾骨關節五分處.

[鍼法] 針深三分至五分.

[主治] 脾腫大(硬塊), 消化不良, 肝病, 疲勞, 膽病, 小兒麻痺.

⑧ 木留

[異名] 旁谷.

[部位] 當第三蹠骨與第四蹠骨連接部之直前陷凹中, 距木斗穴後一寸處.

[主治] 白血球症, 脾腫大, 消化不良, 肝病, 疲勞, 膽病, 小兒麻痺.

[解說 및 運用] 木斗與內庭平行, 木留與陷谷平行, 均位於足部第三趾與第四趾之間, 兩穴常以倒馬鍼並用, 除治上述各症外, 尚可治療全身麻痺.

本穴組治氣血不暢之全身麻木頗有效.

木留穴單獨也可治療中指, 無名指疼痛及伸屈不靈, 還可治療落枕及肩背痛.

舌强言語困難, 鍼本穴配合三重穴有良效.

鎖骨及肩髃部癌瘤有特效, 配腑腸一 · 二. 董師曾治一婦人鎖骨窩裏長一癌瘤(西醫檢查如此說)爲針上穴一次消, 約八次愈 未再復發.

中指, 無名指不能彎曲, 鍼本穴有效.

白血球過多症, 脾腫大, 舌强難語, 本穴與木斗回馬鍼, 左右二側同取.

治全身任何地方之麻木屬氣血不通者特效(屬血虛者無效).

扎鍼數日後, 麻覺未除者扎此穴卽解.

配合足三重治三叉神經痛(卽第二叉, 張口會痛者), 非常特效.

耳中神經痛扎之立效. 又治缺盆上下疼痛特效.

內庭 ST44　　　　　　　　　　　　Naejeong Neiting [滎水穴]

出典	靈樞 本輸, 甲乙.
名義	內 入也, 庭 指門庭也. 穴當足背二三趾間縫紋端, 兩趾如門 喻穴在納入門庭之處, 故名內庭.
部位	足大指次指外間陷中.
取穴	正坐垂足取之. 足第2 · 3趾 間 岐骨部 赤白肉際線上, 足第2 · 3趾 間 趾縫緣

後方 5分處에 取한다.

筋肉	長趾伸筋(extensor digitorum longus m.).
神經	足背側趾神經(dorsal digital n. of the foot).
血管	背側中足動脈(dorsal metatarsal a.), 足背側趾動脈(dorsal digital a. of the toot).
穴性	通降胃氣, 和腸化滯, 理氣鎭痛.
主治	腹脹滿, 腹痛, 鼓腸, 胃炎, 消化不良, 胃脘痛, 泄瀉, 痢疾, 熱病, 久瘧, 四肢厥逆, 鼻衄, 齒痛, 口眼喎斜, 咽喉痛, 喉痹, 喘滿, 癮疹, 皮痛, 足背腫痛, 足部炎症.

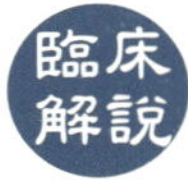

1. 胃經絡上의 氣機鬱滯로 인한 諸般 疾患에 多用한다.

   ① 霍亂, 中暑에 사용한다(配內關, 公孫) : 腹部 病症에 있어서 中脘 以上은 內關, 中脘 以下는 公孫을 主로 配用한다.

   ☞ 대체로 臍部位의 통증은 大腸 異常, 下腹部의 통증은 瘀血症인 경우가 많다.

   ② 胃熱로 인한 衄血, 吐血에 사용한다 : ㉡ 前谷內庭補 少海三里瀉, 脾正格, 通谷太衝行間瀉. ㉢ 六完, 腕順二

   ③ 口眼喎斜, 齒痛(上齒痛)에 사용한다.

   ④ 肝虛로 인한 消化不良, 手足厥冷에 사용한다 : 小兒·成人 모두 慢性病에 施灸하면 효과적이다.

2. 食傷(食中毒)의 名穴로서 頭腹 諸 疾患에 要穴이다 : 腹痛의 鎭痛鎭靜, 胃氣의 降下작용이 優秀하다.

   ① 食中毒에 의한 腹痛에 必須穴이다 : 配四關, 梁丘, (裏)內庭.

   ② 食滯, 霍亂, 急性胃腸炎 等 消化不良性 諸症에 사용한다.

   ③ 癮疹, 특히 食中毒이 원인인 癮疹에 사용한다 : 配曲池, 合谷, 血海.

3. 胃經之滎水穴로서 小兒微熱, 특히 食積으로 인한 경우에 有效하다. 配商白하여 幼兒의 必須穴로 사용한다.

   ① 十井穴 代用穴로 사용한다.

② 配少商, 少澤에 瀉血한다.

"四肢厥手足悶者 使人久持之 厥熱(一本作逆冷)脛痛 腹脹皮痛 善伸數欠 惡人與木音 振寒 咽中引外痛. 熱病汗不出 下齒痛 惡寒 目急 喘滿寒慄 斷口噤僻 不嗜食 內庭主之."《甲乙經》

"內庭…主四肢厥逆 腹脹滿 數欠 惡聞人聲 振寒 咽中引痛 口喎 上齒齲 瘧 不嗜食 腦皮膚痛 鼻衄不止 傷寒手足逆冷 汗不出 赤白利."《大成》

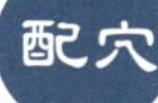 配穴

1. "配外關, 三里, 大泉, 商丘 治僻噤."《千金方》
2. "配厲兌, 三間, 衝陽, 偏歷, 小海, 合谷, 復溜 治齲齒."《千金方》
3. "配中渚, 支溝 治嗌痛."《千金方》
4. "配天樞, 厲兌 治食不化, 不嗜食, 俠臍急."《千金方》
5. "配然谷, 脾俞 治不嗜食."《千金方》
6. "配環跳 治脛痛不可屈伸."《千金方》
7. "配上星 治睛痛."《大成》
8. "配天樞, 隱白, 氣海, 照海, 內關 治赤白痢如赤."《大成》
9. "配外關, 中脘, 隱白, 天樞, 申脈 治如白 裏急後重痛."《大成》
10. "寒證面腫及腸鳴 先取合谷後內庭."《天星秘訣》
11. 配合谷 治風火牙疼, 齒齦腫痛, 寒瘧, 面腫, 腸鳴, 齒痛, 扁桃腺炎.
12. "配足臨泣 治小腹痛, 小腹脹滿."《玉龍賦》
13. 配厲兌, 公孫 治寒瘧, 不嗜食.
14. "配中脘, 足三里 治霍亂."《雜病八法歌》
15. 配曲池 天樞 治濕熱瀉痢.

Ⓖ 裏內庭

[部位] 第二·三跖趾關節前方凹陷處(裏內庭與足背側之內庭穴相對).
[鍼灸] 針 3～5分. 灸 3～5壯.
[主治] 食積, 五趾疼痛, 小兒搐搦, 癲癇.

(동) 木婦

[部位] 在足第二趾中節中央向外開三分.

[鍼法] 鍼深二分至四分, 貼趾骨下鍼(用細毫鍼, 粗鍼痛苦). 臨床에서는 脯를 뜨듯이 橫刺하기도 한다.
　　　　　　　　　　　　　　　　　　　　　　　貼(첩) : 접근하여 붙이다, 닿다

[主治] 婦科赤白帶下, 月經不調, 經痛, 子宮炎, 輸卵管不通.

[解說 및 運用] 本穴爲治白帶特效穴(婦人科疾患의 名穴).
本穴配海豹治尿意頻數, 鍼馬快水亦可.

厲兌 ST45　　　　　　　　　　　　　Yeotae Lidui [井金穴, 自經寫穴]

出典	靈樞 本輸, 甲乙.
名義	厲兌, 厲指危 指病的意思.《易經》記載 '兌爲口' 考胃爲水穀之海 吾人受納食物 必須用口 此穴主治口噤 口喎以及胃腸疾患, 因名厲兌《經穴命名淺解》. 厲爲神志安寧之意.《淮南·人間》認《易·乾》爻辭 '君子終日乾乾 夕惕若厲' 爲 '終日乾乾 以陽動也, 夕惕若厲 以陰息也, 因日以動 因夜以息' 這是以 '厲' 作爲安息的解釋. 厲兌爲安神治魘之名穴 亦能治中惡尸厥 於義亦痛.《針灸穴名釋義》
部位	足大指次指之端, 去爪甲角如韭葉.
取穴	正坐踏足取之. 第2趾端 爪甲根部 外側 1分處에 取한다.
筋肉	長趾伸筋(extensor digitorum longus m.), 長趾屈筋(flexor digitorum longus m.), 短趾屈筋(flexor digitorum brevis m.).
神經	足背側趾神經(dorsal digital n. of the foot).
血管	背側中足動脈(dorsal metatarsal a.).
鍼法	直刺 1～2分, 斜刺 1～2分.
穴性	通經勞厥, 回陽救逆, 和胃淸神, 疏泄陽明邪熱, 活絡開竅.
主治	尸厥氣絶, 足脛寒冷, 足趾痛, 足二趾炎症, 胃炎, 胃潰瘍, 腸炎, 胃脘痛, 胃熱, 胃實症, 善飢不食, 不眠, 齒痛, 鼻流黃涕, 熱病.
參考	대체로 第1·2趾만 瀉血에 多用되며, 第3·4·5趾는 특별한 경우가 아니고는 瀉血에 사용하지 않는다.

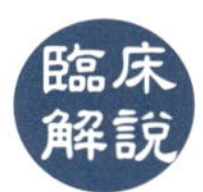

1. 退熱, 鎭靜效果가 優秀하여 救急穴로 사용된다 : 自體經絡의 氣絶鬱熱(癎病, 氣絶), 胃腸障碍로 인한 小兒驚氣에 사용한다(配隱白, 大敦, 身柱, 四縫).

2. 胃經之子穴(自經瀉穴, 土生金)로서 特히 胃經之實(熱)症에 有效하다 : 呑酸, 胃脘脹悶(腹部飽滿感), 中消, 腹脹黃疸, 吐血, 腸風下血 等에 사용한다.

   ※ "陽明之爲病 胃家實是也. 陽明病 譫語發潮熱 脈滑而疾者 小承氣湯主之."

   　→ 胃家實의 原因 : 體質的인 胃熱, 胃液缺乏, 風寒外侵으로 胃熱發散을 못함, 誤治로 인한 汗 · 液缺乏, 他經病의 轉屬 等으로 발생한다.

3. 胃經之井(金)穴로서 脾胃不和(昇降失常)에 隨伴되는 諸症에 사용한다 : 必配隱白.

   ① 胃不和에 隨伴되는 心下滿 臥不安, 面浮腫, 腹水 等의 胃腸症狀에 사용한다(井主心下滿, 胃不和多兼有心下滿).

   ② 失眠多夢, 夢魘[15]不寧, 特히 小兒夜啼症에 效果가 優秀하다 : "夢魘不寧 厲兌相諧於隱白."《百症賦》

   魘: 가위눌릴 염

   ③ 精神錯亂, 神經衰弱에 效果的이다.

   ④ 顔面麻痺, 扁桃腺腫에 사용한다.

"熱病汗不出 鼽衄 眩 時仆而浮腫 足脛寒 不得臥 振寒 惡人與木音 喉痺 齲齒 惡風 鼻不利 多善驚 厲兌主之." "瘧 不嗜食 厲兌主之." "寒腹脹滿 厲兌主之."《甲乙經》

"厲兌…主屍厥 口噤 氣絶狀如中惡 心腹脹滿 水腫 熱病汗不出 寒瘧不嗜食 面腫 足胕寒 喉痺 上齒齲 惡寒鼻不利 多驚好臥 狂欲登高而歌 棄衣而走 黃疸 鼽衄 口喎唇胗 頸腫 膝臏腫痛 循胸 · 乳 · 氣街 · 伏兔 · 胻外廉 · 足跗上皆痛 消穀善饑 溺黃."《大成》

---

15) 夢魘 : 驚恐의 惡夢을 꾸거나 또는 꿈에 身體를 壓迫하는 物件이 있는 것 같아서 身體가 (가위) 눌려 움직이지도 부르짖지도 못하는 것을 말한다. 脾胃兩經의 井穴을 取하여 淸熱消痰, 安神寧志하는 방법으로 治療한다.

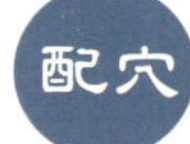

1. "配京骨, 前谷 治鼻不利, 涕黃."《千金方》

2. "配三間, 衝陽, 偏歷, 小海, 合谷, 內庭, 復溜 治齲齒."《千金方》

3. "配中管, 三間, 偏歷, 承筋, 京骨, 崑崙, 承山, 飛揚, 隱白 治頭熱, 鼻鼽衄." 《千金方》

4. "配天容, 缺盆, 大杼, 膈俞, 雲門, 尺澤, 二間, 湧泉, 然谷 治喉痹哽咽寒熱."《千金方》

5. "配三里, 章門, 京門, 內庭, 陷谷, 絡却, 崑崙, 商丘, 陰陵泉, 曲泉, 陰谷 治腹脹滿不得息."《千金方》

6. "配天樞, 內庭 治食不化不嗜食, 俠臍痛."《千金方》

7. "配天樞, 豊隆, 陷谷, 衝陽 治面浮腫."《千金方》

8. "配內庭, 陷谷, 衝陽, 解谿 治瘡瘍從髭出."《大成》　　髭(자) : 코밑의 수염

9. "配條口, 三陰交 治脛寒不得臥."《千金方》

10. "配五里, 三陽絡, 天井, 三間 治嗜臥, 四肢不欲動搖."《千金方》

11. "配三間, 合谷 治吐舌, 戾頸, 喜驚."《千金方》　　戾(려) : 어그러지다

12. "配經渠, 陽池, 合谷, 支溝, 前谷, 內庭, 後谿, 腕骨, 陽谷, 衝陽, 解谿 治熱病汗不出."《千金方》

13. "配內庭 治瘧, 不嗜食, 惡寒."《千金方》

14. "隱白 治夢魘不寧."《百症賦》《金鑑》

15. "配大敦 治喜寐."《資生經》

16. 配漏谷 治心腹脹滿.

17. 配內關 治胃脘火熱之痛.

18. 配百會, 水溝, 中衝 治暈厥, 中暑, 不省人事, 中風.

小兒驚風의 治療

1. **急驚風** : 十宣穴, 人中, 四關, 陽陵泉, 大椎, 承漿, 委中, 後谿.

(1) 外感驚風(因易感受時邪 化火生風) : 加身柱, 曲池.

(2) 痰熱驚風(因痰火積滯 乳食不絕 積滯胃腸 痰濁內生 鬱而化熱生風) : 加厲兌, 中脘, 豊隆, 神門, 顖息(泄三焦之火), 三里.

(3) 驚恐驚風(因小兒神氣怯弱 見異物聞怪聲 或不愼跌撲) : 前頂, 印堂, 神門, 湧泉.

(4) 隨證選穴

　　① 角弓反張 加 百會 ② 搖頭張口反折 加 金門 ③ 牙關緊急·口噤不開 加 頰車, 下關 ④ 手足搐搦 加 太衝, 行間 ⑤ 目上視 加 神庭, 筋縮 ⑥ 驚風不止 加 顖會, 顖息.

2. **慢驚風**(因先天的 稟賦不足, 久病, 急驚風轉變而成, 肝脾腎虛) : 四縫(內傷), 關元, 足三里, 章門, 印堂, 尺澤(灸).

(1) 脾腎陽虛(因久泄·大泄, 久吐或病後失調) : 隱白, 脾俞, 命門, 氣海, 百會, 神闕(灸).

(2) 肝腎陰虛(因溫熱病, 久熱傷津液 腎陰虧損, 不能滋養肝木 肝血不足) : 肝俞, 命門(灸), 太衝, 內關, 合谷, 曲池, 承山.

(3) 隨證選穴

　　① 泄瀉 加 天樞, 建里(補) ② 昏睡 加 大陵, 神門(補) ③ 瘈瘲 加 肝俞(補), 太衝.

3. **기타** : 反復되는 驚氣은 대개 腦疾患을 의심해야 한다.

食滯의 區分 및 治療

原因	症狀	治法	取穴
氣虛	膨滿感, 全身倦怠	補氣健脾	脾俞, 章門, 氣海, 關元, 中脘
氣滯(肝氣犯胃)	腹脹, 腹滿	疏肝理氣	太衝, 內關, 肝俞, 脾俞
氣虛氣滯	氣虛＋氣滯	氣虛＋氣滯	氣虛＋氣滯에 준함
食積	噯氣吞酸, 腹痛	消食化滯	合谷, 三里, 內關, 中脘, 天樞
血瘀	日輕夜重	活血化瘀	三陰交, 膈俞, 公孫
痰飮	惡心, 眩暈, 嘔吐 振水音, 時時腹痛	化痰消積, 健脾	三里, 豊隆, 中脘, 巨闕
寒邪襲胃	泄瀉, 溏便	溫中散寒	三里, 中脘, 關元(灸法)

04

足太陰脾經

足太陰脾經

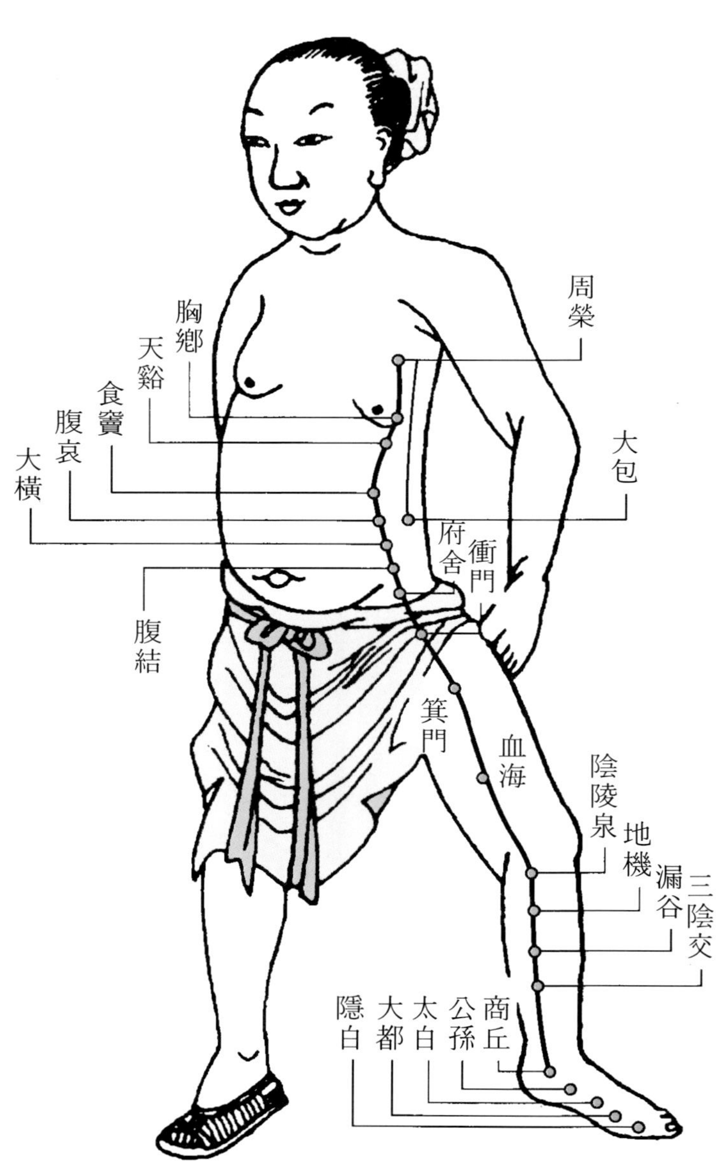

脾足太陰之脈 起於大趾之端(隱白) 循趾內側白肉際 過核骨後 上內踝前廉(商丘) 上
端(腓腹筋)內 循脛骨後 交出厥陰之前 上膝股內前廉(至衝門) 入腹(循任外四寸 幷
交中極關元下脘) 屬脾絡胃(會日月期門) 上膈(過周榮 交中府)挾咽 連舌本 散舌下
其支者 復從胃 別上膈 注心中(以交手少陰也).

脾經穴歌

二十一穴脾中洲 隱白在足大趾頭 大都太白公孫盛 商丘三陰交可求 漏谷地機陰陵
泉 血海箕門衝門開 府舍腹結大橫排 腹哀食竇連天谿 胸鄉周榮大包隨 左右合而四
十二.《大成》

是動病과 所生病

是動病 : 舌本强, 食則嘔, 胃脘痛, 腹脹善噫, 得後出與氣則快然如衰, 身體皆重, 是
主脾.

所生病 : 舌本痛, 體不能動搖, 食不下, 心煩, 心下急痛, 溏瘕泄, 水閉黃疸, 不能臥
强立, 股膝內腫厥, 足大指不用.《靈樞 經脈篇》

脾經의 效能主治

1. 效能 : 健脾胃和中, 祛風濕通經絡, 造血統血, 調血室精宮, 和衝脈, 清心寧神.
2. 主治 : 脾·胃等消化器系病症, 泌尿生殖系病症 및 脾經이 經過하는 部位의 病
   症, 특히 胃脘痛, 腹脹痛, 食則作嘔, 噯氣, 便溏泄, 黃疸, 水腫, 身體沈重無力, 舌
   强, 膝股內側脹痛, 肢冷 等의 症을 主治한다.

(1) 部位別 主治

① 隱白 **SP₁** ～箕門 **SP₁₁** : 胃·腸疾患 爲主, 泌尿生殖系疾患 및 下肢內廉의 局所
   病症을 主治한다.
② 衝門 **SP₁₂** ～腹哀 **SP₁₆** : 胃腸疾患 및 泌尿疾患을 主治한다.
③ 食竇 **SP₁₇** ～大包 **SP₂₁** : 胸肺疾患을 主治한다.

(2) 主要穴 主治

① 公孫 **SP₄** : 脾胃氣를 調節한다.
② 三陰交 **SP₆** : 婦人科 및 泌尿生殖器疾患을 主治한다.
③ 陰陵泉 **SP₉** : 月經不調, 膝關節疾患을 主治한다.
④ 血海 **SP₁₀** : 瘀血을 主治한다.
⑤ 大橫 **SP₁₅** : 大腸疾患(配天樞)을 主治한다.

異名	鬼疊, 鬼壘, 鬼眼.
出典	靈樞 本輸, 甲乙.
名義	穴位在足大指端內側 爲足太陰脈所起, 手太陰金氣所隱, 故名隱白.
部位	足大趾端內側 去爪甲角如韭葉.
取穴	正坐垂足取之.
筋肉	長拇趾伸筋(extensor hallucis longus m.).
神經	固有蹠側趾伸經(proper plantar digital n.).
血管	足蹠側趾動脈(plantar digital a.).
穴性	健脾寧神, 扶脾溫脾, 調經統血, 淸血熱.

疊(첩) : 겹쳐지다, 포개다

主治　嘔吐, 食不下, 脾熱, 消化不良, 腹脹腹痛, 嘔吐, 胸滿心痛, 咳逆, 喘息, 煩心善悲, 麥粒腫, 眼充血, 癲癎, 尸厥, 慢驚風, 精神病, 多夢, 夢魘不寧, 失神, 不安, 不眠, 鼻衄, 子宮出血, 子宮痙攣, 帶下, 月水過多或不止.

 臨床解說

1. 解熱, 鎭靜效果가 優秀하여 救急穴로 사용된다 : 少商과 더불어 手·足井穴 中에서 多用되는 穴로서 主治·效能 또한 대체로 少商과 비슷하다.

　① 高熱, 특히 小兒發熱, 驚氣에 사용한다 : 小兒는 食滯, 感冒를 막론하고 먼저 少商·隱白(瀉血), 四關을 사용하면 효과적이다. ☞ **傷寒類食積.**

　② 昏睡狀態, 氣絶 時 回生穴로 사용한다.

2. 心脾積熱로 인한 頭面部 諸症에 效果가 優秀하다(心經과 相接).

　① 麥粒腫, 惡性結膜炎 等 諸般 眼病에 效果가 있다(瀉血) : 上·下眼瞼에 麥粒腫이 자주 발생하는 것은 脾濕熱이 主原因이다.

　② 脾熱鬱滯로 인한 脣腫·脣瘡, 舌腫·重舌(因心脾積熱)에 사용한다 : 隱白, 少衝, 海泉, 金津玉液(瀉血).

　　☞ **脾濕熱**은 口臭, 血虛는 白苔가 생긴다. "心根之舌也." "舌者 心之苗也."

　　☞ **脣腫(脣瘡)** : 입술주위에 뭐가 나고 잘 낫지 않는 病症. 三稜針으로 瀉血

한다.

3. 泄胃腸中熱, 淸胸中熱作用이 優秀하여 急性胃炎, 肝炎, 膽囊炎, 黃疸 等
   炎症性疾患에 秦效하다.

4. 十三鬼穴之一(鬼疊)로서 神經·精神系 諸般 疾患에 多用한다(心經과 相
   接).
   ① 精神分裂症, 甚한 癲狂症에 鍼刺戟은 强하게 하고, 兩 엄지발가락을 묶
      어서 同時에 灸를 한다 : 必配少商(商白穴[1]).
   ② 思慮傷脾, 胃中不和(心下滿)로 인한 不眠症에 必須穴이다.
   ③ 小兒痙攣, 慢性驚風에 必須穴이다 : 氣亂하여 精神이 不安定한 경우,
      久泄 或은 大泄瀉 後에 잠을 자면서 자주 놀라는 경우(慢驚風)에 多用
      한다.
   ┌ 內傷이 原因인 경우 : 加四縫.
   └ 外感이 原因인 경우 : 加身柱.

5. 調經統血作用이 優秀하여 諸般 泌尿生殖器 疾患, 특히 出血性疾患을 다
   스린다(脾統血 澁血, 淸血熱) : 配大敦(肝藏血), 三陰交, 氣海. (사) 脾正格.
   ① 生理不順으로 인한 月經過多, 子宮出血, 淋瀝不斷, 崩漏(血熱), 子宮痙
      攣(灸)에 사용한다.(灸法尤效).
   ② 吐血, 便血에 사용한다(灸) : 脾의 固攝作用.
   ③ 消化器疾患이 原因인 白帶下에 有效하다 : (동) 海豹, 木婦.
   ④ 夜間 頻尿, 男子 精力不足의 補助穴로 사용한다(溫灸).
   ☞ 溫灸 : 뜸을 크게 하여 반쯤 태워 熱感을 느낄 때 들어낸다. 미리 여러
      개를 쌀알 크기 정도로 만들어 사용하면 效果的이다.

"氣端 熱病衄不止 煩心善悲 腹脹 逆息熱氣 足脛中寒 不得臥 氣滿胸中熱
暴泄 仰息 足下寒 中悶嘔吐 不欲食飮 隱白主之." "熱病汗不出且厥 手足
淸 暴泄 心痛腹脹 心尤痛甚 此胃心痛也 大都主之 幷取隱白. 腹滿善嘔煩
悶 此皆主之." "腹中有寒氣 隱白主之." "飮渴身伏多唾 隱白主之." "尸厥
死不知人 脈動如故 隱白及大敦主之."《甲乙經》

---

1) 商白穴 : 少商, 隱白을 합쳐 부르는 것으로 一名 '鬼哭穴, 鬼眼四穴' 이라고도 한다. 治精神疾患.

"隱白…主腹脹 喘滿不得安臥 嘔吐食不下 胸中熱 暴泄 衄血 屍厥不識人
足寒不能溫 婦人月事過時不止 小兒客忤 慢驚風."《大成》

配穴

1. "尸厥百會一穴美 更針隱白效昭昭."《雜病八法歌》
2. "小兒中馬客忤而吐不止者 灸手心主間使 大都 隱白 三陰交各三壯."《千金方》
3. 配商丘 治慢性搐搦.
4. "夢魘不寧 厲兌相諧於隱白."《百症賦》　　　　　　　　　　　厲：가위눌릴 염
5. 配血海, 神門 治婦女流血不止, 子宮出血.
6. 配三陰交, 血海, 關元, 天樞 治子宮出血, 月經不調.
7. 配氣海, 血海, 三陰交 治月經過多.
8. 配足三里, 申脈 治血便.
9. 配太谿, 大陵, 神門 治渴, 衄血, 吐血, 下血.
10. "配三里(灸) 治下血, 腸風."《大成》
11. 配委中 治衄血不止.
12. "配脾俞, 肝俞, 上脘 治吐衄血."《大成》
13. 配脾俞, 胃俞, 足三里, 天樞 治腹脹.
14. "配陰陵泉 治胸中熱, 暴泄."《千金方》
15. "配申脈, 行間 治脛中寒熱."《千金方》

▣ 麥粒腫의 治療 : 麥粒腫은 대개 脾胃濕熱이 原因이다.

1. **素髎 瀉血(因陽明濕熱)** : 輕症인 경우에 간혹 任·督脈에서 取穴한다.

2. ① **上眼瞼** : 經絡上 屬手(足)太陽…後谿(瀉血), 臟腑上 屬脾經…隱白(瀉穴)
　　② **下眼瞼** : 經絡上 屬足太陽…至陰(瀉穴), 臟腑上 屬胃經…厲兌, 解谿(瀉穴)

3. **內關, 大陵, Ⓖ 手掌間(心包經의 經外奇穴, 中指端 指紋正中央)** : 三焦之熱,
　心脾積熱로 인한 경우에 사용한다. 특히 Ⓖ手掌間穴은 麥粒腫이 左右(內眥)
　로 치우치는 경우에 有效하다.

4. **동 靈骨 交刺(健側에 留鍼後에 拔鍼하고 다시 患側에 刺鍼한다), 동 解穴**

📌 不眠(失眠)症의 原因 및 治療

1. **原因** : 老人性 不眠症을 제외한 대부분의 不眠症은 神經性으로 直·間接的으로 思慮와 관련이 있다.

2. **治療** : 完骨, 四神聰, 膈俞, 肝俞, 三陰交, 陰陵泉, 隱白, 神門 攢竹, 照海 申脈, Ⓢ 失眠穴, 安眠一·二穴.

   ① 思慮傷脾(神經性), 胃中不和로 인한 不眠症 : 隱白(開鬱), 三陰交, 陰陵泉, 神門(安神).

   ② 消化不良, 陰陽不調和로 인한 不眠症 : 申脈(瀉), 照海(補).

   ③ 怔忡을 兼한 사람의 不眠症 : 加內關(大陵).

   ④ 肝俞 部位가 융기(肝氣鬱滯 또는 病症이 甚하다는 의미)되어 있는 사람의 不眠症 : 肝俞(瀉穴).

Ⓖ 海泉

[部位] 口腔內舌下面 舌系帶 中央(金津玉液穴 中間).

[鍼法] 用三稜鍼出血.

[主治] 消渴, 呃逆, 重舌腫脹, 舌緩不收, 熱極難言.

Ⓖ 金津 玉液

[異名] 左金津 右玉液.

[部位] 口腔舌底面 舌系帶 兩側 靜脈上.

[主治] 舌卒腫, 口瘡, 舌炎, 重舌, 失語症, 啞, 舌强不語, 扁桃腺炎, 口腔潰瘍, 喉痹, 消渴, 急性胃腸炎, 霍亂, 絞腸痧, 漏經.

Ⓢ 海豹

[部位] 當大趾之內側 本節正中央(脚指甲後, 一說卽隱白). 海豹穴之位置在隱白之後, 大都之前, 大趾本節中央之赤白肉際.

[鍼法] 針深一分至三分.

[主治] 眼角痛(角膜炎), 疝氣, 大指及食指痛, 婦科陰道炎.

[解說 및 運用] 右手痛取左足穴, 左手痛取右足穴.

本穴配木婦治尿失禁, 夜間頻尿, 尿意頻數 特效(1~2回).

出典	靈樞 本輸, 集成.
名義	四縣曰都. 脾有主四肢之說, 故以四相喻. 四肢屬諸陽之本. 又都者 土之會脾 屬土, 脾病不能營養四肢 從而影響他的功能, 本穴主之. 穴爲脾脈之足大指本 節後凹陷處, 故名大都.
部位	足大指本節後 內側陷中 骨縫赤白肉際.
取穴	正坐拱足取之. 足拇趾를 屈하고 基節骨陷中으로 足拇趾內側, 足拇指中足骨 과 基節骨의 關節部內側緣에서 前方基節骨陷中으로 赤白肉際에 取한다
筋肉	拇趾外轉筋(abductor hallucis m.).
神經	固有底側趾伸經(proper plantar digital n.).
血管	足底側趾動脈(plantar digital a.).
鍼法	直刺 2～3分, 斜刺 3～5分.
穴性	健脾和中, 回陽救逆, 瀉熱止痛.
主治	熱病汗不出, 不得臥, 腹脹滿, 胃痛, 食不化, 胃痙攣, 上腹痛, 惡心, 嘔逆, 大便 難, 霍亂下泄不止, 泄瀉, 手足逆冷, 體重肢重, 厥心痛, 心虛弱, 心煩不得臥, 不安, 目眩, 不眠, 煩熱悶亂, 小兒驚厥, 足趾痛.

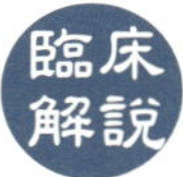

1. 自經補穴로서 行氣作用이 優秀하여 脾機能失調, 특히 脾虛로 인한 諸症 을 다스린다 : ㉝ 脾正格(少府大都補 大敦隱白瀉).

　　① 脾虛로 인한 黃疸, 神經性 胃腸病, 腹脹滿, 嘔吐에 사용한다 : "(小兒) 若吐不止 灸手心主間使, 大都, 隱白, 三陰交各三炷."《千金翼方》

　　② 上下眼胞如桃, 倒睫拳毛에 有效하다.

　　③ 小兒 慢驚風, 轉筋에 사용한다.

　　④ 氣滯로 인한 腰痛不可俛仰, 身重骨疼에 有效하다.

2. 脾經之滎火穴로서 脾熱(身熱)로 인한 溫熱病症, 특히 消化器病으로 裏熱 이 있는 경우(中消)에 效果가 있다 : 配隱白.

3. 足拇趾基底의 關節炎, 痛風으로 인한 關節痛 等에 效果的이다.

4. 白血球 增加作用이 있다.

> "熱病汗不出 且厥 手足清 暴泄 心痛腹脹 心尤痛甚 此胃心痛也 大都主之
> 并取隱白. 腹滿善嘔煩悶 此皆主之." "瘧 不知所苦 大都主之." "風逆 暴四
> 肢腫 濕則唏然寒 饑則煩心 飽則眩 大都主之."《甲乙經》   唏(희) : 슬퍼하다
>
> "大都⋯主熱病汗不出 不得臥 身重骨疼 傷寒手足逆冷 腹滿善嘔 煩熱悶亂
> 吐逆目眩 腰痛不可俯仰 繞踝風 胃心痛 腹脹胸滿 心蚘痛 小兒客忤."《大成》

配穴

1. "配經渠 治熱病汗不出."《百症賦》
2. "配橫骨 治氣滯腰痛不能立."《席弘賦》
3. "配太白 治厥心痛, 腹脹胸滿, 心尤痛甚, 胃心痛."《靈樞 · 厥病》
4. "腰腿疼痛十年春 應針環跳便惺惺 大都行氣操根本."《肘後歌》
5. "陽白, 上星, 本神, 大都, 曲泉, 俠谿, 三間, 前谷, 攢竹, 玉枕 治目系急, 目
   上視."《千金方》
6. "配復溜, 豊隆 治風逆, 四肢腫."《千金方》
7. 配中衝, 關衝, 四關 治四肢厥逆.

太白 SP3　　　　　　Taebaek Taibai [俞土穴, 脾之原穴, 陰土經之土穴]

異名	大白, 몽 火連.
出典	靈樞 本輸, 甲乙.
名義	太白者 脾之和也. 陰土遇陽而相合 以化金質屬肺應象天之太白星. 此穴 有全土生金之功, 故名太白.《古法新解會元針灸學》
部位	足大指內側 內踝前核骨下陷中.
取穴	正坐拱足取之. 足拇趾 內側으로 本節 後 赤白肉際에 取한다(本節은 中足骨 과 基節骨 間의 關節을 指稱한다).
筋肉	拇趾外轉筋(abductor hallucis m.).

神經	固有底側趾伸經(proper plantar digital n.).
血管	脛側足底動脈(medial plantar a.).
穴性	通經活絡, 健脾化濕, 理氣和胃.
主治	身熱煩滿, 腹脹食不化, 腹痛, 胃痛, 鼓脹, 腸雜音, 嘔吐, 泄瀉, 痢疾, 消化障碍, 善噫, 飢不欲食, 便秘, 痔漏, 脚氣, 足寒, 月經不調, 腰痛, 胸痛, 頭痛.

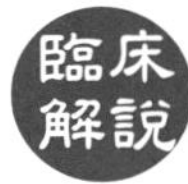 調理氣機作用이 뛰어나 臨床에서 活用度가 높다.

1. 陰土經之土穴로서 吸收 · 運化遲滯로 인한 諸症에 要穴이다(脾主四末).

(1) 脾之原穴로서 脾運失調, 脾氣下陷 等으로 因한 一切의 消化器疾患을 主治한다.

　　① 泄瀉를 수반한 腹脹, 胃痛, 吐瀉霍亂, 便閉 等 消化不良證에 사용한다 : 一般的으로 胃痛은 脾實症, 泄瀉는 脾虛症(補脾陽)인 경우가 대부분이다.

　　② 腸疝痛(腹中切痛), 胃痙攣(腹脹心痛尤甚), 腸出血(泄有膿血)에 有效하다.

(2) 脾經之俞土穴로서 體重切痛에 매우 有效하다(俞主體重切痛).

　　① 腎虛로 인한 諸般 病症에 多用하며, 특히 腰痛에 사용한다(土克水) : ㈛ 腎正格(經渠 復溜補, 太白 太谿瀉).

　　② 肺經虛(易感冒風寒濕)로 인한 體重切痛에 사용한다(土生金) : ㈛ 太白 · 太淵補.

　　③ 四肢無力 · 麻痺, 脚氣(下肢神經痛及麻痺), 膝痛, 足寒 等에 多用한다.

(3) 身體疲倦之證에 必配用한다.

2. 脾之升淸作用失調로 인한 氣機鬱結之症에 응용한다.

　　① 思慮傷脾로 인한 精神病, 神經衰弱, 不眠症, 히스테리 等에 有效하다.

　　② 中風後遺症으로 인한 神志不淸에 사용한다.

　　③ 肝火上炎(肝經實), 肝陽上亢으로 인한 高血壓, 眩暈에 사용한다(太白補).

3. 消渴(糖尿病)에 이용한다.

> "建氏灸消渴法：初灸兩手足小指頭及項椎隨年壯, 又灸膀胱俞橫三間寸 灸
> 之各三十壯, 五日一報之. 又灸背脾俞下四寸 俠脊梁一寸半二穴, 隨年壯…
> 又灸腎俞二穴 并腰目,…又關元…又陰市二穴,…曲泉 陰谷 陰陵泉 復溜 凡
> 此諸穴 斷小便利大佳 不損陽氣. 亦云止遺尿也. 太谿 中封 然谷 太白 大都
> 跌陽 行間 大敦 隱白 湧泉, 凡此諸穴各一百壯. 腹背兩脚凡三十七穴, 其腎
> 俞 腰目 關元 水道 可灸三十壯, 五日一報之, 各得一百五十壯佳. 湧泉可灸
> 十壯, 大敦 隱白 行間 可灸三壯, 餘者悉七壯, 皆五日一報之 滿三灸可止也.
> 若灸諸陰不差 可灸諸陽, 諸陽在脚表 宜審用之 無有不驗 造次則并灸肺俞
> 募 按流注孔穴 壯數如灸陰家法."《千金翼方》

> "熱病 滿悶不得臥(千金云不得臥身重骨痛不相知) 太白主之." "脾脹者 脾
> 俞主之 亦取太白." "胸脇脹 腸鳴切痛(一云胸脇支滿 腹中切痛) 太白主之."
> "大便難 中渚及太白主之." "痿不相知 太白主之(一云身重骨痿不相知)."
> "霍亂逆氣 魚際及太白主之."《甲乙經》

> "太白…主身熱煩滿 腹脹食不化 嘔吐 泄瀉膿血 腰痛大便難 氣逆 癨亂腹
> 中切痛 腸鳴 膝股胻痠轉筋 身重骨痛 胃心痛 腹脹胸滿 心痛脈緩."《大成》

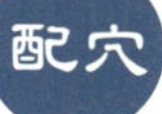

1. "配陷谷, 大腸俞 治腸癖痛."《大成》
2. "配公孫 治腹脹食不化, 鼓脹腹中氣大滿, 腸鳴."《千金方》
3. "配大都 治厥心痛, 腹脹胸滿, 心尤痛甚, 胃心痛."《靈樞 · 厥病》
4. "欬唾噫 善欬 氣無所出 先取三里 後取太白 章門."《千金方》
5. "配委陽, 殷門, 陰陵泉, 行間 治腰痛不可俛仰."《千金方》
6. "配解谿, 條口, 丘墟 治膝股腫, 胻酸轉筋."《千金方》

동 **火連**

[部位] 當第一蹠骨內側, 距趾骨與蹠骨關節一寸五分處.

[鍼法] 針深五分至八分.

[主治] 血壓高而引起之頭暈眼昏, 心跳, 心臟衰弱. cf. 火散(然谷)穴.

[解說 및 運用] 火連穴位置與脾經之太白穴位置相符.

本穴治前頭痛·眉稜骨痛療效甚佳.

本穴治高血壓(肝陽亢進)及中風後神志不淸有效.

[注意 禁忌] 單脚取穴, 孕婦禁鍼.

公孫 SP₄　　Gongson Gongsun [脾經之絡穴 別走足陽明胃經, 八脈交會穴 通于衝脈]

異名　　동 火菊.

出典　　靈樞 經脈, 甲乙.

名義　　公孫 在足大指本節後內側一寸, 足太陰絡別走陽明者. 又合衝脈 會陰維. 凡同
支之脈, 自孫而分之. 自祖而分之, 分於斯 合於斯, 故謂其穴爲公孫也.

部位　　足大指本節後 1寸, 內踝前.

取穴　　正坐拱足取之. 足大指中足骨과 第1楔狀骨 間의 關節部에서 中足骨 內側陷
中, 太白穴 SP₃ 後方 1寸으로 赤白肉際 間에서 약간 足背側으로 取한다.

筋肉　　拇趾外轉筋(abductor hallucis m.).

神經　　固有底側趾伸經(proper plantar digital n.).

血管　　脛側足底動脈(medial plantar a.).

鍼法　　直刺 0.5～1寸, 斜刺 1寸～1.5寸. 或은 湧泉을 向해 1.5寸～2寸 透刺한다.

穴性　　健脾化濕, 和胃理中, 理氣機, 調血海, 和衝脈.

主治　　寒虐, 不嗜食, 㿉氣, 胃炎, 胃痙攣, 腹痛, 腸鳴腹脹, 鼓腸, 痞積, 黃疸, 食欲不
振, 嘔吐, 痢疾泄瀉, 霍亂, 腸風下血, 子宮內膜炎, 水腫, 頭面浮腫, 腹脹心痛,
煩心失眠, 發狂妄言, 高血壓, 脾冷胃痛, 眼瞼痙攣, 足趾痛, 脚氣.

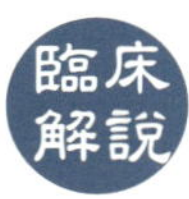

1. 脾之絡穴(別走足陽明)으로서 內傷으로 因한 腹部·消化器疾患의 必須穴
이다(配內關) : 中脘 以下는 公孫, 中脘 以上은 內關이 爲主가 된다. 臨床
上 內傷으로 인한 疾患은 內關·公孫(父母)을 配穴하여 사용한다.

(1) (急性)胃炎의 補助穴로 사용한다(配內關, 四關, 足三里).

(2) 胃痙攣(配梁丘), 膵臟疾患으로 인한 心下部 腹痛에 사용한다.

(3) 癨亂에 必用한다.

　　① 乾癨亂(嘔吐泄瀉無, 心脾痛甚) : 先委中瀉血, 後內關 公孫.

　　② 濕癨亂(上吐下瀉, 腹痛) : 先內關 三陰交, 後公孫.

(4) 眉稜骨痛, 前頭痛에 特效가 있다.

2. 脾氣下陷(脾虛), 脾運不能으로 일어나는 諸般 脾胃疾患에 사용한다.

　① 黃疸(因脾濕), 腹水, 顔面浮腫에 사용한다.

　② 脾虛로 인한 食慾不振, 脫肛不收에 配用한다.

　③ 糖尿病에 補助穴로 사용한다.

　④ 小便異常, 老人 下焦冷으로 因한 夜間頻尿에 有效하다(刺針而禁灸).

3. 八脈交會穴(通于衝脈)로서 心胸疾患, 衝脈之病에 應用한다.

　① 九種心痛, 痰膈涎悶, 胸中刺痛, 痃氣疼痛, 脇肋疼痛에 사용한다.

　② 高血壓關聯 諸症에 사용한다.

　③ 足心發熱, 足底痛(痛難履地)에 有效하다.

　④ 痃癖, 婦人胎衣不下, 子宮內膜炎, 婦人氣蠱 等에 응용한다.

> "凡好太息 不嗜食 多寒熱 汗出 病至則善嘔 嘔已乃衰 卽取公孫及井兪. 實則腸中切痛 厥 頭面腫起 煩心 狂 多飮 虛則鼓脹 腹中氣大滿 熱痛不嗜食 霍亂 公孫主之."《甲乙經》

> "九種心痛延悶 結胸翻胃難停 酒食積聚腸鳴 水食氣疾膈病 臍痛腹疼脇脹 腸風瘧疾心疼 胎衣不下血迷心 泄瀉公孫立應."《八脈八寶治症歌》

> "公孫…主寒瘧 不嗜食 癇氣 好太息 多寒熱汗出 病至則喜嘔 嘔已乃衰. 頭面腫起 煩心狂言 多飮 膽虛 厥氣上逆則癨亂 實則腸中切痛瀉之 虛則鼓脹補之."《大成》

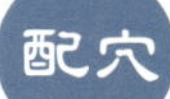

1. "配巨闕, 關衝, 支溝, 解谿 治霍亂."《千金方》

2. "配太白 治腹脹食不化, 鼓脹腹中氣大滿, 腹鳴."《千金方》

3. 配內庭, 厲兌 治久瘧不食.

4. "脚氣 針公孫 衝陽 灸足三里."《大成》

5. 配內關, 臍四邊 治急慢性胃腸炎.

6. 配內關 治心胸胃部疾患, 腹痛, 頭痛.

7. 配照海 治傷寒.

8. 配足三里, 內關, 內庭 治上部消化器出血.

9. 配足三里, 合谷, 內關 可用鍼麻小腸切除術.

Ⓢ **火菊**

[部位]　當第一蹠骨內側, 距火連穴後一寸處.

[鍼法]　針深五分至一寸(針治頭部病可針更深 效果尤佳).

[主治]　手發麻, 心跳, 頭暈, 脚痛, 高血壓, 頭腦脹, 眼昏, 眼皮發酸, 頸項扭轉不靈.

[解說 및 運用]　火菊穴位置與脾經之公孫穴位置相符, 治療上述各症確有特效. 爲董師臨床
常用要穴(治前頭痛·眉稜骨痛尤爲常用).

火連 火菊治前頭痛, 後頭痛, 頸部痛有效.

[注意 禁忌]　單脚取穴, 孕婦禁鍼.

商丘 SP5　　　　　　　　Sanggu Shangqiu [經金穴, 自經寫穴]

出典	靈樞 本輸, 甲乙.
名義	丘 喻土之高處. 商丘者 金也. 穴爲太陰所行, 金氣之所取. 位在足內踝下微前陷處, 其處骨隆起似小丘, 故名商丘.
部位	足內踝下微前陷中, 前有中封 LR4 後有照海 KI6 其穴居中.
取穴	正坐垂足取之. 足內踝尖과 舟狀骨結節 사이의 中點으로서 足內踝 前下緣의 交叉點에 取한다.
筋肉	下腿靭帶(crural cruciate ligg.), 下腿橫靭帶(crural transverse ligg.), 前脛骨筋(anterior tibial m).
神經	深腓骨神經(deep peroneal n.), 脛骨神經(tibial n.).
血管	前脛側踝動脈(ant. tibial malleolar a.).
鍼法	直刺 3～5分, 斜刺 5～7分. 橫刺 時 鍼尖을 解谿穴로 向하여 1～1.5寸 透刺 (關節異常).

穴性 健脾和胃, 化濕滯, 肅降肺氣.

主治 脾虛脹滿, 腸中鳴, 胃炎, 胃脘痛, 腸炎, 鼓脹, 便秘, 食不化, 泄瀉, 腸鳴, 痔瘡, 痔漏, 痔核, 身寒, 脚氣, 足踝部疼痛, 脚背痛, 小兒不安, 鬼夢, 情志不舒, 癲狂, 不姙, 善笑, 善太息, 咳嗽, 黃疸, 陰股內廉痛.

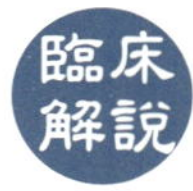

1. 脾虛(脾運不足, 脾陽虛), 中氣不足으로 인한 諸般 病症에 應用한다.

　① 脫腸(hernia), 痔漏의 要穴이다(灸, 左側爲主).

　② 腹鳴腹脹, 胃無力症, 胃下垂症, 消化不良, 溏瘕泄, 裏急後重, 面黃, 身體倦 等에 有效하다.

　③ 子宮癌, 子宮筋腫, 月經痛 等 婦人의 甚한 下腹痛에 사용한다.

　④ 小兒不安, 鬼夢, 小兒抽搐 等에 사용한다 : 配隱白.

　⑤ 身體拘急(종아리 痙攣), 腰脚內廉疼, 脚氣, 足背腫痛, 水腫에 응용한다.

2. 脾經之經金穴로 脾病과 肺·呼吸器疾患을 兼한 경우에 效果的이다 : 脾虛而致肺虛之病(肺脾之脈虛)에 사용한다.

　① 小兒百日咳, 喘咳, 舌本强痛 및 聲音改變에 사용한다(連舌本散舌下).

　② 胸膜炎, 肺結核 等에 사용한다. ☞ **經主喘咳寒熱, 咽喉部病證**

　③ 皮膚白色, 乾燥症에 有效하다.

3. 思慮傷脾로 인한 神經病, 神經衰弱, 心臟病 等에 有效하다.

4. 足關節 局所治療의 中心穴로 사용된다.

　① 발목 捻挫 時 解谿 方向으로 透刺한다(先鍼 後灸) : 丘墟와 더불어 발목 捻挫 時 反應이 많이 나타나는 部位이다.

　② 半身不遂로 인한 運動不足으로 足趾가 밑으로 처지며 足腕이 굳는 경우에 응용한다.

> "寒熱善嘔 商丘主之." "厥頭痛 面腫起 商丘主之." "脾虛令人病寒不樂 好太息 商丘主之." "腹滿響響然 不便 心下有寒痛 商丘主之." "陰股內痛 氣癃 狐疝走上下 引少腹痛 不可俯仰上下 商丘主之." "痔 骨蝕 商丘主之."

"骨痹煩滿 商丘主之." "癲疾 狂 多善食 善笑不發於外 煩心 渴 商丘主之."
"善魘夢者 商丘主之." "管疽 商丘主之." "絕子 商丘主之. 穴在內踝前宛宛
中." "小兒欬而泄 不欲食者 商丘主之." "小兒癇瘈 手足擾 目昏 口噤 溺黃
商丘主之."《甲乙經》

"商丘主偏風痹 腳不得履地 刺風 頭風 熱風 陰痹."《千金翼方》

"商丘⋯主腹脹 腸中鳴 不便 脾虛令人不樂 身寒善太息 心悲 骨痹 氣逆 痔
疾 骨疽蝕 魘夢 癇瘈 寒熱好嘔 陰股內痛 氣壅 狐疝走上下 引小腹痛 不可
俯仰 脾積痞氣 黃疸 舌本強痛 腹脹 寒瘧 溏瘕泄水 面黃 善思善味 食不消
體重節痛 怠惰嗜臥 婦人絕子 小兒慢風."《大成》

1. "配完骨, 天容, 氣舍, 天鼎, 尺澤, 合谷, 商陽, 陽谿, 中渚, 前谷, 然谷, 陰交
治喉痹."《甲乙經》
2. "配外關, 內庭, 三里, 大泉 治僻噤."《千金方》
3. "配三里, 章門, 京門, 厲兌, 內庭, 陰谷, 絡却, 崑崙, 陰陵泉, 曲泉 治腹脹滿
不得息."《千金方》
4. "配幽門, 通谷 治脚攣, 喜嘔."《千金方》
5. 配厲兌, 齦交, 承漿, 大迎, 絲竹空, 顖會, 天柱 治癲疾嘔吐, 寒熱痓互引.
6. 配合谷, 曲池 治百日咳.
7. "配中極 治絕子."《大成》
8. 配三陰交(灸) 治脾虛不便, 婦人絕子.
9. "配丘墟, 解谿 治脚背疼起."《玉龍歌》
10. 配三陰交, 足三里 治下肢浮腫.
11. "配復溜 治痔血泄後重."《千金方》
12. "配飛揚, 復溜, 勞宮, 會陰, 承筋, 扶承, 委陽, 委中 治痔."《千金翼方》

異名	太陰, 承命, 下三里, 동 人皇.
出典	甲乙.
名義	穴在內踝上三寸骨下凹陷處 足太陰·厥陰·少陰之會, 穴爲足三陰之交會 故名三陰交.
部位	內踝上 3寸 骨下陷中.
取穴	正坐垂足取之. 足內踝 上 3寸 脛骨 後緣, 漏谷穴 SP7 下 3寸, 懸鍾穴 GB39 과는 內外相對穴로 取한다. 內輔骨下廉의 陰陵泉穴 SP9 에서 足內踝까지는 1尺 3寸의 骨度法으로 計算한다.
筋肉	長趾屈筋(flexor digitorum longus m.).
神經	下腿骨間神經(interosseous muscular br. of the medial popliteal n.).
血管	後脛骨動靜脈(post. tibial a. &v.).
鍼法	直刺 1寸～1.5寸, 斜刺 1～2寸(孕婦禁鍼). 足部病 治療 時는 鍼尖을 약간 後方으로 向해 1～1.5寸 刺入한다. 軀幹疾患 治療 時는 鍼尖을 약간 上向하여 1.5～2寸 刺入한다. 或은 懸鍾穴로 透刺하기도 한다.
穴性	補脾土, 健脾利濕, 通氣滯, 調肝腎疏下焦, 調血室精宮, 祛經絡風濕.
主治	脾胃虛弱, 水腫, 消化不良, 食欲不振, 胃痛, 心腹脹滿, 溏泄, 神經衰弱, 不安, 不眠, 怔忡, 虛勞, 男女夢交洩精, 咳嗽, 體痛, 身重, 四肢不擧, 臍下痛不可忍, 産後血暈, 胎衣不下, 男女生殖器疾患, 崩漏, 陰莖痛, 經痛, 癮疹, 消渴, 膝股內廉痛, 脚氣.

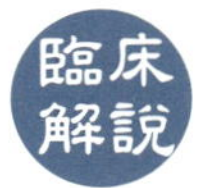

1. 陰陽二總穴(合谷, 三陰交)之一로서 諸般 血病을 主治한다.

　① 出産 약 2주 前 陰陽二總穴에 皮內針을 사용하여 順産, 無痛分娩을 誘導한다.

　　┌─ 補合谷穴[氣]　瀉三陰交穴[血] : 墮胎(落胎), 通經.

　　└─ 瀉合谷穴[氣]　補三陰交穴[血] : 安胎.

② 瘀血, 血滯와 관계된 諸般 下腹痛, 疝症으로 인한 下腹痛(配關元)에
　　應用한다 : 産後瘀血로 인한 甚痛, 腰部打撲으로 인한 腰痛, 打撲傷으
　　로 인한 頭痛에 사용한다. 全身打撲의 경우는 血海를 사용한다.

③ 癮疹(配曲池, 血海)에 有效하다.

2. 足三陰之會穴로서 兼肝腎 諸 疾患에 다양하게 응용한다.

(1) 婦人科 및 男女泌尿生殖器病의 名穴이다.

① 一名 "婦人의 三里穴"로서 各種 婦人病에 사용한다(配照海) : 婦人癥
　　痕, 月經不調, 婦人漏下不止, 不姙, 經痛, 經閉, 帶下, 産後血量 · 腹痛,
　　乳少, 陰挺 等에 사용한다.

② 陰莖痛, 夢精失精, 疝症, 睾丸炎, 腎臟炎, 遺尿, 勞淋, 轉胞小便不通
　　等에 사용한다.

(2) 消化器系 諸症에 應用되는 要穴이다 : 脾胃虛弱, 腹鳴腹脹, 消化不良,
　　寒冷腹痛(下腹), 溏泄에 사용한다.

(3) 小兒舞踏(舞蹈)證, 咳嗽(配合谷), 高血壓 等에 사용한다.

(4) 足下熱痛, 膝股內廉胻踝腫痛에 사용한다.

3. 思慮傷(脾)心, 心脾積熱에 의한 諸症을 치료한다 : 神經性不安, 不眠, 怔
　　忡(配隱白), 臟躁에 사용한다.

4. 鍼의 汗吐下三法 中 下法에 해당하는 穴로서 下氣作用이 卓越하다 : 合谷
　　(汗法), 內關(吐法), 三陰交(下法). 孕婦禁鍼穴(合谷, 三陰交)로서 일시적
　　인 月經過多가 나타날 수 있다.

5. 下肢內側(陰經絡), 坐骨神經痛 中 內側에 異常이 있는 경우 : 下腹部 諸症
　　이 원인이며, 足의 前 · 外 · 後側에 異常이 있는 경우 : 腰部의 諸症이 원
　　인이다.

"足下熱痛不能久坐 濕痺不能行 三陰交主之." "殞泄補三陰交 上補陰陵泉
皆久留之 熱行乃止." "驚不得眠 善斷水氣上下 五臟遊氣也 三陰交主之."
《甲乙經》

"三陰交…主脾胃虛弱 心腹脹滿 不思飮食 脾痛身重 四肢不擧 腹脹腸鳴 溏
泄食不化 痃癖 腹寒 膝內廉痛 小便不利 陰莖痛 足痿不能行 疝氣 小便遺 膽

虛 食後吐水 夢遺失精 癨亂 手足逆冷 呵欠 頰車蹉開 張口不合 男子陰莖
痛 元臟發痛 臍下痛不可忍 小兒客忤 婦人臨經行房羸瘦 癥瘕 漏血不止
月水不止 姙娠胎動橫生 産後惡露不行 去血過多 血崩暈不省人事 如經脈
塞閉不通 瀉之立通. 經脈虛耗不行者 補之, 經脈益盛則通."

"按宋太子出苑 逢妊婦, 診曰 女. 徐文伯曰 一男一女. 太子性急欲視 文伯
瀉三陰交補合谷 胎應針而下 果如文伯之診. 後世遂以三陰交·合谷爲妊婦
禁針. 然文伯瀉三陰交補合谷而墮胎, 今獨不可補三陰交瀉合谷而安胎乎?
蓋三陰交腎肝脾三脈之交會 主陰血, 血當補不當瀉. 合谷爲大腸之原 大腸
爲肺之腑 主氣, 當瀉不當補. 文伯瀉三陰交 以補合谷 是血衰氣旺也. 今補
三陰交瀉合谷 是血旺氣衰矣. 故劉元賓亦曰 血衰氣旺定無妊 血旺氣衰應
有體."《大成》

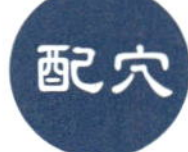

1. "凡脚氣初得脚弱 使速灸之梁丘, 犢鼻, 三里, 上廉, 下廉, 解谿, 太衝, 陽陵
   泉, 絕骨, 崑崙, 陰陵泉, 三陰交 足太陰, 伏溜, 然谷, 湧泉, 承山, 束骨等凡
   一十八穴."《千金方》

2. "配厲兌, 條口 治脛寒不得臥."《千金方》

3. "(小兒)若吐不止 灸心主間使, 大都, 隱白, 三陰交各三炷."《千金翼方》

4. "配絕骨(灸) 治脚疼."《千金翼方》

5. "配承山 治胸膈痞滿."《天星秘訣歌》

6. "配氣海 治白濁久遺精."《百症賦》

7. "寒濕脚氣不可熬 先針三里及陰交."《玉龍歌》

8. "配大敦 治小腸疝氣."《乾坤生意》

9. 配懸鐘, 崑崙 治足跟以上病.

10. 配懸鐘, 足三里 治膝腫脚痛.

11. "舌裂出血尋內關 太衝陰交走上部. 冷嗽只宜補合谷 三陰交瀉卽時住."《雜
    病八法歌》

12. "配合谷, 太衝 治産生理不順或橫或胎死腹中, 難産."《針灸摘英集》

13. "配支溝, 三里 治産婦血暈不省人事."《針灸摘英集》

14. "治婦人經血過多不止並崩中者 毫針刺三陰交二穴 次針行間 次通里二穴,
    各灸二七壯." "治女子漏下不止 刺三陰交二穴 太衝二穴." "治婦人經脈不
    通 刺曲池二穴 支溝二穴 三里二穴 三陰交二穴. 如經脈壅塞不通者 瀉之
    立通, 如經脈虛耗不行者補之 經脈益盛 卽通行矣."《針灸摘英集》

15. 配中脘, 關元, 內關, 足三里 治腹脹, 腹痛, 腹瀉.

16. 配腎俞, 膀胱俞, 關元 治遺尿, 尿閉, 陽萎, 痛經.

漏谷 SP₇ Nugok Lougu

異名	太陰絡, ⑤ 地皇.
出典	甲乙.
名義	穴在內踝上六寸骨下凹陷處, 爲足太陰絡, 因喩本經絡脈由此漏而別走分出, 穴似谷孔, 故名漏谷.
部位	內踝上 6寸, 胻骨下陷中.
取穴	正坐垂足取之. 內踝 上 6寸, 三陰交穴 SP₆ 上 3寸으로 脛骨 內側緣과 小腿 後 正中線 間의 前側 1/3點處에 取한다.
筋肉	鮃筋(soleus m.), 長趾屈筋(flexor digitorum longus m.).
神經	下腿骨間神經(interosseous muscular br. of the medial popliteal n.).
血管	後脛骨動靜脈(post tibial a. & v.), 大伏在靜脈(great saphenous v.).
穴性	健脾消腫, 滲濕利尿.
主治	腹脹, 腸鳴, 鼓腸, 消化不良, 足踝痛, 腿膝厥冷, 偏墜, 脚氣病, 小便不利, 赤白帶下, 失精, 不安, 神經衰弱.

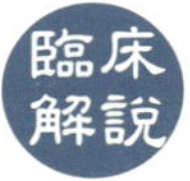

臨床에서는 地機(郄穴)가 漏谷보다 多用된다.

1. 脾虛(脾運不足, 脾陽虛), 中氣不足으로 인한 諸般 病症에 應用한다.

   ① 腹鳴腹脹, 消化不良, 寒冷 小腹痛, 溏泄 等 消化器系 諸症에 사용한다.

② 久濕痺로 인한 肩胛部疼痛, 腿冷疼不能久立, 脚氣, 足溏腫痛, 足熱痛, 偏墜, 痃癖冷氣에 有效하다.

③ 痔疾, 陰挺 等에 응용한다.

2. 赤白帶下, 失精, 小便不利, 淋病 等 婦人科・泌尿生殖器系關聯 諸 疾患에 사용한다.

3. 思慮傷(脾)心, 心悲氣逆으로 인한 癎病, 神經衰弱, 不安 等에 사용한다.

> "腹中熱 若寒 腹善鳴 强欠 時內痛 心悲氣逆 腹滿 漏谷主之. 已刺外踝上 氣不止 腹脹而氣快然引肘脇下 皆主之" "少腹脹急 小便不利 厥氣上頭巓 漏谷主之."《甲乙經》
>
> "漏谷…主腸鳴 强欠 心悲逆氣 腹脹滿急 痃癖冷氣 飮食不爲肌膚 膝痺足 不能行."《大成》

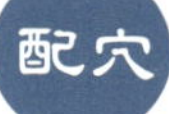 **配穴**

1. "配中極, 蠡溝, 承扶, 至陰 治小便不利, 失精."《千金方》
2. "配陷谷, 溫溜, 復溜, 陽綱 治腸鳴而痛."《千金方》
3. "配會陽 治腹寒冷氣."《資生經》
4. "配曲泉 治血瘕."《資生經》
5. 配梁丘, 血海, 足三里, 三陰交 治膝退麻木不仁.

⑧ 天皇

[部位] 當膝下內輔骨下陷中 在脛骨頭之內側 去膝關節二寸五分處.

[鍼灸法] 針深五分至一寸(孕婦禁針). 不宜灸.

[主治] 胃酸過多, 反胃(倒食病), 腎臟炎, 糖尿病, 小便蛋白質.

[解說 및 運用]　天皇穴卽脾經之陰陵泉穴, 除治療上述病症外 治療心臟病, 高血壓, 心臟病 所引起之頭暈頭痛, 臂痛, 失眠, 頸兩側大筋痛等症.

本穴治肩痛, 後項痛有良效.

本穴還可治療項部及胸臑强緊.

本穴治第一・二胸椎兩旁足太陽膀胱經第一行筋緊有效.

配天皇副穴治倒食病, 胃酸過多.　※ 胃酸過多 : ㈠ 脾正格.

[注意 禁忌] 不宜灸, 孕婦禁鍼.

⑤ 腎關

[異名] 天皇副.

[部位] 在天皇穴直下一寸五分 脛骨之內側.

[鍼法] 針深一寸至二寸.

[主治] 胃酸過多, 反胃(倒食症), 眼球歪斜, 散光, 貧血, 癲癎病, 神經病, 眉棱骨痛, 鼻骨痛, 頭暈, 頭痛, 腎虧所引起之坐骨神經痛, 腰酸(若診斷正確, 下鍼卽刻見效), 近視, 多淚, 兩腿無力, 臂麻, 心刺痛, 胸口痛.

[解說 및 運用] 天皇副穴又名腎關 爲補腎要穴, 除治療上述病症外, 對於腎虧所引起之坐骨神經痛, 背痛, 頭痛, 腰痠亦有顯效, 另外治療兩手發麻或疼痛及肩臂不擧(五十肩), 尤爲特效. 鍼後 令其活動手指或抬擧肩臂, 可立見奇效.

治胃酸過多, 倒食症爲天皇穴之配鍼.

向外側鍼刺(斜刺)治腎虛眉棱骨痛等腎虧之病(補腎), 向後側直刺治胸口疼(胸口悶, 胸口痛), 是强心開胸理氣之法.

本穴主治一切腎虧病, 爲大補腎氣腎陽之穴道, 與三陰交補陰者不同.

本穴對腎虛頭暈者有特效.

治糖尿病, 腎虧, 半身不遂(爲半身不遂之主穴, 先鍼健側後鍼病側), 頭昏(三十秒內見效), 癲癎症, 貧血, 暈鍼急救.

鍼刺睛明穴, 造成眼球內斜之症, 董師鍼腎關, 一次卽癒.

本穴取離脛骨內緣五分之處, 治肩痛有效.

治上星穴痛.

配復溜治眼球外斜及飛蚊症, 視一如二極有效.

膏肓附近痛由於腎虧者鍼之有效.

⑤ 地皇

[部位] 當脛骨之內側後緣, 距內踝上七寸處, 卽漏谷穴(一說卽中都穴).

[鍼法] 鍼與脚成四十五度扎入, 鍼深一寸至一寸八分.

[主治] 腎臟炎, 四肢浮腫, 糖尿病, 淋病, 陽萎, 早洩, 遺精, 滑精, 夢遺, 蛋白尿, 小便出血, 子宮瘤, 月經不調, 腎虧之腰痛.

[解說 및 運用] 本穴穴位卽脾經之郄穴漏谷, 本穴與腎關 人皇合稱下三皇, 本穴在三皇穴之位置居中, 或應更名爲人皇 而下面之人皇則更改爲地皇似較合理, 在此仍從原說.

腎關穴, 地皇, 火硬穴有降火氣之功能 治療耳下腺炎·腫特效.《五行鍼法運用》: 此三穴, 已配合了五行鍼法, 腎關·地皇乃爲膀胱經, 故膀胱乃爲蓄水之湖, 一般虛火實火之上升, 用湖水于潤火, 使其下降, 亦可配肝經明皇穴同時下鍼, 因肝乃腎之子經. 配其火硬穴效果奇佳.

(동) 四肢

[部位] 當脛骨之內側後緣, 距內踝上四寸處. 三陰交上 1寸.

[鍼法] 針深六分至一寸二分. 孕婦禁鍼.

[主治] 四肢痛, 頸項痛, 糖尿病, Tennis elbow.

[解說 및 運用] 四肢穴配腎關治肘痛 · 肩痛甚效.

曾治一人手指被機器壓斷, 經西醫治療仍疼痛不堪, 使本穴配人皇倒馬, 其痛立刻減輕.

四肢穴加倒馬鍼, 治四肢疼痛具有良效, 由手到腳之諸痛症皆可採用.

手三里附近麻痛, 鍼四肢穴配天皇穴有特效.

(동) 人皇

[部位] 在脛骨之內側後緣, 距內踝上三寸處, 卽三陰交穴.

[鍼法] 針深六分至一寸二分. 孕婦禁鍼.

[主治] 淋病, 陽萎, 早洩, 遺精, 滑精, 腰脊椎骨痛, 脖子痛, 頭暈, 手麻, 糖尿病, 小便出血, 腎臟炎, 腎虧之腰痛.

脖(발) : 배꼽, 목줄기

[解說 및 運用] 本穴穴位卽脾經之三陰交穴, 配合地皇 腎關同用 合稱下三皇穴.

三皇穴並用治療泌尿系統病, 消化系統病及婦科疾病療效甚佳(主治範圍大致爲性弱腎虧, 泌尿病變, 婦科病變).

三皇穴治療神經衰弱效果亦佳.

三皇穴爲補腎强壯之要穴, 凡一切腎虧所引起之病皆有效. 因其補腎, 故能增强體力, 使人精神旺盛, 又能治療陽萎, 增强性能力, 但用以治病則有益健康, 若用以逞能縱慾卽戕害本原, 又非三皇穴之過也.

三皇穴是婦人美容要穴, 鍼之皮膚細嫩, 伯仲透紅. 但也要注意自我身心調適, 起居有常, 才能長久竟其全功.

三皇穴同鍼治眼球歪斜(斜視), 百分之六十以上有效.

三皇穴治糖尿病, 長久鍼之有效.

Ⓖ 糾外翻一 · 二

[部位] 糾外翻一 : 三陰交穴 下 5分.　糾外翻二 : 承山穴 向內側平開 1寸.

[鍼灸] 鍼 5~8分. 灸 3~7壯.

[主治] 小兒麻痺後遺症, 足外翻.

Ⓖ 肝炎

[部位] 內踝上緣上一寸五分(卽內踝尖上二寸) 脛骨內側後緣之凹陷處. 三陰交穴下一寸五分.

[鍼灸法] 鍼 3~5分(或 直刺 1~2寸). 灸 3~5壯.

[主治] 肝炎.

Ⓖ 斷産
[部位] 右足內踝上一寸處.
[鍼灸] 灸三壯.
[主治] 婦女斷産.
"欲絶産 右足內踝上一寸. 又一法, 灸臍下二寸三分2) 三壯."《神應經》

Ⓖ 治轉筋
[異名] 脾脈.
[部位] 內踝骨上中央陷中(足內踝上緣, 直對內踝高點之凹陷中). 左右計二穴.
[取穴] 以內踝尖直上按摸 內踝上緣凹陷處取之.
[灸法] 灸 7～14壯.
[主治] 腰痛(디스크), 惡瘡潰爛, 瘜肉出, 轉筋, 腓腸筋痙攣, 關節痛風.
[解說 및 運用] 灸七壯. 瘡有一年灸六壯 瘡有三年灸九壯.

地機 SP8　　　　　Jigi Diji [脾經之郄穴, 三部穴3)之一]

異名　脾舍, 地箕.

出典　甲乙.

名義　機 要也. 穴在膝下五寸 內側骨下陷中, 足太陰脾脈之郄. 脾屬土, 土爲地之體, 因喩足太陰氣血所取之要穴, 故名地機.

部位　膝下 5寸 膝內側輔骨下陷中.

取穴　正坐垂足取之. 足內輔骨下廉의 陰陵泉穴 SP9 에서 足內踝까지를 1尺 3寸의 骨度法으로하여 膝下 5寸, 三陰交穴 SP6 上 5寸에 取한다. 或은 陰陵泉穴 SP9 과 三陰交穴 SP6 中間에 取한다.

筋肉　膝窩筋(popliteus m.), 腓腹筋(gastrocnemius m.).

---

2) 臍下二寸三分：石門穴 CV5 下 3分處로 Ⓖ 絶孕穴을 말한다.
3) 三部穴："上中下三部也 大包與天樞地機."《標幽賦》. "三部, 大包爲上部 天樞爲中部 地機爲下部."《醫學入門·雜病八法歌》. 脾經之絡穴大包 可治療喘息等上焦病, 胃經之大腸募穴天樞 可治療胃腸等中焦病變, 脾經之郄穴地機 可治療遺精 陽萎 子宮出血等下焦病. 該三穴又有治療作用不局限于各自的部位, 可治全身疾患.

<table>
<tr><td>**神經**</td><td>伏在神經(saphenous v.).</td></tr>
<tr><td>**血管**</td><td>後脛骨動靜脈(post. tibial a. & v.), 大伏在靜脈(great saphenous v.).</td></tr>
<tr><td>**鍼法**</td><td>直刺 5分〜1寸. 斜刺 1〜2寸.</td></tr>
<tr><td>**穴性**</td><td>健脾理血, 調理胞宮.</td></tr>
<tr><td>**主治**</td><td>月經不調, 子宮病, 帶下, 月經痛, 小便不利, 水腫, 遺精, 女子癥瘕, 消化不良, 飮食不振, 下腹痛, 腰痛不可仰俯(食積腰痛).</td></tr>
</table>

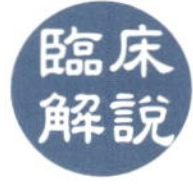

三部穴之一로서 全身疾患, 특히 中·下焦 諸疾에 效果가 優秀하다.

1. 脾經之郄穴로서 腹部內臟腑, 특히 肝·脾·腎關聯 諸般 痛症에 대한 鎭痛의 名穴이다.

   ① 急·慢性 膵臟炎에 사용한다(配四關, 足三里) : 膵臟炎의 경우에는 消化가 안 되면서 지속적인 腹痛이 있다.

   ② 胃腸障碍로 인한 腹痛·胃痛에 有效하다 : 胃腸障碍 時 診斷點·治療穴로서 指壓만으로도 회복이 잘된다(配梁丘).

   ③ 甚한 痛症을 수반하는 經痛에 사용한다(配三陰交).

   ④ 食積腰痛(有脾俞·胃俞壓痛) 必須穴로 사용한다 : 腹壁이 당겨서 허리를 펴기 힘든 症勢(腰痛不可仰俯)를 보이며 少陰人에 多發한다.

   → 腰痛 :㉠ 腎虛腰痛 加太白 ㉡ 瘀血腰痛 加三陰交 ㉢ 食積腰痛 加地機.

2. 脾虛(脾運失調, 脾不統血)로 인한 一切의 下焦 諸般 疾患에 응용한다.

   ① 陽萎, 遺精, 男子精不足, 子宮出血, 月經不調, 白帶過多 等 生殖器系疾患에 사용한다.

   ② 痔疾에 응용한다 : '消痔區' 點刺放血.

   ③ 脾運失調(脾虛)로 인한 腹脹氣脹, 水腫, 身黃瘦, 腹堅不嗜食, 男子溏泄, 女子癥瘕 等에 사용한다.

   ④ 膝腫·腿浮腫, 鶴膝風腫, 歷節風疼, 中風半身不遂에 效果的이다.

   ⑤ 淋巴腺結核에 有效하다 : 膝內結核, 耳下에서 陽明經을 따라 睾丸까지

나타나는 結核, 連脾經筋發赤에 사용한다.

⑥ 脾虛失眠, 好臥에 유효하다.

"癩疝 大巨及地機中郄主之." "溏瘕 腹中痛 藏痹 地機主之."《甲乙經》

"地機…主腰痛不可俯仰 溏泄 腹脇脹 水腫腹堅 不嗜食 小便不利 精不足 女子癥瘕 按之如湯沃股內至膝."《大成》

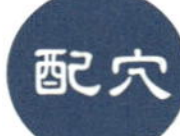

1. "配太衝, 中封 治癩疝, 精不足."《千金方》
2. "配血海 治婦人經事改常."《百症賦》
3. 配血海, 三陰交, 腎俞, 關元 治月經不調.
4. 配腎俞, 中極, 三陰交 治痛經.

(비) 消痔區
[部位] 天皇, 地皇, 腎關穴(陰陵泉~地機·漏谷)四周一線圈範圍內.
[鍼法] 三稜鍼點刺放血.
[主治] 痔瘡(特效).

(비) 刺疝區
[部位] 內踝向上一圈範圍(內踝尖~三陰交).
[鍼法] 三稜鍼點刺放血.
[主治] 疝氣, 睪丸炎.

陰陵泉 SP₉　　　　Eumneungcheon Yinlingquan [合水穴]

異名　　⑧ 天皇.
出典　　靈樞 熱病, 甲乙.
名義　　泉 水源也 穴屬水, 在膝下內側輔骨下陷中. 足太陰脈氣匯合之處, 穴與陽陵泉 相對, 膝突如陵, 陵起于上 泉出于下, 穴當其處, 故以爲名.
部位　　膝下內側輔骨下陷中.
取穴　　伸足取之(或 屈膝取之). 膝蓋骨關節 囊下內側으로 脛骨과 腓腹筋 間, 陽陵

泉穴 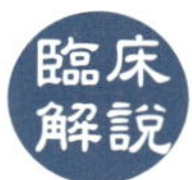과 相對로 取한다.

筋肉	腓腹筋(gastrocnemius m.).
神經	伏在神經(great saphenous v.).
血管	大伏在靜脈(great saphenous v.).
鍼法	直刺 5分~1寸, 斜刺 1寸~1.5寸. 陽陵泉穴로 透刺하기도 한다.
穴性	運中焦, 健脾化濕, 調膀胱祛風冷, 益腎固精.
主治	腹中寒不嗜食, 腹脹, 腹水, 腸炎, 暴泄, 痢疾, 黃疸, 水腫, 喘逆, 泌尿生殖器疾患, 陽萎, 陰痿, 遺精, 白帶下, 月經不順, 子宮痙攣, 陰莖痛, 女子陰痛, 遺精, 痛經, 小便不利, 腎炎, 尿貯留, 尿失禁, 尿路感炎症, 脚氣, 膝關節周圍炎.

---

1. 思慮傷脾, 心脾積熱로 인한 諸般 神經性疾患의 必須穴이다.

   ① 中年 以上 婦人病, 血道病 및 泌尿生殖器疾患의 必須穴이다 : 中年 以上 婦人의 血道病(閉經期 自律神經失調症 · 婦人病)으로 인한 胸部 以上의 諸症(眩暈, 眼球充血, 胸滿), 更年期障碍로 인한 諸症(高血壓)에 사용한다.

   ② 癲病에 사용한다 : 婦人病의 대부분은 鬱火(症)가 原因이다.

   ③ 神經性 胃腸病, 消化不良, 不眠 等에 응용한다.

2. 脾經之合水穴(土之水穴)로서 脾運失調로 인한 諸症을 다스린다 : 水液代謝失調로 인한 諸般 水病에 有效하다(脾能制水, 合水與腎水同氣相求).

   (1) 心 · 胸脇 · 腹滿 및 泄瀉(配曲池, 足三里), 消化不良 等 消化器 諸症에 效果的이다 : "合主逆氣而泄."《難經 · 六十八難》, "治藏者治其俞 治府者治其合."《素問 · 咳論》

   (2) 小便不利, 水腫을 治療한다.

   (3) 體重切痛, 특히 下肢(腰 · 膝 · 足)腫痛疾患의 常用穴이다(脾主四末).

   ① 膝腫(膝關節周圍炎), 脚氣의 必須穴이다 : 配足三里, 兩膝眼, 鶴頂, 梁丘, 血海, ㉔ 肝正格[4].

---

4) 肝正格 : 陰谷曲泉補 經渠中封瀉. 臨床에서는 대부분 中封은 太衝으로 대신한다.

☞ 膝腫痛의 經絡別 隨證選穴

膝中腫痛(正中央, 膝蓋骨下) 加足三里(屬胃經).

膝內廉腫痛(內側靭帶 · 半月板) 加陰陵泉(屬脾經).

膝外廉腫痛(外側靭帶 · 半月板) 加陽陵泉(屬膽經).

② 打撲傷으로 인한 膝痛에 效果的이다(配足三里, 陽陵泉, 太衝) : 膝內
側尤痛 加三陰交, 膝外側尤痛 加絕骨.

"殖泄補三陰之上 補陰陵泉 皆久留之 熱行乃止."《靈樞 · 四時氣》

"熱病挾臍急痛 脅滿 取之湧泉與陰陵泉, 取以第四鍼 鍼嗌裏."《靈樞 · 熱病》

"腹中氣盛 腹脹逆(千金作水脹逆) 不得臥 陰陵泉主之." "腹中氣脹 嗌嗌不
嗜食 脅下滿 陰陵泉主之." "腎腰痛不可俯仰 陰陵泉主之." "氣癃溺黃 關
元及陰陵泉主之(千金云寒熱不節腎病不可以俯仰)." "溏不化食 寒熱不節
陰陵泉主之." "婦人陰中痛 少腹堅急痛 陰陵泉主之."《甲乙經》

"陰陵泉…主腹中寒不嗜食 脅下滿 水脹腹堅 喘逆不得臥 腰痛不可俯仰 癨
亂 疝瘕 遺精 尿失禁不自知 小便不利 氣淋 寒熱不節 陰痛 胸中熱 暴泄殖
泄."《大成》

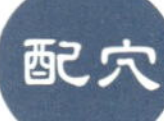

配穴

1. "配陽陵泉(灸) 治失禁遺尿不自知, 虛勞尿精."《千金方》
2. 配陽陵泉, 大敦 治遺尿不禁.
3. "配關元 治寒熱不節 腎病不可以俯仰, 氣癃尿黃."《千金方》
4. 配水分, 中極, 足三里, 三陰交 治腹水, 癃閉.
5. "配(灸)曲泉, 陰谷, 復溜 治消渴, 小便數."《千金方》
6. "配隱白 治胸中熱暴泄."《千金方》
7. "配京門, 然谷 治洞泄不化."《千金方》
8. "凡脚氣初得脚弱 使速灸之梁丘, 犢鼻, 三里, 上廉, 下廉, 解谿, 太衝, 陽陵
泉, 絕骨, 崑崙, 陰陵泉, 三陰交 足太陰, 伏溜, 然谷, 湧泉, 承山, 束骨等凡
一十八穴."《千金方》
9. "配太谿, 丘墟, 照海 治疝瘕."《大成》
10. "配承山, 解谿, 太白 治霍亂."《大成》

11. "配巨闕, 關衝, 支溝, 公孫 治霍亂."《千金方》

12. 配列缺, 少府 治陰痛.

13. 配地機, 下脘 治腹堅强.

14. 配足泉 治小腹連臍痛.

15. "膝蓋紅腫鶴膝風 陽陵二穴亦堪攻 陰陵針透尤收效 紅腫全消見異."《玉龍歌》

16. "陰蹻陽蹻兩踝邊 脚氣四穴先尋取 陰陽陵泉亦主之."《靈光賦》

血海 SP10   Hyeolhae Xuehai

異名	百蟲窠, 血郄.
出典	甲乙, 千金, 銅人.
名義	穴在膝賓上廉白肉祭二寸半, 足太陰脈氣所發. 脾主裏血 溫五臟. 穴爲脾血歸聚之海, 具祛瘀血生新血之功能, 屬女子生血之海, 故名血海.
部位	膝臏上內廉白肉際 2寸.
取穴	正坐垂足取之. 膝蓋骨 上 2寸 大腿骨 內側 白肉祭에 取한다. 股四頭筋 (Quadriceps femoris tendon or Rectus femoris tendon)와 縫工筋 (Sartorius m.) 間에 取한다. 簡單한 取穴法으로 正坐垂足하고 手掌을 膝蓋骨 上에 대고 拇指端이 膝蓋骨 內廉 上의 大腿部 內廉에 닿는 點을 血海穴로 定하기도 한다.
筋肉	縫工筋(sartorius m.).
神經	閉鎖神經(obturator n.), 股內皮下神經(intermediate cutaneous n. of thigh).
血管	膝窩動靜脈(popliteal a. & v.), 膝高動脈(genu supreme a.), 大伏在靜脈 (great saphenous v.).
穴性	調血淸熱, 宣通下焦.
主治	氣逆腹脹, 月經困難, 經痛, 經閉, 子宮出血, 貧血, 子宮內膜炎, 女子漏下惡血, 暴崩不止, 皮膚濕疹, 蕁麻疹, 陰部搔痒, 下腹痛, 下腿痛, 腿內廉諸瘡, 脚氣.

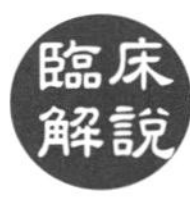

1. 補腎健脾之要穴로서 淸熱 利水 消腫作用이 優秀하여 一切 血病을 主治한다.

    (1) 婦人病(月經不順, 月經痛, 子宮出血)에 유효하다. 配三陰交, 地機.

    (2) 産後 下肢浮腫이 내리지 않는 경우에 응용한다.

    (3) 瘀血과 關聯한 諸 血病에 사용한다.

    ① 全身打撲傷에 必須穴이다(配四關) : 腰 以下 捻挫 時 加三陰交.

    cf. 肝藏血, 心主血(運行)이 잘되지 않는 血病에는 膈俞穴을 사용한다.

    ② 瘀血을 隨伴한 皮膚病에 有效하다 : 配三陰交, 曲池.

2. 膝關節疾患의 患部 周圍穴 中 가장 代表的인 穴이다 : 무릎이 시린 사람, 다리가 떨리는 사람에 사용한다(陰市와 작용이 비슷하나 血海가 효과적이다).

"婦人漏下 若血閉不通 逆氣脹 血海主之."《甲乙經》

"血海…主氣逆腹脹 女子漏下惡血 月事不調. 東垣曰 女子漏下惡血 月事不調 暴崩不止 多下水漿之物 皆由飮食不節 或勞傷形體 或素有氣不足 灸太陰脾經七壯."《大成》

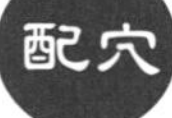

1. "配氣海 治五淋."《靈光賦》
2. "配地機 治婦人經事之改常."《百症賦》
3. "配衝門 治痃癖."《百症賦》
4. 配梁丘, 足三里, 陰陵泉 治膝關節炎.
5. 配曲池, 委中, 列缺, 足三里, 三陰交 治蕁麻疹.

동 通腎

[異名] 統腎.

[部位] 在膝蓋內側上緣之陷處(膝蓋內側上緣, 按壓有痠痛處取穴).

[鍼法] 針深三至五分.

[主治] 陽萎, 早洩, 五淋, 腎臟炎, 糖尿病, 腎虛之頭暈腰痛, 腎臟性之風濕病, 子宮痛, 婦科赤白帶下.

[解說 및 運用] 腎虧 陽萎 糖尿病 腎水不足等症, 鍼之立生口水, 亦治婦人赤白帶下 子宮痛 (作配穴用).

⑧ 通胃

[異名] 統胃.

[部位] 在膝蓋內側上緣之上二寸, 卽通腎穴之上二寸處.

[鍼法] 針深五分至一寸.

[主治] 同通腎穴, 又治背痛.

[解說 및 運用] 通腎, 通胃治腸炎腹瀉有良效.

小便濁臭味重者, 鍼通腎·通胃特效.

通腎·通胃爲淸熱補腎健脾之要穴, 有利水消腫之功, 能治腎臟炎 尿蛋白 腹瀉嘔吐.

腎虧性久年頭痛用通腎·通胃有效.

脚上小腿處按之凹陷者, 扎通腎, 通胃可消.

⑧ 通背

[部位] 在通腎穴直上四寸, 卽通胃穴直上二寸處.

[鍼法·主治] 同通胃穴.

[解說 및 運用] 通腎 通胃 通背三穴可任取二穴(兩腿四穴)配鍼, 禁忌三穴同時下鍼.

通腎 通胃 通背三穴可任取一穴爲治療其他各症之補鍼.

通腎 通胃 通背三穴可任取一穴爲治療婦人流産之補鍼, 連續治療半月卽無流産之虞.

虞(우) : 헤아리다, 염려하다.

通腎 通胃 通背均位於大腿內側黑白肉際之稜線上; 利水補腎之效甚强.

通腎穴除治療上述證狀外, 還可治療口乾, 喉痛.

上述三穴配合主治腎臟炎, 全身浮腫, 四肢浮腫, 脚背紅腫極爲有效, 兩側六鍼齊下, 並無大礙.

礙(애) : 거리끼다

上述三穴治療肩峰痛亦極有效, 通胃穴單治胃病可立卽見效. 通背穴治背痛極效.

通腎 通胃 通背同用, 可治腎虧性腰背痛, 亦可治腎虧性膏肓穴附近之疼痛.

箕門 SP11　　　　　　　　　　　　　　　　　　　　Gimun Jimen

異名　太陰市內.

出典　甲乙.

名義	箕 爲揚末去糠之具. 穴在魚腹上越兩筋間陰股內廉, 卽於膝蓋內緣直上八寸取之, 取穴時 需兩展其足, 狀如箕舌, 又爲脾氣所出之門, 故名箕門.
部位	魚腹上越筋間 陰股內動脈應手. 一云股上起筋間.
取穴	正坐取之. 膝蓋骨 內緣 上 8寸으로 縫工筋部, 血海穴 SP10 上 6寸處에 取한다. 恥骨結節에서 內輔骨 上廉까지를 1尺 4寸의 骨度法으로 計算한다.
筋肉	縫工筋(sartorius m.).
神經	股內皮下神經(intermediate cutaneous n. of thigh), 伏在神經(saphenous v.).
血管	大腿動靜脈(femoral a. & v.).
鍼法	直刺 3~5分, 斜刺 5~8分. 不可深刺하고 愼重을 期하도록 한다.
穴性	利水通淋, 健脾滲濕, 淸熱利尿.
主治	泌尿生殖器疾患, 小便不通, 五淋, 遺尿, 尿失禁, 陰囊濕痒瘡, 鼠蹊部腫痛, 兩股生瘡, 大腿通, 陽萎, 睾丸炎, 子宮炎, 子宮痙攣.
其他	箕門穴 SP11 과 期門穴 LR14 은 同音異穴이다.

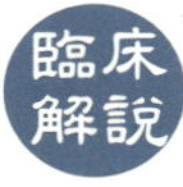

1. 諸般 泌尿生殖器疾患에 사용한다.
   ① 女子의 不感症 治療에 사용한다 : 女子의 經道調節 작용이 있다.
   ② 利水通淋作用이 있어 小便關聯 諸疾에 사용한다 : 淋病, 小便不通을 치료한다.
2. 不眠症 治療에 效果的이다 : 配陰包(LR9 , 膝蓋骨 內側 上 4寸), 箕門穴, 陰包穴.
3. 鼠蹊部 淋巴腺 浮腫에 有效하다.

"箕門…主淋小便不通 遺溺 鼠鼷腫痛."《大成》

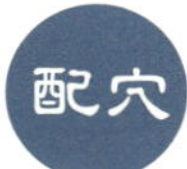

1. "配大敦, 委中, 委陽 治陰跳遺溺, 小便難."《千金方》
2. 配然谷, 行間 治尿道痒囊.

3. 配腎俞, 關元, 中極, 會陰(灸) 治陰囊濕痒.

4. 配合陽, 三陰交 治子宮炎.

동 姐妹一

[部位] 在通山穴向內側橫開一寸再直上一寸. 卽大腿正中線之股骨上 距膝蓋橫紋上八寸 向內側橫開一寸.

[鍼法] 針深一寸半至二寸半.

[主治] 子宮瘤, 子宮炎, 月經不調, 經期不定, 子宮癢, 腸痛, 胃出血.

동 姐妹二

[取穴] 在姐妹一穴直上二寸半.

[鍼法 · 主治] 同姐妹一穴.

동 姐妹三

[部位] 在姐妹二穴之直上二寸半.

[鍼法 · 主治] 同姐妹二穴.

[解說 및 運用] 三姐妹穴兩腿六穴通常同時取穴下鍼.

姐妹一 · 二 · 三穴治療婦科病確有效驗, 但目前(爲取穴方便起見)則以手掌之婦科穴或還巢穴替代.

姐妹一 · 二 · 三穴對於胃腸慢性出血具特效.

姐妹一 · 二 · 三穴對於一般赤白帶(非細菌性者)具有特效.

治手掌指筋伸張不如意.

동 感冒一

[異名] 感冒, 外感.

[部位] 在姐妹二穴向裡橫開一寸處(卽大腿正中線之股骨上 距膝蓋橫紋上十寸半 向內側橫開二寸處).

[鍼法] 針深八分至寸半.

[主治] 重感冒, 流行性感冒, 發高燒, 怕冷, 咳嗽, 感冒頭痛.

동 感冒二

[部位] 當姐妹三穴向裡橫開一寸, 亦卽感冒一穴直上二寸半處.

[鍼法 · 主治] 同感冒一穴.

[解說 및 運用] 感冒穴對感冒確能收到減輕症狀之效. 但位於大腿上部 取穴略有不便, 目前多以三叉一穴配靈骨大白治療, 重症可於少商 商陽點刺, 配針曲池 療效更佳.

感冒一, 感冒二穴同時取穴, 鍼向腿中心斜刺.

感冒穴治感冒發高燒配合大椎, 少商放血有特效.

感冒穴治感冒頭痛配風池, 合谷特效.

感冒穴治感冒引起之腸胃病.

衝門 (SP12)　　Chungmun Chongmen [足太陰 · 厥陰經與陰維脈之會穴]

異名	慈宮, 上慈官, 前章門.
出典	甲乙.
名義	衝門 上去大橫五寸, 在府舍下橫骨兩端, 腹股溝紋動脈處. 因喻太陰之氣, 由此而上衝于腹, 故名衝門.
部位	府舍下 7分, 橫骨兩端約中動脈, 去腹中行 各 4寸.
曲骨	CV2 ←5分→ 橫骨(KI11) ←1.5寸→ 氣衝 ST30 ←5分→ 急脈 LR12 ←1.5寸 → 衝門 SP12
取穴	仰臥位取穴. 乳頭直下線으로 曲骨穴 兩傍 4寸處에 取한다. 衝門穴 SP12 ∼腹哀穴 SP16 까지 任脈 兩傍 4寸處에 取한다.
筋肉	內外腹斜筋(obliquus abdominis internus & externus m.).
神經	腸骨鼠徑靭帶(ilioinguinal n.).
血管	下腹壁動脈(deep epigastric a.), 淺腹壁動脈(superficial epigastric a. & v.).
鍼法	直刺 5∼7分, 斜刺 0.5∼1寸. 股動脈을 避하여 刺針한다.
灸法	肉灸 3∼5壯, 溫灸 10∼20分.
穴性	降逆利濕, 理氣消痔.
主治	疝痛, 下腹痛, 脫腸, 痔疾, 白帶下, 月經困難, 睾丸炎, 小便困難, 尿閉, 乳不足, 乳房膿瘍, 腹中積聚, 胎氣上衝.

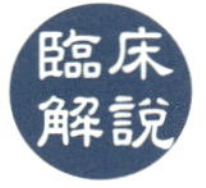

1. 禁鍼灸穴(大腿動靜脈)이다. 指壓 · 圓鍼으로 대신한다.

2. 足太陰·厥陰經與陰維脈之會穴로서 婦人科·男女 泌尿生殖器系疾患에
   사용한다.
   ① 乳不足, 乳房膿瘍에 사용한다.
   ② 帶下, 月經困難에 사용한다.
   ③ 陰萎, 陰腫莖痛 等에 사용한다.

3. 脾氣失調, 逆氣上衝으로 인한 諸病에 사용한다.
   ① 脫肛, 痔疾, 疝症에 有效하다 : 陰疝(睾丸炎), 疝瘕 等으로 腹部가 땅기
      는 경우에 사용한다.
   ② 胎氣上衝, 奔豚上攻心腹, 霍亂泄利所傷 煩欲死者에 사용한다.

"寒氣腹滿 癃 淫濼 身熱 腹中積聚疼痛 衝門主之." "陰疝 衝門主之."《甲乙經》

"衝門…主腹寒氣滿 腹中積聚疼 癃 淫濼 陰疝 婦人難乳 姙娠子衝心 不得
息."《大成》

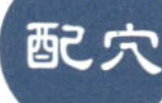

配穴
1. "配大敦 治五淋不得尿."《資生經》
2. "配氣衝 治帶下産崩."《百症賦》
3. "配血海 治痠癖."《百症賦》
4. "配陰郄 治疝瘕, 陰疝."《千金方》

府舍 SP13　Busa Fushe [足太陰·厥陰經與陰維脈之會穴, 足三陰經與足陽明胃經之別絡]

出典　甲乙.

名義　府舍 在腹結下三寸, 上直兩乳, 此脈上下入腹絡胸結心肺, 從脇上至肩, 爲太
陰郄, 三陰陽明支別, 故謂是諸臟腑之舍也.

部位　腹結下 3寸, 去腹中行 各 4寸.

取穴　仰臥位取穴. 衝門穴 SP12 上 7分, 中極穴 CV4 兩傍 各 4寸에서 下로 3分處
에 取한다.

筋肉　腹直筋(rectus abdominis m.).

神經	腸骨下腹神經(iliohypogastric n.).
血管	下腹動靜脈(hypogastric a. & v.).
穴性	健脾消滿, 理氣散結, 理中和胃.
主治	腹痛, 腸痙攣, 蟲垂炎, 鼓脹, 浮腫, 消化不良, 疝氣, 疝瘕, 脾中急痛, 腹滿積聚.

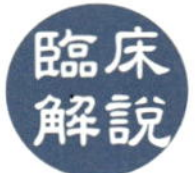

1. 子宮異常의 反應穴·治療穴로서 子宮과 關聯한 諸般 婦人病에 사용한다 (左側 爲主, 灸) : 대체적으로 子宮疾患은 左側, 腸疾患은 右側에 반응이 나타난다. 左側을 눌러 아랫배를 펴지 못하거나 左側 鼠蹊部에 중압감을 느끼는 婦人은 대개 子宮異常(癌, 子宮筋腫·囊腫, 子宮內膜炎, 子宮下垂, 子宮位置異常)인 경우가 많다. 만약 左右側 同時에 심한 통증, 특히 鼠蹊部 痛症이 올 때는 腎의 異常으로 생각할 것.

2. 姙娠의 反應點이다 : 府舍, 腹結, 大橫 中 대개 2個 穴 정도에서 반응이 나타난다.
① 姙娠 초기에는 食滯와 비슷한 증상을 보인다.
② 右側에는 關脈, 左側에는 寸脈이 강하게 나타난다.

3. 便秘, 闌尾炎(積聚痺痛), 腸炎·霍亂, 腹部麻痹에 사용한다.

"疝瘕 髀中急痛 循脇上下搶心 腹痛積聚 府舍主之." "厥逆霍亂 府舍主之."《甲乙經》

"府舍…主疝瘕 痹中急疼 循脇上下搶心 腹滿積聚 厥氣霍亂."《大成》

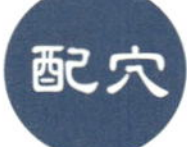

1. 配內關, 合谷, 天樞, 足三里, 三陰交 治腹滿積聚, 浮腫.

異名	腹屈, 腹結, 腸窟, 腸屈.
出典	甲乙.
名義	穴在腹部大橫下一寸三分, 爲腹氣之結聚, 主腹內諸疾, 故名腹結.
部位	大橫下 1.3寸, 去腹中行 各 4寸.
取穴	仰臥位取穴. 衝門穴 SP12 上 3寸7分, 府舍穴 SP13 上 3寸으로 陰交穴(CV7, 臍下 1寸) 兩傍 4寸에서 下로 3分處에 取한다.
筋肉	腹直筋(rectus abdominis m.), 腹斜筋(obliquus abdominis m.).
神經	肋間神經前皮枝(ant. cutaneous br. of intercostal n.).
血管	上腹動靜脈(epigastric a. & v.).
穴性	理氣散結, 溫脾止泄, 鎭痛止咳.
主治	咳逆, 繞臍腹痛, 腹痛, 痿痛, 腹寒泄瀉, 腎部痛, 上衝搶心, 脇肋痛, 呼吸困難, 咳嗽.

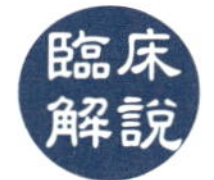

대체로 左腹結이 多用되며 天樞와 더불어 下腹疾患을 다스린다.

1. 腹部結積 특히 大腸關聯 諸 疾患에 多用된다.
   ① 便秘에 單刺術로 사용한다 : 大巨 · 腹結 두 穴을 만져보아 痛症, 筋肉 緊張, 단단함이 느껴지는 경우에 效果的이다.
   ② 傷寒後遺症(餘證未愈)으로 인한 泄瀉, 脾虛溏瀉에 사용한다.
   ③ 上衝搶心, 咳逆, 脚氣에 사용한다.
2. 繞臍腹痛(腹膜炎), 痿痛, 陽萎에 사용한다.

   "復結(一名腸窟)…主咳逆 繞臍痛 腹寒瀉利 上搶心 咳逆."《大成》

1. 配行間 治痛搶心.
2. 配天樞 治便秘.

異名	腎氣, 人橫.
出典	甲乙.
名義	大橫在天樞旁二寸, 天樞大腸之募也, 大腸之募穴向外橫二寸是本穴, 故名.
部位	腹哀下 3寸, 去腹中行 各 4寸.
取穴	仰臥位取穴. 神闕穴 **CV8** 兩傍 各 4寸, 臍를 지나는 水平線과 乳頭를 지나는 垂直線이 交叉하는 點에 取한다.

神闕 **CV8** ←5分→ 肓兪 **KI16** ←1.5寸→ 天樞 **ST25** ←2寸→ 大橫 **SP15**

筋肉	腹直筋(rectus abdominis m.), 腹斜筋(obliquus abdominis m.), 外腹斜筋 (obliquus abdominis externus m.).
神經	肋間神經前皮枝(ant. cutaneous br. of intercostal n.).
血管	上腹動靜脈(epigastric a. & v.).
穴性	調理腸胃, 溫中散寒, 理氣止痛.
主治	大風逆氣, 多汗善悲, 腸炎, 寒腹脹, 小腹痛, 胃炎, 胃痙攣, 腸麻痺, 便秘, 虛寒瀉痢, 洞泄, 四肢不可擧動, 神經衰弱, 流行性感冒, 寄生蟲病.

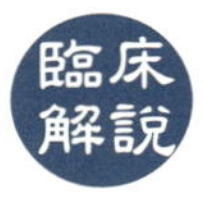

1. 神闕 · 天樞의 補助穴로서 腹部 諸症을 다스린다 : 腸活動, 특히 上 · 下行 結腸 位置異常 症狀의 調節에 사용한다.

   ① 中焦 虛寒으로 인한 小腹寒痛, 洞泄, 慢性 下痢에 사용한다.

   ② 習慣性便秘 , 闌尾炎, 腸炎 等의 腸疾患에 사용한다.

2. 肥滿針, 특히 腹部肥滿 時에 配用한다. 配天樞, 腹結, 曲池, 三里.

3. 腹部에서 脆弱한 部位로서 팔의 스프링作用點에 해당한다. 따라서 鍼을 强刺戟하면 팔을 들 수 없으며, 이곳을 加擊하면 팔에 힘이 빠진다. 자극 양을 조절하고 가급적 灸法을 이용한다.

   "大風逆氣 多寒善悲 大橫主之."《甲乙經》

   "大橫…主大風逆氣 多寒善悲 四肢不可擧動 多汗洞痢."《大成》

1. "配日月 治少腹熱, 欲走太息."《千金方》
2. "配天衝 治反張悲哭."《百症賦》
3. 配陽陵泉 治習慣性便秘.
4. 配大椎, 足三里 治佝僂病.

✋ 肥滿의 治療(肥滿針)

1. 曲池, 三陰交, 豊隆, 少海(灸), ㉂ 大腸正格(三里曲池補 陽谷陽谿瀉).

2. 耳針.
   ① 肺點, 內分泌點, 神門點 + 飢點, 渴點.
   ② 口, 食道, 噴門, 胃, 饑點, 胃點, 膵點, 腹.
   ③ 內分泌, 腦點, 腎上線, 皮質下, 子宮(女), 睾丸(男), 卵巢(女).

3. 腹部 肥滿 時 加天樞, 中脘, 關元, 大橫, 腹結.

腹哀 SP16 Bogae Fuai [足太陰與陰維脈之會穴]

異名	腸哀.
出典	甲乙.
名義	穴在日月下一寸五分, 因穴居腹部, 於此常有哀鳴之聲, 故以爲名. 因足太陰磨胃助消化之工作, 腹求胃之精穀氣養脾潤五臟, 以助四肢之行動.
部位	日月下 1.5寸, 去腹中行 各 4寸.
取穴	仰臥位取穴. 建里穴 CV11 兩傍 各 4寸, 大橫穴 SP15 上 3寸, 期門穴 LR14 下 3寸(或 2寸), 日月穴 GB24 下 1.5寸處에 取한다. 期門穴은 乳頭 直下 第6肋 下, 日月穴은 乳頭直下 第7肋 下에 取한다. 建里 CV11 ←5分→ 石關 KI18 ←1.5寸→ 關門 ST22 ←2寸→ 腹哀 SP16
筋肉	腹直筋(rectus abdominis m.), 外腹斜筋(ext. abdominal oblique m.).
神經	肋間神經前皮枝(ant. cutaneous br. of intercostal n.).
血管	上腹動靜脈(epigastric a. & v.).

鍼法	直刺 0.5〜1寸, 斜刺 0.7〜1寸.
灸法	肉灸 3〜5壯(禁灸《入門》), 溫灸 10〜20分.
穴性	調理腸胃, 溫中散寒, 健脾消食.
主治	繞臍痛, 胃痙攣, 寒中食不化, 胃寒痛, 消化不良, 潰瘍, 便血, 痢疾, 便秘.

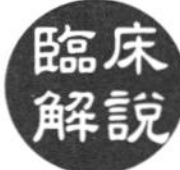

1. 禁針灸穴 : 大橫, 腹哀는 腹直筋 外緣에 위치하여 針灸에 愼重을 期한다.
2. 腹部異常 時에 소리가 나는 部位로서 虛寒으로 인한 消化器 諸症에 效果
   的이다 : 鹿鹿有聲(因消化器痰飮阻滯), 寒中食不化에 사용한다.

   "便膿血 寒中 食不化 腹中痛 腹哀主之." "繞臍痛 搶心 膝寒 注利[5]腹哀主
   之."《甲乙經》

   "腹哀…主寒中食不化 大便膿血 腹中痛."《大成》

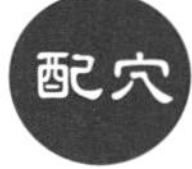

1. "配太白 治食不化."《資生經》

食竇 SP17　　　　　　　　　　　　　　　　　　　　　　　　Sikdu Shidou

異名	命關.
出典	甲乙.
名義	食竇者 飮食入胃, 胃之原氣出注於腸, 穀精入脾養肺, 使食穀之正氣 穿透胸膈, 以助肺氣, 故名食竇.　　　竇(두) : 구멍, 물길(水道)
部位	天谿下 1.6寸, 去胸中行 各 6寸.
取穴	仰臥位 手外開取之. 中庭穴 CV16 兩傍 各 6寸으로 第5·6肋骨 間에 取한다. 食竇穴 SP17 에서 周榮穴 SP20 까지는 任脈 兩傍 各 6寸處에 取한다.

---

5) 据《外臺》卷三十九改"泄利"

中庭 **CV16** ←2寸→ 步廊 **KI22** ←2寸→ 乳根 **ST18** ←2寸→ 食竇 **SP17**

筋肉	大胸筋(pectoralis major m.), 內外肋間筋(int. & ext. intercostal m.).
神經	肋間神經(intercostal n.).
血管	肋間動靜脈(intercostal a. & v.), 內乳動脈(internal mammary a.).
鍼法	直刺 2〜3分(不宜深刺 : 內部에 肺가 위치), 斜刺 3〜4分.
灸法	肉灸 3〜5壯, 溫灸 5〜20分.
穴性	寬胸理氣, 運化水穀, 和胃下氣.
主治	胸脇脹滿, 狹心症, 肋間神經痛, 脇痛, 橫膈膜痛, 胸膜炎, 膈間雷鳴, 腹脹腸鳴, 翻胃, 食已卽吐, 噯氣, 痰飮, 食積, 消化不良.

1. 鎭靜 · 鎭痛作用이 優秀하여 모든 慢性病危重 諸證에 응용한다 : 水平 · 直線 外方向으로 2寸處에 大包穴 **SP21** 이 인접한다.

   ① 肝臟痛(右側爲主), 一切 脾病(右側爲主)關聯 疼痛에 卓越한 效果가 있다(灸二三百壯) : 胸脇滿痛, 膈間常有水聲 等에 사용한다.

   ② 胸部에 위치하지만 腹部 諸 疾患에 대한 反應이 잘 나타나는 穴位로서 脾氣虛로 인한 消化器 諸症에 사용한다.

2. 天谿穴의 補助穴로서 乳房關聯 諸 疾患에 사용한다.

   "食竇…主胸脇支滿 膈間雷鳴 常有水聲 膈痛."《大成》

   "能接脾臟眞氣 治三十六種脾病. 凡諸病困中 尙有一毫眞氣 灸二三百壯 能保固不死, 一切大病屬脾者 並皆治之."《扁鵲心書》

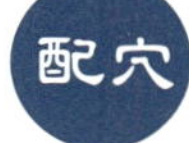

1. 配膈俞, 三陽絡透郄門, 陽陵泉, 治胸脇滿痛.
2. "配通谷, 章門, 曲泉, 膈俞, 期門, 陷谷, 石門 治胸脇支滿."《千金方》

出典	甲乙.
名義	天谿者, 天是膈之上部也. 谿者, 水之小溝川也. 肺得養氣從天下降霧露于小川谿, 不通卽嗽痰, 賴食竇衝和之氣, 以通透之, 故名天谿.
部位	胸鄕下 1.6寸 陷中, 去胸中行 各 6寸.
取穴	仰臥位 手外開取之. 膻中穴 CV17 兩傍 6寸으로 第4·5肋骨 間에 取한다. 膻中 CV17 ←2寸→ 神封 KI23 ←2寸→ 乳中 ST17 ←1寸→ 天池 PC1 ←1寸→ 天谿 SP18 ←1寸→ 輒筋 GB23 ←1寸→ 淵腋 GB22
筋肉	大胸筋(pectoralis major m.), 內外肋間筋(int. & ext. intercostal m.).
神經	肋間神經(intercostal n.).
血管	肋間動靜脈(intercostal a. & v.), 內乳動脈(internal mammary a.).
鍼法	直刺 2~3分(不宜深刺), 斜刺 3~5分.
灸法	肉灸 3~5壯, 溫灸 5~20壯.
穴性	寬胸理氣, 宣通乳絡, 止咳消腫.
主治	胸中滿痛, 狹心症, 胸線痛, 胸膨滿, 肋膜炎, 咳嗽, 氣管支炎, 喘息, 呃逆, 乳腺炎, 乳痛, 乳汁少.

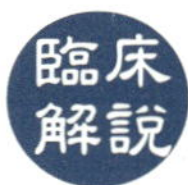

1. 婦女의 乳房關聯 諸 疾患에 사용한다(灸法).
   ① 婦人의 乳腫에 有效하다 : 乳房이 부어올랐을 경우에 효과적이다.
   ② 乳癌에 사용한다(灸) : 乳房癌 發生빈도가 가장 높은 部位(乳房外側上部)이며, 癌發生 時 腋下의 淋巴腺으로 轉移가 잘된다.
   ③ 産後 乳汁少에 사용한다 : 配天宗, 通乳湯 加豬蹄(去瓜甲).
   乳腫癰潰 : 七情(肝氣鬱結), 胃熱, 授乳不足으로 발생한다.

2. 胸部의 代表穴로 喉鳴·氣哽(肺炎, 氣管支炎), 胸部疼痛, 肋膜炎, 肋間神經痛 等 胸部疾患에 患部 周圍穴로 사용한다.

"天溪…主胸中滿痛 賁膺 咳逆上氣 喉中作聲 婦人乳腫潰癰."《大成》

1. 配中府 治吐逆上氣.

2. "配俠谿 治乳腫癰潰."《千金方》

3. 配內關, 膈俞, 肺俞, 膻中 治胸中滿痛, 喘咳.

胸鄉 SP19　　　　　　　　　　　　　　　Hyunghyang Xiongxiang

出典　甲乙.

名義　穴在周榮下一寸六分凹陷處, 若臥不得轉側 本穴主之. 因穴居胸則所在處而稱 胸之鄉, 故名胸鄉.

部位　周榮下 1.6寸 陷中, 去胸中行 各 6寸.

取穴　仰臥位 手外開取之. 玉堂穴 CV18 兩傍 6寸으로 第3·4肋骨 間에 取한다.
　　　　玉堂 CV18 ←2寸→ 靈墟 KI24 ←2寸→ 膺窓 ST16 ←2寸→ 胸鄉 SP19

筋肉　小胸筋(pectoralis minor m.), 內外肋間筋(int. & ext. intercostal m.).

神經　肋間神經(intercostal n.).

血管　內乳動脈(internal mammary a.), 腋窩動脈(axillary a.), 肋間動靜脈 (intercostal a. & v.).

穴性　寬胸利膈, 疏肝止痛.

主治　胸脇支滿, 胸部痛, 胸脇痛, 胸引背痛不得臥, 胸膜炎, 肋間神經痛, 胸脇腹痛, 食道痙攣, 食道鬱熱, 氣管支炎, 肺鬱血, 不眠, 口渴.

---

1. 胸引背痛, 咳嗽, 咽下困難, 唾液過多(流涎症)·呃逆에 사용한다.

2. 肋間神經痛에 壓通點 爲主로 사용한다(內爲肺臟 禁深刺).

　"胸脇楛滿 却引背痛 臥不得轉側 胸鄉主之."《甲乙經》

　"胸鄉…主胸脇支滿 引胸背痛不得臥 轉側難."《大成》

 1. 配心兪, 厥陰兪, 內關 治胸悶, 胸痛引背.

周榮 SP20 Juyeong Zhourong

異名	周營.
出典	甲乙.
名義	周指周行, 榮指榮養. 穴爲足太陰脾經腧穴, 位在肺募中府之下 當脾肺經氣相接處. 脾氣散精 上歸於肺, 賴肺氣敷布調節以榮養周身, 故名周榮.
部位	中府下 1.6寸, 去胸中行 各 6寸.
取穴	仰臥位 手外開取之. 紫宮穴 CV19 兩傍 各 6寸으로 第2·3肋骨 間에 取한다. 食竇穴 SP17 에서 周榮穴 SP20 까지는 任脈 兩傍 各 6寸處에 取한다. 紫宮 CV19 ←2寸→ 神藏 KI25 ←2寸→ 屋翳 ST15 ←2寸→ 周榮 SP20
筋肉	大胸筋(pectoralis major m.), 內外肋間筋(int. & ext. intercostal m.).
神經	肋間神經(intercostal n.).
血管	內乳動脈(internal mammary a.), 腋窩動脈(axillary a.), 肋間動靜脈 (intercostal a. & v.).
穴性	寬胸理氣, 止咳平喘.
主治	胸脇脹滿, 肋膜炎, 肋間神經痛, 胸背引痛, 肺膿瘍, 氣管支擴張症, 氣管支炎, 咳嗽, 食道痙攣, 食道狹窄, 食不下, 乳癰, 肩痛.

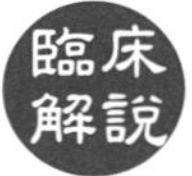 肋間神經痛에 壓通點 爲主로 使用한다.

　　"周榮…主胸脇滿不得不仰 食不下 喜飮 咳唾穢膿 咳逆 多淫."《大成》

 1. "配大腸兪 治食不下, 喜飮."《千金方》

2. "配庫房, 中府, 尺澤 治咳逆上氣, 呼吸多吐濁沫膿血."《千金方》

3. 配肺俞, 膏肓, 膻中, 尺澤 治咳逆哮喘.

大包 SP21　　　　　　　　　　　　Daepo Dabao [脾之大絡穴]

出典	靈樞 經脈, 甲乙.
名義	穴在淵腋下三寸, 脾之大絡, 因喻總統陰陽諸絡 灌漑五臟 無所不包, 故名大包.
部位	淵腋下 3寸, 腋下 6寸.
取穴	側臥位로 擧臂取之. 淵腋穴(GB22 , 腋下 3寸 乳中外傍 4寸) 下 3寸으로 第6·7肋骨 間에 取한다. 或은 腋窩에서 季脇(11肋骨端)까지를 1尺 2寸의 骨度法으로 하여 그 中間에 取한다.
筋肉	內外肋間筋(internal & external intercostal m.).
神經	肋間神經側皮枝(lateral cutaneous br. of intercostal n.).
血管	側胸廓靜脈(lateral thoracic v.).
鍼法	直刺 2～3分(不宜深刺), 斜刺 3～4分(內爲肺臟 禁深刺).
灸法	肉灸 3～5壯, 溫灸 10～20壯.
穴性	統諸絡, 束筋骨, 寬胸理氣.
主治	胸脇痛, 胸滿, 肺炎, 肋膜炎, 胸膜炎, 心內膜炎, 氣喘, 喘息, 呼吸困難, 四肢無力, 關節麻木, 膀胱麻痹, 消化不良.

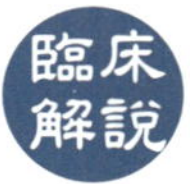

1. 脾之大絡穴으로서 一身盡痛(實), 百節(脈)盡縱(虛)을 다스린다 : "總統陰陽諸絡 由脾灌漑五臟."《大成》 胃之大絡穴 : 虛里(乳根)

　"實則身盡痛, 虛則百節盡皆縱, 皆取之脾之大絡脈也."《靈樞·經脈》

2. 多汗症의 名穴로서 특히 腋窩部位의 多汗症, 腋臭症 等에 有效하다 : 頭汗은 熱, 手足汗은 緊張이 原因이다. 식사 中 多汗者는 胃熱症이다.

3. 鎭痛의 名穴으로서 특히 重證의 慢性 疾患에 有效하다.

　① 류머티즘關節炎, 歷節風 等으로 痛症이 甚한 경우에 사용한다 : 配翳風, 人迎.

　② 甚한 喘息으로 胸痛이 甚한 경우에 사용한다 : 皮內鍼 等을 이용하여 持續的 刺戟을 行하는 것이 效果的이다.

　③ 末期 癌患者의 痛症에 鎭痛效果가 優秀하다(灸法).

"大包主實則一身盡痛 虛則百脈皆縱." "大氣不得息 息卽胸脇中痛 實則其氣身盡寒 虛則百節盡縱 大包主之."《甲乙經》

"大包⋯主胸脇中痛 喘氣 實則身盡痛 瀉之 虛則百節盡皆縱 補之."《大成》

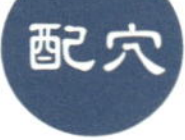

1. 配三陽絡透郄門, 陽輔, 足臨泣 治胸脇痛.

05

手少陰心經

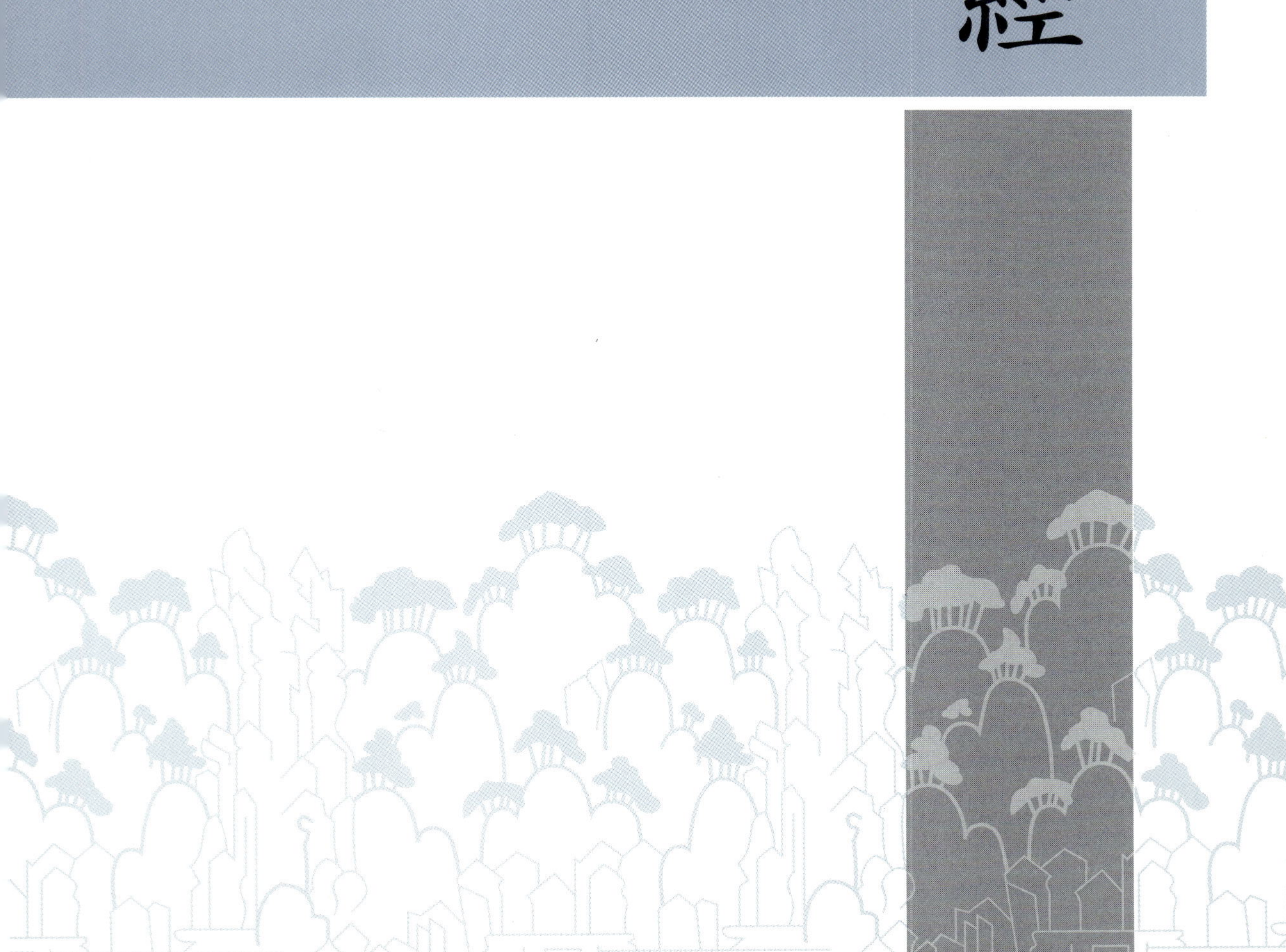

手少陰心經

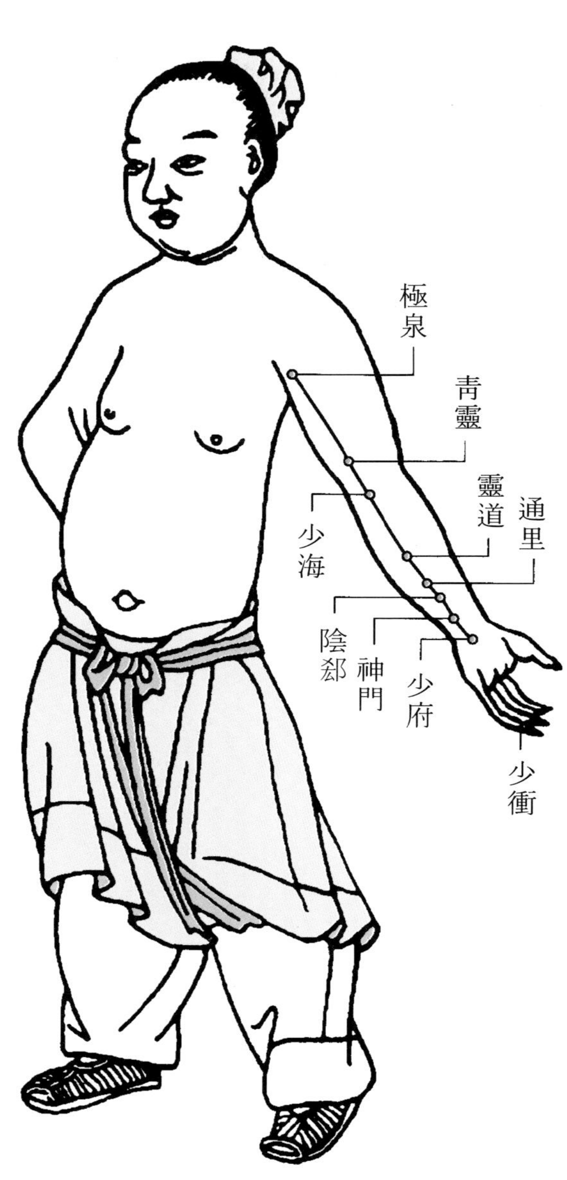

心手少陰之脈 起於心中 出屬心系 下膈絡小腸.
其支者 從心系上挾咽 繫目系(目內眥).
其直者 復從心系却上肺 下出腋下(極泉) 下循手內後廉 行太陰心主之後 下肘內 循
臂內後廉 抵掌後銳骨之端 入掌內後廉(少府) 循小指之內出其端(少衝).

心經穴歌

九穴午時手少陰 極泉青靈少海深 靈道通里陰郄遂 神門少府少衝尋.《大成》

是動病과 所生病

是動病 : 嗌乾, 心痛, 渴而欲飲, 是爲臂厥 是心主.
所生病 : 目黃, 脇痛, 臑臂內後廉痛厥, 掌中熱痛.

心經의 效能主治

1. 效能 : 淸心火, 寧神志, 理血熄風.
2. 主治 : 胸心疾患, 循環系 病症, 神經精神疾患, 心經이 經過하는 部位의 病症(上
   肢 局所部位 疾患)을 主治한다. 특히 心痛, 心煩, 不眠, 咽乾, 口渴, 眼黃, 脇痛,
   手臂內側痛, 手心發熱, 神志病을 主治한다.

(1) 部位別 主治

極泉 **HT₁** ~ 少衝 **HT₉** : 胸心病, 神志病, 發熱病, 上肢 局所部位 疾患을 主治한다.

(2) 主要穴 主治

① 靈道 **HT₄**, 神門 **HT₇** : 心煩, 煩躁, 精神疾患을 主治한다.
② 少衝 **HT₉** : 上氣, 氣絶의 救急治療穴로 사용한다.

出典	甲乙.
名義	穴在腋下筋間動脈 入胸中 爲手少陰心脈之臓穴. 心者 君主之官, 其穴甚高 如君登極 至高無上, 心脈流注 似泉水下流, 故名極泉.
部位	臂內腋下筋間, 動脈入胸.
取穴	側臥擧臂取之. 腋窩의 中央 腋毛 中의 動脈搏動處, 腋窩橫紋前端(大胸筋停止部)에서 約 5分入 凹陷處에 取한다.
筋肉	大胸筋(pectoralis major m.), 濶背筋(latissimus dorsi m.).
神經	腋窩神經(axillary n.), 肋間神經(intercostal n.), 腕·肋間 上腕神經의 內皮神經(med. cutaneous n. of arm & intercostobrachial n.).
血管	腋窩動靜脈(axillary a. & v.).
鍼法	直刺 2～5分, 鍼尖을 上向하여 腋窩로 向해 刺入한다.
灸法	肉灸 3～5壯, 溫灸 5～10壯.
穴性	疏筋活絡, 寬胸寧神, 通經活絡.
主治	臂肘厥寒, 腋臭, 脇下滿痛, 肘臂冷痛, 胸脇疼痛, 肢麻痛, 四肢不擧, 心痛, 胃炎, 肩關節炎, 肩關節周圍炎, 頸淋巴結核.

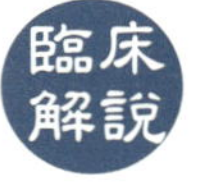

1. 腋臭症(狐氣, 因肝膽濕熱), 腋腫에 사용한다 : 心臟과 가까워 心火症에 민감한 장소이다. 따라서 腋汗이 많은 사람은 心火가 많은 사람이다. 腋窩 部位를 깨끗이 한 後에 粉을 바르면 땀구멍이 있는 部位가 축축해진다. 바로 이곳에 施灸한다. 三稜鍼으로 瀉血한다. 腋窩動脈處로 刺針은 피한다.

2. 中風으로 인한 手不擧症에 사용한다(患部 周圍穴) : 先淸溪, 尺松(健側), 後極泉(或肩髃極泉透刺 或肩髎極泉透刺, 患側).
   ☞ 中風疾患에서 極泉穴 부위의 살이 健側보다 患側이 더 늘어진 경우가 있는데, 이는 중풍환자를 이동시킬 때 팔을 잘못 옮겨서 假脫臼되어서 발생

한다. 따라서 중풍환자를 옮길 때는 脫臼되지 않도록 조심해야 한다.

> "極泉…主臂肘厥寒 四肢不收 心痛乾嘔 煩渴 目黃 脇滿痛 悲愁不樂."《大成》

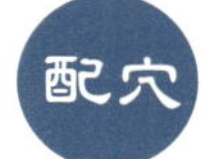

1. 配陰交, 漏谷 治心胸絞窄痛.

窄 : 좁을 착

2. 配靈墟 治悒悒寡歡.

3. "配俠白 治心痛乾嘔, 煩滿."《資生經》

靑靈 HT₂　　　　　　　　　　　　　　　　　　Cheongyeong Qingling

異名	靑靈泉, 靑疏泉.
出典	聖惠.
名義	穴在肘上三寸, 心者 生之本 神之變, 意卽心是生命的根本, 神靈知慧變化起源之處, 穴屬心脈 主頭部神志疾患, 故以爲名.
部位	肘上 3寸.
取穴	伸肘擧臂取之. 腋窩中央의 極泉穴과 肘橫紋內端의 少海穴 HT₃ 間을 9寸의 骨度法으로 하여 少海穴 上 3寸部로 上腕二頭筋에 取한다.
筋肉	上腕筋(brachial m.), 上腕三頭筋(triceps brachial m.).
神經	尺骨神經(ulnar n.), 正中神經(median n.), 腕內皮神經(med. cutaneous n. of arm).
血管	上腕動脈(brachial a.), 上尺骨側動脈(sup. ulnar collateral a.).
穴性	散風止痛, 淸頭明目, 理血.
主治	腕神經痛, 腕麻痺, 肩臂不擧, 肩臂紅腫, 腋下痛, 脇痛, 肋間神經痛, 頭痛, 目黃, 精神疾患, 振寒, 心弱健忘.

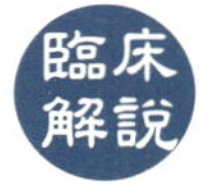

臨床 活用이 비교적 적다.

1. 皮膚가 연약한 部位로 筋肉의 彈力性을 가장 敏感하게 알 수 있는 곳이다.

2. 諸般 肩臂疾患에 응용한다 : 肩臂不擧, 手腕麻木不能着衣, 中風手顫에 사용한다.

▌ "靑靈…主目黃頭痛 振寒脇痛 肩臂不擧 不能帶衣."《大成》

少海 HT₃　　　　　　　　　　　　　　Sohae Shaohai [合水穴]

異名	陰少海, 曲節, 曲折.
出典	甲乙.
名義	少海者 水也, 穴在內廉絕後凹陷處, 爲手少陰脈氣匯聚之處. 因喩穴爲少陽之海, 故名少海.
部位	肘內廉絕後 大骨外, 去肘端五分.
取穴	屈肘擧臂取之. 屈肘하여 肘窩橫紋 尺側內端 凹陷處에 取한다.
筋肉	上腕筋(brachial m.).
神經	尺骨神經(ulnar n.).
血管	下尺骨側動脈(inf. ulnar collateral a.), 尺側皮靜脈(basilic v.).
鍼法	直刺 3~8分, 斜刺 0.5~1寸.
穴性	疏心氣淸包絡, 寧神志, 化痰涎
主治	心痛, 心弱, 狹心症, 精神分裂症, 發狂, 癲狂善笑, 吐舌, 嘔吐涎沫, 健忘, 精神的抑鬱, 瘰癧, 肋間神經痛, 肘關節炎, 尺神經炎, 上肢痛, 眼充血, 目眩, 鼻充血, 風眩頭痛, 項强不得回顧, 手顫, 寒熱齒痛, 疔瘡.
其他	少海穴 HT₃ 과 小海穴 SI₈ 은 同音異意穴이다.

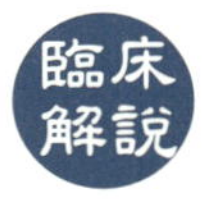

1. 心腎失調(心火, 腎虛)로 인한 모든 疾患에 應用한다 : 深刺(强刺戟) 時 針暈이 일어나기 쉽다. 특히 左少海穴 刺針 時 多發한다.

① 耳鳴의 最高 名穴로서 특히 心火가 原因인 경우에 有效하다(灸) : 配翳
風(水針 : 0.1～0.2cc 증류수, 황련해독탕, 藥針).

② 心痛, 狹心症에 사용한다 : 配神門, 陰郄.

③ 頭部充血로 인한 風眩頭痛, 齒痛, 頸痛에 사용한다.

④ 火經之合水穴로서 腎虛로 인한 健忘, 精神異常之症에 사용한다.

⑤ 心虛로 인한 手顫症에 多用한다.

2. 肘膝關節 및 尺骨神經關聯 諸症에 사용한다(患部 周圍穴).

　① 肘關節 痛症, 屈伸不利에 사용한다(灸法 或은 皮內鍼).

　② 尺骨神經痛或麻痺, 膝內廉捻挫(接經, 對稱療法)에 多用한다.

3. 太極鍼法으로 少陽人(脾大腎小)에 應用되는 要穴이다 : 太極鍼法은 體質,
舍岩(五行)鍼法은 臟腑虛實과 寒熱을 기준으로 삼는다.

“風眩頭痛 少海主之.” “瘧 背膂振寒 項痛引肘掖 腰痛因少腹 四肢不擧 少
海主之.” “齒齲痛 合谷主之. 又云少海主之.”《甲乙經》

“少海…主寒熱齒齲痛 目眩發狂 嘔吐涎沫 項不得回顧 肘攣腋脇下痛 四肢
不得擧 齒痛 腦風頭痛 氣逆噫噦 瘰癧 心疼 手顫健忘.”《大成》

噦 : 탄식할 희, 트림할 애

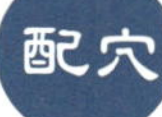

1. “配間使, 神門, 合谷, 後谿, 復溜, 絲竹空 治發狂.”《大成》

2. 配後谿 治手顫.

3. “配手三里 治兩臂頑麻.”《百症賦》

4. “配天井 治瘰癧.”《勝玉歌》

5. “配支正, 魚際, 合谷, 曲池, 腕骨 治狂言, 驚恐.”《千金方》

6. “配支正 治熱病先腰脛痠, 喜渴數飲食, 身熱, 項痛而强, 振寒寒熱.”《千金方》

7. “配陰都, 商陽, 三間, 中渚 治身熱瘧病.”《千金方》

8. 配然谷, 太谿, 臨泣 治肺癌.

9. 配合谷, 內庭 治齒痛.

☞ **太極鍼法**

李炳辛 先生이 心을 中心으로, 肺脾肝腎 四臟器의 치우침으로써 體質을 구분하는 四象理論(醫學)과 五行理論을 結合하고, 心經의 五俞穴을 기준으로 삼아 만든 鍼法이다.

1. 心經에서 臟腑 大小에 따른 補瀉를 行한다.

2. 해당 臟腑의 經에서 原穴[1]을 사용하여 臟腑 大小에 따라 補瀉한다(體質鑑別). 따라서 臨床에서의 取穴은 다음과 같다(표. 太極針法應用表 참조).

   ① 太陽人(肺大肝小, 金性體質) : 少府補(火克金), 太衝補 太淵瀉.
   ② 少陽人(脾大腎小, 火性體質) : 少海補(水克火), 太谿補 太白瀉.
   ③ 太陰人(肝大肺小, 木性體質) : 靈道補(金克木), 太淵補 太衝瀉.
   ④ 少陰人(腎大脾小, 水性體質) : 神門補(土克水), 太白補 合谷瀉.

   → 少陰人의 경우 腎無瀉 原則에 따라 太谿 代用으로 合谷을 사용한다.

3. 病症에 관계없이 體質만 고려한다(四象醫學)든지, 經絡의 虛實과 臟腑虛實을 함께 본다(五行鍼法)든지 하는 데에 문제점이 있긴 하지만 豫防醫學的 측면에서 접근해보면 의미가 있다.

☞ **太極針法應用表**　　　　　　　　　　補瀉法 : 迎隨補瀉, 圓方補瀉

區分	太陽人	太陰人	少陽人	少陰人
鑑別	少府補	靈道補	少海補	神門補
體質治療	太衝補 太淵瀉	太衝瀉 太淵補	太白瀉 太谿補	太白補 合谷瀉
肝	太衝補	太衝瀉	太衝補	太衝瀉
脾	太白瀉	太白補	太白瀉	太白補
肺	太淵瀉	太淵補	太淵瀉	太淵補
腎	太谿補	合谷瀉	太谿補	合谷瀉
膽	丘墟補	丘墟瀉	丘墟補	丘墟瀉
小腸	太衝補 腕骨補	太衝瀉 腕骨瀉	太衝補 腕骨補	太衝補 腕骨瀉
胃	太白補 衝陽瀉	太白補 衝陽補	太白瀉 衝陽瀉	太白補 衝陽補
大腸	太谿補 合谷補	太谿補 合谷瀉	太谿補 合谷補	合谷瀉

---

1) 原穴 : 十二經脈에 각각 1個씩 있어 十二原穴이라고도 부르며 臟腑의 原氣가 經脈에 머물러 있는 鍼穴로 대체로 動脈 부근에 많다. 해당 경맥의 病상태를 반영하므로 臟腑虛實 診斷(診脈)에 이용되며 해당 經脈의 病을 治療함에 補瀉를 막론하고 언제든지 응용 가능한 代表穴이다.

區分	太陽人	太陰人	少陽人	少陰人
膀胱	太谿補 京骨補	太谿補 京骨瀉	太谿補 京骨補	合谷瀉 京骨瀉
頭腦	太淵瀉	太淵補	太淵補	太淵補
耳	太淵瀉	太淵補	太淵補	太淵補
目	太白補	太白補	太白瀉	太白補
鼻	太衝補	太衝瀉	太衝補	太衝補
口	太谿補	太谿補	太谿補	合谷瀉
舌	太淵瀉	太淵補	太淵補	太淵補
胃脘(上焦)	太淵瀉	太淵補	太淵補	太淵補
兩乳	太白補	太白補	太白瀉	太白補
背膂	太白補	太白補	太白瀉	太白補
臍	太衝補	太衝瀉	太衝補	太衝補
腰脊	太衝補	太衝瀉	太衝補	太衝補
前陰	太谿補	太谿補	太谿補	合谷瀉
皮毛	太淵瀉	太淵補	太淵補	太淵補
筋	太白補	太白補	太白瀉	太白補
肉	太衝補	太衝瀉	太衝補	太衝補
骨	太谿補	太谿補	太谿補	合谷瀉

靈道 HT4　　　　　　　　　　　　　　　　　　Yeongdo Lingdao [經金穴]

出典　甲乙.

名義　心藏神, 靈 神也. 穴爲手少陰脈所行之經穴, 經營於此, 喩心脈之渠道, 故名靈
道.

部位　掌後 1.5寸, 神門穴 上 1.5寸

取穴　屈肘仰掌取之. 肘關節橫紋 尺側內端의 少海穴 HT3 부터 手掌側의 腕橫紋
尺側內端 上에 있는 神門穴 HT7 까지 1尺의 骨度法에 의해 腕橫紋 尺側內
端 上 1.5寸, 尺側手根屈筋腱(Flexor carpi ulnaris tendon)과 指淺屈筋腱

(Flexor digitorum superficialis tendon) 間에 取한다.

筋肉　尺側手根屈筋(flexor carpi ulnaris m.), 掌側手根靭帶(lig. carpi volare), 短
　　　　掌筋(palmaris brevis m.).

神經　尺骨神經(ulnar n.).

血管　尺骨動靜脈(ulnar a. & v.).

穴性　寧心安神, 調心氣, 鎭靜, 化痰涎.

主治　精神神經疾患, 癲病, 心痛悲恐, 不安, 暴瘖不言, 錯語症, 舌强不語, 急性舌骨
　　　　麻痺, 高血壓, 低血壓, 肘神經痛, 肘臂疼痛, 瘈瘲, 乾嘔, 胃脘部疼痛, 目赤痛.

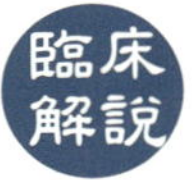

靈道·通里·陰郄·神門의 四穴은 共通的으로 婦人血病, 心煩·煩躁, 失音
難言, 神經精神系疾患에 有效하다(靈道透神門).

1. 鎭靜·安神作用이 優秀하여 精神分裂症, 癲病 等 諸般 精神神經疾患에
　응용한다.

2. 心經之經金穴로서 心經之病이 咽喉 諸症을 兼한 경우에 有效하다.
　① 痰涎·咳嗽에 사용한다.
　② 突發性 失語症, 錯語症 특히 舌骨筋硬直에 의한 言語困難에 效果的이
　　다.

3. 太極鍼法으로 太陰人(肝大肺小)에 應用되는 要穴이다.

　"病變於色者 取之滎, 病時間時甚者 取之輸, 病變於音者 取之經, 經滿而血
　者 病在胃及以飮食不節得病者 取之於合, 故命曰味主合, 是謂五變也."《靈
　樞·順氣一日分爲四時》

　"靈道…主心痛 乾嘔 悲恐 相引瘈瘲 肘攣 暴瘖不能言."《大成》

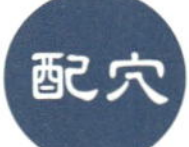

1. "配支溝, 天窓, 扶突, 曲鬢 治暴瘖不能言."《千金方》
2. "配魚際 治肘攣枉滿."《千金方》

3. "配天突, 天窓 治暴瘖不能言, 口噤."《資生經》

☞ 舌과 관련된 臟腑·經絡

1. 臟腑上 屬心

"心氣通於舌 心和則舌能知五味矣."《靈樞·脈度》

"舌者 心之官也."《靈樞·五閱五使》

"舌爲心之苗" "舌者 心筋之苗."

2. 經絡上 屬脾

"脾足太陰之脈 起於大指之端…上膈挾咽 連舌本 散舌下."《靈樞·經脈》

"舌爲脾胃之外候."

通里 HT5　　　　　　　　　　　　Tongri Tongli [心經之絡穴 別走手太陽小腸經]

異名	通理.
出典	靈樞 經脈, 甲乙.
名義	本穴在腕後一寸, 爲手太陰之絡. 穴系手少陰脈氣別通爲絡之居處, 故名通里.
部位	腕後 1寸 陷中.
取穴	屈肘仰掌取之. 神門穴 HT7 上 1寸, 靈道穴 HT4 下 5分, 腕關節橫紋 上 1寸 處로 尺側手根屈筋腱(Flexor carpi ulnaris tendon)과 指淺屈筋腱(Flexor digi- torum superficialis tendon) 間에 取한다.
筋肉	尺側手根屈筋(flexor carpi ulnaris m.), 掌側手根靭帶(lig. carpi volare), 短掌根筋(palmaris brevis m.).
神經	尺骨神經(ulnar n.).
血管	尺骨動靜脈(ulnar a. & v.).
穴性	安心寧神, 熄風和營, 淸虛熱.
主治	目眩頭痛, 神經衰弱, 神經性心悸亢進, 怔忡, 不眠, 舌强不語, 恐怖, 狂症, 眩暈, 面赤熱, 虛煩, 盜汗, 卒倒, 腕關節痛, 上肢無力, 遺尿, 月經過多, 崩漏.

1. 舌과 關聯한 諸 病症을 다스린다 : 대개 心脾積熱, 心火熱盛이 原因이다.
   ① 舌根麻痺, 中風으로 인한 舌强不語의 必須穴이다(先刺通里, 後刺脾經
      爲主 隨證選穴) : 心經之絡穴로서 絡脈이 虛하면 不能言하므로 補通里
      하고, 絡脈이 實하면 支滿膈腫하므로 瀉通里한다.

   "通里…實則支滿膈腫 瀉之, 虛則不能言 補之."《大成》《循經考穴編》

   "手少陰之別 名曰通里, 去腕一寸半[2] 別而上行 循經入於心中 繫舌本 屬目
   系. 其實則支膈 虛則不能言, 取之掌[3]後一寸, 別走太陽也."《靈樞·經脈》

   ② 芒刺(혓바늘, 配少衝隱白 瀉血), 舌腫·舌炎에 사용한다(心脾經爲主
      取穴).

2. 不整脈[4]의 名穴(通里, 陰郄)로서 (神經性)心悸亢進, 怔忡 等의 心脈動異
   常之證에 常用한다.

3. 神門의 補助穴로서 婦人血病, 神志關聯 諸症에 配用한다(心主血, 心藏神)
   : 靈道·通里·陰郄·神門의 四穴은 共通的으로 婦人血病, 心煩·煩躁,
   失音難言, 神經精神系疾患에 有效하다(靈道透神門).

   "通里…主目眩頭痛 熱病先不樂 數日懊憹 數欠頻呻悲 面熱無汗 頭風 暴
   瘖不言 目痛心悸 肘臂臑痛 苦嘔喉痺 少氣遺溺 婦人經血過多崩中. 實則
   支滿膈腫 瀉之, 虛則不能言 補之."《大成》

1. 配行間 治月經過多.
2. "配崑崙, 曲泉, 飛揚, 前谷, 少澤 治頭眩痛."《千金方》
3. "配液門, 中渚 治熱病先不樂, 頭痛面熱無汗."《千金方》

---

2) 一寸半 : 校釋作 一寸.
3) 掌 : 校釋作 腕.
4) 不整脈 : 心臟의 搏動이 고르지 않아 呼吸과 脈搏이 서로 맞지 않는 것. 呼吸은 빠르고 脈搏이
   느린 경우가 가장 豫後가 좋지 않다.

※ **舌의 諸病症狀** : 先隱白 少衝瀉血한다.

1. 舌强 : 혀가 굳어 잘 움직여지지 않는 것. 半身不遂, 입과 눈이 돌아가는 症狀을 兼할 때는 中風이 원인이다. 舌紅, 精神昏迷, 헛소리를 하면 心(包)熱盛이 원인이다.

2. 舌歪 : 혀가 한쪽으로 치우쳐 中央으로 똑바로 내밀지 못하고 삐뚤어지는 것. 肝風內動이 원인이며 中風, 半身不遂에서 主로 나타난다.

3. 舌痿 : 혀가 無氣力하게 늘어져 자유롭게 伸縮하고 움직일 수 없는 것. 慢性 消耗性疾病 患者에게 많이 나타나며 脾氣虛, 腎陰不足(虛熱)이 원인이다. 以治少府, 陰谷.

4. 舌顫 : 혀가 떨리는 것. 보통 눈을 감고 혀를 내밀게 하면 혀를 바르르 떤다. 內風5), 알코올中毒이 원인이다.

5. 芒刺 : 혓바늘, 혓바닥에 좁쌀알처럼 벌겋게 돋는 것. 心脾熱 · 結熱이 원인이다.

6. 舌裂 : 혀가 갈라지는 것. 熱로 인한 陰의 損傷(熱盛陰虛)이 원인이다.

7. 弄舌 : 蛇舌, 吐弄舌이라고도 하며 혀를 날름거리는 것을 말함. 疳病, 心脾積熱이 원인이다. 以治金津玉液瀉血.

8. 舌卷 : 혀가 오므라드는 것. 心火暴盛, 肝經熱甚, 心包熱邪가 원인이다. 以治少商瀉血, 液門, 二間, 瘂門

9. 重舌 : 혀 밑에 조그마한 혀 같은 것이 생기는 것으로 볼 안과 입천장에 나는 것을 重齶, 잇몸에 나는 것을 重齦이라 한다. 心脾熱盛이 원인이다. 以治十井穴, 十宣穴瀉血.

10. 舌腫 : 木舌, 혀가 腫硬해져 부드럽지 못한 것. 甚하면 滿口하여 呼吸이 困難한 경우도 있다. 心脾熱壅이 원인이다. 以治廉泉 金津玉液, 天突 少商 然谷 風府.

    "凡舌腫脹甚 先刺舌尖或舌上或舌傍出血, 惟舌下廉泉穴禁鍼."《回春》

11. 口糜 : 입안이 허는 것으로 口瘡糜爛을 말함. 臟腑積熱, 虛火가 원인이다.

    "口瘡赤者心熱 白者肺熱."《入門》. 以治液門, 承漿, 人中, 合谷, 長强, 金

---

5) 內風 : 精神昏迷, 현기증, 痙攣, 痲木, 口眼喎斜 等의 症狀이 外感風邪가 아닌 內的 要因에 의해 發生하는 것. 火熱暴盛, 陰血不足(虛熱)이 原因이다.

津玉液, 委中 後谿, 心俞 小腸俞(灸), 太衝 勞宮.

12. 舌紫斑 : 舌에 內出血로 인한 얼룩이 생긴 것. 瘀血, 특히 女性의 경우 子宮內 瘀血이 원인이다. 甚한 경우 子宮癌을 의심한다.

陰郄 HT6　　　　Eumgeuk Yinxi [心經之郄穴]

異名　少陰郄, 石宮.

出典　甲乙.

名義　穴在掌後脈中 去腕五分, 手少陰郄, 穴爲心手少陰脈之郄穴, 故名陰郄.

部位　掌後脈中 去腕 5分.

取穴　屈肘仰掌取之. 神門穴 HT7 上 5分, 腕關節橫紋 上 5分處로 尺側手根屈筋腱(Flexor carpi ulnaris tendon)과 指淺屈筋腱(Flexor digitorum superficialis tendon) 間에 取한다.

筋肉　掌側手根屈筋(flexor carpi ulnaris m.), 掌側手根靭帶(lig. carpi volare), 短掌筋(palmaris brevis m.).

神經　尺骨神經(ulnar n.).

血管　尺骨動靜脈(ulnar a. & v.).

穴性　淸心凉血, 潛虛陽, 安神志, 固表分.

主治　神經衰弱, 神經性心悸亢進, 心痛, 衄血, 吐血, 驚悸, 怔忡, 盜汗, 眩暈, 頭痛, 失音不能言, 子宮內膜炎, 帶下, 腕關節痛, 肘不伸屈, 虛勞.

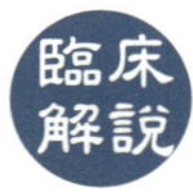

靈道 · 通里 · 陰郄 · 神門의 四穴은 共通的으로 婦人血病, 心煩 · 煩躁, 失音難言, 神經精神系疾患에 有效하다(靈道透神門).

1. 心經之郄穴로서 諸般 心臟關聯 急性 疾患에 常用穴이다.
　　① 狹心症으로 인한 心胸痛에 要穴이다 : 心痛이 먼저 오면 陰郄穴, 怔忡이 먼저 오면 神門穴을 사용한다.

② 不整脈의 名穴(通里, 陰郄)로서 心悸, 怔忡 等 心脈動異常之證에 사용한다.

③ 少陰之郄穴로서 鼻出血, 胃出血에 사용한다 : 配六完(卽 俠谿).

2. 汗吐下三法 中 合谷과 함께 止汗의 代表穴로 사용한다 : 盜汗에는 配復溜, 自汗에는 配合谷한다(合谷補 復溜瀉 止汗, 復溜補 合谷瀉 發汗).

> "瀉陰郄 止盜汗 治小兒骨蒸."《標幽賦》

3. 神門의 代用穴로서 사용한다.

> "凄凄寒嗽 吐血 逆氣 驚 心痛 手陰郄主之."《甲乙經》

> "陰郄…主鼻衄吐血 洒淅畏寒 厥逆氣驚 心痛霍亂 胸中滿."《大成》

1. "配後谿 治盜汗之多出."《百症賦》
2. "配二間 治寒慄惡寒."《百症賦》

神門 HT₇   Sinmun Shenmen [俞土穴, 心之原穴, 自經瀉穴]

異名 兌衝, 中都, 銳中, 兌骨.

出典 素問 氣交變大論, 甲乙.

名義 心者君主之官 神明出焉. 心藏神 主神, 穴爲心脈之俞穴, 爲心氣所出入之處, 故名神門.

部位 掌後銳骨端陷中.

取穴 屈肘仰掌取之. 手掌側腕關節橫紋 上으로 尺側手根屈筋腱(Flexor carpiulnaris tendon)과 指淺屈筋腱(Flexor digitorum superficialis tendon) 間에 取한다.

筋肉 手根橫靭帶(lig. carpi tranversum), 掌側手根靭帶(lig. carpi volare), 尺側手根屈筋(flexor carpi ulnaris m.), 短掌筋(palmaris brevis m.).

神經 尺骨神經(ulnar n.).

血管 尺骨動靜脈(ulnar a. & v.).

穴性 安心寧神, 淸心熱, 調氣逆.

主治　神經衰弱, 神經性心悸亢進, 精神分裂症, 恍惚, 健忘, 痴呆悲哭, 失神, 心痛, 心煩, 怔忡, 虛勞, 咽乾, 無脈症, 心實症, 舌肌麻痺, 失眠, 不嗜食, 目黃脇痛, 胃脘痛, 嘔血, 吐血, 喘逆上氣, 腕關節痛, 手臂攣急, 身熱, 惡寒.

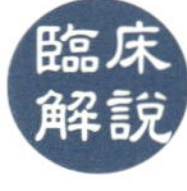

1. 自經瀉穴로서　淸心安神作用이　優秀하여　心血管·腦神經系疾患에　널리　多用한다："心經或心臟本身有病 則在心經的經穴中取穴, 受他經的影響而 發生疾病時 則在心包經中取穴."《針灸五輸穴應用》

(1) 神經性　心悸亢進, 怔忡, 心痛心煩에　使用한다(右側爲主)：配內關, 陽陵泉(相通).

(2) 精神神經系疾患의　常用穴이다.

　　① 神經性　便秘症의　要穴이다：配梁丘, 天樞.

　　② 失眠, 神經衰弱, 精神分裂症 等에　有效하다：配隱白, 三陰交.

　　③ 癲病之症(少氣·身熱, 面赤, 發狂·喜哭, 上氣)에　有效하다.

2. 心之原穴로서　心腎不調(虛)로　인한　諸症에　사용한다.

"黃帝曰 手少陰之脈獨無腧 何也. 歧伯曰 少陰 心脈也. 心者 五藏六府之大 主也, 精神之所舍也, 其藏堅固 邪弗能容也. 容之則心傷 心傷則神去 神去 則死矣. 故諸邪之在於心者 皆在於心之包絡. 包絡者 心主之脈也, 故獨無腧 焉. 黃帝曰 少陰獨無腧者 不病乎? 歧伯曰 其外經病而藏不病, 故獨取其經 於掌後銳骨之端. 其餘脈出入屈折 其行之徐疾 皆如手少陰心主之脈行也, 故本腧者 皆因其氣之虛實疾徐以取之, 是謂因衝而瀉 因衰而補, 如是者 邪 氣得去 眞氣堅固, 是謂因天之序."《靈樞·邪客》

　　① (心性)痴呆, 健忘에　效果가　優秀하다.

　　② 神經性　消化器　諸症에　有效하다(配足三里)：心腎不調(虛)로　인해　心 煩·煩躁, 不眠, 神經衰弱 等의　神志病變이　일어나게　된다. 이들은　다 시　胃腸機能低下(衰弱)를　가져오게　되어　결국　食慾減退 等의　消化器 諸症을　나타내게　되는데, 이　경우에　특히　有效하다.

3. 古來로 婦人의 姙娠與否를 判斷하는데 사용되었다 : 婦人이 姙娠 時에는 神門 部位의 脈이 끊임없이 크게 뛴다.

4. 腕關節部異常에 患部 周圍穴로 쓰이는 손목의 六穴 中 代表穴이다 : 腕關節炎, 尺骨神經痛(麻痺) 等에 效果的이다.

5. 太極鍼法으로 少陰人(腎大脾小)에 活用되는 要穴이다.

> "一 心虐 令人煩心甚 欲得見淸水 寒多(素問作反寒多, 太素作及寒多) 不甚熱 刺手少陰 是謂神門." "遺溺 關門及神門委中主之." "手及臂攣 神門主之." "嘔血上氣 神門主之."《甲乙經》

> "神門(一名銳中, 一名中都)…主瘧心煩 甚欲得冷飮 惡寒則欲處溫中. 咽乾不嗜食 心痛數噫 恐悸 少氣不足 手臂寒 面赤喜笑 掌中熱而踠 目黃脇痛 喘逆身熱 狂悲狂笑 嘔血吐血 振寒上氣 遺溺失音 心性痴呆 健忘 心積伏梁 大小人五癎. 東垣曰 胃氣下溜五臟氣亂 其爲病互相出見. 氣在於心者 取之手少陰之俞神門, 同精導氣以復其本位."《大成》

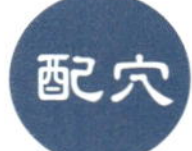

配穴

1. 配陰郄, 內關, 心俞, 巨闕 治心絞痛, 心博不整, 心痛.
2. 配風池, 百會 治神經衰弱, 不眠, 健忘.
3. 配內關, 三陰交 治神經衰弱, 失眠.
4. "配大陵, 魚際 治心痹悲恐."《大成》
5. "配少商, 湧泉, 心俞 治痴呆."《大成》   呆 : 어리석을 매(태), 지킬 보
6. "配後谿, 衝陽 治發狂, 登高而歌, 棄衣而走."《大成》
7. "配後谿, 鳩尾 治五癎."《勝玉歌》
8. "配上脘 治發狂奔走."《百症賦》
9. "配陽谷 治笑若狂."《千金方》
10. "配合谷, 風池 治喉痺."《千金方》
11. "配合谷 治喉痺心煩."《千金翼方》
12. "配少海 治手臂攣."《千金方》
13. "配氣戶, 雲門, 天府 治喘逆上氣."《千金方》.
14. "配魚際, 太衝, 大敦, 關元 治遺溺."《大成》

異名	兌骨, ⑧ 手解.
出典	甲乙.
名義	穴在小指本節後凹陷處, 與手厥陰經勞宮穴相平直. 府, 文書藏也, 引申聚集之義. 因喻本穴爲手太陰脈氣匯聚之處, 故名少府.
部位	手小指節後骨縫陷中 直勞宮.
取穴	屈肘仰掌取之. 手掌의 第4·5中手骨 間의 中央에 取한다. 손가락을 구부려 주먹을 가볍게 쥘 때 4·5指가 닿는 部位의 中間에 取한다. 勞宮穴 PC8 과 橫行으로 取한다.
筋肉	淺指屈筋(frexor digitorum superficialis m.), 小指對立筋(opponens digiti guinti m.).
神經	尺骨神經(ulnar n.), 尺骨神經淺皮枝(superficial br. of ulnar n.).
血管	淺掌動脈弓(superficial volar arch), 深掌動脈弓(deep volar arch).
鍼法	直刺 3~5分, 斜刺 3~5分. 鍼尖을 手掌面에서 手背로 向해 刺入한다.
灸法	肉灸 3~5壯, 溫灸 5~10分.
穴性	寧神志, 調心氣, 淸裏熱.
主治	煩滿少氣, 悲恐畏人, 心痛, 胸痛, 心悸, 少氣, 掌中熱, 發熱, 咽乾, 善笑, 悲恐驚, 陰萎, 小便不利, 遺尿, 癃瘍, 陰經痛, 陰部瘙痒, 陰挺, 子宮下垂, 偏墜, 小指攣急, 手卷不伸.

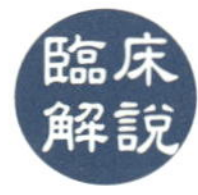

1. 火經之火穴로서 一切의 火로 인한 諸 病症을 치료한다.

   (1) 모든 火病, 癨病의 基本穴이다 : 少府瀉血, ㈂ 小腸正格(臨泣後谿補 通谷前谷瀉).

   (2) 各種 皮膚病, 특히 心因性 熱症에 의한 皮膚疾患에 有效하다 : 配曲池.
   cf. 毒性에 의한 皮膚病 : 築賓, ⑧ 分枝上·下.

   (3) 心腎失調(虛)로 인한 下焦 諸病에 응용한다.

① 陰挺, 陰痛, 陰痿, 月經過多 等 生殖器疾患에 配用한다.

② 遺尿, 小便不利, 膀胱麻痹 等 泌尿器疾患에 配用한다.

③ 掌中(虛)熱, 偏墜, 肘腋 · 手指攣急에 사용한다.

2. 一名 手解穴로서 暈鍼에 사용한다. 鍼治에 앞서 足三里에 먼저 刺鍼하면
　暈鍼을 豫防할 수 있다 : "病變於色者 取之滎."《靈樞 · 順氣一日分爲四時》

    手解穴 : 暈鍼으로 어지러운 症狀이 있는 경우에 效果的이다(上部).

    足解穴 : 鍼刺 後 浮腫, 皮下出血, 痲痹 症狀이 있는 경우에 效果的이
　　　　　　다(下部).

　但, 解穴은 一穴만 사용한다(兩側 疾患 時에는 차례로 한쪽씩 治療한다).

3. 太極鍼法으로 太陽人(肺大肝小)에 쓰이는 要穴이다.

> "少府…主煩滿少氣 悲恐畏人 掌中熱 臂痠 肘腋攣急 胸中痛 手踡不伸 瘄
> 瘧久不愈 振寒 陰挺出 陰癢陰痛 遺尿偏墜 小便不利 太息."《大成》

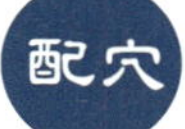　**配穴**

1. "配蠡溝 治嗌中有氣如息肉狀."《千金方》
2. "配足三里 治小便不利, 癃."《千金方》
3. "配太衝, 照海, 曲泉 治陰挺出."《大成》
4. 配曲澤, 郄門, 間使 治風濕性心臟病.
5. 配內關, 心俞 治心悸, 心絞痛, 心博不整.
6. 配關元, 足三里 治尿閉.

동 **手解**

[部位] 在手掌側小指掌骨與無名指掌骨之間, 握拳時小指尖觸及掌處, 卽少府穴.

[主治] 主解暈鍼與下鍼後引起之麻木感及氣血錯亂之刺痛, 捻挫.

[解說 및 運用] 手解卽心經之少府穴, 少府爲心經滎穴, 暈鍼時首當强心, 又內經日, "病變於
色者取之滎.", 暈鍼時臉色必變, 鍼心經滎穴當然有效, 所以手解能治鍼暈.

本穴治暈鍼, 可先將鍼取出 使平臥, 再刺本穴, 有立卽解除暈鍼之效.

鍼刺後鍼眼刺痛可鍼本穴, 或以指重掐本穴 其痛亦可立解.

⑧ 增長二
[部位] 手解穴 直上五分一穴, 再上八分(或一寸)一穴.
[主治] 增高(小兒 發育期間에 特效).

※ 手掌의 診斷應用 : 손바닥은 心經, 발바닥은 腎經의 狀態를 代表한다.

1. 심장의 상태를 살필 때는 언제든지 손바닥을 관찰하고, 환자의 脈을 잡을 때도 손바닥을 반드시 살펴본다.

2. 손바닥에 땀이 많은 사람은 心火症이 심한 사람으로 대개 緊張, 自律神經 異常이 原因이다. 가슴에 病이 있으면서 오히려 손바닥이 바싹바싹 마르는 사람은 病이 극심한 상태이다. 손톱이 건조하고 잘 트는 경우도 대개 心的 스트레스, 心火가 原因이다.

3. 손의 땀은 가슴의 火를 氣化, 解熱해주는 작용이 있다. 따라서 가슴에 병이 있는 사람은 먼저 손에 땀부터 나오도록 치료한다.

4. 조바심이 날 때 손바닥을 비비는 行動은 가슴의 熱을 평정시키기 위함이며, 손바닥에 자극을 많이 줄수록 上焦熱을 平熱할 수 있다. 사람은 直立生活로 因하여 발바닥(湧泉, 腎)은 많은 자극을 받지만 손바닥(勞宮 少府, 心)은 자극이 없는 생활을 하게 되므로 心熱이 上衝하는 문제가 발생한다. 이를 예방키 위하여 옛날에는 손에 楸子를 돌렸다.

5. 인체에서 水火의 길을 通해주기 위해 제일 먼저 치료하는 장소는 손바닥, 발바닥이다. 따라서 小兒驚氣 時 손과 발바닥을 차침으로 자극하면 깨어난다.

6. '舌者 心筋之苗' 이므로 舌의 異常에는 必히 손바닥을 치료한다(鍼刺).

7. 손바닥의 代表穴은 勞宮이며, 少府는 勞宮의 代用穴이다.

8. 손바닥은 心火의 반응구역이므로 가능한 禁灸한다.

少衝 HT₉　　　　　　　Sochung Shaochong [井木穴, 自經補穴]

異名　　經始.

出典　　甲乙.

名義	本穴在手小指內側之端, 若去指甲角如韭葉之處　屬本經井穴　猶如井泉之發
	脈氣正深　爲手少陰心脈衝出之所在, 故以爲名.
部位	手小指內側, 去爪甲角如韭葉.
取穴	俯掌取之. 手小指端橈側의　爪甲根角 1分處에 取한다.
筋肉	指深屈筋(flexor digitorum profundus m.), 指腱鞘(vaginae tendinum digitales).
神經	尺骨神經(ulnar n.), 固有掌側指神經(proper palmar digital n).
血管	固有掌指動脈(proper palmar digital a.).
鍼法	直刺 1～2分, 斜刺 2～3分. 或은 三稜鍼으로 點刺出血시킨다.
穴性	開心竅, 淸神志, 泄邪熱, 寧神醒腦.
主治	心痛, 胸中滿痛, 精神疾患, 神經性心悸亢進, 怔忡, 上氣, 失神, 發熱性疾患, 救急, 咽頭炎, 喉頭炎, 掌中熱, 中風, 心虛症.

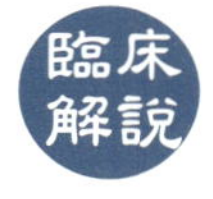

실제 臨床에서는 少衝보다는 少澤을 多用한다 : 井穴 中 ‘衝’字가 붙은 穴은 그다지 많이 사용하지 않는다.

1. 淸熱鎭心作用이 優秀하여 救急(應急)治療穴로 사용한다(配少澤).
   ① 心痛胸悶, 腦充血, 高血壓關聯 急性 諸症에 效果的이다.
   ② 精神不安, 驚悸怔忡, 時時有悲感 等에 사용한다.

   一般的으로 ┌ 氣滯爲主인 경우 : 肺經井穴인 少商부터 瀉血한다.
   　　　　　　└ 血滯爲主인 경우 : 心經井穴인 少衝부터 瀉血한다.

2. 心 자체의 熱鬱로 인한 舌關聯 諸 症狀(配隱白瀉血), 口中有熱, 手掌熱에 사용한다.

   “少衝(一名經始)…主熱病煩滿 上氣嗌乾渴 目黃 臑臂內後廉痛 胸心痛 痰氣 悲驚寒熱 肘痛不伸.”《大成》

配穴

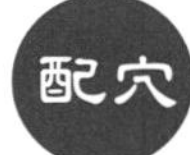

1. "配曲池 治發熱."《百症賦》
2. 配少商, 商陽, 中衝, 關衝(刺出血) 治中風卒倒, 人事不省藥水不下.
3. 配中衝, 水溝, 足三里 治中暑, Shock, 暈厥.
4. 配行間 治前陰臊臭.
5. "配大陵, 腕骨, 陽谷 治乍寒乍熱瘧."《千金方》
6. "配中衝, 勞宮, 大泉, 經渠, 列缺 治掌中熱, 肘中痛."《千金方》
7. "配中衝, 勞宮, 大陵, 間使, 關衝, 陽谿, 天髎 治熱病煩心, 心悶而汗不出, 掌中熱, 心痛, 身熱如火, 浸淫, 煩滿, 舌本痛."《千金方》

驚悸, 心悸와 怔忡

以治神門, 大陵, 內關, 陽陵泉(相通) 加中脘, 足三里, 豊隆.

1. **驚悸** : 가슴이 두근거리며 불안을 느끼는 病症으로 心悸보다 輕한 것을 말한다. 실제로 驚悸, 心悸를 混用하는 경우가 많다.

2. **心悸** : 가슴이 두근거리면서 잘 놀라고 不安해하는 病症. 一般的으로 發作性으로 나타나며 心博이 平常 時보다 빨라진다. 過勞, 精神的 Stress(七情內傷), 血虛, 痰飮(痰火)이 원인이며 마른 사람은 血虛, 살찐 사람은 痰飮으로 인한 경우가 많다.

3. **怔忡**[6] : 수시로 心悸亢進이 오며, 이로 인해 心博이 극렬해지는 病症. 驚悸가 오래되거나(怔忡因驚悸久而成也), 痰飮의 心下停滯(心虛而停水)가 원인이다.
   ① 膽虛怔忡(因心膽虛怯) : 陽陵泉 內關, 加味溫膽湯.
   ② 心虛怔忡(因心臟虛弱) : 神門 內關 足三里 然谷, 四物安神湯.
   ③ 脾虛怔忡(因思慮傷脾) : 大陵 內關, 歸脾湯(歸脾溫膽湯).
   ④ 腎虛怔忡(因陰虛火動) : ㊕ 腎正格(經渠復溜補 太白太谿瀉), 六味(男), 大營煎(女).

6) 怔忡 : "怔忡者 心中躁動不安, 惕惕然如人將捕者是也." "怔忡 心動而不寧也."

◈ 胸痛과 心痛 : 실제로는 混用되는 경우가 많다. 心痛 ⊃ 胸痛.

1. **胸痛** : 心胸 部位가 아픈 病症. 寒邪(背痛), 濕痰·瘀血(胸滿, 刺痛)에 의한 가
   슴의 經脈循環障碍가 원인이다. 대부분 心臟 자체의 病變으로 오는 경우로 肺
   炎, 肋膜炎, 狹心症(冠狀動脈狹窄) 등의 경우에 해당한다.

2. **心痛** : 心臟 部位와 명치 部位가 아픈 病症. 心臟 部位가 아픈 경우는 眞心痛
   (狹心症)에 해당하며, 명치 部位가 아픈 경우[7]는 眞心痛을 제외한 六種心痛·
   九種心痛, 胃脘痛에 해당한다. 일반적으로는 胃·腸間膜痙攣 等 각종 消化器
   疾患의 放散痛으로 인한 痛症, 즉 心脾痛을 말한다.

---

7) 명치 部位의 疼痛 : ㉄ 心正格(大敦少衝補 陰谷少海瀉).

06

手太陽小腸經

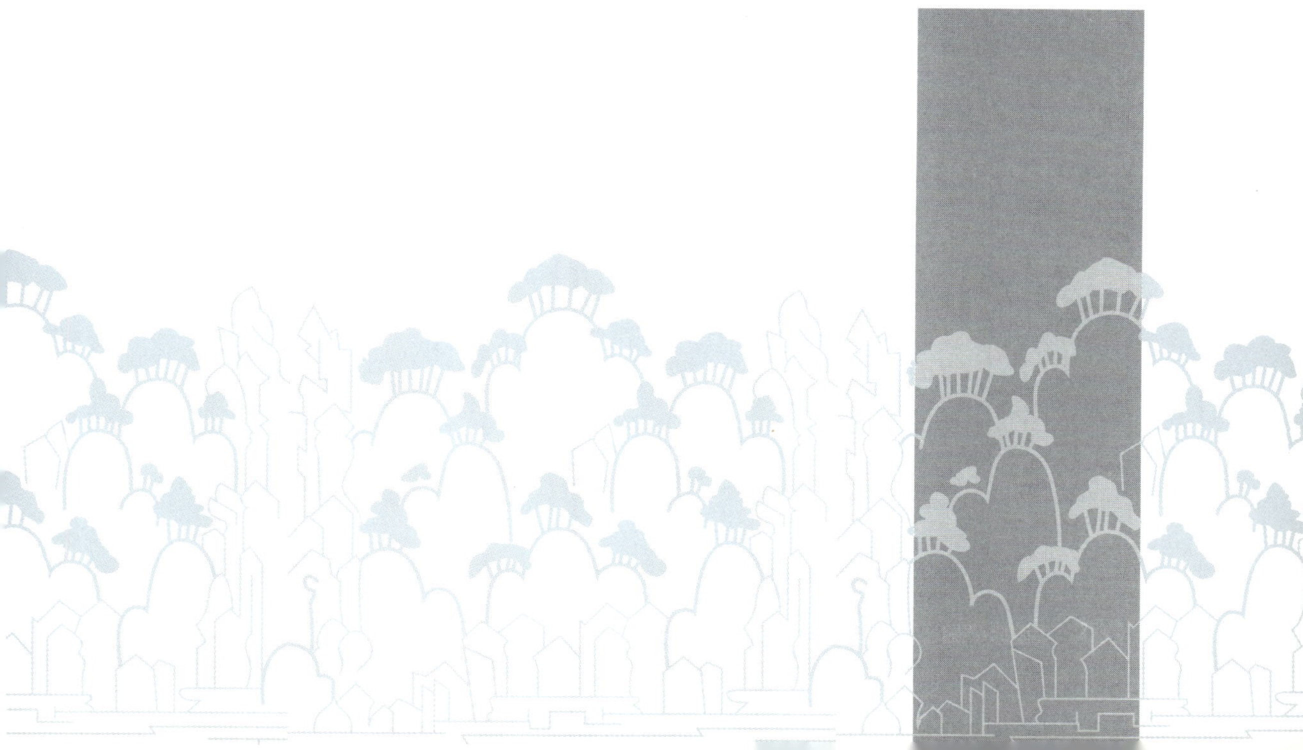

手太陽小腸經

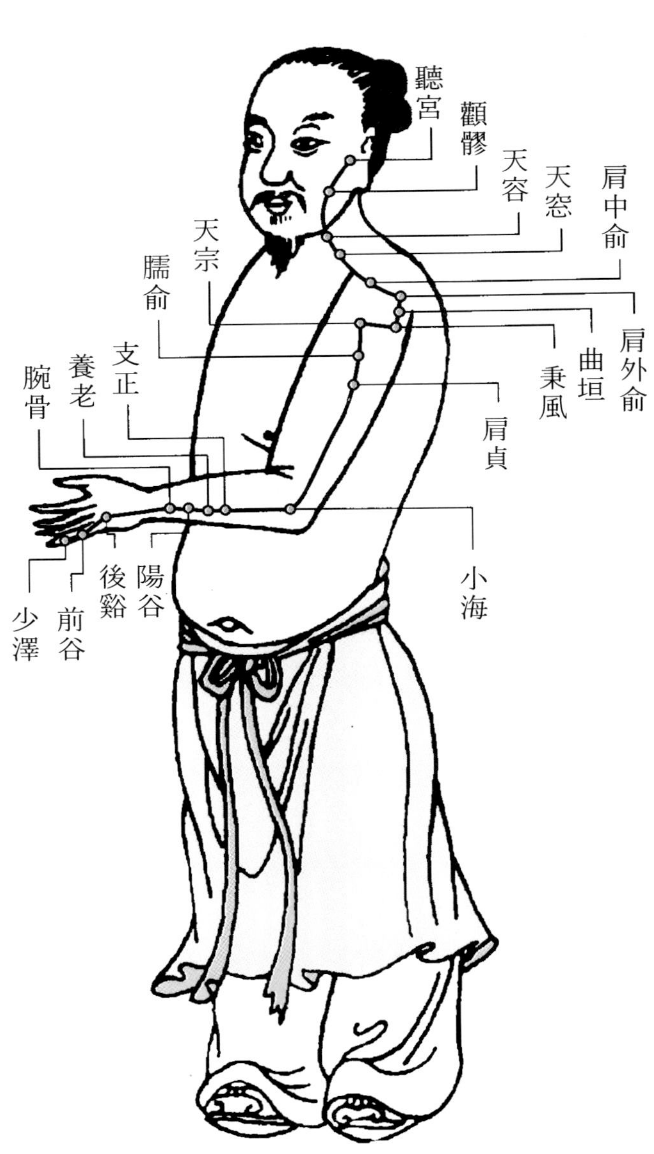

小腸手太陽之脈 起於小指之端(少澤) 循手外側(後谿)上腕 出踝中(尺骨莖狀突起)
直上循臂骨下廉(支正) 出肘內側兩筋之間(小海) 上循臑外後廉 出肩解(肩貞) 繞肩
胛(天宗) 交肩上(曲垣) 入缺盆絡心 循咽下膈 抵胃屬小腸.
其支者 從缺盆循頸上頰 至目銳眥 却入耳中.
其支者 別頰上䪼 抵鼻 至目內眥 斜絡於顴(顴髎, 以交足太陽也).

小腸經經穴歌

手太陽穴一十九, 少澤前谷後谿藪, 腕骨陽谷養老繩, 支正小海外輔肘, 肩貞臑俞接
天宗,髎外秉風曲垣着, 肩外俞連肩中俞, 天窓乃與天容偶, 銳骨之端上顴髎, 聽宮耳
前珠上走.《大成》

是動病과 所生病

是動病：嗌痛頷腫, 不可回顧, 肩似拔, 臑似折, 是主液.
所生病：耳聾, 目黃, 頰腫, 頸頷肩臑肘臂外後廉痛.

小腸經의 效能主治

1. 效能：清熱增液 利濕(體內 水分代謝調節), 寧心安神.
2. 主治：小腸·胸·心·咽喉 病症, 發熱病, 神經病, 頭·頸·眼·耳 病症 및 小腸
   經이 經過하는 部位의 病症을 主治한다. 특히 頭痛, 耳聾, 眼充血, 目黃, 口熱, 舌
   赤裂, 頰腫, 咽喉腫痛, 肩臂外側後緣痛 및 癱疾, 熱性病을 主治한다.

(1) 部位別 主治

① 少澤 SI1 ～小海 SI8：頭·項·耳·目·鼻·咽喉 病症, 腦病, 發熱病, 局所 病
   症을 主治한다.
② 肩貞 SI9 ～肩中俞 SI15：肩胛病을 主治한다.
③ 天窓 SI16 ～天容 SI17：咽喉 및 耳病을 主治한다.
④ 顴髎 SI18 ～聽宮 SI19：口齒·耳病을 主治한다.

(2) 主要穴 主治

① 少澤 SI1：小兒發熱, 驚症, 救急治療에 사용한다.
② 後谿 SI3：解熱, 傷寒感氣, 肺熱, 人體背部疾患에 사용한다.

異名	小吉, ⑧ 火膝.
出典	甲乙.
名義	少澤 爲井. 自少陰心而絡通于此, 彼以少衝名 此以少澤名, 澤取井養 少從少衝也.
部位	手小指端外側 去爪甲角下一分陷中.
取穴	俯掌取之. 手第5指端 爪甲根角에서 척측으로 1分處에 取한다.
筋肉	深指屈筋(flexor digitorum profundus m.).
神經	尺骨神經(ulnar n.), 固有掌側指神經(proper palmar digital n.).
血管	固有掌側指動脈(proper palmar digital a.), 背側指動靜脈(dorsal digital a.& v.).
穴性	增液通乳, 醒腦開竅, 淸心火, 散鬱熱, 通經活絡.
主治	瘧寒熱, 汗不出, 口乾心煩, 口內炎, 咽喉炎, 扁桃腺炎, 舌强, 乳腺炎, 乳腫, 乳房痛, 乳汁少, 心下塞, 頭痛, 目翳, 耳鳴, 耳聾, 項急, 鼻出血, 肩臂外後側疼痛, 上腕神經痛, 胸悶, 不得眠, 中風昏迷, 救急穴.

俯 : 구부릴 부

臨床解說

1. 淸熱增液作用이 優秀하여 津液不足을 隨伴한 熱性疾患에 사용한다(是主液).

   ① 乳汁不通, 無乳에 사용한다 : 配天谿, 天宗, 合谷, 膻中.

   ② 脣・舌・口腔의 諸 炎症疾患(口內炎, 舌强口乾, 喉痺)에 配用한다 : 口內炎은 胃熱, 心脾積熱이 原因이다.

   ┌ 舌炎이 爲主인 경우(心脾經) : 少衝(心之井穴).

   ├ 脣炎이 爲主인 경우(脾胃經) : 隱白(脾之井穴).

   └ 口腔炎이 爲主인 경우(胃大腸經) : 厲兌(胃之井穴).

   ③ 攀睛[1] 治療에 사용한다 : 陰虛火動이 原因으로 老人에게 多發한다.

---

1) 攀睛(반정) : 努肉攀睛의 준말. 努肉侵睛外障, 瘀肉攀睛, 赤筋板睛이라고도 한다. 눈구석에서 삼각형 모양의 군살이 자라나 黑睛(角膜)으로 들어가는 것. 心肺風熱, 脾胃濕熱, 腎陰消耗로 인한 虛火上逆이 원인이다.

2. 自經內 氣血凝滯로 인한 諸般 頭部疾患에 사용한다 : 少商, 商陽과 함께 가장 多用되는 井穴이다.

① 中風, 腦充血, 腦溢血, 心煩 等 應急疾患에 救急穴로 이용한다.

② 目翳(白內障, 綠內障)에 사용한다(點刺放血).

③ 上肢 針刺 後 重壓感 等의 부작용 時 配用한다 : 配手解.

④ 肩背痛, 項强, 小指가 저린 경우에 사용한다 : 대체로 少商은 面‧頸 部位, 少澤은 肩‧項‧背, 後頭의 症狀을 主治한다. 小指가 저린 경우에는 頸椎, 心, 腦의 異常有無 確認이 必要하다.

"振寒 少指不用 寒熱汗不出 頭痛 喉痺 舌卷 小指之間熱 口中熱 煩心 心痛 臂內廉及脇痛 聾 咳 瘈瘲 口乾 頭痛不可顧 少澤主之."《甲乙經》

"少澤(一名小吉)…主瘧寒熱 汗不出 喉痺舌强 口乾心煩 臂痛瘈瘲 咳嗽 口中涎唾 頸項急不得回顧 目生膚翳覆瞳子 頭痛."《大成》

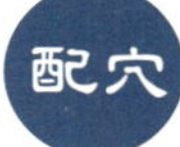

1. 配合谷, 膻中 治婦人無乳, 乳汁不通.

2. "配液門, 天井 治婦人無乳."《千金翼方》

3. 配乳根, 膻中, 合谷 治乳汁分泌不足, 乳痛, 乳癰.

4. 配太陽 治乳腫.

5. "配勞宮, 三間, 太衝 治口熱, 口乾, 口中熱."《千金方》

6. "配太谿 治咽中乾, 口中熱, 唾如膠."《千金方》

7. "配關衝, 竅陰 治喉痺, 舌卷, 口乾."《千金方》

8. "配尺澤 治短氣, 脇痛, 心煩."《千金方》

9. "配曲池 治瘈瘲, 癲疾."《千金方》

10. "配復溜, 崑崙 治瘧寒汗不出."《千金方》

11. "配肝俞 治攀睛."《百症賦》

12. 配液門, 手三里, 手五里 治前臂神經痛.

13. "配崑崙, 曲泉, 飛揚, 前谷, 通里 治頭眩痛."《千金方》

14. "配前谷, 後谿, 陽谷, 完骨, 崑崙, 小海, 攢竹 治頭項急痛 不可以顧."《千金方》

15. "配關衝 治耳聾不得眠."《千金翼方》
16. "配勞宮 治心痛翻胃."《雜病八法歌》

ⓔ 火膝

[部位] 在當小指甲外側角之後二分.

[主治] 膝蓋痛, 關節炎, 心臟性之風濕病. 因生氣而痰迷心竅之精神病兩邊同用.

[解說 및 運用] 本穴在小腸經上 卽少澤穴後一分(或少澤穴).

本穴在小腸井穴附近 亦具開竅作用, 心與小腸表裏, 奇經之督脈與小腸亦相關, 因此本穴治療精神作用極好(生氣所致之疼痛亦有效).

本穴治痰迷心竅之精神病有效(生氣所致).

本穴治肩臂不擧 手太陽經疼痛者有特效.

治肩臂不擧屬心者有特效.

本穴用治變形性關節炎亦極有效.

治心臟二尖瓣阻塞引起曲泉至陰陵泉(膝關節內後緣)一帶筋急, 恥骨至大腿足陽明胃經一帶痠痛, 膝蓋痛等.

各種急性心痛, 翻胃特效.

ⓖ 小骨空

[部位] 手小指背側 遠側指節骨與中指節骨關節之橫紋中點.

[針灸] 灸三至五壯. 禁針.

[主治] 一切目疾, 爛弦風眼, 耳聾, 痎瘧, 手節痛.

[解說 및 運用]

"小骨空二穴 在手小指第二節尖是穴, 灸七壯, 治手節痛 目痛."《大成》

"小骨空穴(在手小指二節尖上) 治眼疾及爛弦風眼 灸九壯 以口吹火滅."《集成》

"大小骨空, 治眼爛能止冷漏, 左右太陽 醫目疼善除血翳."《玉龍賦》

ⓖ 夜尿點

[異名] 腎穴.

[部位] 手小指掌側 遠側指節橫紋之中央點.

[針灸] 針深一至三分.

[主治] 夜尿症, 多尿 · 頻尿, 尿血, 尿閉, 牙痛, 耳鳴耳聾, 腹瀉, 腹脹, 便秘, 昏迷, 腰腿痛.

出典	靈樞 本輸, 甲乙.
名義	穴當手小指外側本節前凹陷處, 其所在處骨肉相會凹陷如谷, 故名前谷.
部位	手小指外側本節前陷中.　＊本節 : 中手骨과 基節骨間의 關節이다.
取穴	握拳取之. 手第5指 本節 前의 基節骨 尺側 凹陷處에 取한다. 握拳 時 小指 尺側 本節 前 橫紋端의 赤白肉際에 取한다.
筋肉	固有小指伸筋(extensor digiti quintiproprius m.).
神經	尺骨神經(ulnar m.).
血管	背側指動脈(dorsal digital a.), 尺側皮靜脈(basilic v.).
穴性	清熱瀉火, 疏肝清心, 明目聰耳.
主治	熱病汗不出, 咳虐癲疾, 手指拘攣, 手心熱, 上肢麻痺, 臂痛肘攣, 上腕神經痛, 項痛, 斜頸, 耳聾, 耳鳴, 目痛, 泣出, 目翳, 頭痛, 鼻炎, 腸炎, 頭痛, 婦人産後無乳, 痄腮[2], 小便赤難.

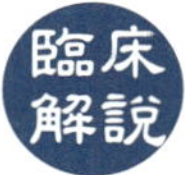

1. 小腸經之滎水穴로서 諸般 水虛火實之症(陰虛, 腎虛)에 使用한다.

　① 耳鳴, 目翳, 鼻炎·鼻塞, 喉痹(扁桃腺炎) 等 頭頸部 熱症에 사용한다 : 津液損傷·不足을 수반하는 경우에 有效하다. 小兒가 鼻塞으로 呼吸이 困難한 경우에 사용한다.

　② 膀胱積熱로 인한 小便赤難(膀胱出血)을 治療한다.

　③ 間歇熱症(瘧疾, 更年期障碍)의 治療에 사용한다 : ㊐ 小腸正格.

　④ 耳下腺炎(痄腮), 扁桃腺炎 等에 사용한다.

2. 指痛(手五指), 上腕痛, 上·下肢麻痺, 膝痛에 사용한다 : 手五指만 저린 경우는 心臟疾患과 관련이 깊으므로 刺針 前 확인과 주의가 필요하다.

　"欬而胸滿 前谷主之." "勞癉 小便赤難 前谷主之." "臂不可擧 頭項痛 咽腫不

---

2) 痄腮(자시) : 腫氣가 잘 낫지 않는 것(瘡不合). 耳下腺炎 等에서 볼 수 있다.

可咽 前谷主之." "熱病汗不出 狂互引癲疾 前谷主之." "目中白翳 目痛泣出 甚者如脫 前谷主之." "鼻不利 前谷主之."《甲乙經》

"前谷…主熱病汗不出 痎瘧癲疾 耳鳴 頸項腫 喉痺 頰腫引耳後 鼻塞不利 咳嗽吐衄 臂痛不得擧 婦人産後無乳."《大成》

配穴

1. "配委中 治尿赤難."《千金方》
2. 配照海, 中封 治嗌偏腫不可咽.
3. 配合谷, 曲池, 外關 治手痛, 前臂痛.
4. "配京骨 治目中白翳."《千金方》
5. "配後谿, 陽谿 治臂重痛肘攣."《千金方》
6. "配後谿, 水溝, 解谿, 金門, 申脈 治癲疾."《大成》
7. "配後谿, 偏歷, 大陵 治耳鳴."《千金方》
8. "配完骨, 天牖 治喉痺, 頸項腫不可俛仰, 頰腫引耳後."《千金方》
9. "配百會, 頷厭, 顱息, 天窓, 大陵, 偏歷, 後谿 治耳鳴."《甲乙經》
10. "配崑崙, 曲泉, 飛揚, 少澤, 通里 治頭眩痛."《千金方》
11. "配三間 治目急痛."《千金方》
12. "配厲兌, 京骨 治鼻不利涕黃."《千金方》
13. "配巨骨 治臂不擧."《千金方》
14. "配曲泉, 跗陽, 天池, 大巨, 支溝, 小海, 絕骨 治四肢不擧."《千金方》

後谿 SI₃　Hugye Houxi [俞木穴, 八脈交會穴 通于督脈]

異名　동 腕順一.

出典　靈樞 本輸, 甲乙.

名義　穴在手小指外側 本節後凹陷處, 握拳 時 穴處肉起如山峰, 按之似小溪之曲處, 故名後谿.

部位　手小指尺側本節後陷中.

取穴	握拳取之. 手第5掌骨小頭 後緣 赤白肉際 上, 或은 握拳 時 생기는 尺側掌横紋頭의 上方 凹陷處에 取한다.
筋肉	小指外轉筋(abductor digifiguinti m.), 小指對立筋(opponens digitiguinti m.).
神經	尺骨神經(ulnar n.).
血管	背側指動脈(dorsal digital a.), 尺側皮靜脈(basilic v.).
鍼法	直刺 5分~1寸, 斜刺 5分~2寸. 横刺(手指의 痙攣 治療) 時는 合谷穴로 向해 1.5寸~2寸 刺入한다.
穴性	寧心安神, 清熱利濕, 通督脈, 固表分.
主治	瘧寒熱, 目赤生翳, 鼻衄, 頭痛, 項強痛, 高血壓, 發熱, 眼痛, 目翳, 斜頸, 肩臂痛, 上肢麻痺, 上腕神經痛, 癲癎, 精神病, 盜汗, 督脈病, 神經衰弱, 癮病, 耳聾, 落枕.

1. 小腸經之俞木穴로서 清熱作用이 優秀하여 內·外傷으르 인한 (表入)裏熱症, 특히 心(臟)關聯 疾患에 널리 응용한다 : 配行間(瀉肝木之火).

   ① 惡性感冒, 肺炎, 急性 류머티즘 等에 사용한다.

   ② 麥粒腫(因心脾積熱) 治療한다 : 配隱白, 至陰, 厲兌, Ⓖ 手掌間, Ⓓ 靈骨.

   ③ 中年 以上의 婦人 諸症에 常用穴로서 陰虛·腎虛 症狀을 수반하는 癮病, 更年期障碍, 癲狂症 等에 사용한다 : Ⓢ 小腸正格(臨泣後谿補 通谷 前谷瀉).

   ※ 傷寒熱은 後谿 爲主, 間歇熱(瘧疾, 更年期障碍)은 前谷 爲主로 配穴하여 主治한다

   ④ 書痙症[3]을 治療한다 : 配少海, 陰市, 腕骨.

   ⑤ 手掌火熱에 有效하다 : 手掌에 땀기가 전혀 없어 갈라지는 때에 사용한다(木穴).

2. 八脈交會穴之一(通于督脈)로서 頭·後背部位 諸 疾患의 代表穴이다 : 臨床的으로 配申脈(陽蹻脈 起始穴, 通于督脈)하여 多用한다.

---

3) 書痙症 : 글씨를 쓸 때 손이 떨리는 症狀.

※ 背部疾患의 常用穴 ─┬─ 臟腑上 肺之分野 : 列缺, 照海.
　　　　　　　　　　　├─ 經絡上 膀胱經, 督脈 : 後谿, 申脈.
　　　　　　　　　　　└─ 腎邪氣로 因한 疾患(疼痛) : 中渚.

(1) 低血壓性을 除外한 모든 後頭痛(因Stress, 高血壓)의 必須穴이다(配申脈)
　　 : 太陽經을 疏通시키는 방법으로 치료한다.

> "後谿爲八法之一, 以其合督脈而會陽蹻於內眥與頸也." "申脈爲八法之一,
> 以其合陽蹻, 會督脈於內眥也."《針方六集》

(2) 落枕, 不可回顧病(是動病) : 先刺後谿, 申脈, 中渚(健側取之) 後加 人中,
　　 大椎.

(3) 頸椎關節 病變으로 인한 諸 症狀에 사용한다 : 손가락이 저리거나 운동
　　 장애가 있으면(특히 감각장애를 수반하는 경우) 일단 頸椎의 異常有無
　　 (頸椎디스크)를 확인해야 한다. 心臟異常은 第7頸椎, 肺의 異常은 第3頸
　　 椎 下에 病變(壓痛)이 나타난다. 만일 새끼손가락만 저리면서 목이 아픈
　　 경우는 腦의 異常有無를 확인한다.

(4) 肩背痛, 肩臂痛의 名穴이다 : ㉠ 小腸正格(臨泣 後谿補, 通谷 前谷瀉).
　　 ① 小腸經筋異常(팔이 뒤쪽으로 안 올라감)인 肩臂痛의 名穴이다.
　　 ② 膀胱 · 督脈經 異常으로 인한 背痛(兩肩胛骨 內側痛)에 必須穴이다 :
　　　　 配中渚.

(5) 腰部捻挫, 腰脊痛 等의 腰部 諸 疾患을 治療한다 : 手 · 足太陽經 爲主로
　　 取한다(先刺後谿, 崑崙, 委中 後刺阿是穴).

> "振寒寒熱 肩臑肘臂痛 頭不可顧 煩滿 身熱惡寒 目赤痛 眥爛 生翳膜暴痛
> 衂衊 發聾 臂重痛肘攣 痂疥 胸中引臑 泣出而驚 頸項强 身寒 頭不可以顧
> 後谿主之." "寒熱頸頷腫 後谿主之." "闕心痛如錐刺其心 心痛甚者 脾心痛
> 也 取後谿太谿." "狂互癲疾數發 後谿主之."《甲乙經》

> "後谿…主瘧寒熱 目赤生翳 鼻衂 耳聾 胸滿 頸項强 不得回顧 癲疾 臂肘攣
> 急 痂疥."《大成》

 1. "配間使, 大椎, 身柱, 三里, 絕骨, 合谷, 膏肓 治脾寒發瘧."《大成》

2. "配間使, 百勞, 曲池 治熱多寒少."《大成》

3. "配百勞, 曲池 治寒多熱少."《大成》

4. "配環跳 治腿疼."《百症賦》

5. "配勞宮 治疸消黃."《百症賦》

6. "配陰郄 治盜汗之多出."《百症賦》

7. "配鳩尾, 神門 治五癇."《勝玉歌》

8. "配百會, 頷厭, 顱息, 天窓, 大陵, 偏歷, 前谷 治耳鳴."《甲乙經》

9. "配少澤, 前谷, 陽谷, 完骨, 崑崙, 小海, 攢竹 治項强急痛不可以顧."《千金方》

10. "配液門, 前谷, 腕骨, 神庭, 百會, 天柱, 風池, 天牖, 心俞 治目泣出."《千金方》

11. "配承靈, 風門, 譩譆 治鼻衄, 窒, 喘息不通."《千金方》

12. "配前谷, 陽谿 治臂重痛, 肘攣."《千金方》

13. "配大陵, 支溝, 陽谷 治痂疥."《千金方》

14. "配列缺 治胸項有痛."《千金方》

15. 配太衝, 後谿 中渚, 尺松 清谿, 天鍾, 眞鍾 治半身不遂, 高血壓, 上腕·肩·頸·項·頭痛.

16. 配水溝, 大椎, 條口透刺承山 治腰背部火傷.

17. 配風池, 太陽, 百會 治頭痛, 頭暈.

18. 配申脈 治頭痛, 落枕, 目赤腫, 咽喉痛, 手足麻木拘攣, 背腰腿膝痛.

🈔 **腕順一**

[部位] 在小指掌骨外側, 距手腕橫紋二寸五分處, 卽後谿.

[鍼法] 針深一寸至一寸五分.

[主治] 腎虧之頭痛, 眼花, 坐骨神經痛, 疲勞, 腎臟炎, 四肢骨腫, 重性腰兩邊痛, 背痛(女人用之效更大, 兩手不宜同時用).

[解說 및 運用] 腕順一位於小腸經之後谿後五分處(或後谿穴), 治療太陽經之坐骨神經痛及腰椎痛 腿彎痛等有特效. 配合腕順二, 效果更佳(膀胱經攣急으로 下肢擧上이 15° 以下인 경우에 有效하다).

[取穴] 在小指掌骨外側, 距手腕橫紋一寸五分處, 亦卽在腕順一穴後一寸之處.

[主治] 鼻出血以及腕順一穴主治各症.

[解說 및 運用] 原注一次用一穴爲宜, 臨床經驗二穴倂用並無不宜.

腕順一・二倂用治療腎虧所致之各種病變及疼痛, 療效甚好. 腎虛之牙痛・眼痛亦有效.

除前述各病外 董師尙用治耳鳴, 重聽, 小腹脹, 腰圍痛, 腿彎緊痛 療效亦佳.

腕順一・二合用治脚掌不能彎曲.

腕順一・二治腰脊痛有良效. 又治膏肓穴痛, 肩胛骨下端痛.

腕順一・二治髂後上棘內・外痛有效(PSIS部位 疼痛).

腕順一・二治眼瞼麻痺, 火眼痛.

PSIS : posterior superior iliac spine

腕骨 SI4　　　　　　　　　　　Wangol Wangu [小腸之原穴]

異名	椀骨.
出典	靈樞 本輸, 甲乙.
名義	腕骨, 是臂骨與腕骨相交接之處. 骨者腕前之骨 曰起骨, 腕後之骨曰手髁骨. 手腕前之起骨下陷處, 故名腕骨.
部位	手外側(尺側), 腕前起骨下陷中.
取穴	正坐伸臂取之. 手第5掌骨 後端과 鉤骨이 이루는 關節部 上方의 凹陷處로 赤白肉際에 取한다.
筋肉	小指外轉筋(abductor digifiguinti m.), 尺側手根伸筋(extensor carpi ulnaris m.).
神經	尺骨神經(ulnar n.).
血管	尺骨動脈(ulnar a.), 尺側皮靜脈(basilic v.).
鍼法	直刺 3～5分, 斜刺 0.5～1寸.
穴性	疏太陽經邪, 淸小腸濕熱, 增液止渴.
主治	熱病汗不出 脇下痛不得息, 口眼喎斜, 頭痛項强, 頸項頷腫, 目翳, 目流冷淚, 耳鳴, 耳聾, 熱病, 癲癎, 黃疸, 腕關節痛, 手腕無力, 肩背冷痛, 半側麻痺, 痄腮, 消渴.

1. 小腸之原穴로서 小腸經의 原氣不足(水液代謝·泌別淸濁失調)으로 인한 諸症에 사용한다.

(1) 充血性 頭痛, 특히 後頭痛에 사용한다(足太陽經과 通經, 接經).

(2) 口眼喎斜, 五十肩의 치료에 要穴이다.

(3) 增液消渴作用이 있어 津液耗損·不足으로 인한 諸症을 다스린다.

　① 消渴, 특히 中消(糖尿病)에 응용한다. : 配脊中, 脾俞, 足三里.

　② 大腸(下行直腸)運動 促進作用이 있어 優秀한 通便效果를 나타낸다.

　③ 耳鳴·難聽, 流行性 耳下腺炎에 有效하다.

2. 黃疸의 必須穴로서 脾臟關聯 諸症에 應用한다(臟腑相通) : 嘔吐, 脾虛黃疸(配中脘)에 사용한다.

3. 頸·腰·腿彎, 坐骨神經痛(配後谿)에 要穴이다. 동)腕順 一·二.

4. 腕關節痛, 手腕無力, 手腕捻挫에 患部 周圍穴로 사용한다.

"痓互引 腕骨主之." "偏枯 臂腕發痛 肘屈不得伸手4) 又 風頭痛 涕出 肩臂 頸痛 項急 煩滿 驚 五指掣不可屈伸 戰怵 腕骨主之." "消渴 腕骨主之." "衄 腕骨主之."《甲乙經》

"腕骨…主熱病汗不出 脇下痛不得息 頸頷腫 寒熱 耳鳴 目冷淚生翳 狂惕 偏枯 肘不得屈伸 痎瘧 頭痛 煩悶 驚風 瘈瘲 五指掣 頭痛."《大成》

1. "配魚際, 合谷, 支正, 小海, 崑崙 治狂易."《甲乙經》

2. "配天容, 前谷, 角孫, 支正 治頸腫項痛不可顧."《千金方》

3. "配陽谷 治脇痛不得息."《千金方》

4. 配陽谷 治頸項腫.

5. "配陽谷, 肩貞, 竅陰, 俠谿 治頷痛引耳嘈嘈, 耳鳴無所聞."《千金方》

6. 配通里, 聽宮, 翳風 治耳鳴, 耳聾.

7. "配中渚 治五指掣不可屈伸."《千金方》

---

4) "手"字,《外臺》卷三十九無.

8. “配臑會, 支溝, 曲池, 肘髎 治肘節痺, 臂痠重, 腋急痛, 肘難屈伸.”《千金方》

9. “配前谷, 曲池, 陽谷 治臂腕急, 腕外側痛脫如拔.”《千金方》

10. “配支正, 魚際, 合谷, 少衝, 曲池 治狂言驚恐.”《千金方》

11. 配大陵, 二間, 三間 治腕關節炎.

12. 配申脈, 外關, 湧泉 治傷寒發黃.

陽谷 SI₅ Yanggok Yanggu [經火穴]

出典	靈樞 本輸, 甲乙.
名義	穴爲手太陽經穴, 位於手外側豌豆骨與尺骨間凹陷中, 其處形如山谷, 故名陽谷.
部位	手外側(尺側)腕中, 銳骨下陷中.
取穴	正坐伸臂取之. 手小指側 尺骨小頭와 三角骨 間, 腕關節 背面尺側과 尺骨莖狀突起 背側의 下緣陷中으로 手根靭帶에 尺側으로 取한다.

[橈側] 陽谿穴 LI₅ ↔ 陽池穴 TE₄ ↔ 陽谷穴 SI₅ [尺側]

筋肉	背側手根靭帶(dorsal carpal lig.), 尺側手根伸筋(ulnar carpal extensor m.).
神經	尺骨神經(ulnar n.).
血管	尺骨動脈(ulnar a.).
鍼法	直刺 2〜4分, 斜刺 3〜5分.
穴性	淸心寧神, 舒筋瀉火.
主治	手腕痛, 臂外側痛, 肩痛, 癲癇, 譫妄, 精神疾患, 失神, 舌强直, 口內炎, 耳鳴, 耳聾, 頸頷痛, 腰項急, 眼炎, 頭眩目痛, 齒痛, 疥瘡, 生疣, 痔漏, 小兒瘛瘲.

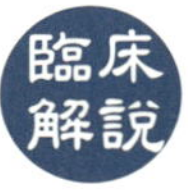

腕骨과 主治 · 效能이 類似하다.

1. 手腕關節異常 治療에 사용한다. 神門의 補助穴로 多用된다.

2. 小腸經之經火穴로서 心 · 小腸經 上의 火熱로 인한 頭面部(五官科) 熱性

疾患에 응용한다.

① 頭痛(風熱頭痛)을 치료한다.

② 舌强直(配通里, 廉泉), 口內炎 등에 사용한다.

③ 耳鳴 · 耳聾에 效果가 있다(炙).

☞ 尺側手根伸筋의 筋肉緊張은 上肢, 肩胛帶 筋肉손상을 유발하고, 이는 다시 胸椎 · 頸椎 筋肉損傷과 姿勢의 歪曲을 일으켜 頸椎 前面部 筋肉(특히 胸鎖乳突筋)의 損傷에 이르게 한다. 따라서 胸鎖乳突筋 증상인 耳聾, 耳鳴과 舌骨附着筋肉과 관련된 言語障碍를 유발할 수 있다(手太陽經筋 參照).

3. 風濕熱之鬱結로 疥瘡, 生疣, 痔漏에 有效하다 : Ⓢ 大腸正格.

"熱病汗不出 胸痛 不可息 頷腫寒熱 耳鳴聾無所聞 陽谷主之." "泄風汗出 腰項急不可以左右顧及府仰 肩弛肘廢 目痛 痂疥 生疣 瘈瘲 頭眩目痛 陽谷主之."

"胸滿不得息 頭頷腫 陽谷主之." "風眩驚 手腕痛 泄風汗出至腰 陽谷主之(千金 手腕痛作手卷)." "肩痛不可自帶衣 臂腕外側痛不擧 陽谷主之." "狂癲疾 陽谷及築賓通谷主之." "上牙齲痛 陽谷主之."《甲乙經》　　嘬(사) : 빨다

"陽谷…主癲疾狂走 熱病汗不出 脇痛 頸頷腫 寒熱 耳聾耳鳴 齒齲痛 臂外側痛不擧 吐舌 戾頸 妄言 左右顧 目眩 小兒瘈瘲 舌强不嘬乳."《大成》

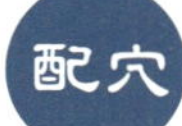

配穴

1. "配下關, 陽谿, 關衝, 液門 治耳聾鳴."《甲乙經》

2. 配商陽, 百會 治耳鳴, 耳聾.

3. "配太衝, 崑崙 治目急痛赤腫."《千金方》

4. "配陽谿 治目痛赤."《千金方》

5. "配京骨 治自齧唇, 自齧頰."《千金方》

6. "陽谷俠谿 頷腫口噤並治."《百症賦》

7. "配正營 治上牙齒痛."《千金方》

8. "配液門, 商陽, 二間, 四瀆 治下牙齒痛."《千金方》

9. "配大陵, 支溝, 後谿 治痂疥."《千金方》

10. "配腕骨, 前谷, 曲池 治臂腕急, 腕外側痛脱如拔."《千金方》

11. "配清冷淵 治肩不擧, 不得帶衣."《千金方》

12. "配腕骨, 支溝, 膈俞, 申脈 治脇痛."《大成》

13. "配腕骨 治脇痛不得息.."《千金方》

養老 SI₆　Yangno Yanglao [小腸經之郄穴⁵⁾]

出典　甲乙.

名義　穴在手踝骨上一空, 爲手太陽小腸經之郄. 考小腸之功能爲吸收水穀所化之精微, 以供養全身, 故名養老.

※ 老人의 養生을 돕기 위한 施灸穴이라는 뜻도 있다.

部位　手外髁上一空, 腕後 1寸陷中.

取穴　屈肘手向頭取之. 尺骨莖狀突起 直上 凹陷處에 取한다. 手掌向下하고 對側 手指로 尺骨小頭의 最高點을 누른 후 手腕을 약 90° 回轉하여 掌心向胸토록 하면 尺骨小頭를 누르고 있던 손끝에 尺骨小頭 뼈끝의 갈라진 淺溝가 나타난다. 當處의 上端에 取한다.

筋肉　背側手根靭帶(dorsal carpal lig.), 尺側手根伸筋(extensor carpi ulnaris m.).

神經　尺骨神經(ulnar n.).

血管　尺骨動脈(ulnar a.).

鍼法　直刺 3～5分, 斜刺 1寸～1.5寸. 內關穴을 向해 刺入한다.

灸法　肉灸 3～5壯, 溫灸 5～10分.

穴性　淸頭明目, 增液養筋, 瀉火止痛, 舒筋通絡.

主治　腕關節痛, 腕麻痺, 肩關節周圍炎, 眼球充血, 視神經萎縮, 目昏, 視力減少, 眩暈, 耳鳴, 耳聾, 落枕, 腰重痛, 急性腰疼, 呃逆.

---

5) 郄穴(十六郄穴) : 骨과 肉 사이에 氣血이 깊이 모이는 穴. 按壓檢查로써 虛實證狀을 파악하는데 이용할 수 있다. 鎭靜效果가 우수하여 急性病에 多用된다. 일반적으로 陽經의 郄穴은 急性疼痛(痙攣), 陰經의 郄穴은 血症(止血止痛)에 有效하다. 12經의 郄穴에 跗陽(陽蹻脈), 交信(陰維脈), 陽交(陽維脈), 築賓(陰維脈)의 4穴을 合하여 모두 16穴이다.

1. 小腸經之郄穴로서 急性運動器疾患, 특히 捻挫 初期에 效果的이다.
   ① 膀胱經 上으로 오는 四肢部 捻挫의 常用穴이다 : 諸般 捻挫의 治療에 있어 太陽膀胱經 上의 捻挫는 養老, 陽明胃經 上의 捻挫는 地倉, 少陽膽經 上의 捻挫는 翳風을 主穴로 삼아 隨證加減한다.
   ② 急性 腰部 捻挫(腰痛) 等 軀幹部 捻挫에 必須穴이다(配攢竹, 梁丘) : 膀胱經筋傷 加梁丘(左患右治), 督脈經筋傷 加攢竹(通經)하는 방법으로 配穴하여 多用한다.
   ③ 肩臂痛, 肩關節 病變, 頸椎關節 病變(肩似拔 臑似折), 腕關節痛에 效果가 優秀하다 : 팔이 빠지듯이 아픈 경우(肩似拔 臑似折)는 대개 手太陽小腸經 病變이다.
   ④ 頸項强痛, 落枕에 사용한다.

2. 肝腎虛(腎陰不足)으로 인한 老人性 諸 疾患의 名穴로서 널리 配用한다.
   ① 老人들의 손목시림에 效果的이다 : "手不能自上下 養老主之."《甲乙經》
   ② 視力減退, 眼昏, 目赤痛 等에 사용되며 특히 視神經萎縮症에 多用된다.

3. 小腸經虛(泌別淸濁機能低下)로 인한 皮膚疾患에 사용한다.
   ① 疣病의 名穴이다(灸, 配僕參) : 疣는 小腸經虛(小腸機能低下)가 原因이다.
   ② 面, 背 部位에 발생하는 疔腫, 癰腫의 特效穴이다.

> "張仲文傳灸治仙法, 療腰重痛 不可轉側 起坐艱難 及筋攣脚痺 不可屈伸 養老穴也."《圖翼》

> "養老…主肩臂痠疼 肩欲折 臂如拔 手不能自上下 目視不明."《大成》

1. 配內關, 膈俞 治呃逆.
2. 配內關 治肩關節周圍炎.
3. 配三里 治疣.
4. "目覺䀮䀮 急取養老天柱."《百症賦》

疣 : 사마귀 우

出典	靈樞 本輸, 甲乙.
名義	支正乃小腸別絡, 內注手少陰心, 心爲五臟六腑之大主, 故曰正. 支者離也, 離小腸經脈而入, 絡于心之正位, 故氣別絡曰支正.
部位	腕後 5寸.
取穴	正坐伸臂取之. 腕關節에서 肘頭까지를 1尺의 骨度法으로 하여 養老穴 SI6 上 4寸, 小海穴 SI8 下 5寸으로 髁尖과 肘尖의 正中間 尺骨背面에 取한다.
筋肉	尺側手根屈筋(flexor carpi ulnaris m.).
神經	尺骨神經(ulnar n.).
血管	尺骨動脈(ulnar a.).
鍼法	直刺 3～5分, 斜刺 3～5分.
穴性	淸神志, 解表熱, 疏經邪, 通經絡, 疏肝寧神.
主治	神經衰弱, 癲狂, 易驚, 善笑, 不安焦燥, 健忘, 頭痛, 目眩, 間歇熱, 發熱惡寒, 消渴, 疥瘡, 生疣, 肩背痛, 手十指痛, 腕痛, 手不握物, 項强, 肘臂痛.

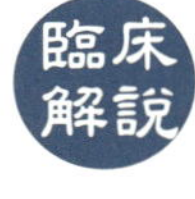

1. 小腸經之絡穴로 心病·心痛, 肝·膽 疾患을 治療한다(表裏) : Ⓢ 腸門, 肝門, 心門.

  ① 少陰心病, 驚悸嘔血, 怔忡에 사용한다.

  ② 七情鬱結不舒로 인한 諸症, 특히 驚恐悲憂, 不安焦燥, 神經衰弱 等 精神科疾患에 사용한다.

  ③ 黃疸, 目黃口乾, 消渴飮不止에 사용한다.

  ④ 十指盡痛, 掌發熱, 肘臂不能屈伸, 脇臂疼에 사용한다.

2. 疣病의 治療에 사용한다 : 疣는 小腸經虛(小腸機能低下)가 원인이다.

  ① 先兩側 僕參瀉血, 後刺養老.

  ② 次患部周圍瀉血 或은 가장 크고 먼저 생긴 疣에 施灸한다(3～5壯).

  "振寒寒熱 頸項腫 實則肘攣頭項痛 狂易 虛則生疣 小者痂疥 支正主之."

"風痲支正主之."《甲乙經》

"支正…主風痲 驚恐悲愁 癲狂 五勞 四肢虛弱 肘臂攣難屈伸 手不握 十指
盡痛 熱痛先腰頸痠 喜渴 强項 疣目. 實則節弛肘廢 瀉之, 虛則生疣 小如
指痂疥 補之."《大成》

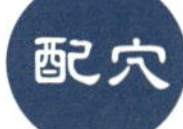

1. 配曲池 治肘臂手指痛不能握.
2. "配少海 治熱病先腰脛痠, 喜渴數飲食, 身熱項病而强, 振寒寒熱."《大成》
3. 配三焦俞 治目眩, 頭痛.
4. "配飛揚 治目眩."《百症賦》
5. "少陰心病並乾嗌 渴欲飮兮爲臂厥, 生病目黃口亦乾 脇臂疼兮掌發熱, 若人
   欲治勿差求 專在醫人心審察, 驚悸嘔血及怔忡 神門支正何堪缺."《大成·
   十二經治症主客原絡訣》
6. "配魚際, 合谷, 少海, 曲池, 腕骨 治狂言, 驚恐."《大成》《千金方》

동 腸門

[異名] 腸關.
[部位] 手撫胸取穴. 在尺骨之內側與筋腱之間, 距腕豆骨三寸處是穴.
[鍼法] 針深三至五分.
[主治] 肝炎之腸炎, 頭昏眼花.
[解說 및 運用] 腸門穴除治療上述症狀外, 在腹痛裡急後重或急欲如厠腹瀉之際, 以手按壓,
卽能緩和肛門及大腸之緊張狀態, 而及時尋找處所解決.
本穴配門金治療急性腹瀉頗有效.
本穴治急慢性腸胃炎有特效.
本穴治胃痛亦有特效.
急性腸胃炎·腹膜炎有特效.

동 肝門

[異名] 肝關.
[部位] 手撫胸取穴. 當尺骨之內側中部, 距腕豆六寸處取之.
[鍼法] 針深三至五分.
[主治] 急性肝炎(特效), 膽汁分泌不足, 急性泄瀉.

[解說 및 運用] 鍼下後立止肝痛, 將鍼向右旋轉 胸悶卽解, 將鍼向左旋轉 腸痛亦除.

腸門穴與肝門穴同時使用, 可治肝炎引起之腸炎. 單用左手穴.

肝門穴對於急性肝炎效果極佳, 由於肝在右側, 所以鍼治時以左手爲主卽可, 對於合倂腸炎症狀, 則可加鍼腸門, 使成倒馬, 療效甚佳.

本穴治療急性肝炎, 肝火旺有殊效. 如肝脈洪大者鍼之, 其脈立平, 口苦之症狀立除, 其功效遠勝於十四經之行間穴.

本穴配上三黃(天黃, 明黃, 其黃) 治慢性肝炎亦有效. 亦可治B型肝炎.

經實驗, 本穴對於B型肝炎之帶原者有特效, 一般可與天黃 · 明黃 · 其黃同用.

一般治肝病皆肝門 · 腸門合用.

本穴在小腸經上, 小腸爲分水之官, 小腸經之原穴腕骨爲治黃疸要穴, 本穴能治黃疸自有一定道理.

本穴若以全息觀點言, 在前臂之中點, 治中焦病有效, 配合前述理論, 治肝病確實有效.

⑤ 心門

[異名] 心關.

[部位] 手撫胸取穴, 在下尺骨內側陷處, 距肘尖一寸五分是穴.

[鍼法] 針深四至七分.

[主治] 心臟炎, 心跳胸悶, 嘔吐, 肝霍亂.

[解說 및 運用] 禁忌雙手用穴.

心門穴約在小腸經上 在小腸合穴(小海)附近, 治療心臟各病允爲特效, 又本穴治療大腿內側痛(含腹股溝), 坐骨神經痛, 尾骶骨痛亦有特效.

本穴治尾骶骨尖端痛特效, 其效遠勝於十四經之崑崙穴.

本穴治腹股溝疼痛有特效.

本穴亦常用於治膝痛(膝內側疼痛特效).

本穴治心臟衰弱之坐骨神經痛特效.

本穴治丹毒特效.

本穴對於頸部胸索乳突肌痛有效.

治一切心臟病特效, 比心經穴道還好. 心臟休克可運用之, 但體溫喪失者仍以四逆湯爲佳.

異名　陽小海.

出典　靈樞 本輸, 甲乙.

名義　小海者, 小是手太陽小腸經. 海者得金水木火相生之氣, 合土會肘而通脾臟, 正
合火生土. 土和脾主運四末, 五臟之海 合於經絡之海 司運五臟之氣. 手太陽經
曲肘處乃小腸經脈之海 經脈出入之朝會, 故名小海.

部位　肘外大骨外, 去肘端五分陷中.

取穴　屈肘手向頭取穴. 屈肘하여 尺骨肘頭와 上腕骨 內側 上髁 사이의 尺骨神經
溝에 取한다. 손으로 重按하면 痠麻感이 手指로 放散되는 點이 小海穴이다.

筋肉　尺側手根屈筋(flexor carpi ulnaris m.), 二頭筋肉腱膜(lacertus fibrosus).

神經　尺骨神經(ulnar n.).

血管　上腕動脈(brachial a.).

鍼法　直刺 2～5分, 斜刺 3～7分. 暈針에 주의한다.

穴性　散太陽經邪, 通小腸熱結, 淸熱消腫, 疏肝安神.

主治　頸項肩臂外後側痛, 肩背痛, 肘關節炎, 尺骨神經痛, 斜頸, 耳聾耳鳴, 瘍腫, 頰
腫, 牙關緊急, 下腹痛, 腸痙攣, 精神分裂症, 癲癇, 舞蹈病, 頭痛目眩, 目黃.

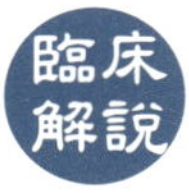

1. 小腸經之合穴, 自經瀉穴로서 小腸經筋上의 諸 病症, 특히 熱性疾患에 有
效하다.

　① 肩肱肘臂의 筋痙攣 및 尺骨神經痛, 手第3 · 4 · 5指의 屈伸不利(鍼尖을
手指쪽을 向해 45～60° 角度로 刺入)에 사용한다.

　② 斜頸⁶⁾을 治療한다 : 配人中⁷⁾, 百會, 後谿, 申脈, 中渚, 臨泣, 天窓, 天容,
　㉔ 肝正格, 小腸正格.

---

6) 斜頸 : 목이 한쪽으로 치우치거나 비스듬히 쳐저서 잘 펴거나 가누지 못하는 病症.

7) 人中 : 救急穴의 用道 外에 人體의 中心, 均衡을 잡아준다는 意味에서도 多用된다. 따라서 口眼
喎斜, 斜頸 等에 配用한다.

③ 淸熱消腫, 鎭定效果가 優秀하여 全身熱症에 사용하며 특히 頭部 熱性
疾患에 有效하다.

④ 小腸熱結로 인한 下腹痛, 腸痙攣(大・小腸 과민증상)에 사용한다.

⑤ 少海의 補助穴로서 耳鳴症에 사용한다 : 주위의 壓痛點을 이용하기도
한다.

⑥ 風眩頭痛, 頭面腫痛을 치료한다.

2. 手掌汗症, 心悸亢進에 效果가 優秀하다.

3. 精神分裂症, 癲癎에 사용한다.

> "風眩頭痛 小海[8]主之." "瘧 背膂振寒 項痛引肘腋 腰痛因少腹 四肢不擧
> 小海主之."《甲乙經》

> "小海…主頸頷肩臑肘臂外後廉痛 寒熱齒齦腫 風眩頸項痛 瘍腫振寒 肘腋
> 痛腫 小腹痛 癎發羊鳴 戾頸 瘈瘲狂走 頷腫不可回顧 肩似拔 臑似折 耳聾
> 目黃 頰腫."《大成》

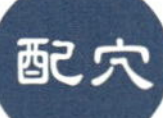

1. "配少澤, 前谷, 後谿, 陽谷, 完骨, 崑崙, 攢竹 治項强急痛不可顧."《千金方》
2. "配厲兌, 三間, 衝陽, 偏歷, 合谷, 內庭, 復溜 治齲齒."《千金方》
3. "配曲泉, 陽輔, 天池, 大巨, 支溝, 絶骨, 前谷 治四肢不擧."《千金方》
4. "配攢竹, 後頂, 强間 治痛發瘈瘲, 狂走不得臥, 心中煩."《千金方》
5. "配天井 治癲疾, 羊癎吐舌羊鳴, 戾頸."《千金方》
6. "配譩譆, 支正 治風瘧."《千金方》
7. 配神門, 靈道 治尺神經麻痺.
8. 配合谷, 大陵, 神門, 行間, 心俞 治精神病.

斜頸의 原因에 따른 분류

1. 先天的인 原因, 胸鎖乳突筋의 기형적 成長(뇌성마비)에 의한 경우.
2. 新生兒(3~6個月) 斜頸症 : 95% 以上의 自然治癒率을 보인다. 或 오랫동안 목

---

8) 小海 : 原作 "少海", 據《外臺》卷三十九改.

을 가누지 못하는 경우에는 腦疾患(腦性麻痺)을 의심할 수 있다.

3. 頸椎異常(脫骨), 結核性脊椎炎, 류머티즘 等이 원인인 경우 : 膀胱經, 三焦經, 小腸經 爲主로 取穴한다.

4. 扁桃腺炎, 咽喉炎 等이 原因인 경우 : 본능적으로 痛症輕減을 위해 한쪽으로 목을 기울이게 되어 발생한다.

5. 精神的 Stress로 인한 胸鎖乳突筋痙攣이 원인인 경우로 물리적인 힘을 가하면 원상태로 복원 가능한 경우에 해당한다. 잠잘 때는 정상으로 돌아온다 : 疏肝解鬱.

6. 一過性(因風寒濕邪)인 경우 : 膀胱經, 三焦經, 小腸經 爲主로 取穴한다.

肩貞 SI₉

Gyeonjeong Jianzhen

異名	小腸肩貞.
出典	素問 氣穴論, 甲乙.
名義	肩貞, 貞指正 與邪相反. 該穴主治肩中熱痛, 麻痺不擧,《銅人》記載, 治風痺手臂不擧 肩中熱痛. 針此可以驅邪氣 扶正氣, 使疾去肩端得以端正, 因名肩貞.
部位	肩曲胛下兩骨解間, 肩髃後陷中.
取穴	正坐垂臂合腋取穴. 肩部後面의 腋後紋頭 上方 1寸.
筋肉	上腕三頭筋(triceps brachii m.), 大圓筋(teres major m.), 三角筋(deltoideus m.).
神經	肋間神經(intercostal n.), 肩胛下神經(subscapular n.), 胸背神經(thoracodosal n.).
血管	腋窩動靜脈(axillary a. & v.), 上腕動脈(brachial a.).
鍼法	直刺 0.5~1寸, 斜刺 0.5~1.5寸.
穴性	舒筋止痛, 化痰消腫, 淸熱聰耳.
主治	發熱惡寒, 瘰癧, 風痺, 缺盆中熱痛, 肩胛痛, 上肢麻痺, 手足不擧, 手臂痛不擧, 耳鳴, 耳聾, 頭痛, 齒痛.

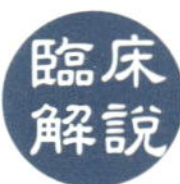

1. 肩甲痛, 手臂不擧, 風痺로 인한 缺盆中痛에 患部 周圍穴로 사용한다. 肩臂不擧에 肩關節 部位의 患部 周圍穴을 사용하면 痛症을 더하는 경우가 종종 있으므로 愼重을 기한다. 遠位取穴이 효과적이다.

2. 上焦의 諸般 皮膚病에 多用한다. 配肩中, 臑俞, 分枝上·下(蟲毒에 要穴), 至陰(靑春豆에 效果優秀, 治膀胱經熱).

3. 耳鳴, 耳聾에 사용한다.

> "寒熱項癭 適耳無聞 引缺盆肩中熱痛 麻痺不擧(一本作手臂不擧) 肩貞主之." "耳鳴無聞 肩貞及完骨主之."《甲乙經》
>
> "肩貞…主傷寒寒熱 耳鳴耳聾 缺盆肩中熱痛 風痺手足麻木不擧."《大成》

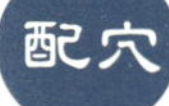

1. 配臑會, 天泉 治肩關節炎.
2. 配天泉, 肩外俞 治肩痛.
3. 配肩髃, 肩髎, 天宗 治肩關節周圍炎.

⑧ 分枝上
[部位] 在肩峯突起後側直下之腋縫中, 當肩胛關節之下一寸處.
[鍼法] 針深一寸至一寸五分.
[主治] 藥物中毒, 蛇·蝎·蜈蚣等蟲毒, 狐臭, 口臭, 糖尿病, 瘋狗咬傷, 小便疼痛, 血淋, 性病之淋病, 食物中毒, 服毒自殺(輕則可治, 重則難醫), 全身發癢, 瓦斯中毒, 原子塵中毒.

⑧ 分枝下
[部位] 當分枝上穴之直下一寸處 再向內橫開五分處.
[鍼法] 針深五分至一寸.
[主治] 同分枝上穴各症及乳炎.
[解說 및 運用] 本穴通常爲分枝上穴之配鍼.
分枝上·下二穴治食物中毒欲嘔吐者立效.
本穴治被蜜蜂螫刺有特效.

螫(오) : 집게발

本穴治紅腫性痤瘡有效.

出典	甲乙.
異名	臑腧, 曲掖上骨, 臑穴, 臑門, ⑧ 水兪.
名義	穴在肩髎穴後內下方肩胛骨上廉凹陷處 卽當上肢的上節內側之處 爲手太陽脈之兪穴, 因臑下對腋爲臑, 穴當其處, 故名臑兪.
部位	俠肩髃後大骨下, 胛上廉陷中.
取穴	正坐俯伏或伏臥位取穴. 肩胛棘外端下部 肩峰後下陷中으로 肩貞穴 SI9 上 1寸, 腋下橫紋頭 直上 2寸處에 取한다. 取穴은 腋下橫紋頭에서 손끝으로 누르면서 위로 올라갈 때 걸리는 部位다.
筋肉	三角筋(deltoideus m.), 棘下筋(infraspinatus m.).
神經	外側鎖骨上神經(lat. supraclavicular n.), 肩胛上神經(suprascapular n.), 腋窩神經(axillary n.).
血管	肩胛上動脈(suprascapular a.), 後上腕回旋動靜脈(post. brachial circumflex a. & v.).
鍼法	直刺 5分〜1寸, 斜刺 1〜2寸. 鍼尖을 약간 前下方으로 向해 刺入한다.
穴性	通利關節, 舒筋活絡, 化痰消腫.
主治	肩臂痛無力, 肩胛骨不擧, 頸項瘰癧, 頸項痛, 高血壓, 半身不遂, 耳鳴, 眼痛.

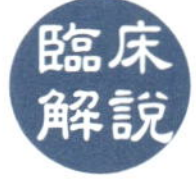

1. 陽維脈與陽蹻脈之交會穴로서 中風, 半身不遂, 肩臂不擧를 治療한다 : 臑兪 SI10 〜肩中兪 SI15 의 6穴은 주로 中風, 半身不遂, 肩臂不擧를 治療한다.

2. 高血壓에 效果가 있다 : 肩貞과 臑兪의 중간점은 高血壓의 要穴(灸)이다.

   "寒熱 肩腫引胛中痛 肩臂酸 臑兪主之." "寒熱頸瘰癧 肩臂不可擧 臂臑[9]兪主之."《甲乙經》

   "臑兪…主臂痠 無力 肩痛引胛 寒熱氣腫脛痛."《大成》

---

9) 臑 : "臑" 原無, 《外臺》卷三十九補.

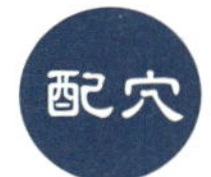 1. 配天宗 治上臂疼痛.

　　2. 配肩髃, 天宗, 曲池 治肩關節周圍炎, 上肢癱瘓.

🔵 水愈

[部位] 在上臂之後側. 自肩後直下, 卽背面穴向後橫開(稍斜下)二寸.

[鍼法] 針深三分至五分.

[主治] 腎臟炎, 腎結石, 腰痛, 腿酸, 全身無力, 蛋白尿, 臂痛, 手腕・手背痛.

[解說 및 運用] 水愈穴位置與小腸經之臑俞相符, 治療上述各症確有卓效.

用三稜鍼扎出黃水者主治腎臟之特效鍼.

用三稜鍼扎出黑血者主治手腕手背痛(同側取穴).

用三稜鍼扎左邊穴治左臂痛, 扎右邊穴治右臂痛(直接治療).

本穴在十四經肩髎・臑俞以下至臑會一帶, 爲區域穴位, 放血治灰指甲甚效, 每五天或七天放血一次, 約五・六次卽癒.

🔵 上曲

[異名] 背縫.

[部位] 在上臂後側, 卽肩中穴向後橫開一寸處.

[鍼法] 鍼深六分至一寸五分. 治左臂取右穴, 治右臂用左穴.

[主治] 小兒麻痺, 坐骨神經痛, 臂痛, 血壓高, 小腿脹痛.

[解說 및 運用] 用三稜鍼出血治肝硬化及肝炎.

以肩中穴爲主, 配上曲・下白・雲白・李白治療小兒麻痺, 小腿無力療效甚佳.

🔵 下曲

[部位] 在肩端後直下, 卽後枝穴(消濼穴上二寸, 臑會穴下一寸)向後橫開一寸處.

[鍼法] 鍼深六分至一寸五分.

[主治] 血壓高, 坐骨神經痛(肺與肝兩種機能不健全所引起者), 半身不遂, 小兒麻痺, 神經失靈及神經失靈而引起之骨頭脫節症.

[解說 및 運用] 對小兒麻痺, 董師將雲白・李白・上曲・下曲及肩中五穴分成上下兩組(卽上曲, 雲白肩中及下曲, 李白, 肩中二組)輪扎, 效果頗佳. 該穴組亦治任何下肢無力症.

出典	甲乙.
名義	天者 陽之宗, 宗者 屬也. 穴爲小腸手太陰脈之俞穴, 小腸系天氣所生. 穴在秉風後 大骨下陷處, 居天位, 爲手太陽小腸經脈氣所屬, 故名天宗.
部位	秉風後 大骨下陷中.
取穴	正坐俯伏或側臥位取穴. 肩胛棘下窩의 中央部로 肩胛棘 中間에 있는 秉風穴 SI12 直下 1.5寸 陷中으로 秉風穴 直下로 그은 垂直線과 第5胸椎 下 神道穴 GV11 을 지나는 水平線이 交叉하는 點에 取한다. 或은 臑俞穴 SI10, 天宗穴 SI11, 肩貞穴 SI9 을 三角形으로 取한다.
筋肉	三角筋(deltoideus m.), 棘下筋(infraspinatus m.).
神經	外側鎖骨上神經(lat. supraclavicular n.), 肩胛上神經(suprascapular n.), 腋窩神經(axillary n.).
血管	肩胛回旋動脈(scapular circumflex a.).
鍼法	直刺 5分, 斜刺 0.5～1寸.
灸法	肉灸 3～7壯, 溫灸 5～20分.
穴性	解太陽經邪, 肅降肺氣.
主治	氣喘, 乳癰, 頰頷腫痛, 肩胛疼痛, 肩胛神經痛, 肩胛痙攣及麻痺, 頸痛, 肘臂外後側痛, 前腕神經痛, 肱神經痛, 胸痛.

1. 乳癌, 乳腫, 乳不足, 乳腺炎 等 女性의 乳房關聯 諸般 疾患의 要穴이다 : 配膺窓, 乳根.

2. 胸痛(肋膜炎, 肋間神經痛)에 사용한다. 天谿穴(SP18, 膻中穴 兩旁 6寸)보다 效果的이다.

 ☞ ┌─ 心臟 虛弱 : 左 天宗 壓痛
   └─ 肝의 異常 : 右 天宗 壓痛

3. 肩胛疼痛의 치료에 사용한다 : 痰飮과 小腸經筋 異常이 原因인 경우가 많

으며 消化器系의 異常이 있는 사람일수록 壓痛이 甚하다. 高血壓 환자는 상당수 天宗穴 部位가 隆起되어 있다.

> "肩重 肘臂痛不可擧 天宗主之."《甲乙經》

> "天宗…主肩臂痠疼 肘外後廉痛 頰頷腫."《大成》

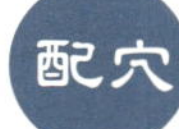 **配穴**

1. 配膻中 治乳房痛.
2. 配肩髃, 肩髎, 曲池 治肩關節周圍炎, 上肢運動障碍.
3. "配肩髎, 陽谷 治臂痛."《千金方》
4. 配膻中, 乳根, 少澤 治乳腺炎, 乳汁不足.

✊ 肩胛痛의 診斷과 治療

1. 原因別 診斷

(1) 肩 및 肩胛關節 病變 : 上肢의 運動制限을 隨伴(天宗穴 사용).

(2) 頸椎關節 病變 : 運動制限이 거의 없다.

　① 第3·4 頸椎異常 : 肩痛만 있다.

　② 第4·5 頸椎異常 : 前肩部에서 手厥陰心包經을 따라 腕部까지 痛症이 있다.

　③ 第5·6 頸椎異常 : 肩部, 肩背에서 大腸經, 小腸經을 따라 痛症이 있다.

　④ 第6·7 頸椎異常 : 肩背部에서 大腸經, 三焦經을 따라 2·3指로 痛症이 온다.

　⑤ 第7頸椎, 第1胸椎異常 : 肩背부터 小指까지 痛症이 온다.

(3) 心, 肺의 邪氣로 因한 경우 : 肩背에서 左側 小指로 疼痛이 온다.

2. 肩胛痛의 治療 : 針(瀉血)보다 灸(乾附缸)가 더 效果的이다. 天宗穴 部位가 융기(高血壓 患者)되어 있는 경우에 瀉血하면 惡化되는 경우가 종종 있다.

(1) 通治方 : 天宗(患側), 後谿, 申脈, 尺松, 淸溪.

(2) 經絡에 따라 刺鍼한다 : 單純經筋異常은 經絡上 取穴만으로도 效果가 優秀하다.

　① 大腸經筋異常 : 條口(臨床에서는 條口·承山透刺가 多用된다).

　② 小腸經筋異常 : 承山.

③ 三焦經筋異常 : 陽陵泉, 肩井(膽經爲主 取穴).

(3) 氣血鬱滯, 打撲傷에 의한 경우 : 配四關(血滯肩臂痛에는 太衝을 尺松으로 代
用한다).

(4) 痰飮에 의한 경우 : 淸溪, 豊隆, 條口. ☞ 脾生痰, 痰取於胃經.

秉風 SI₁₂　　Byeongpung Bingfeng [手三陽經與足少陽膽經之會穴]

異名　　肩解.

出典　　素問 氣府論, 甲乙.

名義　　秉風者 從風之所行也. 肩俠後肉筋起如圍瓶之狀, 風從背來, 秉風迎之, 順風
而高起天空, 以防外邪所入, 故名秉風.

部位　　天髎外肩上小髃後, 擧臂有空.

取穴　　正坐俯伏取之. 肩胛棘 上緣의 中央, 天宗穴 SI₁₁　直上 1.5寸, 巨骨穴 LI₁₆　과
曲垣穴 SI₁₃　의 中間에 取한다.

筋肉　　僧帽筋(trapezius m.), 三角筋(deltoideus m.), 棘上筋(supraspinatus m.).

神經　　鎖骨上神經(supraclavicular n.), 副神經外側枝(ext. br. accessory n.), 肩胛
上神經(suprascapular n.).

血管　　肩胛上動脈(suprascapular a.).

鍼法　　直刺 3～5分, 斜刺 5～7分.

灸法　　肉灸 3～5壯, 溫灸 5～15分.

穴性　　舒筋, 散風止痛.

主治　　項强, 肩胛疼痛不能擧, 肩胛神經痛, 尺骨神經痛, 上腕無力, 上肢痿麻, 肋膜
炎, 肺炎, 咳嗽.

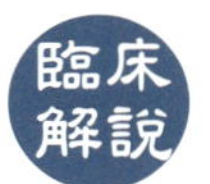

內爲肺臟(深刺禁止)으로 臨床 活用頻度가 낮다.

1. 外感風邪의 침입을 받는 部位로서 傷寒初期 項强症에 사용한다.

　☞ 肩周圍 風穴 : [肩] 秉風 ↔ 風門 ↔ 風池 ↔ 風府 [腦]

2. 藥鍼處置에서 高血壓症의 治療穴로 應用한다.

> "秉風…主肩痛不能擧."《大成》

> "秉風主肩胛疼痛 項强不得回顧 腠理不得致密 風邪易入 咳嗽頑痰."《循經考穴編》

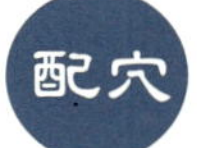

1. 配雲門 治肩痛不能擧.
2. "肩痛不可擧 天容及秉風主之."《甲乙經》

曲垣 SI13　　　　　　　　　　　　　　　　　　　Gogwon Quyuan

出典	甲乙.
名義	卑曰垣, 墻也. 穴在肩中央胛骨曲陷處. 胛似墻, 其穴秉風低卑, 故名曲垣.
部位	肩中央曲胛陷中, 按之應手痛.
取穴	正坐取之. 肩胛棘內上端 上角下의 凹陷處. 肩井穴 GB21 의 下方에 天髎穴 TE15 이 있고, 天髎穴 TE15 下方에 曲垣穴 SI13 이 있다.
筋肉	僧帽筋(trapezius m), 棘下筋(infraspinatus m.).
神經	胸神經後枝(post. br. of thoracic n.), 肩胛上神經(suprascapular n.).
血管	肩胛上動脈(suprascapular a.).
鍼法	直刺 3~5分, 斜刺 5~8分.
灸法	肉灸 3~5壯, 溫灸 5~20分.
穴性	散風止痛, 舒筋活絡.
主治	肩胛拘攣疼痛, 肩胛神經痛, 尺神經痛, 呼吸困難, 上腕痛, 項痛, 斜頸, 後頭痛.

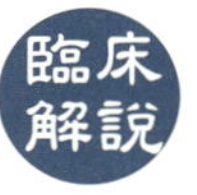

1. 肩胛骨 腫痛(肩胛骨 自體가 부어서 痛症이 있는 경우), 肩臂熱痛에 사용한다.

2. 項强痛, 斜頸에 사용한다.

> "肩胛周痺 曲垣主之."《甲乙經》

> "曲垣…主肩臂熱痛 氣注肩胛 拘急痛悶."《大成》

 配穴

1. 配臂臑, 陽陵泉 治棘上筋腱炎.

肩外俞 SI14

Gyeonoesu Jianwaishu

異名	肩外.
出典	甲乙.
名義	穴在肩胛上廉, 去脊三寸陷中, 因其位于肩中俞之外側, 故名肩外俞.
部位	肩胛上廉 去脊 3寸陷中.
取穴	正坐俯頭取之. 第1胸椎 下 陶道穴 GV13 兩傍 3寸으로 肩胛內緣의 上方에 取한다. 陶道 GV13 ←1.5寸 → 大杼 BL11 ←1.5寸 → 肩外俞 SI14
筋肉	僧帽筋(trapezius m.), 肩胛擧筋(levator scapular m.), 頸腸肋筋(ilio-costalis cervicis m.).
神經	頸神經(cervical n.), 鎖骨上神經(supraclavicular n.), 肩胛背神經(rhomboid n.).
血管	肩胛橫動脈(transverse scapular a.).
穴性	舒筋, 散風活絡.
主治	頸項强急, 頸背痛, 肩背痠痛, 頸筋痙攣, 肩胛神經痛, 肩中痛發寒熱, 上肢冷痛, 上腕痲木, 肺炎, 胸膜炎, 神經衰弱.

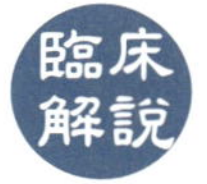 臨床解說

1. 僧帽筋緊張, 肩背痛, 五十肩에 사용한다(配肩中俞) : "肩外俞主肩甲中痛 熱 而寒至肘."《外臺秘要》

2. 高血壓(淺刺, 濕附缸), 低血壓證 等 血壓關聯 諸症의 治療에 사용한다.

> "肩胛甲痛 而寒至肘 肩外俞主之."《甲乙經》

> "肩外俞…主肩胛痛 周痹寒至肘."《大成》

肩中俞 **SI15**　　　　　　　　Gyeonjungsu　Jianzhongshu

異名	肩中.
出典	甲乙.
名義	穴在肩胛內廉, 卽在肩井與大椎之中間, 故名肩中俞.
部位	肩胛內廉 去脊 2寸陷中.

取穴　正坐俯頭取之. 第7頸椎 下 大椎穴 **GV14** 兩傍 各 2寸, 肩井穴 **GB21** 과 大椎穴 **GV14** 을 잇는 假定線의 中間點에 取한다.

大椎 **GV14** ←2寸→ 肩中俞 **SI15** ←2寸→ 肩井 **GB21** ←4寸→ 肩髃 **LI15**

筋肉　僧帽筋(trapezius m.), 肩胛擧筋(levator scapular m.), 頸腸肋筋(ilio-costalis cervicis m.).

神經　頸神經(cervical n.), 鎖骨上神經(supraclavicular n.), 肩胛背神經(rhomboid n.).

血管　頸橫動脈(transverse cervical a.).

穴性　舒筋止痛, 止咳平喘, 解表宣肺.

主治　肩胛神經痛, 肩背痛, 項强痛, 斜頸, 氣管支炎, 氣管支擴張症, 發寒發熱, 喘息, 咳嗽, 耳鳴, 上氣, 唾血, 目視不明, 視力減退.

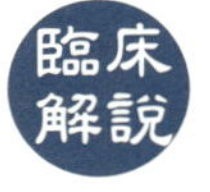

1. 僧帽筋 緊張, 肩背痛, 五十肩을 治療한다. 配肩外俞.

2. 高血壓 治療에 사용한다. 淺刺, 濕附缸.

> "寒熱瘰 目不明 欬上氣 唾血 肩中俞主之."《甲乙經》

> "肩中俞…主咳嗽 上氣唾血 寒熱 目視不明."《大成》

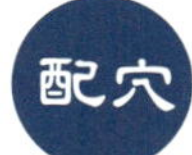

1. 配大椎, 肩井, 支溝, 中渚 治肩背痠痛.
2. 配身柱, 至陽, 孔最 治氣管支擴張症.
3. 配肺俞, 內關, 足三里 治氣管支炎.

天窓 SI16 Cheonchang Tianchuang

異名　天窻, 窻籠, 窻龍, 窻聾, 天籠.

出典　靈樞 本輸, 甲乙.

名義　小腸者 天氣所生也. 穴在曲挾下 扶突穴後 頸升動脈凹陷處, 居天位, 窻通孔
也. 穴系天部通氣之孔穴, 故名天窻.

部位　頸大筋前 曲頰下, 扶突後動脈應手陷中.

取穴　正坐取之. 胸鎖乳突筋 後緣 下顎隅角 下로 扶突穴 外方 1.5寸處에 取한다.
人迎 ST9 ←1.5寸→ 扶突 LI18 ←1.5寸→ 天窓 SI16

筋肉　胸鎖乳突筋(sternocleidomastoid m.), 前斜角筋(scalenus anterior m.).

神經　鎖骨上神經(supraclavicular n.), 迷走神經(vagus n.), 第3·4頸椎神經
(cervical 3·4 n.).

血管　頸橫動脈(transverse cervical a.), 外頸靜脈(external jugular v.), 外頸動脈
(external carotid a.), 內頸動脈(internal carotid a.).

鍼法　直刺 3～5分, 斜刺 5～8分.

穴性　軟堅散結, 聰耳利竅, 息風寧神.

主治　肩頸痛, 頸痛, 斜頸, 喉痺, 肩痛引項, 肩麻木, 咽喉腫痛, 頭痛異名, 耳聾, 中風
失音, 甲狀腺腫, 癭氣, 狂邪鬼語, 痔瘡.

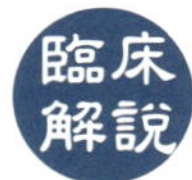

1. 耳鳴症에 配用한다.
2. 癭瘤(甲狀腺囊腫), 瘰癧(連珠瘡, 耳下腺炎, 結核性·慢性림프절炎), 疰症
에 사용한다.

3. 斜頸症에 사용한다. 配天容.

> "頰腫痛 天窗主之." "耳鳴 百會及頷厭 顱息 天窗 大陵 偏歷 前谷 後谿皆
> 主之." "瘻 天窗及臑會主之."《甲乙經》

> "天窗(一名窗籠)…主痔瘻 頸痛 肩痛引項不得回顧 耳聾頰腫 喉中痛 暴瘖
> 不能言 齒噤中風."《大成》

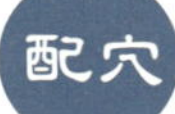 配穴

1. "配陽谿, 關衝, 液門, 中渚 治耳痛耳鳴."《千金方》
2. "配支溝, 扶突, 曲鬢, 靈道 治暴瘖不能言."《千金方》
3. 配外關 治耳鳴聾無所聞.
4. "配天突 治漏頸痛, 面皮熱."《千金方》

天容 SI17 　　　　　　　　　　　　　　　　　　　　Cheonyong Tianrong

出典	靈樞 本輸, 甲乙.
名義	容 盛也. 穴爲小腸脈之俞穴. 小腸者 天氣主之, 其脈自此入面容, 又穴在耳下 曲頰後, 居天位, 其處廣而有容, 故名天容.
部位	耳下 曲頰後.
取穴	正坐取之. 下顎의 隅角下部로 胸鎖乳突筋前廉部로 天窓穴 SI16 斜前上方 1 寸處에 取한다. 胸鎖乳突筋前方으로 天容穴 SI17 을 取하고, 後方으로 天牖穴 TE16 을 取한다.
筋肉	胸鎖乳突筋(sternocleidomastoid m.).
神經	迷走神經(vagus n.), 副神經(accessory n.) 大耳介神經(great auricular n.).
血管	內外頸動脈(int & ext. carotid a.), 內外頸靜脈(int & ext. jugular v.), 外顎動脈(ext. maxillary a.), 顔面動脈(facial a.).
鍼法	直刺 3~5分, 斜刺 5分~1.5寸. 鍼尖을 舌根部로 向해 刺入한다.
穴性	軟堅散結, 利咽消腫.
主治	喉痺寒熱, 咽喉炎, 氣管炎, 發熱惡寒, 咽中如梗, 挾腫, 耳鳴, 耳聾, 難聽, 咳逆

上氣, 嘔逆吐沫, 斜頸.

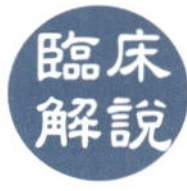

1. 斜頸症에 사용한다 : 配天窓.
2. 咽中如梗에 사용한다.

> "疝積胸中痛 不得窮屈 天容主之." "頭項癰腫不能言 天容主之." "肩痛不可擧 天容及秉風主之." "耳聾嘈嘈無所聞 天容主之."《甲乙經》

> "天容…主喉痺寒熱 咽中如梗 瘻頸項癰 不可回顧 不能言 胸痛 胸滿不得息 嘔逆吐沫 齒噤 耳聾 耳鳴."《大成》

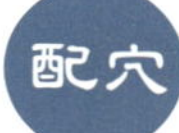

1. "配前谷, 角孫, 腕骨, 支正 治頸腫項痛不可顧."《千金方》
2. "配聽會, 聽宮, 中渚 治聾嘈嘈若蟬鳴."《千金方》
3. "配廉泉, 魄戶, 氣舍, 讔譆, 扶突 治咳逆上氣, 喘息嘔沫齒噤."《千金方》
4. 配陽谿 治胸滿不得息.
5. 配合谷, 少商 治扁桃腺炎, 咽炎.
6. 配天柱, 合谷 治咽喉炎.

顴髎 SI18　　Gwollyo Quanliao [手太陽小腸經與手少陽三焦經之會穴]

異名	兌骨, 權髎, 顴窌, ⑤ 馬金水.
出典	甲乙.
名義	髎 與窌同, 窌 空穴也. 穴在頄骨下廉陷中之空穴. 頄卽顴, 故名顴髎或顴窌.
部位	面頄骨下廉 銳骨端陷中.
取穴	正坐取之. 目外眥 直下線과 鼻翼의 水平線이 만나는 部位에 取한다.
筋肉	大頰骨筋(zygomaticus major m.), 咬筋(masseter m.), 頰筋(buccinator m.).
神經	顔面神經(facial n.), 頰神經(buccinator n.), 咬筋神經(masseteric n.).

血管	顏面橫動脈(transverse facial a.), 後上齒槽動脈(post. superior alveolar a.).
鍼法	直刺 2～3分, 斜刺 0.5～1寸. 鍼尖을 下方으로 向해 刺入한다.
穴性	鎭痛鎭痙, 淸熱消腫, 牽正鎭痙, 祛風通絡.
主治	口眼喎斜, 牙關緊急, 頰腫脣癰, 三叉神經痛, 齒痛, 面赤, 目黃, 眼瞼瞤動, 上顎部痛, 耳鳴, 耳下腺炎, 目瞤, 目眩.

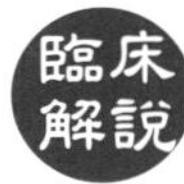

1. 口眼窩斜로 인한 顏面 · 眼瞼瞤動不止, 顏面神經痙攣에 效果的이다 : 모든 面部의 穴들은 5mm 以下의 깊이로 얕게 刺針한다(深刺禁止).

2. 足關節 捻挫에 사용한다(祛風通絡) : 面針은 대부분 鎭痛鎭痙작용이 優秀하다.
   - 少陽經 捻挫 : 翳風(丘墟 部位).
   - 陽明經 捻挫 : 地倉(商丘 部位).
   - 太陽經 捻挫 : 顴髎.

   "口僻 顴髎及齦交 下關主之." "頰腫脣癰 顴髎主之." "目赤黃 顴髎主之." "齒痛 顴髎及二間主之."《甲乙經》

   "顴髎…主口喎 面赤目黃 眼瞤動不止 頰腫齒痛."《大成》

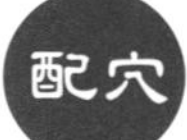

1. "配內關 治目赤黃."《千金方》

2. 配頰車 治面泡.

3. "配頰車 治口僻痛, 惡風寒, 不可以嚼."《千金方》

4. 配頭維 治風目眶爛泪出.

5. "配大迎 治目瞤."《百症賦》

6. "配大迎, 聽會, 曲池 治齒痛惡寒."《千金方》

7. 配太陽, 攢竹, 絲竹空, 下關, 地倉, 頰車 治顏面神經痲痺, 顏面痙攣.

동 馬金水

[部位] 當外眼角之直下至顴骨下緣一分五陷凹處.

[鍼法] 針深一分至三分.

[主治] 腎結石, 閃腰, 岔氣(呼吸時感覺痛楚), 腎臟炎, 鼻炎.   岔：갈림길 차, 산높을 분

[解說 및 運用] 本穴位置與小腸經之顴髎穴位置相符, 治療上述各症, 確有卓效, 治療腰痛效果亦佳.

顧名思義馬金水通氣利腎, 故治上述各病療效甚佳.

[注意·禁忌] 下鍼後痛楚立卽解除者, 表示取穴正確, 起鍼後出血者, 表示取穴不準.

동 馬快水

[部位] 在馬金水直下四分, 約與鼻下緣齊處.

[主治] 膀胱結石, 膀胱炎, 小便頻數, 腰脊椎骨痛, 鼻炎.

[解說 및 運用] 馬快水位於馬金水下四分, 兩穴倒馬並用, 治療腎結石及膀胱結石, 效果甚佳.

馬金水, 馬快水鍼治雙足水氣.

馬金水, 馬快水鍼可立止腎結石劇痛.

馬金水, 馬快水爲治肩背腰痛在膀胱經第二行外側者之特效穴. 取名馬金水, 金指肺 水指腎, 故治肺腎之病 尤其治腎病. 曰馬者, 形容其效速有如馬之奔馳也. 奔：달릴 분. 馳：달릴 치

馬金水, 馬快水治腰眼痛.

馬金水穴, 馬快水穴 止小便失禁有特效.

동 玉火

[部位] 當眼中央直下之顴骨直下陷凹處.

[主治] 心經之坐骨神經痛, 肩臂痛, 四肢痛, 膝蓋痛, 顴骨痛, 頤骨痛.

[解說 및 運用] 玉火善治血虛血瘀所致之各種疼痛.

동 鼻翼

[部位] 當鼻翼中央上端之溝陷中.

[主治] 眉稜骨痛, 頭昏眼花, 腎虧之各種神經痛, 半身不遂, 四肢骨痛, 臉面麻痺, 舌痛, 舌硬, 舌緊, 偏頭痛, 喉痛.

[解說 및 運用] 玉火及鼻翼二穴均爲鎭痛要穴, 玉火善治血虛血瘀所致之各種疼痛, 鼻翼善治氣虛氣鬱所致之各種疼痛.

鼻翼穴尙能消除疲勞, 提神醒腦尤爲妙用. 常用治全身痠痛極效.

本穴爲消除疲勞之妙穴.

異名	听宮, 多所聞.
出典	靈樞 本輸, 甲乙.
部位	耳珠前方 正中의 開口 時 凹陷處.
取穴	正坐開口取之 或 側臥開口取之.
	[耳珠前上方] 耳門 TE21 ←5分→ 聽宮 SI19 ←5分→ 聽會 GB2 [耳珠前下方]
筋肉	側頭筋(temporalis m.).
神經	耳介側頭神經(auriculotemporal n.), 顏面神經(facial n.).
血管	淺側頭動脈(superficial temporal a. & v.).
鍼法	直刺 3〜5分, 斜刺 5分〜1.5寸. 약간 開口하여 鍼尖을 약간 下部(或 귓구멍과 같은 방향)로 向하여 刺入한다(刺針 時 아파서 患者가 입을 크게 벌리면 鍼이 휘어진다).
穴性	清熱聰耳, 消腫, 益聰止痛, 寧神志.
主治	中耳炎, 耳鳴, 耳聾, 聤耳, 外耳炎, 難聽, 聾啞, 失音, 癲疾, 咽頭炎, 心腹滿痛.

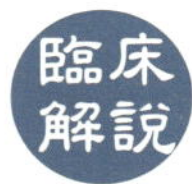

1. 각종 耳疾患의 代表穴이다 : 耳 周圍穴(耳門, 聽宮, 聽會) 中 代表穴이다.

   ① 耳鳴, 耳聾, 難聽, 聤耳, 外耳炎 等에 사용한다.

   ② 聾啞 治療에 사용한다.

2. 口眼喎斜의 四大名穴之一로서 顏面神經麻痹症에 效果的이다(配地倉, 頰車, 頭維) : 대개 口眼喎斜症에는 灸를 하지 않는다. 하지만 喎斜症이 一年 以上 오래되고 잘 낫지 않는 경우에는 中脘과 聽宮에 灸(或 溫針)를 한다.

   "癲疾 狂瘈瘲 眩仆癲疾 瘖不能言 羊鳴沫出 聽宮主之." "耳聾塡塡如無聞 憒憒嘈嘈若蟬鳴 鵁鶄[10]鳴 聽宮主之. 下頰取之 譬如破聲 刺此. 聾翳風及會宗下空主之."《甲乙經》

---

10) 鵁鶄：原作 "頌頰", 據《外臺》卷三十九改.

"聽宮(一名多所聞)…主失音 癲疾 心腹滿 聤耳 耳聾如物塡塞無聞 耳中嘈
嘈憒蟬鳴."《大成》

鴳：메추라기 안. 鳺：뱁새 결

配穴

1. "先聽宮, 聽會, 翳風 後刺三里, 合谷."《大成》

2. "配脾俞 治心下之悲淒."《百症賦》

3. 配耳門(或聽會), 翳風, 中渚 治耳鳴, 耳聾.

4. 配聽會, 翳風, 會宗 治耳聾.

5. 配合谷, 翳風, 外關 治中耳炎.

6. "配天容, 聽會, 中渚 治聾嘈嘈若蟬鳴."《千金方》

7. "配腦戶, 聽會, 風府, 翳風 治骨痠, 眩, 狂, 瘈瘲, 口噤, 喉鳴沫出, 瘖不能
言."《千金方》

耳의 諸 疾患

1. 耳鳴 : 耳作蟬鳴을 말하며 原因, 强度, 性質에 따라 實證과 虛證으로 나눈다. 百
   會, ⑤ 耳區(膝下外側 足外踝 一帶, 足外踝尖~外丘, 治耳之諸疾患), 三焦 · 小
   腸 · 肝膽經 爲主로 隨證選穴하여 治療한다.

(1) 實證 : 갑자기 發生, 低音이 强하게 들리며 귓구슬을 눌러도 耳鳴症狀이 약해
   지지 않는다.
   ① 少陽經氣의 厥逆, 痰火上升, 肝膽火, 風熱, 酒熱이 원인이다. 주로 젊은 층
      에 많다.
   ② 治療 : 配聽宮, 翳風, 液門, 中渚, 臨泣, 行間, 丘墟, 足三里, 前谷, 後谿.

(2) 虛證 : 緩慢히 發生, 소리가 弱하며 귓구슬을 누르면 멎거나 減弱된다. 時作時
   虛.
   ① 腎虛(陰虛火動), 心血虛, 脾氣虛가 원인이다. 주로 노인층에 많다.
   ② 治療 : 補益腎精, 配太谿 關元(灸) 氣海 腎俞.

2. 耳聾 : 소리를 잘 듣지 못하는 것으로 難聽, 귀머거리를 말한다.
   ① 痰火鬱結이 원인으로 모두 熱證에 속한다. 久聾多虛 新聾多實.
   ② 治療 : 調氣開鬱, 配足三里, 行間, 太谿, 俠谿, 耳門, 聽宮, 聽會, 肝俞.

3. 聤耳 : 귀에서 진물(고름)이 흘러나오는 病症이다.
   ① 耳中津液結核, 熱聚不散이 원인이다.

② 治療 : 配耳門, 聽宮, 聽會(患部 周圍穴), 中渚, 翳風, ㉠ 膽勝格.

4. 耳膿(膿耳) : 聤耳의 하나로 急性 化膿性 중이염에 해당한다. 肝經火熱이 원인
   이다.

5. 聤耳 : 異物質이 귓구멍을 막는 것으로 귀지를 말한다. 外部에서 들어간 異物
   質과 귀의 分泌物이 엉켜 생긴다.

6. 其他 耳痒 等이 있다.

07

足太陽膀胱經

足太陽膀胱經

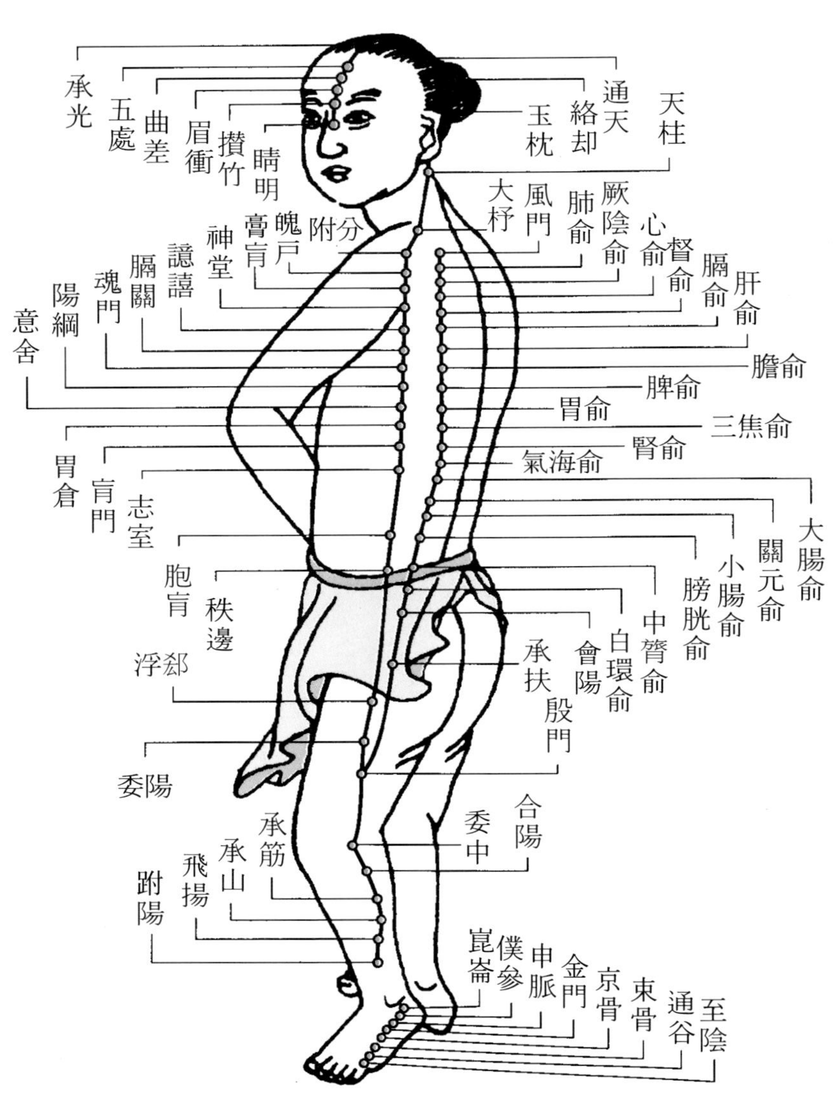

承光
五處
曲差
眉衝
攢竹
睛明
膏肓
魄戶
附分
神堂
譩譆
膈關
魂門
陽綱
意舍
胃倉
肓門
志室
胞肓
秩邊
浮郄
委陽
承筋
承山
飛揚
跗陽
通天
絡却
玉枕
天柱
大杼
風門
肺俞
厥陰俞
心俞
督俞
膈俞
肝俞
膽俞
脾俞
胃俞
三焦俞
腎俞
氣海俞
大腸俞
關元俞
小腸俞
膀胱俞
中膂俞
白環俞
會陽
承扶
殷門
合陽
委中
崑崙
僕參
申脈
金門
京骨
束骨
通谷
至陰

膀胱足太陽之脈 起於目内眥(睛明) 上額交巓(百會).
其支者 從巓至耳上角(率谷, 浮白, 竅陰).
其直者 從巓入絡腦 還出別下項 循肩髆内 挾脊抵腰中 入循膂 絡腎屬膀胱.
其支者 從腰中下挾脊貫臀(上髎, 次髎, 中髎, 下髎, 會陽) 入膕中.
其支者 從髆内左右 別下貫胛 挾脊内 過髀樞 循髀外從後廉 下合膕中 以下貫踹内
(委中, 承山) 出外踝之後(崑崙) 循京骨 至小趾外側(至陰).

膀胱經經穴歌

足太陽經六十七, 睛明目内紅肉藏, 攢竹眉衝與曲差, 五處寸半上承光, 通天絡却玉
枕昂, 天柱後際大筋外, 大杼背部第二行, 風門肺俞厥陰俞, 心俞督俞膈俞强, 肝膽脾
胃俱埃次, 三焦腎氣海大腸, 關元小腸到膀胱, 中膂白環仔細量, 自從大杼至白環, 各
各節外寸半長, 上髎次髎中復下, 一空二空腰踝當, 會陽陰尾骨外取, 附分俠脊第三
行, 魄戶膏肓與神堂, 譩譆膈關魂門九, 陽綱意舍仍胃倉, 肓門志室胞肓續, 二十椎下
秩邊場, 承扶髀橫紋中央, 殷門浮郄到委陽, 委中合陽承筋是, 承山飛揚踝跗陽, 崑崙
僕參連申脈, 金門京骨束骨忙, 通谷至陰小趾傍, 左右合百三十四.《大成》

是動病과 所生病

是動病 : 衝頭痛, 目似脫, 項似拔, 脊痛, 腰似折, 髀不可以曲, 膕如結, 踹似裂, 是爲
踝厥, 是主筋.
所生病 : 痔瘧, 狂癲疾, 頭顖頂痛, 目黃淚出, 鼽衄, 項背腰尻膕踹脚皆痛, 小指不用.

膀胱經의 效能主治

1. 效能 : 散風清熱消腫, 通鼻療目, 通調二便, 清利濕熱, 鎮靜安神, 益腎調經.
2. 主治 : 泌尿生殖系疾患, 神經精神疾患, 呼吸·循環·消化系病症, 熱性病, 膀胱
   經이 經過하는 部位의 病症, 특히 五臟六腑俞穴은 所屬臟器의 疾病을 主治하고,
   小便不通, 遺尿, 癲狂, 痢疾, 眼痛, 見風淚泪, 鼻塞, 鼻衄, 頭項·腰背·臀·下肢
   後面部疼痛 等을 主治한다.

(1) 部位別 主治
① 睛明 **BL₁** ~ 天柱 **BL₁₀** : 頭·項·眼·鼻·腦疾患을 主治한다.
② 大杼 **BL₁₁** ~ 膈俞 **BL₁₇** : 胸心肺疾患 爲主, 胃腸病을 主治한다.
③ 肝俞 **BL₁₈** ~ 三焦俞 **BL₂₂** : 胃腸疾患 爲主, 胸肺疾患을 主治한다.

④ 腎兪 BL23 ~會陽 BL35 : 腸 및 生殖·泌尿·前後二陰病을 主治한다.
⑤ 承扶 BL36 ~委中 BL40 : 腰臀·腸·痔疾 및 下肢局部病을 主治한다.
⑥ 附分 BL41 ~膈關 BL46 : 胸肺 疾患을 主治한다.
⑦ 魂門 BL47 ~肓門 BL51 : 胃腸 疾患을 主治한다.
⑧ 志室 BL52 ~秩邊 BL54 : 生殖·大小便 疾患을 主治한다.
⑨ 合陽 BL55 ~至陰 BL67 : 頭項·目鼻·背腰·腸痔·腦 疾患과 發熱病 및 下肢後
側 疾患을 主治한다.

(2) 主要穴 主治

① 申脈穴, 崑崙穴 : 高血壓, 上部衝血, 頭痛, 頭重, 腦後疼痛을 主治한다.
② 八髎穴 : 腰痛, 疝骨痛, 尾骨痛, 坐骨神經痛을 主治한다.

睛明 BL1 Jeongmyeong Jingming [小腸·胃·陰蹻脈·陽蹻脈之會穴, 陰蹻脈 終止穴]

異名　精明, 泪孔, 涙空, 目內眥, 涙孔.

出典　甲乙.

名義　穴在目內眥外 卽在目內眥邊緣 上一分許, 穴主目視不明 故名睛明.

部位　目內眥.

取穴　正坐 或 仰臥閉目取之. 目內眥外 1分 陷中에 取한다.

筋肉　眼輪筋(orbicularis oculi m.).

神經　三叉神經(trigeminal n.), 上下滑車神經(supra. & infra. trochlear n.).

血管　內側眼瞼靜脈(medial palpebral a. & v.), 上下滑車動靜脈(supra & infra trochlear a. & v.).

鍼法　直刺 1~3分, 不宜深刺(副作用 : 瞳孔筋麻痺 卽 斜視가 올 수 있다). 斜刺 3~7分. 或은 患者로 하여금 눈을 감게 하고 眼球를 가볍게 눌러 外側으로 고정시켜 眼窩의 鼻骨을 향해 천천히 1寸~1.5寸 深刺한다.

此穴에 대한 刺鍼은 출혈하기 쉬우므로 되도록이면 細針을 사용하며 進退나 捻針을 하지 않도록 한다.

穴性　疏風泄火, 滋水明目.

主治　目遠視不明, 視力弱化, 視物不淸, 靑光眼, 目翳, 近視, 結膜炎, 角膜炎, 網膜炎, 視神經萎縮, 迎風流泪, 眼外斜視, 夜盲, 色盲, 疳眼, 雀目, 眼瞼痙攣, 目內眥痒痛, 胬肉攀睛.

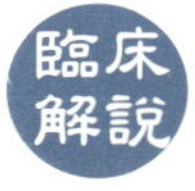

1. 一切의 眼科疾患에 效果가 우수하다.

(1) 流行性結膜炎 等 外因에 의한 眼疾患에 사용한다.

　　① 配睛明 太陽 魚腰, 合谷 行間. ② 大骨空[1], 小骨空[2].

(2) 外斜視[3]에 사용한다(點刺出血) : 睛明穴 針刺副作用으로 인한 內斜視에는 Ⓖ 太陽穴, 동 腎關穴을 사용한다.

(3) 白內障에 사용한다 : 配肝俞 腎俞, 風府 太衝 天柱 通里(눈 주위의 穴은 眼壓降下 효과가 있다.) → 綠內障은 상대적으로 針灸治療의 效果가 낮다.

(4) 夜盲, 色盲에 사용한다.

　　┌ 夜盲, 雀目(因肝虛血少 小兒肝疳) : 補肝腎(肝·腎正格) 調脾胃＋肝俞, 行間, 太衝.
　　└ 色盲 : 肝·腎經, 眼球 周圍穴을 刺針.

2. 外感寒邪의 未盡으로 인한 頭痛(正頭痛)에 사용한다.

3. 乳幼兒의 脾疳에도 유효하다 : 사소한 일에도 칭얼대며 우는 경우에 이 穴을 가볍게 눌러주면 효과가 있다.

4. 眼球乾燥症에 黃連解毒湯 약침액을 0.2~0.5cc 주입한다.

> "目不明 惡風 目淚出憎寒 目痛目眩 內眥赤痛 目眵眵無所見 眥癢痛 淫膚白翳 睛明主之."《甲乙經》

> "睛明(一名淚孔)…主目遠視不明 惡風淚出 憎寒頭痛 目眩內眥赤痛 眵眵無見

---

1) 大骨空(大骨孔) : 拇指背側 正中線으로 關節의 中點. 治一切目疾, 嘔吐.
2) 小骨空 :　手小指背側 正中線으로 關節의 中點. 治一切目疾, 耳聾, 手節痛.
3) 斜視 : 風起喎偏, 肝風內動이 原因이다.

眥癢 淫膚白翳 大眥攀睛努肉 侵睛雀目 瞳子生瘴 小兒疳眼 大小氣眼冷
淚. 按東垣曰 刺太陽 陽明出血 則目愈明. 蓋此經多血少氣 故目翳與赤痛
從內眥起者 刺睛明 攢竹 以宣泄太陽之熱. 然睛明刺一分半 攢竹刺一分三
分 爲適淺深之宜. 今醫家刺攢竹 臥針直抵睛明 不補不瀉 而又久留針 非古
人意也."《大成》

配穴

1. "配太陽, 魚尾 治兩眼紅腫痛, 怕日羞明心自焦."《玉龍歌》
2. "配行間 治雀目肝氣."《百症賦》
3. "配合谷, 四白, 太陽, 光明, 大骨空, 小骨空 治目生翳膜."《大成》
4. "配合谷, 四白, 臨泣, 二間, 三里, 光明 治風沿眼紅澀爛."《大成》
5. "配合谷, 四白, 太陽, 光明, 大骨空, 小骨空 治目生翳膜, 眼紅腫痛."《大成》
6. 配肝俞, 腎俞, 風池, 太陽, 角孫, 合谷 治視神經萎縮, 網膜出血, 綠內障 等
   眼病.
7. 配風池, 太陽, 攢竹, 絲竹空, 陽白, 光明 治目赤腫痛.
8. "睛明治眼未效時 合谷光明安可缺."《席弘賦》
9. "配攢竹 治目痛視不明, 迎風流淚, 胬肉攀睛, 白翳眦癢, 雀目諸症.《金鑑》
10. "配臨泣, 風池, 腕骨 治冷淚."《大成》
11. "睛明, 齦交, 承泣, 四白, 風池, 巨髎, 瞳子髎, 上星, 肝俞 主目淚出, 多眵
    目䁾, 內眥赤痛癢, 生白膚翳."《千金方》

目䁾,(멸) : 눈곱

☞ 眼 주위의 奇穴

Ⓖ 上睛明

[異名] 內明.

[部位] 睛明穴 上 2分處.

[主治] 亂視, 迎風淚出, 白斑.

Ⓖ 下睛明

[異名] 睛下.

[部位] 睛明穴 下 2分處.

[主治] 上睛明과 同一.

Ⓖ 球後

[部位] 眼窩下緣 外側에서 1/4, 內側에서 3/4折點處.

[主治] 治一切目疾. 結膜炎, 視神經炎, 近視, 視神經萎縮, 靑光眼, 白內障, 視網膜色素變性, 水晶體混濁.

[配穴]

配健明, 風池, 曲池, 合谷, 太衝 治靑光眼.

配睛明, 翳明, 太陽, 合谷, 肝俞 治角膜翳, 虹膜睫狀體炎.

配睛明, 風池, 養老, 光明 治視神經炎.

配神門 治癲病, 眼蒙.

Ⓖ 健明

[異名] 동 至明.

[部位] 下睛明穴下 眼窩內緣 2分處(承泣과 睛明의 중간).

[主治] 白內障, 視神經萎縮, 視網膜炎, 淚囊炎, 斜視, 網膜色素變性, 夜盲.

Ⓖ 健明一

[異名] 동 至明一.

[部位] 健明穴과 承泣穴의 중간, 眼窩下緣 內方.

[主治] 角膜雲翳, 角膜潰瘍, 視神經萎縮, 夜盲.

Ⓖ 健明二

[異名] 동 至明二.

[部位] 承泣穴과 球後穴의 중간, 眼窩下緣.

[主治] 角膜白斑, 視神經萎縮, 視網膜脈絡膜炎, 角膜潰瘍, 夜盲.

Ⓖ 健明三

[異名] 동 至明三.

[部位] 球後穴 外上 3分 眼窩外側 內緣.

[主治] 斜視, 視神經萎縮.

Ⓖ 健明四

[異名] 明中, 동 至明四.

[部位] 上睛明穴上 3分 眼窩上緣 內上角 陷凹處.

[主治] 近視, 白內障, 綠內障.

Ⓖ 上明

[異名] 上承泣, 魚下.

[部位] 眉弓中點의 眼窩上緣下.

[主治] 亂視, 屈光不正, 角膜白斑.

Ⓖ 增明一, 增明二

[異名] Ⓢ 透明一, 透明二.

[部位] 增明一 : 上明穴 內側傍開 2分. 增明二 : 上明穴 外側傍開 2分.

[主治] 近視, 角膜白斑, 斑翳屈光不正.

Ⓖ 外明

[異名] 外睛明.

[部位] 眼外角 上 3分.

[主治] 亂視, 視神經萎縮.

Ⓖ 魚尾

[異名] 內瞳子髎.

[部位] 目外眥 外方 1分處.

[主治] 一切目疾, 偏頭痛, 口眼喎斜, 頭痛雲蒙火監亦目赤, 面癱.

Ⓢ 上里

[部位] 當眉頭之上二分處.

[鍼法] 皮下鍼, 鍼深一分至二分.

[主治] 眼昏, 頭痛.

[解說 및 運用] 本穴位置與膀胱經之"攢竹"穴相符.

Ⓢ 四腑二

[部位] 當眉中央之直上二分處.

[鍼法] 皮下鍼, 鍼深一分至二分.

[主治] 小腹脹, 眼昏, 頭痛.

[解說 및 運用] 本穴位置與一般奇穴之"魚腰"相符.

Ⓢ 四腑一

[部位] 當眉尖之上二分處.

[主治] 小腹脹, 眼昏, 頭痛.

[解說 및 運用] 本穴位置與三焦經之"絲竹空"穴相符.

四腑一, 四腑二及上里三穴用三稜鍼同扎出血爲治臨時頭痛之特效鍼.

本穴與上里, 四腑二點刺同爲治療前頭痛之特效要鍼.

上里穴 四腑一 四腑二等穴治頭痛等症, 以外感風邪久留而成者效果較佳, 宜三稜鍼放血.

治腎虧性前額痛以補腎爲主, 取人皇, 腎關或二角明爲主穴, 配合上述穴道以疏通局部經氣之阻滯.

上里, 四腑一, 四腑二皆眉部穴, 董師用治肚子脹氣之屬肺功能差者(亦可取靈骨, 大白).

掌內中指, 無名指交叉之間, 再下約五 · 六分處爲脾脹穴, 治腹脹立效, 比上里好, 但鍼感太痛.

攢竹 BL₂ Chanjuk Zanzhu

異名	員柱, 員在, 始光, 夜光, 明光, 眉頭, 眉本, ⓥ 上里.
出典	甲乙.
名義	攢 族聚也, 攢竹 族聚之竹. 穴在眉頭凹陷處 眉似族聚之竹 故名攢竹.
部位	兩眉頭陷中.
取穴	正坐 或 仰臥位取穴. 眉內側端 凹陷處로 睛明穴 直上으로 印堂穴 兩傍 各 5 分處에 取한다.
筋肉	眼輪筋(orbicularis oculi m.), 前頭筋(frontal m.).
神經	三叉神經(trigeminal n.), 顔面神經(facial n.).
血管	上骨車動靜脈(supratrochlear a. & v.).
鍼法	直刺 3～5分. 或은 三稜鍼으로 點刺出血시킨다. 眼疾患 治療 時에는 鍼尖을 下向하여 睛明穴이나 外方의 絲竹空穴로 斜透刺하되 5分～1寸 刺入한다. 頭痛 또는 顔面神經麻痺에는 魚腰穴로 橫透刺하되 1寸～1.5寸 刺入한다. 眼窩上神經痛에는 橫刺로 外下方의 眼窩上孔을 向해 5分 刺入한다.
穴性	宣泄太陽熱氣, 治絡明目, 散風鎭痙.
主治	目眽眽視物不明, 眼球痛, 眼赤痛, 內斜視, 近視, 急性結膜炎, 角膜白斑, 迎風流淚, 眼瞼瞤動, 顔面神經痛, 目眩, 頭痛, 鼻炎, 蓄膿症, 耳鳴.

1. 太陽之熱로 인한 頭面部 諸般 熱性疾患에 응용한다.

(1) 諸般 眼疾患에 사용한다(患側).

　① 斜視에 사용한다 : 配攢竹透絲竹空.

　② 눈이 감기지 않는 경우에 사용한다 : 陽白透攢竹·魚腰(眉中)·絲竹空.

　③ 流行性結膜炎, 角膜炎, 目赤腫痛, 眼睛疲勞 等 外因性 眼疾患에 사용
　　한다 : 先刺太陽(患部周圍穴) 後刺睛明(代攢竹, 보통 攢竹에서 睛明穴
　　을 向해 斜刺).

(2) 顔面神經麻痺, 口眼喎斜의 補助穴로 사용된다.

(3) 주로 眉稜骨痛(陽明頭痛), 正頭痛 等의 頭痛, 頭重에 사용한다 : 攢竹透魚腰.

(4) 기타 高血壓 等에 응용된다.

2. 足太陽膀胱脈氣所發之穴로서 急性腰部捻挫에 必須穴이다.

　① 配養老, 左患右治한다 : 兩攢竹穴을 눌러서 壓痛이 심한 쪽이 患側이
　　다. 生理 中에도 壓痛이 나타난다.

　② 무거운 물건을 들다가 삐끗한 경우, 風寒邪에 의한 경우에 특히 有效
　　하다.　　腎虛腰痛 : 委中("腎有邪 其氣留於兩膕."《靈樞 邪客篇》).

"頭風痛 鼽衄 眉頭痛 善嚔 目如欲脫 汗出寒熱 面赤頰中痛 項椎不可左右
顧 目系急 瘈瘲 攢竹主之." "痔痛攢竹主之." "小兒癎發 目上挿 攢竹主
之."《甲乙經》

"攢竹(一名始光 一名員柱 一名光明)…主目眈眈 視物不明 淚出目眩 瞳子癢
目瞀 眼中赤痛及瞼瞤動不得臥 頰痛 面痛 屍厥癲邪 神狂鬼魅 風眩 嚔."《大成》

1. 配魚尾, 臂臑 治眼痛.

2. "配後谿, 液門 治赤翳."《大成》

3. 配頭維 治目赤痛, 眉間疼痛, 頭目疼痛.

4. "目中漠漠 卽尋攢竹, 三間."《百症賦》

5. "配尺澤, 間使, 陽谿 治心邪癲狂."《大成》

6. 配合谷 治頭風冷淚出.

7. 配風池, 太陽, 睛明, 絲竹空, 合谷 治急性結膜炎, 急性眼炎.

8. 配肝俞, 腎俞, 風池, 角孫, 太陽, 光明 治視神經萎縮, 網膜出血.

9. "配承光, 腎俞, 絲竹空, 和髎 治風頭痛."《千金方》

10. "配小海, 後頂, 强間 治癇發瘈瘲, 狂走不得臥."《千金方》

11. "配大骨空, 小骨空 治迎風流淚."《大成》

12. "配玉枕 治目系急上揷."《千金方》

眉衝 BL₃　　　　　　　　　　　　　　　　Michung Meichong

異名　小竹.

出典　脈經, 聖惠.

名義　① 眉衝兩穴 當兩眉頭直上入髮際之處 便是本穴所在. 足太陽之脈 起于目內眥 系經眉頭直衝向上至本穴. ② "眉"는 눈썹, "衝"은 通行路라는 뜻으로 脈搏을 觸知할 수 있는 경우에는 반드시 衝이라는 穴名이 붙는다. 따라서 눈썹 위에 있으면서 脈搏의 搏動을 感知하는 通行路라는 뜻.

部位　直眉頭上 神庭 · 曲差之間.

取穴　正頭取之. 神庭穴 GV₂₄ 과 曲差穴 BL₄ 의 中間으로 神庭穴 GV₂₄ 兩傍 各 7.5分에 取한다.

神庭 GV₂₄ ←7.5分→ 眉衝 BL₃ ←7.5分→ 曲差 BL₄ ←7.5分→ 頭臨泣 GB₁₅ ←7.5分→ 本神 GB₁₃ ←1.5寸→ 頭維 ST₈ .

筋肉　前頭筋(frontal m.).

神經　前頭神經(frontal n.).

血管　前頭動靜脈(frontal a. & v.).

穴性　泄熱開竅, 淸心, 鎭痙寧神.

主治　頭痛, 眩暈, 鼻炎, 鼻出血, 鼻塞, 蓄膿症, 不知惡臭, 上顎洞炎, 癲癎, 目視不明, 目赤腫痛.

主治解說　1. 蓄膿症, 鼻塞에 效果가 優秀하다 : 配上星 神庭(灸刺), 迎香.

　　　　　2. 末梢性 顔面神經麻痺에 使用한다.

　　　　"眉衝…主五癇 頭痛 鼻塞."《大成》

異名	鼻衝, 息衝.
出典	甲乙.
名義	曲差 俠神庭兩傍各一寸五分 在髮際, 因喩自攢竹而上 曲而向外 略有參差 故名曲差.
部位	神庭旁 1.5寸.
取穴	正頭取之. 神庭穴 **GV24** 兩傍 各1.5寸, 眉衝穴 **BL3** 兩傍 各 7.5分處에 取한다. 但 入髮際 5分이지만 대개는 髮際에 取한다.

神庭 **GV24** ←7.5分→ 眉衝 **BL3** ←7.5分→ 曲差 **BL4** ←7.5分→ 頭臨泣 **GB15** ←7.5分→ 本神 **GB13** ←1.5寸→ 頭維 **ST8**

筋肉	前頭筋(frontal m.).
神經	顔面神經(facial n.), 三叉神經(trigeminal n.), 前頭神經(frontal n.).
血管	淺側頭動脈前頭枝(frontal br. of superficial temporal a.), 前頭動靜脈(frontal a. & v.).
穴性	泄熱開竅, 淸頭明目安神, 定喘降氣, 鎭靜活絡.
主治	目不明, 衄衊, 頭痛, 眩暈, 眼病, 目眩, 目視不明, 鼻塞, 鼻炎, 鼻出血, 顔面神經痛, 頸項筋强直, 喘息, 心中煩滿.

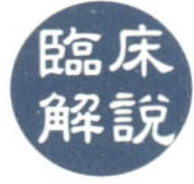

眉衝과 效能이 類似하다.

1. 鼻塞, 蓄膿症 等의 鼻症狀 및 이로 인한 頭痛, 頭重에 사용한다 : 曲差와 天柱의 2穴을 前後髮際에서 取하여 治療하면 效果가 우수하다. 配天柱, 風池, 迎香, 通天.

2. 視力障害나 眼底出血, 高血壓 等에도 應用된다.

"頭痛身熱 鼻窒 喘息不利 煩滿 汗不出 曲差主之."《甲乙經》
"曲差…主目不明 衄衊 鼻塞 鼻瘡 心煩滿 汗不出 頭頂痛 項腫 身體煩熱."《大成》

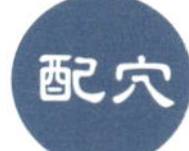 配穴

1. "配上星 治鼻中臭涕出."《大成》
2. 配心俞 治心中煩滿, 汗不出.
3. 配百會, 印堂, 太陽, 合谷 治頭痛, 頭暈.
4. 配迎香, 風池, 合谷 治鼻塞.

五處 BL5　　　　　　　　　　　　　　　　　　Ocheo Wuchu

異名　巨處

出典　甲乙.

名義　穴在督脈傍去上星一寸五分, 因喩穴居太陽膀胱經起始第五個穴位處 故名五
處.

部位　俠上星旁 1.5寸.

取穴　正頭取之. 上星穴 GV23 兩傍 各 1.5寸. 曲差穴 BL4 上方 5分處에 取한다. 眉
心(兩眉間陷中, 印堂)～前髮際를 3寸, 前髮際～後髮際를 1尺2寸, 前髮際～百
會를 5寸, 百會～後髮際를 7寸, 後髮際～大椎를 3寸의 骨度法으로 계산한다.
上星 GV23 ←1.5寸→ 五處 BL5

筋肉　前頭筋(frontal m.).

神經　前頭神經(frontal .n).

血管　淺側頭動脈前頭枝(frontal br. of superficial temporal a.).

穴性　宣泄風熱, 淸頭明目, 淸神.

主治　頭痛, 頭重痛, 眩暈, 目眩, 目視不明, 鼻炎, 鼻衄, 肩痛, 夸强反折, 脊柱上痛,
癲癇, 小兒驚風.

 臨床解說

1. 上星의 보조혈 : 鼻疾患에 多用된다.
2. 頭痛, 眩暈, 頭風熱, 脊强反折, 脊柱上痛, 癲癇 등에 응용한다.

> "痓 脊强反折 瘛瘲 癲疾 頭重 五處主之."《甲乙經》　　　　　　痓 : 풍병 치

> "五處…主脊强反折 瘛瘲癲疾 頭風熱 目眩 目不明 目上戴不識人."《大成》

配穴

1. 配合谷 治風頭痛.

2. 配百會, 上星, 合谷, 後谿 治頭痛.

3. 配心俞, 巨闕, 合谷, 太衝 治癲癇.

4. "配身柱, 委中, 委陽, 崑崙 治脊强反折, 瘛瘲癲疾頭痛."《千金方》

5. "配攢竹, 正營, 上管, 缺盆, 中府 治汗出寒熱."《千金方》

承光 BL6　　　　　　　　　　　Seunggwang Chengguang

異名	동 州崙.
出典	甲乙. 銅人.
名義	承光 似言上穴通天之牖 此是承光照也《采艾編》. 承 指承受, 光 指光明. 因本穴主治目疾 復使眼目承受光明.
部位	五處 後 1.5寸.

 ☞ 《甲乙經》在五處後二寸.《千金方》在五處後一寸, 一本作一寸半. 自《銅人》始 皆在五處後一寸五分, 故從之.

取穴	正頭取之. 顖會穴 GV22 兩傍 1.5寸 後方 5分으로 額髮際와 通天穴 BL7 의 中間에 取한다. 五處穴 BL5 과 通天穴 BL7 의 中間에 取한다.
筋肉	前頭筋(frontal m.).
神經	前頭神經(frontal .n).
血管	淺側頭動脈頭頂枝(parietal br. of superficial temporal a.).
穴性	清頭明目, 祛風清熱降逆.
主治	風眩頭痛, 感冒, 眩暈, 鼻炎, 無嗅覺, 鼻塞, 口喎, 眼球痛, 目翳, 靑盲, 遠視不明, 角膜炎, 心煩, 嘔吐.

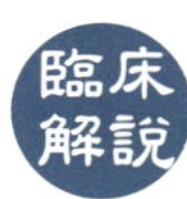

1. 諸般 眼疾患 특히 視力과 관계된 目疾에 사용한다.
2. 鼻疾患 및 偏頭痛, 眉稜骨痛에 유효하다.

> "熱病汗不出 而苦嘔煩心 承光主之." "靑盲遠視不明 承光主之."《甲乙經》
>
> "治鼻塞不聞香臭 口喎鼻多淸涕 風眩頭痛 嘔吐心煩 目生白翳."《銅人》
>
> "承光…主風眩頭痛 嘔吐心煩 鼻塞不聞香臭 口喎 鼻多淸涕 目生白翳."
> 《大成》

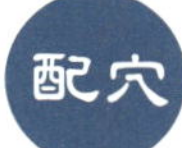

1. "配大都 治嘔吐."《資生經》
2. 配解谿 治風眩頭痛, 嘔吐, 心煩.
3. "配攢竹, 腎俞, 絲竹空, 和髎 治風頭痛."《千金方》
4. "配商陽, 巨髎, 上關, 瞳子髎, 絡却 治靑盲無所見."《千金方》

(동) 州崙

[取穴] 當州圓穴直前一寸五分處.

[主治] 腦瘤及州圓穴主治各症(半身不遂, 四肢無力, 虛弱, 氣喘, 肺機能不夠引起之坐骨神經痛及背痛, 神經失靈).

[解說 및 運用] 本穴位置與膀胱經之"承光穴"相符.

常與州圓或州昆以倒馬鍼並用, 以加强療效.

左腦生瘤取右穴, 右取左穴.

通天 BL7　　　　　　　　　　　　　　　　Tongcheon Tongtian

異名　天白, 天伯, 天日, 天臼, 天舊, (동) 州圓.

出典　甲乙.

名義　足太陽之脈上額交巓 脈氣從此上交督脈之百會, 百會位于巓頂 爲一身最
高之處 寓有天象, 通天之意指脈氣經本穴通達天頂.

部位　承光 後 1.5寸.

取穴	正頭取之. ① 百會穴 **GV20** 의 前方 1寸(或 5分)에서 兩傍 1.5寸 部位에 取한다. ② 承光穴 **BL6** 後方 1.5寸에 取한다. ③ 百會穴 **GV20** 兩傍 1.5寸에 取한다.
筋肉	前頭筋(frontal m.).
神經	前頭神經(frontal .n).
血管	淺側頭動脈頭頂枝(parietal br. of superficial temporal a.).
穴性	淸頭開竅, 散風淸熱, 宣肺利竅.
主治	頭痛, 眩暈, 癭氣, 面腫, 鼻炎, 無嗅覺, 鼻塞, 鼻出血, 視力弱, 喘息, 顔面神經痛, 口眼喎斜, 斜頸, 屍厥.

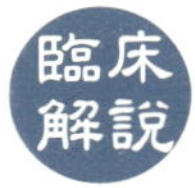

百會와 함께 頭部位의 代表的인 穴이다.

1. 偏頭痛(太陽頭痛)의 要穴(患側)이다. 配頭維穴 : 胃腸障碍로 인한 偏頭痛.
① 配崑崙(遠位取穴).　② 配竅陰 俠谿 臨泣(膽經).

2. 散風淸熱 작용이 優秀하여 風熱로 인한 諸 疾患에 응용된다.
① 高血壓(配百會, 前會 後會), 項强, 中風(腦卒中)의 前驅症狀인 顔面神經麻痺, 口眼喎斜 等에 效果가 顯著하다.
② 鼻炎, 鼻塞에 사용한다 : 配上星, 眉衝, 曲差. 鼻粘膜이 부은 경우(風熱性)에 사용한다.
③ 癭氣(甲狀腺 疾患), 面腫에 사용한다 : "癭氣面腫 灸通天五十壯."《千金方》
④ 喘息, 身痛(몸이 아프거나, 頭痛이 있을 때에 指壓하면 시원해진다)에 사용한다.

"頭項痛重 暫起僵仆 鼻窒衄衊 喘息不得通 通天主之."《甲乙經》

"通天主鼻痔 左鼻灸右 右鼻灸左 左右鼻左右灸. 鼻中去一塊如朽骨鼻氣自愈."《入門》

"通天…主頸項轉側難 癭氣 鼻衄 鼻瘡 鼻窒 鼻多淸涕 頭旋 屍厥 口喎 喘息 頭重 暫起僵仆 癭瘤."《大成》

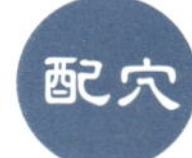

1. 配承光 治口喎, 鼻多淸涕.

2. 配百會, 風池, 太陽, 合谷 治頭痛.

3. 配風池, 印堂, 上星, 迎香, 合谷 治鼻炎.

4. "配絡却 治暫起僵仆."《千金方》

동 州圓

[部位] 當正會(百會)穴向右及左旁開一寸三分處(左右各一穴).

[主治] 半身不遂, 四肢無力, 虛弱, 氣喘, 肺機能不夠引起之坐骨神經痛及背痛, 神經失靈.

[解說 및 運用] 本穴應以正會穴旁開一寸半取穴爲宜, 相當於膀胱經之通天穴.

동 前會

[部位] 當正會穴直前一寸五分處.

[主治] 頭昏, 眼花, 腦脹, 神經衰弱.

[解說 및 運用] 本穴對不省人事之病患有使其復甦之效.

本穴位置與督脈之前頂穴相符, 常與後會穴及正會穴倒馬並用.

동 正會

[部位] 在頭頂之正中央. 正坐, 以細繩豎放頭頂中行, 前垂鼻尖, 後垂頸骨正中, 另以一繩橫放頭頂, 左右各垂耳尖, 此兩繩在頭頂之交叉點.

[主治] 四肢顫抖, 各種風症, 身體虛弱, 小兒驚風, 眼斜嘴歪, 半身不遂, 神經失靈, 中風不語.

[解說 및 運用] 本穴位置與督脈之百會穴相符, 治療上述各症確有特效, 唯需與前會或後會穴倒馬並用較佳.

本穴董師常用治半身不遂, 配靈骨·大白療效更高.

本穴有鎭靜作用, 爲治療中風之要穴, 中風手抖者用之尤佳, 可配鎭靜穴, 腎關, 上三黃等穴.

本穴爲諸陽之會. 血壓上升 頭痛眩暈乃火氣逆於上, 在本穴放血可使頭部淸爽.

治痿症配後頂, 通腎, 通胃, 通關, 亦可配下三皇, 腎關, 足三里, 陽陵泉, 肩中等穴輪流使用.

頭部正會及其前之州圓, 州昆, 州崙, 前會, 鎭靜, 上里, 四腑二, 四腑一各穴皆可配上三黃以治神經疾病, 如舞蹈病, 帕金森氏病(파킨슨씨병) 等, 但須多扎數次, 效果才能明顯.

동 後會

[部位] 當正會穴直後一寸六分處.

[主治] 骨結核, 頭痛(輕度), 頭暈, 脊椎骨痛(對第十九至卄一椎最有效), 腦充血, 中風 不語, 半身不遂, 神經麻痺.

卄 : 스물 입

[解說 및 運用] 本穴位置與督脈之後頂穴位置相符, 當作爲百會之倒馬鍼.

本穴能治尾椎疼痛, 本處疼痛, 尾椎亦能治療之(見冲霄穴), 皆有特效.

本穴連同前述之正會, 州圓, 州崙, 州昆, 前會等穴鎭定及活絡作用均極强, 治療半身不遂及
各種風症, 槪爲常用.

本穴對骶骨痛有效.

絡却 BL8　　　　　　　　　　　　　　　　　　　　　　　Nakgak Luoque

異名　强陽, 腦盖, 腦蓋, 絡郄, ⑧ 州昆.

出典　甲乙, 千金.

名義　絡却 絡者細小脈絡也. 考目自珠外 有紅肉 結于大眼 曰絡. 却者退也, 言
　　　　針此穴可使目赤血絡消退.《銅人》有"治靑風內臟 目無所見."因名絡却.

部位　通天穴 後 1.5寸
　　　　☞《甲乙經》絡却在通天後一寸三分. 自《千金方》始,《銅人》·《發揮》·《大成》等皆云
　　　　　在通天後寸半, 故從《千金方》.

取穴　正頭取之. 通天穴 BL7 後方 1.5寸, 後頂穴 GV19 兩傍 1.5寸, 玉枕穴 BL9 上
　　　　1.5寸處에 取한다.

筋肉　後頭筋(occipital m.).

神經　後頭神經(occipital n.).

血管　後頭動靜脈(occipital a. & v.).

穴性　醒腦寧神, 熄風平肝, 淸心安神, 淸頭目.

主治　頭旋眩暈, 後頭痛, 口喎, 耳鳴, 鼻塞, 鼻炎, 項重, 癭瘤, 目視不明, 靑風內障,
　　　　白內障, 靑盲, 癲狂, 嘔吐.

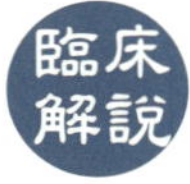

臨床
解說

1. 百會의 補助穴로서 高血壓에 사용한다.

2. 後頭痛, 肩背痛에 사용한다 : 僧帽筋(trapezius m.)을 검사하여 보다 긴장
　　된 쪽에 刺針한다. 指壓으로도 효과가 있다(대부분의 後頭痛은 僧帽筋纖

維의 短縮·弛緩과 관련이 깊다. 그리고 僧帽筋 上部의 纖維는 後頭筋과 바로 연결된다. 따라서 絡却穴 刺針 時에는 僧帽筋을 검사하여 함께 치료한다).

"癲疾僵仆 目妄見 恍惚不樂 狂走瘛瘲 絡却主之."《甲乙經》

"絡却(一名强陽, 一名腦蓋)…主頭旋耳鳴 狂走瘛瘲 恍惚不休 腹脹 青盲內障 目無所見."《大成》

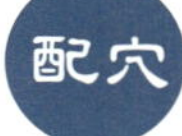

1. 配百會, 風池, 耳門, 聽宮, 聽會, 後谿, 腎俞 治頭旋, 耳鳴.
2. "配聽會, 身柱 治狂走瘛瘲, 恍惚不樂."《千金方》
3. "配通天 治暫起僵仆."《千金方》

(동) 州昆
[部位] 當州圓穴(通天穴) 直後一寸五分處.
[主治] 同州圓穴(半身不遂, 四肢無力, 虛弱, 氣喘, 肺機能不夠引起之坐骨神經痛及背痛, 神經失靈).
[解說 및 運用] 本穴位置與膀胱經之"絡却穴"相符.

玉枕 BL9　　　　　　　　　　　　　　　　　　　　　　　Okchim Yuzhen

出典　　甲乙, 銅人.

名義　　玉枕在絡却穴後七分, 在腦戶穴兩傍一寸三分玉枕骨處, 又主失枕 故名玉枕.

部位　　通天穴下 4.5寸.

　　☞《甲乙經》在絡却後七分　俠腦戶旁一寸三分, 起肉枕骨, 入髮際三寸.《千金方》在絡却後七分半, 俠腦戶旁一寸三分, 起肉枕骨上, 入髮際三寸.《銅人》在絡却後一寸五分, 俠腦戶旁一寸三分, 肌肉枕骨入髮際上三寸. 後《資生經》·《發揮》·《大成》皆從之.

取穴　　正頭取之. 絡却穴 BL8 下 3寸으로 起肉枕骨 上 入髮際에 取한다.
　　　　腦戶(GV17 , 枕外隆凸上綠) ←1.3寸(或 1.5寸)→ 玉枕 BL9

筋肉	後頭筋(occipital m.).
神經	後頭神經(occipital n.).
血管	後頭動靜脈(occipital a. & v.).
穴性	解表淸熱, 明目降逆.
主治	後頭痛, 頭項痛, 腦風疼痛, 頭半寒痛, 眩暈, 目痛, 近視, 目視不淸, 鼻塞, 嘔吐, 寒熱, 惡風寒.

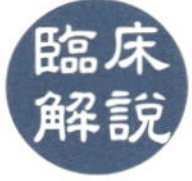

1. 後頭痛(특히 枕骨部位의 疼痛에 有效), 不眠症, 耳鳴 等에 應用된다.
2. 禁鍼灸穴이다 : 枕骨의 玉枕주위는 急所로 충격을 받으면 腦震蕩 및 眼球脫出이 일어날 수 있다.

> "頭項[4]惡風汗不出 凄厥惡寒 嘔吐 目系急 痛引頟 頭重項痛 玉枕主之."《甲乙經》

> "玉枕⋯主目痛如脫 不能遠視 內連系急 頭風痛不可忍 鼻窒不聞."《大成》

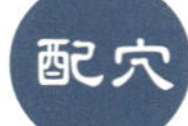

1. 配腕骨 治項痛.
2. "顖會連於玉枕 頭風療以金針."《百症賦》
3. 配百會, 風池, 合谷 治頭痛.
4. 配風池, 睛明, 攢竹, 太陽, 太衝 治目赤腫痛.
5. 配大杼, 肝俞, 心俞, 膈俞, 陶道 治汗不出, 凄厥惡寒.《千金方》

天柱 BL10　　　　　　　　Cheonju Tianzhu

| **出典** | 靈樞 本輸, 甲乙. |

---

4) "頭項" 此下《千金方》有 "痛"字

名義	穴在斜方肌起始部 項後髮際外廉凹陷處 則柱骨(大椎穴上·湊腦下之椎骨)的兩傍居天位, 又應天柱星名 故名天柱.

名義　穴在斜方肌起始部 項後髮際外廉凹陷處 則柱骨(大椎穴上·湊腦下之椎骨)的兩傍居天位, 又應天柱星名 故名天柱.

部位　俠項後髮際 大筋外廉陷中.

取穴　坐位微俯頭取之. 第1頸椎 下(頸項後髮際 上 5分處, 瘂門穴 **GV₁₅**) 兩傍 各 1.5寸處에 取한다.

瘂門 **GV₁₅** ←1.5寸→ 天柱 **BL₁₀**

筋肉　僧帽筋(trapezius m.).

神經　大後頭神經(great occipital n.).

血管　後頭動靜脈(occipital a. & v.).

穴性　熄風寧神, 散風清熱, 清頭目.

主治　後頭痛, 偏頭痛, 項强, 高血壓, 痺症, 斜頸, 落枕, 鼻塞, 鼻出血, 肩胛痛, 肩背痛, 發熱, 泄瀉, 臍下腹痛, 哮喘, 癎病, 神經衰弱.

注意 禁忌　延髓를 傷하게 할 수 있으므로 內上方을 향해 深刺해서는 안 된다.

1. 項部의 代表的인 穴로서 僧帽筋緊張과 관련한 諸 症狀에 사용된다.

　① 落枕의 補助穴로 사용된다.

　② 後頭痛, 高血壓, 項强症에 多用된다 : 高血壓으로 인해 隆起되는 부분 (天柱, 肝兪)이다. 天柱穴의 隆起가 있으면 대부분 高血壓환자이며, 項强症을 수반한다.

　③ 五十肩, 차멀미에 효과가 있다.

　④ 後頭神經痛, 힘이 없어 목을 제대로 가누지 못하는 경우에 사용한다 : 僧帽筋(trapezius m.) 緊張이 深層의 다른 筋에 緊張을 轉移시켜 頸椎神經筋, 脊椎動脈(vertebral a.) 等을 閉塞시킬 수 있다. 몸을 가누지 못하는 경우는 身柱穴을 사용한다.

2. 風熱性 頭部疾患(眼·鼻·咽喉疾患)의 必須穴이다.

　① 止血의 要穴로서 특히 衄血에 효과가 있다 : 코피 날 때 지혈을 위해 뒷머리를 치는 부위에 해당한다.

② 不聞香臭, 蓄膿症 및 이로 인한 頭重에 사용한다.

3. 平素에 此穴을 按摩하면 精神이 爽快해지고 記憶力이 增强된다.

☞ 膀胱經은 天柱穴에서 내려가서 督脈의 大椎, 陶道穴과 合하고 大杼로 나가서 背部 第2行이 된다. 따라서 天柱穴은 頭部의 諸 疾患은 물론이고, 全身의 상태를 원활하게 하는데 도움이 된다. 中·老年者에게는 血壓安定에 반드시 필요한 穴이다.

4. 足의 浮腫에 응용된다.

"痓 取顖會 百會及天柱 鬲俞 上關 光明主之." "眩頭痛重 目如脫項似拔 狂見鬼 目上反 項直不可以顧 暴攣足不任身 痛欲折 天柱主之." "暴拘攣 癎眩 足不任身 取天柱主之." "癲疾互引 天柱主之." "咽腫難言 天柱主之." "熱病汗不出 天柱及風池 商陽 關衝 液門主之." "曰 人之哀而泣涕者何? 曰 心者五藏六府之主也 目者宗脉之所聚也 上液之道也 口鼻者氣之門戶也. 故悲哀愁憂則心動 心動則五藏六府皆搖 搖則宗脉感 宗脉感則液道開 液道開故涕泣出焉 液者所以灌精濡空竅者也 故上液之道開則泣 泣不止則液竭 液竭則精不灌 精不灌則目無所見矣 故名曰奪精. 補天柱經俠頸. 俠頸者頭中分也." "目眴眴赤痛 天柱主之." "小兒驚癎 本神及前頂 顖會 天柱主之, 如反視 臨泣主之."《甲乙經》

"天柱…主足不任身體 肩背痛欲折 目瞑視 頭旋腦痛 頭風 鼻不知香臭 腦重如脫 頂如拔 項强不可回顧."《大成》

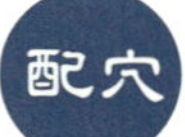

1. 配肩中俞, 列缺 治落枕.
2. 配懸鐘, 後谿 治落枕.
3. 配少商 治久病咳.
4. "配養老 治肩痛欲折, 目中眴眴."《千金方》《百症賦》
5. "項强多惡風 束骨相連於天柱."《百症賦》
6. "配陶道, 崑崙 治目眩 又目不明如脫."《千金方》
7. 配風池, 百會, 太陽, 合谷 治頭痛, 頸項强痛.

8. 配風池, 商陽, 關衝, 液門 治熱病汗不出."《甲乙經》

9. "配陶道, 大杼, 孔最, 後谿 治頭痛."《千金方》

10. "配行間 治足不任身."《千金方》

☞ 落枕(失枕) ： 睡眠 時 頸部位置가 불편했거나 風寒濕邪로 일어나는 一種의 急性 單純頸項强痛으로 頸部의 屈伸不利, 不能左右回顧의 症狀을 보인다.

1. 先刺後谿, 懸鐘, 落枕 後刺大椎, 阿是穴(針灸, 附缸I).

2. 隨證選穴

① 太陽經病者(頭部俯仰不利 項背部壓痛明顯者) 加天柱, 大杼, 肩外俞, 崑崙, 京骨列缺, 後谿, 承漿, 養老.　cf. 外感性落枕 : 加肩外俞, 列缺.

② 少陽經病者(頸部不能左右轉動 頸側部壓痛明顯者) 加風池, 翳風, 外關, 中渚, 肩井.

大杼 BL11　Daejeo Dazhu [督脈之別絡, 八會穴中 骨會穴, 手‧足太陽與少陽之會穴]

異名	骨會, 背俞, 百勞, 大腧, 杼骨.
出典	靈樞 海論, 甲乙.
名義	穴爲背中大腧, 因在背腧穴中 他的部位高居于五臟六腑各穴之上, 又位在杼骨之端, 故名大杼.
部位	第1胸椎 下(陶道穴) 兩傍 各 1.5寸.
取穴	正坐俯頭取之. 陶道穴 GV13 兩傍 1.5寸處에 取한다. 大杼 BL11 에서 白環俞 BL30 까지는 모두 督脈 兩傍 各1.5寸에 取한다(脊椎에서 肩胛骨 內緣까지를 3寸으로 定하고 그 절반을 1.5寸으로 한다). 陶道 GV13 ←1.5寸→ 大杼 BL11 ←1.5寸→ 肩外俞 SI14
筋肉	僧帽筋(trapezius m.), 大小菱形筋(rhomboideus major & minor m.), 背側最長筋(longissimus dorsi m.).
神經	胸神經後枝(post br. of thoracic n.) T1, 肩胛上神經(suprasaapular n.), 鎖骨上神經(supraclavicular n.).

血管	頸橫動脈(transverse cervical a.), 第1肋間動靜脈의 後枝(post. br. of 1st intercostal a. & v.).
鍼法	直刺 3~5分, 留 7呼. 斜刺 5分~1寸, 鍼尖을 斜下方 或 椎體方向으로 刺入한다.
穴性	祛風邪, 解表退熱, 舒筋脈, 調骨節.
主治	頭痛, 目眩, 項强, 肩背痛, 肩胛痠痛, 腰背痛, 喉痹, 氣管支炎, 流行性感氣, 肋膜炎, 背部痙攣, 癲癇, 咳嗽, 虛勞, 身熱, 中風.

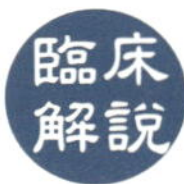

1. 督脈之別絡, 八會穴 中 骨會穴으로 骨病, 腎病, 久痛 等에 有效하다.
   ① 椎骨異常의 名穴이다(추간판탈출증) : 配骨刺一·二·三.
   ② 腰脊痛患者 中 목이 당기기 때문에 고개를 숙이지 못하는 경우(重症)에 사용한다.

2. 手·足太陽與少陽之會穴로 解表清熱作用이 優秀하다 : 감기로 인한 肩部 疲勞 및 뻐근한 痛症을 치료한다(配風門).
   小兒解熱 : 身柱, 陶道, 風門(成人).

   "頸項痛 不可以俯仰 頭痛 振寒 瘰癧 氣實則脇滿 俠脊有寒氣 熱汗不出 腰背痛 大杼主之." "痎瘧 上星主之 先取譩譆 後取天牖 風池 大杼."《甲乙經》

   "大杼主僵仆 不能久立 煩滿狂急 身不安席."《千金方》

   "大杼主遍身發熱及疽 瘤 咳嗽."《入門》

   "大杼…主膝痛不可屈伸 傷寒汗不出 腰脊痛 胸中鬱鬱 熱甚不已 頭痛振寒 項强不可俯仰 痎瘧 頭旋 勞氣咳嗽 身熱目眩 腹痛 僵仆不能久立 煩滿裏急 身不安 筋攣癲疾 身踡急大. 東垣曰 五臟氣亂 在於頭取之 天柱·大杼 不補不瀉 以導氣而已."《大成》

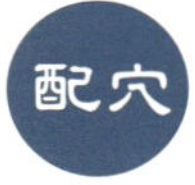

1. "大杼 膺俞 缺盆 背俞此八者 以瀉胸中之熱."《素問·水熱穴論》

2. "配心俞 治胸中鬱鬱."《千金方》

3. "大杼若連長強尋 小腸氣痛卽行針."《席弘賦》

4. "配曲泉 治風痺痿厥."《肘後歌》

5. "配間使 治五瘧寒多熱."《勝玉歌》

6. "配神道, 脊中, 腰俞, 長强, 膈俞, 水分, 脾俞, 小腸俞, 膀胱俞 治腰脊急强." 《千金方》

7. 配大椎, 身柱, 肺俞, 心俞, 肝俞, 腎俞, 華佗夾脊穴 治脊柱炎.

8. 配陽陵泉 治膝痛不可屈伸.

9. "配天牖, 缺盆, 神道, 天突, 水道, 巨骨 治肩背痛."《千金方》

腰痛과 關聯된 筋肉들

1. **背部** : 脊椎起立筋(erector spinae muscle m.), 廣背筋(闊背筋, latissimus dorsi m.), 腰方形筋(quadratus lumborum m.), 腸腰筋(iliopsoas m.).
2. **腹部** : 外腹斜筋(ext. oblique muscle of abdomen), 內腹斜筋(int. oblique muscle of abdomen), 腹直筋(rectus abdominis m.).

腰痛의 原因別 分類 및 治療

1. 原因別 區分

① ┌─ 外感性腰痛(因風寒濕熱) : 風腰痛, 寒腰痛, 濕腰痛, 濕熱腰痛.
　　└─ 內傷性腰痛 : 食積腰痛, 痰飮腰痛, 氣腰痛(七情).
② ┌─ 挫閃, 瘀血腰痛(急性) : 經筋·絡脈損傷, 打撲·墜落으로 인한 腰痛.
　　└─ 腎虛腰痛(慢性) : 房慾傷腎 精血不足養筋으로 인한 腰痛.

2. 治則

① 腰痛治療의 優先原則은 腰痛에 關係하는 筋肉의 緊張緩和에 있다(∵ 伏臥 取之 時 筋肉緊張으로 痛症이 심화되는 경우가 있다. 따라서 모든 腰痛患者는 仰臥取之함을 원칙으로 한다).

※ 曲池·靈骨 : 腸腰筋(iliopsoas m.)의 緊張緩和效果 優秀

② 疏通經絡, 補益腎氣
　┌─ 急性腰痛 : 治以疏通經氣 活血止痛.
　└─ 慢性腰痛 : 治以補腎健脾 活血止痛.

3. 治療

(1) 痛治方 : 人中, 束骨, 腎俞, 大腸俞, 腰陽關, 阿是穴,

   ① ㉂ 至陰, 大腸正格, 腎正格(老人)

   ② ㉞ 靈骨 大白, 二角明(L₂~L₄), 腕順一 · 二, 馬金水 馬快水, 腰腿點.

   ③ 灸法 : 腎俞, 命門, 三焦俞, 脊中, 陽關, 委中, 足三里

(2) 病期에 따른 配穴

   ① 急性腰痛 : 人中, 額中, 攢竹(配養老), 曲池(配風府), 太衝, 靈骨, 百會, 尺澤, 帶脈

   ② 慢性腰痛 : 腎俞, 大腸俞, 關元俞, 次髎, 殷門, 委中, 太谿, 三陰交

(3) 經絡에 따른 配穴

   ① 病在足太陽經 脊柱兩側痛者 : 加後谿, 崑崙, 至陰

   ② 病在督脈 腰正中痛者 : 加人中, 承漿, ㉞ 後椎 · 首英

   ③ 病在足太陽與足少陽者, 腰痛在脊柱外側並連及臀部與大腿 : 加腰痛穴, 腰腿點

   ④ 病在足少陽與帶脈(因內 · 外腹斜筋, 胸痛) : 加支溝, 陽陵泉(健側), ㉞ 四瀆 陽陵泉, 丘墟(患側)

(4) 病因에 따른 配穴

   ① 腎虛腰痛 : 腎俞, 三陰交, 中渚, 陽谿, 次髎, 委中, 承山, 足三里, 崑崙, 風市, 申脈, 太衝, 腰部八點, 陽輔, ㉞ 下三皇.

    ㉠ 腎陽虛 加命門, 關元, 氣海. 腎陰虛, 加志室(補), 太谿.

   ② 風寒濕腰痛 : 腎俞, 腰俞, 崑崙, 水溝, 環跳, 陽陵泉.

    ㉠ 風邪偏盛 加風門, 風府.

    ㉡ 寒邪偏盛 加大椎, 後谿, 陽陵泉, 崑崙, 陰陵泉(灸).

    ㉢ 濕邪偏盛 加脾俞, 陰陵泉, 中脘, 天樞, 足三里, 三陰交.

   ③ 瘀血腰痛 : 加然谷, 委中(瀉血), 大椎, ㉂ 太白, 太淵補, 外關, 曲池瀉, ㉞ 鼻翼 · 玉火.

   ④ 挫閃腰痛 : 攢竹, 人中, 額中, 委中, 太衝, 支溝 陽陵泉, 尺澤, 崑崙, 氣海, 承山, 足三里, 風市, 申脈, ⒢ 腰部八點, 腰痛(點).

(5) 病態에 따른 配穴

   ① 腸腰筋 · 腹直筋의 緊張, 胃 · 大腸의 異常 : 靈骨, 曲池(壓痛確認), 魚際 → 腰痛患者 中 30%는 腸腰筋, 腹直筋, 子宮, 消化器系 問題가 원인으로 背部 筋肉의 緊張이 나타나지 않는다.

   ② 慢性骨盤痛 加八髎穴.

→ 膀胱炎, 膣炎, 性交痛(40代 후반) 等이 원인으로 이에 대한 확인이 必要하
다(銀茴蟠蔥散 : 蟠蔥散 加金銀花 2錢, 小茴香 1錢).

③ 腿痛 加環跳, 陽陵泉. 崑崙, 腰痛穴, 腰腿點.

④ **翻**身困難 加絕骨. 不能轉搖俛仰 加人中, 長强, 魚際.

⑤ 腰曲不能伸 加委中(瀉血).　屈伸不利 加養老, 攢竹.

⑥ 强腰痛 : 命門, 崑崙, 地室, 行間, 復溜.

(6) 患部 周圍穴 : 急性·慢性을 구분하여 急性인 경우에는 遠位取穴을 원칙으로
하며 가능한 患部 周圍穴의 사용을 禁한다(∵急性腰痛의 경우 患部 皮下 毛
細血管損傷과 炎症反應을 보이고 있어 阿是穴 治療 時 痛症을 加重시킬 위험
이 있다).

🔥 腰脚痛

1. 坐骨神經痛

(1) 症狀

① 腰骶部로부터 臀部를 지나 下肢로의 放散刺痛이 있다.

② 行動 時 加重, 彎腰·咳嗽·噴嚏 時 疼痛加劇, 溫度變化로 痛症輕減이 있다.

③ 患側 腰·骶·臀·腿·腓·踝·蹠 中의 확실한 壓通點(小腸俞, 次髎, 坐
骨點, 坐骨神經點)이 있다.

④ 脈弦緊 舌苔白.

(2) 治療 : 散風祛寒, 利濕通絡

① 痛治方 : 大腸俞, 關元俞, 委中, 崑崙, 次髎, 環跳, 陽陵泉, 絕骨, Ⓖ 溪上, 上
仙(十七椎下), 坐骨, 坐骨神經點, Ⓓ 靈骨, 大白, 人宗, 火腑海(手三里), 鼻
翼, 駟馬二·三, 上白, 中白.

② 隨證選穴

㉠ 大腿後側放散痛(足太陽經) : 加秩邊, 承山, 承筋, 承扶, Ⓓ 腕順一·二.

㉡ 大腿外側放散痛(足少陽經) : 加風市, 陽交, 丘墟, 支溝, 外關.

㉢ 足太陽與少陽痛(混合型, 中間型) : 膀胱經型에서 去承筋 承扶 加風市, 委
陽, 飛揚, 跗陽(終局에는 膽經型이나 膀胱經型으로 歸結된다).

㉣ 咳嗽痛, 腰椎旁有壓痛 : 配華佗夾脊穴(L2 ~ L5), 患部 周圍穴.

㉤ 腰骶部疼痛 : 加次髎(薦骨 및 坐骨內部 病變), 殷門.

③ 刺血法 : 腰俞, 八髎, 環跳, 承扶, 殷門, 委中, 懸鐘, 丘墟, 崑崙 等.

2. 腰椎間板脫出症

(1) 症狀 : 姿勢에 따라 痛症輕減, 저린 듯한 鈍痛이 발작적이다.

(2) 脫出된 部位에 따른 臨床鑑別點

區 分	下肢擧上 運動檢査	腱反射變化	運動障碍	感覺障碍	痛症部位
T₁₂～L₁	陰性	無	無	鼠蹊部, 大腿內側部	鼠蹊部, 大腿中部
L₁～L₂	陰性	上膝蓋反射 減少(輕微)	四頭筋 弱化 (輕微)	大腿上部의 前內側部	腰中·脇·大腿上 前中部面
L₂～L₃	(80%환자에서)陰性	膝蓋反射(上膝蓋反射) 減少	四頭筋 弱化	大腿前外部	腰中·臀外側·大腿前外部(膝以下는 드물다)
L₃～L₄	(50%환자에서)陽性	膝蓋反射 減少	四頭筋 弱化	大腿後外部, 前腓骨下(脚의 上1/3以下는 드물다)	腰·臀外側·大腿後外側·前腓骨部
L₄～L₅	陽性	無	足大趾·足部 伸運動 障碍	足背部	腰·臀·足背部에서 足大趾 까지 연결된 坐骨腎經領域
L₅～S₁	陽性	아킬레스腱 反射減少·消失	足趾 屈運動 障碍(顯著)	足外側部	腰·臀·足外側部로 연결된 坐骨腎經領域

(3) 治療 : 坐骨神經痛에 準한다. 아울러 姿勢矯正이 필요하다. 그리고 椎間板이 완전히 脫出된 임상소견을 보이는 경우에는 실제로 針灸治療 效果가 떨어진다.

① 通治方 : 肝俞, 脾俞, 腎俞, 志室, 期門, 中封, 大杼, 동 骨刺一·二·三, 人宗.

② 坐骨神經痛을 수반하는 경우

　㉠ 腎俞, 氣海俞, 大腸俞, 僕參, 丘墟, 俠谿, 足三里, 太谿(灸).

　㉡ 동 四花副, 腑腸, 四花下 : 配四花副·下穴, 腑腸穴 主脊椎間盤突出壓迫神經所引起之坐骨神經痛(左腿較佳).

　㉢ 동 火腑海(手三里).

❖ 腰痛, 椎間板脫出症의 診斷法

1. 下肢擧上運動(Straight Leg Raising Test)

(1) 仰臥位에서 膝關節을 完全히 伸展시키고 健側을 먼저 施行한다.

　① 正常人 : 80°~90° 擧上에 別無困難

　② 神經根의 緊張狀態 : 40°~60°, 重症으로 발전할 수 있다.

　③ 神經根의 심한 壓迫狀態 : 40° 以下.

(2) 萬一 健側下肢擧上 상태에서 患側에 臀痛, 坐骨神經痛이 나타나면 椎間板脫
　出症의 腋窩型으로 側彎症과 一致하면 確定的이다.

2. 腰椎部前屈檢查(Lumbar flexion) : 腰部와 膝膕筋의 彈力性 檢查

　① 地上 36cm까지 : 50%의 결함　② 地上 72cm 以上 : 重症

3. 足跟步行(Walking on heel) : 異常 發見 時 第5腰椎神經根의 壓迫을 意味

4. 足趾步行(Walking on toe) : 異常 發見 時 第1薦椎神經根의 壓迫을 意味

　→ 足趾步行이 不可能 時 腓骨神經麻痺[5]와 區別이 요구된다.

5. 兩下肢長短檢查(Leg length distrepancy)

　┌ 患側이 긴 경우 : 補償性에 起因한 것으로 대부분의 경우에 해당한다.

　└ 健側이 긴 경우 : 椎間板脫出症의 腋窩型을 意味한다.

6. 皮膚知覺檢查 : 날카로운 Pin으로 痛覺검사, 부드러운 면봉으로 해당 神經節

의 皮膚知覺帶를 검사한다.

7. 足趾屈伸筋檢查(Flexion of foot & toe)

　① 足趾伸筋檢查(Dorsiflexion of foot & great toe) : 抵抗弱化, 完全麻痺時 第
　5腰椎神經根의 壓迫을 의미한다.

　② 足趾屈筋檢查(Plantarflexion of foot & toe) : 病的異常 時 第1薦椎神經根
　의 壓迫을 의미한다.

8. 膝曲外轉外旋檢查(Patric sign) : 膝關節과 股關節의 異常을 鑑別하고 薦腸

關節의 緊張與否를 檢查한다. 만일 膝胸壓着檢查에 심한 제한과 股關節 주위
의 痛症이 있는 경우, 患側 下肢長短檢查와 一致하면 大腿骨頭의 破壞를 意味
할 수 있다.

9. 膝胸部壓着檢查(Knee-chest compression test) : 膝關節을 屈曲시키

---

5) 腓骨神經麻痺 : 患側 下腿外廉部의 感覺鈍痲, 筋萎縮, 足趾步行이 不可能한 foot drop 症狀을
보인다.

고 大腿前面이 胸部에 密着되도록 하여 股關節과 腰薦關節의 異常與否를 검
사한다. 검사가 양성인 경우는 第4腰椎神經根의 病的 狀態를 의미한다.

10. **膝關節深部腱反射(Patella reflex)** : 異常 時 第4腰椎神經根의 病的 狀態
를 意味한다.

11. **足關節深部腱反射(Achilles reflex)** : 異常 時 第1薦椎神經根의 病的 狀態
를 意味한다.

Ⓖ **腰痛(點)**

[異名] 活絡通瘀.

[部位] 手腕背橫紋前 1寸 處, 第2·4伸指筋尺側緣 各 1穴.
┌─ 腰痛一 : 手背2·3中手骨 間, 指骨과 中手骨의 接合處 上 2寸 陷中處.
└─ 腰痛三 : 手背4·5中手骨 間, 指骨과 中手骨의 接合處 上 2寸 陷中處.

[鍼法] 直刺 2~4分, 斜刺 3~5分.

[主治] 腰痛, 腰閃, 拒挫傷, 勞損.

Ⓖ **腰腿點**

[部位] ① 手背腕橫紋前 1.5寸 第2伸指筋腱橈側 1穴, 第4伸指筋腱尺側 1穴.
② 腰背區中心, 手背2·3中手骨 間 및 手背4·5中手骨 間의 2穴.

[主治] 腰腿痛, 腰扭傷.

[解說 및 運用] 小指側이 腰穴이고 拇指側이 腿穴이다.

Ⓖ **坐骨神經(點)**

[部位] 手無名指 掌指關節背側 尺側緣. 半握卷取之.

[主治] 坐骨神經痛, 髖關節痛, 臀部痛.

Ⓓ **二角明**

[部位] 當中指背 第一節中央線, 3分點法으로 二穴.

[鍼法] 橫鍼皮下半分.

[主治] 閃腰岔氣, 腎痛, 眉稜骨痛, 鼻骨痛.

[解說 및 運用] 二角明位於陽掌中指第一節中央線上, 計有二穴, 取穴採三分點法.
本穴治療腰痛, 閃腰岔氣, 眉稜骨痛, 鼻骨痛(含前額痛), 效果顯著, 鍼刺時向外沿皮刺.
本穴治腰眼痛及眉稜骨痛最具特效.
腎募京門穴處痛鍼本穴有效.
本穴配中白穴治前額痛.

동 骨刺一 · 二 · 三

[部位] 骨刺一: 曲池穴 上 2寸. 骨刺二: 曲池穴上 4寸. 骨刺三: 曲池穴 上 6寸(曲池~肩髃 間을 12寸으로 한다).

[鍼法] 針深 4~6分(留鍼 30分).

[主治] 骨刺(디스크)에 特效.

Ⓖ 佗夾

[異名] 華佗夾脊.

[部位] 第1胸椎下~第5腰椎下 兩傍 各 5分處 17穴, 左右合 34穴

[主治] 虛弱羸瘦, 虛熱盜汗, 哮喘, 咳嗽, 喘息, 一切慢性病, 神經衰弱, 肺結核, 氣管支炎, 胸神經衰弱, 體鍼痲醉의 腰背部常用穴.

Ⓖ 溪上

[部位] 第4腰椎 下 兩傍 3~5分.

[主治] 急性腰腿痛.

Ⓖ 坐骨

[部位] 大轉子와 尾骨尖 聯線中點 直下 1寸處. 骶骨管裂孔 傍 2.2寸, 再下 2寸.

[鍼法] 直刺 2~3寸.

[主治] 坐骨神經痛, 下肢運動障碍, 下脚癱瘓, 小兒痲痺後遺症.

風門 BL12　　　　Pungmun Fengmen [督脈與足太陽膀胱經之會穴]

異名　熱府, 左爲風門 右爲熱府.

出典　甲乙.

名義　穴在第二椎下兩傍 各一寸五分, 是風邪入侵體內之門戶, 又主風疾 故名風門. 風門 一名熱府俞. 在二椎下 兩傍去脊中各二寸, 凡胸中之風熱皆于此瀉之. 本 穴又名熱府, 古代醫家認爲此穴 風寒濕熱等致病因素入侵體內之門戶, 故名風 門或熱府.

部位　第2胸椎 下 兩傍 各 1.5寸.

取穴　正坐曲背取之. 第2胸椎棘突 下 兩傍 1.5寸處에 取한다.

第2胸椎棘突起下 ←1.5寸→ 風門 **BL12** ←1.5寸→ 附分 **BL41**

筋肉	僧帽筋(trapezius m.), 大小菱形筋(rhomboideus major & minor m.), 上後鋸筋(serratus dorsalis cranialis m.), 背側長筋(longissimus dorsi m.).
神經	胸神經後枝(post. br. of thoracic n.) T2 , 肩胛背神經(n. of the rhomboids).
血管	頸橫動脈(transverse cervical a.), 第2肋間動靜脈의 後枝(post br. of 2nd intercostal a. & v.).
鍼法	直刺 3~5分, 留 7呼(深刺禁止, 深刺 時 肺를 傷할 수 있다). 斜刺 5分~1寸, 鍼尖을 약간 비스듬히 脊椎를 向해 刺入한다. 橫刺 時에는 上에서 下로 筋層을 沿해 1~2寸 透刺한다.
灸法	灸此穴 可豫防傷風感冒.
穴性	疏散風寒, 祛風解熱, 宣泄諸陽之熱, 調理肺氣.
主治	傷寒頭項强, 流行性感氣, 發熱, 頭痛, 氣管支炎, 咳嗽, 肺炎, 胸膜炎, 呼吸困難, 鼻出血, 鼻炎, 喘息, 項强, 蕁痲疹, 肩背部의 軟部組織의 疲勞 損傷.

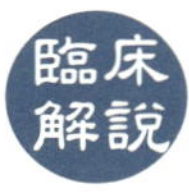

1. 風熱이 모이는 곳으로 外感風邪의 침입경로가 되는 穴, 外感疾患의 대표적 治療穴이다(左爲風門 右爲熱府).

   ① 一切의 外感으로 인한 諸般 頭痛·項强·身熱에 사용한다. 특히 流行性感冒의 豫防과 治療에 효과를 나타낸다(灸 治療가 효과적이다). 後頭部의 風字가 들어가는 穴은 대부분 外感 風熱疾患에 효과가 있어 多用된다(秉風, 風門, 風池, 腦戶).

   ② 解熱作用이 우수하여 人身의 諸般 熱病(實證)을 治療한다 : 成人은 風門, 小兒는 身柱 陶道를 多用한다.

   ③ 平素 灸하면 背部의 瘡瘍(疥), 癰疽를 豫防할 수 있다.

2. 食道·氣管支炎에 效果가 우수하다.

   "風眩頭痛 鼻不利 時嚔 清涕自出 風門主之."《甲乙經》

   "此穴能瀉一身熱氣 常灸之 永無癰疽瘡疥等患."《圖翼》

"風門主易感風寒 咳嗽 痰血 鼻血 一切鼻病."《入門》

"風門(一名熱府)…主發背癰疽 身熱 上氣喘氣 咳逆胸背痛 風勞嘔吐 多嚏
鼻鼽出清涕 傷寒頭項強 目瞑 胸中熱 臥不安."《大成》

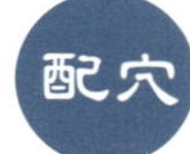

1. 配陶道 治流行性感冒.
2. 配身柱, 尺澤 治感冒.
3. "配合谷, 行間, 絕骨 治傷寒熱退後餘熱."《大成》
4. 配肺俞 治風濕性腰痛.
5. 配譩譆, 膏肓俞 治神經衰弱.
6. 配大椎, 肺俞, 中府, 孔最, 外關 治發熱, 咳嗽, 胸痛.
7. 配大椎, 肺俞, 天宗, 肩髃 治肩背痛.
8. "配肩井, 中渚, 支溝, 後谿, 腕骨, 委中 治肩背痠痛."《大成》
9. 配曲池, 外關, 環跳, 風市, 血海, 足三里, 三陰交 治蕁麻疹.
10. "配天牖, 崑崙, 關元, 關衝 治風眩頭痛."《千金方》
11. "配五處 治時時嚏不已."《千金方》
12. "配神庭, 攢竹, 迎香, 合谷, 至陰, 通谷 治鼻鼽清涕出."《千金方》

感冒의 區分 및 治療

1. **通治方**：大椎, 合谷, 足三里, 동 分金, 火腑海, 感冒三, 사 膀胱正格(商陽 至陰
   補, 足三里 委中瀉).

2. **風寒感冒**
(1) 症狀：惡寒重 發熱輕, 無汗頭痛, 時流清涕, 痰液稀薄白色, 喉癢, 口不渴或渴
    喜熱飲, 舌苔薄白而潤, 脈浮或浮緊.
(2) 治療：列缺, 合谷, 風門, 風池, 感冒點, 동 感冒一·二, 外感.
(3) 隨證選穴
    ① 風寒挾濕者 加陰陵泉, 尺澤.
    ② 風寒挾氣滯者 加肝俞, 陽陵泉.
    ③ 氣虛兼感風寒者 加膏肓, 足三里.
    ④ 背痛, 身痛者 加肺俞, 風門, 大杼(拔火罐法).

3. 風熱感冒

(1) 症狀 : 微惡風 發熱重, 汗泄不暢, 頭脹痛, 痰黏而黃, 咽燥或 咽喉紅腫疼痛, 口
   渴欲飮, 舌苔薄白微黃, 脈象浮數.

魁 : 으뜸 괴

(2) 治療 : 魚際, 尺澤, 曲池, 內庭, 大椎, 外關, 동 靈骨 大白, 腑格三, 重魁.

(3) 隨證選穴

   ① 咽喉腫痛者 加商陽(點刺出血).

   ② 挾濕熱者 加中脘, 足三里.

   ③ 血虛者 加三陰交, 陰虛者 加照海.

동 感冒三

[部位] 第7頸椎 下 安全穴(大椎穴), 第2胸椎 下 兩傍3寸 金斗穴(膏肓穴), 計3穴.

[鍼法] 用毫鍼鍼入皮下卽見奇效.

[主治] 重感冒.

[解說 및 運用] 此處所指之安全應係指督脈之大椎而言金斗穴卽膀胱經之膏肓穴, 大椎連同
兩側之膏肓 計三穴治感冒甚效, 故稱"感冒三穴".

동 外感

[異名] 感冒.

[部位] 在姐妹二穴向裡平行一寸取穴.

[主治] 流行性感冒, 怕冷, 發熱, 頭痛, 咳嗽.

동 重魁

[部位] 手背의 大白穴 上 1寸, 食指 本節 前 陷中.

[主治] 感冒發燒.

[解說 및 運用] 配腑格三穴治重感冒, 發燒不退.

G 感冒點

[部位] 手掌橈側緣, 第1掌骨基底內側 後方 1寸處.

[主治] 感冒, 扁桃腺炎, 牙痛.

肺兪 BL13　　　　　　　　　　Pyesu Feishu [肺之背兪穴]

出典　靈樞 背兪.

名義	肺俞, 俞與腧 輸通, 穴之在背脊者爲俞, 言經氣之所委輸. 肺俞 有主肺病之義.

名義 肺俞, 俞與腧 輸通, 穴之在背脊者爲俞, 言經氣之所委輸. 肺俞 有主肺病之義.

部位 第3胸椎 下(身柱穴) 兩傍 各 1.5寸.

取穴 正坐曲背取之. 身柱穴 **GV₁₂** 兩傍 1.5寸處에 取한다.

身柱 **GV₁₂** ←1.5寸→ 肺俞 **BL₁₃** ←1.5寸→ 魄戶 **BL₄₂** ←1寸→ 曲垣 **SI₁₃**

筋肉 僧帽筋(trapezius m.), 大菱形筋(rhomboideus major m.), 背側最長筋 (longissimus dorsi m.).

神經 胸神經後枝(post. br. of thoracic n.)(T3), 副神經外側枝(external br. of accessory n.), 肩胛背神經(n. of the rhomboids).

血管 頸橫動脈(transverse cervical a.), 第3肋間動靜脈의 後枝(post br. of 3rd intercostal a. & v.).

鍼法 直刺 3~5分, 斜刺 5分~1寸, 深刺禁止, 深刺 時 肺를 傷할 수 있다. 鍼尖을 脊椎를 向해 上方 30°로 刺入 或은 下斜方으로 刺入한다.

灸法 肉灸 5~15壯. 溫灸 10~50分.

穴性 肅降肺氣, 補勞損, 清虛熱, 和營血.

主治 肺疾患, 肺炎, 肺結核, 咳嗽, 喘息, 氣管支炎, 骨蒸潮熱, 盜汗, 胸部壓迫感, 呼吸困難, 胃障碍, 泄瀉, 嘔吐, 呃逆, 皮膚搔痒, 耳聾, 消渴, 狂走, 短氣, 上氣, 癭腫.

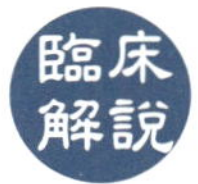

1. 肺之背俞穴로 一切의 肺와 關聯한 疾患에 使用한다.

① 呼吸器疾患(咳嗽, 喘息, 肺炎, 氣管支炎, 呼吸困難 等)에 사용한다 : 募穴(中府穴 **LU₁**)과 配合하여 응용하면 더욱 效果的이다(俞募配穴法).

② 虛勞, 癆瘵, 骨蒸潮熱, 肺虛怕冷症 等 慢性消耗性疾患에 사용한다 : 灸를 많이 할수록 좋다.

③ 肺氣不足으로 인한 痿躄에 사용한다 : 配膈俞, ㊂ 肺正格.

 ┌ 筋肉弛緩이 원인인 痿躄의 경우 : ㊂ 肝正格

 └ 關節弛緩이 원인인 痿躄의 경우 : ㊂ 肺正格

 ☞ 俞募配穴法 : 臟腑에 병이 있을 때 그 장부에 해당하는 募穴과 背俞穴을 배합하여 取穴함으로써 병을 치료하는 것. 일반적으로 背俞穴에 반

응이 오면 募穴을 取穴하고 募穴에 반응이 오면 背兪穴을 取穴하여 치
료한다.

┌ 背兪穴 : 神經發達, 針刺爲主
└ 腹募穴 : 血管發達, 灸法爲主

2. 肩背痛, 특히 肘關節疾患[6](Tennis elbow), 頸椎디스크患者에 사용한다 :
肺兪~心兪에 壓痛點에 刺針, 頸椎患者의 90% 以上에서 肺兪~心兪穴
部位에 硬結點이 나타난다(點刺出血, 附缸).

"痙 反折互引 腹脹腋攣 背中快快引脇痛 內引心中瞀內 肺兪主之." "肺氣
熱 呼吸不得臥 上氣嘔沫 喘氣相追逐 胸滿脇膺急息難 振慄 脈鼓 氣膈胸中
有熱 支滿不嗜食 汗不出 腰脊痛 肺兪主之." "肺脹者 虛滿而喘咳 肺兪主
之 亦取太淵." "癲疾憎風 時振寒 不得言 得寒益甚 身熱狂走 欲自殺 目反
妄見 瘛瘲泣出 死不知人 肺兪主之."《甲乙經》

"肺兪主內傷外感 咳嗽吐血 肺癰肺痿 小兒龜背."《入門》

"肺兪…主癭氣 黃疸 勞瘵 口舌乾 勞熱上氣 腰脊强痛 寒熱喘滿 虛煩 傳屍
骨蒸 肺痿咳嗽 肉痛皮癢 嘔吐 支滿不嗜食 狂走欲自殺 背傴 肺中風 偃臥
胸滿短氣 瞀悶汗出 百毒病 食後吐水 小兒龜背. 仲景曰 太陽與少陽並病
頭項强痛或眩冒 時如結胸 心下痞硬者 當刺太陽肺兪 · 肝兪."《大成》

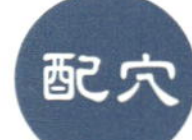

1. 配迎香 治流涕不禁.

2. 配巨闕 治胸滿.

3. 配天突, 乳根 治咳嗽不止.

4. "咳嗽連聲 肺兪須迎天突穴."《百症賦》

5. 配肩井, 期門 治咳嗽.

6. "配風門 治咳嗽."《行針指要賦》

7. "豊隆 肺兪 痰嗽稱奇."《玉龍賦》

---

6) "岐伯曰 肺心有邪 其氣留於兩肘, 肝有邪 其氣留於兩腋, 脾有邪 其氣留於兩髀, 腎有邪 其氣留於兩
膕."《靈樞, 邪客篇》

8. 配陶道, 膈俞 治痰喘.

9. 配風門, 中府, 天突, 膻中 治氣管炎.

10. 配天谿, 食竇, 太白 治肺炎.

11. "配腎俞 治咳喘少氣百病."《千金方》

12. "配肝俞 治丹毒瘈病, 頭項强痛, 心下痞."《千金方》

13. "配陶道, 身柱, 膏肓 治虛損五勞七傷."《乾坤生意》

14. 配大椎, 風門 治肺虛怕冷症.

15. 配風池, 太陽, 肝俞 治頭項强痛, 眩冒.

16. "水痊口中涌水 經云 肺來乘腎 食後吐水 灸肺俞 又灸三陰交 又灸期門…
    瀉肺補腎也 各隨年壯."《千金方》

17. "下氣 灸肺俞百壯 又灸太衝五十壯."《千金方》

⑭ 肺熱

[部位] 第3胸椎下(身柱穴) 兩傍 各 5分. 肺俞穴 內側 1寸處.

[主治] 氣管支炎, 胸膜炎, 肺炎, 背痛.

厥陰俞 BL14　　　　　　　　Gworeumsu Jueyinshu [心包絡之俞穴]

異名	厥俞, 闕俞.
出典	千金.
名義	厥陰俞 該穴爲手厥陰心包絡脈氣轉輸之處, 主治心臟疾患 八名厥陰俞.
部位	第4胸椎 下 兩傍 各 1.5寸.
取穴	正坐曲背取之. 第4胸椎棘突起 下 兩傍 1.5寸處에 取한다.

第4胸椎棘突起 下 ←1.5寸→ 厥陰俞 BL14 ←1.5寸→ 膏肓 BL43

筋肉	僧帽筋(trapezius m.), 大菱形筋(rhomboideus major m.), 背側最長筋 (longissimus dorsi m.).
神經	胸神經後枝(post br. of thoracic n.)(T4), 副神經外側枝(external br. of accessory n.), 肩胛背神經(n. of the rhomboids).
血管	頸橫動脈(transverse cervical a.), 第4肋間動靜脈의 後枝(post br. of 4th intercostal a. & v.).

鍼法	直刺 3~5分, 斜刺 5分~1寸, 鍼尖을 약간 비스듬히 脊椎를 향해 30° 上方이나 下斜方으로 刺入한다. 橫刺 時 鍼尖을 上에서 下로 筋層을 沿해 1~2寸 透刺한다.
灸法	肉灸 5~7壯. 溫灸 10~20分.
穴性	通經活絡, 舒肝理氣, 寧心止痛.
主治	心痛, 心悸, 頻脈, 律動不整, 胸悶, 不安, 肋間神經痛, 嘔逆, 咳嗽, 嘔吐, 癲癇, 齒痛(反應點).

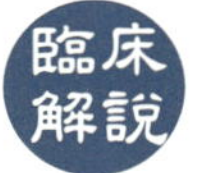

대부분 膀胱經 1線이 多用되지만 厥陰兪는 2線인 膏肓穴이 더 多用된다.

1. 心包絡之兪穴로 一切의 心包와 관련한 心臟疾患, 精神疾患에 使用한다.

　① 不整脈, 狹心症에 사용한다 : 配內關, 巨闕, 心兪, 神門.

　　→ 厥陰兪, 心·督·膈兪에 壓痛이 심한 경우 대개는 心臟에 문제가 있다.

　② 心外膜炎(胸中膈氣聚痛), 心臟肥大(心痛胸滿)에 사용한다.

　③ 神經性 心悸亢進 等 心因性疾患에 사용한다 : 配膈兪, 陰都.

2. 一切의 慢性·消耗性疾患에 應用한다.

　① 循環器障碍로 일어나는 諸般 症狀을 治療한다 : 특히 血液循環障碍로 冷症인 사람에게는 有效하다.

　② 肺結核 等에 사용한다(灸).

3. 肋間神經痛, 胸肋痛에 사용 : 乳中 以上의 胸痛(대체로 頸椎關節病變)에 사용한다. 乳中 以下의 胸肋痛(대체로 因痰飮)에는 支溝, 陽陵泉을 사용한다.

"厥陰兪(一名厥兪)…主咳逆 牙痛 心痛 胸滿嘔吐 留結煩悶. 或曰 臟腑皆有兪在背 獨心包絡 無兪何也? 曰厥陰兪卽心包絡兪也."《大成》

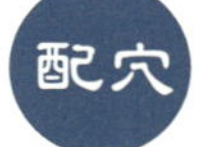

1. 配俠白, 京骨 治心臟瓣膜症.

2. "配神門, 臨泣 治心痛."《資生經》

3. 配心俞, 內關 治心絞痛, 心痛.

㉝ **胃熱**

[部位] 第4胸椎 下 兩傍 各 5分. 厥陰俞穴 內側 1寸處

[主治] 胃熱, 胃痛, 嘔吐, 齒齦腫痛

心俞 BL15　　　　　　　　　　　　　　　Simsu Xinshu [*心之背俞穴[7]*]

異名	背俞.
出典	靈樞 背俞.
名義	心形如未敷蓮花 附著于脊之第五椎. 穴在第五椎下兩傍各一寸五分, 是心氣轉輸, 輸注之穴, 是治心疾之重要腧穴 故名心俞.
部位	第5胸椎 下(神道穴) 兩傍 各 1.5寸.
取穴	正坐曲背取之. 神道穴 CV11 兩傍 1.5寸處에 取한다.

神道 CV11 ←1.5寸→ 心俞 BL15 ←1.5寸→ 神堂穴 BL44

筋肉	僧帽筋(trapezius m.), 大菱形筋(rhomboideus major m.), 背側最長筋(longissimus dorsi m.).
神經	胸神經後枝(post. br. of thoracic n.) T5, 副神經外側枝(external br. of accessory n.), 肩胛背神經(n. of the rhomboids).
血管	頸橫動脈(transverse cervical a.), 第5肋間動靜脈의 後枝(post br. of 5th intercostal a. & v.).
鍼法	直刺 3~5分. 斜刺 1.5寸, 鍼尖이 脊椎를 向해 30° 上方이나 斜下方으로 刺入한다(直刺 或은 外向斜刺로 深刺禁止, 深刺 時 肺를 傷할 수 있다). 橫刺 時에는 上에서 下로 筋層을 뚫고 1~2寸 透刺한다.
灸法	肉灸 5~15壯, 溫灸 3~15分.
穴性	養心安寧, 淸神寧志, 調理氣血.

---

7) 背俞穴 : 背俞穴은 五臟六腑의 氣가 輸注하는 곳이며 또한 邪氣가 注入하는 通路가 되는 穴이다. 따라서 該當 臟腑病症을 診斷하고, 腹募穴·原穴과 配合하여 臟腑機能을 補完·治療하는 穴로서 應用된다. 특히 이들 背俞穴은 膀胱經 上焦의 背部 第1線에 位置하여 대체로 熱性疾患을 主治한다.

<table><tr><td>**主治**</td><td>偏風半身不遂, 心痛, 心煩, 胸中膈氣, 狹心症, 不整脈, 心悸亢進, 健忘, 驚悸,
神經衰弱, 精神分裂症, 癲癎, 不安, 不眠, 黃疸, 遺精.</td></tr></table>

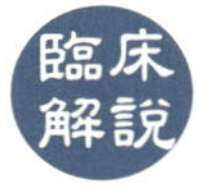

1. 心之背俞穴로 一切의 心臟病, 血脈病에 應用한다 : 心痛, 狹心症, 胸中隔期, 半身不遂 等 心臟疾患에 사용되며 救急穴로 사용한다. 配巨闕(心募穴, **CV14**).
   心臟에 문제가 있는 경우 대개는 左側 厥陰俞, 心俞, 督俞, 膈俞에 壓痛이 甚하게 나타난다.

2. 神志病에 效果가 있다 : 癲病, 驚悸 等 神經性疾患에 사용한다. "婦人心痛 心俞穴."《席弘賦》

3. 水火不交로 인한 遺精, 白濁에 사용한다 : "遺精白濁 心俞治."《勝玉歌》

"寒熱心痛 循循然與背相引而痛 胸中怏怏不得息 咳唾血 多涎 煩中善饐 食不下 咳逆汗不出如瘧狀 目䀮䀮 淚出悲傷 心俞主之." "心脹者 心俞主之 亦取列缺."《甲乙經》

"心俞…《資生》云 刺中心一日死 其動爲噫 豈可妄針.《千金》言 中風心急 灸 心俞百壯 當權其緩急可也. 主偏風半身不遂 心氣亂恍惚 心中風 偃臥不得 傾側 汗出脣赤 狂走發癎 語悲泣 心胸悶亂 咳吐血 黃疸 鼻衄 目瞤目昏 嘔 吐不下食 健忘 小兒心氣不足 數歲不語."《大成》

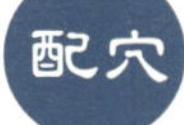

1. 配百會, 氣衝, 上髎 治臟燥症.
2. 配白環俞, 膏肓俞, 腎俞 治夢遺泄精.
3. "心俞 腎俞 治腰腎虛乏之夢遺."《玉龍賦》
4. 配列缺, 神門, 少海 治健忘失記.
5. "風癎常發 神道還須心俞寧."《百症賦》
6. "配天井, 神道 治悲愁恍惚, 悲傷不樂."《千金方》

7. "配大杼 治胸中鬱鬱."《千金方》

8. 配內關 治心絞痛, 心博不整, 心病.

9. 配巨闕, 神門, 百會, 大敦, 合谷 治癲癇, 躁狂.

10. 配腎俞, 風池, 百會, 足三里, 三陰交 治神經衰弱.

11. "配神門, 臨泣 治心痛."《資生經》

12. "配肝俞 治筋急手相引."《千金方》

ⓖ 患門

[部位] 第5胸椎棘突起相平處外 左右傍開 各 1.5寸. 心俞의 약간 上方에 위치한다(거의 同一하다).

[灸法] 灸 3~7壯 或 隨年壯.

[主治] 喀血, 吐血, 哮喘, 虛弱羸瘦, 少年陰陽俱虛, 面黃肌瘦, 遺精, 潮熱, 盜汗, 心胸引背痛, 五勞七傷, 飲食無味.

ⓢ 肝熱

[異名] 結核.

[部位] 第5胸椎 下 兩傍 各 5分. 心俞穴 內側 1寸處.

[主治] 肝炎, 膽囊炎, 肺結核 및 其他結核症, 肋間神經痛.

督俞 BL16   Doksu Dushu

異名	高盖, 高蓋, 高盒.
出典	聖惠.

名義   督俞 亦稱督脈俞. 在六椎下兩傍各一寸半. 言督脈之氣轉輸, 輸注之俞穴 故名督俞或督脈俞.

部位   第6胸椎下(靈臺穴) 兩傍 各 1.5寸.

取穴   正坐曲背取之. 靈臺穴 GV10 兩傍 1.5寸處에 取한다.

靈臺 GV10 ←1.5寸→ 督俞 BL16 ←1.5寸→ 譩譆 BL45

筋肉   僧帽筋(trapezius m.), 大菱形筋(rhomboideus major m.), 背側最長筋 (longissimus dorsi m.).

神經   胸神經後枝(post. branch of thoracic n.) T6, 肩胛背神經(n. of the rhomboids).

血管	頸橫動脈(transverse cervical a.), 第6肋間動靜脈의 後枝(post br. of 6th intercostal a. & v.).
穴性	寬胸止痛, 理氣降逆 消腫脹.
主治	發熱惡寒, 氣逆, 心痛, 心內膜炎, 乳腺炎, 肋間神經痛, 橫膈膜痙攣, 胃脘部痛, 腸胃炎, 腸鳴, 腹痛, 疝痛, 腰痛, 脫毛, 皮膚瘙痒症, 牛皮癬, 神經衰弱.
參考	《甲乙經》·《銅人》·《發揮》皆缺此穴. 類經에는 奇穴로 配屬하였다.

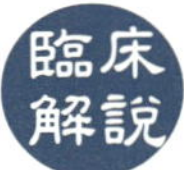

督脈의 氣가 流注하여 體表에 반응하는 部位이다.
1. 腰痛, 腰脊痛, 특히 仙骨(coccyx)痛에 사용한다.
2. 心疾患(心內外膜炎, 心絞痛), 消化器疾患(胃痙攣, 腸鳴氣逆), 皮膚疾患(皮膚濕疹, 水腫), 呼吸器疾患(咳嗽喘息) 等에 사용한다.

▋ "寒熱心痛 腹痛雷鳴 氣逆."《大成》

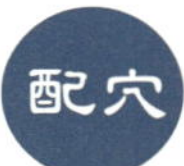

1. 配心俞, 內關 治心悶疼痛.

ⓢ 脾熱
[部位] 第6胸椎 下(靈臺穴) 兩傍 各 5分. 督俞穴 內側 1寸處.
[主治] 消化不良, 脾臟腫大, 肝炎, 膵臟炎, 脾機能亢進, 腮腺炎.

膈俞 BL17　　Gyeoksu Geshu [八會穴中 血會穴, 四花穴之一]

異名	血會.
出典	靈樞 背俞.
名義	穴在第七椎下兩傍各一寸五分, 內應橫膈 爲主膈胃寒痰 噎膈等疾之腧穴, 故

名膈俞.

部位	第7胸椎 下(至陽穴) 兩傍 各 1.5寸.
取穴	正坐曲背取之. 至陽穴 GV₉ 兩傍 1.5寸處에 取한다.

至陽 GV₉ ←1.5寸→ 膈俞 BL₁₇ ←1.5寸→ 膈關 BL₄₆

筋肉	僧帽筋(trapezius m.), 腰背筋膜(fascial umbodorsalis), 背側最長筋(long-issimus dorsi m.).
神經	副神經外側枝(external br. of accessory n.), 肩胛下神經(subscapular n.), 胸神經後枝(post. br. of thoracic n.) T₇.
血管	第7肋間動靜脈의 後枝(post. br. of 7th intercostal a. & v.).
穴性	清血熱, 和血止血, 理虛損, 和胃氣, 寬胸膈.
主治	心痛, 胃痛, 胃炎, 胃脘脹痛, 嘔吐, 呃逆, 喘息氣喘, 咳嗽, 潮熱盜汗, 飲食不下, 嘔吐, 腹中痞積, 食道狹窄, 食道麻痺, 胸滿兩脇痛, 橫膈膜痙攣, 氣管支炎, 自汗, 出血性疾患(血熱妄行), 貧血.

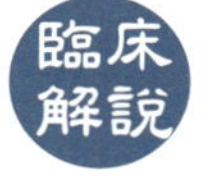

膀胱經中 上焦의 第1線에서 가장 應用範圍가 넓고 重要한 穴이다.

1. 八會穴 中 血會穴로서 肝俞(肝藏血)와 心俞(心主血)의 中間에 위치하여 一切의 血病을 다스린다(配三陰交) : 모든 血病, 婦人病의 必須穴이다.

   ① 一切의 出血性疾患의 必須穴 : 上半身 血症(衄血, 心肝과 관계가 깊다), 慢性으로 온 出血性疾病, 血熱로 인한 寒熱에 사용한다.

   ┌ 血海 SP₁₀ : 下半身血症, 婦女血病.
   └ 三陰交 SP₆ : 全身性血症, 婦女血病.

   ② 婦人의 不感症에 사용한다(配至陽)

   ③ 四花穴之一로서 慢性 呼吸器疾患(肺結核, 氣管支炎, 喘息, 等)에 사용한다 : 가슴이 답답하고 脇腹滿이 있는 경우에는 配內關, 神門, 郄門한다.

   "胸脇疼痛 兼灸痰癊痃癖 更治一切失血症."《金鑑》
   "此血會也, 諸血病者 皆宜灸之, 如吐血衄血 虛損昏暈 血熱妄行 心肺二經 嘔血 藏毒便血不止."《圖翼》

④ 瘀血로 인한 諸病症(打撲傷)에 사용한다(灸).

⑤ 女子의 不感症의 名穴 : 配大赫

2. 胃病, 특히 慢性 消化器症狀의 名穴이다 : 모든 胃病을 本治하며 胃腸障碍가 원인으로 일어나는 諸 症狀(是動病)의 要穴이다.

3. 橫膈膜痙攣으로 인한 吃逆(呃逆)에 사용한다.

"勞噎 灸膈俞."《太平聖惠方》

"凄凄振寒 數欠伸 膈俞主之." "背痛惡寒 脊强俯仰難 食不下 嘔吐多涎 膈俞(千金作陽關)主之." "大風汗出 膈俞主之 又譩譆主之 (素問骨空論)云 大風汗出 灸譩譆." "癲疾 膈俞及肝俞主之." "癲疾 多言耳鳴 口僻頰腫 實則聾齲 喉痺不能言 齒痛 鼻鼽衄 虛則痺 膈俞偏歷主之."《甲乙經》

"腹脹 脇腹滿 灸膈俞百壯, 三報之."《千金翼方》

"膈俞主胸脇心痛 痰瘧 痃癖 一切血疾."《入門》

"膈俞…《素問》刺中膈 皆爲傷中 其病難愈 不過一歲必死. 主心痛 周痺 吐食翻胃 骨蒸 四肢怠惰 嗜臥 痃癖 氣逆 嘔吐 鬲胃寒痰 食飲不下 熱病汗不出 身重常溫 不能食 食則心痛 身痛腫脹 脇腹滿 自汗盜汗."《大成》

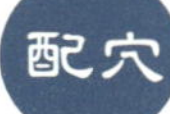

1. 配厲兌 治食道麻痺.
2. 配脾俞, 膏肓俞 治翻胃.
3. 配膏肓 治痰飮.
4. 配通谷 治結績留.
5. 配命門, 太谿 治痿症.
6. "配陽谷 治腹脹, 胃管暴痛, 腹積聚 肌肉痛."《千金方》
7. 配經渠 治喉痺.
8. "膈俞主吐食 又灸章門 胃管."《千金方》
9. "配譩譆, 京門, 尺澤 治肩背寒痓, 肩胛內廉痛."《千金方》

ⓖ 四花

[部位] 第7胸椎 下 兩傍 1.5寸(膈俞穴), 第10胸椎 下 兩傍 1.5寸(膽俞穴), 合4穴.

[灸法] 灸 3~7壯 或 10~30分.

[主治] 肺結核, 肺氣腫, 氣管支炎, 喘息, 哮喘, 吐血, 骨蒸潮熱, 咳嗽痰喘, 長期貧血, 虛弱贏瘦, 潮紅, 盜汗, 不眠症.

[解說 및 運用] 配肺俞, 膏肓 治肺結核, 低燒不退, 咳嗽, 肺氣腫, 陽氣虛弱.

肝俞 BL18　　　　　　　　　　　　　　　　Gansu Ganshu [肝之背俞穴]

出典	素問 氣病論, 甲乙.
名義	肝俞 有主肝病之義.
部位	第9胸椎 下(筋縮穴) 兩傍 各 1.5寸.
取穴	正坐曲背取之. 筋縮穴 GV8 兩傍 1.5寸處에 取한다.

筋縮 GV8 ←1.5寸→ 肝俞 BL18 ←1.5寸→ 魂門 BL47

筋肉	僧帽筋(trapezius m.), 腰肉筋膜(fascial umbodorsalis), 背側最長筋(longissimus dorsi m.).
神經	肩胛下神經(subscapular n.), 胸神經後枝(post. br. of thoracic n.) T9.
血管	第9肋間動靜脈의 後枝(post. br. of 9th intercostal a. & v.).
穴性	疏肝利膽, 安神明目, 補營血, 除肝膽濕熱.
主治	肝病, 急慢性肝炎, 黃疸, 咳逆口乾, 口苦, 吐血, 頭痛, 眩暈, 鼻衄, 脊背痛, 肋間神經痛, 脇痛滿急, 小腹痛, 疝氣, 轉筋, 夜盲, 不眠, 眼病, 迎風流泪, 腸燥, 多努, 神經衰弱, 乳少, 短氣不語, 胃病.

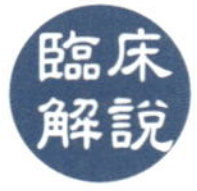

1. 肝之背俞穴로 一切의 肝·膽 關聯 疾患을 치료한다 : 대부분의 肝·膽관련 疾患은 肝俞穴 部位의 隆起 或은 壓痛 等의 反應이 나타난다. 期門穴 (LR14, 肝募穴).

    (1) 黃疸, 肝硬化症, 肝炎, 膽石症 等 肝·膽病의 必須穴.

(2) 모든 眼疾患에 사용한다(肝主目) : 夜盲症, 視力減退 等을 치료한다.

(3) 一切의 筋關聯 疾患에 多用된다(肝主筋) : 심한 腰痛, 肩臂痛, 口眼喎斜, 半身不遂에 사용한다.

> ☞ 심한 腰痛에 한쪽 肝俞穴 部位가 隆起된 경우에는 隆起된 쪽에 鍼치료를 하면 빠른 效果를 볼 수 있다. 腰痛 治療效果가 잘 낫지 않을 時는 必히 確認한다.

(4) 肝氣鬱結, 肝陽上亢 等 肝氣失調로 인한 諸般 病症에 사용 : 대부분 肝俞穴 部位의 隆起가 나타난다.

① 肝氣鬱滯로 인한 不眠에 사용한다.

② 肝氣鬱結, 或 肝氣犯胃로 인한 脇痛, 肩臂痛에 사용한다.

③ 肝氣犯胃(木克土)로 인한 胃病에 사용한다 : 先四關 後肝俞 脾俞.

2. 胸椎關節 異常으로 인한 肋間神經痛에 사용한다(阿是穴).

"痓筋痛急互引肝俞主之." "欬而脇滿急不得息 不得反側 腋脇不與臍相引 筋急而痛反折 目上視 眩 目中循循然 肩項痛 驚狂 衄 少腹滿 目肮肮生白翳 欬引胸痛 筋寒熱 唾血 短氣 鼻酸 肝俞主之." "肝脹者 肝俞主之 亦取太衝." "癲疾 膈俞及肝俞主之."《甲乙經》

"肝俞主吐血, 目暗, 寒疝."《入門》

"肝俞…《素問》刺中肝五日死 其動爲欠. 主多怒 黃疸 鼻痠 熱病後目暗淚出 目眩 氣短咳血 目上視 咳逆 口乾 寒疝 筋寒 熱痓8) 筋急相引 轉筋入腹將死.《千金》云 咳引兩脇急痛不得息 轉側難 撅肋下與脊相引而反折 目戴上 目眩循眉頭 驚狂 衄衄 起則目肮肮 生白翳 咳引胸中痛 寒疝小腹痛 唾血 短氣 熱病差後 食五辛目暗 肝中風 踞坐不得低頭 繞兩目連額上色微靑. 積聚痞痛."《大成》

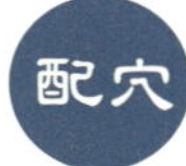

配穴

1. "取肝俞與命門 使瞽士視秋毫之末."《標幽賦》
2. 配商陽 治靑盲無所見.

----

8) 痓 : 原作 痙, 據《針灸聚英》改.

3. "配心俞 治筋急手不引, 轉筋入腹."《千金方》

4. "配脾俞, 志室 治兩脇急痛."《千金方》

5. 配復溜 治起則目䀮䀮.

6. "攀睛 攻少澤 · 肝俞之所."《百症賦》

7. 配腎俞, 風池, 百會, 太陽, 神門 治頭痛, 頭暈, 不眠, 神經衰弱.

8. 配腎俞, 風池, 角孫, 太陽, 攢竹, 合谷 治視神經萎縮, 網膜出血.

9. "配肺俞 治丹毒牽病."《千金方》

10. "配胞肓 治小腹滿."《千金方》

11. "配玉枕, 大杼, 心俞, 膈俞, 陶道 治汗不出, 悽厥惡寒."《千金方》

12. "五臟俞傍五 此十者 以瀉五臟之熱也."《素問 · 水熱穴論》

Ⓖ **至明五**

[部位] 第9胸椎棘突起 兩傍 1.5寸. 肝俞穴 上 5分.

[鍼法] 直刺 5～8分.

[主治] 視神經萎縮, 白內障, 視網膜炎.

Ⓖ **斜差**

[部位] 男左肝俞 右脾俞, 女右肝俞 左脾俞 2穴.

[灸法] 灸 5～15壯, 灸隨年壯.

[主治] 諸般 脾胃疾患(胃脘痛, 不思食, 食不化, 胃腸病, 胃腸弛緩症, 胃痙攣, 胃弱, 胃擴張), 小兒疳虫, 小兒胃腸病, 小兒諸症.

[解說 및 運用] 肝膽 · 脾胃疾患의 通治方, 養生穴(灸).

膽俞 BL19　　　　　　　　　　　　　　　　Damsu Danshu [膽之背俞穴]

出典　素問 氣病論, 甲乙.

名義　膽俞 有主膽病之義.

部位　第10胸椎 下(中樞穴) 兩傍 各 1.5寸.

取穴　正坐曲背取之. 中樞穴 GV7 兩傍 1.5寸處에 取한다.

　　　中樞 GV7 ←1.5寸→ 膽俞 BL19 ←1.5寸→ 陽綱 BL48

筋肉　僧帽筋(trapezius m.), 背側最長筋(longissimus dorsi m.), 下後鋸筋

(serratus post. inf. m.).

神經	肩胛下神經(subscapular n.), 胸神經後枝(post. br. of thoracic n.)(T10).
血管	第10肋間動靜脈의 後枝(post. br. of 10st intercostal a. & v.).
穴性	淸泄肝膽邪熱, 利膽化濕, 和胃寬膈, 明目.
主治	頭痛, 振寒汗不出, 肝炎, 膽囊炎, 黃疸, 口苦, 舌乾, 胸脇痛, 不能轉側臥, 肋膜炎, 腹脹, 消化障礙, 吐食, 胃炎, 便秘, 疝痛, 膽道蛔蟲症, 淋巴節結核, 坐骨神經痛.
參考	膽募穴 : 日月穴 GB24

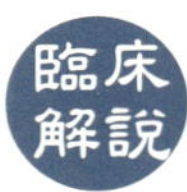

膽俞 보다는 第2線의 陽綱穴이 더 多用된다.

1. 肝俞의 補助穴로서 骨蒸勞熱(結核), 腋下腫 等 慢性·消耗性疾患에 有效하다.

2. 肝膽疾患(肝炎, 膽囊炎, 黃疸, 腹滿 等)의 反應點 및 治療穴이다.
   - 膵臟疾患 : 左側 膽俞穴 部位에 反應이 많이 나타난다.
   - 肝膽疾患(膽囊炎, 膽石症, 痰熱多睡 膽寒不寐, 膽虛氣上溢而口爲之苦) : 右側 膽俞穴 部位에 반응이 强하다. 右側 肩背部로 放散痛이 甚하게 나타난다.

"胸滿嘔無所出 口苦 舌乾 飮食不下膽俞主之."《甲乙經》

"膽俞主脇滿乾嘔 驚怕 睡臥不安 酒疸目黃 面發赤班."《入門》

"膽俞…《素問》刺中膽一日半死 其動爲嘔. 主頭痛 振寒汗不出 腋下腫脹 口苦舌乾 咽痛乾嘔吐 骨蒸勞熱食不下 目黃. 按《資生經》所載, 崔知悌平取四花穴, 上二穴是膈俞 下二穴是膽俞 四穴主血 故取此以治勞瘵. 後世誤以四花爲斜取, 非也."《大成》

1. 配足三里, 崑崙 治臟燥症.

2. "目黃兮 陽綱 · 膽俞."《百症賦》

3. 配膈俞 治噎膈.

4. "配章門 治脇痛不得臥, 胸滿嘔無所出."《千金方》

5. 配膈俞(灸) 治氣血俱虛, 貧血, 肺結核.

6. 配內關, 陰陵泉 治膽道蛔虫症.

7. 配肝俞, 至陽, 足三里, 三陰交, 太衝 治急性肝炎.

8. "膈俞 商陽 小腸俞 主口舌乾, 食飮不下."《千金方》

9. "此人者 數謀慮不決 故膽虛氣上溢而口爲之苦 治之以膽募俞."《素問 · 奇病論》

脾俞 BL20　　　　　　　　　　　　　　　Bisu Pishu [脾之背俞穴]

出典	靈樞 背俞.
名義	穴在第十一椎下兩傍各一寸五分, 是脾氣轉輸 輸注之穴, 是治脾之重要腧穴, 故名脾俞./
部位	第11胸椎 下(脊中穴) 兩傍 各 1.5寸.
取穴	正坐曲背取之. 脊中穴 GV6 兩傍 1.5寸處에 取한다. 脊中 GV6 ←1.5寸→ 脾俞 BL20 ←1.5寸→ 意舍 BL49
筋肉	背側最長筋(longissimus dorsi m.), 下後鋸筋(serratus post. inf. m.).
神經	胸神經後枝(post. br. of thoracic n.) T11.
血管	第11肋間動靜脈의 後枝(post. br. of 11th intercostal a. & v.).
穴性	健脾利濕, 理脾助運化, 升淸止泄, 益營血.
主治	腹脹, 引胸背痛, 消化不良, 胃腸炎, 胃潰瘍, 脾胃虛弱, 胃下垂, 脇下滿, 腹水, 浮腫, 黃疸, 糖尿病, 出血性疾病, 四肢不收, 積聚, 泄痢, 腹痛, 多食羸瘦.
注意 禁忌	深刺禁止(深刺 時 內部 臟器에 損傷을 줄 수 있다).

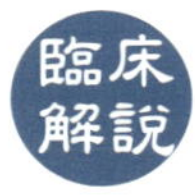

1. 脾之背俞穴로서 一切의 脾胃관련 疾患에 必須穴이다 : 配章門 LR13 , 脾募

穴).

① 肝膽·脾胃疾患의 通治方, 養生穴(灸)로서 慢性消化器疾患에 效果가 좋다 : 配斜差(男左肝俞 右脾俞, 女右肝俞 左脾俞), 胃病六之灸.

☞ ┌ 肝膽疾患(膽囊炎, 膽石症) : 右側 肝俞·脾俞에 反應(壓痛, 硬結)이 强하다. 肩胛上部까지 痛症이 甚하게 미친다.
　└ 膵臟·消化器(脾胃)疾患 : 左側 肝俞·脾俞에 反應(壓痛, 硬結)이 强하다. 肩胛下部까지 痛症이 미친다.

② 黃疸에 사용한다 : "脾俞 胃管 主黃疸."《千金方》

③ 痃癖, 積聚, 癥瘕를 풀어주는 效果가 優秀하다 : 配血海, 衝門.

④ 脾虛(脾氣虛로 인한 運化機能失調, 脾統血機能失調)症狀에 應用한다 : 虛勞, 尿血, 白濁, 腹脹水腫에 사용한다. "虛勞尿白濁 灸脾俞一百壯, 又灸三焦俞百壯, 腎俞百壯, 章門百壯."《千金方》

2. 糖尿病(中消, 下消)의 必須穴이다 : 配足三里, 脊中.

"脾俞 大腸俞 主腹中氣脹引脊痛, 食飲多而身羸瘦 名曰食晦 先取脾俞 後取季肋." "腹脹水腫 灸脾俞隨年壯."《千金方》　　　晦 : 그믐 회, 어두울 회

3. 蓄膿症이 아닌 肥厚性 鼻炎에 사용한다.

"熱痓 脾俞及腎俞主之." "欬而嘔 鬲寒 食不下 寒熱 皮肉膚痛 少氣不得臥 胸滿支兩脇 膈上兢兢脇痛 腹䐜胸脘暴痛 上氣 肩背寒痛 汗不出 喉痺 腹中痛 積聚 默然嗜臥 怠惰不欲動 身常濕濕 心痛無可搖者 脾俞主之." "脾脹者(苦噦, 四肢悶, 體重不能衣) 脾俞主之 亦取太白." "腹中氣脹引脊痛 食飲多身羸瘦 名曰食㑊 先取脾俞 後取季脇." "大腸轉氣 按之如覆杯 熱引胃痛 脾氣寒四肢急 煩不嗜食 脾俞主之." "黃疸善欠 脇下滿欲吐(千金云身重不動作) 脾俞主之."《甲乙經》

"脾俞主內傷脾胃 吐瀉瘧痢 喘及黃疸 食癥 吐血 小兒慢脾風."《入門》

"脾俞…《素問》刺中脾十日死 其動爲呑. 主腹脹 引胸背痛 多食身瘦 痃癖積聚 脇下滿 泄利 痰瘧寒熱 水腫氣脹引脊痛 黃疸 善欠 不嗜食."《大成》

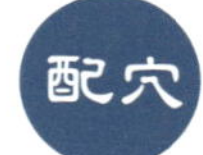 1. "配胃俞 治食多身瘦, 中消."《大成》

2. 配膈俞, 腎俞, 足三里, 三陰交 治糖尿病.

3. "配大腸俞 治腹中氣脹引脊痛, 飮食多而身羸瘦."《千金方》

4. 配章門, 屋翳 治呑酸.

5. 配上脘, 申脈, 陽陵泉 治胃出血.

6. 配肝俞, 上脘 治衄血.

7. 配胃俞, 中脘, 內關, 公孫, 太白 治腹脹腹痛, 泄痢, 胃十二指腸潰瘍.

8. "配聽宮 治心下悲淒."《百症賦》

9. "配膀胱俞 治熱痓引骨痛, 脾虛穀以不消."《千金方》《百症賦》

10. 配心俞, 神門, 三陰交 治因氣血俱虛所致之不眠.

11. "配肝俞 治丹毒."《千金方》

12. "配胃管 治黃疸."《千金方》

13. "虛勞尿白濁 灸脾俞一百壯 又灸三焦俞百壯 腎俞百壯 章門百壯. 脾俞 胃管主黃疸."《千金方》

Ⓖ 胃病六之灸

[異名] 胃六穴, 六之灸, 大華灸穴.

[部位] 膈俞, 肝俞, 脾俞 共六穴.

[灸法] 5～15壯.

[主治] 不思食, 食不化, 胃病, 胸背痛, 胃痙攣, 胃카타르, 胃弱, 吃逆喘急, 胸鬱, 肋膜炎, 胃擴張, 橫膈膜痙攣, 胃癌.

胃俞 BL21　　　　　　　　　　　Wisu Weishu [胃之背俞穴]

出典　甲乙.

名義　胃俞 有主胃病之義.

部位　第12胸椎 下 兩傍 各 1.5寸.

取穴　正坐取之. 第12胸椎 下 兩傍 1.5寸處에 取한다.

第12胸椎棘突起 下 ←1.5寸→ 胃俞 BL21 ←1.5寸→ 胃倉 BL50

| **筋肉** | 下後鋸筋(serratus post. inf. m.), 背側最長筋(longissimus dorsi m.), 腰背筋膜(fascia lumbodorsalis). |

筋肉	下後鋸筋(serratus post. inf. m.), 背側最長筋(longissimus dorsi m.), 腰背筋膜(fascia lumbodorsalis).
神經	胸神經後枝(post. br. of thoracic n.) T12.
血管	肋下動靜脈의 後枝(post br. of subcostal a. & v.).
鍼法	直刺 3~5分, 留 7呼. 斜刺 0.5~1寸, 鍼尖이 脊椎를 向해 30° 上方이나 斜下方으로 刺入한다. 橫刺時에는 上에서 下로 筋層을 뚫고 1~2寸 透刺한다.
灸法	肉灸 5~15壯. 溫灸 20~30分.
穴性	健脾和胃, 化濕消滯, 扶中氣虛弱.
主治	癨亂, 胃炎, 胃潰瘍, 胃痙攣, 胃下垂, 食慾不振, 消化不良, 腸炎, 嘔吐, 腹鳴, 視力弱, 暗視, 呼吸困難, 咳嗽, 虛勞經閉, 口吐淸水, 脇滿, 痢疾, 中濕.

膀胱經 第2線의 胃倉이 多用된다.

1. 胃之背兪穴로 諸般 胃腸疾患의 診斷·治療穴이다.

    ① 대체로 中脘(**CV12**, 胃募穴)은 實證에 瀉法으로 사용하고 胃兪는 (裏) 虛證에 補法으로 多用(配脾兪)한다.

    ② 胃潰瘍 治療에 사용한다 : 配公孫(火光, 火菊), **G** 潰瘍, **동** 姐妹三穴.

2. 脾兪의 補助穴로서 中濕, 胃中寒으로 인한 消化器 諸症에 사용한다 : "東垣曰 中濕者 治在胃兪."《大成》"治胃補胃 灸胃兪百壯. 主胃中寒 不能食 食多身羸瘦 腸鳴 腹滿 胃脹."《千金翼方》

    "胃中寒脹 食多身體羸瘦 腹中滿而鳴 腹䐜 風厥 胸脇榰滿 嘔吐 脊急痛 筋攣 食不下 胃兪主之."《甲乙經》

    "胃兪主黃疸 食畢頭眩 瘧疾 善饑不能食."《入門》

    "胃兪…主霍亂 胃寒 腹脹而鳴 翻胃嘔吐 不嗜食 多食羸瘦 目不明 腹痛 胸脇支滿 脊痛筋攣 小兒羸瘦 不生肌膚. 東垣曰 中濕者 治在胃兪."《大成》

1. 配京門, 關元 治肩背惡寒.

2. 配大腸俞, 意舍, 胃倉 治痙攣性筋麻痺.

3. "配脾俞 治腹痛, 不嗜食." 《資生經》

4. "配腎俞 治嘔吐, 胃中寒脹, 多食身羸瘦." 《千金方》

5. "配魂門 治胃冷食而難化." 《百症賦》

6. 配脾俞, 中脘, 內關, 足三里, 三陰交, 治急慢性胃炎, 胃潰瘍, 小兒消化不良.

7. "惡心因痰 · 熱 · 虛 灸胃俞 幽門 商丘 中府 石門 膈俞 陽關." 《大成》

☞ 病位別 募 · 俞穴의 應用 : 背俞穴은 淺刺多穴, 腹募穴은 深刺少穴로 施術함을 原則으로 한다.

上焦疾患 : 腹募穴보다 背俞穴이 效果的이므로 多用한다(背俞穴〉腹募穴).

中焦疾患 : 背俞穴, 腹募穴을 상황에 따라 적절히 응용한다(背俞穴=腹募穴).

下焦疾患 : 背俞穴보다 腹募穴이 效果的이므로 多用한다(背俞穴〈腹募穴).

Ⓖ 潰瘍

[部位] 第十二胸椎棘突 下 兩傍 6寸. 胃倉穴 外旁 3寸.

[鍼法] 向外斜刺 3～5分.

[主治] 胃 · 十二指腸潰瘍.

[解說 및 運用] 火光(=公孫, 單側 取穴), 可以收縮瘡孔.

配鍼姊妹三穴(姐妹三穴)治胃出血.

三焦俞 BL22　　　Samchosu Sanjiaoshu [三焦之背俞穴]

異名	Ⓢ 水中.
出典	甲乙.
名義	穴在第十三椎下兩傍各一寸五分, 是三焦之氣轉輸 輸注之穴, 是治三焦病患之重要腧穴 故名三焦俞.
部位	第1腰椎 下(懸樞穴) 兩傍 各 1.5寸.
取穴	正坐 或 伏臥取之. 懸樞穴 GV5 兩傍 1.5寸處에 取한다.

懸樞 **GV₅** ←1.5寸→ 三焦俞 **BL₂₂** ←1.5寸→ 肓門 **BL₅₁**

筋肉	下後鋸筋(serratus post. inf. m.), 背側最長筋(longissimus dorsi m.), 腰背筋膜(fascia lumbodorsalis).
神經	腰神經後枝(post. br. of lumbar n.).
血管	腰動靜脈의 後枝(post. br. of lumbar a. & v.).
鍼法	直刺 3~5分, 留 7呼. 斜刺 0.5~1寸. 針尖이 脊椎를 向해 30° 上方이나 斜下方으로 刺入한다(外斜刺로 深刺禁止, 深刺時 腎臟을 傷할 수 있다). 橫刺 時에는 上에서 下로 筋層을 뚫고 1~2寸 透刺한다.
穴性	調三焦氣化, 利水濕, 調理三焦, 健脾利水.
主治	臟腑積聚, 脹滿, 腸痙攣, 胃炎, 嘔吐, 吐逆, 腹鳴, 消化不良, 腎臟炎, 夜尿症, 腹水, 小便不利, 泄瀉, 痢病, 陰痿, 腰脊强痛.
參考	三焦募穴 : 石門穴 **CV₅** . 三焦俞, 石門, 膻中, 中脘의 四穴은 三焦를 調節하는 重要한 穴이다.

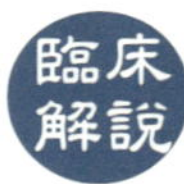

1. 三焦之背俞穴로 該當 臟腑의 氣化機能 全般을 調節한다.

(1) 急慢性 腎臟疾患(腎臟炎)에 사용한다.

(2) 臟腑積聚를 治療한다.

　　① 通調水道 作用이 있어 腎·膀胱結石 치료에 사용된다.

　　② 膽汁分泌 障碍로 인한 胃炎, 膽疾患(膽囊炎, 膽結石) 等에 사용한다.

2. 能生津液, 淸熱作用이 있어 肺結核 等의 慢性疾患에 사용한다 : 結核으로 인해 微熱이 있는 경우에 사용한다.

"頭痛食不下 腸鳴 膿脹 欲嘔 時泄 三焦俞主之."《甲乙經》

"主臟腑積聚 脹滿 羸瘦 不能飮食 傷寒頭痛 飮食吐逆 肩背急 腰脊强不得俛仰 水穀不化 泄注下痢 腹脹腸鳴 目眩頭痛."《大成》

"三焦俞主脹滿 積塊 痢疾."《入門》

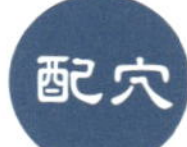 1. 配大腸俞, 水分, 氣海, 足三里, 陰陵泉 治急慢性腎炎.

2. "配小腸俞, 下髎, 意舍, 章門 治腸鳴腹脹欲泄注."《千金方》

3. "配胃管 治小腹積聚 堅大如盤, 胃脹食飮不消."《千金方》

동 水中

[部位] 當第十三椎下旁開一寸五分處.

[主治] 腎虧, 腎虛, 腎臟炎, 婦科經脈不調, 便秘, 口渴, 腰脊椎骨痛.

[解說 및 運用] 水中穴位置與膀胱經之"三焦俞"位置相符.

腎俞 BL23   Sinsu Shenshu [腎之背俞穴]

異名 동 水腑.

出典 靈樞 背俞.

名義 穴在第十四椎下兩傍各一寸五分, 應腎, 是腎氣轉輸 輸注之穴, 是治腎重要腧
穴 故名腎俞.

部位 第2腰椎 下(命門穴) 兩傍 各 1.5寸.

取穴 正坐 或 伏臥取之. 命門穴 CV5 兩傍 1.5寸處에 取한다.

命門 CV5 ←1.5寸→ 腎俞 BL23 ←1.5寸→ 志室 BL52

筋肉 背側最長筋(longissimus dorsi m.), 腰背筋膜(fascia lumbodorsalis).

神經 腰神經後枝(post. br. of lumbar n.).

血管 腰動靜脈의 後枝(post. br. of lumbar a. & v.).

穴性 滋補腎陰, 振氣化, 納氣祛水濕, 强腰脊, 益水壯火, 益聽明目.

主治 腎臟炎, 腎虛腰痛, 遺精, 早漏, 小便濁, 尿血, 月經不調, 帶下, 膀胱痙攣, 疝
痛, 子宮炎, 腸炎, 洞泄, 食不化, 脹滿, 水腫, 消渴, 食多, 羸瘦, 尿頻, 痔核,
虛勞, 身熱, 耳鳴, 眩暈, 腰痛, 神經衰弱.

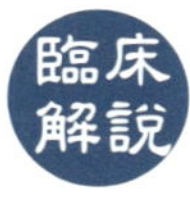 1. 腎之背俞穴로 腎・膀胱, 泌尿生殖器, 下焦의 諸 疾患을 主治한다

① 虛勞로 인한 浮腫, 水腫에 사용한다.

② 不姙症(灸), 月經不調, 小便頻數, 尿失禁 等에 사용한다 : 下元虛冷일 때 下焦를 따뜻하게 한다(복부 내장은 40도가 넘어야 소화효소가 활성화되며 子宮溫度 역시 그 정도가 되어야만 姙娠이 可能하다. 복부 온도를 상승시킬 수 있는 처방과 침구가 있다는 것이 한의학의 장점이다).

③ 腎機能 低下로 생기는 小便困難(前立腺肥大症 等)에 사용한다.

☞ 症狀에 따른 腎俞, 志室의 구분사용 : 腎俞 · 命門은 腎虛로 인한 諸症에 보다 더 사용하며, 志室 · 京門(**BG25**, 腎募穴)은 腎臟자체의 疾患인 경우에 더 多用한다.

> ┌ 壓痛이 腎俞〉志室인 경우 : 腎陰虛(六味症).
> └ 壓痛이 腎俞〈志室인 경우 : 腎陽虛(八味症).

2. 腎虛 · 腎虧로 인한 慢性的인 諸般 症狀에 사용한다.

① 腰痛, 특히 腎虛로 인한 腰痛의 必須穴이다 : 허리 아프면서 委中에 壓痛이 있거나 痛症이 띠를 두른 듯이 左右로 나타나는 症狀(腎虛腰痛)에 반드시 사용한다.

"腎弱腰痛不可當, 施爲行止甚非常, 若知腎俞二穴處, 艾火頻加體自康."《玉龍歌》

"腎有邪 其氣留於兩膕."《靈樞, 邪客篇》

cf. ┌ 腎虛腰痛 : 痛症이 左右로 帶脈을 따라 나타난다.
　　└ 坐骨神經痛 : 痛症이 다리를 따라 아래로 전달된다.

② 腎虛로 인한 面赤熱에 사용한다 : 配內關, 足少陰腎經의 腹部經穴(橫骨 **KI11** ～幽門 **KI21**), 淸上防風湯 加竹瀝. 但 婦女의 自律神經失調症과는 區別이 必要하다.

③ 腎虛로 인한 泄瀉(鷄鳴泄)에 사용한다.

④ 腎虛性 耳鳴에 사용한다.

⑤ 각종 腎虛症狀에 八味地黃湯加鹿茸 증류 약침액을 0.5cc 정도 주입하면 효과적이다.

“熱痓 脾俞及腎俞主之.”“寒熱 食多身羸瘦 兩脇引痛 心下賁痛 心如懸 下引臍 少腹急痛 熱 面急(一本作黑) 目䀮䀮 久喘欬 小氣 溺濁赤 腎俞主之.” “骨寒熱 溲難 腎俞主之.”“腎脹者(腹滿引背, 怏怏然腰髀痛) 腎俞主之 亦取太谿.”《甲乙經》

“腎俞主諸虛 令人有子 及耳聾 吐血 腰痛 女勞疸 婦人赤白帶下.”《入門》

“腎俞…《素問》刺中腎六日死 其動爲嚏. 主虛勞羸瘦 耳聾腎虛 水臟久冷 心腹䐜滿脹急 兩脇滿引小腹急痛 脹熱 小便淋 目視䀮䀮 少氣 溺血 小便濁 出精夢泄 腎中風 踞坐而腰痛 消渴 五勞七傷 虛憊 脚膝拘急 腰寒如冰 頭重身熱 振慄 食多羸瘦 面黃黑 腸鳴 膝中四肢淫濼 洞泄食不化 身腫如水 女人積冷氣成勞 乘經交接羸瘦 寒熱往來.”《大成》

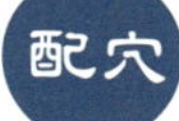

1. “配巨髎 治胸膈停留瘀血.”《百症賦》
2. “配關元, 三陰交 治遺精白濁.”《大成》
3. “配三里, 合谷, 太谿, 聽會 治耳內虛鳴.”《大成》
4. 配小腸俞(灸) 治消渴, 口乾.
5. 配脾俞, 關元, 復溜, 足三里, 三陰交 治糖尿病.
6. “配章門 治寒中洞泄不化.”《千金方》
7. 配肝俞, 心俞, 風池, 神門 治頭痛, 不眠, 健忘, 神經衰弱.
8. 配肝俞, 耳門, 聽宮, 聽會, 翳風, 中渚, 合谷 治耳鳴.
9. 配關元, 中極, 膀胱俞, 三陰交 治男女泌尿生殖器疾患(腎炎, 夜尿症, 遺精, 陽萎, 月經不調, 痛經 等).
10. “配內關 治面赤熱.”《千金方》
11. “配大陵, 復溜, 雲門 治心痛如懸.”《千金方》
12. “配命門 治腎敗腰虛小便頻.”《玉龍歌》
13. 配環跳, 八髎, 風市, 委中, 足三里, 懸鐘 治下肢麻痺癱瘓, 坐骨神經痛.
14. “配委中, 太谿, 白環俞 治腎虛腰痛.”《大成》
15. 配心俞 治腰腎虛乏.
16. “配陽陵泉, 陽輔, 絕骨 治足攣.”《大成》

17. “配三間 治肩背浮風勞.”《席弘賦》

동 水腑
[部位] 第十四脊椎骨下旁開一寸五分處.
[主治] 脊椎骨痛及彎曲困難, 婦女經脈不調, 腎虛, 腎臟炎, 口渴, 便秘, 腸炎, 失眠, 陽萎, 早洩, 頭痛, 糖尿, 閃腰, 岔氣, 頭暈眼花, 腰酸背痛, 急性腎炎, 膀胱結石, 小便不通, 死胎不下.
[解說 및 運用] 水腑穴位置與膀胱經之“腎俞”位置相符.

Ⓖ 腸風
[部位] 第2腰椎 下 兩傍 各 1寸處, 計2穴.
[主治] 腸風諸痔, 諸臟器慢性病, 慢性痔疾, 腰神經痛, 腸胃出血, 遺精遺尿, 小兒飲水不歇, 面黃, 一切慢性內臟病.

歇 : 쉴 헐, 휴식할 헐

氣海俞 BL24　　　　　　Gihaesu Qihaishu

出典	聖惠.
名義	氣海俞在十五椎下兩傍各寸半, 爲人之生氣注輸所出之處, 是與人身原氣有直接關系之穴位, 故名氣海俞.
部位	第3腰椎 下 兩傍 各 1.5寸.
取穴	伏臥取之. 第3腰椎 下 兩傍 各 1.5寸處에 取한다.
筋肉	腰背筋膜(fascia lumbodorsalis).
神經	腰神經後枝(post. br. of lumbar n.).
血管	腰動靜脈의 後枝(post. br. of lumbar a. & v.).
穴性	調氣血, 健腰膝, 補氣益腎, 調經止痛.
主治	腰痛, 脊柱麻木, 臍部痛, 腿膝不利, 下肢麻痺, 癱瘓, 腸痙攣, 便秘, 陰萎, 痔漏, 淋疾, 筋硬, 高血壓, 痛經, 月經不調, 機能性子宮出血.

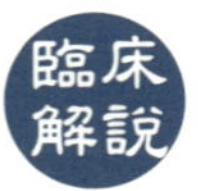

臨床解說　1. 氣虛下陷으로 인한 諸般 病症을 다스린다 : 補氣益腎, 升擧下陷作用이 優

秀하다.

① 子宮下垂, 子宮出血, 月經不調 等 婦人病에 사용한다.

② 痔疾, 痔漏, 脫肛, 下痢 等에 效果가 優秀하다.

③ 下元虛冷으로 인한 不姙症에 사용한다.

2. 腰痛의 要穴이다 : 몸을 앞으로 굽힐 때 脊骨 사이가 가장 많이 벌어지는 部位이다. 따라서 腰痛이 多發한다.

"氣海俞…主腰痛 痔漏."《大成》

"理腰痛 痔漏 瀉血 通灸之."《聖惠》

1. 配腎俞, 關元, 照海, 三陰交 治機能性子宮出血.

大腸俞 BL25　Daejangsu Dachangshu [大腸之背俞穴]

出典	甲乙.
名義	穴近大腸 爲大腸經氣轉輸之處 主治大腸疾患, 因名大腸俞.
部位	第4腰椎 下(腰陽關穴) 兩傍 各 1.5寸.
取穴	伏臥取之. 腰陽關穴 CV₃ 兩傍 1.5寸處에 取한다. 腰陽關 CV₃ ←1寸→ Ⓖ 腰靈 ←5分→ 大腸俞 BL25 ←2寸→ Ⓖ 腰眼
筋肉	背側最長筋(longissimus dorsi m.), 腸肋筋(iliocostal m.), 腰背筋膜(fascia. lumbodorsalis).
神經	腰神經後枝(post. br. of lumbar n.).
血管	腰動靜脈의 後枝(post. br. of lumbar a. & v.).
鍼法	直刺 5分～1寸, 斜刺 1～2寸, 坐骨神經痛 治療 時는 약간 外斜方으로 向해 刺入한다. 橫刺, 薦腸關節炎에는 鍼尖을 下向하여 小腸俞穴로 透刺한다.
穴性	疏調二腸, 理氣化滯止痛, 强健腰膝.
主治	腸炎, 腸出血, 腸痙攣, 腹痛, 盲腸炎, 腸炎, 泄瀉, 腸鳴, 小腹絞痛, 習慣性便秘, 臟毒便血, 腰痛, 下肢癱瘓, 腰背疼痛, 坐骨神經痛, 痛經, 尿失禁, 尿道炎,

痔核, 脫肛, 大小便不利, 神經衰弱.

---

1. 大腸之背兪穴로 天樞穴( , 大腸募穴)과 함께 大腸疾患에 必須穴이다
   : 大腸兪, 天樞는 自律神經調節作用을 하고, 內臟의 機能的 病變을 治療
   한다.
   ① 泄瀉, 便秘의 要穴이다(灸) : "大腸兪 主腰脊痛 大小便難 或瀉痢."《入
      門》
   ② 臍部激痛(痙攣), 小腹絞痛에 效果가 優秀하다.

2. 諸般 腰痛, 腰脊痛의 要穴이다.

(1) 腰痛이 심한 경우는 腸機能檢査를 하고, 만일 腸이 나쁘면서 腰痛이 오
    면 天樞穴을 함께 取穴한다.

(2) 氣海兪~小腸兪는 腰痛 頻發處로서 腰痛의 患部 周圍穴로 多用한다.
    ① 屈伸 時 가장 많이 사용되는 部位이다.
    ② 鍼治 時에는 留針하지 않고 手技 後 바로 拔針한다 : 오랫동안 腹臥狀
       態로 치료 時 더 甚해지는 수가 있다.

"大腸中風者 臥而腸鳴不止 灸大腸兪百壯 可服續命湯." "治風 腹中雷鳴
腸辟泄利 食不消化 小腹絞痛 腰脊疼強 或大小便難 不能飲食 灸百壯 三日
一報." "腸中虛脹不消 灸大腸兪四十九壯."《千金方》

"大腸兪主腰脊痛 大小便難 或瀉痢."《入門》

"大腸兪…主脊強不得俛仰 腰痛 腹中氣脹 繞臍切痛 多食身瘦 腸鳴 大小
便利 洞泄食不化 小腹絞痛. 東垣云 中燥治在大腸兪."《大成》

1. 配小腸兪, 足三里 治痢疾, 腹痛.

2. 配二白, 行間 治急性腸梗塞.

3. "配八髎(或 次髎) 治大小便利."《千金方》《資生經》

4. 配中脘, 天樞, 支溝, 足三里, 三陰交, 照海 治便秘.

5. 配腎俞, 環跳, 風市, 委中 治坐骨神經痛.

6. "配周榮 治食不下, 喜飮."《千金方》

7. "配脾俞 治腹中氣脹引脊痛, 食飮多而身羸瘦."《千金方》

Ⓖ 腰靈
[部位] 第4腰椎棘突 下(腰陽關穴) 兩傍 各 1寸.
[鍼法] 針深 直刺2寸.
[主治] 腰痛, 膀胱炎, 痛經.

Ⓖ 腰眼
[部位] 第4腰椎棘突 下(腰陽關穴) 兩傍 3.5~4寸 凹陷處(一說在第3腰椎棘突 下 傍開3~4寸 凹陷處).
[針法] 針深 直刺 0.5~1.5寸.
[灸法] 肉灸 5~7壯, 溫灸 10~20分.
[主治] 腎腰痛, 消渴, 小便數, 虛勞, 羸瘦, 勞瘵, 婦科疾患.

關元俞 BL26　　　　　Gwanwonsu Guanyuanshu

異名	腰眼.
出典	聖惠.
名義	元, 氣之始也. 此穴與任脈關元穴相對, 與人體原氣有密切關系, 故名關元俞.
部位	第5腰椎 下 兩傍 各 1.5寸.
取穴	伏臥取之. 第5腰椎 下 兩傍 1.5寸處에 取한다.
筋肉	腰背筋膜(fascia lumbodorsalis).
神經	腰神經後枝(post. br. of lumbar n.).
血管	腰動靜脈의 後枝(post. br. of lumbar a. & v.).
穴性	疏風散寒, 調理下焦, 强健腰膝, 培補元氣, 通調二便.
主治	腹脹, 腸炎, 便秘, 痔核, 泄瀉, 排尿障碍, 尿閉, 遺尿, 消渴(糖尿病), 夜尿症, 子宮疾患, 月經困難, 腰痛, 不眠, 神經衰弱, 陰萎.

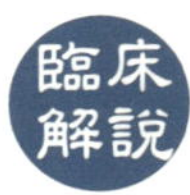

1. 泌尿生殖器系를 비롯한 下焦의 諸般 疾患에 主治한다.

   ① 慢性腸炎으로 인한 下痢腸炎, 泄痢虛脹에 사용한다.

   ② 婦人의 下焦 癥瘕積聚(卵巢炎)와 이로 인한 諸 疾患에 必須穴이다.

   ③ 性慾減退를 治療하는데 特效가 있다.

   ④ 小便難, 帶下, 膀胱生石을 主治하는 效果가 있다.

2. 腰痛, 坐骨神經痛에 效果가 優秀하다

   坐骨神經痛, 腰痛 치료 時 第4腰椎 下 壓痛이 있는 경우 : 大腸俞, 關元俞.
   坐骨神經痛, 腰痛 치료 時 第5腰椎 下 壓痛이 있는 경우 : 關元俞, 小腸俞.

   ▌"關元俞…主風勞腰痛 泄痢虛脹 小便難 婦人瘕聚諸疾."《大成》

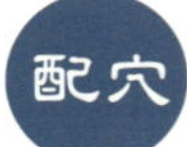

1. "配膀胱俞 治風勞腰痛."《資生經》
2. 配腎俞, 委中 治腰痛.
3. 配腎俞, 關元, 中極, 三陰交 治慢性骨盤炎, 痛經.

小腸俞 BL27　　　Sojangsu Xiaochangshu [小腸之背俞穴]

出典	甲乙.
名義	穴近小腸 爲小腸經氣轉輸之處 主治小腸疾患, 因名小腸俞.
部位	第1仙椎(第18椎) 下 兩傍 各 1.5寸.
取穴	伏臥取之. 第1仙椎 下 兩傍 1.5寸處에 取한다.

上髎 BL31 ←5分→ 小腸俞 BL27

筋肉	背側最長筋(longissimus dorsi m.), 腸肋筋(iliocostal m.), 大臀筋(gluteus maximus m.).
神經	薦骨神經後枝(post. br. of sacral n.), 腰神經後枝(post. br. of lumbar n.), 上臀神經(sup. gluteal n.), 下臀神經(inf. gluteal n.).
血管	上臀動靜脈(sup. gluteal a. & v.).

鍼法	直刺 5分〜1寸, 留 6呼. 斜刺 1寸〜1.5寸, 薦腸關節炎이나 女性生殖器疾患 治療 時 1〜2寸 斜刺한다.
灸法	肉灸 5〜15壯, 溫灸 20〜30分.
穴性	理小腸, 清利下焦濕熱, 通調二便, 升擧津液
主治	三焦津液少, 便秘, 泄瀉痢疾, 急慢性腸炎, 鼓腸, 腸鳴, 小腹脹痛, 洞泄, 腸痙攣, 疝氣, 遺精, 尿血, 遺尿, 小便不利, 消渴, 淋瀝, 痔瘡, 子宮內膜炎, 帶下, 仙骨痛, 腰退痛.
參考	一般的으로 腸骨陵 下에 位置하는 俞穴은 灸法을 爲主로 한다.

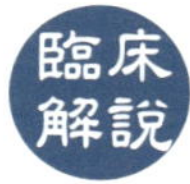

1. 小腸之背俞穴로 小腸과 관련한 諸般 症狀을 治療한다 : 下腹部(大 · 小腸, 膀胱)疾患은 腹募穴이 보다 效果的이다. 따라서 이들 症狀에는 반드시 配 關元(**CV₄** , 小腸募穴)하여 치료한다.

   ① 泄瀉 및 急慢性腸炎, 便秘에 모두 有效하다 : 臍를 중심으로 하는 腹痛이 있을 때에 小腸病變으로 인한 경우에는 甚한 下痢를 隨伴하며, 大腸病變으로 인한 경우에는 裏急後重의 症狀을 보인다.

   ② 泌尿生殖器疾患, 小腹部疾患에 應用된다 : 小便赤澀, 小腹脹滿에 사용한다.

2. 腰痛, 坐骨神經痛에 주로 患部 周圍穴로 사용한다.

   ┌─ 坐骨神經痛 : 腰骶部로 부터 臀部 · 下肢部까지 放散刺痛 및 壓通點이 있으며, 溫度에 따라 痛症이 輕減된다.

   └─ 椎間板脫出症 : 患處部에만 痛症, 姿勢에 따라 痛症輕減, 저린 듯한 鈍痛이 發作的이다.

   ※ 坐骨神經痛의 壓通點 : 小腸俞, 次髎, 坐骨, 坐骨神經點.

3. 急慢性關節炎, 특히 急性 류머티즘性 關節炎에 사용한다 : 配脾俞.

   "小腸痛控睪引腰脊 疝痛 上衝心 腰脊强 溺黃赤 口乾 小腸俞主之."《甲乙經》

   "小腸俞主便血下痢 小便黃赤."《入門》

"小腸俞…主膀胱三焦津液少 大小腸寒熱 小便赤不利 淋瀝遺溺 小腹脹滿 疝痛 泄利膿血 五色赤痢下重 腫痛 脚腫 五痔 頭痛 虛乏消渴 口乾不可忍 婦人帶下."《大成》

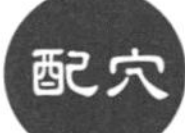

配穴

1. 配陽陵泉 治子宮出血.
2. "配膽俞, 商陽 治口舌乾, 飮食不下."《千金方》
3. "配長强 治大小便難, 淋癃."《千金方》
4. "配完骨, 白環俞, 膀胱俞 治小便赤黃."《千金方》
5. "配三焦俞 下髎, 意舍, 章門 治腸鳴, 臚脹, 欲泄注."《千金方》
6. "配膀胱俞, 中膂俞, 白環俞 治腰脊疝痛, 腰脊急强."《千金方》
7. 配腎俞, 關元, 中極, 三陰交 治尿閉, 骨盤炎.
8. 配大腸俞, 天樞, 關元, 足三里, 三陰交 治便秘, 腹瀉, 痢疾.
9. "魂舍灸一百壯 主小腸泄痢膿血, 小兒減之, 又灸小腸俞七壯."《千金翼方》

☞ 小腸俞 以下의 穴들은 大臀筋(gluteus maximus m.)과 밀접한 관련이 있다. 大臀筋의 筋力低下 및 兩側 不均衡은 다른 股關節 附着筋肉 및 小臀筋(gluteus minimus m.)의 무리와 薦骨의 變位를 일으킬 수 있다.
또한 大臀筋의 短縮性 緊張은 腰椎後彎과 股關節伸轉을 일으키며, 결국 慢性的인 腰椎伸轉筋肉(脊椎起立筋 erector spinae m., 腰方形筋 quadratus lumborum m.)의 피로를 가져온다.
이때 大臀筋 深部의 梨狀筋(piriformis m.)은 坐骨神經과 他神經들에 대한 閉塞을 일으켜 다양한 症狀을 야기하며 股關節伸轉은 大腿直筋(rectus femoris m.)과 腸腰筋(iliopsoas m.)을 弛緩시켜 腸腰筋 관련 症狀과 무릎 損傷을 쉽게 야기한다.

膀胱俞 BL28　　　Banggwangsu Pangguangshu [膀胱之背俞穴]

出典　　甲乙.

名義	穴在第19椎下兩傍各一寸五分, 是膀胱之氣轉輸 輸注之穴, 是膀胱疾之重要腧穴, 故名膀胱俞.

名義 穴在第19椎下兩傍各一寸五分, 是膀胱之氣轉輸 輸注之穴, 是膀胱疾之重要腧穴, 故名膀胱俞.

部位 第2仙椎(薦椎) 下 兩傍 各 1.5寸.

取穴 伏臥取之. 第2仙椎棘突 下 兩傍 1.5寸處에 取한다.

第2仙椎棘突 下 ←9分→ 次髎 **BL32** ←6分→ 膀胱俞 **BL28** ←1.5寸→ 胞肓 **BL53**

筋肉 背側最長筋(longissimus dorsi m.), 腸肋筋(iliocostal m.), 大臀筋(gluteus maximus m.).

神經 薦骨神經後枝(post. br. of sacral n.), 腰神經後枝(post. br. of lumbar n.), 尾骨神經後枝(post. br. of coccygeal n.), 下臀神經(inf. gluteal n.), 上臀神經(sup. gluteal n.).

血管 下臀動靜脈(inf. gluteal a. & v.).

穴性 調膀胱, 通利水道, 利腰脊, 清熱利濕, 疏經活絡.

主治 膀胱炎, 遺尿, 淋病, 尿失禁, 小便赤澁, 糖尿病, 子宮內膜炎, 陰部濕痒, 泌尿生殖系疾病, 腰脊痛, 坐骨神經痛, 脚膝無力, 下肢癱瘓.

參考 膀胱募穴 : 中極穴 **CV3** .

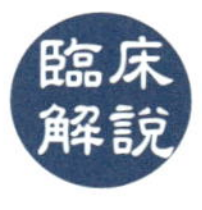

1. 膀胱之背俞穴로 泌尿生殖器疾患에 사용한다 : 大小便不利, 消渴에 응용한다.

2. 腰痛, 坐骨神經痛에 사용한다.

3. 脾虛로 인한 消化不良을 치료한다 : "脾虛穀以不消 脾俞膀胱俞覓."《百症賦》

"熱痙互引 汗不出反折 尻臀內痛 似痺癃狀 膀胱俞主之" "腰脊痛强引背少腹 俯仰難 不得仰息 脚痿重 尻不擧 溺赤 腰以下至足清不仁 不可以坐起 膀胱俞主之."《甲乙經》

"膀胱俞主堅結積聚."《千金方》

"膀胱俞主腰脊强 便難腹痛."《入門》

"膀胱俞…主風勞脊急强 小便赤黃 遺溺 陰生瘡 少氣 脛寒拘急 不得屈伸 腹滿 大便難 泄利腹痛 脚膝無力 女子瘕聚."《大成》

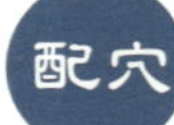

1. "配脾俞 治熱痓引骨痛, 脾虛穀以不消."《千金方》《百症賦》
2. 配腎俞, 關元, 中樞, 陽陵泉, 三陰交 治頻尿, 尿閉, 遺精, 陽萎, 痛經, 尿路感染.
3. 配腎俞, 大腸俞, 環跳, 風市, 委中, 足三里 治腰痛, 腰骶痛, 坐骨神經痛, 下肢癱瘓, 小兒痲痺後遺症.
4. "配完骨, 小腸俞, 白環俞, 陽綱 治小便赤黃."《資生經》
5. "配石關 治腹痛大便難."《資生經》
6. "配箕門, 通里, 大敦, 太衝, 委中, 神門 治遺溺."《資生經》
7. "配太谿, 次髎 治足清不仁."《千金方》
8. "配小腸俞 治腰脊急强."《千金方》
9. "配腰俞, 長强, 氣衝, 上髎, 下髎, 巨髎 治腰痛."《千金方》

中膂俞 BL₂₉　　　　　　　　　　　　　　Jungnyeosu Zhonglǚshu

異名	中膂, 中膂內俞, 脊內俞.
出典	甲乙.
名義	膂 背脊肉也, 俞穴在第二十椎下兩傍各一寸五分. 俠脊胂而起 卽俠脊椎兩傍隆起的肌肉之中, 故名中膂俞或中膂內俞, 或脊內俞. ☞ 人體의 1/2地點에 해당한다.
部位	第3仙椎(薦椎) 下 兩傍 各 1.5寸.
取穴	伏臥取之. 第3仙椎棘突 下 兩傍 1.5寸處에 取한다. 第3仙椎棘突 下 ←8分→ 中髎 BL₃₃ ←7分→ 中膂俞 BL₂₉ ←1.5寸→ 秩邊 BL₅₄
筋肉	大臀筋(gluteus maximus m.), 背側最長筋(longissimus dorsi m.), 腸肋筋(iliocostal m.).
神經	尾骨神經後枝(post. br. of coccygeal n.), 下臀神經(inf. gluteal n.).
血管	下臀動靜脈(inf. gluteal a. & v.).
鍼法	直刺 0.5～1寸, 斜刺 0.7～1寸.
灸法	肉灸 3～7壯, 溫灸 20～30分.

穴性　益腎健腰, 調下焦止瀉, 通降腸氣.

主治　腰脊强痛, 脇痛, 坐骨神經痛, 仙骨痛, 疝氣, 腹痛, 腹脹, 腹冷, 赤白痢, 脫腸, 直腸炎, 腎虛消渴.

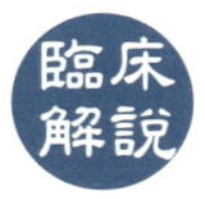

1. 泌尿生殖器疾患, 특히 男性의 泌尿生殖器疾患에 사용한다.
   ① 腎虛로 인한 消渴에 응용한다.
   ② 男性의 性器(陰莖), 尿道 等 泌尿生殖器에 邪氣가 注入하는 穴로서 性機能障碍(勃起不全)에 응용한다(中膂의 補助穴)

2. 直腸炎, 直腸炎으로 因한 裏急後重에 사용한다.

3. 腰痛, 坐骨神經痛, 仙骨痛에 사용한다.

"腰痛 不可以俯仰 中膂內俞主之."《甲乙經》

"痢疾合谷三里宜　甚者必須兼中膂(雜病八法歌).　白痢針合谷　赤痢針小腸俞　赤白針三里中膂俞."《入門》

"中膂俞(一名脊內俞)…主腎虛消渴　腰脊强不得俛仰　腸冷赤白痢　疝痛　汗不出　腹脹脇痛."《大成》

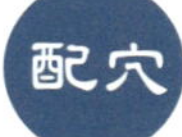

1. "配譩譆, 膈俞 治腋攣, 腹痛."《千金方》
2. "配長强, 腎俞 治寒熱痓反折."《千金方》
3. "配合谷, 足三里 治痢疾."《雜病八法歌》
4. "配小腸俞, 白環俞 治腰脊疝痛."《千金方》
5. 配配腎俞, 上髎, 環跳, 委中 治坐骨神經痛.

異名　玉環俞, 玉房俞.

出典　甲乙.

名義　環 繞也. 言足太陽膀胱經之支脈從腰部挾脊柱外側直下貫臀部至此穴後, 再回繞至上髎穴主白濁 白帶, 故以爲名.

部位　第4仙椎 下(腰俞穴 **GV2**) 兩傍 各 1.5寸.

取穴　伏臥取之. 第4仙椎棘突 下 兩傍 1.5寸處에 取한다. ☞ 5個의 薦椎로 구성된 薦骨은 仙骨이 되므로 仙骨(薦骨)을 5等分하며 各各 該當 部分을 定하여 取穴하여야 한다.

　　　　腰俞 **GV2** ←7分→ 下髎 **BL34** ←8分→ 白環俞 **BL30**

筋肉　大臀筋(gluteus maximus m.).

神經　尾骨神經後枝(post. br. of coccygeal n.), 下臀神經(inf. gluteal n.).

血管　外側薦骨動脈(lateral sacral a.), 下臀動靜脈(inf. gluteal a. & v.).

鍼法　直刺 0.5〜1寸, 斜刺 0.7〜1寸.

灸法　肉灸 3〜7壯, 溫灸 5〜10分. "不宜灸."《甲乙經》《素注》

穴性　益腎固精, 調理經帶, 健腰腿利濕熱, 利二便.

主治　坐骨神經痛, 腰腿痛, 下肢癱瘓, 退行性腰痛, 産後 薦骨鈍痛, 直腸痙攣, 肛門筋痙攣, 便秘, 排尿障碍, 月經不調, 白帶下, 子宮出血, 疝氣, 大小便不利, 遺精, 精神不安.

1. 泌尿生殖器疾患, 특히 女性 疾患(婦人科疾患)에 사용한다 : 白濁, 白帶下를 主治한다.
　　中膂俞 : 男性 泌尿生殖器疾患 爲主.
　　白環俞 : 女性 泌尿生殖器疾患 爲主.

2. 直腸, 肛門筋痙攣에 사용한다.

3. 退行性 腰痛, 坐骨神經痛, 下肢癱瘓에 사용한다.

"白環俞…主手足不仁 腰脊痛 疝痛 大小便不利 腰髖疼 脚膝不遂 溫瘧 腰脊冷疼 不得久臥 勞損虛風 腰背不便 筋攣臂縮 虛熱閉塞."《大成》

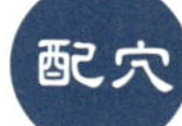

1. 配委中, 崑崙 治小兒腰以下癱瘓.
2. 配腎俞, 環跳, 委中, 陽陵泉 治腰脊痛, 坐骨神經痛, 下肢癱瘓.
3. "配委中 治背連腰痛."《百症賦》
4. 配腎俞, 關元, 中極, 三陰交 治遺精, 子宮出血, 帶下.
5. "配完骨, 小腸俞, 膀胱俞 治小便赤黃."《千金方》
6. "配小腸俞, 中膂俞 治腰脊疝痛."《千金方》
7. "膽寒由是怕驚心 遺精白濁實難禁 夜夢鬼交心俞治 白環俞治一般針."《玉龍歌》

上髎 BL31　Sangnyo Shangliao [足太陽膀胱經與足少陽膽經之會穴]

異名　　上窌.

出典　　素問 骨空論, 甲乙.

名義　　髎與窌同. 窌 空穴也. 人身骶骨 髎骨. 穴爲足太陽脈之空穴, 位在第一空腰髁下一寸, 夾脊凹陷處, 卽在骶骨第一空中 居上, 故名上髎或上窌.

部位　　第1仙骨孔處.

取穴　　伏臥取之. 第1仙骨 下 兩傍 1寸으로 第1仙骨孔處에 取한다.

第1仙骨 正中下 ←1寸→ 上髎 BL31 ←5分→ 小腸俞 BL27

筋肉　　背側最長筋(longissimus dorsi m.), 腸肋筋(iliocostal m.).

神經　　尾骨神經後枝(post. br. of coccygeal n.), 下臀神經(inf. gluteal n.).

血管　　外側薦骨動脈(lateral sacral a.), 臀動靜脈(sup. gluteal a. & v.).

鍼法　　直刺 5分～1.2寸(刺入 仙骨後孔內).

灸法　　肉灸 5～15壯, 溫灸 20～30分.

<table>
<tr><td>穴性</td><td>通經活絡, 强健腰膝, 調經種子, 益氣固脫.</td></tr>
<tr><td>主治</td><td>腰痛, 坐骨神經痛, 腰膝冷痛, 陰痒, 痛經, 痺症, 帶下, 月經不調, 不孕, 子宮脫垂, 骨盤炎, 遺精, 陽萎陰萎, 淋濁, 大小便不利, 嘔逆, 鼻衄.</td></tr>
</table>

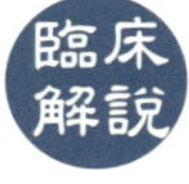

1. 骨盤內 自律神經 調節作用이 있어 泌尿生殖器疾患, 婦人科疾患에 응용된다 : 不姙症, 性機能障碍(勃起不全)에 사용한다.

2. 腎虛腰痛, 坐骨神經痛을 다스린다.

   "熱病汗不出 上髎及孔最主之(千金作臂厥熱病汗不出 皆灸刺之 此穴可以出汗)." "腰足痛而清 善偃 睾跳拳 上髎主之." "女子絶子 陰挺出不禁白瀝 上髎主之."《甲乙經》

   "大小便不利 灸八髎百壯."《千金方》

   "上髎…主大小便不利 嘔逆 膝冷痛 鼻衄 寒熱瘧 陰挺出 婦人白瀝 絶嗣. 大理趙卿患偏風 不能起跪 甄權針上髎 環跳 陽陵泉 巨虛下廉 卽能起跪. 八髎總治腰痛."《大成》

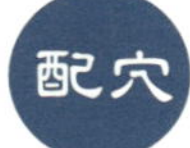

1. 配腰俞 治脊强反折.
2. "配環跳, 陽陵泉, 下巨虛 治偏風, 不能起跪."《大成》　　　跪 : 꿇어앉을 궤
3. 配腎俞, 環跳, 陽陵泉, 下巨虛 治偏風, 下肢癱瘓, 腰痛.
4. 配腎俞, 關元, 中極, 三陰交 治痛經, 月經不調, 遺精, 陽萎.

次髎 BL32　　　　　　　　　　　　　　　　　　　　Charyo Ciliao

<table>
<tr><td>異名</td><td>次節.</td></tr>
<tr><td>出典</td><td>素問 骨空論, 甲乙.</td></tr>
</table>

名義	人身骶骨 髎骨. 穴爲足太陽之脈空穴, 位在第二空夾脊凹陷處, 卽在骶骨第二孔中, 居次上, 故名次髎或次節.
部位	第2仙骨孔處.
取穴	伏臥取之. 第2仙椎 下 兩傍 9分으로 第2仙骨孔處에 取한다.

取穴 第2仙椎 正中下 ←9分→ 次髎 **BL32** ←6分→ 膀胱俞 **BL28** ←1.5寸→ 胞肓 **BL53**

筋肉	背側最長筋(longissimus dorsi m.), 腸肋筋(iliocostal m.).
神經	尾骨神經後枝(post. br. of coccygeal n.), 下臀神經(inf. gluteal n.).
血管	外側薦骨動脈(lateral sacral a.), 上臀動靜脈(sup. gluteal a. & v.).
鍼法	直刺 5分∼1寸(刺入 仙骨後孔內).
灸法	肉灸 7∼15壯, 溫灸 20∼30分.
穴性	通經活絡, 補益下焦, 强健腰膝, 淸利濕熱.
主治	腰痛, 坐骨神經痛, 赤白帶下, 月經不調, 睾丸炎, 便秘, 痔疾, 尿閉, 小便赤, 淋病, 卵巢炎, 子宮內膜炎, 疝氣, 下肢痿痺, 半身不遂, 腸鳴, 泄瀉, 痛經, 疝氣, 陰器痛.

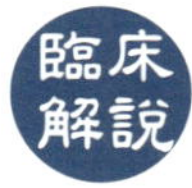

八髎穴은 女子의 諸般 前陰疾患, 腰痛에 良好한 效果가 있다.

1. 八髎穴의 代表穴로 男女泌尿生殖器疾患, 婦人科疾患의 必須穴이다.
   ① 子宮後屈의 名穴이다.
   ② 子宮收縮作用이 있다 : 姙産婦, 崩漏患者에게는 절대 禁한다.
   ③ 勃起不全, 性機能障碍에 응용된다.

2. 仙骨痠痛, 坐骨神經痛, 腰痛에 사용한다.
   ① 대개 慢性腰痛에 多用된다 : 患側直刺.
   ② 薦骨部(八髎穴部位) 및 坐骨內部病變으로 인한 坐骨神經痛에 사용한다 : 淺刺 時 下肢病變을 治하고, 深刺 時 泌尿生殖器系病變을 治한다.

"腰痛快快不可以俯仰 腰以下至足不仁 人脊腰背寒 次髎主之 先取缺盆 後取尾骶與八髎." "筋急身熱 少腹堅腫 時滿 小便難 尻股寒 髀樞痛引季脇內控 八髎委中主之." "女子赤白瀝 心下積脹 次髎主之."《甲乙經》

“次髎…小便赤淋 腰痛不得轉搖 急引陰氣痛不可忍 腰以下至足不仁 背膝
寒 小便赤 心下堅脹 疝氣下墜 足清氣痛 腸鳴注瀉 偏風 婦人赤白帶下.”
《大成》

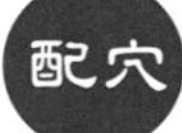

1. “配胞肓, 承筋 治腰背痛惡寒.”《千金方》
2. 配腎俞, 關元, 三陰交, 膀胱俞 治痛經, 赤白帶下, 陽萎.
3. 配腎俞, 大腸俞, 環跳, 足三里, 懸鐘 治腰痛, 下肢麻痺.
4. “配太谿, 膀胱俞 治足清不仁.”《千金方》
5. “大腸俞 八髎主大小便不利.”《千金方》

🖐 腸腰骨部位의 疼痛에 따른 診斷(例)

1. 腰椎部 疼痛이 있는 腰痛 : 筋肉骨格系疾患.
2. 仙骨(八髎穴部位)疼痛이 있는 腰痛 : 腎虛腰痛.
3. 仙骨(八髎穴部位)瘦疼, 下肢로의 放散痛이 있는 경우 : 坐骨神經痛.　　瘦 : 저릴산
4. 股關節(hip joint) 部位에 疼痛이 있는 경우 : 股關節痛(因眞陰不足).
5. 腸骨稜(iliac crest) 아래 部位에 疼痛이 있는 경우 : 前陰疾患.

🖐 腰椎異常으로 인한 坐骨神經痛과 薦骨部 異常으로 인한 坐骨神經痛의 구분

1. **腰椎關節 異常** : 痛症이 坐骨部에서 下肢로 갈수록 甚해지거나 或은 同
   一. 放散痛이 甚하다. 取穴 時 次髎穴 사용 안함.

2. **薦骨(內)部 異常** : 痛症이 坐骨部에서 下肢로 갈수록 輕減. 放散痛이 弱
   하다.

中髎 BL33　　　Jungnyo Zhongliao [足厥陰肝經與足少陽膽經之會穴]

異名　　中空.

出典　　素問 骨空論, 甲乙.

名義　　腰下夾尻有空骨各四 蓋四髎穴也, 中髎 夾脊旁第三空.

部位　　第3仙骨孔處.

取穴　　伏臥取之. 第3仙椎 下 兩傍 8分으로 第3仙骨孔處에 取한다.

　　　　第3仙椎 正中下 ←8分→ 中髎 **BL₃₃** ←7分→ 中膂俞 **BL₂₉** ←1.5寸→ 秩邊 **BL₅₄**

筋肉　　背側最長筋(longissimus dorsi m.), 腸肋筋(iliocostal m.).

神經　　尾骨神經後枝(post. br. of coccygeal n.), 下臀神經(inf. gluteal n.).

血管　　外側薦骨動脈(lateral sacral a.), 下臀動靜脈(inf. gluteal a. & v.).

鍼法　　直刺 5分～1寸(刺入 仙骨後孔內).

灸法　　肉灸 7～15壯, 溫灸 20～30分.

穴性　　通降二便, 調經止帶, 強腰膝.

主治　　腰痛, 坐骨神經痛, 仙骨痛, 赤白帶下, 月經不調, 婦人絶子, 大小便不利, 癃閉,
　　　　膀胱炎, 淋濁, 腹脹下痢, 裏急後重, 殞泄, 便秘, 痔疾.

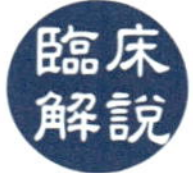

1. 上髎 · 次髎와 마찬가지로 泌尿生殖器系疾患, 婦人科疾患에 多用된다.

(1) 특히 痔疾, 膀胱炎에 有效하다.

(2) 性機能을 亢進시키는 작용이 있다.

　　① 勃起不全, 性機能障碍에 多用된다 : 配上髎, 次髎.

　　② 不姙症(婦人絶子)에 사용한다(灸).

2. 仙骨痠痛, 坐骨神經痛, 腰痛에 사용한다.

3. 濕疹, 皮膚炎에 應用된다.

"小腸脹者 中髎主之." "腰痛 大便難 殞泄 腰尻中寒 中髎主之." "癃 中髎主之."

"女子赤淫時白 氣癃 月事少 中髎主之."《甲乙經》

"中髎…主大小便不利 腹脹下利 五勞七傷六極 大便難 小便淋瀝 殞泄 婦
人絶子 帶下 月事不調."《大成》

1. 配大腸俞, 天樞, 關元, 中樞, 三陰交 治月經不調, 帶下.

2. "配石門, 承山, 太衝, 中管, 大鐘, 太谿, 承筋 治大便難."《千金方》

Ⓖ 營衛四穴

[部位] 骶部正中線旁開 2寸, 與一·二·三·四骶背側孔分別相平, 每側4穴, 左右計8穴.

[灸法] 肉灸 10~100壯, 溫灸 30~50分.

[主治] 大小便不利, 欲作腹痛.

[解說 및 運用] "大小便不利 欲作腹痛, 灸營衛四穴百壯. 穴在背脊四面各一寸."《千金方》

下髎 BL34 Haryo Xialiao

出典	素問 骨空論, 甲乙.
名義	髎 指骶骨後孔, 穴在骶骨第四孔中 居下, 故名下髎.
部位	第4仙骨孔處.
取穴	伏臥取之. 第4仙骨(薦骨) 下 腰俞穴 GV2 兩傍 7分處에 取한다.

腰俞 GV2 ←7分→ 下髎 BL34 ←8分→ 白環俞 BL30

筋肉	背側最長筋(longissimus dorsi m.), 腸肋筋(iliocostal m.).
神經	尾骨神經後枝(post. br. of coccygeal n.), 下臀神經(inf. gluteal n.).
血管	外側薦骨動脈(lateral sacral a.), 下臀動靜脈(inf. gluteal a. & v.).
鍼法	直刺 5分~1寸(刺入 仙骨後孔內).
灸法	肉灸 7~15壯, 溫灸 20~30分.
穴性	清熱化濕, 通調二便.
主治	腰痛, 坐骨神經痛, 骶骨部痛, 會陰部痛, 痔疾, 大便下血, 肛門疾患, 大小便不利, 尿閉, 淋疾, 睾丸炎, 子宮內膜炎, 卵巢炎, 痛經, 小腹急痛, 腸鳴, 泄瀉, 便秘.

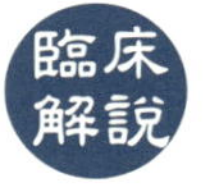

1. 泌尿生殖器疾患, 直腸·肛門疾患에 사용한다. 특히 痔疾에 效果가 있다 : 下髎, 白環俞는 肛門疾患(痔疾, 大便下血)을 主治한다.

2. 坐骨神經痛, 腰痛에 사용한다.

3. 消化吸收力을 높여서 體力을 强化시키는 作用이 있으므로 慢性(虛性)疾
患에 응용할 수 있다.

　① 結核性疾患에 효과가 있다.

　② 陽虛로 인한 呼吸器疾患에 應用한다.

　③ 淸熱化濕 作用이 있어 흔히 皮膚病에 사용한다 : 濕疹, 皮膚炎, 아토피
　　性皮膚炎, 接觸性皮膚炎, 皮膚瘙痒症, 進行性指掌角皮症을 치료한다.

"腰痛 少腹痛 下髎主之""腸鳴濡泄 下髎主之.""女子下蒼汁不禁 赤瀝 陰
中癢痛 少腹控䏶 不可俛仰 下髎主之 刺腰尻交者 兩胂上 以月死生爲痏數
發鍼立已.""腸鳴泄注 下髎主之."《甲乙經》

"濕寒濕熱 下髎定."《百症賦》

"下髎…主大小便不利 腸鳴注瀉 寒濕內傷 大便下血 腰不得轉 痛引卵 女
子下蒼汁不禁 中痛引小腹急痛."《大成》

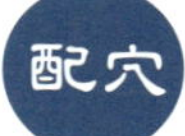

1. 配長强, 承山 治大便下血, 肛門病症.
2. 配腎俞, 膀胱俞, 關元, 中樞, 三陰交 治痛經, 白帶過多, 骨盤炎.
3. "配三焦俞, 小腸俞, 意舍, 章門 治腸鳴臚脹欲泄注."《千金方》
4. "配腰俞, 長强, 膀胱俞, 氣衝, 上髎, 居髎 治腰痛."《千金方》

會陽 BL35　　　　　Hoeyang Huiyang

異名	利機.
出典	甲乙.
名義	會 指會合. 本穴爲足太陽經與督脈二條陽經交會穴, 並與會陰穴相對應, 故名.
部位	第5仙骨(薦骨) 下 兩傍 各 5分.
取穴	跪伏取之. 第5仙椎 下, 長强穴 GV1 兩傍 各 5分處에 取한다.
筋肉	大臀筋(gluteus maximus m.), 肛門擧筋(levator ami m.).

神經	薦骨神經(sacral n.), 尾骨神經後枝(post. br. of coccygeal n.).
血管	下直腸動脈(inf. rectal a.), 肛門動靜脈(anal a. & v.).
穴性	益腎固帶, 通調二便, 調理下焦.
主治	腰痛, 經行腰痛, 腿痛, 肛門周圍疾患, 痔疾, 腹中冷痛, 帶下, 泄瀉, 淋疾, 陰萎, 陰部寒濕搔痒.
參考	"督脈氣所發"《甲乙經》

1. 泌尿生殖器 疾患 直腸 · 肛門 部位 疾患에 사용한다.

   ① 痔瘡, 痔疾에 效果가 있다(灸).

   ② 腸澼便血, 痢疾, 泄瀉에 사용한다.

   ③ 陰部搔痒症을 치료한다 : 冷帶下는 肥濕熱 體質에 多發한다.

2. 腰痛, 특히 經行腰痛에 사용한다.

   ┌ 月經前痛 : 氣血滯가 원인이다.

   ├ 月經行痛 : 血滯(陰虛, 血虛와 竝行)가 원인이다.

   └ 月經後痛 : 氣血兩虛가 甚한 것이 원인이다.

"腸中有寒熱泄注 腸澼便血 會陽主之."《甲乙經》

"會陽(一名利機)…主腹寒 熱氣冷氣 泄瀉 腸澼下血 陽氣虛乏 陰汗濕 久痔."《大成》

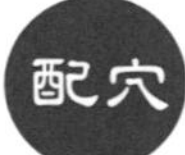

1. 配復溜, 束骨 治腸澼.

2. 配長强, 關元, 中極, 承山 治痔瘡, 陰部寒濕搔痒.

承扶 BL36　　　　　　　　　　　　　　　　　Seungbu Chengfu

異名	肉郄, 陰關, 皮部, 皮郄, 扶承.

出典	甲乙.
名義	承 止也. 扶作匍匐同音. 穴在尻臀下股陰上陷紋中 卽臀之盡止處 因穴當承受 上身而補助下肢 故名承扶.
部位	尻臀下陰股上紋中.
取穴	直立 或 伏臥取之. 大臀筋下溝 橫紋正中央.
筋肉	大臀筋(gluteus maximus m.) 大腿二頭筋(biceps femoris m.), 半腱樣筋(semitendinosus m.), 半膜樣筋(semimembranosus m.).
神經	下臀皮神經(inf. cluneal n.), 坐骨神經(sciatic n.).
血管	坐骨神經伴行動脈(companion a. of the sciatic n.).
鍼法	直刺 0.5~1.5寸.
灸法	肉灸 3~5壯, 溫灸 5~10分. "禁灸."《入門》《針灸指南》(살이 많은 部位에 直接灸 時 化膿이 깊어질 수 있기 때문이다)
穴性	舒筋活絡, 利腰腿, 消痔通便.
主治	腰痛, 坐骨神經痛, 腰尻股臀痛, 小兒痲痺後遺症, 下肢癱瘓, 尻椎腫, 痔疾, 止血(痔出血), 便秘, 小便不利, 陰莖痛.

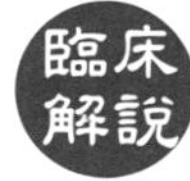

1. 泌尿生殖器疾患, 直腸 · 肛門 部位 疾患에 사용한다.

　① 痔瘡, 痔出血에 效果가 優秀하다 : 承扶穴의 止血作用은 痔出血에 대한 止血을 의미한다.

　② 會陰部(前陰~後陰사이)冷痛, 前立腺疾患에 사용한다.

2. 坐骨神經痛(激症), 腰痛治療의 必須穴이다 : 腿後側에서 足에 걸쳐 당기는 듯한 통증을 수반하는 坐骨神經痛에 效果가 뛰어나다. 또한 이와 關聯된 膝痛에도 多用된다(일반적으로 臀部에서 壓通點을 찾아서 이로부터 承扶穴을 向해 皮下透刺를 한다. 患側).

　cf. 鶴膝風 : ㉑ 腎正格(洋方에서는 류머티즘으로 진단한다).

3. 薦骨의 異常有無 診斷點으로 이용된다 : 異常이 확인되면 先整骨 後隨證 鍼治한다.

　　┌─ 左右臀部가 수평을 이루지 못하고 양쪽 承扶穴의 위치가 서로 차이나
　　│　 는 경우 : 薦骨(尾骨)이 左右로 삐뚤어진 것이다.
　　├─ 伏臥姿勢에서 兩다리의 길이가 차이나는 경우 : 腸骨이 上下로 삐뚤어
　　│　 진 것이다.
　　└─ 仰臥姿勢에서 무릎을 굽혀 膝關節 높이가 차이나는 경우 : 腸骨이 左右
　　　　 로 삐뚤어진 것이다.

　　"腰脊痛 尻脊股臀陰寒大痛 虛則血動 實則并熱痛 痔簒[9]痛 尻脽中痛 大便
　　直出 承扶主之." "陰胞有寒 小便不利 承扶主之."《甲乙經》　　脽(수) : 꽁무니뼈

　　"承扶(一名肉郄, 一名陰關, 一名皮部)…主腰脊相引如解 久痔尻臀腫 大便
　　難 陰胞有寒 小便不利."《大成》

1. 配腎俞, 關元俞, 風市, 足三里, 三陰交 治坐骨神經痛, 下肢癱瘓, 小兒痲痺
　 後遺症
2. "配中極, 蠡溝, 漏谷, 至陰 治小便不利, 失精."《千金方》
3. "配承筋, 委中, 陽谷 治痔痛, 腋下腫."《千金方》
4. "(針痔法) 飛揚, 商丘, 復溜, 勞宮, 會陰, 承筋, 承扶, 委陽, 委中並主之"《千
　 金翼方》

殷門 BL37　　　　　　　　　　　　　　　　　　　　　　　　Eunmun　Yinmen

出典　　甲乙.

名義　　殷 大也. 穴在承扶與委中之連線上 肉郄下六寸, 股後大腿當中, 穴處較爲廣大
　　　　　爲膀胱經脈氣所出之門戶.

部位　　肉郄(承扶) 下 6寸.

取穴　　伏臥取之. 承扶穴과 委中穴 間을 1尺2寸의 骨度法으로 하여 承扶穴 下 6寸,

---

9) "簒" : 原無, 据《外臺》卷三十九補.

委中穴 上 6寸, 承扶穴과 委中穴의 正中間으로 半腱樣筋과 大腿二頭筋 間에 取한다.

筋肉 　大腿二頭筋(biceps femoris m.), 半腱樣筋(semitendinosus m.), 半膜樣筋 (semimembranosus m.).

神經 　後大腿皮神經(post. cutaneous n. of the thigh), 坐骨神經(sciatic n.).

血管 　坐骨神經伴行動脈(companion a. of the sciatic n.).

穴性 　疏通經絡, 利腰腿, 除瘀滯.

主治 　腰痛, 坐骨神經痛, 大腿部痛, 腰脊强痛, 不可俯仰, 小兒麻痺後遺症, 下肢癱 瘓, 脚痛, 股外腫, 痔疾, 痙攣.

1. 坐骨神經痛의 要穴이다 : 坐骨神經痛의 壓通點, 阿是穴로 사용되며 壓通 點 위주로 取穴한다. 殷門穴을 坐骨神經痛에 사용할 때에는 坐骨神經이 正中央에서 1寸 바깥쪽으로 지나가므로 1寸 外側에 取穴하며 이 部位를 外殷門穴이라고 한다. 따라서 殷門穴에 刺針 時 正中央部에서부터 눌러 壓通點 위주로 取穴토록 하면 자연히 外側으로 기울어진다.

2. 挫閃·瘀血腰痛을 主治한다 : 擧重傷腰 및 이로 인한 瘀血留滯於內가 原 因이 되어 일어나는 諸般 腰痛으로 腰部屈伸障碍에 사용한다.

   "腰痛得俯不得仰 仰則恐仆 得之擧重 惡血歸之 殷門主之(是前衝絡之脉腰 痛者)."《甲乙經》

   "殷門…主腰脊不可俯仰 擧重 惡血 泄注 外股腫."《大成》

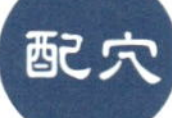

1. 配腎俞, 委陽 治腰痛不可俯仰.
2. "配委陽, 太白, 陽陵泉, 行間 治腰痛不可俛仰."《千金方》

出典	甲乙.
名義	郄 作隙. 穴似空隙, 在委陽上一寸, 因喻脈至殷門又浮折而上, 故名浮郄.
部位	委陽 上 1寸.
取穴	微屈膝取之. 委陽穴 BL39 直上 1寸으로 半腱樣筋과 大腿二頭筋腱 間에 取한다.
筋肉	大腿二頭筋長頭(long head of biceps femoris m.), 腓腹筋外側頭(lateral head of gastrocnemius m.), 足底筋(plantaris m.).
神經	後大腿皮神經(post. cutaneous n. of the thigh), 總腓骨神經(common peroneal n.).
血管	膝窩動脈(popliteal a.).
穴性	舒筋活絡, 清熱鎭痙.
主治	臀股麻木, 股痛, 膕筋攣急, 股外經筋急, 髀樞不仁(下肢外側麻痺), 腸痙攣, 急性胃腸炎, 霍亂轉筋, 大腸結, 便秘, 膀胱炎.

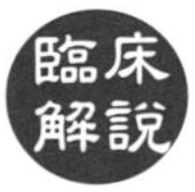

1. 陰氣虛而陽氣盛, 陽氣不能入于陰으로 인한 不能安臥에 사용한다.
2. 下肢外側의 筋痙攣性疾患, 麻木不仁에 사용한다.

　"不得臥 浮郄主之."《甲乙經》

　"浮郄…主霍亂轉筋 小腸熱 大腸結 脛外筋急 髀樞不仁 小便熱 大便堅."《大成》

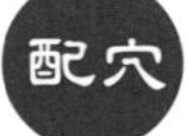

1. 配承山 治小腿三頭筋(腓腹筋)痙攣.
2. "配中注 治少腹熱."《千金方》

異名	Ⓖ 委中二.
出典	靈樞 本輸, 甲乙.
名義	委陽爲足太陽之別絡 位在足太陽經之前 足少陽經之後 出于膕中外廉兩筋間, 因喩穴居委中之外側寸許 并可委曲而取之, 外爲陽, 故名委陽.
部位	膝膕橫紋尖外廉 兩筋.間.
取穴	屈膝取之. 屈膝 時 膝窩橫紋 外側端陷處로 委中穴 **BL40** 外方 2寸에 取한다.
筋肉	大腿二頭筋(biceps femoris m.), 腓腹筋外側頭(lateral head of gastro-cnemius m.), 足底筋(plantaris m.).
神經	後大腿皮神經(post. cutaneous n. of the thigh), 總腓骨神經(common peroneal n.).
血管	膝窩動脈(popliteal a.).
穴性	通三焦, 疏水道, 利膀胱, 調理氣機.
主治	腰脊强痛, 腓腹筋痙攣, 膝窩痛, 膝不能屈, 腎臟炎, 膀胱炎, 小便不利, 癃閉, 尿道炎, 胸滿膨脹, 腋下腫痛.

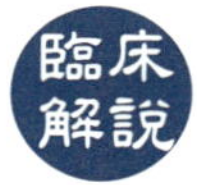

1. 三焦下合穴로서 通利水濕作用이 있어 水分代謝 異常에 應用한다.

   ① 腰痛患者가 委陽穴 部位에 硬結이나 壓痛이 있는 경우에는 手少陽三焦經에서 必히 取穴한다 : 先瀉血(靑筋刺絡), 委陽, 委中 後翳風, 中渚, 頰車.

   ② 小便不利, 腎臟炎, 膀胱炎 等에도 應用된다.

2. 老化로 인한 變形性膝關節痛, 下肢麻痺性疾患에 多用된다.

> "三焦下腧, 在於足太陽[10]之前, 少陽之後, 出於膕中外廉 名日委陽, 是太陽絡也. 手少陽經也. 三焦者 足少陽太陰之所將 太陽之別也, 上踝五寸 別入

---

10) "太陽" : 原作 "大指". 據《甲乙經》卷三 第三十五,《太素》卷十一 本輸,《千金方》卷二十九,《外臺》卷三十九 改

貫腨腸 出於委陽, 並太陽之正 入絡膀胱 約下焦. 實則閉癃 虛則遺溺, 遺溺
則補之 閉癃則瀉之."《靈樞·本輸》

"胸滿膨膨然 實則癃閉 腋下腫 虛則遺溺 脚急兢兢然 筋急痛 不得大小便
腰痛引腹 不得俯仰 委陽主之." "三焦病者 腹脹氣滿 小腹尤甚堅 不得小便
窘急 溢則爲水 留則爲脹. 候在足太陽之外大絡 絡在太陽 少陽之間 亦見於
脈 取委陽[11]."《甲乙經》

"委中 委陽主筋急身熱."《千金方》

"委陽…主腋下腫痛 胸滿膨膨 筋急身熱 飛屍遁疰 痿厥不仁 小便淋瀝."《大成》

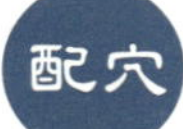

1. 配承山, 中封, 厲兌 治下肢冷痛.
2. 配志室, 中髎 治小便淋瀝.
3. "配委中 治筋急身熱."《千金方》
4. "配殷門, 太白, 陰陵泉, 行間 治腰痛不可俯仰."《千金方》
5. "配天池 治腋腫."《百症賦》
6. "配地五會, 陽輔, 申脈, 天池, 臨泣 治腋下腫."《千金方》
7. 配委中, 腎俞, 環跳 治腰背疼痛, 下肢痿厥麻木不仁.
8. "配陰谷, 大敦, 箕門, 委中 治陰跳遺小便難."《資生經》
9. "配陰交, 石門 治小腹堅痛引陰中."《資生經》
10. "配五處, 身柱, 委中, 崑崙 .治脊强反折, 瘈瘲, 癲疾, 頭痛."《千金方》

委中 BL40　Wijung Weizhong [合土穴, 四總穴, 四彎穴, 六腑下合穴中 膀胱下合穴]

異名　血郄, 膕中, 郄中, 中郄, 委中央, 腿凹.

出典　靈樞 本輸, 甲乙.

名義　委中者, 委寄膕之中央, 故名委中. 又名血郄者 言三陰之血入於腹而郄入膝膕

---

11) "委陽": 原作 "委中". 據《靈樞·邪氣藏府病形偏》,《太素·腑病合輸》,《脈經》卷六第十一 改

中 運於兩足而能步也.

部位　膕中央約紋動脈陷中.

取穴　微屈膝取之. 膝窩橫紋 中央 動脈應手處로서 膝窩 腓腹魚筋의 內側頭(陰谷穴)와 外側頭(委陽穴) 中間에 取한다.

[內側] 曲泉 **LI₈** ⟷ 陰谷 **KI₁₀** ⟷ 委中 **BL₄₀** ⟷ 委陽 **BL₃₉** [外側]

筋肉　腓腹筋內側頭(medial head of gastrocnemius m.), 腓腹筋外側頭(lateral head of gastrocnemius m.).

神經　後大腿皮神經(post. cutaneous n. of the thigh), 脛骨神經(tibial n.).

血管　膝窩動脈(popliteal a.).

鍼法　直刺 6分～1.5寸, 急性腰部捻挫에는 三稜鍼으로 點刺出血한다.

穴性　淸血泄熱, 祛風濕, 利腰膝, 止吐瀉

主治　腰背痛, 腰背神經痛, 腰痛, 膝痛, 膝關節炎, 坐骨神經痛, 下肢痛, 跛行, 小兒麻痺後遺症, 膕筋攣急, 中風昏迷, 半身不遂, 下肢痿痺, 痛風, 濕疹, 陰部搔痒, 乳痛, 傷寒四肢熱, 暑病, 發熱無汗, 膀胱炎, 排尿障碍, 霍亂, 吐瀉, 脫水, 虛汗, 盜汗, 遺尿, 小便難.

注意 禁忌　刺針 時 陷沒點을 잘 확인하고 中央에 주의하여 刺鍼한다. 잘못 刺鍼하면 下肢를 구부리고 펴지 못하는 경우가 있는데, 이때에는 患側·健側에 灸를 한다. 만일 膝關節異常 時 委中 部位가 볼록하게 솟아올라 통증이 있거나 膝屈 時 痛症이 있으면 刺針을 금한다.

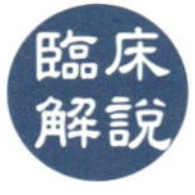

1. 太陽經之合土穴, 四彎穴[12]之一로서 諸般 出血性疾患, 熱性(風·濕熱)疾患에 瀉血刺法으로 응용한다.

  (1) 高血壓(項强, 後頭痛), 腦溢血, 中風, 乾霍亂에 救急穴로 사용한다 : 先瀉血委中 曲澤 十宣穴, 後刺人中 百會 太衝.

  (2) 諸般 急性熱性疾患을 主治한다.

---

12) 四彎穴 : 네 곳의 굽은 자리에 位置하는 穴. 관절에 위치하는 委中, 尺澤(曲澤)을 일컫는다. 瀉血刺法으로써 모든 出血性疾患, 熱性(風·濕熱)疾患에 응용된다.

① 특히 急性膝關節炎, 류머티즘 等 下半身의 熱性·陽症性疾患에 有效
하다.

② 急性上部充血(鼻·眼病, 扁桃腺炎, 頭痛) 및 모든 出血性疾患의 特效
穴 : 吐血에는 配內關, 衄血에는 配合谷한다.

③ 婦人病, 內臟·腰背腹腔之鬱血, 痔瘡 等에 有效하다.

(3) 慢性痼疾에 有效하다 : 變形性膝關節痛, 遺尿를 主治한다.

2. 四總穴之一로서 背腰股腿膝脚 急·慢性疼痛疾患을 治療한다.

(1) 中風으로 인한 半身不遂로 환자가 일어서지 못하는 경우에 사용한다.

(2) 腎虛로 인한 諸般腰痛, 閃腰, 坐骨神經痛의 必須穴 : 配後谿 崑崙 申脈

① 腎虛腰痛 加腎俞, 志室, 中渚.

② 退行性 腰痛 加腰八處, 次髎.

③ 督脈異常 腰痛 加人中(急性), 長强(慢性).

(3) 肝腎虛弱으로 인한 膝疾患(鶴膝風), 膝關節痛, 膝內廉痛(膝靭帶 異常),
운동부족으로 인한 膝關節 異常에 사용한다 : ㈔ 腎正格, 肝正格.

(4) 脫水(電解質代謝의 平衡喪失)로 인한 轉筋, 腓腹筋痙攣에 사용한다(委
中 瀉血).

(5) 脚踝扭傷, 脚跟痛에 效果가 있다.

"熱病 俠脊痛 委中主之." "風痙 身反折 先取太陽及膕中 及血絡出血." "瘧
頭重 寒背起 先寒後熱 渴不止 汗乃出 委中主之." "腰痛俠脊至頭 几几然
目䀮䀮 委中主之(是前刺足太陽郄中出血者)." "膀胱病者[13] 少腹偏腫而痛
以手按之則欲小便而不得 眉(一本作肩)上熱 若脈陷 及足小指外側及脛踝
後皆熱者 取委中." "筋急身熱 少腹堅腫 時滿 小便難 尻股寒 髀樞痛引季
脇 內控八髎 委中主之." "遺溺 關門及神門委中主之." "痔篡痛 飛揚委中
及扶承主之." "癲疾 反折 委中主之." "衄血不止承漿及委中主之."《甲乙經》

"委中主小腹堅腫." "委中主熱病俠脊痛." "委中 委陽主筋急身熱." "委中主
腰痛俠脊至頭几几然 凡腰脚重痛於此刺出血 久痼宿疹亦皆立已."《千金方》

---

13) "者" : 原作 "在". 据《靈樞·邪氣藏府病形偏》改.

“委中(一名血郄)…主膝痛及拇指 腰俠脊沈沈然 遺溺 腰重不能擧體 小腹
堅滿 風痺 髀樞痛 可出血 瘟疹皆愈. 傷寒四肢熱 熱病不汗出 取其經血立
愈.”“委中者 穴郄也, 大風髮眉墮落 刺之出血.”《大成》

配穴

1. 配膈俞 治丹毒.
2. 配足三里, 申脈 治動脈硬化症.
3. “配前谷 治尿赤難.”《千金方》
4. 配復溜 治腰背楚.
5. 配魚際 治偏脇背痛痺.
6. “配足三里, 三陰交 治股膝內痛.”《大成》
7. “配足三里, 承山 治足弱, 脚痛.”《大成》
8. 配腎俞, 崑崙 治腰痛.
9. “配環跳 治腰痛.”《雜病八法歌》
10. “配人中 治腰脊閃痛.”《玉龍賦》
11. “配居髎, 環跳 治腿風濕痛.”《玉龍賦》
12. 配腎俞, 關元俞, 環跳, 足三里, 三陰交 治坐骨神經痛, 下肢癱瘓, 小兒麻
    痺後遺症.
13. “腰痛 崑崙及委中出血.”《雲岐子論經絡迎隨補瀉法》
14. “配委陽 治筋急身熱.”《千金方》
15. “配三里, 陽輔, 解谿, 承山 治膝胻股腫.”《大成》
16. “配三里, 曲泉, 陽陵, 風市, 崑崙, 解谿 治脚膝痛.”《大成》
17. “配白環俞 治背連腰痛.”《百症賦》
18. “配隱白 治衄血劇不止.”《千金方》
19. “配五處, 身柱, 委陽, 崑崙 治脊強反折, 瘈瘲, 癲疾, 頭痛.”《千金方》
20. “配大敦, 箕門, 委陽 治陰跳遺, 小便難.”《千金方》
21. “配承筋, 承扶, 陽谷 治痔痛, 腋下腫.”《千金方》
22. “針痔法：飛揚, 商丘, 復溜, 勞宮, 會陰, 承筋, 承扶, 委陽, 委中並主之.”
    《千金方》

出典　甲乙.

名義　穴在第二椎附項內廉兩傍各三寸, 處在背部膀胱脈之第二行之分支上, 故名附分.

部位　第2胸椎 下 兩傍 各 3寸.

取穴　正坐曲背取之. 第2胸椎 下 兩傍 3寸으로 風門穴 BL₁₂ 外傍 1.5寸處에 取한다. 附分穴 BL₄₁ ~秩邊穴 BL₅₄ 까지는 무릎을 세우고 앉아 兩膝을 兩腕으로 감싸고 胸部로 당겨 背部를 둥글게 하며 前屈하는 開胛法을 취하고, 脊椎(督脈)에서 肩胛骨內緣을 지나는 縱直線(膀胱經 第2線)까지를 3寸의 骨度法으로 계산한다.

第2胸椎棘突 下 ←1.5寸→ 風門 BL₁₂ ←1.5寸→ 附分 BL₄₁

筋肉　僧帽筋(trapezius m.), 肩胛擧筋(levator scapular m.), 腸肋筋(iliocostal m.), 小菱形筋(rhomboideus minor m.), 上後鋸筋(serratus dorsalis cranialis m.).

神經　胸神經後枝(post. br. of thoracic n.), 肩胛上神經(suprascapular n.).

血管　頸橫動脈(transverse cervical a.), 肩胛上動靜脈(suprascapular a. & v.).

鍼法　直刺 3~5分, 斜刺 5~8分(鍼尖을 下斜方으로 向해 刺入한다).

穴性　疏風散寒, 舒筋活絡

主治　頸麻木, 頸項强痛, 肘臂不仁, 肩背拘急, 肩胛神經痛, 上腕神經痛, 肘臂麻木不仁, 手麻痺, 肋間神經痛, 風寒客於腠理.

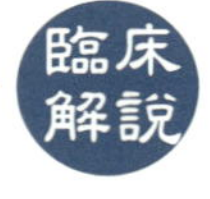

1. 强直性脊椎炎과 上腕神經痛 等에 應用된다.

2. 下毒作用이 있어 配膏肓 譩譆하여 梅毒治療에 사용한다.

　"附分主背痛引頭."《千金方》

　"附分…主肘不仁 肩背拘急 風冷客於腠理 頸痛不得回顧."《大成》

1. 配膏肓, 譩譆 治梅毒.
2. 配大椎, 肩髎, 肩髃, 天宗 治肩背拘急疼痛.

魄戶 BL42

Baekho Pohu

異名	동 金斗.
出典	甲乙.
名義	魄戶者 穴在肺俞兩傍, 因肺藏魄, 故名魄戶.
部位	第3胸椎 下(身柱穴 GV12) 兩傍 各 3寸.

取穴 正坐曲背取之. 身柱穴 GV12 兩傍 3寸, 肺俞穴 BL13 外傍 1.5寸處에 取한다.

身柱 GV12 ←1.5寸→ 肺俞 BL13 ←1.5寸→ 魄戶 BL42

筋肉 僧帽筋(trapezius m.), 小菱形筋(rhomboideus minor m.), 上後鋸筋
(serratus dorsalis cranialis m.), 腸肋筋(iliocostal m.).

神經 胸神經後枝(post. br. of thoracic n.), 肩胛上神經(suprascapular n.).

血管 頸橫動脈(transverse cervical a.), 肩胛上動靜脈(suprascapular a. & v.).

穴性 宣通肺氣, 平喘止咳, 舒筋活絡.

主治 肺癆, 虛勞, 發熱, 肺結核, 氣管支炎, 喘息, 咳嗽, 咳逆上氣, 霍亂, 嘔吐, 煩滿,
肩背痛, 頸項背痛.

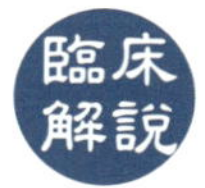

1. 肺俞의 補助穴 : 肺癆[14], 咳喘, 嘔吐 等 慢性消耗性疾患에 사용한다.
2. 肺氣不足으로 인한 膝蓋痛(痿症), 項背髆痛에 사용된다.

> "肩髆間急 淒厥惡寒 魄戶主之." "項背通引頸 魄戶主之." "咳逆上氣 魄戶
> 及氣舍主之." "嘔吐煩滿 魄戶主之."《甲乙經》

---

14) 肺癆 : 虛勞, 勞療, 勞漸, 勞瘵, 勞症으로도 불리며 現在의 肺結核과 유사하다.

“魄戶…主背膞痛 虛勞肺痿 三屍走疰 項强急不得回顧 喘息咳逆 嘔吐煩
滿.”《大成》

配穴

1. “配膏肓(灸) 治勞瘵傳尸.”《百症賦》
2. “配中府 治肺寒熱, 呼吸不得臥, 咳逆上氣, 嘔沫, 喘氣相追逐.”《千金方》
3. 配中府, 膻中, 尺澤 治咳嗽, 哮喘.
4. “配天容, 廉泉, 氣舍, 譩譆, 扶突 治咳逆上氣, 喘息嘔沫, 齒噤.”《千金方》

(동) 三金
[部位] 包括金斗, 金吉, 金陵三穴.
[鍼法] 用三稜鍼出血. 左痛取左穴, 右痛取右穴, 兩脚痛則雙邊取穴(或 針刺 後 곧바로 빼
는 刺針法을 사용함).
[主治] 膝蓋痛, 膝痛
[解說 및 運用] 金斗, 金吉, 金陵三穴分別位於第三四五椎外開三寸處, 相當於膀胱經之魄戶
膏肓 神堂穴, 點刺出血少許, 治療膝關節疼痛, 確有立竿見影之效, 數年大疾亦往往癒於霍然.

膏肓 BL43   Gohwang Gaohuang

異名	膏肓俞, (동) 金吉.
出典	靈樞 九鍼十二原, 千金, 神應經.
名義	膏肓俞, 考膏肓生于脾, 肓根于腎, 二者皆發于四椎之旁, 穴當其處, 因名膏肓俞. 膏肓 指心下膈上之脂膜, 心下爲膏 心下膈上曰肓, 穴處心膈之間爲膏脂, 肓膜之氣所輸.
部位	第4胸椎 下 兩傍 各3寸.
取穴	正坐曲背取之. 第4胸椎棘突 下 兩傍 3寸으로 厥陰俞穴 BL14 外傍 1.5寸處에 取한다. 第4胸椎棘突 下 ←1.5寸→ 厥陰俞 BL14 ←1.5寸→ 膏肓 BL43
筋肉	僧帽筋(trapezius m.), 大菱形筋(rhomboideus major m.), 腸肋筋(ilio-costal m.).

| **神經** | 胸神經後枝(post. br. of thoracic n.), 肩胛上神經(suprascapular n.). |

神經　胸神經後枝(post. br. of thoracic n.), 肩胛上神經(suprascapular n.).

血管　頸橫動脈(transverse cervical a.), 肩胛上動靜脈(suprascapular a. & v.).

鍼法　直刺 3〜5分, 斜刺 3〜8分. 針尖을 背側에서 前外方을 向해 刺入한다. 또는 肩胛骨 下를 向하여 斜刺한다. 不宜深刺(深刺하여 胸腔과 肺를 刺傷하지 말아야 한다).

　☞ 上焦에 해당하는 膀胱經絡 第2線은 肺와 관련된 반응이 많이 나타나는 部位로 대체로 肩胛骨에 비스듬히 걸려 지나간다. 따라서 鍼灸 時에는 左右손목과 팔꿈치를 모으고 가슴에 붙이면 肩胛骨이 벌어져 鍼灸效果가 좋아진다.

灸法　肉灸 7〜15壯, 溫灸 20〜50分.

穴性　補肺健脾, 益氣補虛, 治勞益損, 寧心培腎.

主治　肺結核, 肺癆, 氣管支炎, 哮喘, 咳嗽, 噎膈, 胸膜炎, 盜汗, 遺精, 無月經, 神經衰弱, 不安, 身體衰弱, 四肢倦怠, 頭暈目眩, 健忘.

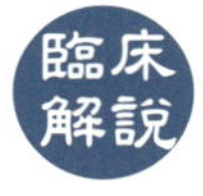

膀胱經 1線인 厥陰兪보다 더 多用되며 灸法이 보다 더 效果的이다.

1. 慢性消耗性虛性疾患의 特效穴로서 多用되며 心肺疾患의 診斷點이 된다 : 常灸로서 優秀한 强壯작용을 나타내는 萬病通治, 起死回生之妙穴이다(赤血球를 增加시키는 效果가 있다).

　① 久病으로 인한 身體衰弱, 五勞七傷, 諸虛百損, 盜汗, 夢精 等을 치료한다.

　② 狹心症으로 인한 胸痛, 動脈硬化로 인한 諸 症狀을 治療한다.

　③ 肺癌에 肺兪, 膏肓兪에 隔蒜灸를 한다.

　④ 消耗性肺疾患(肺結核), 氣管支炎에 灸則多多益善 : 病이 이미 重症에 이른 경우 肺兪보다 膏肓을 多用한다(火膿이 생길 정도로 灸한다). 대개 감기를 제외한 모든 肺病에 肺의 募穴이 中府이지만 膏肓을 사용한다.

　⑤ 養生穴로 사용(灸之無疾不愈)한다 : 慢性手足冷症에 效果가 있다.

　　☞ 養生穴(灸) : 氣海 關元 中에서 擇 1穴, 膏肓, 足三里

2. 急慢性眼疾患에 要穴이다. 膏肓에서 肩中俞 **SI15** 로 沿皮透刺한다(淸明術).

3. 大橫穴 **SP15** 强刺戟으로 인한 副作用(手臂不擧), 腹部에 충격이 甚하여 팔을 움직이는데 지장이 있는 경우에 回生穴로 有效하다.

"膏肓俞無所不治 主羸瘦虛損 夢中失精 上氣咳逆 狂或忘誤."《千金方》

"膏肓主陽氣虧弱 諸虛痼冷 夢遺 上氣呃逆膈噎 狂惑忘誤百病. 取穴 須令患人就床平坐 曲膝齊胸 以兩手 圍其足膝使胛骨 開離 勿令動搖 以指按四椎微下一分 五椎微上二分 點墨記之 卽以墨平畫 相去六寸許 四肋三間胛骨之裏 肋間空處 容側指許 摩膂肉之表筋骨空處 按之 患者 覺牽引胸戶 中手指痺 卽眞穴也. 灸至百壯千壯 灸後覺氣壅盛 可灸氣海及足三里 瀉火實下 灸後令人陽盛 當消息 以自保養 不可縱慾."《入門》

"膏肓俞…主無所不療 羸瘦 虛損 傳尸骨蒸 夢中失精 上氣咳逆 發狂 健忘痰病."《大成》

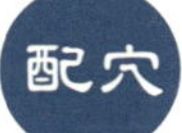

1. 配肺俞, 腎俞 治肺結核(灸).
2. 配天突 治哮喘.
3. 配關元 治精神委靡.
4. 配足三里 治骨蒸勞熱.
5. "配陶道, 身柱, 肺俞 治虛損五勞七傷."《乾坤生意》
6. 配膻中, 中脘, 膈俞 治噎膈.
7. 配肺俞, 腎俞, 中府, 膻中, 足三里 治哮喘.
8. 配大椎, 曲池, 氣海, 關元, 足三里 治氣虛血虛體弱.
9. "配魄戶 治勞瘵傳尸."《百症賦》

靡 : 쓰러질 미

異名	동 金陵.
出典	甲乙.
名義	神堂在第五椎下兩傍各三寸 應心. 心者生之本 神之變也. 心藏神 心爲明堂, 穴爲心神留住之處 主甚疾, 故名神堂.
部位	第5胸椎 下(神道穴 **GV₁₁**) 兩傍 各 3寸.
取穴	正坐曲背取之. 神道穴 **GV₁₁** 兩傍 3寸, 心俞穴 **BL₁₅** 外傍 1.5寸處에 取한다. 神道 **GV₁₁** ←1.5寸→ 心俞 **BL₁₅** ←1.5寸→ 神堂 **BL₄₄** ←→ 天宗 **SI₁₁**
筋肉	僧帽筋(trapezius m.), 大菱形筋(rhomboideus major m.), 腸肋筋(iliocostal m.).
神經	胸神經後枝(post. br. of thoracic n.), 胸背神經(thoracodorsal n.).
血管	頸橫動脈(transverse cervical a.), 肩胛上動靜脈(suprascapular a. & v.).
穴性	寧心神, 調氣血, 瀉五臟之熱, 寬胸理氣, 定喘.
主治	狹心症, 心臟病, 氣喘, 咳嗽, 氣管支炎, 咳逆上氣, 噯氣, 喘息, 哮喘, 哮嗽痰涎, 時噎, 胸滿, 呼吸困難, 發熱惡寒, 肩背强痛, 肋間神經痛, 多夢, 虛驚, 狂走, 精神疾患.

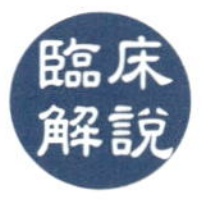 膀胱經 第1線과 마찬가지로 神堂 **BL₄₄** ~肓門 **BL₅₁** 까지 第2線의 穴들은 該當 臟腑의 病을 主治한다.

1. 心俞의 補助穴로 心臟疾患으로 인한 諸症을 主治한다 : 心臟異常 時 가장 먼저 膻中穴에 壓痛이 나타나며 다음으로 心俞穴, 神堂穴, 天宗穴 部位에 反應이 있다.

   ① 狹心症에 사용한다 : 配心俞, 內關.

   ② 胸痛, 胸悶에 사용한다 : 先刺出血 少澤 後隨證選穴.

   ③ 精神疾患에 사용한다(心藏神).

2. 患部 周圍穴로 肩腰背强痛에 사용한다 : 무리한 運動으로 발생하는 頸椎·胸椎關節病變으로 인한 背痛에 사용한다.

"肩痛胸腹滿 淒厥 脊背急强 神堂主之."《甲乙經》

"神堂…主腰背脊强急不可俯仰 洒淅寒熱 胸滿氣逆上攻 時噎."《大成》

洒(쇄) : 물을 뿌리다.   淅(석) : 쌀을 일다(의성어)

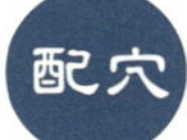

配穴

1. 配中府 治善噎.
2. 配心俞, 內關 治冠心病.

譩譆 BL45   Uihui Yixi

異名	噫嘻, 五胠俞.
出典	素問 骨空論, 甲乙.
名義	穴在肩髆內廉 俠第六椎下兩傍各三寸. 因喩醫者用手指按壓 并囑病者呼出譩譆之聲 該穴卽應手而動 按之覺異, 故以爲名.
部位	第6胸椎 下(靈臺穴 GV10) 兩傍 各 3寸.
取穴	正坐曲背取之. 靈臺穴 GV10 兩傍 3寸, 督俞穴 BL16 外傍 1.5寸處에 取한다. 靈臺 GV10 ←1.5寸→ 督俞 BL16 ←1.5寸→ 譩譆 BL45
筋肉	腸肋筋(iliocostalis m.).
血管	胸神經後枝(post. br. of thoracic n.), 胸背神經(thoracodorsal n.).
神經	頸橫動脈(transverse cervical a.), 肩胛上動靜脈(suprascapular a. & v.).
鍼法	直刺 3~5分, 斜刺 5分~1寸(向外斜刺).
穴性	理氣止痛, 淸熱宣肺, 活血通絡, 散風行氣.
主治	胸背痛, 心膜炎, 背部壓迫感, 喘逆, 喘息, 喘咳, 衄衊, 呼吸困難, 嘔吐, 食慾不振, 多汗瘰病, 上腕神經痛, 肋間神經痛, 失神, 目眩, 勞損不得眠.

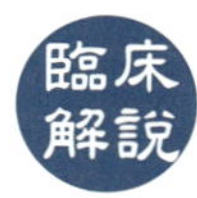

1. 肺病變으로 인한 異常音을 확인할 수 있는 부위이다.

2. 胸背痛, 呼吸困難, 嘔吐 等에 사용한다.

"大風汗出 灸譩譆, 譩譆在背下俠脊傍三寸所, 厭之令病者呼譩譆, 譩譆應手…眇絡季脇 引少腹而痛脹 刺譩譆."《素問·骨空論》

"喘逆鼽衄肩甲內廉痛不可俯仰 眇季脇引少腹而痛脹譩譆主之." "咳逆上氣噫嘻主之." "大風汗出 膈俞主之 又譩譆主之." "小兒食晦15)頭痛 譩譆主之." "痙互引身熱 然谷譩譆主之." "面胕腫上星主之 先取譩譆 後取天牖風池主之." "風眩善嘔 煩滿 神庭主之. 如顏靑者上星主之, 取上星者先取譩譆 後取天牖風池." "癲疾 上星主之, 先取噫嘻 後取天牖風池." "目中痛不能視 上星主之, 先取譩譆 後取天牖風池." "鼻鼽衄 上星主之, 先取譩譆後取天牖風池."《甲乙經》

"噫嘻主諸瘧 久瘧 眼暗. 凡五臟瘧 灸五臟俞."《入門》

"譩譆…主大風汗不出 勞損不得臥 溫瘧寒瘧 背悶氣滿 腹脹氣眩 胸中痛引腰背 腋拘脇痛 目眩 目痛 鼻衄 喘逆 臂膊內廉痛 不得俯仰 小兒食時頭痛 五心熱."《大成》

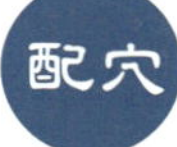

1. "配支正, 小海 治風瘧, 風症."《千金方》

2. 配神門 治喘逆.

3. 配足三里 治腹滿.

4. 配肺俞, 膻中, 中府, 內關 治胸痛引背.

5. "配上星, 天牖, 風池 治熱病汗不出."《甲乙經》

6. "配承靈, 風池, 風門, 後谿 治鼻衄, 窒, 喘息不通."《千金方》

7. "配膈俞, 京門, 尺澤 治肩背寒痙."《千金方》

8. "配天容, 廉泉, 魄戶, 意舍, 扶突 治咳逆上氣, 喘息嘔沫, 齒噤."《千金方》

---

15) 食晦(식회)：嗜臥, 食多身瘦 名曰食晦.　　　　　晦(회)：그믐, 어둠, 밤, 깜깜하다

出典	甲乙.
名義	穴在膈俞旁 內應橫膈, 爲治橫膈疾患之要穴, 故名膈關.
部位	第7胸椎 下(至陽穴, GV9) 兩傍 各 3寸.
取穴	正坐曲背取之. 至陽穴 GV9 兩傍 3寸, 膈俞穴 BL17 外傍 1.5寸處에 取한다. 至陽 GV9 ←1.5寸→ 膈俞 BL17 ←1.5寸→ 膈關 BL46
筋肉	闊背筋(latissimus dorsi m.), 腸肋筋(iliocostalis m.), 腰背筋膜(fascia lumbodorsalis)
神經	肩胛下動靜脈(subscapular a. & v.), 肋間動靜脈의 後枝(post. br. of intercostal a. & v.).
血管	胸神經後枝(post. br. of thoracic n.).
鍼法	直刺 3～5分, 斜刺 5～8分(向下斜刺).
灸法	肉灸 3～7壯, 溫灸 5～20分.
穴性	寬胸降逆, 順氣和胃.
主治	消化不良, 胸中滿感, 嘔吐, 食道痙攣, 腸炎, 呃逆, 胃出血, 脊背痛, 脊背强痛, 肋間神經痛, 痔核, 多涎唾, 嘔噦.

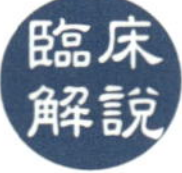

1. 膈俞의 補助穴로 血로 인한 諸 疾患(鼻衄, 胃出血)에 사용한다.

2. 橫膈膜 諸症을 다스린다.

 ① 飮食不化로 인해 생기는 胸中滿感을 治療한다.

 ② 消化器系疾患(胃下垂, 嘔吐, 消化不良, 腸炎)에 사용한다 : 滯했을 때 등을 두드리는 部位(膈俞, 膈關)이다.

"鬲關…主背痛惡寒 脊强俯仰難 食飮不下 嘔噦多涎唾 胸中噎悶 大便不節 小便黃."《大成》

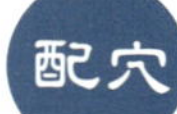

1. “配秩邊, 京骨 治背惡寒痛, 脊强難俯仰.”《千金方》

2. 配大椎, 肩髎, 天宗 治肩背痛, 脊强.

3. 配魂門 治筋攣骨痛.

4. “配神道, 脊中, 腰俞, 長强, 大杼, 水分, 脾俞, 小腸俞, 膀胱俞 治腰脊急
   强.”《千金方》

魂門 BL47   Honmun Hunmen

出典 甲乙.

名義 穴爲肝魂出入之門戶 主肝疾, 故名魂門.

部位 第9胸椎 下(筋縮穴 GV8) 兩傍 各 3寸.

取穴 正坐曲背取之. 筋縮穴 GV8 兩傍 3寸, 肝俞穴 BL18 外傍 1.5寸處에 取한다.

　　　　筋縮 GV8 ←1.5寸→ 肝俞 BL18 ←1.5寸→ 魂門 BL47

筋肉 闊背筋(latissimus dorsi m.), 下後鋸筋(serratus posterior inferior m.)

神經 肋間動靜脈의 後枝(post. br. of intercostal a. & v.).

血管 胸神經後枝(post. br. of thoracic n.).

鍼法 直刺 3～5分, 斜刺 5分～1寸(向下斜刺).

灸法 肉灸 3～7壯, 溫灸 5～30分.

穴性 疏肝利逆, 和中健胃.

主治 胸脇痛, 背痛, 筋攣骨痛, 氣絶, 食飮不下, 消化障礙, 嘔吐, 腸鳴泄瀉, 腹中雷
鳴, 胃痙攣, 胃痛, 鼓腸, 食道痙攣, 抑鬱, 小便黃赤, 神經衰弱, 肝臟·膽囊疾
患, 胸膜炎.

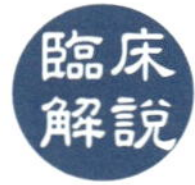

1. 肝俞의 補助穴이다.

2. 肝疾患의 反應部位로서 肝과 관련한 諸症을 치료한다 : 配心門, 肝門, 腸
   門.

“胸脇脹滿背痛 惡風寒 飮食不下 嘔吐不留住 魂門主之.”《甲乙經》

“魂門…主屍厥走疰 胸背連心痛 食飮不下 腹中雷鳴 大便不節 小便赤黃.”
《大成》

“筋攣骨痛而補魂門.”《標幽賦》

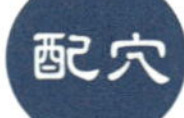

1. “配胃俞 治胃冷 食而難化.”《百症賦》
2. “配陽關 治嘔吐不住, 多涎.”《千金方》
3. 配心俞, 內關 治胸背連心痛.
4. “配雲門, 中府, 隱白, 期門, 肺俞, 大陵 治胸中痛.”《千金方》

陽綱 BL48   Yanggang Yanggang

異名	陽剛.
出典	甲乙.
名義	穴在第十椎下兩傍 各三寸凹陷處 在膽俞之旁. 膽爲甲木 是陽氣之綱領 主膽疾, 故名陽綱.
部位	第10胸椎 下(中樞穴 GV7) 兩傍 各 3寸.
取穴	正坐曲背取之. 中樞穴 GV7 兩傍 3寸, 膽俞穴 BL19 外傍 1.5寸處에 取한다. 中樞 GV7 ←1.5寸→ 膽俞 BL19 ←1.5寸→ 陽綱 BL48
筋肉	闊背筋(latissimus dorsi m.), 下後鋸筋(serratus posterior inferior m.), 腸肋筋(iliocostalis m.).
神經	肋間動靜脈의 後枝(post. br. of intercostal a. & v.).
血管	胸神經後枝(post. br. of thoracic n.).
穴性	淸膽胃, 化濕熱, 疏肝利膽.
主治	肝炎, 膽囊炎, 黃疸, 腸鳴, 鼓腸, 腹滿, 胃炎, 泄瀉, 下痢, 排尿障碍, 尿赤身熱.

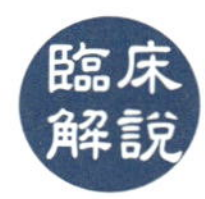
臨床解說

第1線의 膽俞보다 多用된다.

1. 一切의 肝膽疾患(肝炎, 膽囊炎, 黃疸, 腹滿 等)에 사용되며 膽疾患의 反應點이다. 膽囊炎에 膽俞보다 陽綱이 效果的이다.

   ☞ 膵臟疾患 : 左側 膽俞穴 部位에 反應이 많이 나타난다.

   肝膽疾患(膽囊炎, 膽石症) : 右側 膽俞穴 部位에 반응이 强하다. 右側肩背部로 放散痛이 甚하게 나타난다.

2. 肝膽不調로 인한 消化器系疾患에 응용한다.

   "食飮不下 腹中雷鳴 大腸不節 小便赤黃 陽綱主之."《甲乙經》

   "陽綱…主腸鳴腹痛 飮食不下 小便赤澁 腹脹身熱 大便不節 泄痢赤黃 不嗜食 怠惰."《大成》

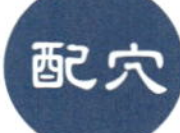
配穴

1. 配膽俞 治目黃.
2. 配大椎, 至陽, 肝俞, 脾俞, 足三里, 三陰交 治身熱, 目黃(黃疸).
3. "配陷谷, 溫溜, 漏谷, 復溜 治腸鳴而痛."《千金方》
4. "配期門, 少商, 勞宮 治飮食不下."《千金方》

意舍 BL49　　　　　　　　　　　　　　　　　　　Uisa Yishe

出典　甲乙.

名義　脾附著于脊之第十一椎, 穴在第十一椎下兩傍各三寸 應脾, 脾藏意 舍言所居 穴爲脾氣所居 主脾疾, 故曰意舍.

部位　第11胸椎 下(脊中穴 GV6) 兩傍 各 3寸.

取穴　正坐曲背取之. 脊中穴 GV6 兩傍 3寸, 脾俞穴 BL20 外傍 1.5寸處에 取한다.

　　　脊中 GV6 ←1.5寸→ 脾俞 BL20 ←1.5寸→ 意舍 BL49

筋肉　闊背筋(latissimus dorsi m.), 下後鋸筋(serratus posterior inferior m.), 腸肋筋(iliocostalis m.).

神經　肋間動靜脈의 後枝(post. br. of intercostal a. & v.).

血管　胸神經後枝(post. br. of thoracic n.).

鍼法　直刺 3〜5分, 斜刺 0.5〜1寸(向下斜刺). 內部爲肋骨橫隔洞與腎臟 不宣深刺.

灸法　肉灸 3〜7壯, 溫灸 5〜30分.

穴性　疏泄濕熱, 健運脾陽

主治　腹脹, 腸鳴食不下, 泄瀉, 嘔吐, 胃痙攣, 腸炎, 消渴, 糖尿病, 黃疸, 目黃, 小便赤黃, 肋間神經痛, 身熱, 背痛.

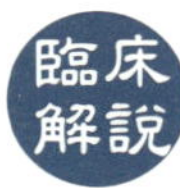

1. 脾俞의 補助穴로 一切의 脾胃관련 疾患에 사용한다.

　① 胃痙攣의 要穴이다 : 急性消化器疾患에 鎭靜作用이 우수하다.

　② 急慢性胃腸炎, 黃疸, 膽石症, 胃·十二指腸潰瘍 等에 사용한다.

2. 糖尿病(中消)에 사용한다 : 配脾俞, 脊中, 足三里.

“腹滿 臚脹 大便泄 意舍主之.” “消渴身熱 面赤黃 意舍主之.”《甲乙經》

“意舍主脇滿嘔吐.”《入門》　　　　　　　　　臚(려) : 살갗, 가죽, 배(腹)의 앞

“意舍…主腹滿虛脹 大便滑泄 小便赤黃 背痛 惡風寒 食飮不下 嘔吐消渴 身熱目黃.”《大成》

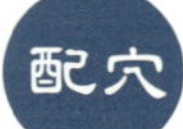

1. “配中膂俞 治腎虛消渴, 汗不出, 腰背不得俯仰, 腹脹脇痛.”《資生經》
2. “配中府 治胸悶更加噎塞, 胸背脇痛, 惡寒嘔吐.”《百症賦》
3. 配脾俞, 肺俞, 腎俞, 足三里, 太谿 治糖尿病, 消渴.
4. “配三焦俞, 小腸俞, 下髎, 章門 治腸鳴臚脹欲泄注.”《千金方》
5. “承漿, 意舍, 關衝, 然谷 治消渴嗜食.”《千金方》

出典	甲乙.
名義	穴在第十二椎下兩旁各三寸 在胃俞之旁. 主胃疾 是爲氣之倉, 故名胃脹.
部位	第12胸椎 下 兩傍 各 3寸.
取穴	正坐取之. 第12胸椎棘突 下 兩傍 3寸, 胃俞穴 **BL21** 外傍 1.5寸處에 取한다. 第12胸椎棘突 下 ←1.5寸→ 胃俞 **BL21** ←1.5寸→ 胃倉 **BL50**
筋肉	闊背筋(latissimus dorsi m.), 下後鋸筋(serratus posterior inferior m.), 腸肋筋(iliocostalis m.).
神經	肋間動靜脈의 後枝(post. br. of intercostal a. & v.).
血管	胸神經後枝(post. br. of thoracic n.).
鍼法	直刺 3～6分, 斜刺 0.5～1寸(向下斜刺). 內部爲腎臟 不宜深刺.
灸法	肉灸 3～7壯, 溫灸 10～30分.
穴性	理氣和胃化濕, 健脾和胃, 消積導滯.
主治	腹脹, 胃脘痛, 消化不良, 腹水, 小兒食積, 胃炎, 胃痙攣, 胃無力, 腸炎, 脊背痛, 便秘, 泄瀉, 嘔吐, 局所的 水腫.

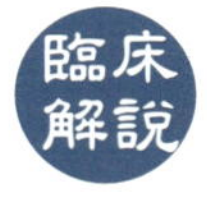

1. 胃俞의 補助穴로 理氣和胃作用이 優秀하여 諸般 消化器疾患에 사용한다.
　　① 심한 腹痛, 胃痛, 食積에 사용되며 특히 胃痙攣에 유효하다.
　　② 膽石疝痛發作을 鎭靜시키는 작용이 있다.

2. 糖尿病에도 有效하다.

"膓脹水腫 食飮不下 多寒 胃倉主之."《甲乙經》

"胃脹…主腹滿虛脹 水腫 食飮不下 惡寒 背脊痛不得俯仰."《大成》

1. "配意舍, 膈關 治飮食不下."《資生經》

2. 配脾俞, 內關, 胃俞, 足三里, 三陰交 治胃痛, 腹脹, 腹痛.

3. "配合谷, 石門, 水溝, 三里, 復溜, 曲泉, 四滿 治水腫."《大成》

肓門 BL51　　　　　　　　　　　　　　　　　　　Hwangmun Huangmen

出典	甲乙.
名義	穴在第十三椎下兩旁各三寸 三焦俞之旁, 主三焦病 是三焦之氣往來出入之門戶, 故名肓門.
部位	第1腰椎 下(懸樞穴 GV5) 兩傍 各 3寸.
取穴	正坐取之. 懸樞穴 GV5 兩傍 3寸, 三焦俞穴 BL22 外傍 1.5寸處에 取한다. 懸樞 GV5 ←1.5寸→ 三焦俞 BL22 ←1.5寸→ 肓門 BL51
筋肉	闊背筋(latissimus dorsi m.), 腸肋筋(iliocostalis m.).
神經	腰動靜脈의 後枝(post. br. of lumbar a. & v.).
血管	腰神經後枝(post. br. of lumbar n.).
鍼法	直刺 3～6分(內部爲腎臟 不宜深刺), 斜刺 1～1.5寸.
穴性	理氣解鬱, 淸熱消腫, 行氣活血通便.
主治	便秘, 胃痙攣, 上腹痛, 婦人乳疾, 乳腺炎, 胃脘痛, 心下大堅, 心下痛, 腰痛.

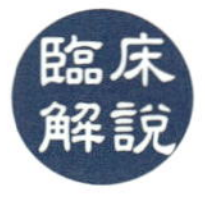

1. 三焦俞의 補助穴로 使用한다 : 痃癖 · 積聚, 婦人乳餘疾에 有效하다. Ⓖ 痞根.

2. 諸般 慢性的인 腸胃疾患에 效果가 優秀하다.
   ① 通便作用이 있어 便秘治療에 사용한다.
   ② 胃炎과 胃 · 十二指腸潰瘍, 腰痛에도 효과를 나타낸다.

"婦人乳餘疾 肓門主之."《甲乙經》

"肓門…主心下痛 大便堅 婦人乳疾."《大成》

ⓖ 痞根

[部位] 第1腰椎 下 兩傍 各 3.5寸. 肓門 外傍 5分處.

[主治] 痞塊久不愈, 胃擴張, 胃痙攣, 腸疝痛, 腸炎, 不食, 鼓脹, 胃弱, 婦人病, 腰痛, 咳逆, 脾臟腫大.

[配穴] 配膈俞, 脾俞, 期門, 足三里, 三陰交 治肝脾腫大.

志室 BL52   Jisil Zhishi

異名	精宮.
出典	甲乙.
名義	志室者, 腎爲作强之官 技巧出焉, 腎爲藏志之室 與腎俞相通, 故名志室.《古法新解會元針灸學》藏者爲室, 穴在腎俞之旁. 考腎藏志, 主治腎疾 失精 夢遺 記憶力減退等, 針灸有壯腎添髓之效, 因名志室.《經穴命名淺解》
部位	第2腰椎 下(命門穴 GV4) 兩傍 各 3寸.
取穴	坐位 或 伏臥取之. 命門穴 GV4 兩傍 3寸, 腎俞穴 BL23 外傍 1.5寸處에 取한다.

命門 GV4 ←1.5寸→ 腎俞 BL23 ←1.5寸→ 志室 BL52

筋肉	闊背筋(latissimus dorsi m.), 腸肋筋(iliocostalis m.).
神經	腰動靜脈의 後枝(post. br. of lumbar a. & v.).
血管	腰神經後枝(post. br. of lumbar n.).
穴性	補腎益精, 淸利下焦濕熱.
主治	腎炎, 腎絞痛, 遺精, 陰萎, 前立線炎, 陰囊濕疹, 小便不利, 性慾減退, 水腫, 消化障礙, 嘔吐, 腹瀉, 陰痛, 兩脇急痛, 腰痛, 腰脊强痛, 背筋痛, 脊柱痲木, 下肢麻痺.

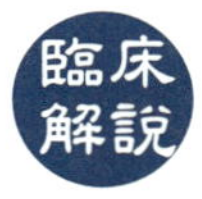

1. 腎臟 자체의 病變으로 인한 諸般 症狀의 反應點 및 治療穴이다 : 腎俞와 同治이지만, 腎臟 자체의 病變으로 인한 病은 志室이 爲主가 된다. 落胎

수술을 많이 한 女子는 눌렀을 경우 특히 壓痛이 甚하다.

(1) 腎·膀胱, 泌尿生殖器의 諸 疾患을 主治한다

　① 虛勞로 인한 浮腫, 水腫에 사용한다.

　② 腎機能 低下로 생기는 小便困難, 前立腺肥大症 等에 사용한다.

(2) 腎臟下垂에 사용한다(腎俞穴 쪽을 向해 斜刺한다).

2. 腎虛·腎虧로 인한 諸般 症狀에 사용한다 : 本穴은 一般灸 外에 隔蒜灸·隔薑灸 等 溫補를 중심으로 하는 治療法이 쓰인다.

　① 腰痛, 특히 腎虛로 인한 腰痛에 必須穴이다 : 허리가 아프면서 委中에 壓痛이 있거나 痛症이 띠를 두른 듯이 左右로 나타나는 症狀(腎虛腰痛)에 반드시 사용한다.

　　cf. ┌ 腎虛腰痛 : 痛症이 左右로 帶脈을 따라 나타난다.
　　　　└ 坐骨神經痛 : 痛症이 다리를 따라 아래로 전달된다.

　② 腎虛로 인한 腹痛泄瀉(鷄鳴泄)에 사용한다(八味地黃湯).

　③ 遺精을 治療한다(灸).

　④ 腎虛腰痛의 경우 八味地黃湯加鹿茸 蒸溜 약침액을 0.3～0.5cc 주입한다.

　☞ 壓通點에 따른 腎虛의 구분
　　┌ 腎俞에 壓痛이 심한 경우에는 腎水不足(腎陰虛)이다 : 六味地黃丸.
　　└ 志室에 壓痛이 심한 경우에는 腎陽不足(腎陽虛)이다 : 八味地黃丸(腎氣丸).

"腰痛脊急 脇中滿 小腹堅急 志室主之."《甲乙經》

"精宮 專主夢遺 十四椎下 各開三寸 灸七壯效."《入門》

"志室…主陰腫陰痛 背痛 腰脊强直 俯仰不得 飮食不消 腹强直 夢遺失精 淋瀝 吐逆 兩脇急痛 霍亂."《大成》

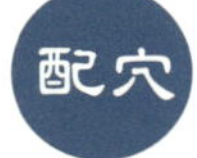

1. 配膏肓, 腎俞 治夜夢遺精.

2. 配腎俞, 命門, 委中 治腰痛.

3. 配膀胱俞, 胞肓, 交信 治陰道癌.

4. 配腎俞, 三陰交 治腎絞痛.

5. 配腎俞, 關元, 三陰交 治陽萎, 遺精, 陰部腫癌.

6. "配京門 治腰痛脊急."《千金方》

7. "配肝俞, 脾俞 治兩脇急痛."《千金方》

8. "配胞肓 治陰痛下腫."《資生經》

胞肓 BL53　　　　　　　　　　　　　Pohwang Baohuang

出典	甲乙.
名義	胞 脬也. 脬 膀胱也, 肓 膜也, 位于膀胱脂膜之間 主膀胱疾患, 故名胞肓. 胞肓者與膏肓肓門 同胞之屬於三焦上中下三隔也, 故名胞肓.
部位	第2仙椎(薦椎) 下 兩傍 各3寸.
取穴	正坐或伏臥取之. 第2仙椎棘突 下 兩傍 3寸, 膀胱俞穴 B28 外傍 1.5寸處에 취한다.

第2仙椎棘突 下 ←9分→ 次髎 BL32 ←6分→ 膀胱俞 BL28 ←1.5寸→ 胞肓 BL53

筋肉	大臀筋(gluteus maximus m.).
神經	上臀動靜脈(superior gluteal a. & v.).
血管	薦骨神經後枝(post br. of sacral n.).
穴性	清熱利濕, 通利二便, 强腰脊.
主治	子宮炎, 睾丸炎, 前立腺炎, 膀胱炎, 陰腫, 腰背痛, 腸鳴腹脹, 腹痛, 大小便不利, 便秘, 癃閉下腫, 小便澀痛, 痔核.

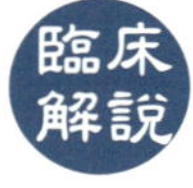

1. 諸 膀胱疾患, 婦人病, 男女性器에 관한 病을 治療한다.

　　① 膀胱炎, 排尿障碍(癃閉, 小便不利) 等에 사용한다.

　　② 子宮炎, 睾丸炎, 前立腺炎 等에 사용한다. 姙娠 時 壓痛이 있다.

2. 腰脊痛, 坐骨神經痛에 사용한다 : 胞肓穴 바로 밑이 坐骨神經이 모여 내려오는 곳이 된다. 坐骨神經痛에 下肢方向으로 針刺한다.

☞ 外胞肓穴 : 胞肓穴 外傍 1寸 部位로 坐骨神經痛 患者가 제일 痛症을 많이 느끼는 곳이다. 患者가 느끼지 못할 初期症勢에도 누르면 銳敏한 痛症이 있는 反應點 으로 治療部位가 된다. 따라서 胞肓이 坐骨神經痛에 刺針할 수 있다는 의미는 外胞肓穴을 이름이다.

"腰脊痛 惡風 少腹滿堅 癃閉下重 不得小便 胞肓主之."《甲乙經》

"秩邊 胞肓 主癃閉下重 大小便難."《千金方》

"胞肓…主腰脊急痛 食不消 腹堅急 腸鳴 淋瀝 不得大小便 癃閉下腫."《大成》

配穴

1. "配秩邊 治癃閉下重 不得小便."《千金方》
2. 配腎俞, 關元, 次髎, 三陰交 治尿瀦留 或尿失禁.
3. "配肝俞 治少腹滿."《千金方》
4. "配次髎, 承筋 治腰脊痛, 惡寒."《千金方》

秩邊 BL54 Jilbyeon Zhibian

出典	甲乙.
名義	秩 次也. 次包含行列與舍止的意思. 穴在第二十一椎下兩旁各三寸凹陷處, 因喻穴居膀胱經背部排列邊側最下處, 故名秩邊.
部位	第3仙椎(薦椎) 下 兩傍 各 3寸.
取穴	正坐或伏臥取之. 第3仙椎棘突 下 兩傍 3寸, 中膂俞穴 BL29 外傍 1.5寸處에 取한다.

第3仙椎棘突 下 ←8分→ 中髎 BL33 ←7分→ 中膂俞 BL29 ←1.5寸→ 秩邊 BL54

筋肉	大臀筋(gluteus maximus m.).
神經	下臀動靜脈(inferior gluteal a. & v.).
血管	薦骨神經後枝(post br. of sacral n.), 下臀神經(inferior gluteal n.).

鍼法　直刺 0.5～1.5寸. 斜刺 生殖器疾患 治療 時는 內側을 向해 45°의 角度로 2～3寸 刺入한다. 肛門疾患 治療 時는 內下方으로 약 45°의 角度로 2～3寸 刺入한다. 透刺 臀部筋肉의 疲勞·損傷 治療 時는 外側을 향해 環跳穴 쪽으로 透刺한다.

穴性　强健腰膝, 淸利濕熱, 消腫平痔.

主治　腰痛, 坐骨神經痛, 薦骨痛, 腰骶痛, 腰尻重不能擧, 下肢癱瘓, 陰痛, 小便不利, 痔疾, 陰痛, 大便難, 生殖器疾患, 神經衰弱.

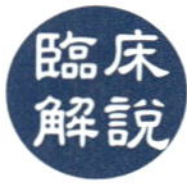

1. 諸般 肛門關聯 疾患을 主治한다.

   ① 裏急後重의 名穴이다.

   ② 痔疾의 必須穴이다.

2. 腰痛, 坐骨神經痛에 사용한다.

   "腰痛骶寒 俯仰急難 陰痛下重 不得小便 秩邊主之."《甲乙經》

   "秩邊 胞肓 主癃閉下重大小便難."《千金方》

   "秩邊…主五痔發腫 小便赤 腰痛."《大成》

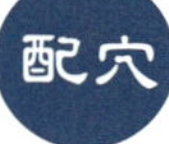

1. 配陽陵泉, 崑崙 治坐骨神經痛.
2. 配腎俞, 關元俞, 委中, 陽陵泉 治坐骨神經痛.
3. "配胞肓 治癃閉下重, 大小便難."《千金方》
4. "配膈關, 京骨 治背惡寒痛, 脊強難以俛仰."《千金方》

ⓖ **腸風**

[部位]　第2腰椎 下 兩傍 各 1寸處, 計2穴.

[主治]　腸風諸痔, 諸臟器慢性病, 慢性痔疾, 腰神經痛, 腸胃出血, 遺精遺尿, 小兒飮水不歇, 面黃, 一切慢性內臟病.

歇 : 쉴 헐, 휴식할 헐

出典	甲乙.
名義	合陽, 在膝膕約紋下二寸, 太陽之脈一支從腰中下挾脊 貫臀入膕, 一支從髀內 左右下貫胂, 挾脊, 循髀外後廉, 下合膕中. 此則太陽二支之合也.
部位	膝約紋 中央(委中穴 BL40) 直下 2寸.
取穴	伏臥 或 正坐垂足取之. 膝膕橫紋 中央의 委中穴 BL40 에서 足外踝 後側의 崑崙穴 BL60 까지를 1尺6寸의 骨度法으로 계산하여 委中穴 BL40 下 2寸處에 取한다.
筋肉	腓腹筋(gastrocnemius m.).
神經	膝窩動脈(popliteal a.), 小伏在靜脈(small saphenous v.), 後脛骨動脈(post. tibial a.).
血管	腓腹神經(sural n.), 脛骨神經(tibial n.).
穴性	利腰腿, 調下焦, 止漏泄, 調經止崩.
主治	腰痛, 腰脊痛引腹, 下肢痿痛, 腓腹魚筋痙攣, 膝痿痛, 膝部及小腿部痿重腫痛, 腹上下痛, 陰暴痛, 帶下, 子宮內膜炎, 崩漏, 疝痛, 腸癖, 痔漏, 癲疾.

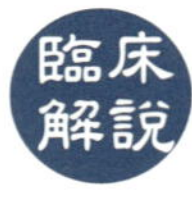

1. 委中의 補助穴(委陽, 合陽)로 諸般 出血性疾患, 熱性(風・濕熱)疾患에 사용한다.

　　① 女子의 崩漏, 小便赤을 치료한다.

　　② 各種 痔疾, 帶下, 子宮內膜炎에 효과가 있다.

2. 腰脊股腿膝脚 疼痛疾患을 治療한다 : 腰痛, 坐骨神經痛에 응용된다.

　"跟厥膝急 腰脊痛引腹 篡陰股熱 陰暴痛 寒熱膝痿重 合陽主之."《甲乙經》

　"合陽主腰脊痛引腹." "合陽主膝股重." "合陽 中郄主癩疝崩中腹上下痛 腸澼陰暴敗痛."《千金方》

　"女子少氣漏血 無不交信合陽."《百症賦》

> "合陽…主腰脊强引腹痛 陰股熱 胕痠腫 步履難 寒疝陰偏痛 女子崩中帶下."《大成》

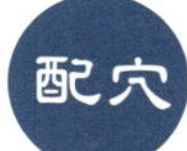

配穴
1. "配交信 治女子少氣漏血."《百症賦》
2. 配腎俞, 次髎, 關元, 三陰交 治陽萎, 帶下, 痛經.
3. "配中都 治癲疝崩中, 腹上下痛, 腸澼陰暴敗痛."《千金方》

承筋 BL56　　　　　　　　　　　　　　　　　　　　Seunggeun Chengjin

異名	腨腸, 直腸, 直陽.
出典	甲乙.
名義	穴在腨腸中央凹陷處, 言承于足膝後兩筋之下, 故名承筋.
部位	腨腸中央陷中.

取穴　正坐垂足取之. 委中穴 BL40 直下 5寸, 合陽穴 BL55 下 3寸, 承山穴 BL57 上 3寸處에 取한다.

　　　☞ 下肢部 骨度法
　　　① 委中穴 BL40 ～崑崙穴 BL60 ： 1尺 6寸.
　　　② 委中穴 BL40 ～承山穴 BL57, 承山穴 BL57 ～崑崙穴 BL60 ： 8寸.

筋肉　腓腹筋(gastrocnemius m.), 長拇趾屈筋(flexer hallucis longus m.), 後脛骨筋(tibialis posterior m.).

神經　後脛骨動脈(post. tibial a.), 小伏在靜脈(small saphenous v.).

血管　外側腓腹皮神經(lateral sural cutaneous n.), 脛骨神經(tibial n.).

鍼法　直刺 3分～1寸, 斜刺 1～2寸. "禁鍼穴."《大成》《入門》

灸法　肉灸 3～7壯, 溫灸 5～20分(筋肉이 깊은 部位이므로 愼重을 기한다).

穴性　調理中焦, 清泄腸熱, 利腰腿, 調大腸.

主治　霍亂轉筋, 筋痙攣, 腰痛, 腰背拘急, 膝痠痛, 脛痺不止, 小腿痛, 脚急腫, 腨痠, 跗痛筋攣, 痔疾, 大便難, 頭眩, 鼻衄.

1. 電解質代謝 平衡失調로 인한 霍亂轉筋, 筋痙攣의 要穴이다. 配承山(針刺爲主).

☞ 筋縮, 承筋, 承山, 陽陵泉의 隨證選穴.

① 筋縮 **GV8** : 强直性筋痙攣, 筋肉이 攣縮되거나 萎縮된데 臨床에서 多用된다.

② 承筋 **BL56**, 承山 **BL57** : 電解質代謝 平衡失調(脫水)로 인한 筋痙攣(霍亂轉筋)에 사용한다.

③ 陽陵泉(**GB34**, 筋會穴) : 虛實에 관계없이 모든 일반적인 筋痙攣, 筋無力症, 捻挫에 應用하며, 특히 筋弛緩으로 인한 下肢無力症에 效果가 優秀하다.

2. 痔疾, 痔篡痛에 사용한다.

"寒熱篡[16]後出 瘻癧 脚膞痠重 戰栗不能久立 脚急腫 跗痛筋足攣 少腹引喉嗌 大便難 承筋主之." "大腸實則腰背痛 痺寒轉筋 頭眩痛 虛則鼻衄 癲疾 腰痛溅溅然汗出 令人欲食而走 承筋主之 取脚下三折 橫視盛者出血." "痔 篡痛 承筋主之." "霍亂轉筋 金門 僕參 承山 承筋主之." "霍亂 脛痺不仁 承筋主之(千金云 主瘻癧脚痠).《甲乙經》

"承筋…主腰背拘急 大便秘 腋腫 痔瘡 脛痺不仁 腨痠 脚急跟痛 腰痛 鼻衄 衄 霍亂轉筋."《大成》

1. 配僕參, 中都, 築賓 治腓腹筋痛.
2. 配足三里, 委中, 三陰交 治小腿麻痺不仁.
3. 配大腸俞, 支溝, 足三里, 三陰交 治便秘.
4. "配承扶, 委中, 陽谷 治痔痛腋下腫."《千金方》
5. "配京骨 治腰痛如折."《千金方》
6. "配次髎, 胞肓 治腰脊痛, 惡寒."《千金方》

---

16) 篡：張介賓云 "交篡之義, 謂兩便交爭之所 卽前後二陰之間也."

7. "配中髎, 石門, 承山, 太衝, 中管, 大鍾, 太谿 治大便難."《千金方》

8. "配復溜, 中封, 腎俞, 陰包, 承山, 大敦 治小腹痛."《千金方》

9. "配條口, 三里, 承山 治足下熱不能久立."《千金方》

10. "配京骨, 承山, 商丘 治脚攣."《千金方》

11. "配金門, 僕參 治轉筋霍亂."《千金方》

11. "配承山 治脚脛痠, 脚急跟痛, 脚跟急痛兢兢."《千金方》　　　兢(긍) : 삼가다

承山 BL57　　　　　　　　　　　　　　　　　　　　　Seungsan Chengshan

異名　魚腹, 肉柱, 腸山, 동 搏球.

出典　甲乙.

名義　承山, 小腿肚的豊肉(腓腸肌)比擬爲山, 承系承上的意思, 穴在豊肉分叉下 可爲承上豊肉之山而得名.

部位　銳腨腸下分肉間陷中.

取穴　委中穴 BL40 에서 崑崙穴 BL60 까지를 1尺 6寸의 骨度法에 의하여 委中穴 BL40 下 8寸, 崑崙穴 BL60 上 8寸, 承筋穴 BL56 下 3寸으로 伸小腿 時에 나타나는 腓腹魚筋內側頭와 腓腹魚筋外側頭 間 "人"字紋 陷中에 取한다.

筋肉　腓腹筋(gastrocnemius m.), 長拇趾屈筋(flexor hallucis longus m.), 後脛骨筋(tibialis posterior m.).

神經　外側腓腹皮神經(lateral sural cutaneous n.), 脛骨神經(tibial n.).

血管　後脛骨動脈(post. tibial a.), 小伏在靜脈(small saphenous v.).

穴性　舒筋凉血, 和腸療痔.

主治　脚氣, 腓腹筋痙攣, 跟痛轉筋, 腰背腿痠重, 腰疼痛, 霍亂轉筋, 下肢癱瘓, 坐骨神經痛, 膝腫脹, 足腫脹, 脫肛, 痔疾, 疝氣, 腹痛, 癲疾, 鼻衄, 便秘.

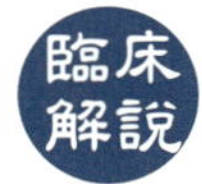

1. 舒筋凉血作用이 있어 諸 筋肉疾患, 특히 下肢疾患에 必須穴이다.

　　① 腓腸筋·腓腹筋의 甚한 痛症, 足跟痛에 要穴이다 : 配承筋. 심한 脫水

로 인한 筋痙攣(霍亂轉筋), 筋無力症에 사용한다.

② 坐骨神經痛, 腰脊脚膕痠痛에 應用된다.

③ 아킬레스腱炎에 사용한다.

④ 落枕에 사용한다 : 配後谿, 復溜, 中渚, 陽陵泉, 人中, 동 落枕.

2. 和腸消痔作用이 優秀하여 肛門關聯疾患 및 諸般 出血性疾患에 사용된다.

① 痔疾, 痔漏, 脫肛에 必須穴이다.

② 便血, 藏毒下血, 泄瀉腹痛, 大便下重 등에 應用된다.

③ 鼻出血에 사용된다.

"長强承山灸痔最妙 豊隆肺俞痰嗽稱奇."《玉龍賦》

"筋轉而疼 瀉承山而在旱, 大抵脚腕痛 崑崙解愈."《通玄指要賦》

"陰陵泉治心胸滿, 針到承山飮食思.. 轉筋目眩針魚腹, 承山, 昆侖立便消."《席弘賦》

"承山名魚腹 腨脹分肉間, 善治腰疼痛 痔疾大便難 脚氣關膝腫 輾轉戰疼痠 霍亂及轉筋, 穴中刺便安."《馬丹陽天星十二穴治雜病歌》

"胻酸 腰脊脚膕痠重 戰慄不能久立 膕如裂 脚跟急痛 足攣引少腹痛 喉咽痛 大便難 䐜脹 承山主之." "寒熱篡反出 承山主之." "霍亂轉筋 金門 僕參 承山 承筋主之."《甲乙經》

"脚若轉筋眼發花 然谷承山 法自古." "承山主痔漏."《入門》

"承山(一名魚腹, 一名肉柱, 一名腸山)…主大便不通 轉筋 痔腫 戰慄不能立 脚氣膝腫 脛痠脚跟痛 筋急痛 霍亂 急食不通 傷寒水結."《大成》

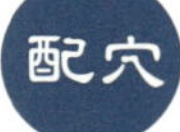

1. "配承筋 治脚脛酸, 脚急跟痛, 脚筋急痛兢."《千金方》

2. "配中管, 三間, 偏歷, 厲兌, 承筋, 京骨, 崑崙, 飛揚, 隱白 治頭熱, 鼻衄."《千金方》

3. "配條口, 三里, 承筋 治足下熱不能久立."《千金方》

4. "配復溜, 中封, 腎俞, 承筋, 陰包, 大敦 治小腹痛."《千金方》

5. 配照海 治腿轉筋.

6. "配中封 治霍亂轉筋."《大成》

7. "配魚際, 崑崙 治轉筋, 目眩."《席弘賦》

8. "配金門 治渾身戰掉, 胕痠."《大成》

9. "配崑崙 治腨腫, 足跟痛."《大成》

10. 配三陰交 治睾丸炎.

11. 配腎俞, 委中, 陽陵泉, 三陰交 治腰背痛, 下肢癱瘓.

12. "刺長強與承山 善主腸風新下血."《百症賦》

13. "長強 承山 灸痔最妙."《玉龍賦》

14. 配長強, 百會, 二白 治痔瘡.

15. 配長強, 承扶 治肛門外腫脹疼痛且痒.

16. "配商丘 治痔疾, 骨疽蝕."《大成》

17. 配後谿 治血痔, 泄瀉腹痛.

18. "配脾俞, 長強, 精宮 治藏毒下血."《大成》

19. "配復溜, 太衝, 太白 治便血."《大成》

20. "配解谿, 太白, 帶脈 治大便下重."《大成》

21. "配太谿, 照海, 太衝, 小腸俞, 太白, 章門, 膀胱俞 治大便不通."《大成》

22. 配章門, 膀胱俞, 大腸俞 治大便秘.

23. "陰陵泉治心胸滿 針到承山飮食思."《席弘賦》

24. "脚若轉筋並眼花 先針承山次內踝. 胸膈痞滿先陰交 針到承山飮食喜."
《天星秘訣歌》

25. "配中髎, 石門, 太衝, 中管, 大鍾, 太谿, 承筋 治大便難."《千金方》

26. "配京骨, 承筋, 商丘 治脚攣."《千金方》

동 搏球

[部位]　平臥, 脚跟用軟墊墊高當下腿後側, 在正士穴正上二寸五分, 腓腸肌之下緣(卽承山穴下 1.5寸).

[鍼法]　針一寸至二寸, 以鍼尖抵骨效力最佳.

[主治]　腿轉筋, 霍亂, 腰酸背痛, 鼻出血.

[解說 및 運用]　與四花中穴配用, 主治霍亂轉筋及腎虧.

搏球位置在膀胱經之承山穴下一寸半, 與正士互相倒馬治療背痛或腰背痛效果極佳.

若久病入絡, 在患側搏球至正士一帶尋青筋點刺出血, 立可見效.

本穴因隣近承山穴, 治療腿抽筋亦極有效. 與承山倒馬並用 療效更佳.

治膏肓穴處痛之要穴, 百分之五十患者鍼之有效, 尤其是外傷引起者, 其效更佳.

治破傷風及肌肉痙攣之要穴.

飛揚 BL58　　　Biyang Feiyang [膀胱經之絡穴 別走足少陰腎經]

異名	厥陽, 厥揚, 飛陽.
出典	靈樞 根結, 甲乙.
名義	穴在足外踝上七寸 爲足太陽之絡 謂有飛而走足少陰經, 又喻針此穴能揚步似飛, 故名飛揚.
部位	外踝骨 上 7寸.
取穴	正坐垂足取之. 崑崙穴 BL60　直上 7寸, 承山穴 BL57　外下方 約 1寸處로 腓腹魚筋外側頭에 取한다.

飛揚 BL58 ←…→ 陽交 GA35 ←3分→ 外丘 GA36 ←…→ 下巨虛 ST39

筋肉	腓腹筋外側頭(lateral head of gastrocnemius m.), 長拇趾屈筋(flexor hallucis longus m.)
神經	外側腓腹皮神經(lateral sural cutaneous n.), 脛骨神經(tibial n.).
血管	腓骨動脈(peroneal a.), 小伏在靜脈(small saphenous v.).
穴性	祛太陽經邪, 散經絡風濕, 淸熱消腫.
主治	頭痛, 目眩, 腰痛, 腰背痛, 坐骨神經痛, 仙骨痛, 脚氣, 下脚弱, 下肢麻痺, 腿軟無力, 痔疾, 痔核, 痔篡痛, 癲癇, 便秘, 鼻衄, 鼻塞, 腎炎.

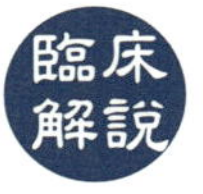

1. 膀胱經之絡穴로서 膀胱疾患, 泌尿生殖器疾患을 主治하는 동시에 腎疾患을 치료한다.

　　① 足太陽絡脈이 實하면 腰背疼痛, 虛하면 鼻衄이 生하므로 구별하여 主

治한다(實則瀉 虛則補) : "實則鼻窒頭背痛 虛則鼻衄 取之所別也."《靈樞·經脈篇》

② 陰虛火動으로 인한 肩臂痛의 壓痛點·治療點이다 : 飛揚穴에 壓痛이 있으면 腎臟異常을 암시한다.

③ 痔篡痛, 腎炎 等에 사용한다.

2. 脚腨痠痛, 腿軟無力 等 下肢筋肉疾患을 치료한다.

① 承山穴의 補助穴 : 운동, 보행, 등산 等으로 인한 筋肉 피로에 사용한다.

② 坐骨神經痛(腰椎病變)으로 인해 飛揚 部位에 壓痛이 나타나는 경우에 사용한다.

③ 腰痛으로 인해서 脚에 갑자기 厥症이 發生한 경우에 사용한다 : 下肢의 委中, 委陽, 飛揚穴에 壓通·硬結이 있으면 先刺瀉血한다.

☞ 下肢痛 時 飛揚穴, 委陽穴의 診斷利用

― 飛揚穴과 委陽穴을 함께 눌러 委陽에 壓痛이 있으면 三焦經의 異常을 의미한다.

― 飛揚穴과 委陽穴을 함께 눌러 飛揚에 壓痛이 있으면 腎(腎經)의 異常을 의미한다.

"飛揚主行步如飛."《入門》

"身懈寒少氣 熱甚惡人 心惕惕然 取飛揚及絶骨 跗下臨泣 立已 淫濼脛痠 熱病汗不出 皆主之." "下部寒 熱病汗不出 體重 逆氣頭眩 飛揚主之." "痙 互折 飛揚主之." "瘧 實腰背痛 虛則鼽衄 飛揚主之." "痔 篡痛 飛揚委中及 扶承主之." "腰痛 頸項痛歷節汗出而步履 寒復不仁 臑中痛 飛揚主之." "癲狂疾 體痛 飛揚主之."《甲乙經》

"飛揚主下部寒熱汗不出體重."《千金方》

"飛揚…主痔腫痛 體重起坐不能 步履不收 脚腨痠腫 戰慄不能久立坐 足指 不能屈伸 目眩痛 歷節風 逆氣 癲疾 寒瘧. 實則鼻窒 頭背痛 瀉之, 虛則鼻衄 補之."《大成》

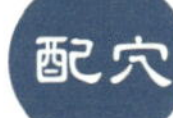

1. 配陽谷 治頭眩, 眼痛.

2. "配支正 治目眩."《百症賦》

3. 配腎俞, 關元俞, 環跳, 足三里, 三陰交 治腰腿疼痛, 下肢麻痺癱瘓.

4. 配長强, 白環俞 治痔瘡.

5. "配湧泉, 頷厭, 後頂 治頸項疼歷節汗出."《千金方》

6. "配隱白 治頭熱 鼻衄衊."《千金方》

7. "配太乙, 滑肉門 治癲疾狂吐舌."《千金方》

8. "配崑崙, 曲泉, 前谷, 少澤, 通里 治頭眩痛."《千金方》

9. "配中管, 三間, 偏歷, 厲兌, 承筋, 京骨, 崑崙, 承山, 隱白 治頭熱, 鼻衄衊."《千金方》

10. "配束骨, 承筋 治腰痛如折."《千金方》

11. "配衝陽, 三里, 僕參, 復溜, 完骨 治足痿失履不收."《千金方》

12. "配三里, 陷谷, 俠溪 治痰瘧少氣."《千金方》

跗陽 BL59　　Buyang Fuyang 〔陽蹻脈[17]〕之郄穴

異名	跌陽, 附陽, 付陽.
出典	甲乙.
名義	附有從屬赤含意. 考足太陽之絡(飛揚)別走少陰, 陽氣將盡, 從此陽經已絡於陰經, 實有跗屬陽氣之概. 故在飛揚絡穴之下, 設一穴名爲跗陽.
部位	外踝上 3寸, 太陽前 少陽後 筋骨之間.
取穴	正坐垂足取之. 崑崙穴 BL60 上 3寸, 飛揚穴 BL58 下 4寸의 腓骨後部에 取한다. 跗陽穴 BL59 前側에 懸鍾穴 GB39 이 있고, 懸鍾穴의 相對內側에 三陰交穴 SP6 이 있다.
筋肉	下腿三頭筋腱(tendon musculi triceps sural), 아킬레스腱(tendo calca-

---

17) 陽蹻脈 : 三陽經의 氣를 三陰經에 連絡하여 三陽經의 氣를 調節함으로써 人身의 陽을 鼓舞시키는 脈이다. 不眠, 眼疾患, 狂症, 癲癇之類에 有效하다.

neus; Achilles), 短腓骨筋(fibularis brevis m.).

神經　外側腓腹皮神經(lateral sural cutaneous n.).

血管　腓骨動脈(peroneal a.), 小伏在靜脈(small saphenous v.).

鍼法　直刺 3分〜1寸, 留 7呼. 斜刺 1〜2寸.

穴性　祛風化濕, 疏經活絡, 利腰腿, 淸頭目.

主治　下肢麻痺, 踝關節痛, 下肢痿痺, 髀樞股胻痛, 腰腿痛, 外踝紅腫, 四肢不擧, 霍亂轉筋, 頭重, 頭痛, 時有寒熱, 目眩.

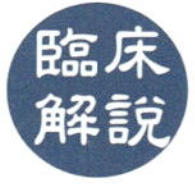
陽蹻脈之郄穴로서 諸般 陽蹻脈之主病에 사용한다.

1. 急性下肢疾患에 사용한다 : 下肢의 陽蹻脈은 대체적으로 膀胱經과 일치한다(申脈 → 僕參 → 跗陽 → 居髎 … 巨髎 → 承泣 → 睛明 → 風池).

   ① 腰髀樞股胻痛, 下肢麻痺疾患(痿厥, 風痺不仁) 等을 主治하며, 특히 坐骨神經痛, 下肢神經痛 治療에 效果가 優秀하다.

   ② 足關節 捻挫로 인해 직접 患部 치료가 困難한 경우에 사용한다.

   ③ 足 · 膝關節 異常으로 발에 힘을 주지 못해 반대편 허리에 痛症이 오는 경우에 要穴이다 : 많은 경우 跗陽穴 部位를 壓迫하면 허리 쪽에서 反應이 나타난다.

   ④ 下肢의 筋肉疲勞로 인한 諸 症狀(腓腹筋 痙攣)에 사용한다 : 먼 길을 걸을 때 跗陽 部位에 壓迫을 하도록 하고 걸으면 훨씬 疲勞가 덜하다.

2. 陰氣不足 陽氣偏盛으로 인한 眼病(目中赤痛, 目不合), 目眩, 不眠에 사용한다.

"痿厥風頭重 頞痛 樞股腨外廉骨痛 瘈瘲 痺不仁 振寒 時有熱 四枝不擧 跗陽主之."《甲乙經》

"付陽主腨外廉骨痛."《千金方》

"附陽…主霍亂轉筋, 腰痛不能久立 坐不能起 髀樞股胻痛 痿厥 風痺不仁 頭重頞痛 時有寒熱 四肢不擧."《大成》
頞 : 광대뼈 졸

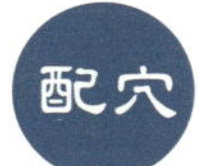

配穴
1. 配環跳, 腰俞, 風市, 委中, 足三里, 行間 治腰腿痛.
2. "配天井 治瘰癧."《資生經》
3. "配曲泉, 天池, 大巨, 支溝, 小海, 絕骨, 前谷 治四肢不擧."《千金方》

崑崙 BL60　　　　　　　　　　　　　　　Gollyun Kunlun [經火穴]

異名	下崑崙, 呂細.
出典	靈樞 本輸, 甲乙.
名義	穴爲膀胱脈之經穴 位在足外踝後跟骨上凹陷處 其位比井滎俞原穴皆高, 喻跟骨起狀如崑崙, 故以崑崙命名.
部位	足外踝後 跟腱前 陷中.
取穴	正坐垂足取之. 足外踝尖과 아킬레스腱과의 中點으로 足外踝 後 5分處에 取한다.
筋肉	아킬레스腱(tendo calcaneus; Achilles), 短腓骨筋(fibularis brevis m.).
神經	外側腓腹皮神經(lateral sural cutaneous n.).
血管	腓骨動脈(peroneal a.).
鍼法	直刺 3~5分, 斜刺 5~8分. 鍼尖을 약간 外踝쪽으로 向해 刺入한다. 透刺 1寸~1.5寸. 甲狀腺腫大 治療 時 鍼尖을 上向하여 跗陽穴 BL59 을 向해 透刺한다. 下肢麻痺 治療 時 鍼尖을 太谿穴 KI3 로 向해 透刺한다. "妊婦刺之落胎."《大成》
穴性	祛太陽經邪, 理胞宮滯血, 舒筋化濕, 健腰强腎, 消腫止痛.
主治	腰痛, 腰背神經痛, 坐骨神經痛, 下肢癱瘓, 脚氣, 瘰癧, 膝踝關節炎, 足腫不能着地, 心痛放散至背, 頭項强痛, 後頭痛, 偏頭痛, 高血壓, 喘息, 眼痛, 目眩痛, 鼻衄, 耳痛, 難産, 子宮疾患, 胎盤滯留, 胞衣不下, 陰部腫痛, 泄瀉.

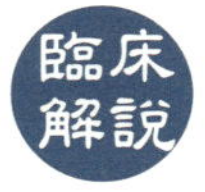

臨床解說
1. 水之火穴로서 因寒疼痛을 主治하며 緩解痙攣作用이 우수하다.

① 瘰瘤(甲狀腺腫大)에 사용한다(崑崙跗陽 透刺).

② 婦人의 生殖器疾患, 下焦疼痛疾患에 多用되며, 특히 難産에 사용한다.

③ 高血壓(配後谿), 項强, 感冒로 인한 頭痛(後頭痛)에 사용한다 : 配小腸
   經穴하여 多用한다.

④ 足太陽經上의 足關節 異常(捻挫), 足跟痛의 必須穴이다.

cf. 足陽明經上의 足關節 異常 : 解谿.

2. 太谿와 同用하여 腎虛로 인한 諸 症狀을 다스린다.

① 命門火虛로 인한 鷄鳴下痢(五更泄)의 名穴이다 : 配梁丘, 太谿.

② 腎火上炎之牙痛, 齒痛에 效果가 우수하다.

③ (腎虛)腰痛, 坐骨神經痛, 下肢麻痺의 名穴(太谿崑崙 透刺) : 配後谿,
   申脈.

"痙 脊强 項眩痛 脚如結 腨如裂 崑崙主之." "瘧多汗 腰痛不能俯仰 目如脫
項如拔 崑崙主之." "瘧不渴 間日作 崑崙主之." "闕心痛 與背相引 善瘈 如
從後觸其心 身傴僂者 腎心痛也 先取京骨崑崙 拔針立已 不已取然谷." "邪
在腎 則病骨痛陰痺 陰痺者 按之而不得 腹脹腰痛 大便難 肩背頸項强痛 時
眩 取之湧泉崑崙 視有血者盡取之." "大風 頭多汗 腰尻腹痛 腨跟腫 上齒
痛 脊背尻重不欲起 聞食臭 惡聞人音 泄風從頭至足 崑崙主之." "癲疾 目
眩眩 鼽衄 崑崙諸之." "女子字難18) 若胞不出 崑崙主之." "風從頭至足 痛
瘈 口閉不能開 每大便腹暴滿 按之不下 嚏 悲 喘 崑崙主之."《甲乙經》

"腰痛環跳委中神 若連背痛崑崙武(雜病八法歌). 輕者委中出血 便愈, 甚者
補環跳 瀉委中, 久者俱補. 腰連背痛者 針崑崙 委中." "崑崙主足腿紅腫 牙
齒疼痛."《入門》

"崑崙主脊强背尻骨重." "崑崙主脚如結 踝如別." "崑崙主不得大便." "崑
崙主瘧多汗."《千金方》

"崑崙…主腰尻脚氣 足腨腫不得履地 鼻衄 膕如結 踝如裂 頭痛 肩背拘急
咳喘滿 腰脊內引痛 傴僂 陰腫痛 目眩痛如脫 瘧多汗 心痛與背相接 婦人
孕難 胞衣不出 小兒發癎瘈瘲."《大成》

---

18) "字難" 卽 難産.　　　　　　　　　　　　　字(자) : 글자, 아이를 배다, 기르다

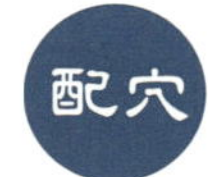

1. 配僕參 治咽頭核.

2. 配足臨泣, 陰陵泉, 神門 治喘逆.

3. "配照海, 丘墟, 商丘 治脚跟痛, 穿跟草鞋風."《大成》

鞋 : 신 혜

4. 配絶骨, 丘墟 治足跟痛, 踝跟骨痛.

5. "配申脈, 太谿 治腫紅腿足鞋風."《玉龍歌》

6. "配環跳, 委中 治腰痛連背痛."《雜病八法歌》

7. 配合谷, 復溜 治脊內亭疼不能屈伸.

8. 配腎俞, 腰俞, 風池, 合谷, 環跳, 風市, 委中, 足三里, 行間 治腰背及腰腿疼痛.

9. "配魚際, 承山 治轉筋, 目眩."《席弘賦》

10. 配百會, 風池, 合谷, 後谿, 申脈 治癲癇, 頭痛.

11. "配承漿, 三陰交 治便毒癰疽."《大成》

12. "配曲泉, 飛揚, 前谷, 少澤, 通里 治頭眩痛."《千金方》

13. "配風府, 束骨 治狂易多言不休."《千金方》

14. "配五處, 身柱, 委中, 委陽 治脊強反折, 瘈瘲癲疾."《千金方》

15. "配呂細(太谿) 治脚膝經年痛不休."《肘後歌》

16. "配中管, 三間, 偏歷, 厲兌, 承筋, 京骨, 承山, 飛揚, 隱白 治頭熱, 鼻鼽衄."《千金方》

17. "配少澤, 復溜 治瘧寒汗不出."《千金方》

18. "配天柱, 陶道 治目眩又目不明, 目如脫."《千金方》

Ⓓ 正筋

[異名] 下承筋, 泉生足, Ⓖ 跟平.

[部位] 在足後跟筋中央上, 距足底三寸五分處, 位於崑崙與太溪穴間之大筋上.

[鍼法] 針深五分至八(鍼透過筋效力尤佳), 體壯可坐姿扎, 體弱者應側臥扎.

[主治] 脊椎骨閃痛, 腰脊椎痛, 頸項筋痛及扭轉不寧, 腦骨脹大, 腦積水.

[解說 및 運用] 本穴正確位置在兩踝尖聯線中央跟腱上 爲治療腦震盪之特效穴.

治腦震盪然谷放血亦特效, 故最好先然谷放血, 在扎本穴.

董師曾治一病人右耳後長瘤, 鍼本穴半小時卽消.

（동） 正宗

[部位] 當足後跟筋之正中央上, 距正筋穴上二寸處.

[主治] 同正筋穴.

[解說 및 運用] 正筋, 正宗兩穴相配用鍼, 就經絡言, 膀胱經行經頸項, 又就"以筋治筋"（嘗見正筋穴位之大筋割斷者, 頭頸立刻歪垂）而言, 可見其間頗有關連, 因此以此二穴倒馬治療頸項強硬或疼痛, 效果極佳.

又閃腰岔氣[19]較重者, 在委中點刺後（一般輕症點刺後卽覺輕鬆 而不必再鍼它穴） 加鍼正筋正宗兩穴, 尤能助其速愈.

本穴組治療腦震蕩亦頗有效

正宗, 正筋二穴對腰扭傷有良效.

正宗, 正筋對落枕具特效

正宗, 正筋對後項痛, 後頭痛有效.

（동） 正士

[部位] 當足後跟筋之正中央上, 距正宗穴上四寸處.

[鍼法] 針深五分至一寸.

[主治] 肩背痛, 腰痛, 坐骨神經痛.

[解說 및 運用] 正筋, 正宗, 正士合稱三正穴.

本穴常與搏球穴倒馬並用治背痛極有效. 也可與正宗及正筋並用成大倒馬, 加强治療頸·腰脊痛有特效.

正筋, 正宗, 正士一般僅取正筋, 正宗二穴, 但對於重症背痛, 腰痛, 後頭痛則可三穴同時取用.

本穴組有疏通腦部及脊椎氣血之作用（非補血）, 配上瘤穴可治腦瘤.

本穴組腦震盪特效, 最好先然谷放血並加鍼上瘤穴更佳, 治腦震盪頭痛後遺症亦效.

本穴組亦治脊椎長軟骨, 頸部長軟骨.

<table>
<tr><td>僕參 BL61</td><td>Boksam Pucan ［足太陽與陽蹻脈之會穴］</td></tr>
</table>

異名　　安邪, 安耶, 仆參.

出典　　甲乙.

耶(야) : 어조사, 古同 '邪'

---

19) 岔氣 : 呼吸할 때 갑자기 양쪽 肋骨이 쑤시며 걸리는 症狀을 말한다.

名義	僕參者, 因兩蹻脈各長八尺, 上通兩小腦 其本於僕參 而結於前腦, 故前腦有病

名義 僕參者, 因兩蹻脈各長八尺, 上通兩小腦 其本於僕參 而結於前腦, 故前腦有病 則兩腿卽能失其作用也. 僕者, 足之肢皮僕厚, 實能住身之主, 參詳其心主所至 之地, 覺察能否落足輕重也, 故名僕參.《古法新解會元針灸學》

穴在跟骨下凹陷處 陽蹻之本. 僕 附也. 穴爲膀胱脈之腧穴 受陽蹻脈所參附. 又古之卑稱爲僕, 因喻古時僕參見主人 行屈膝禮 手指垂處 正當其穴, 故名僕 參.《經穴釋義匯解》

部位 足跟骨下陷中.

取穴 正坐垂足取之. 崑崙穴 **BL60** 直下 1.5寸, 足踝에서 足蹠(地面)까지를 3寸의 骨度法으로 하여 崑崙穴과 足蹠面(地面)까지의 中點으로 足外踝 下 踵骨隆 起 外側白肉際의 아킬레스腱 附着部에 取한다.

筋肉 아킬레스腱(tendo calcaneus; Achilles).

神經 側跟骨神經(lateral calcaneal n.).

血管 踵骨動脈網(calcaneal rete).

鍼法 直刺 2~3分, 斜刺 3~5分.

灸法 肉灸 3~5壯, 溫灸 5~10分.

穴性 通經活絡, 消腫止痛, 調和中焦, 鎭痙舒筋.

主治 足踝痛, 跟痛, 下肢痿弱, 足痿不收, 脚氣膝腫, 腰痛, 腓腹筋痙攣, 下肢痿弱, 下腿炎, 霍亂轉筋, 癲癎, 尸厥, 淋濁, 吐逆, 精神病.

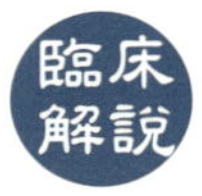

1. 足脛部, 足底部, 足跟에 오는 諸 疾患을 主治한다
   ① 아킬레스腱의 異常으로 인한 足部疼痛(捻挫, 打撲, 아킬레스腱炎)을 治療한다.
   ② 外傷없이 足跟, 足底部에 오는 痛症을 치료한다. : 대부분 足底部 疾 患은 腎陰虛 或은 腦疾患에 起因하는 경우가 많다.
   ③ 류머티즘으로 인한 足痿弱, 膝關節炎 等에 사용된다.

2. 疣病의 名穴(配養老) : 先養老僕參 點刺出血, 後에 제일 큰 사마귀 둘레에 刺鍼 或은 제일 먼저 생긴 사마귀에 灸(3~5壯)한다.

3. 霍亂轉筋, 癲癇, 意識障害(精神病), 頭痛 等에 사용한다(上病下治).

4. 齒齦을 조여서 齒槽膿漏를 豫防하는 效果가 있다.

> "腰痛不可擧 足跟中踝後痛 脚痿 僕參主之." "癲疾僵仆 轉筋 僕參主之."
> "恍惚尸厥 頭痛 中極及僕參主之." "小兒馬癇 僕參及金門主之." 《甲乙經》

> "條口後針能步履 兩足痿麻補太谿 僕參內庭盤跟楚(雜病八法歌), 脚盤痛
> 者瀉內庭 脚跟痛者瀉僕參." 《入門》

> "僕參(一名安邪)…主足痿 失履不收 足跟痛不得履地 霍亂轉筋 吐逆 屍厥
> 癲癇 狂言見鬼 脚氣膝腫." 《大成》

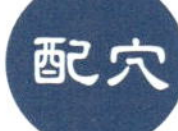

1. "配太谿, 內庭 治兩足痿麻." 《雜病八法歌》
2. "配金門, 承山, 承筋 治霍亂轉筋." 《甲乙經》
3. "配衝陽, 三里, 飛揚, 復溜, 完骨 治足痿失履不收." 《千金方》
4. "配金門 治癲疾馬癇." 《千金方》
5. "配溫溜 治癲疾吐舌, 鼓頷, 狂言見鬼." 《千金方》
6. "配中極 治恍惚, 尸厥, 煩痛." 《千金方》
7. "太陰, 大都, 金門, 僕參主厥逆霍亂." 《千金方》
8. 配承山, 太谿, 崑崙, 阿是穴 治足跟痛.

申脈 BL62 Sinmaek Shenmai [陽蹻脈之所生處, 八脈交會穴 通于陽蹻脈, 十三鬼穴中 鬼路穴]

異名　鬼路, 陽蹻.

出典　甲乙.

名義　申脈 陽蹻所生也 在足外踝下凹陷處. 穴爲膀胱脈之臉穴, 申時氣血注於膀胱
脈, 故名申脈.

部位　足外踝 下 5分 陷中.

取穴　正坐垂足取之. 足外踝 下 5分 赤白肉際에 取한다.

筋肉	十字靭帶(cruciate ligg.), 短腓骨筋(fibularis brevis m.).
神經	外側跟骨神經(lateral calcaneal n.).
血管	腓骨動脈外踝枝(lateral malleolar br. of peroneal a.).
鍼法	直刺 2～4分, 斜刺 3～5分. 鍼尖을 下向하여 刺入한다.
穴性	疏表邪, 治風痰, 寧神志, 舒筋脈.
主治	頭痛, 後頭痛, 神經性頭痛, 高血壓, 眩暈, 項强, 眼炎, 目赤痛, 腦脊髓膜炎, 肩背脊痛, 腰痛, 坐骨神經痛, 腰腿痛, 脚氣紅腫, 下肢無力, 足脛寒, 不能久立, 言語障碍, 失眠, 精神分裂症, 精神病.

1. 八脈交會穴之一(通于陽蹻脈, 陽蹻脈之起始穴)로서 一切의 眼, 耳, 後頭部 (頸項肩背), 小腸·膀胱 等의 病症을 治療한다(配後谿).

   ① 一切의 眼疾患에 사용한다.

   ② 項强, 肩背脊痛, 頸椎關節異常에 사용한다 : 配後谿, 中渚, 跗陽(太陽 經 爲主).

   ☞ **頸椎關節異常(頸椎디스크) : 配後谿, 人中, 中渚(太陽經·督脈 爲主).**

   ③ 後頭痛, 高血壓, 上部衝血의 必須穴이다 : 配後谿.

   ☞ **高血壓으로 인한 後頭痛 : 先後谿·申脈, 後隨證·病因選穴.**

   ④ 中風, 中風後遺症으로 인한 半身不遂에 사용한다(配照海) : 八脈交會 穴인 照海(通于陰蹻脈), 申脈(通于陽蹻脈)은 腦의 活性度 增進作用이 있다.

   ┌─ 中風疾患 中 足外翻證 : 申脈穴 使用.
   └─ 中風疾患 中 足內翻證 : 照海穴 使用.

   ⑤ 腰痛, 坐骨神經痛, 足背疾患에 사용한다.

2. 十三鬼穴 中 鬼路穴로서 諸般 神志病에 사용한다.

   ① 精神病, 精神分裂症에 사용한다 : 先刺間使·後谿, 後加十三鬼穴(男左 女右).

   ② 모든 婦人病 症勢에 名穴이다(禁灸) : 특히 産後 氣血不足으로 인한

産後 憂鬱症에 사용한다.

   ③ 陰陽不調和로 인한 不眠症에 사용한다 : 人不寐者, 瀉申脈, 補照海, 人
     多寐者 補申脈, 瀉照海.

3. 下行結腸, 運動促進作用이 있다.

"寒熱 頸腋下腫 申脈主之." "腰痛不能擧足 少坐 若下車躓地 脛中矯矯然
申脈主之." "癲狂 互引僵仆 申脈主之 先取陰蹻 後取京骨 頭上五行. 目反
上視 若赤痛從內眥始 踝[20]下半寸各三痏 左取右右取左."《甲乙經》

"後谿專治督脈病 癲狂 此法治還輕, 申脈能除寒與熱 頭風偏正及心驚, 耳
鳴鼻塞胸中滿 好用金針此穴尋."《蘭江賦》《入門》

"頭風目眩項振強 申脈金門手三里(雜病八法歌). 頭風連項腫 或引肩者 針
此三穴. 頭目昏眩者 補申脈 金門, 雷頭風亦效. 虛痛者, 上星一穴." "二陵
二蹻與二交 頭頂手足互相與(雜病八法歌). 二陵 陰陵泉 陽陵泉, 二蹻 申
脈 照海, 二交 陽交 三陰交, 此六穴遞相交接於兩手兩足頭頂也." "申脈主
晝發痓 足腫牙疼."《入門》

"申脈(卽陽蹻)…主風眩 腰脚痛 胕瘙不能久立 如在舟中 勞極 冷氣逆氣
腰髖冷痹 脚膝屈伸難 婦人血氣痛. 潔古曰 癎病晝發 灸陽蹻."《大成》

"陽蹻脈 考穴: 申脈二穴, 膀胱經.…主四肢風邪及癰毒病, 與後谿主客相應.
治病:《西江月》腰背屈强腿腫 惡風自汗頭疼 雷頭赤目痛眉棱 手足麻攣臂冷.
吹乳耳聾鼻衂 癲癇肢節煩憎 遍身腫滿汗頭淋 申脈先針有應."《大成·八脈
圖並治症穴》

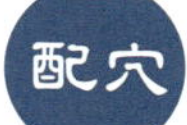

1. 配行間, 足三里, 金門 治脚膝諸痛.
2. "配照海, 陽陵泉, 陰陵泉, 足三里 治脚氣."《靈光賦》
3. "配太谿, 崑崙 治足腫, 紅腫腿足草鞋風."《玉龍賦》
4. "配隱白, 行間 治脛間寒熱."《千金方》

---

20) 踝：原作 "腹", 据《素問·繆刺論》文義 改.

5. 配百會, 風池, 心俞, 後谿 治癲癎.

6. 配後谿, 前谷 治癲疾.

7. 配風池, 翳風, 中渚, 太衝 治內耳眩暈.

8. "配金門, 手三里 治頭風頭痛, 目眩, 項振强."《雜病八法歌》　　振 : 비틀 렬

9. "配京骨 治鼻中衄血不止, 淋瀝."《千金方》

10. "配丘墟 治腋下腫, 寒熱頸腫."《千金方》

11. "配隱白, 行間 治脛中寒熱."《千金方》

金門 BL63　　Geummun Jinmen [膀胱經之郄穴, 陽維脈之所生處]

異名	關梁, 梁關, 梁門.
出典	甲乙.
名義	穴爲足太陽膀胱脈之郄, 穴之上一寸是申脈, 申支屬金 足太陽膀胱脈申時氣血 注此門戶, 故名金門.
部位	外踝下少後, 丘墟後 申脈前.
取穴	正坐垂足取之. 申脈穴 BL62 前下部 5分, 京骨穴 BL64 과 申脈穴 BL62 과의 中間으로 骰骨外側 凹陷處에 取한다.
筋肉	短腓骨筋(fibularis brevis m.).
神經	腓側足背皮神經(br. of the sural n. on the lateral side of the foot).
血管	腓骨動脈(peroneal a.).
穴性	舒筋活絡, 清神開竅.
主治	頭痛, 齒痛, 眩暈, 耳鳴, 難聽, 霍亂轉筋, 麻木不仁, 癲癎, 小兒驚風, 小腹痛, 尸厥, 足底痛, 外踝疼痛, 腿膝痠痛, 下肢麻痛, 腰痛.

臨床解說

1. 膀胱經之郄穴로 急性疼痛, 痙攣性疾患에 多用된다.

　　① 脚膝足部 諸痛, 발목捻挫에 사용한다(瀉血) : 捻挫 時 가장 먼저 부어 오르는 部位로 體液이 모여들어 感染의 最適條件이 되므로 48시간 정

도 지난 다음에 瀉血療法을 쓴다.

　② 霍亂轉筋, 小腹痛(暴疝) 腰痛 等 痙攣性疾患에 사용한다.

　③ 頭痛(後頭痛)에 사용한다 : 邪客於太陽之絡, 令因頭痛肩痛, 金門瀉血.

2. 陽維脈의 起始穴로서 營衛不和 · 衛氣不固로 인한 表證에 사용한다.

　① 惡寒發熱, 頭項强痛에 사용한다.

　② 耳病(耳鳴, 難聽), 眩暈에 사용한다.

"尸厥暴死 金門主之." "霍亂轉筋 金門 僕參 承山 承筋主之." "小兒馬癇 僕參及金門主之."《甲乙經》

"足太陽瘧先寒後熱 汗出不已 刺金門," "脚膝諸痛瀉行間, 三里申脈金門侈(雜病八法歌). 脚膝頭紅腫痛痒及四時風脚 俱瀉行間 三里 申脈 金門, 五足指痛 瀉行間." "金門主癲癎."《入門》

"金門(一名梁關)…主霍亂轉筋 屍厥癲癎 暴疝 膝胻痠 身戰不能久立 小兒張口搖頭 身反折."《大成》

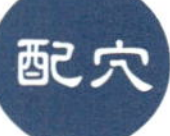

1. "配丘墟 治轉筋, 暴疝痛."《百症賦》

2. "配申脈 治頭風頭痛."《標幽賦》

3. "配申脈, 手三里 治頭風, 目眩, 項振强."《雜病八法歌》

4. "配臨泣, 合谷 治耳聾."《雜病八法歌》

5. "但患傷寒兩耳聾 金門聽會疾如風."《席弘賦》

6. 配行間, 足三里, 申脈 治脚氣諸痛.

7. 配承山, 懸鐘 治小腿痠痛.

8. "配僕參, 承山, 承筋 治轉筋霍亂."《千金方》

9. "配僕參 治癲疾, 馬癇."《千金方》

10. "配太陰, 大都, 僕參 治厥逆霍亂."《千金方》

陽維脈의 病症

"陽維之脈 令人腰痛 痛上怫然腫."《素問 · 刺腰痛篇》

"陽維維於陽 陰維維於陰 陰陽不能自相維 則悵然失志 溶溶不能自收持 陽維爲病
苦寒熱 陰維爲病苦心痛."《難經 · 二十九難》
"診得陽維脈浮者 蹔起目眩 陽盛實 苦肩息 洒洒如寒. 診得陰維脈沈大而實者 苦
胸中痛 脇下支滿 心痛."《脈經 · 平奇經八脈病》

京骨 BL64　　　　　　　　　Gyeonggol Jinggu [膀胱經之原穴]

出典	靈樞 本輸, 甲乙.
名義	京 大也 位在足外側大骨下, 又京作原 古通用 京卽原字. 穴爲足太陽膀胱脈之 原, 故名京骨.
部位	第5中足骨後外側 赤白肉際.
取穴	正坐垂足取之. 金門穴 BL63 前, 束骨穴 B65 後方 凹陷處로서 第5中足骨 後 部 膨大部의 下緣에 取한다.
筋肉	小趾外轉筋(abdoctor digiti minimi m.).
神經	腓側足背皮神經(br. of the sural n. on the lateral side of the foot).
血管	背側中足動靜脈(dorsal metatarsal a. & v.).
穴性	祛風疏邪, 寧神淸腦, 淸頭目, 舒筋脈, 利腰膝.
主治	頭痛, 頸硬直, 項强, 斜頸, 搖頭, 腰神經痛, 脊柱痲木, 膝痛不得屈伸, 心臟炎, 心疾患, 心痛, 腦膜炎, 眼炎, 目眩, 癲癎, 鼻衄.

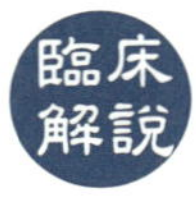 1. 膀胱經之原穴로 理氣作用이 우수하여 膀胱經의 虛實로 인한 諸般 疾患에
사용한다.

① 膀胱經의 原氣不足으로 인한 小便不利에 사용한다.

② 頭痛如破, 眩暈, 目赤(眼炎), 鼻衄血不止(肝不藏血) 等 慢性 腦充血(高
血壓)性 頭面部 疾患에 사용한다 : 水不潤木之症에 有效하다.

③ 心系不調和로 인한 下肢浮腫, 膝痛, 발이 시린 경우에 사용한다.

☞ 太陽膀胱(陽水, 寒水)의 京骨穴과 少陰腎(陰水, 君火)의 大鍾穴은 水火均

衝(水分代謝)失調로 인한 諸 病症에 配合하여 사용된다(原絡刺法). "膀胱主腎之客 : 膀胱頸病目中疼 項腰足腿痛難行 痢瘧狂癲心膽熱 背弓反手額眉稜 鼻衄目黃 筋骨縮脫肛痔漏腹心膨 若要除之別無法 京骨大鍾任顯能."《大成‧十二經治症主客原絡訣》

2. 斜頸症, 項强, 落枕 等 頸項部 諸症에 要穴로 사용한다.
　　─ 申脈 : 坐骨神經痛(通于陽蹻脈)의 경우에 사용한다.
　　─ 金門 : 惡寒發熱, 목이 빠지는 듯한 감각이 있는 경우에 사용한다.
　　─ 京骨 : 斜頸症의 경우에 주로 사용한다.

"衄衄血不止 淫濼頭痛 目白翳 跟尻瘦 頭頂腫痛 泄注 上搶心 目赤眥爛無所見 痛從內眥始 腹滿 頸項强 腰脊不可俯仰 眩 心痛 肩背相引 如從後觸之狀 身寒從脛起 京骨主之." "痊 目反白多 鼻不通利 涕黃更衣(一本作便去血) 京骨主之." "寒熱善唏 頭重足寒 不欲食 脚攣 京骨主之." "闕心痛 與背相引 善瘈 如從後觸其心 身傴僂者 腎心痛也 先取京骨崑崙 拔針立已 不已取然谷." "善自嚙頰 偏枯 腰髀樞痛 善搖頭 京骨主之." "痿厥 身體不仁 手足偏小 先取京骨 後取中封絕骨 皆瀉之." "癲狂 互引僵仆 申脈主之 先取陰蹻 後取京骨 頭上五行. 目反上視 若赤痛從內眥始 腹下半寸各三痏 左取右 右取左." "癲疾 狂 妄行 振寒 京骨主之."《甲乙經》

"京骨…主頭痛如破 腰痛不可屈伸 身後側痛 目內眥赤爛 白翳俠內眥反白 目眩 發瘧寒熱 喜驚 不飲食 筋攣 足胻髀樞痛 頸項强 腰背不可俯仰 傴僂 鼻衄不止 心痛."《大成》

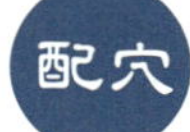

1. 配內關, 通里, 心俞 治心痛, 心筋炎.
2. "配申脈 治鼻中衄血不止 淋濼."《千金方》
3. "配前谷 治目中白翳."《千金方》
4. "配陽谷 治自蹻骨."《千金方》
5. "配然谷, 腎俞 治足寒."《千金方》
6. "配承山, 承筋, 商丘 治脚攣."《千金方》

蹻 : 깨물 교

7. "厥心痛 與背相控 善瘈 如從後觸其心 傴僂者 腎心痛也, 先取京骨崑崙,
   發狂不已 取然谷."《靈樞·厥病》

束骨 BL65　　　　　　　　　　　　Sokgol Shugu [俞木穴, 自經瀉穴]

異名　刺骨.

出典　靈樞 本輸, 甲乙.

名義　穴在足小趾外側 本節後凹陷處, 喩爲骨之收束處, 故名束骨.

部位　第5中足骨外側 本節後陷中.

取穴　正坐垂足取之. 京骨 BL64 前 通谷 BL66 後로 足小趾 外側 本節(中足骨과 基
　　　　節骨 間의 關節) 後方의 中足骨側으로 凹陷處에 取한다.

筋肉　小趾外轉筋(abdoctor digiti minimi m.).

神經　腓側足背皮神經(br. of the sural n. on the lateral side of the foot).

血管　背側中足動靜脈(dorsal metatarsal a. & v.).

鍼法　直刺 2~3分, 斜刺 3~5分.

穴性　寧心安神, 淸熱消腫, 利項背.

主治　頭痛, 目眩, 目赤痛, 目黃, 耳聾, 難聽, 頸强直, 腰痛, 腰背痛, 坐骨神經痛, 腨
　　　　如裂, 下肢後側痛, 癲疾, 腸炎, 下痢, 痔瘡, 癰疽, 背生疔瘡, 身熱.

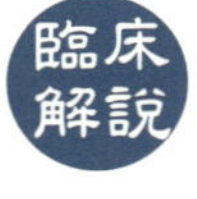

1. 自經瀉穴로서 京骨과 效能·主治가 비슷하여 水生木失調(水不潤木)로 인
   한 諸症에 사용한다 : 比較的 京骨은 理氣作用이 强하고 束骨은 鎭痛作用
   이 强하다.
   ① 衄血, 目赤(眼炎), 眩暈, 頸項强 等 腦充血(高血壓)性 頭面部疾患에 사
      용한다.
   ② 巓頂頭痛(頭顱項痛)에 要穴이다.(循經, 俞木穴 卽水木之五行關係)
   ③ 項痛, 腓腸筋 痙攣, 腰痛如折 等 痙攣性疾患에 效果가 우수하다.

2. 小便不利, 下肢浮腫에 사용한다.

3. 痔疾, 痔瘡에 유효하다.

> "暴病頭痛 身熱痛 肌肉動 耳聾 惡風 目眦爛赤 項不可以顧 髀樞痛 泄腸澼 束骨主之." "痓驚互引 脚如結 腨如裂 束骨主之." "瘧從胻起 束骨主之." "寒熱腰痛如切 束骨主之." "身痛 狂善行 癲疾 束骨主之 補諸陽."《甲乙經》
>
> "束骨…主腰脊痛如折 髀不可曲 膕如結 腨如裂 耳聾 惡風寒 頭顑項痛 目眩身熱 目黃淚出 肌肉動 項强不可回顧 目內眥赤爛 腸澼 泄 痔 瘧 癲狂 發背 癰疽 背生疔瘡."《大成》

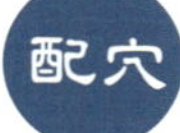

1. "配天柱 治項强多惡風."《百症賦》
2. "配飛揚, 承筋 治腰痛如折, 內眥赤爛."《千金方》
3. "配足三里 治項强腫痛, 體重腰瓛."《太乙歌》
4. 配大腸俞, 脾俞, 天樞, 中脘, 陽陵泉 治痢疾, 腸炎.
5. "配環跳, 交信, 陰交, 陰舍 治髀樞中痛 不可擧."《千金方》
6. "配懸釐 治癲疾互引, 善驚, 羊鳴."《千金方》
7. "配風府, 崑崙 治狂易, 多言不休."《千金方》
8. "配腦空 治癲疾, 大瘦, 頭痛."《千金方》
9. "配衝陽 治瘧從脚胻起."《千金方》

足通谷 BL66   Joktonggok Zutonggu [滎水穴]

出典	靈樞 本輸, 甲乙.
名義	穴在足小指外側 本節前凹陷處, 喩爲足太陽脈氣所過并又通于腎足少陰經之然谷, 故名通谷.
部位	足小趾外側 本節前陷中.
取穴	正坐垂足取之. 第5趾 中足骨과 基節骨의 關節部 前方外側 凹陷處로 赤白肉際에 取之. 或은 屈趾 時 本節前 外側 橫紋端에 取한다.

筋肉	長短趾伸筋(extensor digitorum longus & brevis m.).
神經	腓側足背皮神經(br. of the sural n. on the lateral side of the foot).
血管	外側足五趾背動脈(A. V metatarsicae dorsales lateralis), 背側趾動靜脈 (dorsal digital a. & v.).
穴性	疏導經氣, 寧神安神, 淸熱截瘧.
主治	頭痛, 項痛, 目眩, 目視不淸, 鼻衄, 食不下, 口苦, 胃炎, 善驚, 癲狂, 不安, 瘧疾.

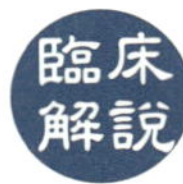

1. 膀胱經之滎水穴로서 腎虛火實之病에 有效하다 : 商陽·通谷(補)

   ① 頭痛, 項痛, 目眩, 衄血, 目視不淸 等 腦充血·高血壓(風痰上攻)之症 狀에 效果가 優秀하다 : 特히 現代人에게 많은 筋緊張性 頭痛에 사용한다(通谷은 灸法이 효과적이다).

   ② 腦貧血 改善에 유효하다.

   ③ 子宮充血에 사용한다.

   ④ 小便不利에 사용한다 : 大便不通大腸正, 小便膀正通谷補(舍岩神鍼歌).

2. 기침·감기 等에 至陰穴의 代用穴이다. : ㉂ 膀胱正格 商陽至陰補 → 商陽通谷補.

3. 새끼발가락을 삐었을 경우에 사용한다(患部 周圍穴).

   "身疼痛 善驚 互引鼻衄 通谷主之." "寒熱目晌晌 善咳喘滿 通谷主之." "狂癲疾 陽谷及築賓 通谷主之." "食飮善嘔 不能言 通谷主之." "舌下腫 難言 舌縱喎戾不端 通谷主之."《甲乙經》

   "通谷…主頭重目眩 善驚 引鼽衄 項强 目晌晌 留飮胸滿 食不化 失欠. 東垣曰 胃氣下溜 五臟氣亂 在於頭 取天柱 大杼, 不知 深取通谷 束骨."《大成》

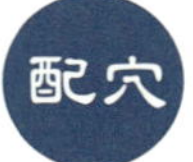

1. "配通谷(灸百壯), 束骨, 大腸俞 治腸癖, 癀疝, 小腸癃."《大成》
2. 配天柱, 大杼 治頭項痛.

3. "配目窓, 中渚, 完骨, 命門, 豊隆, 太白, 外丘, 京骨, 臨泣, 小海, 承筋, 陽陵
   泉 治頭痛寒熱, 汗不出惡寒."《千金方》

4. "配神庭, 攢竹, 迎香, 風門, 合谷, 至陰 治鼻齆淸涕出."《千金方》

5. "配曲泉, 後頂, 絲竹空, 胃俞 治目䀮䀮不明, 惡風寒."《千金方》

6. "配章門, 曲泉, 膈俞, 期門, 食竇, 陷谷, 石門 治胸脇支滿."《千金方》

7. "配巨闕, 太倉, 心俞, 膻中, 神府 治心痛."《千金方》

8. "配商丘, 幽門 治喜嘔."《千金方》

9. "配絲竹空 治風癇, 癲疾, 涎沫, 狂, 煩滿."《千金方》

至陰 BL67　　　　　　　　　Jieum Zhiyin [井金穴, 自經補穴]

出典	靈樞 本輸, 甲乙.
名義	至陰者 足太陽之根 深通于少陰也. 從陽而至于陰分 由獨陰斜交于湧泉, 故名至陰.
部位	足小趾外側 去爪甲如韮葉.
取穴	正坐垂足取之. 足5趾 爪甲角 外側 1分處로서 赤白肉際에 取한다.
筋肉	長趾屈筋腱(tenson of flexor digitorum longus m.), 短趾屈筋腱(tendon of flexor digitorum brevis m.).
神經	腓側足背皮神經(br. of the sural n. on the lateral side of the foot).
血管	背側趾動靜脈(dorsal digital a. & v.).
穴性	疏巓頂風邪, 淸頭明目, 宣下焦氣機, 矯正胎位.
主治	頭痛, 腦溢血, 神經性頭痛, 眼痛, 目赤, 麥粒腫, 鼻塞, 鼻衄, 胎位不正, 難産, 胞衣不下, 婦人寒症, 遺精, 小便不利, 轉筋, 胸肋痛, 脚膝腫, 足關節炎, 足下熱, 足冷.

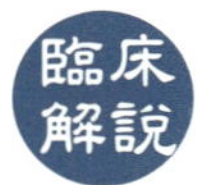

1. 自經補穴로서 (濕)熱로 인한 一切의 虛性疾患에 사용한다.
   ① 淸頭明目作用이 우수하여 모든 頭面部疾患에 사용한다.

② 麥粒腫, 胬肉攀睛, 目內眥痛 等 眼病에 사용한다.

③ 靑春痘, 癢症을 수반하는 疼痛性 皮膚 諸 疾患에 사용한다.

④ 膀胱經 自體의 鬱熱滯로 인한 頭痛에 사용한다.

⑤ 婦人帶下, 崩漏 等에 사용한다 : 崩中帶下最難當 商陽至陰陰交補(舍岩神鍼歌).

⑥ 脚膝腫, 足關節炎, 足下熱에 사용한다.

⑦ 排尿障碍, 小便不利에 사용한다.

2. 外邪로 인한 膀胱經上의 急性 病變에 사용한다.

① 急性腰痛, 腰部捻挫에 卓越한 效果가 있다. 配通谷, 人中, 後溪, 腕骨.

② 感冒로 인한 肋間神經痛, 胸脇痛에 사용한다.

③ 기침, 콧물감기, 鼻塞에 사용한다.

3. 胎位不正(矯正胎位, 針灸), 難産에 效果가 優秀하다(升淸之作用).

① 難産, 橫産의 豫防에 사용한다 : 遺産의 危險이 있으므로 孕婦는 禁鍼한다.

② 出産期가 되면 胎位矯正 或은 順産을 위해 三陰交, 至陰에 皮內鍼을 이용한다.

"頭重鼻衄及瘈瘲 汗不出 煩心 足下熱 不欲近衣 項痛 目翳 鼻及小便皆不利 至陰主之." "疝 四肢淫濼 身悶 至陰主之." "風寒從足小指起 脈痹上下帶 胸脇痛無常處 至陰主之."《甲乙經》

"至陰主風寒從足小指起脈痹上下." "至陰主目翳."《千金方》　　　醫 : 백태길 예

"脚膝腫時尋至陰."《席弘賦》

"頭面之疾針至陰."《肘後歌》

"婦人通經瀉合谷 三里至陰催孕姙(雜病八法歌). 通經催生 俱宜瀉此三穴 虛者補合谷 瀉至陰."《入門》

"至陰…主目生翳 鼻塞頭重 風寒從足小指起 脈痹上下帶胸脇痛無常處 轉筋 寒瘧 汗不出 煩心 足下熱 小便不利 失精 目痛 大眥痛. 根結篇云 太陽根於至陰 結於命門, 命門者 目也."《大成》

1. 配太陽, 列缺 治偏頭痛.
2. "配屋翳 治癢病之疼多, 遍身癢痛之疾."《百症賦》
3. 配風池, 天柱, 太陽 治頭項痛.
4. 配腎俞, 關元, 三陰交 治遺精.
5. "配通谷, 束骨, 崑崙, 委中(太陽五穴) 治瘡瘍."《大成》
6. "配神庭, 攢竹, 迎香, 風門, 合谷, 通谷 治鼻鼽清涕出."《千金方》
7. "配環跳 治胸脇痛無常處, 腰脇相引急痛."《千金方》
8. "配中極, 蠡溝, 漏谷, 承扶 治小便不利, 失精."《千金方》
9. "配商丘, 神庭, 上星, 百會, 完骨, 風池, 神道, 液門, 前谷, 光明, 至陰, 大杼
   治欬瘧熱."《千金方》

08

足少陰腎經

足少陰腎經

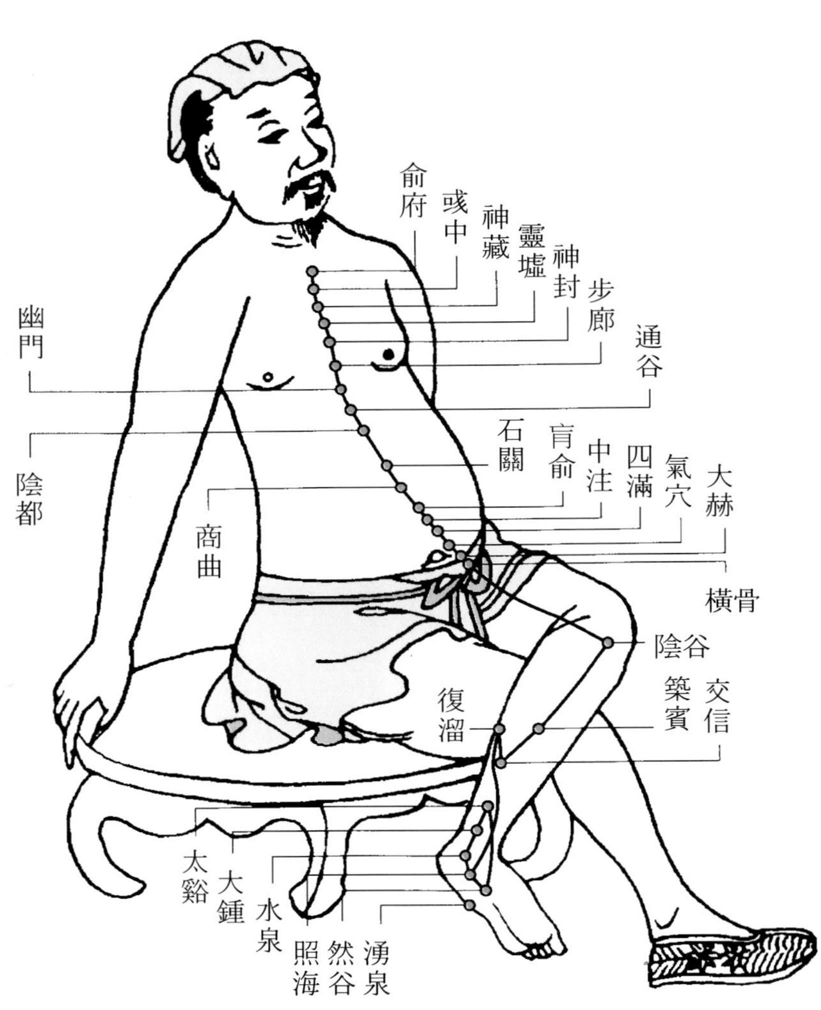

俞府
彧中
神藏
靈墟
神封
步廊
通谷
幽門
陰都
石關
肓俞
中注
四滿
氣穴
大赫
商曲
橫骨
陰谷
築賓
交信
復溜
太谿
大鍾
水泉
照海
然谷
湧泉

足少陰腎經 流注

腎足少陰之脈 起於小趾之下, 斜趨足心(湧泉), 出於然谷之下, 循内踝之後(太谿), 別入跟中(大鍾~三陰交), 以上踹内(築賓), 出膕内廉(陰谷), 上股内後廉, 貫脊屬腎, 絡膀胱.
其直者 從腎上貫肝膈, 入肺中, 循喉嚨, 挾舌本.
其支者 從肺出絡心, 注胸中(膻中, 以交手厥陰也).

腎經穴歌

足少陰穴二十七, 湧泉然谷太谿溢, 大鍾水泉通照海, 復溜交信築賓實, 陰谷膝内跗 骨後, 已上從足走至膝, 橫骨大赫連氣穴, 四滿中注肓俞臍, 商曲石關陰都密, 通谷幽 門半寸闢, 折量腹上分十一, 步廊神封膺靈墟, 神藏或中俞府畢.《大成》

是動病과 所生病

是動病 : 飢不欲食 面如漆紫 咳唾則有血 喝喝而喘 坐而欲起 目䀮䀮如無所見 心如 懸若飢狀 氣不足則善恐 心惕惕如人將捕之 是爲骨厥 是主腎.
所生病 : 口熱 舌乾 咽腫 上氣 嗌乾及痛 煩心 心痛 黃疸 腸澼 脊股内後廉痛 痿厥 嗜 臥 足下熱而痛.

腎經의 效能主治

1. 效能 : 益腎調經, 調理下焦, 清神志, 寬胸理氣, 止咳平喘.
2. 主治 : 泌尿生殖, 神經精神 疾患, 呼吸, 消化, 循環系 病症, 腎經이 經過하는 部位 의 病症, 특히 耳鳴, 腰痛, 月經不調, 水腫, 咳血, 氣喘, 舌乾, 咽痛, 腿内側痛, 足 心發熱 等을 主治한다.

(1) 部位別 主治

① 湧泉 **KI₁** ~照海 **KI₆** : 生殖·泌尿·腎臟 疾患을 主治하고, 腸病 및 肺病을 治 療한다.
② 復溜 **KI₇** ~陰谷 **KI₁₀** : 腎臟·生殖·泌尿·腸疾患 및 小腿内廉病을 主治한다.
③ 橫骨 **KI₁₁** ~中注 **KI₁₅** : 生殖·泌尿 및 腸疾患을 主治한다.
④ 肓俞 **KI₁₆** ~幽門 **KI₂₁** : 胃腸疾患을 主治한다.
⑤ 步廊 **KI₂₂** ~俞府 **KI₂₇** : 胸·肺 疾患을 主治하고, 食道疾患을 治療한다.

(2) 主要穴 主治

① 湧泉 **KI₁** : 尸厥症, 氣絶症에 救急穴로 使用한다.
② 照海 **KI₆** : 咽乾, 不眠症, 高血壓, 不安을 主治한다.

異名	地衝, 地冲, 蹶心, 地衢, 地府, 跟心.
出典	靈樞 本輸, 甲乙.
名義	湧泉者 足心也, 卽穴居足心凹陷之處. 本穴爲腎少陰經之井穴. 腎屬水, 喻穴爲泉水初出之處, 猶如泉之湧出于下, 故名湧泉.
部位	足心陷中屈足捲指宛宛中, 白肉際.
取穴	仰臥取之. 足底 第2·3中足骨의 사이로 十字紋 中央 凹陷處, 足五趾를 모두 屈하여 나타나는 足蹠前 中央 凹陷處, 足第2·3趾岐骨 間과 足跟後緣 中間點의 假定線에서 前方 1/3되는 交界處에 取한다. 或은 足蹠으로 足第2趾尖과 足跟을 이은 線의 2/5되는 點에 取한다.
筋肉	足底腱膜(plantar aponeurosis), 短趾屈筋(flexer digitorum brevis m.), 蟲樣筋(lumbrical m.), 長趾屈筋腱(tendon of flexor digitorum longus m.), 拇趾內轉筋(adductor hallucis m., oblique head).
神經	總足底趾神經(common plantar digital n.), 內側足底神經(medial plantar n.), 外側足底神經의 深枝(deep br. of lat. plantar n.).
血管	足底弓(plantar arch; lat. plantar artery, deep plantar branch), 足底中足(骨)動脈(plantar metatarsal a.).
鍼法	直刺 3~5分, 向陷谷.
灸法	肉灸 3~5壯, 溫灸 5~15分.
穴性	淸腎熱降陰火, 寧神志, 蘇厥逆, 益腎調便, 平肝熄風.
主治	失神卒倒, 尸厥, 狹心症, 腦出血, 頭眩, 高血壓, 中風, 足心熱, 足心轉筋, 胸脇滿, 中暑, 失音, 視力朦朧, 心煩, 不眠, 神經性頭痛, 頭頂痛, 咽喉痛, 癲癇, 精神病, 小兒驚風, 下肢癱瘓, 咳嗽, 大便難.

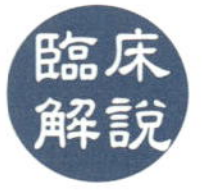

1. 回陽九鍼穴之一로서 救急穴로 사용한다 : 百會와 直通하는 곳, 中樞神經 調節作用이 있으며 刺絡療法으로 多用된다. 配十井穴, 委中 曲澤瀉血, 人

中, 百會, 湧泉.

① 腦卒症 等 昏睡狀態인 경우에 사용한다 : 配勞宮하여 계속 留鍼하고 의
식이 돌아올 때까지 1분당 2~3번 강하게 자극을 한다.

② 狹心症(開心竅), 高血壓之症에 사용한다 : 血壓降下작용, 특히 腎性 高血
壓에 효과가 있다.

　☞ 分區鍼法 : 手指針, 足針, 耳針, 頭針, 面針 等.

2. 水經之木穴로서 神志病, 頭部질환(遠位取穴)에 사용한다.

① 厥陰頭痛(補水潤木), 히스테리로 인한 頭痛, 眩暈, 神經衰弱症에 사용
한다(溫灸).

② 肝虛로 인한 神經(衰弱)性 失眠(不眠)에 사용한다 : 配肝俞, 完骨, 四
神聰, 膈俞, 三陰交, 陰陵泉, 隱白, 神門, 攢竹, 照海, 申脈, 동 失眠穴,
安眠一・二穴. 歸脾湯 加熟地黃(治神經性不眠症), 燈心草 微炒, 酸棗
仁 黑炒.

③ 白屑症에 사용한다(瀉血).

3. 腎陰不足, 腎虛, 腎氣不足으로 인한 諸 症狀을 主治한다 : 湧泉穴은 體力
低下를 방지하고, 元氣를 補하는 效果가 있다.

① 足心熱(因腎虛)에 사용한다. 40대 以後에 많으며 腎機能不足을 의미
한다. 足心熱(腎虛)이 지속되면 下肢無力으로 발전할 수 있다.

[治療] ㉠ 肝經・腎經 爲主로 治療 : 配太谿, 太衝, 行間, 下三皇. ㉡ 症狀
이 심한 경우(발을 내놓고 자야 하는 사람, 腎虧) : 配百會(鍼灸).

② 腎氣內脫, 腎主納氣의 失調로 인한 失音에 사용한다.

　☞ "瘖不能言合谷及湧泉陽交主之."《甲乙經》

┌ 腎主納氣의 失調로 인한 失音 : 소리는 나는데 혀가 뻣뻣해져 말을
│　못한다.
└ 肺氣(肺主氣) 失調로 인한 失音 : 비록 혀는 정상으로 말을 할 수 있
　지만, 소리 자체를 내지 못하므로 말을 못한다.

③ 婦人科疾患, 腰・下腹部・足에 걸친 冷痛, 上氣症에 有效하다 : 下腹
硬塊疼痛을 隨伴하는 泌尿生殖器・婦人科疾患, 不姙症 等에 사용한
다.

"熱中少氣厥陽寒 灸之熱去(千金作灸湧泉). 煩心不嗜食[1] 欬而短氣 善端 喉痺 身熱[2] 脊脇相引 忽忽善忘 湧泉主之.""男子如蠱 女子如阻 身體腰脊 如解 不欲食 先取湧泉見血 視跗上盛者 盡出血.""腰痛大便難(千金作腰脊 相引如解) 湧泉主之.""少腹中滿 小便不利 湧泉主之.""丈夫㿉疝 陰跳 痛 引篡中 不得溺 腹中支脇下榰滿 閉癃 陰痿 後時泄 四肢不收 實則身疼痛 汗不出 目䀮䀮然無所見 怒欲殺人 暴痛引髓下節 時有熱氣 筋攣膝痛 不可 屈伸 狂如新發 衄 不食 喘呼 小腹痛引噫 足關痛 湧泉主之.""風入腹中 俠 臍急 胸痛 脇榰滿 衄不止 五指端盡痛 足不踐地 湧泉主之.""肩背頭痛時眩 湧泉主之.""咽中痛 不可內食 湧泉主之""婦人無子 湧泉主之."《甲乙經》

"湧泉(一名地衝)…主屍厥 面黑如炭色 咳吐有血 渴而喘 坐欲起 目䀮䀮無 所見 善恐 惕惕如人將捕之 舌乾咽腫 上氣嗌乾 煩心 心痛 黃疸 腸澼 股內 後廉痛 痿厥 嗜臥 善悲欠 小腹急痛 泄而下重 足脛寒而逆 腰痛 大便難 心 中結熱 風疹 風癇 心病飢不嗜食 咳嗽身熱 喉閉舌急失音 卒心痛 喉痺 胸 脇滿悶 頭痛目眩 五指端盡痛 足不踐地 足下熱 男子如蠱 女子如娠 婦人無 子 轉胞不得尿."《大成》

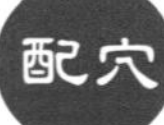

1. 配京骨, 承山 治足跗肌瘛.
2. 配關元, 豊隆 治虛勞咳嗽.
3. "配行間."《百症賦》
4. 配足三里, 大鍾, 環跳, 飛揚, 三陰交, 梁丘 治上肢小兒麻痺症.
5. "勞宮能治五般癎[3] 更刺湧泉疾苦挑."《雜病八法歌》, "鳩尾能治五般癎 若 下涌泉人不死."《席弘賦》
6. "小腸氣撮痛連臍, 速瀉陰交莫在遲, 良久涌泉針取氣, 此中玄妙少人知."《席 弘賦》
7. 配陰陵泉 治小腸連臍痛.

---

1) 《外臺》卷三十九作 "頭痛煩心, 心痛不嗜食."
2) 《外臺》卷三十九作 "熱痛"
3) 五般癎 : 發作性 癲癎證으로 馬癎, 牛癎, 猪癎, 羊癎, 鷄癎을 말한다. 발작 시 돌연 抽搐, 人事不 省하고 家畜의 울부짖는 소리와 類似한 소리를 낸다.

8. "配止瀼, 頷厭, 後頂 治頸項疼, 歷節汗出."《千金方》

9. "配太衝 治脛酸."《千金方》

10. "配然谷 治喉痺哽咽寒熱, 五指盡痛, 足不踐地."《千金方》

11. "熱病挾臍急痛 脅滿, 取之湧泉與陰陵泉, 取以第四鍼, 鍼嗌裏. 熱病而汗且出 及脈順可汗者, 取之魚際 太淵 大都 太白, 寫之則熱去 補之則汗出, 汗出太甚 取內踝上橫脈以止之. 熱病已得汗而脈尙躁盛 此陰脈之極也 死, 其得汗而脈靜者 生. 熱病脈尙盛躁而不得汗者 此陽派之極也 死, 脈盛躁得汗靜者 生." "男子如蠱 女子如怚[4] 身體腰脊如解 不欲飮食 先取湧泉見血, 視跗上盛者, 盡見血也."《靈樞 · 熱病》　　　蠱(고) : 회충, 뱃속벌레, 나쁜 기운, 미혹케하다. 怚 : (저)교만하다 투기하다, (추)마음을 정하지 못하다.

동 花骨一

[部位]　當足底第一蹠骨與第二蹠骨之間, 距趾間叉口五分一穴, 又五分一穴, 再五分一穴, 再八分一穴, 共四穴.

[鍼法] 針深五分至一寸.

[主治] 沙眼, 眼角紅, 眼皮炎, 眼迎風流淚, 怕光, 眉稜骨痛, 鼻骨痛, 頭痛, 牙痛, 耳鳴, 耳聾.

[解說 및 運用]　花骨一穴係一穴組由四個單穴組成, 位於足底 第一穴適與行間穴相對 第三穴適與太衝穴相對 第二穴則適在此二穴之中間 第四穴在第三穴後八分處.

동 花骨二

[部位]　當足底第二與第三蹠骨之間, 距趾間叉口一寸一穴, 又五分一穴, 共二穴.

[鍼法] 針深五分至一寸.

[主治] 手指無力, 手臂痛.

[解說 및 運用]　花骨二穴由二穴組成, 後穴與陷谷穴相對 前穴則在陷谷前五分(卽陷谷穴與內庭穴之間).

花骨二穴尙能治手臂不擧甚效.

동 花骨三

[部位]　當足底第三與第四蹠骨之間, 距趾間叉口二寸處.

[主治] 腰痛, 坐骨神經痛, 脊椎骨痛.

[解說 및 運用] 本穴除治上述病症外 亦能治白眼發赤.

---

4) 如怚 :《針灸大成》《針灸指南》作 如娠,《太平聖惠方》作 如妊孕, 校釋作 如阻.

⑧ 花骨四

[部位] 當足底第四與第五蹠骨之間, 距趾間叉口一寸處.

[主治] 脊椎骨痛, 坐骨神經痛, 小腹痛, 胃痛, 止血.

[解說 및 運用] 花骨四穴與膽經之地五會穴相對.
本穴亦可治手發麻及脚發麻.

然谷 KI₂　　　　Yeongok Rangu [滎火穴, 陰蹻脈之所生處]

異名	龍淵, 龍泉, 然骨, ⑧ 火散.
出典	靈樞 本輸, 甲乙.
名義	然谷乃腎所溜六滎穴, 陰滎爲火穴, 坎中有一陽無根之少火能生氣, 其穴亦名 龍淵, 潛龍在淵之義也, 男女精溢 不孕者皆取之, 此火能然於深谷之中, 不受 水克, 故名然谷.
部位	足內踝 前下로서 舟狀骨粗面 下方의 陷凹部.
取穴	正坐 足底對合取之, 公孫穴 後 1寸에 取之.
筋肉	長拇趾屈筋滑液囊鞘(synovial sheath of flexor hallucis longus m.), 足拇趾 外轉筋(abductor hallucis m.).
神經	伏在神經의 內側脚皮枝(med. crural cutaneous brs. of saphenous n.), 內 側足底神經(medial plantar n.).
血管	大伏在靜脈(great saphenous v.), 內側足底動靜脈(med, plantar a. & v.).
穴性	退腎熱, 疏厥氣, 理下焦, 益腎固泄, 淸心.
主治	咽喉腫痛, 遺精, 陽萎, 陰痒, 陰挺(子宮脫垂), 月經不調, 白濁, 睾丸炎, (小兒) 臍風, 口噤不開, 失音不語, 膀胱炎, 足關節痛, 足痛, 足跗痛, 脚水腫, 下肢痿 痺, 咽喉炎, 氣管支炎, 咳血, 胸脇脹痛, 自汗, 盜汗, 消渴(糖尿病), 黃疸, 不孕, 心痛如針刺, 洞泄, 小便不利.

1. 水經之滎火穴, 陰蹻脈之所生處로서 腎陰不足, 命門火虛(水中火虛), 腎氣
不足으로 인한 諸 症狀에 이용한다 : 湧泉穴과 效能 · 主治가 類似하다.

(1) 腎陰不足(虛火)으로 인한 諸 熱性疾患에 應用範圍가 넓다.

　　① 子宮出血, 膀胱炎, 扁桃腺炎, 心臟炎 等에 사용한다.

　　② 下焦가 虛해서 오는 腎性 高血壓에 사용한다.

　　③ 足底發熱에 有效하다(配交信).

(2) 命門火衰, 腎氣不足로 인한 下腹部 諸症에 有效하다

　　① 遺精, 陰痿에 사용한다.

　　② 女子 生殖器의 脫肛(子宮下垂, 陰挺), 月經不調, 白濁 等에 사용한다.

　　③ 五更泄, 完穀不化之症에 사용한다.

2. 발목 內側 捻挫에 사용한다(瀉血) : 종종 强刺戟 時 痛症으로 인해 못 걷
게 되는 경우가 發生한다. 따라서 臨床에서는 然谷 대신에 公孫으로 代用
하여 많이 사용한다. 특히 평발인 사람에게 强刺戟은 삼가야 한다.

"熱痛 煩心 足寒淸多汗 先取然谷 後取太谿 大指間動脈 皆先補之." "熱病
刺然谷(千金作陷谷) 足先寒 寒上至膝乃出鍼." "痓互引 身熱 然谷讝語主
之." "石水[5] 章門及然谷主之."

"關心痛與背相引善瘈 如從後觸其心身傴僂者 腎心痛也 先取京骨崑崙拔
針立已. 不已 取然谷." "心如懸 哀而亂 善恐[6] 嗌內腫 心惕惕恐如人將捕
之 多美出 喘 少氣 吸吸不足以息 然谷主之." "癩疝 然谷主之." "痿厥癲疾
洞泄 然谷主之." "消渴黃癉 足一寒一熱 舌縱煩滿 然谷主之." "女子不字
陰暴出 經水漏 然谷主之." "小兒臍風 口不開 善驚 然谷主之." 《甲乙經》

"臍風[7]須然谷而易醒." 《百症賦》

"然谷(一名龍淵)…主咽內腫 不能內唾 時不能出唾 心恐懼如人將捕 涎出

---

5) 石水 : 浮腫의 하나. 下焦에 水氣가 몰리거나 腎陽虛로 생긴다.
　　"其脈自沈, 外證腹滿 不喘." "先從腎腫起 根在膀胱, 用藁本." 《東醫寶鑑》
6) 《外臺》卷三十九作 "哀而善怒."
7) 臍風 : 新生兒 破傷風으로 달리 四六風, 初生口噤, 七日風이라고도 한다. 新生兒 臍切除 時 感染
　　에 의하여 生後 4~6日정도에 發熱, 얼굴근육 攣縮(痙攣性 웃음), 抽搐 等의 症狀을 보인다.

喘呼少氣 足跗腫不得履地 寒疝小腹脹 上搶胸脇 咳唾血 喉痹 淋瀝白濁 胻
痠不能久立 足一寒一熱 舌縱 煩滿 消渴 自汗 盜汗出 痿厥 洞泄 心痛如錐
刺 墜墜惡血留內腹中 男子精泄 婦人無子 陰挺出 月事不調 陰癢 初生小兒
臍風口噤."《大成》

配穴

1. 配湧泉 治足趾疼痛.

2. 配崑崙 治瘧, 多汗.

3. "配氣衝, 四滿, 章門 治石水."《千金翼方》

4. 配曲池, 合谷, 復溜, 衝陽 治自汗, 多汗.

5. 配風池, 合谷, 支溝, 間使 治失音不語.

6. "配廉泉, 陰谷 治舌下腫難言, 舌縱涎出."《千金方》

7. 配內關, 巨闕, 足三里 治精神病.

8. "厥心痛 痛如以椎針刺其心, 心痛甚者 脾心痛也, 取然谷太谿. 發狂不已 取
   然谷."《靈樞 · 厥病》

9. "配太谿 治嗌內腫氣走咽喉而不能言."《千金方》

10. "配陰陵泉 治心中怵惕恐人將捕之."《千金方》

11. "配內庭, 脾俞 治不嗜食."《千金方》

12. "配京門, 陰陵泉 治洞泄不化."《千金方》

13. "配承漿, 意舍, 關衝 治消渴嗜食."《千金方》

14. "凡熱病 煩心 足寒淸 多汗 先取然谷, 後取太谿 大指間動脈, 皆先補之."
    《千金方》

15. "脚若轉筋眼發花 然谷承山法自古."《雜病八法歌》

동 火散穴

[部位] 當第一蹠骨內側, 距火菊穴後一寸處.

[鍼法] 鍼深五分至八分, 鍼橫沿蹠骨底緣扎入.

[主治] 頭痛, 腦脹, 眼角痛, 腎虧, 頭暈, 眼花, 腰酸, 背痛.

[解說 및 運用] 火散穴位置與腎經之然谷穴位置相符.

火連, 火菊, 火散三穴可同時下鍼, 立治以上各症及腦瘤, 腦膜炎. 但注意單脚取穴, 不可雙脚
同時下鍼(上述三穴雙脚皆取並無不佳作用, 但臨床用針務期精簡爲宜《董氏奇穴針灸學》).

火連, 火菊, 火散諸穴均貼骨下鍼.

本穴治腦瘤, 腦膜炎有效.

太谿 KI3　　　　　　　　　Taegye Taixi [俞土穴, 原穴, 回陽九鍼穴[8]]

異名　　呂細, ⑧ 水相.

出典　　靈樞 本輸, 甲乙.

名義　　太谿者 山之谷通於溪, 溪通於川. 腎藏志而喜靜 出太深之溪 以養其大志, 故
名太谿.

部位　　足內踝 後 5分, 踵骨上 動脈 陷中.

取穴　　正坐垂足取之. 足內踝 後 5分處로서 足內踝尖과 아킬레스腱 間에 取한다.
崑崙穴 BL60 과 內外相對穴이다.

筋肉　　足長趾屈筋滑液囊鞘(synovial sheath of flexor digitorum longus m.), 長拇
趾屈筋(flexeror hallucislongus m.).

神經　　脛骨神經(tibial n.), 伏在神經의 內側脚皮枝(med. crural cutaneous brs. of
saphenous n.).

血管　　後脛骨動靜脈(post. tibial a. & v.), 小伏在靜脈(small saphenous v.).

鍼法　　直刺 3～5分, 鍼尖을 崑崙穴로 向해 5分～1寸 透刺한다. 斜刺 5分～1寸, 足
底痛 治療 時는 鍼尖을 약간 內踝로 向해 刺入한다.

穴性　　强健腰膝, 益腎納氣, 滋腎陰, 退虛熱, 壯元陽, 理胞宮.

主治　　久瘧咳逆, 腰痛, 腰神經痛, 脚痛, 跟腫脹, 咽頭炎, 氣管支炎, 咽喉腫痛, 喘息,
咳嗽氣喘, 肺氣腫, 胸痛, 喀血, 吐血, 口內炎, 耳聾耳鳴, 神經衰弱, 頭痛目眩,
齒痛(灸), 下肢癱瘓, 腎炎, 膀胱炎, 消渴, 腹脹, 內踝腫痛, 失眠, 健忘, 遺精,
陽萎, 小便頻數, 月經不調.

---

8) 回陽九針穴 : 瘂門, 勞宮, 合谷, 中脘, 環跳, 足三里, 三陰交, 太谿, 湧泉.

1. 腎經之原穴로서 腎虛, 腎虧로 인한 諸 症狀에 應用한다 : 腎虛症狀에는
   발목주위의 穴을 多用한다(太谿가 代表穴).

   "脚膝經年痛不休 內外踝邊用意求 穴號崑崙並呂細."《肘後歌》

   ① 腎氣有無의 診斷點으로 사용한다 : 太谿脈이 뛴다면 건강 체질을 의미
      한다. 上下移動이 있는데 脈이 大鐘 쪽으로 내려올수록 몸이 弱하다는
      의미(腎虛)이다. 따라서 刺針할 때는 반드시 太谿脈을 살피고 脈이 뛰
      지 않을 때, 或은 극도로 심한 浮脈, 數脈일 때는 절대 刺針하지 않도
      록 한다. "有此脈則生 無脈則死."

   ② 腎虛腰痛(腎俞 · 命門 · 志室 壓痛), 陽痿, 失精에 效果가 優秀하다.

   ③ 腎虛耳鳴. 老人들의 눈 · 귀 어둡고 잠이 안 오는 老衰현상에 必須穴이
      다 : '老人의 三里穴.'

   ④ 腎虛性 脚痛, 踵骨部 腫脹에 사용한다. 디스크性 脚痛, 下肢動脈硬化性
      脚痛.

   ⑤ 鼻衄不止에 응용한다.

2. 腎經之俞土穴로서 腎虛로 인한 脾胃之症을 治療한다 : 腎陽虛로 인한 五
   更泄(晨泄), 嘔吐 等에 사용한다.

3. 灸할 때는 動脈 直上에 한다 : 動脈處 바로 위에 행한다.

"熱痛 煩心 足寒淸 多汗. 先取然谷 後取太谿大指間動脈 皆先補之." "熱病
汗不出 默默嗜臥 溺黃 少腹熱 嗌中痛 腹脹內腫 㳂 心痛如錐鍼刺 太谿主
之." "痙 先取太谿 後取太倉之原主之." "一 足少陰瘧 令人嘔吐甚 多寒少
熱 慾閉戶牖而處 其病難已 取太谿." "瘧 欬逆 心悶不得臥 嘔甚 熱多寒少
欲閉戶牖而處 寒厥足熱 太谿主之." "腎脹者 腎俞主之 亦取太谿." "胞中
有大疝瘕積聚 與陰相引而痛 苦湧泄上下出 補尺澤太谿 手陽明寸口 皆補
之." "關心痛如錐刺其心 心痛甚者脾心痛也 取後谿太谿." "胸脇榰滿 不得
俯仰 瘄癃欬逆上氣 咽喉喝有聲 太谿主之." "厥氣上榰 太谿主之." "霍亂
泄出不自知 先取太谿 後取太倉之原." "消癉 善喘 氣走喉咽而不能言 手足
淸 溺黃 大便難 嗌中腫痛 唾血 口中熱 唾如膠 太谿主之."《甲乙經》

㳂(연) : 涎과 同字.

"太溪(一名呂細)…主久瘧咳逆 心痛如錐刺 心脈沈 手足寒至節 喘息9) 嘔
吐 痰實 口中如膠 善噎 寒疝 熱病汗不出 默默嗜臥 溺黃 消癉 大便難 咽
腫唾血 痃癖寒熱 咳嗽不嗜食 腹脇痛 瘦脊 傷寒手足厥冷. 東垣曰 成痿者
以導濕熱 引胃氣出行陽道 不令濕土克腎俞 其穴在太谿.《流注賦》云 牙齒
痛堪治."《大成》

1. "配崑崙, 申脈 治紅腫腿足草鞋風, 足腫難行."《玉龍歌》

2. "配足三里, 列缺, 太淵 治唾血振寒."《大成》

3. 配照海, 中渚 治久瘧, 咽腫.

4. 配關元, 白環俞 治小便黃.

5. 配委中, 大鍾 治腰脊痛, 大便難, 手足寒.

6. 配僕參, 內庭 治兩足痿麻.

7. "厥心痛 痛如以椎針刺其心, 心痛甚者 脾心痛也, 取然谷太谿. 發狂不已 取
   然谷."《靈樞·厥病》

8. "配然谷 治嗌內腫氣走咽喉而不能言."《千金方》

9. "配支溝, 然谷 治心痛如椎刺 甚者手足寒至節不息者死."《千金方》

10. "配少澤 治咽中乾, 口中熱唾如膠, 咽腫."《千金方》

11. "配次髎, 膀胱俞 治足清不仁."《千金方》

12. "配崑崙 治脚膝經年痛不休."《大成》

13. "配然谷, 尺澤, 行間, 建里, 大都, 太白, 中脘, 神門, 湧泉 治心痛有風寒,
    氣血虛, 食積熱."《大成》

14. "配三里, 陰陵泉, 曲泉, 脾俞, 三陰交 治痃癖, 小腹下痛."《大成》

15. "配魚際, 中極, 三陰交 治陰莖痛, 陰寒濕."《大成》

☞ 腎虛腰痛에 效果가 優秀하다 : 腎虛腰痛은 대부분 長期間에 걸친 痛症, 慢性
  腰痛 症狀을 보이며 腎俞·命門·志室 部位의 壓痛이 特徵이다.

1. ㉯ 腎正格(經渠 復溜補, 太白 太谿瀉).

---

9) 喘息 : 原作"喘息者死", 據《針灸聚英》刪去"者死"二字.

2. 太谿 · 崑崙透刺(治腰脊痛).　　cf. 少府 · 中渚透刺 : 治胸痺症.

3. 太谿, 腎俞(陰虛), 志室(陽虛).

4. ⑧ 下三皇.

---

⑧ 水相

[部位] 在跟筋前緣陷處, 當內踝骨尖之直後二寸處.

[鍼法] 針深三分至五分(或針沿跟筋前緣扎透過去).

[主治] 腎臟炎, 四肢浮腫, 腎虧而引起之腰痛, 脊椎骨痛, 婦科産後風, 白內障.

[解說 및 運用]　水相穴位置與腎經之太谿穴位置相符, 治療病症亦以腎經爲主. 若針刺時位置稍後 貼筋(Achillis腱)針刺 效果更佳.

本穴配中白治前額痛.

本穴配正宗正筋 治後頭痛.

本穴配腎關人皇 治視物雙影及飛紋症.

⑧ 水仙

[部位] 在水相穴直下二寸處.

[鍼法] 針深五分.

[主治] 同水相穴及腎虧之背痛.

[解說 및 運用]　水仙穴位於水相穴下二寸處. 常與水相倒馬並用 治療腎虧各病.

大鐘 KI4　　　　Daejong Dazhong [腎經之絡穴 別走足太陽膀胱經]

異名	太鐘.
出典	靈樞 經脈, 甲乙.
名義	鐘 注也, 聚也. 穴在足跟後衝(踵)中, 是少陰大絡別注之處, 亦是經脈之聚而分之處, 故名大鍾. 又曰 大鍾者 卽足跟之踵, 上身之陽氣鍾聚貫足踵中, 其足後跟大如覆盅.
部位	足內踝 後 太谿穴 後下 5分.
取穴	正坐垂足取之. 太谿穴에서 足底面까지 3寸의 骨度法으로, 太谿穴 KI3 下 5分에 있는 踵骨隆起 直上에 取한다.
筋肉	長拇趾屈筋滑液囊鞘(synovial sheath of flexor hallucis longus m.), 長趾屈

筋滑液囊鞘(synovial sheath of flexor digitorum longus m.).

神經　脛骨神經(tibial n.), 伏在神經의 內側脚皮枝(med. crural cutaneous brs. of saphenous n.).

血管　後脛骨動靜脈(post. tibial a. & v.), 小伏在靜脈(small saphenous v.).

穴性　調腎和血, 補益精神, 益腎平喘, 通調二便.

主治　腰脊痛, 嘔吐, 咽頭炎, 喉頭壓迫感, 嗄聲, 喉中鳴, 氣喘, 口中熱舌乾, 咳血, 喘息, 氣管支炎, 足踝痛, 下肢痺症, 足跟腫脹, 脊柱底硬直, 尿閉, 便秘, 腹滿, 嗜臥, 月經不調, 子宮痙攣, 神經衰弱, 癲病, 驚恐畏人, (心性)痴呆.

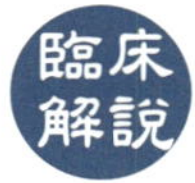

太谿의 補助穴로서 腎虛, 腎虧로 인한 諸 症狀에 應用한다.

1. 腎經之絡穴로서 通調二便作用이 優秀하여 尿閉, 小便淋澀, 大便秘澀에 사용된다.

2. 腎氣之有無의 診斷點으로 사용한다 : 腎虛 時 太谿脈이 大鍾穴까지 내려와 나타난다.

3. 腎虛로 인한 咽喉疾患(喘息, 喉頭壓迫感, 嗄聲)에 사용한다 : 陰虛火動으로 인한 咽喉疾患 時에는 大鐘, 水泉, 특히 照海 부근에 壓痛點이 많이 나타난다. 外感風寒으로 인한 咽喉疾患에는 少商을 瀉血한다.

4. 腎虛腰痛, 脊柱底硬直(因腎虛) : 配太谿, 腎正格, 圖 正筋, 正宗.

   "瘧多寒少熱 大鍾主之." "欬 喉中鳴 欬唾血 大鍾主之." "喘少氣不足以息 腹滿 大便難 時上走胸中鳴 脹滿 口舌中吸吸 善驚 咽中痛不可納食 善怒 恐不樂 大鍾主之." "腰脊相引如解 實則閉癃 凄凄腰脊痛 宛轉 目循循 嗜臥 口中熱 虛則腰痛 寒厥 煩心悶 大鍾主之." "大便難 大鍾主之."《甲乙經》

   "大鐘…主嘔吐 胸脹喘息 腹滿便難 腰脊痛 少氣 淋瀝洒淅 腹脊强 嗜臥 口中熱 多寒 欲閉戶而處 少氣不足 舌乾 咽中食饐不得下 善驚恐不樂 喉中鳴 咳唾氣逆 煩悶. 實則閉癃瀉之 虛則腰痛補之."《大成》

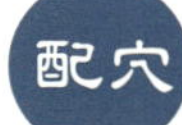

1. 配石關 治大便秘澁.
2. "配郄門 治凉恐畏人, 神氣不足."《千金方》
3. 配然谷, 心俞 治咳唾血.
4. "配通里 治倦言嗜臥."《百症賦》
5. 配委中, 崑崙, 行間 治足跟腫痛.

惊 : 슬플 량(양)

水泉 KI5　　　　　Sucheon Shuiquan [腎經之郄穴]

出典　甲乙.

名義　泉 水源也. 穴在太谿下一寸, 在足內踝下, 足少陰腎脈之郄, 爲腎之氣血所深集之處. 腎爲水藏, 主水. 穴似深處之水源, 又謂是水所出, 故名水泉.

部位　太谿穴 下 1寸, 內踝 下.

取穴　正坐垂足取之. 太谿穴에서 足底面까지를 3寸의 骨度法으로 하여 太谿穴 KI3 下 1寸處로 太谿穴 KI3 直下와 照海穴 KI6 直後로 交叉되는 交點에 取한다.

筋肉　屈筋支帶(破裂靭帶)(flexor retinaculum: lacinate ligament), 長拇趾屈筋滑液囊鞘(synovial sheath of flexor hallucis longus m.).

神經　脛骨神經(tibial n.), 伏在神經의 內側脚皮枝(med. crural cutaneous brs. of saphenous n.).

血管　後脛骨動靜脈(post. tibial a. & v.), 小伏在靜脈(small saphenous v.).

穴性　通調經, 疏泄下焦, 益腎淸熱, 活血通經.

主治　目䀮䀮不能遠視(近視), 月經不調, 月水不來, 經閉, 痛經, 陰挺, 排尿不利, 頻排尿, 踵痛, 足跟痛, 目昏花, 小腹痛, 悶痛.

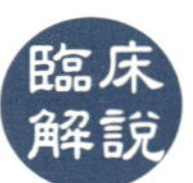

1. 腎經之郄穴로서 주로 婦人病에 效果가 있다.
　① 月經不調, 月經不來, 無月經, 痛經에 사용한다.

② 子宮痙攣, 子宮出血, 膀胱痙攣 等 急性症에 사용한다.

2. 腎臟炎의 名穴(灸)로서, 특히 腎臟異常으로 인한 全身浮腫의 名穴이다.
消化器異常일 때는 面浮腫이 심하고 心臟異常에는 下肢浮腫이 심하다.

3. 小兒 慢性·難治病의 要穴이다 : 小兒가 久病으로 극도로 쇠약해졌을 때
施灸하면 回生에 效果가 있다.

4. 아킬레스腱炎, 足跟痛에 사용한다(配僕參) : 水泉壓痛은 僕參보다 몇 배
强하게 나타난다.

> "月水不來而多閉[10] 心下痛 目䀮䀮不可遠視 水泉主之."《甲乙經》

> "水泉…主目䀮䀮不能遠視 女子月事不來 來卽心下多悶痛 陰挺出 小便淋
> 瀝 腹中痛."《大成》

1. 配照海 治不字陰暴出, 淋漏, 月水不來而多悶, 心下痛.《千金方》
2. 配天樞 治月潮違限.《百症賦》
3. 配曲池, 支溝, 關元, 足三里, 三陰交 治經閉.

照海 KI6　　　　　　　　　　Johae Zhaohai [八脈交會穴 通于陰蹻脈]

異名　陰蹻, 漏陰.

出典　甲乙.

名義　照海者, 照是明照也, 海者白川水之所歸也, 因水泉爲腎陰, 然谷爲腎陽, 水火
相照而明化 蹻脈與腎共命門, 水火相照于血海, 氣海等, 故名照海.

部位　足內踝 下 4分, 前後有筋 上有踝骨 下有軟骨 其穴居中.

取穴　正坐 足底對合取之. 足內踝 下 4分處(或 內踝 下 1寸處《甲乙經》)에 取한다.

筋肉　屈筋支帶(破裂靭帶)(flexor retinaculum: lacinate ligament), 後脛骨筋滑液

---

10)《外臺》卷三十九作 "月經不來, 來而多."

囊(synovial sheath of tibialis posterior m.).

神經	脛骨神經(tibial n.), 伏在神經의 內側脚皮枝(med. crural cutaneous brs. of saphenous n.).
血管	後脛骨動靜脈(post. tibial a. & v.), 大伏在靜脈(great saphenous v.).
穴性	通經和營, 泄火疏氣, 淸神志, 利咽喉, 通調二陰.
主治	咽乾, 咽喉腫痛, 扁桃腺炎, 噤口喉風, 喉中閉塞, 梅核氣, 無聲症, 目赤腫痛, 月經不調, 子宮脫垂, 帶下, 痛經, 足踝關節痛, 足腫, 下肢痛, 半身不遂, 脚氣, 高血壓, 神經衰弱, 驚恐不寧, 不安, 不眠, 癲癎, 陰痒, 便秘, 四肢懈怠.

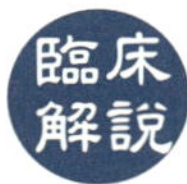

1. 八脈交會穴之一(通于陰蹻脈)로서 腎虛로 인한 諸症에 多用한다.
   ① 陰陽(衛氣循行)不調和로 일어나는 不安, 不眠에 必須穴이다 : 人不寐者 瀉申脈 補照海, 人多寐者 補申脈 瀉照海(申脈照海者 陰陽出入之門戶也).
   ② 陰虛火動으로 인한 咽喉·胸膈 疾患(照海·水泉 部位 壓痛 甚), 發熱, 梅核氣에 有效하다 : ④ 扁桃七點之一로서 咽喉腫痛, 扁桃腺炎, 喉中閉塞, 咽喉炎에 사용한다.
   ③ 腎臟炎(浮腫), 半身不遂, 足心熱, 足冷感, 便秘 等에도 應用된다.

2. 水火失調로 인한 婦人科疾患에 多用한다.
   ① 특히 生理不順, 小腹痛에 사용한다.
   ② 水升火降失調에 의한 婦人들의 心火病(癔病), 臟燥症에 사용한다.
   ③ 子宮脫垂, 子宮內膜炎, 子宮位置異常 等에도 사용한다.

3. 患部 周圍穴로 足關節炎症 등에 사용한다.

"目痛引眥 少腹偏痛 背(一作脊)傴瘻瘲 視昏嗜臥 照海主之. 瀉左陰蹻 取足左右少陰前, 先刺陰蹻 後刺少陰氣在橫骨上." "痓 取之陰蹻及三毛上 及血絡出血." "驚 善悲不樂如墮墜 汗不出 面塵黑病 飲不欲食 照海主之." "卒疝 小腹痛 照海主之." "痹會陰及太淵消濼照海主之." "偏枯不能行 大風默默不知所痛 視如見星 溺黃 小腹熱 咽乾 照海主之. 瀉在陰蹻 右少陰俞. 先刺陰蹻後刺少陰在橫骨中." "癲狂互引僵仆申脈主之, 先取陰蹻後取京骨, 頭上五行目反上視若赤痛從內眥始腹下半寸各三痏左取右右取左." "目中赤痛 從內眥始 取之陰蹻." "女子不下月水 照海主之." "婦人陰挺出 四肢淫濼 身悶 照海主之."《甲乙經》

"照海…主咽乾 心悲不樂 四肢懈惰 久瘧 卒疝 嘔吐嗜臥 大風默默不知所痛 視如見星 小腹痛 婦人經逆 四肢淫濼 陰暴跳起或癢 瀝淸汁 小腹偏痛淋 陰挺出 月水不調."《大成》

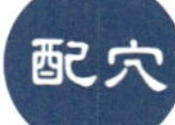

1. 配水泉, 曲泉 治婦人陰挺出.
2. 配外關 治胎衣不下.
3. 配金門, 內關 治胞衣不下.
4. "陰蹻陽維而下胎衣."《標幽賦》
5. 配內關, 支溝 治腹痛, 腹中塊, 大便秘塞.
6. "配太白, 章門 治大便閉塞."《大成》
7. "照海支溝 通大便之秘."《玉龍賦》
8. "配京門 治溺黃, 水道不通."《千金方》
9. "取內關於照海 醫腹疾之塊."《玉龍賦》
10. "陰蹻陰維任衝脈 去心腹脇肋在裏之疑."《標幽賦》
11. "配陰交, 曲泉, 氣海, 關元 治七疝小腹痛."《席弘賦》
12. 配申脈, 陽陵泉, 陰陵泉 治脚氣.
13. "陰陽兩蹻和三里 諸穴一般治脚氣."《靈光賦》
14. "配申脈(灸) 治足踝以下病."《大成》
15. "咽喉最急先百會 太衝照海及陰交."《席弘賦》
16. "配復溜, 太衝, 中封 治嗌乾."《千金方》
17. "配前谷, 中封 治咽偏腫."《千金方》
18. 配列缺 治肺·咽喉·胸·膈等部疾病.
19. 配內關, 巨闕, 心俞, 足三里 治癲癇, 癔病.
20. "配鳩尾, 心俞 治馬癇."《大成》
21. "配水泉 治不字陰暴出, 淋漏, 月水不來而多悶, 心下痛."《千金方》

22. "配關元, 委中, 太谿 治少腹熱而偏痛."《千金方》

23. "配巨闕, 上管, 石門 治腹中滿暴痛汗出."《千金方》

⑧ 水晶

[部位] 當內踝尖之直下二寸.

[鍼法] 貼骨針五分至一寸.

[主治] 子宮炎, 子宮脹, 子宮瘤, 小腹氣腫脹悶.

[解說 및 運用] 本穴在內踝尖直下二寸, 貼骨針 治婦科子宮病及婦科小腹脹療效甚好.

復溜 KI7   Buryu Fuliu [經金穴, 自經補穴]

異名	昌陽, 外名, 外命, 外俞, 伏溜, 伏俞, 伏臼, 伏白.
出典	靈樞 本輸, 聖濟.
名義	復溜, '復' 是返還的意思. 本穴位居照海之次, 是足少陰所行之經穴. 足少陰之脈至照海而歸聚爲海, 并注輸注發爲陰蹻脈, 至本穴復返還而溜行, 故名復溜.
部位	足內踝 上 2寸 筋骨陷中, 前傍骨是復溜 後傍筋是交信.
取穴	正坐垂足取之. 太谿穴 KI3 直上 2寸, 交信穴 KI8 後 5分處에 取한다.
筋肉	長拇趾屈筋(flexor hallucis longus m.), 踵骨筋腱(tendo calcaneus; Achilles tendon).
神經	脛骨神經(tibial n.), 伏在神經의 內側脚皮枝(med. crural cutaneous brs of saphenous n.).
血管	後脛骨動靜脈(post. tibial a. & v.), 小伏在靜脈(small saphenous v.).
穴性	疏調玄府, 利導膀胱, 祛濕消滯, 滋腎潤燥.
主治	腰脊內引痛, 腎炎, 尿道炎, 尿閉, 淋病, 白帶下, 睾丸炎, 腹脹水腫, 脚痛, 不能起坐, 腰脊閃挫疼痛, 步行背痛, 足寒, 足麻痺, 子宮出血, 小兒痲痺後遺症, 足痿, 消渴, 水病, 汗出不止, 盜汗, 噎膈, 便秘, 虛勞, 鼻衄.

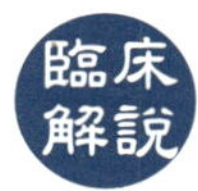

1. 腎經之經金穴로서 滋腎潤燥祛濕 作用이 優秀하여 一切의 水濕之症에 사용한다.

  ① 盜汗, 陰汗, 囊濕症을 포함한 모든 汗症의 治療에 사용한다 : 合谷補 復溜瀉 止汗, 復溜補 合谷瀉 發汗.

  ②(心風·風逆)四肢腫, 腹脹·腹鳴 等 모든 水腫症에 有效하다.

2. 自經補穴(金生水)로서 腎陰不足으로 인한 陰虛火動之熱症에 사용한다.

  ① 身重, 精力減退에서 오는 目眩, 耳鳴, 食慾不振 等의 症狀에 有效하다.

  ② 高血壓, 腦溢血, 中風 半身不遂에 사용한다.

  ③ 善忘 等 精神減退之症에 사용한다.

3. (機能性)子宮出血의 名穴(復溜, 交信)이다.

> "虐 熱少間寒 不能自溫 膧脹切痛引心 復溜主之." "血痔泄(千金下有利字) 後重 腹痛如癃狀 狂仆必有所扶持及大氣涎出 鼻孔中痛 腹中常鳴 骨寒熱 無所安 汗出不休 復溜主之."
> "嗌乾 腹瘻痛 坐臥目䀮䀮 善怒多言 復溜主之." "腰痛引脊內廉 復溜主之." "風逆四肢腫 復溜主之." "乳癰 太衝及復溜主之."《甲乙經》
>
> "復溜(一名昌陽 一名伏白)…主腸澼 腰脊內引痛 不得俯仰起坐 目視䀮䀮 善怒多言 舌乾 胃熱 蟲動涎出 足痿不收履 胕寒不自溫 腹中雷鳴 腹脹如鼓 四肢腫 五腫水病(靑·赤 黃·白·黑 靑取井 赤取滎 黃取俞 白取經 黑取合) 血痔 泄後重 五淋 血淋 小便如散火 骨寒熱 盜汗 汗注不止 齒齲 脈微細不見 或時無脈."《大成》

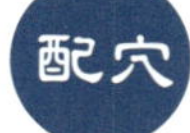

1. "配神闕 治腫水氣脹滿."《大成》
2. "配申脈, 厲兌 治足胕寒."《大成》
3. 配太衝, 會陽 治便血.
4. 配勞宮 治善怒.
5. "配水分 治水腫."《雜病八法歌》

6. 配合谷 治汗出不止, 手足麻痺.

7. 配腎俞, 水分, 氣海, 足三里, 三陰交, 治腹水, 下肢浮腫.

8. “配照海, 太衝, 中封 治嗌乾.”《千金方》

9. “配腎俞, 大陵, 雲門 治心痛如懸.”《千金方》

10. “配中封, 腎俞, 承筋, 陰包, 承山, 大敦 治小腹痛.”《千金方》

11. “配豊隆, 大都 治風逆四肢腫.”《千金方》

12. “配公孫, 中封, 太白, 水分 治鼓脹.”《大成》

13. “配商丘 治痔血, 泄後重.”《千金方》

14. “配衝陽, 三里, 僕參, 飛揚, 完骨 治足痿失履不收.”《千金方》

---

⑧ 光明

[部位] 內踝尖直後一寸之上二寸處.

[鍼法] 針深五分至一寸.

[主治] 眼皮神經麻痺, 睜開無力(肌無力), 散光及內障.

[解說 및 運用] 此穴卽腎經至復溜, 除治療散光及內障外, 治療多種眼病如飛蚊症, 靑光眼等亦有特效, 常配腎關 人皇等穴應用.

本穴配腎關, 人皇治飛蚊症, 視一如二症(雙影)具有特效.

交信 KI₈　　　　　　　　Gyosin Jiaoxin [陰蹻脈¹¹⁾]之郄穴

異名　內筋.

出典　甲乙.

名義　交信, 信之爲言伸也, 少陰前太陰後交伸而上行也, 交者 三陰之交也.

部位　足內踝上 2寸, 少陰前 太陰後廉筋骨間.

取穴　正坐垂足取之. 復溜穴 KI₇ 前 5分, 三陰交穴 SP₆ 下 1寸處에 取한다. 太谿穴 KI₃ 直上 2寸에서 腓骨側에 復溜穴을 定하고 復溜穴 KI₇ 前方 5分의 脛骨側 長趾屈筋(Flexor digitorum longus m.)과 脛骨 間에 交信穴을 取한다.

---

11) 陰蹻脈 : 奇經八脈의 하나. 內踝下(照海穴)에서 시작하여 交信穴, 大腿內側을 지나고 前陰, 腹部, 缺盆穴을 거쳐 咽喉에서 衝脈과 通하고, 上行하여 睛明穴에서 陽蹻脈과 會合한다. 陰蹻脈에 病이 생기면 屈伸運動障碍, 多眠, 眼瞼運動障碍, 下腹痛, 疝症, 帶下, 癲癇 등이 나타난다.

筋肉　　長趾屈筋(flexor digitorum longus m.).

神經　　脛骨神經(tibial n.), 伏在神經의 內側脚皮枝(med. crural cutaneous brs. of saphenous n.).

血管　　後脛骨動靜脈(post. tibial a. & v.), 小伏在靜脈(small saphenous v.).

穴性　　調經止痛, 通調二陰, 益腎利水, 強腰膝.

主治　　氣淋, 五淋, 睾丸腫痛, 睾丸炎, 脊髓炎, 胸膜炎, 陰疝急, 陰汗, 月經不順, 帶下, 崩漏, 陰挺, 尿閉症, 經閉, 泄瀉, 大便難(便秘), 下肢內側痛, 下肢虛弱, 脚痛.

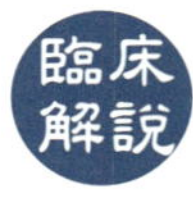

1. 陰蹻脈之郄穴로 止血止痛作用이 優秀하며, 특히 婦人의 下腹部疾患에 效果가 있다.

　　① 復溜와 함께 子宮出血(漏血不止), 子宮脫垂의 要穴이다.

　　② 子宮癌의 末期에 오는 痛症에 鎭痛作用이 優秀하다.

　　③ 月經不調, 下肢虛弱, 經閉, 帶下, 陰疸(因婦人流産, 多産)에 사용한다.

　　④ 泌尿生殖器疾患에서 實證(急症)을 隨伴하는 痛症에 사용한다 : 氣淋(神經性膀胱炎)에 效果的이다.

　　☞ 跗陽과 마찬가지로 대님 맬 때 압박을 가하는 장소. 먼 길을 갈 때 이곳을 동여매고 걸으면 다리의 피로감이 훨씬 덜하다.

2. 復溜와 함께 下腹部 臟腑異常으로 발에 異常이 온 경우에 사용한다.

　　☞ ─ 大腿神經을 따라 다리 內側으로 오는 痛症 : 대개 小腹 疾患이 원인이다.

　　　　└ 허리로부터 膽經을 따라 足跟까지 미치는 痛症(坐骨神經痛, 足跟腫痛) : 대개 陰虛, 腎虛가 원인이다.

"氣癃癩疝 陰急 股樞腨內廉痛 交信主之."《甲乙經》

"交信…主氣淋 䝉産 陰急 陰汗 瀉痢赤白 氣熱癃 股樞內痛 大小便難 淋 女子漏血不止 陰挺出 月水不來 小腹偏痛 四肢淫濼 盜汗出."《大成》

　　　　　　　　　　　　　　　　　　　　䝉(퇴) : 음부의 병, 대하증.

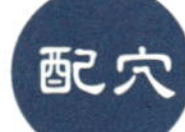

1. "女子少氣漏血 不無交信合陽." 《百症賦》

2. 配合谷 治崩漏.

3. 配腎俞, 氣海, 關元, 三陰交 治經閉, 月經不調.

4. "配環跳, 束骨, 陰交, 陰舍 治髀樞中痛不可擧." 《千金方》

築賓 KI9　　　　　　　　Chukbin Zhubin [陰維脈[12]之郄穴, 起始穴]

異名	腿肚, 腨腸.
出典	甲乙.
名義	築賓者, 築是足內踝之上七寸着地之十也, 同身寸之一尺也. 賓者因陽蹻脈主陰經, 陰維脈主陰絡, 共護陰之經絡, 同在足少陰共事而異行, 與內關經臟相交, 絡脈相通, 故名築賓.
部位	足內踝上 5寸, 腨分中.
取穴	正坐垂足取之. 太谿穴 KI3 上 5寸, 膝窩橫紋內端(陰谷穴 KI10)에서 足內踝 (太谿穴 KI3)까지를 1尺3寸의 骨度法에 의하여 足內踝 上 5寸으로 腓腹筋 (Gastrocnemius m.)과 鮃筋(Soleus m.)의 中間에 取한다.　鮃(평): 넙치, 가자미.
筋肉	腓腹筋腱(tendon of gastrocnemius m.), 가자미筋(魚平筋)(soleus m.).
神經	脛骨神經(tibial n.), 伏在神經의 內側脚皮枝(med. crural cutaneous brs. of saphenous n.).
血管	後脛骨動靜脈(post. tibial a. & v.), 小伏在靜脈(small saphenous v.).
鍼法	直刺 3~8分, 斜刺 1~2寸.
灸法	肉灸 3~7壯, 溫灸 5~20分.
穴性	化痰安神, 淸神志, 益腎利下焦, 理氣止痛.

---

12) 陰維脈 : 奇經八脈의 하나. 內踝上(築賓穴)에서 시작하여, 大腿內側을 지나 府舍穴 SP13 에서 足太陰·足厥陰經과 會合하고, 大橫穴 SP15 , 腹哀穴 SP16 을 거쳐 期門穴 LR14 에서 足太陰·足厥陰經과 다시 會合하고, 乳房을 거쳐 任脈의 天突穴, 廉泉穴에 이른다. 陰維脈에 病이 생기면 苦心痛, 悵然失志(精神病) 等의 症狀 나타난다.

主治 睾丸炎, 疝痛, 小兒胎疝, 足腨內痛, 腓腹筋痙攣, 脚痛, 下肢痙攣, 吐舌, 嘔吐
涎沫, 癲狂, 精神分裂症, 精神障碍, 腎炎, 膀胱炎, 女子性器內炎症, 藥物中毒,
解毒.

1. 一切 解毒(下毒)의 名穴이다 : 利下焦作用이 優秀하여 해독에 효과가 있다.
   ① 두드러기(癮疹)의 名穴이다 : 藥疹, 食中毒에 효과(강자극, 灸, 瀉血)
      가 있다. 配肩髃, 曲池(灸), 少府, ⑧ 分枝上·下.
   ② 蟲毒, 梅毒, 痢疾, 狂犬病의 必須穴이다.
   ③ 小兒의 胎毒과 모든 病毒에 效果를 나타낸다.

2. 陰維脈之郄穴로서 生殖器關聯 下腹 諸症 및 精神疾患에 사용한다.
   ① 睾丸炎, 疝痛, 腎炎, 膀胱炎, 子宮內炎症 等에 사용한다.
   ② 精神分裂症, 苦心痛에 사용한다.

3. 운동으로 筋肉이 굳어 딱딱한 힘줄이 발생하거나, 또는 轉筋 時에 사용한
   다(患部 周圍穴).

   "狂癲疾 陽谷及築賓 通谷主之." "大疝絕子 築賓主之."《甲乙經》

   "築賓…主癲疝 小兒胎疝 痛不得乳 癲疾狂易 妄言怒罵 吐舌 嘔吐涎沫 足
   腨痛."《大成》

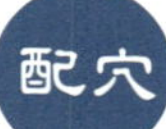

1. "配少海 治嘔吐涎沫."《資生經》
2. 配環跳, 風市, 委中, 足三里, 崑崙 治腿軟無力.
3. 配中極, 歸來, 飛揚, 復溜 治尿路感染.
4. 配腎俞, 復溜, 三陰交 治腎炎.
5. "配巨闕 治狂易, 妄言, 怒罵."《千金方》

出典	靈樞 本輸, 甲乙.
名義	陰谷, 陰指內側, 谷 山窪無水之地 又肌肉之結合處 卽古之所謂 '肉之大會, 亦 稱爲谷, 又風名. 穴當膝關節內側 形如山谷之凹陷處, 爲治療下肢風病所當取.
部位	膝下內輔骨後 大筋下 小筋上.
取穴	正坐屈膝取之. 膝膕橫紋內端의 曲泉穴 **LR₈** 後方으로 半腱樣筋腱(Semi-tendinous m.)과 半膜樣筋腱(Semimembranous m.) 間에 取한다. [膝窩內側] 陰谷 ↔ 委中(膝中) ↔ 委陽 [膝窩外側]
筋肉	半膜樣筋(semimembranous m.), 半腱樣筋(semitendinous m.).
神經	伏在神經(saphenous n.), 內側腓腹皮神經(脛骨神經)(med. sural cutaneous n. of tibial n.).
血管	大伏在靜脈(great saphenous v.), 內側腓腹動靜脈(med. sural a. & v.), 內側上膝狀動脈(膝窩動脈)(med. sup. genicular a. of popliteal a.), 下行膝狀動脈(descending genicular a.).
穴性	祛濕通溲, 益腎興陽, 調理前陰, 利導下焦
主治	膝關節炎, 股關節痛, 膝不能屈伸, 尿道炎, 陰道炎, 陰中痛, 陰萎, 陽萎, 月經不調, 崩漏, 帶下, 痔核, 小便難, 腹脹滿, 臍腹痛, 癲狂.
參考	腎經絡은 大腿部에 經穴이 위치하지 않는다.

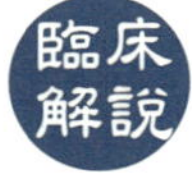

1. 男女 下焦(生殖器) 諸 疾患에 사용한다 : ㉺ 肝正格(陰谷 曲泉補, 經渠 中封瀉).

　① 陰痿, 陽痿, 消渴, 小便數에 사용한다.

　② 子宮出血, 陰道炎, 溺難, 小腹急引(生理痛), 前立腺肥大症에 사용한다.

　③ 陰部瘙痒(因濕熱下注)에 사용한다 : 陰谷 曲泉補, 龍膽瀉肝湯.

2. 諸般 筋骨格系疾患 및 慢性疲勞에 응용한다(配曲泉) : ㉺ 肝正格[13].

---

13) 肝正格 : 陰谷曲泉補 經渠中封瀉.

① 膝痛, 膝關節周圍炎, 股關節炎, 류머티즘, 膝股內廉痛 等의 退行性關
節炎에 效果가 뛰어나다.
② 慢性疲勞, 精力減退, 下肢無力, 腎機能低下 等에 應用한다.

3. 癲狂之症에 사용한다.

"男子如蠱 女子如阻 寒熱少腹偏腫 陰谷主之." "狂癲 陰谷主之." "脊內廉痛 溺
難 陰痿不用 少腹急引陰 及脚內廉 陰谷主之." "婦人漏血 腹脹滿 不得息 小便
黃 陰谷主之(千金云 漏血 小腹脹滿如阻 體寒熱 腹偏腫 刺陰谷)."《甲乙經》

"陰谷…主膝痛如錐 不得屈伸 舌縱涎下 煩逆 溺難 小便急引陰痛 陰痿 股內廉
痛 婦人漏下不止 腹脹滿不得息 小便黃 男子如蠱 女子如娠."《大成》

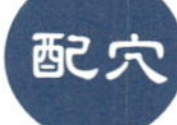

1. 配腎俞, 關元, 陰陵泉, 三陰交 治小便不通, 陽萎.
2. "配陰陵泉 治小便不通."《大成》
3. "配關元, 氣海, 三陰交, 陰陵泉 治小便淋瀝."《大成》
4. "配然谷, 復溜 治痰涎."《大成》
5. "配陰交, 然谷, 中封, 大敦 治陰萎丸騫."《大成》
6. "配太谿, 腎俞, 氣海, 膀胱俞, 關元 治小便黃赤."《大成》
7. "配足三里 治中邪吐瀉."《百症賦》
8. "腹脹浮沈瀉水分 喘粗三里亦須針 更從膝下尋陰谷 小便淋漓腫自平."《天
元太乙歌》
9. "配廉泉, 然谷 治舌下腫難言, 舌縱涎出."《千金方》
10. "配膈俞 治腹脹, 胃管暴痛及腹積聚, 肌肉痛."《千金方》
11. "配筋縮, 曲骨, 行間 治驚癇, 狂走, 癲疾."《千金方》

橫骨 KI11　　Hoenggol Henggu [足少陰腎經與衝脈之會穴]

異名　下極, 居骨, 髓空, 曲骨.

出典　甲乙.

| 名義 | 穴在大赫下一寸 肓兪下五寸 因穴在陰上橫骨中, 故名橫骨. 又曰 橫骨者 橫 於陰上之骨 橫上爲小腹 下卽交骨, 故名橫骨. ☞ **橫骨은 恥骨의 韓醫學的 用 語이다.** |

名義 穴在大赫下一寸 肓兪下五寸 因穴在陰上橫骨中, 故名橫骨. 又曰 橫骨者 橫於陰上之骨 橫上爲小腹 下卽交骨, 故名橫骨. ☞ **橫骨은 恥骨의 韓醫學的 用語이다.**

部位 大赫下 1寸, 陰上橫骨中, 宛曲如仰月中央, 去腹中行 各 1寸(或 5分).

取穴 仰臥屈膝取之. 曲骨穴 **CV2** 兩傍 5分處에 取한다.

曲骨 **CV2** ←5分→ 橫骨 **KI11** ←1.5寸→ 氣衝 **ST30** ←5分→ 急脈 **LR12** ←1.5寸→ 衝門 **SP12**

筋肉 腹直筋鞘(sheath of rectus abdominis m.), 錐體筋(pyramidalis m.), 睾丸擧筋(cremaster m.), 內腹斜筋의 腱膜(aponeurosis of int. abdominal oblique m.), 外腹斜筋의 腱膜(aponeurosis of external abdominal oblique m.), 腹直筋(rectus abdominis m.).

神經 腸骨下腹神經(iliohypogastric n.) [T12] [L1], 腸骨腹神經의 前皮枝(ant. cutaneous br. of iliohypogastric n) [T12] [L1], 腸骨鼠蹊神經(ilioinguinal n.) [L1].

血管 淺腹壁動靜脈(superficial epigastric a. & v.), 下腹壁動靜脈(inferior epigastric a. & v.), 外陰部動靜脈(external pudendal a. & v.), 大腿靜脈枝(femoral vein brs.).

鍼法 直刺 5~8分, 斜刺 5分~1寸. 禁鍼穴《入門》.

穴性 調理下焦, 理氣降逆.

主治 陰部痛, 疝氣, 遺精, 陽萎, 陰萎, 尿道炎, 睾丸炎, 遺尿, 五淋, 小便難, 腹脹, 小腹痛, 骨盤炎, 脚弱下腫.

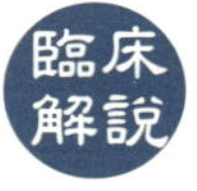

1. 足少陰腎經의 腹部經穴[橫骨穴 **KI11** ~幽門穴 **KI21** 은 衝脈과 一致(衝脈交會穴)하며, 共通的으로 腎虛로 인한 目赤痛을 主治한다.《鍼灸大成》

2. 泌尿生殖器疾患에 有效하다.

　① 非임균성 尿道異常, 膀胱筋肉痙攣, 初期 子宮癌(灸)에 많이 응용한다.

　② 疝症에 사용 : 生殖器 部位가 위로 당기거나 아래로 빠지는 듯 아픈

경우에 사용한다.

③ 膀胱炎, 尿道炎, 前立線肥大症에 사용: "少腹痛 溺難 陰下縱橫骨主
之."《甲乙經》

"少腹痛[14] 溺難 陰下縱 橫骨主之."《甲乙經》

"脫肛歷年不愈 灸橫骨百壯."《千金方》

"橫骨…主五淋 小便不通 陰器下縱引痛 小腹滿 目赤痛從內眥始 五臟虛竭
失精."《大成》

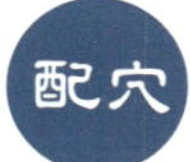

1. "配肓俞 治五淋之久積."《百症賦》
2. "配大都 治氣滯, 腰疼不能立."《席弘賦》
3. 配腎俞, 氣海, 關元, 三陰交 治月經不調, 經閉.
4. "配大巨, 期門 治小腹滿, 小便難, 陰下縱."《大成》

大赫 KI12   Daehyeok Dahe [足少陰腎經與衝脈之會穴]

異名	陰維, 陰關.
出典	甲乙.
名義	赫 盛也. 大赫 在氣穴下一寸 衝脈少陰之會, 言其穴陰氣之盛大 精氣之阜聚, 故名大赫《經穴釋義匯解》. 赫 有顯的含意, 穴屬腎經 內臨子宮, 考婦人妊娠後 此處突起顯而易見, 因名大赫.《腧穴命名源解》
部位	氣穴 下 1寸, 去腹中行 各 1寸(或 5分).
取穴	仰臥屈膝取之. 中極穴 CV1 兩傍 5分處에 取한다.
	中極 CV3 ←5分→ 大赫 KI12 ←1.5寸→ 歸來 ST29
筋肉	腹直筋鞘(sheath of rectus abdominis m.), 腹直筋(rectus abdominis m.).
神經	腸骨下腹神經(iliohypogastric n.)(T12, L1).

---

14) "痛"《千金》卷三十, 《外臺》卷三十九 均作 "滿".

<table>
<tr><td>**血管**</td><td>下腹壁動靜脈(inferior epigastric a. & v.), 上腹壁動靜脈(superficial epigastric a. & v.).</td></tr>
<tr><td>**穴性**</td><td>調理下焦, 補腎固精, 調經種子.</td></tr>
<tr><td>**主治**</td><td>虛勞失精, 陰萎, 陽萎, 赤白帶下, 莖中痛, 膀胱炎, 子宮炎, 睾丸炎, 目赤痛, 眼球痛, 小腹急脹.</td></tr>
</table>

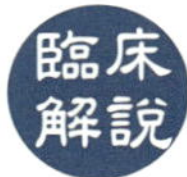

內爲子宮·膀胱으로서 虛勞, 腎虛로 인한 諸般 泌尿生殖器疾患에 多用한다 : 腎經의 腹部 諸穴은 모두 衝脈과 會合하여 上行하며 姙娠과 관련이 있다.

1. 不姙症의 名穴(灸)이다 : 女子의 不感症, 月經痛, 子宮筋腫 等에도 有效하다.
2. 膀胱炎의 名穴(鍼灸)이다 : 극도로 심한 下腹部 痛症, 子宮癌, 심한 膀胱炎일 때 關元을 中心으로 施灸한다.
3. 男子精溢, 虛勞失精, 女子赤淫에 사용한다.
4. 目赤痛從內眥始에 有效하다.

> "男子精溢 陰上縮 大赫主之." "女子赤淫 大赫主之."《甲乙經》

> "大赫(一名陰維 一名陰關)…主虛勞失精 男子陰器結縮 莖中痛 目赤痛從內眥始 婦人赤帶."《大成》

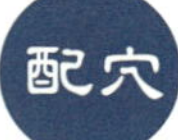

1. 配中封 治虛勞失精.
2. "配然谷 治精溢, 陰上縮, 陰萎."《千金方》
3. 配腎俞, 關元, 三陰交, 行間 治陰莖短縮疼痛, 小腹脹滿.

氣穴 KI₁₃　　　　　　　Gihyeol Qixue [足少陰腎經與衝脈之會穴]

<table>
<tr><td>**異名**</td><td>胞門, 子戶(左名氣穴 右名子戶).</td></tr>
<tr><td>**出典**</td><td>甲乙.</td></tr>
</table>

| 名義 | 氣穴子, 百脈之精華潮於陰而化氣結精之穴, 故名氣穴. 又名胞門者, 婦人胎衣謂之胞, 出胞入精之門. 又膀胱下口爲關元, 尿胞所出之門. 又名子戶者, 男子欲火化氣, 入陰卵而造精, 女子生子結胞之戶, 故又名子戶《古法新解會元針灸學》. 穴在四滿下一寸, 正當膀胱下口, 爲水氣所出. 又穴爲腎脈之俞穴, "腎主納氣", 是爲納氣之穴, 亦謂腎氣歸聚之穴, 故名氣穴《經穴釋義匯解》. |

部位 四滿下 1寸, 去腹中行 各 1寸(或 5分).

取穴 仰臥屈膝取之. 關元穴 **CV₄** 兩傍 5分處에 取한다.

關元 **CV₄** ←5分→ 氣穴 **KI₁₃** ←1.5寸→ 水道 **ST₂₈**

筋肉 腹直筋鞘(sheath of rectus abdominis m.), 腹直筋(rectus abdominis m.).

神經 腸骨下腹神經(iliohypogastric n.).

血管 下腹壁動·靜脈(inf. epigastric a. & v.), 淺腹壁動·靜脈(superficial epigastric a. & v.).

穴性 補腎調經, 調理下焦, 理氣降逆, 暖胞宮.

主治 奔豚, 月經不調, 帶下, 五淋, 膀胱炎, 不姙症, 便秘, 泄利不止, 下腹痛, 腰脊痛, 目赤痛, 腸絞痛.

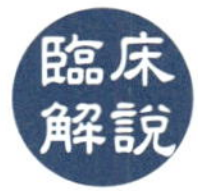

1. 下焦虛寒으로 인한 婦人科, 泌尿生殖器疾患에 效果가 優秀하다 : 子宮 部位에 熱을 전달하기에 효과적인 穴位이다(灸法).
   ① 奔豚上引腰脊痛(腎炎, 腰背痙攣)에 사용한다.
   ② 女子의 不姙症, 月經不順 等 主로 血病에 사용한다.

2. 關元穴의 補助穴로서 諸般 氣病을 다스린다 : 元氣의 盛衰變化에 의한 病症 治療에 사용한다. 灸에 의한 養生穴 : 關元, 膏肓, 中脘, 足三里.

"月水不通 奔豚泄氣 上下引腰脊痛 氣穴主之."《甲乙經》

"氣穴(一名胞門 一名子戶)…主賁豚 氣上下引腰脊痛 泄利不止 目赤痛內眥始 婦人月事不調."《大成》

1. 配中極, 三陰交 治婦人不孕.
2. 配腎俞, 氣海, 三陰交, 商丘 治婦女月經不調, 不孕症.

四滿 KI14　　　　　　　　　Saman Siman [足少陰腎經與衝脈之會穴]

異名	髓府, 髓中.
出典	甲乙.
名義	四滿者 四肢百骸之精花, 皆朝于丹田化神, 余精化髓入骨, 會通八脈 精氣血質 常充滿于此, 故名四滿.
部位	中注下 1寸, 去腹中行 各 1寸(或 5分).
取穴	仰臥屈膝取之. 石門穴 CV5 兩傍 5分處에 取한다.

石門 CV5 ←5分→ 四滿 KI14 ←1.5寸→ 大巨 ST27

筋肉	腹直筋鞘(sheath of rectus abdominis m.), 腹直筋(rectus abdominis m.).
神經	肋間神經(intercostal n.; thoracoabdominal intercostal n.), 腸骨下腹神經 (iliohypogastric n.).
血管	下腹壁動靜脈(inf. epigastric a. & v.), 淺腹壁動靜脈(superficial epigastric a. & v.).
穴性	消脹滿, 調經利水, 理氣導疝.
主治	積聚, 疝瘕, 崩漏, 月經不調, 月經痛, 白濁, 帶下, 子宮出血, 不姙症, 産後腹痛 (産後惡露不淨), 遺精, 尿路感炎症, 小便不禁, 腹脹, 奔豚上下, 腸澼, 泄瀉, 振寒, 臍下切痛, 目內眥目赤痛.

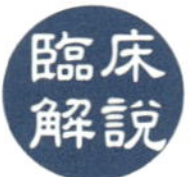

1. 子宮內 瘀血, 臍下積疝瘕에 有效하다.
2. 腸澼泄瀉(腸炎), 臍下切痛에 사용한다.

   ※┌ 小兒 熱腹痛 : 小兒가 발을 펴고 운다.
　　└ 小兒 寒腹痛 : 小兒가 발을 오므리고 운다.

"臍下積[15]疝瘕 胞中有血 四滿主之." "振寒 大腹石水 四滿主之." "腸澼泄
切痛 四滿主之."《甲乙經》

"四滿 主子臟中有惡血 內逆滿痛疝."《千金方》

"四滿 主月水不利 賁血上下并無子 灸三十壯." "灸四滿百壯 主奔豚氣上下
搶心 腹痛."《千金翼方》

"四滿(一名髓府)…主積聚疝瘕 腸澼 大腸有水 臍下切痛 振寒 目內眥赤痛
婦人月水不調 惡血疞痛 賁豚上下 無子."《大成》

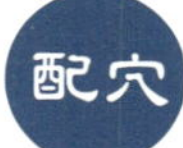

1. "配然谷 治大腹石水."《千金方》
2. 配石門 治臟有惡血.
3. 配膈俞, 三焦俞, 足三里, 三陰交 治下腹部積聚.
4. "石水 灸然谷 氣衝 四滿 章門."《千金翼方》

中注 KI15　　　　　　　　　　　Jungju Zhongzhu [足少陰腎經與衝脈之會穴]

異名　腹中注.

出典　甲乙.

名義　穴在肓俞下五分, 衝脈足少陰之會. 穴值膀胱以上, 爲水氣所中注, 亦是腎氣注
入衝脈的穴位, 故名中注.

部位　肓俞 下 1寸, 去腹中行 各 1寸(或 5分).

取穴　仰臥屈膝取之. 陰交穴 CV7 兩傍 5分處에 取한다.

陰交 CV7 ←5分→ 中注 KI15 ←1.5寸→ 外陵 ST26

筋肉　腹直筋鞘(sheath of rectus abdominis m.), 腹直筋(rectus abdominis m.).

神經　腸骨下腹神經(iliohypogastric n.), 胸腹肋間神經(thoracoabdominal inter-
costal n.).

---

15) "聚"原脫《外臺》卷三十九補.

血管	淺腹壁動靜脈(superficial epigastric a. & v.), 下腹壁動靜脈(inf. epigastric a. & v.), 肋間血管의 前皮枝(ant. cutaneous brs. of intercostal vessels).
穴性	調和月經, 通調腑氣, 調經通便.
主治	月經不調, 睾丸炎, 尿失禁, 腸炎, 便秘, 泄瀉, 小腹痛, 目赤痛, 腰腹疼痛.

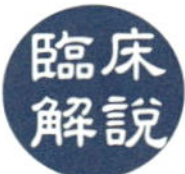

1. 陰陽不調和로 인한 月經不調 等 泌尿生殖器, 婦人科疾患에 응용한다.
2. 肓俞의 補助穴로서 便秘, 消化不良, 腹痛, 下痢, 腹膜炎, 腰痛 等에 有效하다.

> "中注…主小腹有熱 大便堅燥不利 泄氣 上下引腰脊痛 目內眥赤痛 女子月事不調."《大成》

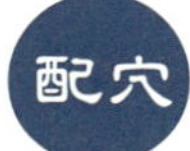

1. "配浮郄 治小腹熱, 大便堅."《千金方》
2. 配天樞, 支溝, 足三里 加神門, 崑崙16) 上巨虛 治便秘.

◉ 月經不調：肝 · 腎 · 脾 三陰經, 任 · 衝脈이 관계한다.

1. **原因**：肝藏血 · 脾統攝血 機能失調(肝熱, 脾虛), 腎虛로 인한 任 · 衝脈의 機能失調.

2. **症狀 및 治法**：一般的으로 週期, 量, 痛症 等의 症狀이 複合的으로 작용한다.
(1) 通治：關元(中極) 三陰交 加 足三里 血海 陰陵泉, 동 木婦 婦科, 사 小腸正格
  ① 氣虛가 原因인 경우：配氣海, 公孫.
  ② 脾虛가 原因인 경우：配脾俞, 足三里.
  ③ 血虛가 原因인 경우：配三陰交, 足三里.
  ④ 氣鬱이 原因인 경우：配內關, 太衝, 中脘.
  ⑤ 濕痰이 原因인 경우：配足三里, 豊隆, 脾俞.

---

16) 崑崙穴：直腸(肛門)의 運動(膀胱經別이 直腸을 지나감), 아킬레스腱의 緊張度와 關聯이 깊다.

(2) 週期異常

① 早經(月經先期, 血熱이 原因) : 配血海 行間(泄熱, 刺針 爲主).

② 遲經(月經後期, 虛寒이 原因) : 配足三里, 公孫, 脾俞, 氣海, 腎俞(補脾經, 灸法 爲主).

③ 亂經(時先時後, 肝鬱ㆍ腎虛가 原因) :

┌ 肝鬱이 原因인 경우 : 配內關, 太衝, 中脘(疏肝寬中).
└ 腎虛가 原因인 경우 : 配命門.

(3) 量의 異常

① 月經過多症 : 月經量이 정상을 초과 或은 기간이 7日을 초과하는 경우. 急性高熱의 感冒로 인한 一過性, 過勞, 七情鬱血이 원인이다.

┌ 配隱白, 三陰交.
└ 久病者 : 加關元, 氣海, 腎俞, 次髎.

② 崩漏 : 肝藏血ㆍ脾統攝血 機能失調(肝熱, 脾虛)로 인한 任ㆍ衝脈의 失調, 悲傷心包가 원인이다.

┌ 先脾俞 肝俞 隱白(灸), 後陰交 三陰交(灸).
└ 症狀에 따라서 次加 ┌ 氣虛 : 氣海 關元(灸).
　　　　　　　　　　　├ 血熱 : 血海, 大敦(刺針).
　　　　　　　　　　　└ 久病 或 氣虛下陷 : 百會(灸).

(4) 月經痛 : 先氣海 關元 血海(解氣滯血虛하여 通經시킴), 後三陰交 足三里 行間(疏通肝腎), ㉑ 小腸正格(特效) 肝正格, ㉯ 下三皇.

① 子宮發育不全, 子宮後屈, 子宮內膜緊張이 原因인 경우.

② 氣滯가 原因인 경우 : 配氣穴, 氣海, 行間, 中脘, 地機.

③ 瘀血ㆍ血滯가 원인인 경우 : 配四滿, 血海, 三陰交, 合谷, 足三里, 天樞.

(5) 經閉 : 血枯, 血滯가 원인이다. 配膈俞, 血海, 關元, 足三里, 天樞.

肓俞 KI16　　　　　　Hwangsu Huangshu [足少陰腎經與衝脈之會穴]

出典　甲乙.

名義　肓俞, 穴在商曲下一寸 直臍傍五分 屬肓膜之俞, 又稱本穴系指腎脈由此循行 深入肓膜之意 故名肓俞.

部位　商曲 下 1寸, 去腹中行 各 1寸(或 5分).

| 取穴 | 仰臥屈膝取之. 神闕穴 **CV8** 兩傍 5分處에 取한다. |

取穴 | 仰臥屈膝取之. 神闕穴 **CV8** 兩傍 5分處에 取한다.

神闕 **CV8** ←5分→ 肓俞 **KI16** ←5分→ Ⓖ 魂舍 ←1寸→ 天樞 **ST25** ←5分→ Ⓖ 長谷 ←1.5寸→ 大橫 **SP15**

筋肉 | 腹直筋鞘(sheath of rectus abdominis m.), 腹直筋(rectus abdominis m.).

神經 | 肋間神經의 前皮枝(ant. cutaneous brs. of intercostal n.).

血管 | 肋間動靜脈의 前皮枝(ant. cutaneous brs. of intercostal vessels), 臍傍靜脈(paraumbilical v.), 淺腹壁動靜脈(superficial epigastric a. & v.), 下腹壁動靜脈(inf. epigastric a. & v.).

穴性 | 淸腎熱, 利下焦, 疏厥氣, 調衝脈.

主治 | 腹切痛, 寒疝, 子宮疾患, 腟痙攣, 不姙, 月經不調, 尿道炎, 腸炎, 習慣性便秘, 胃痙攣, 嘔吐, 腹痛繞臍, 腹脹, 腹鳴, 黃疸, 眼赤, 目赤痛.

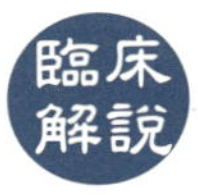

1. 腹部內部(腸)에 熱을 효과적으로 전달할 수 있는 穴位(神闕, 肓俞, 天樞)로서 灸法을 多用한다 : 보통 神闕은 炎症 等의 危險이 있으므로 代用으로 肓俞를 사용한다.

   (1) 下焦虛冷(腎虛症)으로 인한 諸 症狀을 治療한다.

   ① 大·小腸 機能低下로 인한 諸症에 效果가 優秀하다 : 習慣性便秘, 慢性泄瀉(配天樞, 梁丘 崑崙), 腸炎에 사용한다.

   ② 婦人病, 泌尿生殖器疾患을 主治한다

   (2) 病이 慢性化되어 氣力이 衰盡(厥陰症)한 경우, 혹은 病의 末期證狀으로 藥과 米飮도 삼키기 힘든 경우에 溫灸하면 호흡이 아주 부드러워지고 氣力을 回復시켜 病을 好轉시킬 수 있다. 肓俞(腹部), 膏肓(背部)을 溫灸한다.

2. 男子의 無嗣를 主治한다. 配外陵, 大巨. "肓"은 生命의 根源을 意味한다.

   "大腸寒中(千金作疝) 大便乾 腹中切痛 肓俞主之." "心下大堅 肓俞 期門 及中脘主之."《甲乙經》

"肓俞…主腹切痛 寒疝 大便燥 腹滿響響然不便 心下有寒 目赤痛從內眥 始."《大成》

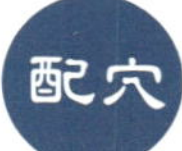

1. "配橫骨 治五淋之久積."《百症賦》
2. 配天樞 內關 公孫, 足三里, 太白 治腹脹, 腹痛.

商曲 KI₁₇

異名	高曲, 商舍.
出典	甲乙.
名義	商曲 在石關下一寸 穴臨腹內應腸 腸回轉而曲, 商 大腸金也, 本穴正值腹腸之 曲折處 故名商曲.
部位	石關下 1寸, 去腹中行 各 1寸 5分(或 5分).
取穴	仰臥屈膝取之. 下脘穴 CV₁₀ 兩傍 5分處에 取한다.

下脘 CV₁₀ ←5分→ 商曲 KI₁₇ ←1.5寸→ 太乙 ST₂₃ ←4寸→ 章門 LR₁₃

筋肉	腹直筋鞘(sheath of rectus abdominis m.), 腹直筋(rectus abdominis m.).
神經	肋間神經의 前皮枝(ant. cutaneous brs. of intercostal n.).
血管	上腹壁動靜脈(superior epigastric a. & v.), 肋間動靜脈의 前皮枝(ant. cutaneous brs. of intercostal a. & v.).
穴性	消積止痛, 健脾和胃, 調理腸胃.
主治	腹痛, 腹中積聚, 腹中痛不嗜食, 胃痙攣, 便秘, 泄瀉, 疝痛, 黃疸, 目赤痛.

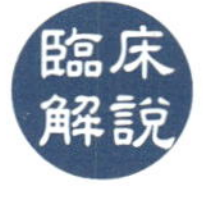

足少陰腎經 腹部穴(商曲~幽門)은 공통적으로 胃腸疾患, 食積(脾積), 腹冷 을 主治한다. 특히 上腹痛에 사용하면 效果를 얻을 수 있다.

1. 腎陽虛로 인한 消化器 諸症, 특히 大腸疾患(過敏性大腸症候群)을 主治한

다.

① 食後 얼마 되지 않아 곧바로 일어나는 泄瀉에 사용한다.

② 食後 飽滿感에 사용한다 : 腹部에 가스가 많이 차는 경우에 有效하다.

③ 溏泄을 治療한다(配中脘, 天樞, 關元, 足三里).

2. 胃無力症, 胃擴張, 十二指腸潰瘍 등 諸般 胃腸疾患에 患部 周圍穴로 사용
한다.

3. 腹中積聚에 사용한다.

"腹中積聚[17) 時切痛 商曲主之."《甲乙經》

"商曲…主腹痛 腹中積聚 時切痛 腸中痛不嗜食 目赤痛從內眥始."《大成》

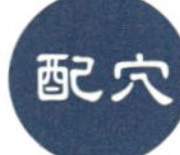 1. 配中脘, 天樞, 關元, 足三里 治腹痛, 溏泄.
　　☞ 上腹痛의 原因 : 胃炎, 胃痙攣, 胃潰瘍, 膵臟疾患, 膽疾患.

石關 KI18　　　　Seokgwan Shiguan [足少陰腎經與衝脈之會穴]

異名	石闕.
出典	甲乙.
名義	穴在陰都下一寸, 腎爲水藏 主水, 水亦稱石, 穴又値胃脘 是飮食之關也 故名 石關或食關. 上治心滿 下治泄洩 此爲堅固之關也.
部位	陰都 下 1寸, 去腹中行 各 1寸5分(或 5分).
取穴	仰臥屈膝取之. 建里穴 CV11 兩傍 5分處에 取한다.

建里 CV11 ←5分→ 石關 KI18 ←1.5寸→ 關門 ST22 ←2寸→ 腹哀 SP16

筋肉	腹直筋鞘(sheath of rectus abdominis m.), 腹直筋(rectus abdominis m.).
神經	肋間神經의 前皮枝(ant. cutaneous brs. of intercostal n.).

---

17) **腹中積聚** : 有形으로 굳으며 손으로 만져지는 것을 積, 無形으로 손으로 만져지지 않고 스스로
이동하는 것을 聚라고 한다. 대체적으로 積은 瘀血이나 痰, 聚는 腸內 Gas 等을 의미한다.

血管	肋間動靜脈의 前皮枝(ant. cutaneous brs. of intercostal a. & v.), 上腹壁動靜脈(superior epigastric a. & v.).
穴性	理氣散結, 調胃寬腸.
主治	呃逆, 嘔逆, 胃痛, 胃痙攣, 食道痙攣, 産後腹痛, 下腹痛, 鼓腸, 脾胃虛寒, 大便難, 便秘, 尿閉, 痛經, 無月經, 不姙症, 目赤痛.

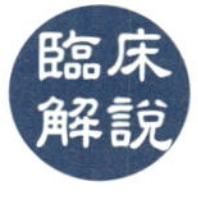

1. 中脘의 補助穴로서 腹部의 諸 硬結症狀을 치료한다.
   ① 腹中積聚에 사용한다 : 結聚, 堅硬(便秘, 大便閉塞) 症狀을 치료한다.
   ② 氣結腹滿(氣泌)을 치료한다.

2. 瘀血로 인한 婦人科疾患에 有效하다 : 不姙症, 痛經, 無月經 等에 사용한다.

   "痙脊强 口不開 多唾 大便難 石關主之." "婦人子藏中有惡血 逆滿痛 石關主之."《甲乙經》

   "石關…主噦噫嘔逆 腹痛氣淋 小便黃 大便不通 心下堅滿 脊强不利 多唾 目赤痛從內眥始 婦人無子 臟有惡血 血上衝腹 痛不可忍."《大成》

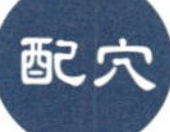

1. 配膀胱俞 治腹痛, 大便難.
2. "配陰交 治無子."《百症賦》
3. 配膈俞, 胃俞, 中脘, 足三里 治食後嘔吐, 心下堅滿.
4. "大敦主噦噫 又灸石關."《千金方》
5. "配京門 治脊痙反折."《千金方》

陰都 KI19　　Eumdo Yindu [足少陰腎經與衝脈之會穴]

| 異名 | 食宮, 石宮, 通關. |

出典	甲乙.

名義 腹爲陰 陰中之陰 腎也, 腎者主水, 都 水所聚也, 穴在通谷下一寸, 衝脈足少陰
之會 故名陰道.

部位 陰都 下 1寸, 去腹中行 各 1寸 5分(或 5分).

取穴 仰臥屈膝取之. 中脘穴 CV12 兩傍 5分處에 取한다.

中脘 CV12 ←5分→ 陰都 KI19 ←1.5寸→ 梁門 ST21

筋肉 腹直筋鞘(sheath of rectus abdominis m.), 腹直筋(rectus abdominis m.).

神經 肋間神經의 前皮枝(ant. cutaneous brs. of intercostal n.).

血管 上腹壁動靜脈(sup. epigastric a. & v.), 肋間動靜脈의 前皮枝(ant.
cutaneous brs. of intercostal a. & v.).

鍼法 直刺 0.5∼1寸, 斜刺 0.5∼1寸. 腹大動脈이 左側 部位에 위치하므로 左側에
强刺戟이나 深刺를 禁止한다.

灸法 肉灸 3∼5壯, 溫灸 20∼30分.

穴性 寬胸理氣, 調理腸胃, 降逆和胃.

主治 腹痛, 腹脹, 腹絞痛, 胃痛, 腸鳴, 嘔吐, 大便難, 下腹停滯, 不姙, 心煩滿, 上氣,
心下苦悶, 肺氣腫, 胸膜炎, 瘧疾, 從內眥始之目赤痛.

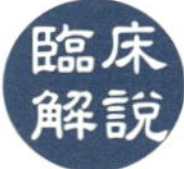

1. 胃腸障碍 時 中脘의 補助穴로 사용한다.

2. 婦人의 不姙症에 사용한다 : "寒熱病瘧, 婦人無子, 藏有惡血."《圖翼》

"身寒熱 陰都主之." "心滿氣逆 陰都主之."《甲乙經》

"陰都(一名食宮)…主身寒熱瘧病 心下煩滿 逆氣 腸鳴 肺脹氣搶 脇下熱痛
目赤痛從內眥始."《大成》

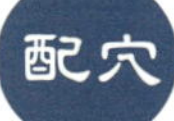

1. 配中脘 治嘔逆連鎖發作.

2. "配太淵, 肺俞 治肺脹膨膨氣搶, 脇下熱滿痛."《大成》

3. "盜汗 寒熱惡寒 灸肺俞隨年壯 針入五分, 又灸陰都各一百壯 針入八分補

之."《千金翼方》

4. 配巨闕 治心中煩滿.

5. 配大椎, 間使, 陶道 治瘧疾.

6. "配少海, 商陽, 三間, 中渚 治身熱瘧病."《千金方》

腹通谷 KI20　　Boktonggok Futonggu [足少陰腎經與衝脈之會穴]

異名	通谷, 通穀.
出典	甲乙.
名義	通指宣達 是處爲腎脈衝脈之所, 上胸而散 因名通谷.
部位	幽門 下 1寸, 去腹中行 各 1寸 5分(或 5分).
取穴	仰臥屈膝取之. 上脘穴 CV13 兩傍 5分處에 取한다.

上脘 CV13 ←5分→ 腹通谷 KI20 ←1.5寸→ 承滿 ST20

筋肉	腹直筋鞘(sheath of rectus abdominis m.), 腹直筋(rectus abdominis m.).
神經	肋間神經의 前皮枝(ant. cutaneous brs. of intercostal n.).
血管	上腹壁動靜脈(sup. epigastric a. & v.), 肋間動靜脈의 前皮枝(ant. cutaneous brs. of intercostal a. & v.).
鍼法	直刺 3～8分, 斜刺 0.5～1寸. 針刺 時 肝을 傷하지 않도록 深刺를 禁止한다.
灸法	肉灸 3～8壯, 溫灸 20～30分. 孕婦禁灸.
穴性	調理中焦, 健脾和胃.
主治	腹痛, 腹脹, 脾胃虛弱, 嘔吐, 咳喘, 心痛, 心悸, 脚浮腫, 暴瘖, 積聚, 痃癖, 急慢性胃炎, 泄瀉, 疝痛, 頭痛, 鼻炎, 呼吸困難, 目赤痛從內眥始, 目䀮䀮, 口眼喎斜.

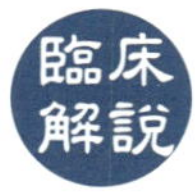

1. 中脘穴의 補助穴로서 腹痛, 吐瀉, 泄瀉, 疝痛 等에 사용한다.

2. 脾胃虛弱者에 施灸하면 消化機能 增進에 效果가 있다.

"食飲善嘔 不能言 通谷主之." "癲疾嘔沫 神庭及兌端 承漿主之, 其不嘔沫

本神及百會 後頂 玉枕 天衝 大杼 曲骨 尺澤 陽谿 外丘 當上脘傍五分通谷
金門 承筋 合陽主之." "食飲善嘔 不能言 通谷主之." "舌下腫 難言 舌縱 喎
戾不端 通谷主之."《甲乙經》

"通谷…主失欠口喎 食飲善嘔 暴瘖不能言 結積留飲 痃癖胸滿 食不化 心
恍惚 喜嘔 目赤痛從內眥始."《大成》

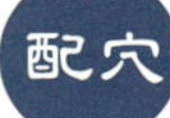

1. 配章門 治善恐.
2. 配不容, 中脘, 足三里, 膈俞 治胃炎, 胃下垂.
3. "配巨闕, 大倉, 心俞, 膻中, 神府 治心痛."《千金方》
4. "配章門, 曲泉, 膈俞, 期門, 食竇, 陷谷, 石門 治胸脇支滿."《千金方》

幽門 KI21　　Yumun Youmen [足少陰腎經與衝脈之會穴, 衝脈終止穴]

異名	上門, 上關, 幽關.
出典	甲乙.

名義　幽門者, 六腹精氣 谷氣 清氣 陰陽衝和之氣 會合從幽門而入膈上 以安五臟
換五臟濁氣而出 隔絕混亂清陽之氣 所入五臟而陽養陰 清靜而貞 深入之門
故名幽門.

部位　俠巨闕 兩傍 1.5寸(或 5分)

取穴　仰臥屈膝取之. 巨闕穴 CV14 兩傍 5分으로 肓俞穴 KI16 上 6寸, 腹通谷
穴 KI20 上 1寸處에 取한다.

巨闕 CV14 ←5分→ 幽門 KI21 ←1.5寸→ 不容 ST19

筋肉　腹直筋鞘(sheath of rectus abdominis m.), 腹直筋(rectus abdominis m.).

神經　肋間神經의 前皮枝(ant. cutaneous brs. of intercostal n.).

血管　肋間動靜脈의 前皮枝(ant. cutaneous brs. of intercostal a. & v.), 上腹壁動
靜脈(sup. epigastric a. & v.).

穴性　健脾和胃, 降逆利咽, 寬胸理氣.

主治　小腹脹滿, 食慾不振, 飲食不下, 胃痙攣, 胃痛, 腹直筋痙攣, 慢性胃炎, 胃擴張, 嘔吐, 嘔沫如涎, 泄瀉, 肋間神經痛, 胸痛, 胸背引痛, 目赤痛, 婦人乳汁不通, 乳痛, 健忘.

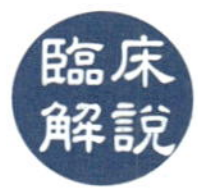

解剖學的으로 深下에 肝臟이 位置하며 또한 胃의 賁門部에 해당한다.

1. 肝疾患 時 壓痛點이다. 肝硬便患者는 刺鍼 時 注意를 要한다.

2. 肝氣犯胃[18]로 인한 胃腸障碍에 사용한다 : 配梁丘, 太衝(行間), 勞宮.
   ① 胃酸過多症, 消化障碍로 인한 胸痞症에 사용한다.
   ② 胃腸障碍와 함께 胸脇과 膈俞穴 部位의 痛症(胸脇背相引痛)이 있는 경우에 效果的이다.
   ③ 賁門部 狹窄으로 인한 嘔吐, 吐瀉에 사용한다(左側爲主) : 配內關.

3. 巨闕의 補助穴로서 사용한다.

"胸脇背相引痛 心下溷溷 嘔吐多睡 飲食不下 幽門主之."《甲乙經》

溷 : 어지러울 혼

"幽門…主小腹脹滿 嘔吐涎沫 喜唾 心下煩悶 胸中引痛 滿不嗜食 裏急數咳 健忘 泄利膿血 目赤痛從內眥始 女子心痛 逆氣 善吐食不下."《大成》

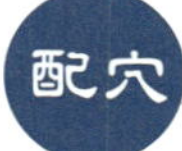

1. "配商丘, 通谷 治喜嘔."《千金方》
2. 配上腕, 巨闕 治咳嗽.
3. 配足三里, 三陰交 治咳血.
4. "配玉堂 治煩心嘔吐, 嘔噦."《百症賦》

噦 : 새소리 홰, 딸꾹질할 얼

5. 配內關, 足三里, 中脘 治胃痛, 胃潰瘍.

---

18) 肝氣犯胃 : 肝氣의 지나친 亢盛이 胃의 機能에 障碍를 주는 것. 善怒而目眩眩, 胸滿, 消化障礙, 噯氣吐酸, 嘔吐 等의 症狀을 보인다. 淸肝和胃, 肝胃調和法으로 치료하며 逍遙散에 蔘出健脾湯을 加減하여 쓴다.

異名	步郎.
出典	甲乙.
名義	步廊者 從腹而入胸 有上下曲紐如長廊 週於心之兩傍 至此而上 穴有固定之 步驟 故名步廊.
部位	神封 下 1.6寸 陷中, 去胸中行 各 2寸.
取穴	仰臥取之. 中庭穴 CV16 兩傍 2寸處에 取한다.

中庭 CV16 ←2寸→ 步廊 KI22 ←2寸→ 乳根 ST18 ←2寸→ 食竇 SP17

筋肉	大胸筋(pectoralis major m.), 內·外肋間筋(int. & ext. intercostal m.), 胸橫筋(transversus thoracic m.).
神經	肋間神經의 前皮枝(ant. cutaneous brs. of intercostal n.).
血管	胸肋間動靜脈의 前肋間枝(ant. intercostal brs. of internal thoracic a. & v.), 內乳動靜脈(internal mammary a. & v.).
鍼法	直刺 2~3分, 斜刺 3~5分(內部右側常肺下部及肝上部 左側爲心臟, 禁深刺).
灸法	肉灸 3~5壯, 溫灸 5~20分.
穴性	寬胸理氣降逆, 止咳平喘.
主治	胸脇支滿, 胸部壓迫感, 喘息, 呼吸困難, 食慾不振, 嘔吐, 食道痙攣, 鼻塞, 肋間神經痛, 胸膜炎, 乳癰, 氣短.

足少陰腎經의 胸部 經穴(步廊~俞府)은 공통적으로 心疾患, 胸·肺疾患(胸痛, 喘息, 氣管支·咽喉炎), 食道疾患에 사용한다.

1. 胸部壓迫感(因水火不交; 腎陰虛로 火氣가 逆上), 心疾患(狹心症, 心筋梗塞), 肋間神經痛 等 心胸疾患에 사용한다.
2. 鼻塞不通, 氣管支炎 等 呼吸器疾患에 사용한다.
3. 肝炎, 消化器疾患(胃酸過多症)에 사용한다.

▌ "胸脇支滿 膈逆不通 呼吸少氣 喘息不得舉臂 步廊主之."《甲乙經》

"步廊…主胸脇支滿 痛引胸 鼻塞不通 呼吸少氣 咳逆嘔吐 不嗜食 喘息不得 擧臂."《大成》

1. "配陰都 治膈上不通, 呼吸少氣, 喘息."《千金方》
2. 配膈俞, 三陽絡透刺郄門 治胸滿脇痛.

神封 KI₂₃　　　　　　　　　Sinbong Shenfeng

出典	甲乙.
名義	神封者, 因心藏神 出於膻中, 腎之神水上朝 與相火相通 而眞陽降心火以安神 有封鎖之力 故名神封.
部位	靈墟 下 1.6寸 陷中, 去胸中行 各 2寸.
取穴	仰臥取之. 膻中穴 CV₁₇ 兩傍 2寸處에 取한다.

膻中 CV₁₇ ←2寸→ 神封 KI₂₃ ←2寸→ 乳中 ST₁₇ ←1寸→ 天池 PC₁ ←1寸→ 天谿 SP₁₈ ←1寸→ 輒筋 GB₂₃ ←1寸→ 淵腋 GB₂₂ ←…→ 膏肓 BL₄₃ ←1.5寸→ 厥陰俞 BL₁₄

筋肉	大胸筋(pectoralis major m.), 內外肋間筋(int. & ext. intercostal m.), 胸横筋(transversus thoracic m.).
神經	肋間神經의 前皮枝(ant. cutaneous brs. of intercostal n.).
血管	胸肋間動靜脈의 前肋間枝(ant. intercostal brs. of intercostal thoracic a. & v.), 內乳動靜脈(internal mammary a. & v.).
鍼法	直刺 2~4分, 斜刺 3~5分. 胸部의 腎經 經穴 刺針 時 深刺를 禁하고 淺刺(橫刺)하며 鍼尖을 약간 中央部를 향해서 刺한다(內部右爲肺腸 左爲心臟 禁深刺).
穴性	通乳絡, 寬胸理氣, 寬肺止咳, 降逆和胃.
主治	狹心症, 胸滿痛, 胸脇支滿, 乳痛, 乳癰, 短氣, 不得息, 氣喘, 咳逆, 嘔吐, 鼻出血, 耳鳴, 肋間神經痛, 氣管支炎.

 1. 狹心症 및 狹心症으로 因하여 일어나는 諸 症狀에 사용한다.

2. 咳嗽 喘息에 有效하다 : 配腹通谷, 神藏.

3. 肋間神經痛에 사용한다 : 胸脇部는 肋間의 壓通點 爲主로 取穴한다. 또한 皮內針을 이용하는 것도 有效하다.

☞ 左右 乳頭線上으로 膻中 **CV17** ～厥陰俞 **BL14** 에 이르는 胸, 脇腹, 背部에 걸친 穴들은 모두 心臟 및 全身의 血液循環과 關聯이 깊다.

"胸脇支滿 不得息 咳逆 乳癰 洒淅惡寒 神封主之."《甲乙經》

"神封…主胸滿不得食 咳逆 乳癰 嘔吐 洒淅惡寒 不嗜食."《大成》

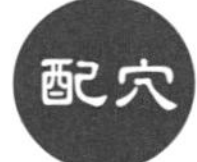 1. 配陽谿 治胸滿不得息, 咳逆.

2. "配膺窓 治乳癰, 寒熱短氣, 臥不安."《千金方》

靈墟 KI24　　　　　　　　　Yeongheo Lingxu

異名　靈墻.

出典　甲乙.

名義　靈 神也, 穴在心旁 主心疾 心藏神. 又 墟有君居處之義, 穴在心君居處之旁, 故名靈墟.

部位　神藏 下 1.6寸 陷中, 去胸中行.各 2寸.

取穴　仰臥取之. 玉堂穴 **CV18** 兩傍 2寸處로 第3・4肋 間에 取한다.

玉堂 **CV18** ←2寸→ 靈墟 **KI24** ←2寸→ 膺窓 **ST16** ←2寸→ 胸鄕 **SP19**

筋肉　大胸筋(pectoralis major m.), 內外肋間筋(int. & ext. intercostal m.), 胸橫筋 (transversus thoracic m.).

神經　肋間神經의 前皮枝(ant. cutaneous brs. of intercostal n.).

血管　內胸動靜脈의 前肋間枝(ant. intercostal brs. of internal thoracic a. & v.), 內乳動靜脈(internal mammary a. & v.).

穴性	寬胸理氣, 肅降肺氣, 通乳.
主治	胸脇支滿, 胸脇脹痛, 肋間神經痛, 胸膜炎, 乳癰, 乳痛, 狹心症, 胸膜炎, 食慾不振, 嘔吐, 咳嗽, 氣喘, 呼吸困難, 憂鬱, 不安, 健忘, 不眠, 咳逆.

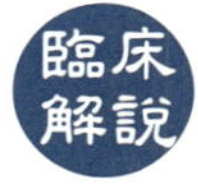

足少陰腎經의 胸部 經穴(步廊~俞府)은 공통적으로 心疾患, 胸·肺疾患(胸痛, 喘息, 氣管支·咽喉炎), 食道疾患에 사용한다.

1. 胸脇支滿, 胸痛(狹心症), 肋間神經痛, 氣管支炎 等 心·胸·肺·呼吸器 疾患에 사용한다.

2. 乳癰, 乳痛에 사용한다(患部 周圍穴).

"胸中支滿 痛引膺 不得息 悶亂煩滿 不得飮食 靈墟主之."《甲乙經》

"靈墟…主胸脇支滿 痛引胸不得息 咳逆嘔吐 不嗜食."《大成》

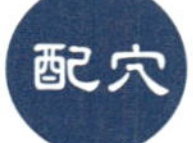

1. 配肺俞, 膏肓, 外關, 足臨泣 治胸滿, 胸痛.
2. "配華蓋, 紫宮, 中庭, 神藏, 胃俞 俠谿, 步廊, 商陽, 上廉, 三里, 氣戶, 周榮, 上管, 勞宮, 湧泉, 陰陵泉 治胸脇柱滿."《千金方》

神藏 KI25　　　　　　　　　　　　　　　　　　Sinjang Shencang

出典	甲乙.
名義	穴爲腎脈之臟穴, 腎者封藏之本. 位在彧中下一寸六分凹陷處 近心. 穴主心疾 心藏神 故名神藏.
部位	彧中 下 1.6寸 陷中, 去胸中行 各 2寸.
取穴	仰臥取之. 紫宮穴 CV19 兩傍 2寸으로 第2·3肋 間에 取한다.

紫宮 CV19 ←2寸→ 神藏 KI25 ←2寸→ 玉翳 ST15 ←2寸→ 周榮 SP20

筋肉	大胸筋(pectoralis major m.), 內外肋間筋(int. & ext. intercostal m.), 胸橫筋 (transversus thoracic m.).
神經	肋間神經의 前皮枝(ant. cutaneous brs. of intercostal n.).
血管	內胸動靜脈의 前肋間枝(ant. intercostal brs. of internal thoracic a. & v.), 內乳動靜脈(internal mammary a. & v.).
穴性	寬胸理氣, 止咳平喘, 和胃降逆.
主治	胸痛, 狹心症, 胸脇支滿, 肋間神經痛, 煩滿不嗜食, 嘔吐, 食道痙攣, 咳嗽, 喘逆, 不安, 不眠, 精神疾患.

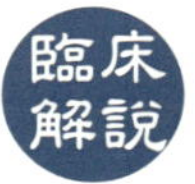

胸脇支滿, 胸痛(狹心症), 肋間神經痛, 氣管支炎 等 心·胸·肺·呼吸器疾患에 患部 周圍穴로 사용한다.

1. 咳嗽喘息, 欬逆上氣之症에 有效하다. 配腹通谷, 神封.

> "胸滿咳逆 喘不得息[19] 嘔吐 煩滿不得飮食 神藏主之."《甲乙經》

> "神藏…主嘔吐 咳逆喘不得息 胸滿不嗜食."《大成》

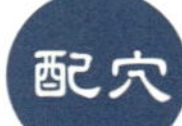

1. "胸滿項强 神藏璇璣已試."《百症賦》
2. 配靈墟 治嘔吐, 胸滿.
3. 配風門, 肺俞, 尺澤 治氣管支炎.
4. "配俞府 治欬逆上氣喘, 不得息."《千金方》
5. "配俞府, 神藏, 巨闕 治嘔吐胸滿."《千金方》

---

19) "息" 原脫, 據《外臺》卷三十九 補.

異名	域中, 彧中.
出典	甲乙.
名義	彧 本作 "馘", 文貌 有文章也. 肺爲華蓋 相傳之官, 是文鬱之府也. 位在俞府 下一寸六分 去胸中行二寸 故名彧中.
部位	俞府 下 1.6寸 陷中, 去胸中行 各 2寸
取穴	仰臥取之. 華蓋穴 **CV20** 兩傍 2寸處로 第1 · 2肋 間에 取한다.

華蓋 **CV20** ←2寸→ 彧中 **KI26** ←2寸→ 庫房 **ST14** ←2寸→ 中府 **LU1**

筋肉	大胸筋(pectoralis major m.), 內外肋間筋(int. & ext. intercostal m.), 胸橫筋 (transversus thoracic m.).
神經	肋間神經의 前皮枝(ant. cutaneous brs. of intercostal n.).
血管	內胸動靜脈의 前肋間枝(ant. intercostal brs. of internal thoracic a. & v.), 內乳動靜脈(internal mammary a. & v.).
穴性	寬胸理氣, 止咳化痰平喘.
主治	胸脇支滿, 涎出多唾, 胸痛, 胸脇脹滿, 氣管支喘息, 咳逆, 氣喘, 不嗜食, 嘔吐, 膨滿感, 胃痙攣, 動悸, 手足寒, 乳痛.

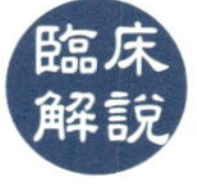

胸脇支滿, 胸痛, 嘔吐, 呼吸器系疾患(咳嗽, 喘息, 氣管支炎), 乳房痛(因腋窩 淋巴腺炎) 等 心 · 胸 · 肺 · 呼吸器疾患에 患部 周圍穴로 사용한다.

"咳逆上氣 涎出多唾 呼吸哮 坐臥不安 彧中主之."《甲乙經》

"彧中…主咳逆喘息不能息 胸脇支滿 涎沫多唾."《大成》

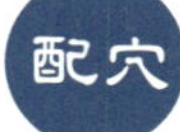

1. 配璇璣 治胸滿, 項强.

2. 配靈墟 治嘔吐, 胸滿.

3. 配風門, 肺俞, 尺澤 治氣管支炎.

異名	輸府, 腧府.
出典	甲乙.
名義	穴在巨骨下 去璇璣傍各二寸處, 謂腎氣之傳輸於聚合之處, 故名輸府或兪府.
部位	氣舍 下 璇璣 旁 各 2寸 陷中.
取穴	仰臥取之. 璇璣穴 CV21 兩傍 2寸處로 鎖骨下緣의 陷凹部에 取한다.

璇璣 CV21 ←2寸→ 兪府 KI27 ←2寸→ 氣戶 ST13 ←2寸→ 雲門 LU2

筋肉	大胸筋(pectoralis major m.), 內外肋間筋(int. & ext. intercostal m.).
神經	肋間神經의 前皮枝(ant. cutaneous brs. of intercostal n.).
血管	內胸動靜脈의 前肋間枝(ant. intercostal brs. of internal thoracic a. & v.).
穴性	寬胸理氣, 止咳平喘.
主治	胸中痛, 咳逆上氣, 喘不得息, 不嗜食, 腹脹, 嘔吐, 食道痙攣, 氣管支炎, 咽頭炎, 呼吸困難, 不眠.

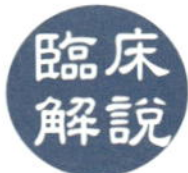

1. 喘息, 氣管支炎, 咽喉炎, 甲狀腺肥大症 等에 사용한다.

2. 聲帶疾患에 有效하다.

3. 심한 肩背痛에 사용한다 : 皮內鍼을 응용한다.

> "咳逆上氣 喘不得息 嘔吐 胸滿不得飮食 兪府主之."《甲乙經》

> "兪府…主咳逆上氣 嘔吐 喘嗽 腹脹不下食飮 胸中痛久喘 久七壯效."《大成》

配穴

1. 配神藏, 天府 治上氣, 喘不得息.

2. "配神藏 治欬逆上氣, 喘不得息."《千金方》

3. "配乳根 治吼喘之症, 咳痰多, 氣喘風痰."《玉龍歌》

4. 配風門, 肺兪, 膏肓, 定喘, 膻中 治咳逆上氣, 久喘.

5. "兪府, 靈墟, 神藏, 巨闕 主嘔吐胸滿."《千金方》

09

手厥陰心包經

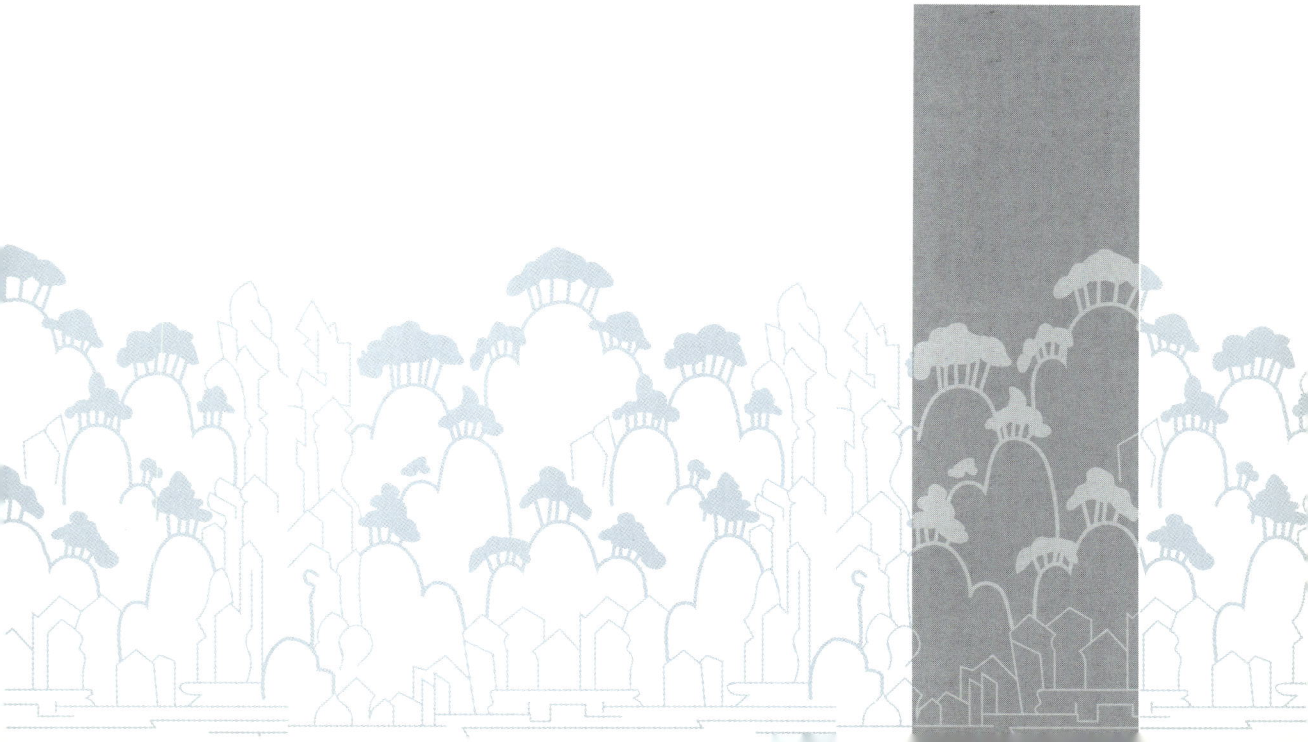

手厥陰心包經

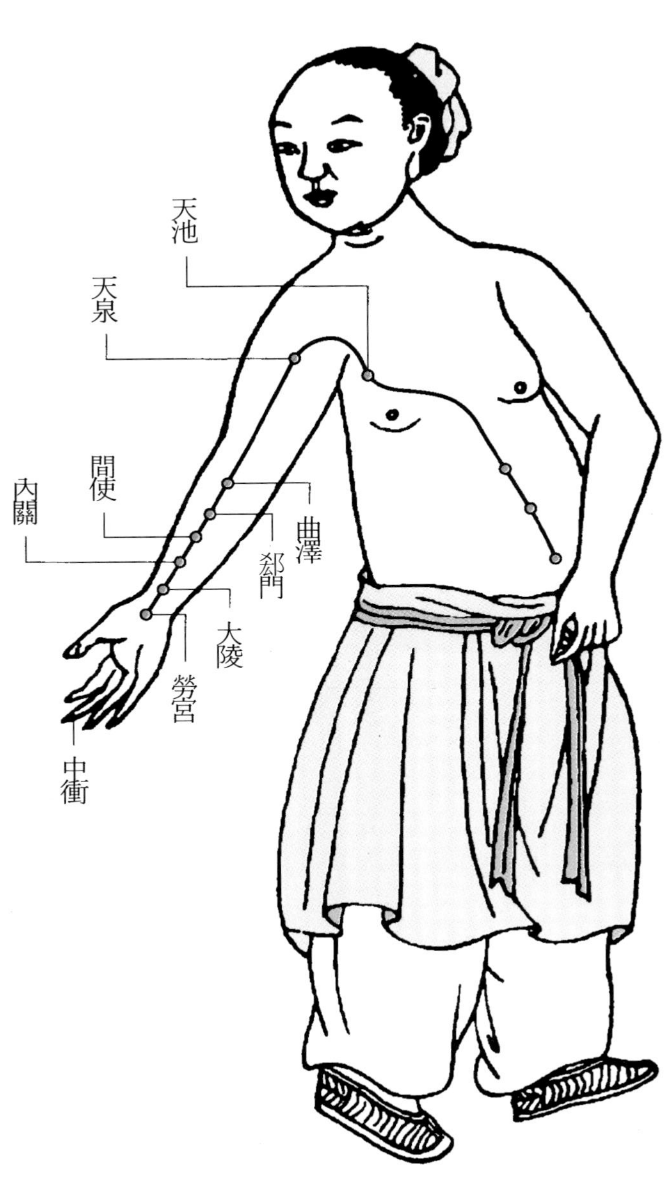

心主手厥陰心包絡之脈 起於胸中 出屬心包絡 下膈 歷絡三焦(上脘, 中脘, 下脘).
其支者 循胸出脇 下腋三寸(天池) 上抵腋下 循臑内(天泉) 行太陰少陰之間 入肘中
(曲澤) 下臂行兩筋之間(内關, 大陵) 入掌中(勞宮) 循中指出其端(中衝).
其支者 別掌中 循小指次指出其端(關衝, 以交手少陽也).

心包肺經穴歌

九穴心包手厥陰, 天池天泉曲澤深, 郄門間使内關對, 大陵勞宮中衝侵.《大成》

是動病과 所生病

是動病 : 手心中熱 臂肘攣急 腋腫 甚則胸脇支滿 心中憺憺大動 面赤 目黃 喜笑不休
是主脈.
所生病 : 煩心 心痛 掌中熱.

心包經의 效能主治

1. 效能 : 清熱瀉火, 寧心安神, 清神志, 清心解鬱, 除血熱, 疏三焦.
2. 主治 : 胸·心 等 循環系病症, 神經精神疾患, 心包經이 經過하는 部位의 病症을
   主治한다. 특히 心痛, 心悸, 胸悶心煩, 癲狂, 肘臂痛, 掌心發熱 等을 主治한다.

(1) 部位別主治

① 天池 **PC₁** ~ 天泉 **PC₂** : 胸·脇·腋部의 病, 心疾患을 主治한다.
② 曲澤 **PC₃** ~ 中衝 **PC₉** : 胸·心·胃病·神志病·發熱病 및 手臂局所病을 主治
   한다.

(2) 主要穴主治

① 内關 **PC₆** : 胸膈痱塞을 主治한다.
② 間使 **PC₅** : 癲·狂·癇, 口眼喎斜에 사용한다.

異名	天會.
出典	靈樞 本輸, 甲乙.
名義	天 指高位 池 水聚處. 穴在胸廓, 胸廓爲淸虛境界 居天位. 穴承足少陰脈氣轉注而來, 又近乳房 乳房爲泌乳之處, 喩之爲"池", 故名天池.
部位	腋下 3寸, 乳後 1寸, 着脇直腋撅肋間.　　撅：옷걷을궤
取穴	正坐擧臂 或 仰臥擧臂取之. 第4肋 間 乳頭 外側 1寸, 膻中穴 **CV₁₇** 兩傍 各 5寸處에 取한다.

膻中 **CV₁₇** ←2寸→ 神封 **KI₂₃** ←2寸→ 乳中 **ST₁₇** ←1寸→ 天池 **PC₁** ←1寸→ 天谿 **SP₁₈** ←1寸→ 輒筋 **GB₂₃** ←1寸→ 淵腋(**GB₂₂**, 腋窩中點의 極泉穴下 3寸)

筋肉	大胸筋(pectoralis major m.), 內·外肋間筋(int. & ext. intercostal m.).
神經	肋間神經의 外側皮枝(lat. cutaneous brs. of intercostal n.).
血管	胸上腹壁靜脈(thoracoepigastric v.). 胸背動脈枝(br. of thoracodorsal a.), 外側動靜脈(lat. thoracic a. & v.).
鍼法	直刺 2～3分(內部爲肺臟 禁深刺), 斜刺 5～10分. 針尖을 向外方으로 斜刺한다.
穴性	寬胸理氣, 止痛消腫, 淸熱除煩, 散瘀通乳.
主治	熱病汗不出, 腋窩腺炎, 胸肋疼痛, 頸項瘰癧, 腋下腫, 胸悶, 心煩胸滿, 乳癰, 乳房痛, 乳汁分泌不足, 氣喘, 咳嗽, 喉中痛.

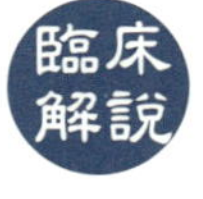

1. 天谿의 補助穴로 乳房과 관련된 諸 疾患에 사용한다.
   ① 乳汁分泌不足에 多用한다 : 配膻中, 少澤, 足三里, 乳根, 天宗.
   ② 婦人의 乳房痛, 乳癰, 乳腫에 效果가 있다.

2. 腋窩腺炎(腋腫), 腋下淋巴腺炎에 사용한다. 乳房癌 發生이 높은 部位이다. "頸項瘰癧 灸天池百壯."《千金翼方》

3. 四肢不擧 특히 上肢不擧症에 有效하다 : 側脇部는 上肢病變과 관련이 깊
   다.

"寒熱胸滿 頭痛 四肢不擧 腋下腫 上氣 胸中有聲 喉中鳴 天池主之." 《甲乙
經》

"天池主上氣喉鳴." "地五會 陽輔 申脈 委陽 天池 臨泣主腋下腫." 《千金方》

"天池(一名天會)…主胸中有聲 胸膈煩滿 熱病汗不出 頭痛 四肢不擧 腋下
腫 上氣 寒熱痎瘧 臂痛 目䀮䀮不明." 《大成》

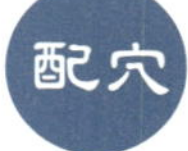

1. 配委陽 加臨泣(地五會) 治腋腫(腋窩淋巴腺炎). "委陽天池 腋腫針而速散."
   《百症賦》
2. "配地五會, 陽輔, 申脈, 委陽, 臨泣 治腋下腫." 《千金方》
3. "配天突, 章門, 支溝 治(頸)漏." 《千金方》 "頸漏灸天池百壯." 《千金翼方》
4. 配膻中, 乳根, 少澤 治乳腺炎.
5. "配曲池, 人迎, 神道, 章門, 中府, 臨泣, 璇璣, 俞府 治胸中滿." 《千金方》
6. "配曲泉, 跗陽, 大巨, 支溝, 小海, 絶骨, 前谷 治四肢不擧." 《千金方》

産後 乳汁分泌不足의 治療

1. 四物湯 加木通, 王不留行, 猪蹄.

2. 通乳湯 加猪蹄(去爪甲).

天泉 PC₂　　　　　　　　　　　　　　　　　　　　Cheoncheon Tianquan

異名　　天溫, 天濕.

出典　　甲乙.

名義　　泉爲水所出 心主脈循此穴下行 似泉水下流. 穴在曲腋下去臂二寸 居天位, 又
　　　　借用天上星名天泉, 故名爲天泉.

部位	曲腋 下 2寸 上腕內側.

取穴 擧臂取之. 腋窩前橫紋頭에서 曲澤穴 **PC₃** 까지 9寸의 骨度法으로 腋下 2寸 處 上腕二頭筋 內側에 取之. 肩峰端에서 曲澤穴까지의 中間(1/2)點에 取한다.

筋肉 上腕二頭筋(biceps brachii m.), 上腕筋(brachialis m.).

神經 筋皮神經(musculocutaneous n.), 正中神經(median n.), 內側上腕皮神經 (medial brachial cutaneous n.).

血管 上腕動靜脈(brachial a. & v.).

穴性 寬胸理氣, 止咳寧嗽, 疏通經絡.

主治 胸痛, 胸脇支滿, 心痛, 心內膜炎, 心悸, 脇脹咳嗽, 氣管支炎, 腕內側痛, 膺背 胛間兩臂內廉痛.

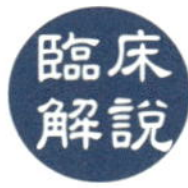

1. 心疾患, 胸·脇·腋部의 病을 主治한다.

   ① 心煩亢進, 心痛, 胸痛, 胸脇支滿에 사용한다.

   ② 膺背胛間痛, 脇脹咳嗽에 사용한다.

   ③ 腋臭症(狐氣, 因肝膽濕熱)에 사용한다. 心火症과 關聯이 깊다.

2. 浮腫이 있으면서 다리를 쓰지 못하는 경우에 效果가 있다.

3. 腕內側痛, 兩臂內廉痛 等 팔이 아픈 경우에 患部 周圍穴로 사용한다.

> "石水[1] 天泉主之." "足不收 痛不可以行 天泉主之."《甲乙經》

> "天泉(一名天濕)…主目䀮䀮不明 惡風寒 心病 胸脇支滿 咳逆 膺背胛間 臂內廉痛."《大成》

---

1) 石水 : 浮腫의 하나. 腎陽虛로 인하여 水氣가 下焦에 몰려서 생긴다. 아랫배가 불러오고 돌같이 단단하며 옆구리가 뻐근하고 아프다. 腹滿하면서도 숨은 차지 않다. 補腎陽利水의 方法으로 眞武湯을 加減해서 치료한다. "石水者 腎水停在臍下 小腹腫大 結硬如石 故云石水." "四曰石水 其脈自沈 外證腹滿 不喘." "八曰石水 先從腎腫起 根在膀胱 用藁本."《東醫寶鑑》

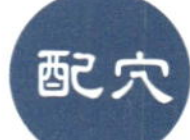 配穴

1. 配腕骨 治肩臂痛.
2. "配然谷, 陷谷, 胸堂, 章門, 曲泉, 天突, 雲門, 肺俞, 臨泣, 肩井, 風門, 行間 治欬逆."《千金方》

曲澤 PC₃   Goktaek Quze [合水穴, 四彎穴[2)]

出典　靈樞 本輸, 甲乙.

名義　曲澤者 水也. 澤 水之鍾也. 鍾 有歸聚之意. 本穴爲手心主脈之合穴, 系喻水之 歸聚 穴在肘內廉下凹陷處 屈肘可得. 屈 可作曲解, 故名曲澤.

部位　肘內廉陷中, 大筋內側橫紋中動脈是.

取穴　仰掌微屈肘取之. 肘窩橫紋 中央, 天泉穴 PC₂ 下 7寸. 肘關節의 圓回內筋 (Pronator teres m.)과 上腕二頭筋腱膜(Bicipital aponeurosis) 間으로서 上 腕動脈搏動應手處 (bra- chial pulse)에 取한다.

[橈側]　曲池 LI₁₁ ⟷ 尺澤 LU₅ ⟷ 曲澤 PC₃ ⟷ 少海 HT₃ [尺側]

筋肉　上腕二頭筋腱(tendon of biceps brachii m.), 上腕筋(brachialis m.), 圓回內 筋(pronator teres m.).

神經　正中神經(median n.), 內側前腕皮神經(medial antebrachial cutaneous n.).

血管　上腕動靜脈(brachial a. & v.), 尺側皮靜脈(basilic v.), 正中前上腕靜脈 (median antebrachial v.).

鍼法　直刺 5分∼1寸, 留 7呼. 斜刺 5分∼1寸. 或 三陵鍼으로 點刺出血한다(特히 急性胃腸炎 治療 時에 有效하다).

穴性　疏降上焦逆氣, 淸心火, 除血熱, 鎭痙攣, 止痛止瀉.

主治　心痛, 心悸, 心筋炎, 肘臂痛, 手臂震顫, 腕手肩麻木, 氣管支炎, 胃痛(瀉血), 嘔吐, 下痢, 風疹, 身熱, 煩渴, 口乾, 氣逆, 吐血.

---

2) 四彎穴 : 네 곳의 굽은 자리에 位置하는 穴. 관절에 위치하는 委中, 曲澤(尺澤)을 일컫는다. 瀉血 刺法으로써 모든 出血性疾患, 熱性(風・濕熱)疾患에 응용된다.

1. 四彎穴之一로 모든 血病(配膈俞), 出血性 熱性 疾患(配委中)에 사용한다 : 喘咳, 衄血, 喀血, 吐血에 사용한다(瀉血). 吐血에는 加內關, 鼻衄血에는 配合谷한다.

2. 心包經之合水穴로 水虛火實之病, 특히 心火上逆之病을 다스린다(合主逆氣而泄).
   ① 心臟病, 心包疾患 특히 心熱(水不足)로 인한 心煩(配金門)·怔忡에 사용한다(瀉血).
   ② 淸上焦熱, 降火作用이 있어 中風初期症狀, 半身不遂에 多用된다(瀉血) : 先健側 後患側의 순서로 取穴한다.
   ③ 口瘡, 眼赤 等에 效果가 있다.
   ④ 急性胃腸炎에 사용한다(點刺出血).

3. 臂痛, 手不及頭肩, 肘關節炎 等 關節屈伸運動不利에 사용한다.

   "心澹澹然善驚 身熱 煩心 口乾 手淸 逆氣 嘔血 時瘈 善搖頭 顏靑 汗出不過肩 傷寒溫病 曲澤主之." "心澹澹而善驚恐 心悲 內關主之(千金作曲澤)." 《甲乙經》

   "曲澤主逆氣嘔涎." "曲澤主手靑逆氣." 《千金方》

   "曲澤…主心痛 善驚 身熱 煩渴口乾 逆氣嘔涎血 心下澹澹 身熱 風疹 臂肘手腕不時動搖 頭淸汗出不過肩 傷寒 逆氣嘔吐." 《大成》

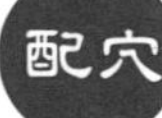

1. 配委中(點刺出血) 治急性胃腸炎之吐瀉及中暑高熱.
2. "配少商 治血虛口渴同施." 《百症賦》
3. "配內關, 大陵 治心胸痛." 《大成》
4. "配郄門, 大陵 治心痛." 《千金方》
5. 配腎俞, 膈俞 治心痛.
6. "配神門, 魚際 治嘔血." 《大成》
7. 配陽池, 大陵 治便血.

8. "配章門 治口乾."《千金方》

郄門 PC4

異名　掌後, 四白.

出典　甲乙.

名義　穴在去腕五寸 手厥陰郄穴. 郄 通隙. 穴居撓骨與尺骨間隙處 兩側如門, 故曰
郄門.

部位　掌後去腕 5寸.

取穴　舒腕仰掌取之. 腕關節掌側橫紋의 大陵穴 PC7 上 5寸處에 取한다. 或은 腕
橫紋의 大陵穴 PC7 에서 肘窩橫紋의 曲澤穴 PC3 까지를 1尺의 骨度法으로
하여 大陵穴 PC7 과 曲澤穴 PC3 間의 正中央에 取한다.

筋肉　橈側手根屈筋(flexor carpi radialis m.), 淺指屈筋(flexor digitorum
superficialis m.), 長掌筋腱(tendon of palmaris longus m.), 長拇指屈筋
(flexor pollicis longus m.), 深指屈筋腱(tendons of flexor digitorum
profundus m.).

神經　掌側骨間神經(ant. palmar interosseus n.), 正中神經(median n.), 內側上腕
皮神經(medial antebrachial cutaneous n.).

血管　掌側骨間動靜脈(ant. palmar interosseus a. & v.), 正中動脈(median a.), 正
中前腕靜脈(median antebrachial v.).

穴性　寧心安神, 寬胸理氣, 通絡止血(凉血).

主治　神經性心悸亢進, 狹心症, 心胸疼痛, 癲病, 驚恐畏人, 神氣(心氣)不足, 癡呆,
五心煩熱, 衄血, 胃出血, 喀血, 鼻出血, 嘔吐, 腕痛, 上肢痛, 脚氣, 胸膜炎, 腕
關節炎, 疔瘡.

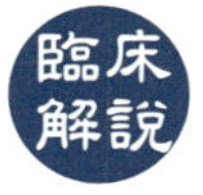

1. 心包經之郄穴로 心胸疾患의 要穴이다 : 淸心胸中熱作用이 우수하여 一切
의 心胸脇部疾患에 사용한다.

① 急性心痛, 狹心症에 사용한다 : 配巨闕(CV14 , 心募穴), 心俞穴.

② 胸膜炎, 肋膜炎의 必須穴, 肋間神經痛에 사용한다 : 兩 郄門穴 中 壓痛이 많은 쪽이 患側으로, 肋膜炎의 診斷·治療點으로 이용한다.

③ 血熱로 인한 出血性疾患, 특히 吐血, 衄血에 有效하다.

2. 寧心安神작용이 우수하여 神志不安의 諸 病症을 다스린다.

① 神經性 心悸亢進·怔忡의 必須穴이다 : 수시로 오는 心悸亢進으로 心博이 극렬해지는 病症을 보인다. 驚悸가 오래되거나(怔忡因驚悸久而成也), 痰飮의 心下停滯(心虛而停水)가 원인이다. 配陽陵泉, 神門, 少衝, 內關(大陵, 郄門), 然谷.

② 痴呆(一種의 神氣不足) 治療에 사용한다 : 菽麥湯(二陳湯加味方), 加味溫膽湯. cf. 聰明湯3) : 心虛로 인한 健忘症 治療에 쓴다.

③ 氣血鬱滯로 인한 神經症에 사용한다 : 坐禪 修道 時 郄門穴에 灸하는데 이는 參禪할 때 가슴에 熱이 많이 차기 때문에 이를 예방하기 위함이다.

④ 彈撥指4)(灸), 書痙症(心包經, 配後谿), 手顫症(心經, 心氣虛證)에 사용한다.

> "心痛 衄噦嘔血 驚恐畏人 神氣不足 郄門主之" "咳血 大陵及郄門主之." 《甲乙經》

> "郄門…主嘔血 衄血 心痛嘔噦 驚恐畏人 神氣不足." 《大成》

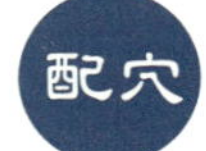

1. 配內關, 膈俞 治心胸痛.

2. "配曲澤, 大陵 治心痛."《千金方》

3. 配曲池, 三陽絡 治咯血.

4. 配膈俞, 三陽絡 治咯血, 衄血.

5. 配三陽絡(透郄門) 用鍼麻肺葉切除術常用穴.

---

3) "聰明湯 治多忘 久服能日誦千言. 白茯神, 遠志以甘草水泡去骨薑汁製, 石菖蒲 各等分. 右剉 每三錢 水煎服, 或爲末 每二錢 茶湯點服, 日三."《東醫寶鑑》

4) 彈撥指 : 손을 쥐었다가 자기 힘으로 손가락을 펴지 못하는 病症. 엄지손가락에 잘 오며 대부분의 原因은 神經性이다.

■ 怔忡[5] : 수시로 오는 心悸亢進으로 인해 心博이 극렬해지는 病症.

1. **原因** : 驚悸가 오래되거나(怔忡因驚悸久而成也), 痰飮의 心下停滯(心虛而停水)가 원인이다.

2. **治療** : 陽陵泉, 神門, 少衝, 內關(大陵, 郄門), 然谷
　　① 膽虛怔忡(心膽虛怯) : 配陽陵泉 內關, 加味溫膽湯
　　② 心虛怔忡(心臟虛弱) : 配神門 內關 足三里 然谷, 四物安神湯
　　③ 脾虛怔忡(思慮傷脾) : 配商丘 內關, 歸脾湯(歸脾溫膽湯)
　　④ 腎虛怔忡(陰虛火動) : 配然谷 內關, Ⓢ 腎正格[6], 六味(男), 大營煎(女)
　　⑤ 隨證選穴

大陵 : 心澹澹而驚 身熱如火 頭痛如破 短氣 胸痛(痰飮으로 인한 怔忡)에 사용한다.

內關 : 心澹澹而善驚 面赤皮熱目赤黃 神志不淸, 胸痞·胸痛을 兼한 경우에 사용한다.

郄門 : 驚恐畏人 神氣不足, 心痛甚刺痛感을 수반하는 경우에 사용한다.

間使 PC5　　　　　　　　　　　　　　　　　　　　　Gansa Jianshi [經金穴]

異名　鬼路, 鬼絡, 鬼營.

出典　靈樞 本輸, 甲乙.

名義　穴在掌後三寸兩筋間凹陷處 爲心包絡脈所行之經穴, 心者 君主之官 而包絡系心主之脈, 由心主宰, 間有臣使之意, 故名間使.

部位　掌後 3寸, 兩筋間陷中.

取穴　伸臂仰掌取之, 腕關節(掌側) 中央에 있는 大陵穴 PC7 上 3寸으로 橈側手根屈筋腱(flexor carpi radialis m. & tendon)과 長掌筋腱(palmaris longus m. & tendon)의 中間에 取한다. 支溝穴 TE6 과 相對穴이다.

筋肉　橈側手根屈筋(flexor carpi radialis m.), 淺指屈筋(flexor digitorum superficialis m.), 長掌筋腱(tendon of palmaris longus m.), 長拇指屈筋(flexor pollicis longus m.), 深指屈筋腱(tendons of flexor digitorum

---

5) 怔忡 : "怔忡者 心中躁動不安, 惕惕然如人將捕者是也." "怔忡 心動而不寧也."《東醫寶鑑》
6) 腎正格 : 經渠復溜補 太白太谿瀉.

profundus m.), 方形回內筋(pronator quadratus m.).

神經　　掌側骨間神經(ant. palmar interosseus n.), 正中前腕皮神經(medial antebrachial cutaneous n.), 正中神經(median n.).

血管　　掌側骨間動靜脈(ant. palmar interosseus a. & v.), 正中動脈(median a.), 正中前腕靜脈(median antebrachial v.).

鍼法　　直刺 5分～1寸, 留 7呼. 斜刺 1寸～1.5寸. 軀幹疾患 治療 時는 鍼尖을 약간 橈骨側으로 上向하여 1寸～1.5寸 斜刺한다.

穴性　　調心氣, 淸神志, 和胃袪痰, 寬胸解鬱.

主治　　傷寒結胸, 心痛, 心悸, 失音, 狹心症, 心臟內外膜炎, 煩躁, 熱病, 精神分裂症, 癲狂, 癲癎, 神經衰弱, 不安, 肘臂攣痛,, 腋腫, 帶下, 月經不調, 經閉, 蕁痲疹, 嘔吐, 霍亂, 中風, 久瘧, 口眼喎斜.

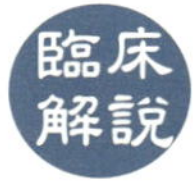
郄門穴과 主治·效能이 유사하다.

1. 心包經之經金穴로 心熱로 인한 諸般 疾患을 主治한다(經主喘咳寒熱).
   ① 心痛, 狹心症에 有效하다 : 郄門穴과 마찬가지로 熱에 의해 일어나는 癲·狂·癎, 心中熱, 掌中熱, 心痛, 狹心症 等을 다스린다.
   ② 弛緩期 血壓이 높은 경우에 사용한다 : 配郄門.
   ③ 婦人月水不調 血結成塊, 帶下, 經閉 等에 사용한다.

2. 內關의 補助穴로 神志不安으로 인한 諸 病症에 사용한다.
   ① 精神病 특히 精神分裂症, 癲疾에 가장 多用된다 : 先刺間使 後谿 後刺 十三鬼穴.
   ② 神經性으로 인한 말초성 口眼喎斜에 사용한다 : 先間使 勞宮 後隨證 選穴.
   ③ 갑자기 瘖不得語 症狀을 보이는 경우에 사용한다.

3. 手臂局所病(肘內廉痛, 肘攣)을 主治한다.

"熱病煩心 善嘔 胸中澹澹善動而熱 間使主之." "卒心中痛 瘛瘲互相引 肘
內廉痛 心熬熬然 間使主之." "胸痺引背時寒 間使主之." "心痛善悲 厥逆
懸心如饑之狀 心譫譫而驚 大陵及間使主之." "頭身風 善嘔 怵 寒中少氣
掌中熱 腑急 腋腫 間使主之." "頭大浸淫 間使主之." "喉痺氣逆 口喎 喉咽
如枙狀 行間主之(千金作間使)." 《甲乙經》

"間使主嗌中如扼." "間使主寒中少氣." "間使主手痛." "狂邪發無常 被頭
大喚欲殺人 不避水火 及狂言妄語 灸間使三十壯." "若乾嘔者 灸間使各七
壯." 《千金方》

"帶下灸間使三十壯 又淋小便赤尿道痛 臍下結塊如覆環 或因食得 或產得
惡露不下 遂爲疝瘕 或月事不調 血結成塊 皆針之如上." "間使主喜驚瘖不
能言." 《千金翼方》

"間使…主傷寒結胸 心懸如飢 卒狂 胸中澹澹 惡風寒 嘔沫 怵惕 寒中少氣
掌中熱 腋腫肘攣 卒心痛 多驚 中風氣寒 涎上昏危 瘖不得語 咽中如梗 鬼
邪 霍亂乾嘔 婦人月水不調 血結成塊 小兒客忤." 《大成》

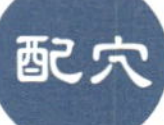

1. "配水溝 治急性失音(因神經過多), 邪癲, 鬼邪癲狂." 《靈光賦》

2. 配支溝 治癲狂.

3. "配後谿, 合谷 治卒狂." 《大成》

4. 配合谷, 後谿, 百會 治癲癎, 躁狂.

5. 配合谷 治瘖不能言.

6. "配三間 治咽中如梗." 《大成》

7. "配巨闕 治胸中澹澹." 《千金方》

8. 配心俞, 內關, 少府 治心臟病.

9. 配氣海, 中極, 足三里 治小腹便澼.

10. "配中府, 合谷 治面腹腫." 《千金方》

11. "(小兒)若吐不止, 灸手心主間使, 大都, 隱白, 三陰交各三炷." 《千金翼方》

12. "狂言恍惚 灸天樞百壯, 又灸間使三十壯." 《千金翼方》

異名	陰維.
出典	靈樞 經脈, 甲乙.
名義	關 聯絡也. 穴爲手心主絡 別走絡手少陰脈, 又能聯絡內臟 主內臟之疾. 位在 掌後內側去腕二寸 兩筋間陷中 與外關相對而屬內, 故名內關.
部位	掌後去腕 2寸 兩筋間.
取穴	舒腕仰掌取之. 掌側腕關節에 있는 大陵穴 PC7 上 2寸으로 橈側手根屈筋腱 (flexor carpi radialis m. & tendon)과 長掌筋腱(palmaris longus m. & tendon)의 中間에 取之한다. 外關穴 TE5 과 相對穴이다.
筋肉	橈側手根屈筋腱(tendon of flexor carpi radialis m.), 淺指屈筋腱(tendon of flexor digitorum superficialis m.), 長掌筋腱(tendon of palmaris longus m.), 長拇指屈筋腱(tendon of flexor pollicis longus m.), 深指屈筋腱 (tendons of flexor digitorum profundus m.), 方形回內筋(pronator quadratus m.).
神經	掌側骨間神經(ant. palmar interosseus n.), 正中神經(median n.).
血管	掌側骨間動靜脈(ant. palmar interosseus a. & v.), 正中動脈(median a.), 正中前腕靜脈(median antebrachial v.).
鍼法	直刺 5分〜1寸(或 內關透外關). 斜刺 3分〜2寸. 軀幹疾患에는 鍼尖을 上向하여 1〜2寸 斜刺한다. 手指麻木에는 鍼尖을 약간 橈側으로 向해 3〜5分 刺入한다. ☞ 사람에 따라서는 橈側手根屈筋과 長掌筋이 붙은 사람이 있어 刺鍼 時 많은 痛症을 호소한다. 이럴 때는 內側으로 刺鍼하면 된다.
穴性	疏三焦和胃, 寧心安神, 寬胸理氣, 鎭靜鎭痛.
主治	手中風熱, 一切內傷, 心痛, 心悸, 心痛腹脹, 胸滿腹痛, 脾胃不和, 嘔吐, 胃脘 部疼痛, 胃痛, 胃炎, 腸炎, 腹膨滿, 嘔逆, 肘腕腋痛, 肘臂神經痛, 류머티즘關 節炎, 脚氣, 頭痛, 高血壓, 耳鳴, 不眠, 怔忡, 遺精, 暑病, 虛勞, 咳嗽, 黃疸.

---

7) 六總穴 : 四總穴(口面合谷, 頭項列缺, 腰背委中, 肚腹足三里) 加心胸內關, 小腹三陰交(或 脇肋支 溝).

1. 心包經之絡穴, 六總穴之一로서 內熱(因內傷·轉變)으로 인한 諸般 熱病症을 다스린다.

(1) 一切의 心胸部 熱性疾患에 응용한다 : 心包絡實이면 心暴痛이니 內關穴을 瀉하고, 虛하면 頭項强이니 內關穴을 補한다. "內關…實則心暴痛瀉之 虛則頭强補之."《大成》

　① 心痛, 胸痺, 心臟疾患(心不全), 心悸亢進(怔忡, 驚悸)에 사용한다(眞心痛 제외).

　② 心臟機能調節, 血壓降下作用이 있다.

(2) 心包·三焦之(實)熱로 인한 諸 病症을 다스린다.

　① 膝關節에 심한 熱을 수반하는 膝內側痛(經絡上 膝이 厥陰經이므로), 류머티즘 關節炎, 退行性關節炎에 사용한다.

　② 拇指를 제외한 2·3·4·5손가락을 굽히지 못할 경우에 사용한다 : 針尖을 아픈 손가락을 向하여 刺한다. 손가락이 굳어 움직이지 못하는 半身不遂症 환자에게도 많이 사용된다.

　③ 肝熱과는 관련 없이 三焦之熱로 인한 麥粒腫(配手掌間穴), 目赤痛에 사용한다.

　④ 傷寒 時 갑작스런 解熱로 생기는 傷寒餘熱이 心包經을 침범하여 일으키는 胸痞, 즉 外邪氣實則心痛에 사용한다.

(3) 舌裂出血을 치료한다.

2. 八脈交會穴之一(通于陰維脈)로 一切 內傷疾患을 치료한다(配公孫) : 대체로 中脘 以上의 腹部病症에는 內關, 中脘 以下의 腹部病症에는 公孫이 主穴이 된다. "心胸之病內關擔 臍下公孫用攔法…蓋公孫配內關爲子母 合於心胸胃衝脈(蘭江賦)."《入門》

(1) 神經性疾患에 有效하다.

　① 內傷으로 인한 口眼喎斜의 必須穴 : 先內關 後隨證選穴, ㉺ 大敦補 太白瀉, 中脘, 오래된 喎斜症에는 內關穴에 크게 灸(患側)를 한다.

　② 彈撥指에 사용한다.

(2) 腸胃機能의 增强作用이 우수하여 公孫(通于衝脈)과 더불어 多用된다.

① 一切의 腹痛疾患에 사용한다 : 食滯로 인한 胸痞(中脘穴 部位보다 心
下部가 더 답답하고 아픈 경우), 胃痙攣急滯 等에 效果的이다.
先刺內關 足三里 後刺四關 中脘, 不愈時 加膻中, 氣虛·陰虛者 加氣海
② 嘔吐를 同伴하는 胃病, 胃不和에 사용한다. ☞ 汗吐下 三法.
※ 內傷疾患(대부분 因脾胃不和)의 多用穴 : 內關, 合谷, 足三里, 中脘, 太
衝.

3. 면역强化작용, 强心作用(大陵·內關·間使를 따라서 沿皮透刺) 等이 있
다는 보고가 있다.

"面赤皮熱 熱病汗不出 中風熱 目赤黃 肘攣 腋腫 實則心暴痛 虛則煩心 心
惕惕不能動 失智 內關主之." "心澹澹而善驚恐 心悲 內關主之(千金作曲
澤)."《甲乙經》

"內關主凡心實者則心中暴痛 虛則心煩惕然不能動 失智." "內關主手中風
熱."《千金方》

"汗吐下法非有他, 合谷內關陰交杵" "舌裂出血尋內關 太衝陰交走上部."
"腹痛公孫內關爾" "一切內傷內關穴 痰火積塊退煩潮."《雜病八法歌》

"死胎陰交不可緩 胞衣照海內關尋(雜病八法歌). 死胎不下 瀉三陰交 胞衣
不下 瀉照海內關." "內關主氣塊及脇痛 勞熱 瘧疾 心胸痛."《入門》

"內關…主手中風熱 失忘 心痛 目赤 支滿肘攣. 實則心暴痛瀉之 虛則頭强
補之."《大成》

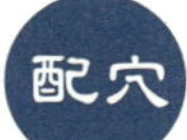

1. 配魚際, 足三里 治食不下.
2. "配公孫 治肚痛, 胃痛."《席弘賦》
3. 配公孫, 足三里 治胃·心·胸病症.
4. 配天突 治呃逆.
5. "腹內疼痛 內關 三里 中脘,…復刺後穴 關元 水分 天樞."《大成》
6. 配人中, 百會, 足三里 治暈厥.
7. "配照海 治腹痛結聚, 腹疾之塊, 胞衣不下."《玉龍歌》《雜病八法歌》

8. 配膈俞 治胸滿支腫.

9. "配建里 治胸中之苦悶."《百症賦》

10. 配太衝, 陰交 治舌裂出血.

11. 配心俞, 厥陰俞 治心絞痛, 心悸.

12. "配顴髎 治目赤黃."《千金方》

13. "配腎俞 治面赤熱."《千金方》

大陵 PC7　Daereung Daling [俞土穴, 心包經之原穴, 自經寫穴, 十三鬼穴中 鬼心穴]

異名　心主, 鬼心.

出典　靈樞 本輸, 甲乙.

名義　穴在掌後兩筋間凹陷處, 因其隆伏較大, 掌骨猶如大陵, 故名大陵.

部位　掌後骨 下 兩筋間 陷中.

取穴　仰掌舒腕取之. 掌側腕關節橫紋의 中央으로 腕關節에 있는 橈側手根屈筋腱(flexor carpi radialis tendon)과 長掌筋腱(palmaris longus tendon) 間 凹陷處에 取한다.

[橈骨側] 太淵 LU9 ←→ 大陵 PC7 ←→ 神門 HT7 [尺骨側]

筋肉　屈筋支帶(flexor retinaculum), 橈側手根屈筋腱(tendon of flexor carpi radialis m.), 長掌筋腱(tendon of palmaris longus m.), 淺指屈筋腱(tendon of flexor digitorum superficialis m.), 深指屈筋腱(tendons of flexor digitorum profundus m.), 長拇指屈筋腱(tendion of flexor pollicis longus m.).

神經　掌側骨間神經(ant. palmar interosseus n.), 正中神經(median n.).

血管　掌側骨間動靜脈(ant. palmar interosseus a. & v.), 正中動脈(median a.), 正中前腕靜脈(median antebrachial v.).

穴性　清心寧神, 和胃寬胸, 清營涼血.

主治　熱病汗不出, 神經衰弱, 精神病, 不安, 不眠, 狹心症, 心筋炎, 心臟衰弱, 短氣, 胸中痛, 胸脇痛, 高血壓, 頭痛, 扁桃腺炎, 腋窩腫脹, 腕神經痛, 腕關節炎, 腕痙攣, 身熱, 暑病, 目赤, 口臭, 嘔吐, 急性胃炎.

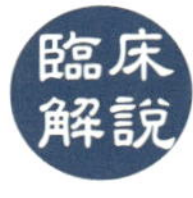

1. 心包(火)經之原穴로 虛實을 막론한 諸般 心胸疾患(狹心症, 呼吸困難, 胸痛), 神志病, 發熱病에 사용한다 : 瀉心火熱(虛)·淸三焦熱(實)作用이 優秀하다.

(1) 自經瀉穴로서 實熱之症을 다스린다 : 身熱(熱病), 頭痛에 사용한다.

(2) 心虛(心자체의 元氣虛弱)로 인한 病症에 사용한다.

　① 痰飮으로 인한 怔忡症에 사용한다 : "心虛而痰鬱 則耳聞大聲…使人有惕惕之狀 是爲驚悸, 心虛而停水 則胸中滲漉 虛氣流動 水旣上升 心火惡之 心不自安 使人有怏怏之狀 是爲怔忡(直指)."《東醫寶鑑》

　② 神經性疾患에 사용한다 : 神經衰弱, 精神病, 특히 不安, 神經性 不眠에 必須穴이다.

(3) 俞土穴로 脾胃虛熱(有火)之病에 有效하다 : 口臭에 常用穴로 쓰인다(配勞宮). ※ 脾生痰 痰聚於胃經 大陵於足三里.

2. 腕關節痛 等 手臂局所病에 사용한다(患部 周圍穴).

"熱病煩心 而汗不止[8] 肘攣掖腫 善笑不休 心中痛 目赤黃 少便如血 欲嘔 胸中熱 苦不藥 太息 喉痺嗌乾 喘逆 身熱如火 頭痛如破 短氣 胸痛 大陵主之." "心痛善悲 厥逆 懸心如饑之狀 心譫譫而驚 大陵及間使主之." "兩手攣不收伸及腋 偏枯不仁 手瘓偏小筋急 大陵主之." "瘈蚛欲嘔 大陵主之."《甲乙經》

瘈 : 동상 촉　蚛 : 근질근질할 양

"大陵主目赤 小便如血" "大陵主手攣不伸." "大陵主肘攣腋腫."《千金方》

"大陵…主熱病汗不出 手心熱 肘臂攣痛 腋腫 善笑不休 煩心 心懸若飢 心痛掌熱 喜悲泣驚恐 目赤目黃 小便如血 嘔啘無道 狂言不樂 喉痺 口乾 身熱頭痛 短氣 胸脇痛 痐瘡疥癬."《大成》

---

8) 止 :《千金方》卷三十 及《外臺》卷三十九 均作"出".

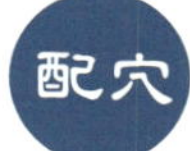 1. "配郄門 治咳血."《甲乙經》

2. "配勞宮 治心悶瘡痍, 風熱善怒, 心中喜悲, 思慕歔欷喜笑不止."《玉龍賦》
《千金方》

3. "配人中(瀉) 治口氣, 口臭之疾."《玉龍賦》《玉龍歌》

4. "配外關, 支溝 治肚痛秘結, 腹中卒痛."《玉龍賦》

5. "配內關, 曲澤 治心胸痛."《大成》

6. 配內關, 心俞 治心臟病.

7. "配膻中, 中脘, 勞宮 治嘔吐清涎."《大成》

8. 配神門, 水溝, 百會 治精神病.

9. 配關元 治小便赤如血.

10. 配風門, 曲池, 肩井, 勞宮 治風疹, 瘡疥.

11. "配支溝, 陰谷, 後谿 治痂疥."《千金方》

12. "配頭維 治頭痛如破, 目痛如脫."《千金方》

13. 配尺澤 治短氣.

14. "配偏歷 治喉痺 咽乾."《千金方》

15. "配少商 治咳逆喘."《千金方》

16. 配中脘 治心胸脹悶疼痛, 冠狀動脈硬化性 狹心症.

痍(이) : 상처

勞宮 PC8   Nogung Laogong [榮火穴, 十三鬼穴中 鬼窟穴, 回陽九鍼穴⁹⁾]

異名 五里, 掌中, 鬼路, 鬼窟.

出典 靈樞 本輸, 甲乙.

名義 手掌四周位列八卦 穴居中宮, 在掌中央動脈中, 人勞倦則掌中熱. 勞 勤也. 穴
爲心包絡之榮水穴, 臣使之官, 代心主之官行政而勞, 故名勞宮.

部位 掌中央 動脈中 屈無名及中指 兩者之間.

取穴 屈指握掌取之. 握拳 時에 中指와 無名指가 手掌에 닿는 部位의 中點에 取한

---

9) 回陽九針穴 : 瘂門, 勞宮, 合谷, 中脘, 環跳, 足三里, 三陰交, 太谿, 湧泉.

다. 或은 握拳 時에 中指가 手掌에 닿는 部位를 取하기도 한다.

筋肉 掌側腱膜(palmar aponeurosis), 屈筋總滑液囊鞘(common synovial sheath of flexor mm.), 掌側骨間筋(palmar interosseous m.), 淺指屈筋腱(tendon of flexor digitorum superficialis m.), 拇指內轉筋(adductor pollicis m.).

神經 總掌側指神經(正中神經)(common palmar digital n. of median n.), 尺骨神經의 深枝(deep br. of ulnar n.).

血管 總掌側指動脈(common palmar digital a.), 尺骨動脈의 深掌側枝(deep palmar br. of ulnar a.), 掌側中手靜脈(palmar metacarpal v.).

穴性 淸心火, 除濕熱, 熄風凉血, 安神和胃, 鎭靜, 開竅回陽.

主治 中風, 善怒, 悲笑不休, 心痛, 狹心症, 胸部壓迫, 胸充血, 善怒, 耳鳴, 眩暈, 衄血, 口腔炎, 口臭, 口瘡, 煩渴, 黃疸, 手掌熱, 卒倒, 癲狂, 中風.

1. 陰相火之火穴로서 瀉心火熱, 淸三焦熱作用이 優秀하여 心熱·三焦熱(火)로 인한 諸 病症을 主治한다.

① 心火로 인한 手掌熱, 鵝掌風[10], 滿手生瘡痛不禁에 必須穴이다 : 禁灸. 淺刺 或은 도장침을 사용한다. 손바닥의 땀이 전혀 나지 않는 경우에는 配後谿한다.

☞ **手掌熱, 手掌攣痛 以外의 局部 病症에는 사용하지 않는다.**

② 口腔炎, 舌瘡 等 口舌關聯 諸 疾患(舌者心之苗)에 응용되며, 특히 口中腫臭, 小兒口中腥臭에 有效하다 : 대개 心脾積熱로 인해 發生한다. 舌瘡 等에는 配中衝·少衝瀉血(心包·心經之井穴)하여 사용한다.

③ 血熱로 인한 出血性 질환, 특히 吐血, 衄血, 大便血不止(熱痔), 尿血을 치료한다.

④ 몸살·감기로 인한 微熱에는 손바닥(勞宮穴 部位)을 충분히 자극하여 치료한다.

---

10) 鵝掌風 : 掌心風, 鵝掌癬이라고도 한다. 가려움症과 함께 손바닥이 거칠어지고 터서 마치 거위 발바닥처럼 되는 病症. 대부분 心火 或은 風濕邪가 손바닥의 肌膚에 몰려 營養障碍를 일으켜서 생긴다. 무좀, 慢性(主婦)濕疹, 角化症 等이 이에 포함된다. 以治 小腸正格.

⑤ 慢性 咳嗽症勢 時(壓痛 有) 치료에 사용한다.

2. 甚한 疲勞에 疲勞回復 效果가 우수하다 : 指壓만으로도 효과가 좋다.

　☞ **疲勞의 反應點 및 治療穴**

　① 頭部: 太陽, 通天 ② 手部: 勞宮 ③ 足部: 足三里, 湧泉 ④ 背部: 膏肓

3. 神志病, 神經性疾患에 사용한다 : 彈撥指, 中風으로 인한 手指不伸에 應用한다.

4. 回陽九鍼穴之一로 心臟疾患, 氣絕, 人事不省에 救急穴·回生穴로 사용한다 : 心臟疾患, 胸病 은 먼저 손에 땀이 나도록 한다.

　☞ 心理的으로 焦燥, 不安할 때는 저절로 손바닥을 싹싹 비비는 行動을 한다. 사람에게만 있는 병은 대부분 손바닥에 자극이 없어서 온다. 따라서 古人들은 楸子를 돌려 豫防했다.

5. 民間에서는 小兒疳蟲에 사용한다 : 掌中散刺 後에 墨이나 煙油(그을음)를 바른다.

"熱病發熱 煩滿而欲嘔噦 三日而往不得汗 怵惕胸脇痛不可反側 咳滿溺赤 大便(千金作少便)血 衄不止 嘔吐血 氣逆 噫不止 嗌中痛食不下 善渴 舌中爛 掌中熱 飮嘔 勞宮主之." "煩心咳 寒熱善噦 勞宮主之." "少腹積聚 勞宮主之." "胸脇榰滿 勞宮主之." "風熱善怒 中心喜悲 思慕歔欷 善笑不休 勞宮主之." "黃癉目黃 勞宮主之." "口中腫臭 勞宮主之." "小兒口中腥臭 胸脇榰滿 勞宮主之."《甲乙經》

"勞宮能治五般癇 更刺湧泉疾若挑, 神門專治心痴呆 人中間使祛癲妖."《雜病八法歌》

"心痛翻胃刺勞宮 寒者少澤細手指(雜病八法歌). 熱心痛 氣痛 瀉勞宮, 寒心痛 補少澤." "勞宮主痰火胸痛 小兒口瘡及鵝掌風."《入門》

"勞宮(一名五里, 一名掌中)…滑氏云 以今觀之, 屈中指·無名指兩者之間取之爲允.…主中風 善怒 悲笑不休 手痺 熱病數日汗不出 怵惕 脇痛不可轉側 大小便血 衄血不止 氣逆嘔噦 煩渴食飮不下 大小人口中腥臭 口瘡 胸脇支滿 黃疸目黃 小兒齦爛."《大成》

1. "配中衝, 少衝, 大泉, 經渠, 列缺 治手掌中熱, 肘中痛."《千金方》

2. "中衝, 勞宮, 大陵, 間使, 關衝, 少衝, 陽谿, 天髎 主熱病煩心, 心煩而汗不出, 掌中熱, 心痛, 身熱如火, 浸淫煩滿, 舌本痛."《千金方》

3. 配大陵, 內關 治急性胃炎.

4. "配大陵 治心悶瘡瘍, 風熱善怒, 心中喜悲, 思慕歔欷喜笑不止."《玉龍賦》《千金方》

5. "配少澤, 三間, 太衝 治口熱口乾, 口中爛."《千金方》

6. "配風府, 天窓 治咽喉痛."《千金方》

7. "配陽綱, 期門, 少商 治飲食不下."《千金方》

8. "配少商 治嘔吐."《千金方》

9. "配後谿 治黃疸."《百症賦》

10. "中管, 大陵, 勞宮, 三里, 然谷, 太谿 右八皆主黃疸."《千金翼方》

11. 配水溝, 百會, 合谷 治精神病.

12. "犬癎之爲病 手屈拳攣, 灸兩手心一壯, 灸足太陽一壯, 灸肋戶一壯."《千金方》

13. "腸癎之病不動搖, 灸兩承山, 又灸足心 兩手勞宮, 又灸兩耳後完骨 各隨年壯, 又灸臍中五十壯."《千金方》

동 止汗

[部位] 在手背中指與無名指之間, 掌骨與指骨接合處上一寸六分.

[鍼法] 針深三至五分(留鍼三十分).

[主治] 止一切汗異症.

中衝 PC9　　　　　　　　　Jungchung Zhongchong [井木穴, 自經補穴]

出典　靈樞 本輸, 甲乙.

名義　穴在手中指之端, 爲心包脈所衝出之處, 故名中衝.

部位　手中指端 去爪甲角如韭葉陷中.

取穴	俯掌取之. 手第3指端 爪甲部의 正中尖端에서 1分 떨어진 곳에 取한다.

☞ “手中指内廉.”《大成》, “中衝在手中指端 去爪甲角如韭葉陷者中.”《千金方》

在手中指之端 外側 : 日本

筋肉	深指屈筋腱(tendons of flexor digitorum profundus m.).
神經	固有掌側指神經(proper palmar digital n.).
血管	固有掌側指動·靜脈(proper palmar digital a. & v.).
鍼法	直刺 1～2分 或은 三陵鍼으로 點刺出血한다.
灸法	肉灸 1～3壯, 溫灸 1～2分. 禁灸《入門》
穴性	開竅勞厥, 淸心退熱, 回陽救逆.
主治	熱病煩悶, 汗不出, 心痛, 精神病, 不安, 焦燥, 眩暈, 中風, 腦溢血, 中暑, 昏迷, 失神, 不省人事, 小兒驚風, 小兒夜啼多哭, 低血壓, 掌中熱, 舌强.

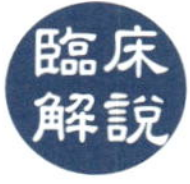

1. 心包經之井木穴로서 心包之急性病에 救急穴로 사용한다.

　① 中風, 半身不遂, 麻痺疾患의 要穴이다.

　② 心臟疾患으로 인한 胸悶, 口苦에 사용한다.

　③ 熱性病(熱極하여 外達한 경우)에 宜用한다 : 配少衝 瀉血.

2. 自經補穴로서 低血壓에 사용한다.

3. 神志病(不安, 焦燥), 小兒夜啼多哭, 많은 知識勞動으로 인한 心煩, 胸悶에 사용한다.

“小兒夜啼 上燈啼鷄鳴止者 灸中指甲一分 中衝穴一壯. 炷如小麥大.”《太平聖惠方》

“熱病煩心 心悶而汗不出 掌中熱 心痛 身熱如火 浸淫煩滿 舌本痛 中衝主之.”《甲乙經》

“中衝…主熱病煩悶 汗不出 掌中熱 身如火 心痛煩滿 舌强.”《大成》

配穴

1. 配命門 治牙熱如火, 頭痛如破.
2. "中衝, 勞宮, 大陵, 間使, 關衝, 少衝, 陽谿, 天髎 主熱病煩心, 心煩而汗不出, 掌中熱, 心痛, 身熱如火, 浸淫煩滿, 舌本痛."《千金方》
3. "配廉泉 治舌下腫疼."《百症賦》
4. "配人中 治中風."《玉龍歌》
5. "配期門, 長强, 天突, 俠白 治心痛短氣."《千金方》
6. "配勞宮, 少衝, 大泉, 經渠, 列缺 治手掌熱, 肘中痛."《千金方》
7. 配水溝, 內關 治Shock, 暈厥, 中風昏迷.

(동) 木火

[部位] 當中指背第三節橫紋中央點(或 在中指背第三節橫紋中央 向上1分).

[神經] 正中神經(median n.), 心臟及肝分支神經.

[鍼法] 橫鍼皮下半分.

[主治] 半身不遂(此穴曾用於治療高棉國總統龍諾元帥之半身不遂, 奇效.).

[解說 및 運用] 第一次限用五分鐘, 五日後限用三分鐘, 又五日後限用一分鐘. 時間及次數均不可多用.

本穴接近中衝穴 有强心活血作用, 治療中風後遺症對其它各針有加强作用. 單用治中風後下肢無力頗有效.

本穴尙能治膝內側痛及小腿肚痠痛(本穴一般應用於小腿肚脹痛及曲泉穴一帶筋緊).

配肺心治頭痛.

(G) 中指節

[異名] 手中指第一節.

[部位] 位于手中指背側, 遠側指節骨基底前緣凹陷中.

[灸法] 灸兩手七壯, 下火立癒.

[主治] 牙齒痛, 齒神經痛.

[解說 및 運用] 中指節配腎關 · 火硬穴 降火特效.

10

手少陽三焦經

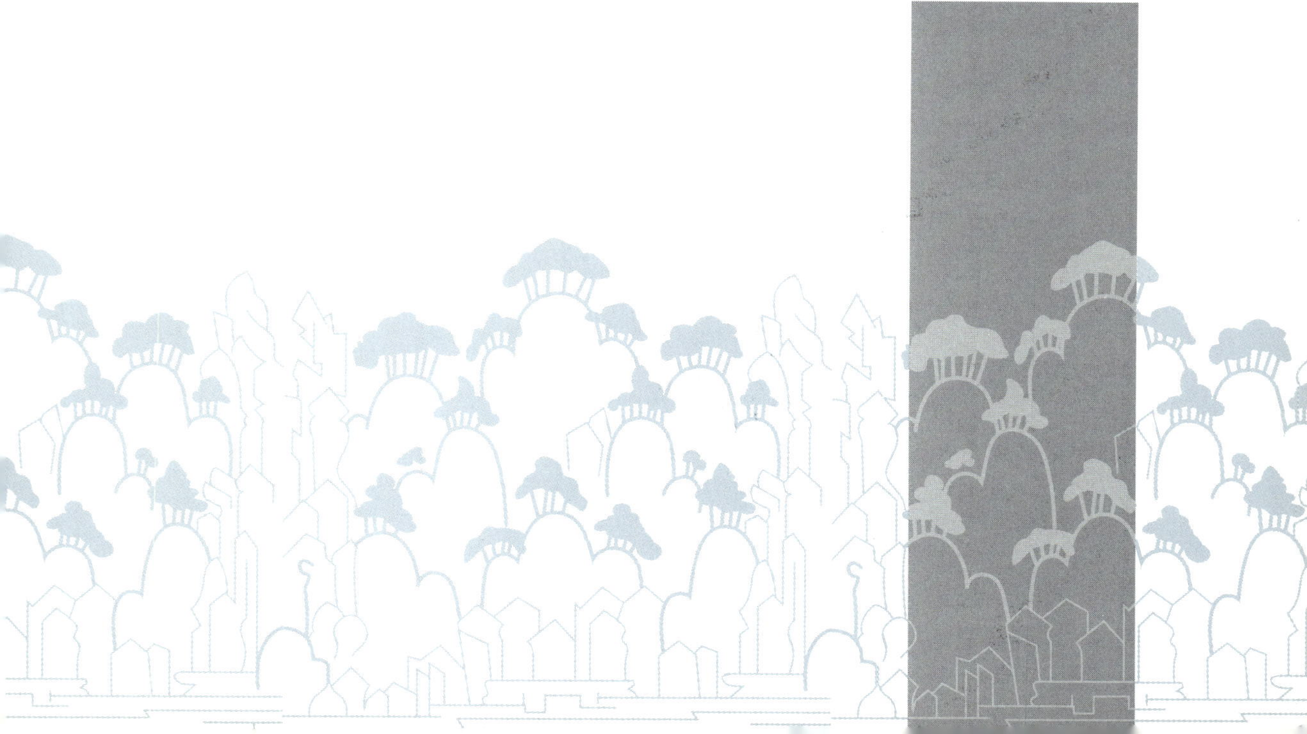

手少陽三焦經

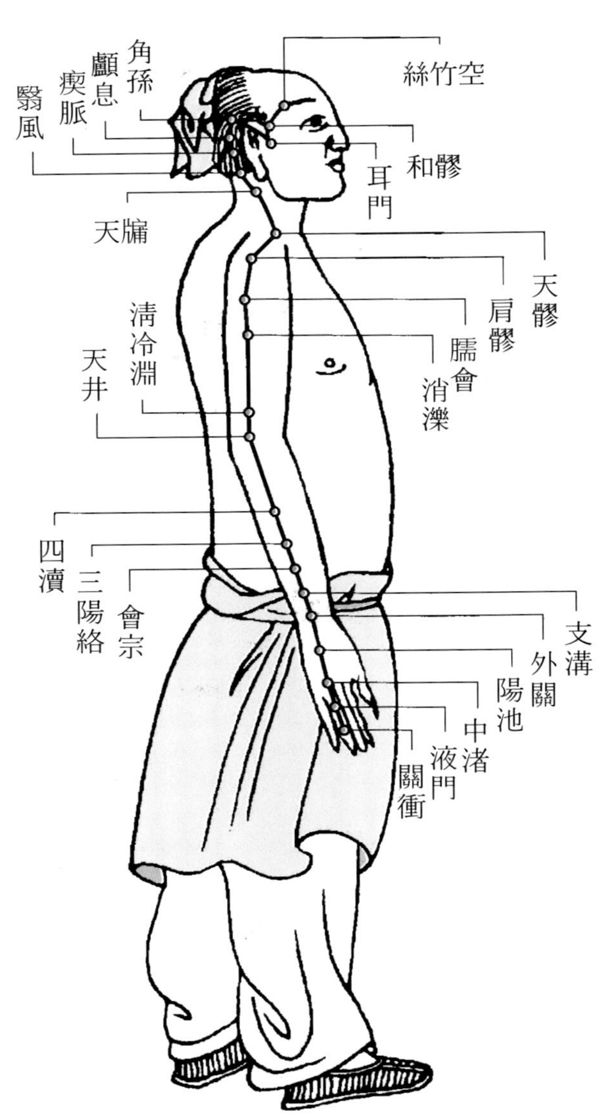

三焦手少陽之脈 起於小指次指之端(關衝) 上出兩指之間(液門) 循手表腕(陽池) 出臂外兩骨之間 上貫肘(天井) 循臑外上肩(清冷淵, 消濼) 而交出足少陽之後 入缺盆 布膻中 散落心包 下膈 循屬三焦.
其支者 從膻中 上出缺盆 上項繫耳後 直上 出耳上角 以屈下頰至䪼(顴髎).
其支者 從耳後入耳中 出走耳前 過客主人前 交頰 至目銳眥(瞳子髎, 以交足少陽也).

三焦經穴歌

二十三穴手少陽, 關衝液門中渚傍, 陽池外關支溝會, 會宗三陽四瀆配, 天井合去清冷淵, 消濼臑會肩髎偏, 天髎天牖全翳風, 瘈脈顱息角孫通, 耳門和髎絲竹空.《十四經發揮》

是動病과 所生病

是動病:耳聾 渾渾焞焞 嗌腫 喉痺 是主氣.　　　　　　渾:흐릴 혼　焞:귀갑 지지는 불 돈
所生病:汗出 目銳眥痛 頰痛 耳後肩臑肘臂外皆痛 小指次指不用.

三焦經의 效能主治

1. 效能:解三焦之熱, 淸熱解表, 開竅聰耳.
2. 主治:胸·心·肺·咽喉病症, 熱性病, 側頭部·眼耳病, 三焦經 經過部位의 病症을 主治한다. 특히 耳聾, 耳鳴, 咽喉腫痛, 頰腫, 目赤, 肩臂外側의 經脈循行部 疼痛을 主治한다.

(1) 部位別主治

① 關衝 TE1 ~天井 TE10 : 耳疾患 爲主, 頭·目·喉疾患, 發熱病, 手臂局所病을 主治한다.
② 淸冷淵 TE11 ~天髎 TE15 : 肩臂 局所 疾患을 主治한다.
③ 天牖 TE16 ~絲竹空 TE23 : 耳部疾患 爲主, 側頭疾患을 主治한다.

(2) 主要穴主治

① 中渚 TE3 , 支溝 TE6 : 胸脇痛, 上肢頭項強症에 사용한다.
② 外關 TE5 : 外感諸疾에 사용한다.

出典	靈樞 本輸, 甲乙.
名義	穴在手小指次指(卽無名指)端, 去爪甲角分許. 因喻穴爲少陽之冲. 本經之關界, 又是心包至此至關會, 故名關衝.
部位	手小指次指尺側端 去爪甲角如韮葉.
取穴	俯掌取之. 手小指次指(卽無名指) 爪甲根部의 小指側(尺側) 1分處에 取한다.
筋肉	總指伸筋腱(tendon of extensor digitorum communis m.).
神經	背側指神經(dorsaldigital n.).
血管	背側指動靜脈(dorsaldigital a. & v.).
穴性	疏經絡氣化, 解三焦鬱熱, 淸熱解表, 淸心聰耳, 利咽喉.
主治	喉痺喉閉, 舌券口乾, 頭痛, 咽喉腫痛, 喉頭炎, 暑病, 狹心症, 眼痛, 目生翳膜, 耳聾耳鳴, 嘔吐, 惡心, 肩痛, 疒腮, 舌充血, 舌强麻痺, 口渴脣焦, 發熱, 上腕痛, 救急穴.

三焦實熱로 인한 諸般 病症을 다스린다.

1. 三焦經之井金穴로서 三焦之熱上壅으로 인한 諸 病症을 다스린다(三焦主氣 金亦主氣).

   ① 腦充血 等에 救急穴로 사용한다.

   ② 風熱(鬱熱)性 偏頭痛(少陽頭痛), 眩暈에 사용한다 : 配頭維, 通天, 陷谷.

   ③ 咽喉腫痛, 眼病 等의 熱性 頭部疾患에 사용한다.

2. 三焦之熱로 인한 津液不足이 原因이 되어 일어나는 諸 症狀에 응용한다.

   ① 喉痺舌卷, 舌裂, 口乾, 脣乾, 心煩을 다스린다 : 配上唇, 下唇. cf. 口渴.

   ☞ **脣乾, 舌裂의 原因 : ㉠ 脾胃之(實)熱　㉡ 傷寒發熱　㉢ 津液不足**

   ② 津液不足, 三焦鬱熱로 인한 耳鳴, 耳聾(暴聾)에 사용한다 : 腎虛耳鳴과 비교하여 三焦熱로 인한 暴聾에 보다 效果的이다.

③ 霍亂의 名穴로서 특히 小兒 霍亂에 사용한다 : 配少商 隱白.

"喉痺舌卷 口中乾 煩心心痛 臂內廉痛 不可及頭 取手小指次指爪甲下 去端如韮葉."《靈樞·熱病》

"耳聾 取手小指次指爪甲上與肉交者 先取手後取足."《靈樞·厥病》

"邪客於手少陽之絡 令人喉痺舌卷 口乾心煩 臂外廉痛 手不及頭 刺手中指次指爪甲上 去端如韮葉各一痏…左取右 右取左….”《素問·繆刺》

"胸痺舌卷 口乾煩心 心痛 臂表痛(靈樞及太素俱作背內廉痛) 不可急頭 取關衝在手小指次指爪甲去端如韮葉許(一云左取右 右取左).” "肘痛不能自帶衣 起頭眩領痛 面黑 風肩背痛不可顧 關衝主之."《甲乙經》

"三焦熱氣壅上焦 口苦舌乾豈易調 針刺關衝出毒血 口生津液病俱消.”《玉龍歌》

"關衝…主喉痺喉閉 舌捲口乾 頭痛 霍亂 胸中氣噎 不嗜食 臂肘痛不可舉 目生翳膜 視物不明."《大成》

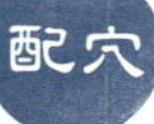

1. "配瘂門 治舌緩不語而要緊."《百症賦》
2. 配大橫 治小兒熱病反張.
3. 配人中, 內關, 十宣 治暈厥, shock, 中暑.
4. "配竅陰, 少澤 治喉痺 舌捲 口乾."《千金方》
5. "配下關, 陽谿, 掖門, 陽谷 治耳聾鳴."《甲乙經》
6. "配巨闕, 支溝, 公孫, 解谿(千金又取陰陵泉) 治霍亂."《甲乙經》
7. "配天牖, 風門, 崑崙, 關元 治風眩頭痛."《千金方》
8. "配承漿, 意舍, 然谷 治消渴嗜食."《千金方》
9. "配肩貞, 肩髃 治肩中熱, 頭不可以顧."《千金方》
10. "配支溝 治肩臂酸重."《千金方》
11. "中衝, 勞宮, 大陵, 間使, 關衝, 少衝, 陽谿, 天髎 主熱病煩心, 心悶而汗不出, 掌中熱, 心痛, 身熱如火, 浸淫, 煩滿, 舌本痛."《千金方》
12. "配肩井 治寒熱悽索 氣上不得臥."《千金方》

(동) 上唇   唇 : 놀랄 진, 입술 순(=脣)

[部位] 當膝蓋骨 正下緣, 膝蓋骨與脛骨頭間 膝蓋骨下緣 臏骨靭帶上.

[鍼法] 用三稜鍼刺膝蓋下緣臏骨靭帶上及其鄰近區, 使出黑血, 立卽見效.

[主治] 唇痛, 白口症.

[解說 및 運用] 本穴能治舌强語難.

(동) 下唇

[部位] 當膝蓋下緣約一寸處(膝蓋骨과 脛骨頭 사이에서 아래 脛骨頭上緣).

[鍼法, 主治] 同上唇穴.

[解說 및 運用] 兩穴均以點刺爲主, 主治唇部病證.

上下唇穴三稜鍼出血, 再鍼刺本穴, 其效更佳. 若頑固者可配外勞宮甚效.

上下唇穴治口腔炎, 分別用治上下唇生瘡. 鍼三分 不留鍼, 起鍼時擠出血或點刺.

(동) 指三重

[部位] 當無名指中節中央線外開二分之中點一穴, 其上三分一穴, 其下三分一穴, 共三穴.

[鍼法] 針深一分至二分.

[主治] 驅風, 臉面神經麻痺, 乳腫大, 肌肉萎縮.   臉 : 뺨 검

[解說 및 運用] 指三重位於陽掌無名指第二節小側, 計有三穴, 取穴採四分點法.

本穴治偏頭痛有特效.

本穴治後頭痛, 後項痛配人皇穴.

(동) 指腎

[部位] 當無名指第一節中央線外開二分之中點一穴, 其上三分一穴, 其下三分一穴, 共三穴.

[主治] 口乾(舌乾口燥), 腎虧, 心臟衰弱, 背痛.

[解說 및 運用] 指腎穴位於陽掌無名指第一節小側, 計有三穴, 取穴採四分點法.

治背痛宜三鍼同下.

主治濶背肌疼痛.

液門 TE₂   Aengmun Yemen [滎水穴]

異名   掖門, 腋門.

出典   靈樞 本輸, 甲乙.

名義   門 繁體從二戶象形, 穴在小指次指間凹陷處 小指次指之間似"門"字象形, 穴爲手少陽脈之所溜, 猶似液澤之門, 故名液門.

部位　手小指四指岐骨間陷中.

取穴　俯掌握拳取之. 握拳하고 手第4·5指의 背部岐骨 間 關節 前 赤白肉際에 取
한다.

筋肉　背側骨間筋(dorsal interosseous m.), 深橫中手靭帶(deep transversus
metacarpal lig.).

神經　尺骨神經皮枝(cutaneous br. of ulnar n.).

血管　背側中手動靜脈(dorsal metacarpal a. & v.).

穴性　消火散熱, 淸頭開竅聰耳, 和解表裏.

主治　頭痛, 喉頭炎, 咽喉腫痛, 喉痹, 目赤, 齒痛, 耳聾耳鳴, 腕神經痛, 腕痙攣及痲
痺, 手臂痛, 手腕赤腫脹, 手指痙攣, 手指無力, 熱病, 精神病.

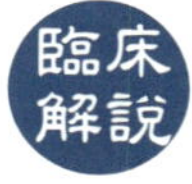

1. 三焦經之滎水穴(滎主身熱)로서 三焦之熱 및 津液不足에서 오는 諸 症狀
에 사용한다 : 三焦經 內에서 小腸經의 役割을 하는 穴이다.
   (1) 三焦之熱上壅으로 인한 頭部, 咽喉部疾患을 다스린다.
      ① 目赤, 耳聾, 齒痛 等의 頭部疾患에 效果가 優秀하다.
      ② 喉頭炎, 咽喉腫痛, 특히 喉蛾(乳蛾)[1]에 有效하다 : 舍岩針法에서 多用
        한다.

   "口瘡液門中渚補 陽谷瀉之卽安康." "喉痹先用胃正格 液門補後陽池瀉."

   "哮喘天突丹田瀉 液門解谿補後中渚陷谷瀉." "喉痹腎傷經渠補 崑崙液門
   中渚補." "單蛾肝傷陰谷補 商陽液門中渚瀉." "雙蛾液門大敦補 陽池關衝
   瀉後安."《舍岩五行正理神鍼歌》

   (2) 手指痙攣(手顫症), 手指無力 : 특히 中風 後遺症으로 인한 手顫症, 手麻
      痺에 有效하다. 配八邪穴.
   (3) 三焦之熱과 津液不足으로 인한 婦人科疾患에 多用된다 : 配後谿(或 腕

---

1) 喉蛾 : 달리 乳蛾, 蛾風, 蛾子, 蠶蛾라고도 부른다. 熱氣가 목안의 양쪽 喉核(口蓋扁桃)에 몰려 벌
　겋게 붓고 아픈 病症으로 현재의 急·慢性扁桃腺炎에 해당한다.

順1·2穴), ㉂小腸正格(臨泣後谿補 通谷前谷瀉).

① 津液不足으로 인한 貧血性 頭痛, 眩暈, 특히 後頭痛에 要穴이다.

② 婦人들의 火로 인한 癮病에 效果가 있다.

2. 暈鍼에 사용한다 : 足指 間의 木留, 木婦穴 刺針 時 副作用이 發生한 경우
　에 사용한다(瀉血).

> "瘧 項痛 因忽暴逆 掖門主之." "風寒熱 液門主之." "膽眩寒厥 手臂痛 善
> 驚 忘言 面赤 泣出 腋門主之." "狂疾 掖門主之 又挾谿丘墟光明主之." "下
> 齒齲則上齒痛 掖門主之."《甲乙經》
>
> "掖門主目澀暴變."《千金方》
>
> "液門…主驚悸妄言 咽外腫 寒厥 手臂痛不能自上下 痎瘧寒熱 目赤澀 頭
> 痛 暴得耳聾 齒齦痛."《大成》

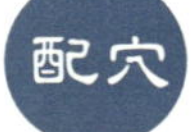

1. "配下關, 陽谿, 掖門, 陽谷 治耳聾鳴."《甲乙經》
2. "配魚際 治喉痛."《百症賦》
3. 配前谷 治臂不得拳.
4. "配中渚 治手臂紅腫連腕痛."《玉龍歌》
5. 配合谷, 大陵, 後谿, 間使 治精神病.
6. "配前谷, 後谿, 腕骨, 神庭, 百會, 天柱, 風池, 天牖, 心俞 治目泣出."《千金
　方》
7. "上關, 下關, 四白, 百會, 顱息, 翳風, 耳門, 頷厭, 天窓, 陽谿, 關衝, 掖門,
　中渚 主耳痛鳴聾."《千金方》
8. "配四瀆 治呼吸短氣, 咽中如息肉狀."《千金方》
9. "配陽谷, 商陽, 二間, 四瀆 治下牙齒痛."《千金方》
10. "配溫溜, 京骨 治狂仆."《千金方》
11. "配中渚, 通里 治熱病先不樂, 頭痛面熱無汗."《千金方》
12. "商丘, 神庭, 上星, 百會, 完骨, 風池, 神道, 掖門, 前谷, 光明, 至陰, 大杼
　　主痎瘧熱."《千金方》

Ⓖ 八邪

[部位] 手背側, 將手握起 每掌骨小頭(手指岐骨) 間(第1·2掌骨小頭 間을 大都, 第2·3掌骨小頭 間을 上都, 第3·4掌骨小頭 間을 中都, 第4·5掌骨小頭 間을 下都라 한다).

[鍼法] 向上斜刺 5~8分 或點刺出血

[主治] 頭風(頭痛), 齒痛(牙痛), 手臂紅腫(拘縮), 眼痛.

Ⓖ 八風

[異名] 八冲, 八衝, 陰獨八穴, 足八邪.

[部位] 足背 各足趾岐骨間.

[主治] 婦女月經不調, 頭痛, 牙痛, 瘧疾, 間歇熱, 肺充血, 足背紅腫, 中足指節捻挫.

⬛ 暈針 및 針刺副作用 時 處置方法

1. 症狀 : 頭暈, 顏色蒼白, 惡心嘔吐, 四肢厥冷, 多汗, 血壓低下, 動悸, 氣絕 或 痛症尤甚. 暈針은 豫防이 중요하다.

2. 先行 原因

(1) 惡性貧血, 低血壓, 心虛, 虛弱體質.

(2) 精神的 原因(과도한 緊張 等), 처음으로 鍼治療를 받는 患者(無經驗者).

(3) 慢性 消耗性疾患, 疲勞, 空腹, 大汗出, 大泄瀉 · 大出血 後.

(4) 醫師의 强刺戟.

3. 直接 原因 : 一般的으로 腦血流量의 減少.

4. 暈鍼의 處置 方法

(1) 刺針을 중지하고 刺入한 針은 전부 拔針한다.

(2) 통풍이 잘되는 곳에 눕히고 衣服과 腰帶(허리띠)를 풀어주며 머리를 낮추어 준다(Shock position).

(3) 증상이 가볍고 意識이 있는 상태일 경우 더운물을 마시게 하면 대개 곧 회복된다.

(4) 증상이 重하거나 회복이 늦는 경우의 처치방법

　① 該當經의 井穴을 瀉血한다.

　② 동 手解(少府), 足解(梁丘)에 刺針한다.

　③ 上部에는 液門(瀉血), 下部에는 足三里에 刺針한다.

　④ 刺(或溫灸)合谷 中衝, 或은 勞宮을 刺戟한다.

(5) 意識不明인 경우에는 人中, 百會, 湧泉에 刺針한다. 必要 時 人工呼吸, 强心劑
투여 等의 처치를 한다.

5. **痛症尤甚 時 處置方法** : 자고 난 다음날 더 痛症이 甚해져 手臂不擧, 或은 걷
지 못하는 等의 경우에도 위의 ①~④處置方法에 準한다.

中渚 TE3　　　　　　　　Jungjeo Zhongzhu [俞木穴, 自經補穴]

異名	下都.
出典	靈樞 本輸, 甲乙.
名義	渚 遮也 能遮水使傍回也. 三焦者 決瀆之官 水道出焉, 穴爲三焦脈之本穴, 本能遮水使水傍回, 而穴居手小指次指本節後間凹陷處如《詩·召南》載"江有渚", 三焦水道似江, 穴居其中, 如渚, 故名中渚.　　　遮 : 막을 차, 가로지를 차
部位	手小指無名指本節後陷中.
取穴	疏掌握拳取之. ① 握拳, 手第4·5指 背部岐骨 間 後方 基節骨과 中手骨 間 關節部의 後方 1寸에 取한다. ② 握拳 時 手指橫紋端이 小指外側(尺側)으로 나타나는데 手背面으로 第4·5指 岐骨 間과 交叉되는 本節 後 假定點에 取한다.
筋肉	背側骨間筋(dorsal interosseous m.).
神經	尺骨神經皮枝(cutaneous br. of ulnar n.).
血管	背側中手動靜脈(dorsal metacarpal a. & v.).
鍼法	直刺 3~5分, 留 3呼. 斜刺 5分~1寸. 鍼尖을 手根으로 向해 斜刺한다.
灸法	肉灸 3~5壯, 溫灸 5~10分.
穴性	疏少陽熱, 解三焦邪熱, 開竅益聽.
主治	熱病汗不出, 目眩頭痛, 高血壓, 眩暈, 項强, 耳鳴, 聾啞, 咽腫, 消渴, 目赤, 目生翳膜, 肩胛神經痛及麻痺, 上肢麻痺, 肘臂痛, 手指不能屈伸, 肱神經痛, 久患腰背疼痛, 久患傷寒肩背痛, 落枕, 坐骨神經痛.

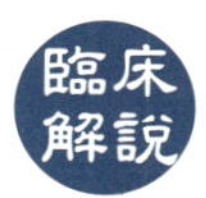

1. 三焦經之俞木穴로서 風濕熱로 인한 諸般 筋骨格系 病症에 사용한다(俞主 體重節痛).

   ① 上肢(肩臂肘指)疼痛, 肩背痛, 落枕, 項强痛에 많이 사용한다.

   ☞ 項强의 原因 : 風寒濕邪의 太陽經 侵犯, 落枕, 腎邪氣, 自體 經絡病.

   ② 背部脊間痛, 久患腰痛에 사용한다 : ⃞L₄ ⃞L₅ 間 一定部位가 아픈 경우의 必須穴이다. 동 中白, 下白.

   ③ 腰椎異常이 아닌 單純 坐骨神經痛에 사용한다(少陽通經, 腎相通) : 配 環跳, 承扶.

   ④ 中風 後遺症으로 인한 手4·5指 疼痛麻痺, 手顫症 等에 사용한다 : 手 4·5指를 펴거나 움직이지 못하는 경우에 사용한다.

2. 自經補穴로서 三焦水液代謝의 失調로 인한 諸 病症을 다스린다.

   ① 三焦之熱上壅으로 인한 頭部, 咽喉部疾患을 다스린다 : 目赤, 頭痛, 眩暈, 耳鳴, 咽喉腫痛(感冒) 等에 사용한다.

   ② 腎虛症狀으로 인한 足跟痛에 사용한다(臟腑相通) : 産後 或은 流産을 많이 한 婦人의 경우에 많이 나타난다. 配承山 崑崙 僕參, 絶骨 丘墟.

   ③ 熱積 便秘에 사용한다 : "大便難 中渚及太白主之."《甲乙經》

   ④ 手背紅腫에 사용한다 : 井穴瀉血, 동八邪.

   cf. 足背紅腫 : 동八風(趾間을 刺하여 出血시킨다).

3. 緊張性 頭痛(前額痛, 太陽頭痛-偏頭痛 後頭痛), 高血壓, 目眩에 사용한다 : 스트레스에 의한 筋肉의 緊張이 원인이다. 先後谿, 申脈, 中渚, 後加百會, 人中.

"手三里治肩連臍 脊間心後稱中渚(雜病八法歌). 久患傷寒肩背痛 但針中渚卽愈, 脊膂痛者 針人中尤妙" "中渚主手足麻木 戰掉跨攣 肩臂連背疼痛, 手背癰毒."《入門》

"瘧發有四時 面上赤 晥晥無所見 中渚主之." "嗌外腫 肘臂痛 五指瘈不可屈伸 頭眩 頷額顳痛 中渚主之." "狂互引頭痛 耳鳴 目痹 中渚主之." "耳聾 兩顳顬痛 中渚主之."《甲乙經》

顱 : 머리뼈 로(노) 顳 : 관자놀이 섭 顬 : 관자놀이 움직일 유

"肩背諸疾中渚下."《肘後歌》

"中渚…主熱病汗不出 目眩頭痛 耳聾 目生翳膜 久瘧 咽腫 肘臂痛 手五指不得屈伸."《大成》

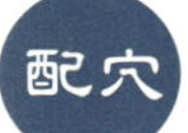 1. "配液門 治手臂紅腫連腕疼."《玉龍歌》
2. "配足三里, 大敦 治傷寒, 不省人事."《大成》
3. "配商陽, 丘墟 治久瘧."《大成》
4. "配太谿 治咽腫病."《大成》
5. "配支溝, 內庭 治嗌痛."《千金方》
6. 配耳門, 聽宮, 聽會, 翳風 治耳鳴, 耳聾.

Ⓖ **坐骨神經點**

[異名] 九號.

[部位] 手無名指掌指關節 背側尺側緣(三焦經中渚穴之前方).

[鍼法] 直刺二至五分(不進入骨膜).

[主治] 坐骨神經痛, 髖關節痛, 臀部痛.

Ⓢ **中白**

[異名] 鬼門.

[部位] 在手背小指掌骨與無名指掌骨之間, 距指骨與掌骨接連處五分(卽中渚穴). 拳手取穴.

[主治] 腎臟病之腰痛, 腰痠, 背痛, 腎臟性 坐骨神經痛, 足外踝痛, 四肢浮腫, 頭暈, 眼散光, 疲力.

[解說 및 運用] 中白穴位於三焦經之中渚穴後五分處, 董師最常應用於起坐之際腰痛之症.

本穴治腎虧之各種病變 效果甚好, 除上述作用外 尚可治療脊椎骨刺.

本穴亦可血壓高及前額痛.

中白 下白倒馬並用尙可治少陽經走向之坐骨神經痛頗效.

中白穴配下白穴治手大指疼.

本穴治腸風下血. 若痔瘡出血, 可於委中放血, 再鍼本穴.

中白 下白合用治足三里至足外踝痛或麻.

靈骨 大白 上白 中白合用治一切下肢疼痛(大腿·小腿外側痛)

中白穴雙取治前額痛殊效.

膀胱經外髂骨痛.

只要腎虧, 不分內外踝, 脚跟痛皆效.

心痛徹背, 散光, 腎虛腰痛有效.

配腕順穴 治環跳穴部位疼痛.

髂 : 허리뼈 가

徹 : 통할 철, 뚫을 철

Ⓔ 下白

[部位] 在手背小指掌骨與無名指掌骨之間, 距指骨與掌骨接連處一寸五分 卽中白穴後一寸. 拳手取穴.

[鍼法] 針深三分至五分.

[主治] 牙齒酸, 肝微痛, 以及中白穴主治各症.

[解說 및 運用] 下白穴位於中白穴下一寸, 爲中白之倒馬鍼, 兩鍼一起配合應用.

中白 下白倒馬並用主治前述腎虧各病, 療效極佳.

中白 下白倒馬並用尙可治少陽經走向之坐骨神經痛頗效.

本穴可治膝蓋痛.

中・下白合用治內外踝痛.

陽池 (TE4)　　　　　　　　Yangji Yangchi [三焦之原穴]

異名　別陽, 陽別.

出典　靈樞 本輸, 甲乙.

名義　穴爲手少陽脈之原穴, 位在手背腕上凹陷處, 其處凹陷如池, 背爲陽, 故名陽池.

部位　腕關節背面橫紋의 正中央部位, 總指伸筋腱(tendon of extensor digitorum communis m.)과 小指伸筋腱(tendon of extensor digiti minimi m.)과의 中間點.

取穴　伸臂俯掌取之(三陽絡 (TE8) 까지). 陽谿穴 (LI5) 과 陽谷穴 (SI5) 과의 中間點에 取한다.

筋肉　伸筋支帶(extensor retinaculum) 總指伸筋腱(tendon of extensor digitorum communis m.), 小指伸筋腱(tendon of extensor digiti minimi m.).

神經　背側骨間神經(post. interosseous n.), 尺骨神經背側枝(dorsal br. of ulnar n.).

血管	手背靜脈網(dorsal carpal network), 掌側骨間動脈의 後枝(post. br. of ant. interosseous a.).
穴性	解半表半裏之邪, 淸三焦經絡之熱, 舒筋通絡.
主治	消渴, 口乾, 煩悶, 腕關節炎, 手指無力, 肩痛, 肩背痛, 腕不能擧, 前腕肘疼痛, 扁桃腺炎, 耳聾, 瘧疾, 手腕疼無力.

三焦經의 特質을 代表하는 穴이다.

1. 三焦之原穴로서 三焦之原氣(消化, 吸收, 排泄作用)를 增高시켜 人體의 自然治癒能力을 增加시킨다. 특히 補下焦元氣 效果가 優秀하다.
   ① 一切의 病症에 必灸左側陽池(澤田先生) : 整體調節常用之穴.
   ② 子宮位置異常 治療의 名穴이다(灸左陽池) : 配次髎, 中脘. 子宮病變은 대체로 左側 下腹部에 反應이 많이 나타난다.
   ③ 性호르몬 調節作用이 있다 : 피임에 응용한다.
   ④ 下行結腸의 連動增進作用으로 生津效果를 나타낸다 : 便秘에 이용한다.

2. 三焦(相火之經)熱로 인한 水虛火實的病症에 效果가 優秀하다(瀉法).
   ① 糖尿病(消渴口乾) 治療의 常用要穴이다.
   ② 扁桃腺炎, 感冒症狀에 사용한다.
   ③ 手肘關節炎(류머티즘), 上肢神經痛, 五十肩 等에 사용한다.
   ④ 손가락의 輕한 凍傷에 사용한다(皮內鍼/瀉血).

3. 擧重으로 인해 腱이 늘어나거나 脂肪 等이 몰려 손목에 혹이 생기는 경우에 사용한다 : 該當 部位에 刺針 或은 瀉血한다.

4. 姙娠의 反應點이다 : 良道絡을 사용하면 姙娠婦의 左側 陽池穴에 특히 선명하게 反應點(刺覺痛)이 나타난다.

“肩痛不能自擧 汗不出 頸痛 陽池主之.”《甲乙經》

“消渴口乾 煩悶 又灸陽池五十壯.”《千金方》

“陽池(一名別陽)…主消渴 口乾煩悶 寒熱瘧 或因折傷手腕 捉物不得 肩臂痛不得擧.”《大成》

“三焦爲病耳中聾 喉痹咽乾目紅腫 耳後肘疼并出汗 脊間心後痛相似 肩背風生連膊肘 大便堅閉及遺癃 前病治之何穴愈 陽池內關法理同.”《大成·十二經治症主客原絡訣》

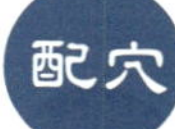 配穴

1. 配風門, 天柱, 大椎 治寒熱頭痛, 汗不出.
2. 配大陵 治不可被皮不可搖手.
3. 配曲池, 合谷, 外關 治肘·腕部疼痛.
4. “配合谷, 尺澤, 曲池, 中渚 治手臂拘攣, 兩手筋緊不開.”《大成》
5. “配合谷, 俠谿, 京骨 治瘧寒熱.”《千金方》
6. “陰交2)陽別而定血暈.”《標幽賦》

外關 TE₅ Oegwan Waiguan [三焦經之絡穴 別走厥陰心包經, 八脈交會穴 通于陽維脈]

異名 陽維.

出典 靈樞 本輸, 甲乙.

名義 穴爲手少陽之絡 在腕後二寸凹陷處 別行心主外關, 此與內關相對而屬外 故名外關.

部位 腕後 2寸 兩骨 間 陷中.

取穴 伸臂俯掌取之. 肘尖에서 腕關節 背面中央의 陽池穴 **TE₄** 까지 1尺의 骨度法으로 陽池穴 上 2寸部 尺骨과 橈骨의 兩骨 間 背面中間에 取한다. 內關穴 **PC₆** 과 相對穴.

---

2) 陰交 : 陰交穴 **CV₇** 과 三陰交穴 **SP₆** 을 말한다.

筋肉	總指伸筋腱(tendon of extensor digitorum communis m.), 長拇指伸筋腱(tendon of extensor pollicis longus m.), 骨間膜(interosseous membrane), 方形回內筋(pronator quadratus m.).
神經	背側前腕皮神經(post. antebrachial cutaneous n.), 背側骨間神經(post. interosseous n.).
血管	掌側骨間動靜脈의 背側枝(post. br. of ant. interosseous a. & v.), 背側骨間動靜脈(post. interosseous a. & v.).
鍼法	直刺 5分～1寸 或은 內關穴로 向해 透刺해도 된다. 斜刺 1寸～1.5寸, 軀幹의 疾患에서 鍼尖을 上向하여 1寸～1.5寸 斜刺한다.
灸法	肉灸 3～7壯, 溫灸 5～15分.
穴性	祛六淫表邪, 疏三焦壅熱, 通經絡氣滯, 疏風解表.
主治	耳聾, 渾渾焞焞無聞, 頭痛, 高血壓, 流行性感氣, 傷寒, 感冒, 鼻炎, 鼻衄, 咳嗽, 暑病, 耳鳴, 耳下腺炎, 眼瞼炎, 痄腮, 齒痛, 肘不能屈, 手指疼痛, 小兒痲痺後遺症, 胸脇痛, 上肢筋骨疼痛, 痺症, 肘臂不能屈伸.

1. 八脈交會穴之一(通于陽維脈)로서 一切의 (三焦)風熱性 外感疾患을 主治한다.

(1) 모든 外感風熱로 인한 頭面部疾患에 사용한다.

　① 三焦風熱에 의한 耳鳴, 難聽, 耳漏의 名穴이다 : 配臨泣. 防風通聖散.

　② 落枕에 사용한다 : 配中渚, 後谿, 阿是穴(瀉血).

　③ 流行性感冒로 인한 發熱, 頭痛 咳嗽 等 모든 外感 疾患에 應用한다 : 配合谷.

(2) 繞踝風3)(因三焦氣血循環不調)에 사용한다 : 配太谿, 丘墟, 臨泣, 崑崙.

(3) 傷寒(風熱性) 脇肋痛에 사용한다. 支溝의 代用穴이다.

　┌ 外感性 胸脇痛 : 外關, 臨泣.
　└ 內傷性 或은 外傷(打撲傷) : 支溝, 陽陵泉.

---

3) 繞踝風 : "足內踝骨紅腫痛 名曰繞踝風."《徐氏針灸大全》

(4) 三焦熱로 인한 便秘에 사용한다 : 配臨泣.

2. 三焦經之絡穴(別走厥陰心包經)로서 神志不安으로 인한 諸 症狀에 사용한다.
　　① 癲病으로 인한 胸滿, 短氣에 要穴이다 : 內·外關透刺, 少府·中渚透刺.
　　② 中風으로 인한 手指關節麻痺, 彈撥指 等에 사용한다 : 手指不伸 時 異常이 있는 손가락을 향하여 刺針, 或 內·外關透刺한다.

"手少陽之別 名曰外關. 去腕二寸, 外繞臂 注胸中 合心主. 病實則肘攣 虛則不收, 取之所別也."《靈樞·經脈》

"傷寒在表並頭疼 外關瀉動自然安."《蘭江賦》

"一切風寒暑濕邪 頭疼發熱外關起(雜病八法歌) 只此一穴."《入門》

"口僻禁 外關主之." "肘中濯濯 臂內廉痛 不可及頭 外關主之." "耳焞焞渾渾 無所聞 外關主之."《甲乙經》

僻 : 후미질 벽　濯 : 씻을 탁

"外關…主耳聾 渾渾焞焞無聞 五指盡痛 不能握物. 實則肘攣 瀉之, 虛則不收 補之. 又治手臂不得屈伸."《大成》

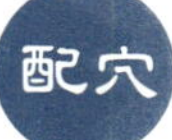

1. 配合谷, 列缺, 百會 治感冒.
2. 配大椎, 曲池, 合谷 治感冒發熱.
3. "配會宗 治耳渾渾淳淳 聾無所聞."《千金方》
4. 配聽會 治耳淳淳渾渾 聲無閉.
5. 配曲池 治手麻木.
6. 配內關, 陽輔 治脇肋痛.
7. 配大陵, 支溝 治肚痛秘結.
8. "腹中疼痛亦難當 大陵外關可消詳."《玉龍歌》
9. 配風府, 大椎, 列缺, 尺澤 治小兒麻痺症發熱期.
10. 配足臨泣 治手·足少陽經所經過部位與其所原絡之臟腑病症, 外邪胸痛, 耳鳴, 便秘.
11. 配肩髃, 曲池, 手三里, 合谷 治上肢癱瘓.

12. 配內關(透外關) 用鍼麻肺葉切除手術.

13. "陽蹻 陽維並督脈 主肩背腰腿在表之病." "陰交 陰維而下胎衣."《標幽賦》

14. "配內庭, 三里, 大泉, 商丘 治僻噤."《千金方》

☞ "陽維起於諸陽之會 其脈發於足太陽金門穴 在足外踝下一寸五分. 上外踝
七寸會足少陽於陽交 ,爲陽維之郄. 循膝外廉 上髀厭 抵小腹側 會足少陽於
巨髎. 循脇肋 斜上肘上 會手陽明手足太陽於臂臑. 過肩前 與手少陽會於
臑會 天髎. 却會手足少陽足陽明於肩井. 入肩後 會手太陽陽蹻於臑腧. 上
循耳後 會手足少陽於風池. 上腦空 承靈 正營 目窗 臨泣. 下額與手足少陽
陽明 五脈會於陽白. 循頭 入耳 上至本神而止. 凡三十二穴."《奇經八脈考》

支溝 TE6　　　　　　　　　　　　　　　Jigu Zhigou [經火穴, 六總穴[4]]

異名　飛虎, 飛虛, 氣虎, 동)火串.

出典　靈樞 本輸, 甲乙.

名義　支溝乃三焦所行之經穴 穴前一寸有外關別絡入手厥陰經, 三焦水道流行至此
別有一分支之溝渠也.

部位　腕後 3寸 兩骨間陷中.

取穴　伸臂俯掌取之. 陽池穴 TE4 上 3寸 尺·橈骨 間에서 橈骨側이며, 支溝穴은
橈骨側, 會宗穴 TE7 은 尺骨側으로 兩骨 間에 橫列로 取한다. 間使穴 PC5
와 相對穴.

筋肉　總指伸筋(extensor digitorum communis m.), 長拇指伸筋(extensor pollicis
longus m.), 骨間膜(interosseous membrane), 方形回內筋(pronator
quadratus m.).

神經　背側骨間神經(post. antebrachial cutaneous n.), 血管掌側骨間動精(post.
interosseous n.).

血管　掌側骨間動靜脈의 背側枝(post. br. of ant. interosseous a. & v.), 背側骨間

---

4) 六總穴 : 四總穴(口面合谷 頭項列缺 腰背委中 肚腹足三里) 加心胸內關 小腹三陰交. 或은 四總穴
　　加心胸內關 脇肋支溝를 택하기도 한다.

動靜脈(post. interosseous a. & v.).

穴性 淸三焦, 通腑氣, 通關開竅, 活絡散瘀.

主治 熱病汗不出, 肩臂痛, 胸脇痛, 肋間神經痛, 脇腹痛, 四肢腫, 腕關節痛, 心絞痛, 胸膈煩悶, 頭項强痛, 頸馬刀(동), 暴瘖不語, 耳鳴, 耳聾, 嘔吐, 便秘, 腸炎, 丹毒, 傷寒, 經閉, 二便秘澁, 不省人事.

1. 六總穴之一(脇肋支溝). 經火穴로 調理氣機作用이 優秀하여 諸 胸脇疾患을 主治한다.
   (1) 脇肋痛 治療의 名穴이다 : 配陽陵泉(GB34 , 筋會穴). 대개 脇肋痛은 少陽經病으로 筋病에 屬한다.
   (2) 三焦經의 積熱로 인한 胸心痛, 胸痞悶, 心熱悶에 사용한다.
   (3) 胸膜炎에 補助穴로 사용한다.

2. 三焦之熱로 인한 諸 病症을 다스린다 : 活絡散瘀作用이 優秀하다.
   (1) 三焦熱에 의한 便秘에 常用한다 : 配臨泣.
       ① 姙娠 中 便秘, 大便秘結 : 加足三里.
       ② 老人性便秘, (出産 後)婦人便秘, 肚腹秘結 卽陰虛火旺, 血虛腸燥者 : 加照海(補水氣, 臟腑相通).
   (2) 咽喉腫으로 인한 暴瘖不能言, 口內生瘡(配外關, 厲兌, 承漿, 十宣)에 사용한다.
   (3) 自律神經失調로 인한 面赤熱에 사용한다.
   (4) 馬刀瘡에 사용한다.
   (5) 流産防止에 사용한다 : 子宮頸部가 收縮하여 열리지 않도록 한다. 姙娠 中 胎漏 發生 時 藥(安胎飮)을 쓰기가 不安하고 어려운 경우에 有效하다.

3. 三焦經 上으로 일어나는 肩臂痛, 上臂痛에 사용한다.

“咳 面赤熱 支溝主之.” “馬刀5)腫瘻 目痛 肩不擧 心痛楮滿 逆氣 汗出 口噤不可開 支溝主之.” “熱病汗不出 互引頸嗌外腫 肩臂痠重 脇腋急痛不擧 痂疥 項不可顧 支溝主之.” “男子脊急目赤 支溝主之.” “暴瘖不能言 支溝主之.” 《甲乙經》

痂 : 헌데 딱지 가

“大便虛秘補支溝 瀉足三里效可擬, 熱秘氣秘先長强 大敦陽陵堪調護.” 《雜病八法歌》

“支溝(一名飛虎)…主熱病汗不出 肩臂痠重 脇腋痛 四肢不擧 霍亂嘔吐 口噤不開 暴瘖不能言 心悶不已 卒心痛 鬼擊 傷寒結胸 瘑瘡疥癬 婦人妊脈不通 産後血暈 不省人事.” 《大成》

瘑 : (종기)앓을 과

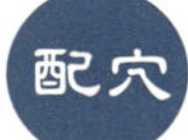

1. “配巨闕 關衝 公孫 解谿(千金又取陰陵泉) 治霍亂.” 《甲乙經》
2. “配淵掖 章門 治馬刀腫瘻.” 《甲乙經》
3. “配中渚, 內庭 治嗌痛.” 《千金方》
4. “配天窓, 扶突, 曲鬢, 靈道 治暴瘖不能言.” 《千金方》
5. “支溝, 太谿, 然谷 主心痛如椎刺, 甚者手足寒至節, 不息者死.” 《千金翼方》
6. “配曲泉, 跗陽, 天池, 大巨, 小海, 絶骨, 前谷 治四肢不擧.” 《千金翼方》
7. “配巨闕, 關衝, 公孫, 陽陵泉 治霍亂.” 《千金翼方》
8. “配天突, 章門, 天池, 支溝 治漏.” 《千金翼方》
9. “配大陵, 陽谷, 後谿 治痂疥.” 《千金翼方》
10. “配章門 治馬刀腫瘻.” 《千金方》
11. “配三里, 三陰交 治産後血暈不識人.” 《大成》
12. “配復溜, 間使, 合谷, 魚際, 靈道, 陰谷, 然谷, 通谷 治瘖瘂.” 《大成》
13. “配照海 治大便之秘.” 《玉龍賦》
14. “配外關, 大陵 治肚痛秘結.” 《玉龍賦》
15. 配足三里 治大便秘.

---

5) 馬刀 : 瘰癧의 하나. 瘰癧의 멍울이 연달아 생기는 病症으로 모양이 말조개와 비슷하여 馬刀 또는 馬刀瘡이라고 한다. 흔히 耳下에서 缺盆穴, 어깨에서 겨드랑이까지 생기는데 길쭉하고 단단하다.

16. 配足三里, 天樞, 大橫 治習慣性便秘.

17. 配章門, 陽陵泉, 委中 治傷寒脇痛.

18. 配間使 治胸脇痛.

19. 配陽陵泉 治脇下肋邊痛, 肋間神經痛, 胸脇痛, 嘔吐, 熱病.

20. 配水溝, 中衝, 合谷 治中風不省人事.

⑧ 火串

串 : 익힐 관, 꿸 관

[部位] 手平伸 掌向下, 從手腕橫紋中央直後三寸處取之, 握拳屈肘掌心向下, 現溝凹處.

[鍼法] 鍼深三分至五分.

[主治] 便秘, 心跳, 手下臂痛.

[解說 및 運用] 左手下臂痛鍼右手穴, 右手下臂痛鍼左手穴.

火串穴卽三焦經之支溝穴 治療便秘 心跳 手下臂痛 確有卓效, 用治脇痛 尤有特效.

⑧ 火陵

[部位] 手撫胸取穴, 在火串穴後兩寸處.

[鍼法] 鍼深五分至一寸.

[主治] 胸痛及發悶, 發脹, 手抽筋, 坐骨神經痛.

[解說 및 運用] 火串, 火陵治外側型坐骨神經痛.

⑧ 火山

[部位] 手撫胸取穴, 在火陵穴後一寸五分處.

[鍼法] 鍼深一寸至一寸五分.

[主治] 胸痛及發悶, 發脹, 手抽筋, 坐骨神經痛.

[解說 및 運用] 火陵在火串(支溝)後二寸, 火山在火陵後二寸, 但取穴略有不同, 取火串 手平伸. 取火陵 火山則手撫胸取穴.

左手抽筋取右手穴, 右手抽筋取左手穴.

胸部痛及發悶, 發脹則火陵, 火山兩穴同時用鍼, 但注意只宜單手取穴, 不可雙手同時用鍼.

火陵, 火山穴均位於三焦經上, 除治療手抽筋有效外, 治療胸痛, 胸悶, 胸脹亦有顯效, 蓋三焦與心包表裏, 深鍼透經, 自是效果卓佳, 兩手同時下鍼, 據經驗並無不良作用. 又火陵穴治少陽經走向之坐骨神經痛, 效果亦佳.

手抽筋時取火陵, 火山, 左取右 右取左.

✿ 胸脇肋痛의 治療

1. 通治方 : 先支溝, 陽陵泉, 丘墟, 厥陰俞 後刺該當經絡之絡穴(外關), 患部瀉血

ⓔ火串, 火陵, 火山.

2. 隨證選穴

① 消化器異常인 경우에는 加四關 中脘(消積).

② 痰飮이 原因인 경우에는 加足三里, 豊隆(條口), 內關 公孫, 淸溪 尺松. 痰飮과
함께 鹿鹿有聲의 경우에는 必加中脘.

③ 肝氣鬱結, 肝火逆上(內動)이 原因인 경우에는 加臨泣, 旁谷, 太衝, 外關.

④ 打撲傷(瘀血)이 原因인 경우에는 加膈俞, 血海, 三陰交, 太衝.

⑤ 頸椎·胸椎病變으로 인한 경우에는 加太陽經選穴(後谿, 申脈) : 頸椎病變은 乳
腺上方까지 壓迫感, 胸椎病變은 乳腺下方까지 壓迫感이 나타나며 一定한 壓通
點이 없는 放散痛이 특징이다. 或은 背部 膀胱經 2線上에 壓痛點이 나타나기
도 한다.

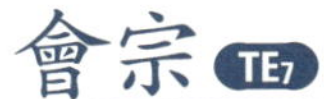

會宗 **TE7**　　　　　　　　　　　　　　　　　Hoejong Huizong [三焦經之郄穴]

出典	甲乙.
名義	會宗者 在腕後三寸爲支溝 四寸是三陽絡 上側是手陽明經 下側是手太陰經, 經之陽氣如宗氣相通, 此穴居中 在腕後三寸四寸間, 按之中空, 有氣往來其間 而無定踪, 故名會宗.
部位	腕後 3寸, 空中 1寸.
取穴	伸臂俯掌取之. 支溝穴 **TE6** 에서 尺骨側으로 1寸, 腕背 上 3寸으로, 尺骨側 의 會宗穴, 橈骨側의 支溝穴 **TE6** 兩骨 間에 橫列로 取한다.
筋肉	總指伸筋(extensor digitorum communis m.), 小指伸筋(extensor digiti minimi m.).
神經	背側骨間神經(post. interosseous n.), 背側前腕皮神經(post. antebrachial cutaneous n.).
血管	背側骨間動靜脈(post. interosseous a. & v.).
穴性	淸熱聰耳, 鎭痛鎭痙, 治肌膚痛.
主治	耳聾, 難聽, 上肢肌膚痛(腕痛, 腕肢痛, 肩麻痺, 皮膚 및 筋肉疼痛), 呼吸困難, 喘滿, 癲癇, 癎症.

1. 三焦經之郄穴로서 三焦之(實)熱로 인한 諸般 急性疾患에 效果(解熱·鎭
   痛·消炎作用)가 優秀하다 : 일반적으로 前腕背面의 諸穴(外關~天井)은
   炎症(化膿性)疾患에 優秀한 效果를 나타낸다.
   ① 三焦之熱上壅으로 인한 急性 耳鳴, 暴聾, 耳腫을 治療한다.
   ② 捻挫(膽經)로 인한 腰痛, 肋間神經痛 等에 사용한다.

2. 肌膚筋肉痛, 腕(指)痛에 사용한다.

"會宗…主五癎 肌膚痛 耳聾."《大成》

1. "聾 翳風及會宗下空主之."《甲乙經》
2. "配外關 治耳焞焞渾渾聲無所聞."《千金方》
3. 配百會, 大椎, 巨闕 治小兒癲癎.

■ 耳鳴症의 原因 및 治療

1. **通治方** : 翳風, 中渚, 聽會 耳門 聽宮, 瘈脈, 百會, 동三重
   〈水針〉選取聽宮, 翳風, 完骨, 腎俞

2. **隨證選穴**
   ① 三焦實熱로 인한 경우(急性, 實證) : 加會宗, 豊隆, 俠谿, 行間.
   ② 腎虛로 인한 경우(慢性, 虛症) : 加腎俞, 關元, 太谿.

三陽絡 TE8　　　　　　　　　　　　Samyangnak Sanyangluo

異名	通關, 通門, 通間, 門通, 過門.
出典	甲乙.
名義	三陽絡 在臂上大交脈支溝上一寸 是三陽絡脈所交之處, 故名三陽絡.
部位	鼻上大交脈, 支溝 上 1寸.
取穴	伸臂俯掌取之. 腕關節 背面中央 上 4寸, 外關穴 TE5 上 2寸, 支溝穴 TE6

上 1寸處에 取한다.

筋肉 總指伸筋(extensor digitorum communis m.), 長拇指外轉筋(abductor pollicis longus m.).

神經 背側前腕皮神經(post. antebrachial cutaneous n.), 背側骨間神經(post. interosseous n.).

血管 背側骨間動靜脈(post. interosseous a. & v.).

鍼法 直刺 5分~1寸, 斜刺 8分~1.5寸. 深刺 時 郄門穴 **PC4** 을 向해 2~3寸 刺入한다.

灸法 肉灸 5~7壯, 溫灸 5~10分.

穴性 聰耳開竅, 通絡, 鎭痛.

主治 耳聾, 暴瘖, 眼 疾患, 齒痛, 咯血, 高熱, 內傷不足, 肘疼痛, 手臂痛, 手臂痛不擧, 嗜臥身體不能動搖, 閃挫腰痛.

1. 三焦之(實)熱로 인한 諸般 疾患에 效果(解熱 · 鎭痛 · 消炎作用)가 있으며 특히 鎭痛作用이 卓越하다 : 前腕背面의 諸穴(外關~天井)은 炎症(化膿性)疾患에 優秀한 效果를 나타낸다.

   ① 三焦之熱上壅으로 인한 急性 耳鳴, 暴聾, 耳腫을 治療한다.

   ② 齒痛(下齒痛)에 良好한 效果를 나타낸다.

   ③ 돌연한 發熱, 疼痛, 麻痺가 오는 中風 및 頭痛에도 有效하다.

   ④ 鎭痛作用이 卓越하여 胸部疾患(胸痛, 胸悶), 胸部(肺葉切除)手術 時 鍼痲醉에 사용한다(三陽絡透郄門) : 坐禪 時 指壓處인 郄門, 三陽絡, 間使, 溫溜 等은 모두 氣鬱 · 氣滯에 有效한 穴이다.

2. 手臂痛, 手麻痺로 인한 不擧에 사용한다(患部 周圍穴).

   "嗜臥 身體不能動搖 大溫(一本作濕) 三陽絡主之." "內傷不足 三陽絡主之."《甲乙經》

   "三陽絡(一名過門)…主暴瘖瘂 耳聾 嗜臥 四肢不欲動搖."《大成》

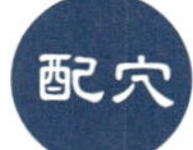 1. 配支溝, 通谷 治暴瘖.

2. 配郄門(三陽絡透郄門) 鍼麻肺葉切除手術之常用穴組之一.

3. 配郄門, 孔最, 四瀆, 太谿 治咯血.

4. "配五里, 天井, 厲兌, 三間 治嗜臥, 四肢不欲動搖."《千金方》

四瀆 TE₉

Sadok Sidu

出典	甲乙.
名義	穴在肘前五寸廉凹陷處 爲三焦脈之腧穴, 三焦者 中瀆之府 決瀆之官, 穴通水道, 手三陽絡之後, 故名四瀆.
部位	肘前 5寸 外廉陷中.
取穴	屈肘側置取之. 三陽絡 TE₈ 上 1寸, 支溝穴 TE₆ 上 2寸, 陽池穴 TE₄ 과 肘尖 間을 1尺의 骨度法으로 陽池穴과 肘尖과의 中間點으로 尺骨과 橈骨 間에 取한다.
筋肉	總指伸筋(extensor digitorum communis m.), 長拇指外轉筋(abductor pollicis longus m.), 尺側手根伸筋(extensor carpi ulnaris m.).
神經	背側前腕皮神經(post. antebrachial cutaneous n.), 橈骨神經의 深枝(deep br. of radial n.).
血管	背側骨間動靜脈(post. interosseous a. & v.).
穴性	聰耳利咽, 開竅醒神, 淸心瀉熱.
主治	暴聾, 暴瘖, 難聽, 耳鳴, 喉頭炎, 咽頭炎, 齒痛, 肘關節痛, 前臂痛, 手指麻痺.

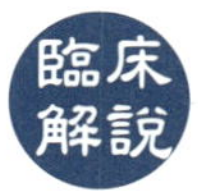 三陽絡穴과 效能 · 主治(解熱 · 鎭痛 · 消炎 作用)가 類似하다.

1. 三焦之熱上壅으로 인한 頭面部 諸般 熱症을 治療한다.

　① 急性 耳鳴, 暴聾 · 暴瘖, 耳腫을 治療한다.

② 咽喉炎, 咽喉腫痛에도 사용한다.

③ 魚腮(化膿性 流行性腮腺炎)에 效果가 있다 : "主魚腮之發於耳下平腮
中是也, 發時連牙痛裏痛甚 灸四瀆三七壯."《癰疽神妙灸經》

2. 下齒齲痛에 良好한 效果를 나타낸다.

3. 胸痛, 手臂肘痛, 手指麻痺, 前臂痛에 사용한다(患部 周圍穴).

"卒氣聾 四瀆主之" "齒痛 四瀆主之."《甲乙經》"四瀆…主暴氣耳聾 下齒齲
痛."《大成》

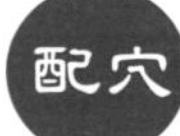

配穴
1. "配液門 治呼吸短氣, 咽中如息肉狀."《千金方》
2. "配天牖 治暴聾."《千金方》
3. "配陽谷, 掖門, 商陽, 二間 治下牙齒痛."《千金方》

天井 TE10　　　Cheonjeong Tianjing [合土穴, 自經瀉穴]

出典	靈樞 本輸, 甲乙.
名義	天井者, 肘後叉骨空孔中如井, 有陽氣相生, 故名天井.
部位	屈肘 時에 肘頭 上方 1寸에 兩筋間 凹陷中.
取穴	屈肘擧臂取之. 肘尖(尺骨鷹嘴) 上 1寸 凹陷處.
筋肉	上腕三頭筋腱(tendon of triceps brachii m.).
神經	背側上腕皮神經(post. brachial cutaneous n.), 背側前腕皮神經(post. antebrachial cutaneous n.).
血管	下尺側側副動脈(inf. ulnar collateral a.), 肘關節動脈綱(cubital arterial network).
穴性	化經絡痰濕, 疏三焦氣火.
主治	淋巴線炎, 扁桃腺炎, 氣管支炎, 心胸痛, 眼角炎, 耳鳴難聽, 斜頸, 落枕, 蕁麻疹, 瘰癧, 偏頭痛, 肘關節炎, 上肢麻痺, 風痺肘痛, 精神分裂症, 癲癇, 咳嗽上氣.

일반적으로 前腕背面의 諸穴(外關~天井)은 炎症(化膿性)疾患에 有效하다.

1. 三焦經之合土穴로서 他經과는 달리 肘膝關節 위쪽에 위치한다.

   ① 脾土虛로 인한 癲癇, 瘋狂, 腦神經病(腦脊髓膜炎)에 有效하다.

   瘋 : 두풍 풍

   ② 心胸痛 咳嗽上氣 短氣不得語에 사용한다.

2. 自經瀉穴로서 少陽經之鬱火邪熱로 인한 諸 病症을 치료한다.

   ① 耳齒疾患에 有效하다 : 耳鳴難聽, 上齒痛에 사용한다.

   ② 經絡凝滯로 인한 瘰癧을 治療하는 要穴(天井·肩貞)이다.

   ③ 蕁痲疹 等의 皮膚疾患에 사용한다.

3. 肘關節病症(關節炎, 류머티즘)에 사용한다.

   "瘧食時發 心痛 悲傷不樂 天井主之." "胸痺心痛 肩肉麻木 天井主之." "大
   風默默 不知所痛 嗜臥善驚 瘈瘲 天井主之(千金云悲傷不樂)." "肘痛引肩
   不可屈伸 振寒熱 頸項肩背痛 臂痿痺不仁 天井主之(千金云肩內麻木)."
   "癲疾 吐血沫出 羊鳴戻頸 天井主之在肘後."《甲乙經》

   "天井…主心胸痛 咳嗽上氣 短氣不得語 唾膿 不嗜食 寒熱淒淒不得臥 驚
   悸 瘈瘲 癲疾 五癎 風痺 耳聾嗌腫 喉痺汗出 目銳眥痛 頰腫痛 耳後臑臂肘
   痛 捉物不得 嗜臥 撲傷腰髖疼 振寒頸項痛 大風默默 不知所痛 悲傷不樂
   脚氣上攻."《大成》

1. "配膻中 治胸心痛."《千金方》
2. "配外關, 曲池 治臂痿不仁."《千金方》
3. "配五里, 三陽絡, 厲兌, 三間 治嗜臥 四肢不欲動搖."《千金方》
4. "配神道, 心俞 治悲愁恍惚, 悲傷不樂."《千金方》
5. "配陽谿 治驚瘈."《千金方》
6. "配小海 治羊癇, 吐舌羊鳴淚頸."《千金方》
7. "配少海 治瘰癧."《勝玉歌》
8. "配支溝, 間使, 大陵, 三里, 太白, 丘墟, 陽輔 治胸脇痛."《大成》

9. 配巨闕, 心俞 治心恍惚.

10. 配外關 治脇肋痛.

11. 配曲池透臂臑 治頸部淋巴結核.

透刺法

1. 絲竹空 · 率谷：頭痛
2. 攢竹 · 魚腰：眉稜骨痛, 口眼喎斜
3. 陽白 · 魚腰：前額痛
4. 攢竹 · 睛明：鼻塞, 眼病
5. 支溝 · 間使 · 內關 · 外關：心胸肺疾患
6. 地倉 · 頰車：口眼喎斜
7. 條口 · 承山：下肢麻痺
8. 合谷 · 勞宮：頭痛
9. 中渚 · 少府：心悸, 心火, 心胸疾患
10. 陽池 · 大陵：心煩
11. 後谿 · 少府：心煩
12. 神門 · 陽谷：心悸, 心煩
13. 曲池 · 少海：耳聾, 耳鳴
14. 本神 · 頭維 · 本神 · 臨泣：偏頭痛
15. 陽陵泉 · 陰陵泉：膝痛, 下肢麻痺
16. 太谿 · 崑崙：(腎虛)腰痛
17. 犢鼻 · 膝眼：膝痛
18. 風池 · 風府：頭痛, 下肢疼痛

清冷淵 TE11　　　　　　　　　　Cheongnaengyeon Qinglengyuan

異名	清冷泉, 清昊, 青靈.　　　　　　　　　昊：하늘 호
出典	甲乙.
名義	水治曰清 冷爲水名, 淵 潭名. 三焦者 水道出焉, 三焦脈氣血流注至此穴, 似水注入深潭, 又應古水名清冷淵, 故以爲名.
部位	肘上 2寸 陷中.
取穴	擧臂取之. 屈肘하여 天井穴(TE11) 上 1寸處에 取한다.
筋肉	上腕三頭筋(triceps brachii m.).
神經	背側上腕皮神經(post. brachial cutaneous n.), 背側前腕皮神經(post. antebrachial cutaneous n.).
血管	下尺側側副動脈(inf. ulnar collateral a.).
穴性	清熱瀉火, 通經止痛, 溫經散寒.
主治	肩臂痛不能擧, 肩背痛, 肘痛, 臑從肩不擧, 脇痛, 頭痛, 振寒, 目黃, 眼痛, 耳鳴.

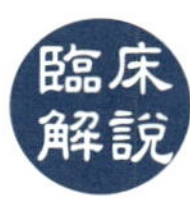 1. 三焦之熱의 解熱에 有效하며 天井의 補助穴(代用穴)로 應用된다.

① 頭痛, 蓄膿症에 應用된다.

② 腎虛로 인한 諸 症狀(腎性 高血壓, 腰部捻挫, 腰脊痛 等)에 사용한다 : ⑤後椎, 首英.

2. 五十肩(肩背痛不擧, 肩麻痺), 肘關節痛, 關節류머티즘 等에 應用한다.

"頭痛振寒 淸冷淵主之" "肩不可擧 不能帶衣 淸冷淵主之."《甲乙經》

"淸冷淵…主肩痺痛 臂臑不能擧 不能帶衣."《大成》

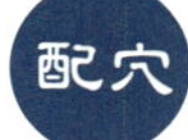 1. "配尺澤 治五般肘痛."《席弘賦》

2. "配陽谷 治肩不擧不得帶衣."《千金方》

⑤ 後椎

[部位] 手臂下垂, 在後臂肱骨之外側, 距肘橫紋二寸五分處.

[鍼法] 3～5分.

[主治] 脊椎骨脫臼, 脊椎骨脹痛, 腎臟炎, 腰痛.

[解說 및 運用] 後椎穴均位於三焦經上, 約當淸冷淵穴上五分處, 由於位居三焦經上, 基於腎與三焦通之臟象原理, 治療與腎有關之脊椎骨脫臼, 脊椎骨脹痛, 腎臟炎, 腰痛確有顯效.

⑤ 首英

[部位] 手臂下垂, 在後臂肱骨之外側, 距後椎穴二寸處.

[鍼法, 主治] 同後椎穴.

[解說 및 運用] 後椎, 首英兩穴通常同時用鍼(卽所謂回馬鍼), 效力迅速而佳.

後椎, 首英治腰椎扭傷有時甚具特效. 一般使用靈骨, 大白, 正宗, 正筋, 委中, 承山等穴無效時, 使用後椎, 首英二穴有意想不到的效果.

首英穴治臂臑麻延及肩關節者有效.

出典	甲乙.
名義	消 散也, 濼 泊名. 穴在肩下三寸 肘尖約去六寸 臂外骨內肘斜分間 爲三焦脈之腧穴, 三焦是全身水液通行的路徑 三焦脈流此穴 似水流入散泊之中, 故名 消濼.
部位	肩下臂外間, 腋斜肘分下.
取穴	擧臂取之. 天井穴 **TE10** 上 4寸, 淸冷淵穴 **TE11** 上 3寸, 肩髎穴 **TE14** 下方 5寸, 肘頭와 肩髎 **TE14** 間을 1尺의 骨度法으로 하여 臑頭 上方 5寸處에 取한다.
筋肉	上腕三頭筋(triceps brachii m.).
神經	背側前腕皮神經(post. antebrachial cutaneous n.), 背側上腕皮神經(post. brachial cutaneous n.).
血管	橈側側副動脈(radial collateral a.), 內側側副動脈(medial collateral a.).
穴性	淸熱散風, 淸心寧神, 舒筋活絡.
主治	風痺, 頭痛, 項背强痛, 頸炎症, 齒痛, 眩暈, 癲疾, 臂痛, 腕腫脹, 上肢痲木.

 效能 · 主治가 淸冷淵 **TE11** 과 類似하다.

1. 解三焦之熱 作用이 있어 上部의 熱性 諸 病症에 사용한다 : 肩髎～天井間에서 壓通點 위주로 取穴한다.

    ① 頭痛, 項背强急에 有效하다.

    ② 風痺, 류머티즘性 關節痛에 사용한다 : 팔을 자유자재로 못 움직이는 경우에 사용한다.

2. 臂痛, 腕腫脹, 上肢痲木 等에 사용한다(阿是穴).

"頭痛 項背急 消濼主之" "痺 會陰及太淵 消濼 照海主之."《甲乙經》

"消濼…主風痺 頸項急 腫痛寒熱 頭痛 癲疾."《大成》

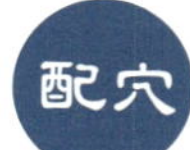 **配穴**

1. 配竅陰 治頭痛.

2. "配本神, 通天, 强間, 風府, 瘖門, 天柱, 風池, 齗交, 天衝, 陶道, 外丘, 通谷, 玉枕 治項如拔 不可左右顧."《千金方》

3. "配腦戶, 通天, 天突 治頸有大氣."《千金方》

臑會 TE13　　　　　　　　　　　Nohoe Naohui [手少陽三焦經與陽維脈之會穴]

異名	臑交, 臑俞, 臑膠.
出典	甲乙.
名義	穴在肩前廉三寸宛宛中 肩下臑肉處 卽上肢的上節內側 三角肌後緣處, 爲手陽明 手少陽結脈之會, 故名臑會.
部位	正坐 時 腋後橫紋頭 下 1寸, 臂後廉 去肩頭 三寸.
取穴	擧臂取之. 消濼穴 TE12 上 3寸, 肘頭와 腋後橫紋頭까지 9寸의 骨度法으로 하여　腋橫紋頭 下 1寸에 取한다.
筋肉	上背三頭筋(triceps brachii m.), 三角筋(deltoid m.).
神經	背側上腕皮神經(post. brachial cutaneous n.), 橈骨神經(radial n.).
血管	深上腕動脈(deepl brachial a.).
穴性	理氣消痰, 散結止痛.
主治	肩臂痛, 肘腕痛, 腕不擧, 腕不能屈伸, 腋窩甚痛, 甲狀腺腫, 頸腺部腫脹, 癭氣.
參考	手陽明之絡《甲乙經》, 手陽明·少陽二絡氣之會《素問·氣府論, 王冰注》.

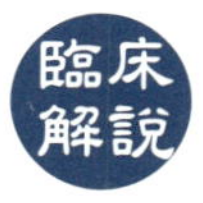 **臨床解說**

1. 消濼의 補助穴로서 筋結로 인한 肩臂痛, 肘臂痛에 有效하다(散結止痛) : 筋肉關聯 疾患은 대부분 壓通點 爲主로 取穴한다.

2. 三焦熱之上壅으로 인한 甲狀腺腫, 頸腺部腫脹, 癭氣 等에 必須穴이다.

"膝理氣 臑會主之.""癭 天窗及臑會主之."《甲乙經》

"臑會(一名臑交)…主臂痛痿無力 痛不能擧 寒熱 肩腫引胛中痛 項瘻氣瘤."《大成》

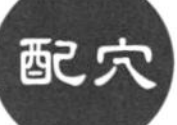

1. "配支溝, 曲池, 腕骨, 肘髎 治肘節痹痿 重腋急痛, 肘難屈伸."《千金方》
2. "配天府, 氣舍 治瘤瘻氣, 咽腫."《千金方》
3. "配申脈 治癲疾滕氣."《千金方》

동 肩中

[部位] 手臂下垂, 自肩骨向下二寸半中央處.

[鍼法] 針深五分至一寸.

[主治] 膝蓋痛(特效鍼), 皮膚病(頸項皮膚病有特效), 小兒麻痺, 半身不遂, 心跳, 血管硬化, 鼻出血, 肩痛.

[解說 및 運用] 肩中穴位於肩臂三角肌之中央, 去肩骨縫實際三寸, 此穴治膝蓋痛及肩痛確具卓效, 治上述其它症效果亦佳.

左肩痛扎右穴, 右肩痛扎左穴.

本穴治膝臏骨疼痛, 鍼後覺患部發熱則病速癒. 若重症, 可加內關, 太冲以加强效果.

本穴亦治下肢無力, 可配上曲, 雲白, 或下曲, 李白.

本穴配中·下白或靈骨, 大白治坐骨神經痛效果甚佳.

本穴配雲白治小腿肚疼.

治膝蓋痛特效, 鍼時患部須運動. 治皮膚病(頸項部), 半身不遂, 小兒麻痺, 肩痛(同側).

本穴治效可及於脚踝骨(尤其內踝).

肩髎 TE14　　　　　　　　　　　　　　　　　　　　Gyeollyo Jianliao

異名　肩窌.

出典　甲乙.

名義　髎與窌同, 窌 空穴也. 穴爲三焦脈之空穴位在肩端臑上, 故名肩髎或肩窌.

部位　肩端臑上陷中.

取穴　擧臂取之. 肩峰外端 後下緣 陷中. 擧臂 時 肩峰의 後下緣으로 肩關節의 三角筋 起始部 前後에 凹陷處가 나타나는데 前方陷處가 肩髃穴 LI15 , 後方陷處

는 肩髎穴(**TE14** , 肩髃穴보다 더욱 선명하게 드러난다)로 取한다. 肩髃穴과 臑俞穴 **SI10** 의 中間. 肩髃穴, 肩髎穴, 臑俞穴, 肩貞穴 **SI9** 은 肩關節에서 橫列로 取한다.

筋肉	三角筋(deltoid m.), 棘下筋(infraspinatus m.), 小圓筋(teres minor m.).
神經	腋窩神經(axillary n.), 肩胛上神經(suprascapular n.).
血管	後上腕回旋動脈(post, humeral circumflex a.), 橈側皮靜脈(cephalic v.).
鍼法	直刺 5分～1寸, 斜刺 1～2寸. 肩關節炎 治療 時는 極泉穴 **HT1** 까지 透刺한다.
穴性	理氣消痰, 清熱解表, 止痛利節.
主治	肩重不能擧, 肩痛, 肩麻痺, 肩胛肌痙攣 · 麻痺, 肱神經痛, 腕神經痛, 臂痛, 腕運動無力, 中風偏癱, 蕁麻疹, 肩關節周圍炎.

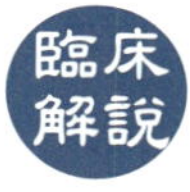

1. 肩髃의 補助穴로서 蕁麻疹 等 諸般 皮膚疾患에 사용한다 : 配分枝上 · 下.
2. 肩胛關節의 局所治療에 사용한다(患部 周圍穴) : 配肩髃, 肩貞.
   ① 中風으로 인한 半身不遂에 사용한다 : 極泉 **HT1** 을 向해서 刺한다.
   ② 肩重, 不擧臂痛에 사용한다.

   "肩髎…主臂痛 肩重不能擧."《大成》
   "肩重 不擧臂痛 肩髎主之."《甲乙經》

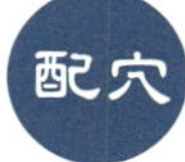

1. 配天宗, 陽谷 治臂痛.
2. 配天宗, 肩髃, 曲池 治肩關節周圍炎.

天髎 **TE15**　　　　Cheollyo Tianliao [手 · 足少陽與陽維脈之會穴]

異名	天帘.
出典	甲乙.

名義	天髎, 人身以應天地 腰以上爲天. 穴當肩胛崗上凹陷處, 故名天髎.
部位	肩缺盆中 上毖骨際陷中央.
取穴	坐位取之. 肩井穴(**GB21** , 肩髃穴과 第7頸椎 下 大椎穴의 中間)과 曲垣穴(**SI13** , 肩井穴 直下로 肩胛棘 上方의 凹陷處)과의 中間에 取한다. 肩井穴 **GB21** ←1寸→ 天髎穴 **TE15** ←1寸→ 曲垣穴 **SI13**
筋肉	僧帽筋(trapezius m.), 棘上筋(supraspinatus m.).
神經	第1胸椎神經背側枝의 內側皮枝(med. cutaneous brs. of dorsal rami of 1st thoracic n.), 背側肩胛神經(dorsal scapular n.), 背側棘上神經(post. suprascapular n.).
血管	下行肩胛動脈(descending scapular a.), 棘上動靜脈(suprascapular a. & v.), 頸橫動脈의 淺枝(superficial br. of transverse cervical a.).
鍼法	直刺 3~5分, 肩胛棘의 方向으로 偏向하여 刺入한다(不宜深刺). 斜刺 5~8分.
灸法	肉灸 5~7壯, 溫灸 5~10分.
穴性	祛風濕, 通經絡, 淸熱解表, 寬胸理氣.
主治	肩臂痛, 肩臂重痛不擧, 肩關節周圍炎(棘上筋腱炎), 頸項强急, 腕肘痛, 腕不能擧上, 胸中煩滿, 缺盆中痛, 寒熱, 熱性 疾患.

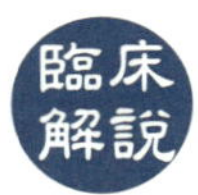

1. 手·足少陽과 陽維脈의 會穴로 上焦의 熱性疾患을 主治한다.

① 高血壓의 名穴(血壓點)이다 : 配曲池, 足三里, 天柱(瀉血).

② 寬胸理氣作用이 있어서 甚한 喘息(胸中熱滿)에 사용한다(灸).

2. 肩關節疾患 等 局所治療에 多用된다.

"身熱汗不出 胸中熱滿 天髎主之."《甲乙經》

"天髎…主胸中煩悶 肩臂痠疼 缺盆中痛 汗不出 胸中煩滿 頸項急 寒熱."《大成》

1. 配曲池 治肩重痛不擧.
2. 配天宗, 肩髃, 曲池 治肩關節周圍炎.

天牖 TE16　　　　　　　　　　　　　　　　　　Cheonyu Tianyou

異名	天听, 天聽轉聽.
出典	靈樞 本輸, 甲乙.
名義	穴在頸筋間 缺盆上 天容後 天柱前 完骨後 髮際上 俠耳後一寸, 牖以通氣, 耳 爲天部之窓牖, 故名天牖.
部位	乳樣突起의 後下方, 缺盆上 天容後 天柱前 完骨下 髮際上.
取穴	坐位取之. 乳樣突起 下部 胸鎖乳突筋 後方으로 天容穴 SI17 과 天柱穴 BL10 의 中間에 取한다. 天容穴과 天牖穴은 橫列로 取한다.
筋肉	胸鎖乳突筋(sternocleidomastoid m.), 肩胛擧筋(levator scapulae m.), 板狀筋(splenius m.).
神經	大耳介神經의 前枝(ant. br. of great auricular n.), 大耳介神經의 後枝(post. br. of great auricular n.), 副神經(accessory n.).
血管	外頸靜脈(external jugular a.), 後耳介動靜脈(post auricular a. & v.).
鍼法	直刺 3〜5分(不宜深刺), 斜刺 5〜8分.
穴性	淸頭明目, 通利七竅, 聰耳消腫.
主治	肩背痛, 項强, 斜頸, 頤不能轉, 頭頷痛, 三叉神經痛, 目痛, 目不明, 視神經炎, 淚出, 面腫, 鼻衄, 不知香臭, 耳暴聾, 難聽, 喉痛, 乳腫, 缺盆中痛, 多夢.

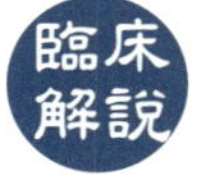

天牖, 翳風, 風池는 效能 · 主治가 類似하다.

1. 三焦之熱로 인한 頭(項)部 諸 疾患에 사용한다 : 翳風穴이 多用된다.
    ① 眼 · 耳 · 鼻 · 咽喉疾患 특히 暴聾, 鼻衄에 有效하다.
    ② 急慢性扁桃腺炎의 壓通點 · 治療點으로 扁桃炎으로 인한 諸症을 다스

린다 : ④ 扁桃七點(大椎, 天牖, 手三里, 照海)之一로서 解熱鎮痛, 消炎作用이 뛰어나다.

③ 腦血管調節(舒縮)作用이 있다.

2. 肩背痛, 項强, 斜頸에 사용된다 : 配後谿, 中渚.

> "肩背通 寒熱 瘰癧繞頸 有大氣 暴聾氣蒙瞀 耳目不開 頭頷通 淚出 鼻衄不得息 不知香臭 風眩喉痺 天牖主之."《甲乙經》

> "天牖…主暴聾氣 目不明 耳不聰 夜夢顚倒 面靑黃無顏色 頭風面腫 項强不得回顧 目中痛."《大成》

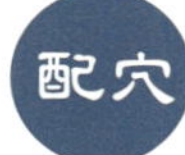

1. 配上星, 譩譆, 風池 治熱病瘧瘧, 面胕腫, 風眩善嘔煩滿, 癲疾, 目痛不能視, 鼻鼽衄.

> "熱病(千金 下有煩滿二字)汗不出 上星主之 先取譩譆 後取天牖 風池." "瘧虐 上星主之 先取譩嘻 後取天牖 風池 大杼." "面胕腫 上星主之 先取譩譆 後取天牖 風池主之." "風眩善嘔 煩滿 神庭主之 如顏靑者 上星主之 取上星者 先取譩譆 後取天牖 風池." "癲疾 上星主之 先取噫嘻 後取天牖 風池." "目中痛不能視 上星主之 先取譩譆 後取天牖 風池." "鼻鼽衄 上星主之 先取譩譆 後取天牖 風池."《甲乙經》

2. 配後谿 治項强不得顧.
3. "配四瀆 治暴聾."《千金方》
4. 配耳門, 聽宮, 中渚 治耳鳴, 耳聾.
5. 配廉泉, 合谷, 翳風 治喉痛.
6. "配風池, 合谷, 崑崙 治腰背牽痛難轉動."《大成》
7. "配風門, 崑崙, 關元, 關衝 治風眩, 頭痛."《千金方》
8. "配四瀆 治暴聾."《千金方》
9. "配掖門, 前谷, 後谿, 腕骨, 神庭, 百會, 天柱, 風池, 心俞 治目泣出."《千金方》
10. "配缺盆, 神道, 大杼, 天突, 水道, 巨骨 治肩背痛."《千金方》
11. "配完骨, 前谷 治喉痺頸腫不可俯仰, 頰腫引耳後."《千金方》

異名	耳後陷中.
出典	素問 氣府論, 甲乙.
名義	兩耳如翳 兩完骨如屏 所謂擋前後之風, 開口空孔中爲風眼　邪乘開口易衝入 空竅, 閉口前有耳　後有完骨　下有頰骨護之, 故名翳風.
部位	耳後尖角陷中.
取穴	坐位開口取之. 耳垂根　後方의 凹陷處. 乳樣突起　先端과　下顎骨　下顎枝　後緣 의 中間 凹陷處에 取한다. 按壓 時 耳中痛處에 取하기도 한다.
筋肉	胸鎖乳突筋(sternocleidomastoid m.), 耳下腺(parotid gland).
神經	大耳介神經의　後枝(post. br. of great auricular n.), 顏面神經의　頸椎枝 (cervical br, of facial n.), 副神經(accessory n.), 迷走神經(vagus n.).
血管	後耳介動靜脈(post auricular a. & v.), 後頭動脈(occipital a.), 內頸靜脈 (internal jugular v.), 下顎後靜脈(retromandibular v.).
鍼法	直刺 5分～1寸, 斜刺 1寸～1.5寸.
灸法	肉灸 3～5壯, 溫灸 5～10分.
穴性	調三焦氣機, 開竅益聽, 祛風泄熱, 鎭痛.
主治	耳鳴, 耳聾, 聾啞, 耳下腺炎, 腮腺炎, 痄腮, 頰腫, 瘰癧, 口眼喎斜, 三叉神經 痛, 顏面神經麻痺, 咽喉痛, 吃逆, 口噤不開, 上下肢麻痺, 中風半身不遂.

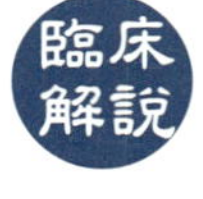

1. 三焦之熱로 인한 頭頸部 熱性疾患에 사용하며 특히 疏頭部鬱血作用이 優 秀하다.

　① 모든 耳病의 特效穴이다 : 耳疾患의 경우에는 귓구멍과 水平으로, 以 外의 경우에는 對側　眼方向 或은 입을 向하여 刺針한다.

　② 三叉神經痛에 效果가 卓越하다 : 配合谷, 內庭, 足三里(陽明經 爲主).

　③ 口眼喎斜(顏面神經麻痺), 口噤不開(笑肌麻痺)에 사용한다.

　④ 瘰癧, 耳下腺炎(耳紅腫痛, 頰痛), 痄腮 等에 有效하다.

⑤ 耳鳴, 耳聾의 藥鍼 시술혈이다.

2. 諸般 下肢部疾患을 主治한다(標本根結, 通經).
　　① 足關節, 足外踝 等 膽經 上 捻挫에 奏效하다 : 先健側翳風, 後膽經選
　　　穴(丘墟, 陽陵泉).
　　② 中風으로 인한 (下肢)半身不遂에 사용한다 : 配中風七處穴, 手三里, 尺松.

“瘂 不能言 翳風主之.”“聾 翳風及會宗下關主之.”“口僻不正 失欠 口不開
翳風主之.”《甲乙經》

“耳聾氣閉痛難言 須刺翳風穴如瘂 亦治項上生瘰癧 下針瀉動卽安然.”《玉
龍歌》

“翳風主耳聾及瘰癧.”《入門》

“翳風…主耳鳴 耳聾 口眼喎斜 脫頷頰腫 口噤不開 不能言 口吃 牙車急 小
兒喜欠.”《大成》

吃 : 말더듬을 흘, 말 어눌할 흘

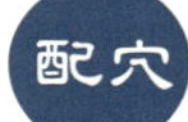

1. 配頰車, 合谷 治急性腮腺炎.
2. “配聽會 治耳聾氣閉.”《百症賦》
3. 配聽宮, 聽會, 耳門, 中渚, 合谷 治耳聾, 耳鳴, 聾啞.
4. “配下關, 人迎 治口失欠, 下牙齒痛.”《千金方》
5. “配齦交, 上關, 大迎 治口噤不開引鼻中.”《千金方》
6. “配腦戶, 聽會, 風府, 聽宮 治骨痠, 眩, 狂瘈瘲, 口噤, 喉鳴沫出, 瘖不能
言.”《千金方》
7. 配地倉, 頰車, 下關, 四白, 迎香, 合谷 治顔面神經麻痺.

瘈脈 TE18　　　　　　　　　　　　　　　　　　　　Gyemaek Qimai

異名　　資脈, 體脈, 索脈.

出典　　甲乙.

名義	穴在耳根後鶴足靑絡脈 卽耳後靑絡脈形如鶴爪處, 瘈 牽掣之意 喻耳後之絡脈牽引處, 主瘈瘲, 故名瘈脈. ☞ 瘈脈의 '瘈'는 '미치다'는 뜻으로 狂亂, 卽 精神病, 情緒障害, 心身症, 驚風 等을 의미한다.
部位	耳本後 雞足靑絡脈.
取穴	坐位取之. 耳翼後部 乳樣突起의 中央陷中, 翳風穴 **TE17** 後上方 1寸, 角孫穴 **TE20** 과 翳風穴 **TE17** 間에 假定線을 긋고 3等分하여 角孫穴부터 顱息穴 **TE19**, 瘈脈穴 **TE18**, 翳風穴 **TE17** 을 取한다.
筋肉	胸鎖乳突筋(sternocleidomastoid m.).
神經	大耳介神經의 後枝(post. br. of great auricular n.), 顏面神經의 後耳介枝 (post. auricular br. of facial n.).
血管	後耳介動靜脈(post auricular a. & v.).
鍼法	直刺 1～2分, 留 7呼. 斜刺 0.5～1寸(或 點刺出血).
灸法	肉灸 3壯(不可灸《千金方》), 溫灸 5～10分.
穴性	聰耳定驚, 淸熱解痙.
主治	耳鳴, 耳聾, 頭痛, 頭風, 目不明, 小兒驚癎, 瘈瘲, 癲癎, 嘔吐, 泄利.

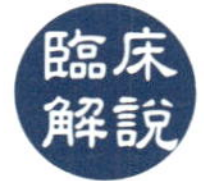

三焦之熱로 인한 熱性疾患에 사용하며 특히 聰耳定驚作用이 優秀하다

1. 聾啞治療(配顱息)의 代表穴이다 : 靑筋部位를 刺絡하거나 針으로 비벼 넣는다(拔針한 場所에 痛症이 있을수록 더 效果的이다).

   ☞ 天牖, 翳風, 瘈脈의 靑筋刺絡 : 三焦之熱의 上壅으로 인한 諸 症狀(高血壓, 暴聾 等)에 사용하며 특히 瘈脈이 多用된다. "天牖 翳風 瘈脈靑."《大成·手少陽三焦經穴歌》

2. 小兒驚癎, 抽風에 사용한다(禁灸) : 水針(증류수 藥鍼)을 사용한다. 三焦之熱이 몰리면 耳鳴·暴聾 或은 瘈症이 多發하는데 이 경우에 사용한다.

3. 瞑瞢, 目睛不明에 사용한다.
      瞢(몽) : 눈이 어둡다.

   "小兒癎瘈 嘔吐泄注 驚恐 失精 瞻視不明 瞑目蔑 瘈脈及長强主之."《甲乙經》
      瞻(첨) : 쳐다보다, 보다. 目蔑(멸) : 눈곱

 1. 配完骨 治頭風, 耳後痛.

顱息 TE19 Nosik Luxi

異名	顱顖.
出典	甲乙.
名義	穴在耳後間靑絡脈, 耳以報息, 喻此爲頭顱之報息處, 穴又主喘息, 故名顱息.
部位	耳後間靑絡脈中.

取穴 坐位取之. 瘈脈穴 TE18 上方 1寸, 角孫穴 TE20 과 翳風穴 TE17 間에 假定線
을 긋고 3等分하여 角孫穴부터 顱息穴 TE19, 瘈脈穴 TE18, 翳風穴 TE17 을
取한다.

筋肉	後耳介筋(post auricular m.).
神經	大耳介神經의 後枝(post. br. of great auricular n.).
血管	後耳介動靜脈(post auricular a. & v.).
穴性	散風淸熱, 鎭痙聰耳, 通絡開竅.

主治 頭痛, 身熱, 耳鳴耳聾, 耳腫, 耳痛, 中耳炎, 瘈瘲, 發癎, 小兒嘔吐, 胸脇相引,
肋側疼痛, 身不能轉, 喘息, 嘔吐涎沫, 網膜出血.

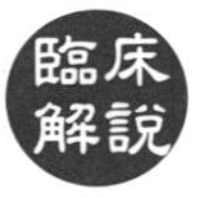 三焦之熱로 인한 熱性疾患에 사용하며 瘈脈穴 TE18 과 效能 · 主治가 類似하
다.

1. 聾啞治療의 代表穴(瘈脈, 顱息)이다 : 靑筋 部位를 刺絡한다.
2. 散風淸熱作用이 優秀하여 頭痛(偏頭痛)에 사용한다.

“身熱痛 胸脇痛不可反側 顱息主之.”《甲乙經》

“瘈病 非顱息而不愈.”《百症賦》

“顱息…主耳鳴痛 喘息 小兒嘔吐涎沫 瘈瘲發癇 胸脇相引 身熱頭痛 不得
臥 耳腫及膿汁.”《大成》

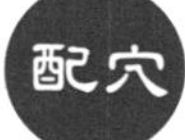

1. 配風池, 角孫, 太陽, 合谷 治網膜出血.
2. 配百會, 頷厭, 顱息, 天窗, 大陵, 偏歷, 前谷, 後谿 治耳鳴.
3. “配本神 治胸脇相引不得傾側.”《千金方》

角孫 TE20　　　　　　　　Gakson Jiaosun [手 · 足少陽與水太陽之會穴]

出典	靈樞 本輸, 甲乙.
名義	穴在耳廓中間上 髮際下 卽耳輪向耳屛對折時 耳郭上端的尖端處 因喩太陽少陽孫脈回於耳角, 故名角孫
部位	耳廓中間 開口有孔, 耳尖上方 髮際內.
取穴	坐位取之. 耳輪을 접어서 耳上角尖(耳郭最高點)에 해당하는 側頭部로 開口하면 側頭筋이 움직이고 空所가 되는 部位에 取穴한다.
筋肉	頭蓋表筋. 側頭頭頂骨筋(epicranius m. temporoparietal m.), 前耳介筋(ant. auricular m.).
神經	耳介側頭神經(auriculotemporal n. of mandibular n.), 小後頭神經(lesser occipital n.), 下顎神經의 淺側頭枝(superficial temporal br. of mandibular n.).
血管	後耳介動靜脈(post auriculotemporal a. & v.), 淺側頭動靜脈(super- ficial temporal a. & v.).
鍼法	直刺 1〜2分, 斜刺 1〜3分(向下 斜刺 或 沿皮向後 刺 5分).
灸法	肉灸 2〜3壯, 溫灸 5〜10分.
穴性	明目退翳, 清頭明目, 消風活絡.

| **主治** | 偏頭痛, 齒痛, 脣燥, 耳痛, 耳下腺炎, 耳介發赤·腫脹, 目翳, 耳廓紅腫, 眼球突出, 網膜出血, 眼霧, 咀嚼困難, 頭項强痛, 視神經炎. |

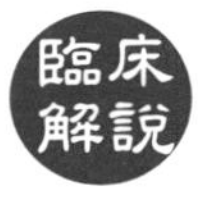

三焦之熱로 인한 眼·齒疾患을 主治한다 : 角孫穴 **TE20** ～絲竹空穴 **TE23** 은 共通的으로 眼病에 有效하다.

1. 胬肉攀睛[6](目生翳膚), (流行性)結膜炎, 眼球充血, 視力減退 等 一切의 眼疾患에 사용한다 : 角孫穴은 副作用으로 耳鳴이 誘發되거나 더욱 甚해질 수 있다. 따라서 耳病보다는 眼疾患에 耳尖瀉血하는 방법으로 더욱 多用한다.

2. 齒齦腫, 齒牙不可嚼, 齲齒 等을 치료한다.

> "齒牙不可嚼 斷腫 角孫主之."《甲乙經》　　　　　吻 : 입술 문　嚼 : 씹을 작

> "角孫…主目生翳膚 齒齦腫 脣吻强 齒牙不能嚼物 齲齒 頭項强."《大成》

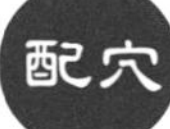

1. 配翳風, 耳門, 風池 治耳痛.
2. "配小海 治齦痛."《大成》
3. "配頰車 治牙齒不能嚼."《千金方》
4. 配風池 太陽, 肝俞, 膈俞 治視神經炎, 網膜出血.
5. "配天容, 前谷, 角孫, 腕骨, 支正 治頸腫項痛不可顧."《千金方》

耳門 **TE21**　　　　　　　　　　　　　　　　　　　　Imun Ermen

| **出典** | 甲乙. |
| **名義** | 穴在耳前起肉當耳缺者 卽耳珠上的缺口處, 顧名思義 爲耳之門戶, 故名耳門. |

---

6) 胬肉攀睛(노육반정) : 胬肉侵睛外障, 瘀肉攀睛, 赤筋板睛이라고도 한다. 눈구석에서 삼각형 모양의 군살이 자라나 黑睛(角膜)으로 들어가는 것. 心肺風熱(梔子勝奇散), 脾胃濕熱(瀉脾除熱飮), 腎陰消耗로 인한 虛火上逆(知柏八味丸) 等이 원인이다.

部位	耳前起肉 當耳缺者陷中.

部位　耳前起肉 當耳缺者陷中.

取穴　正坐開口取之. 耳珠와 耳輪却 間의 耳前切痕 前方 凹陷處에 取한다.
[耳珠前上] 耳門穴 **TE21** ⟵ 聽宮穴 **SI19** ⟵ 聽會穴 **GB2** [耳珠前下]

筋肉　前耳介筋(ant. auricular m.).

神經　耳介側頭神經(auriculotemporal n. of mandibular n.),下顎神經의 前耳介枝
(ant. auricular br. of mandibular n.).

血管　淺側頭動靜脈(superficial temporal a. & v.), 頰骨眼窩動脈(zygomatico-
orbital a.).

鍼法　直刺 3～5分, 留 3呼. 斜刺 0.5～1.5寸(向下透聽宮, 聽會).

灸法　肉灸 3～5分, 溫灸 5～10分("耳中有膿 禁不可灸."《甲乙經》).

穴性　疏通經絡, 開竅益聽, 疏邪熱, 聰耳消腫.

主治　耳聾, 中耳炎, 耳鳴, 聾啞, 耳漏, 耳痛, 頭痛, 偏頭痛, 齒痛(灸), 齒內炎, 顔面
痲痺, 三叉神經痛.

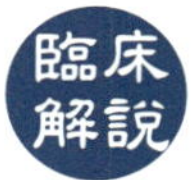

三焦熱之上壅으로 인한 頭面部 熱性疾患을 主治한다.

1. 一切의 耳疾患(耳鳴, 難聽, 中耳炎, 聾啞)을 主治한다.

2. 口眼喎斜症 治療에 사용한다 : 耳門, 聽宮, 聽會 中에서 聽宮穴이 代表穴
이다.

> "耳聾鳴 頭頷痛 耳門主之." "上齒齲 兌端及耳門主之."《甲乙經》

> "耳門…主耳鳴如蟬聲 聤耳膿汁出 耳生瘡 重聽無所聞 齒齲 脣吻强."《大成》

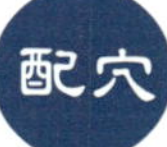

1. "配絲竹空 治牙疼."《百症賦》

2. "配翳風, 合谷 治聤生瘡, 有膿汁."《大成》

3. "配聽會 治傷寒兩耳聾."《百症賦》

4. "耳鳴腰痛先五會 次針耳門三里內."《天星秘訣》

5. 配聽宮, 聽會, 翳風, 中渚, 合谷 治耳鳴, 耳聾, 聾啞, 中耳炎.

6. "配兌端, 目窗, 正營 治唇吻强, 上齒齲痛."《千金方》

和髎 **TE22**　　　　　　　　　　　　　　　　　　　　　　Hwaryo Heliao

異名　　耳和髎, 銳髮下.

出典　　素問 氣府論, 甲乙.

名義　　髎 與窌同, 窌 空穴也. 穴爲三焦脈之空穴 位在耳前銳髮下橫動脈 卽鬢髮後
下緣顳淺動脈橫過處, 耳不聽五聲之和爲聾等一切耳疾, 使耳能聞(聽)五音, 故
名耳和髎或和髎. 口禾髎 **LI19**

部位　　耳前銳髮下 橫動脈中.

取穴　　坐位取之. 顴骨弓 上緣으로 耳前方 銳髮 後下緣에 淺側頭動脈應手處, 耳門
穴 **TE21** 前上方 約 5分, 上關穴 **GB3** 과 曲鬢穴 **GB7** 間의 中點에 取한다.

筋肉　　頭蓋表筋. 側頭頭頂骨筋(epicranius m. temporoparietal m.).

神經　　耳介側頭神經(auriculotemporal n.), 三叉神經節(trigeminal ganglia).

血管　　淺側頭動靜脈(superficial temporal a. & v.), 中側頭動脈(middle temporal
a.).

穴性　　消腫止痛, 聰耳寧神, 祛風活絡.

主治　　耳鳴, 外耳炎, 牙關緊急, 頸頷痛, 頷腫, 頭重痛, 鼻涕, 鼻準上腫痛, 口噼, 瘈
瘲, 口眼喎斜, 結膜炎.　　　　　　　　　　　　　　　噼 : 터지는 소리 벽

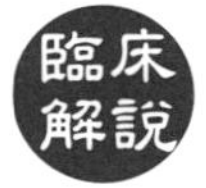
臨床解說　三焦熱之上壅으로 인한 頭面部 熱性疾患을 主治한다.

1. 三焦之熱로 인한 極烈한 頭重痛, 頷痛(頭重頷痛)에 사용한다 : 머리를 약
간만 흔들어도 甚한 頭痛이 생기는 경우에 有效하다(針刺 或 點刺出血).
和髎穴에 脈이 잡히는 경우는 대개 上氣로 인한 高血壓일 可能性이 높다
(配太陽 點刺出血).

2. 耳疾患(耳鳴, 外耳炎)에 사용한다.

3. 口眼喎斜症 治療에 補助穴로 사용한다.

> "頭重頷痛 引耳中憹憹嘈嘈 和髎主之."《甲乙經》

> "和髎…主頭重痛 牙車引急 頸頷腫 耳中嘈嘈 鼻涕 面風寒 鼻準上腫 癲痛
> 招搖視瞻 瘈瘲 口僻."《大成》

憹 : 괴로워할 뇌　嘈 : 지껄일 조　瞻 : 볼 첨

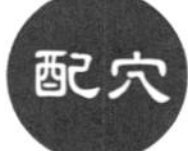

1. 配脾俞, 胃俞, 曲池, 足三里 治砂眼, 結膜炎.
2. 配太陽, 顴髎, 絲竹空 治口眼喎斜.
3. "配攢竹, 承光, 腎俞, 絲竹空 治風頭痛."《千金方》

絲竹空 TE23

異名	目髎, 巨髎, (동) 四腑一, 眉後.
出典	素問 氣府論, 甲乙.
名義	絲竹 音樂之總稱, 絲謂琴瑟 竹謂簫管. 穴在眉後凹陷處 其穴似簫管之孔, 孔 與空通 又穴近耳 以此喻耳常聞絲竹之音, 故名絲竹空.
部位	眉後陷中.
取穴	仰臥位取之, 眉弓外端의 陷中, 瞳子髎穴(**GB1**, 目外眥外 5分) 直上과 眉 外 側端 또는 그 延長線과의 交點處에 取한다.
筋肉	眼輪筋(orbicularis oculi m.), 側頭筋(temporalis m.).
神經	淚腺神經(lacrimal n. of ophthalmic n.), 頰骨顔面枝(上顎神經)(zygomaticofacial br. of maxillary n.), 顔面神經의 頰骨 및 側頭枝(zygomatic & temporal br. of facial n.), 前後篩骨神經(ant. & post. ethmoidal n.), 鼻毛 樣神經(nasociliary n.).
血管	淺側頭動靜脈(superficial temporal a. & v.), 淚腺動脈(lacrimal a.), 中側頭 靜脈(middle temporal v.), 深側頭動脈(deep temporal a.), 頰骨眼窩動靜脈 (zygomaticoorbital a. & v.), 下眼靜脈(inferior ophthalmic v.).
鍼法	直刺 2~3分, 斜刺 3分~1寸(向後沿皮刺). 橫刺 時 後方 또는 魚腰穴을 向해

5分～1寸 沿皮透刺한다. 頭風, 偏頭痛 治療 時는 點刺出血시킨다.

穴性 散風淸熱, 寧神止痙, 平肝息風, 通調三焦氣機.

主治 眼球充血, 目赤痛, 目眩, 眼瞼瞤動, 結膜炎, 耳鳴, 耳膿瘍, 齒痛, 偏頭痛, 頭風, 腦充血, 顔面神經麻痺, 小兒驚風, 癲狂, 羞明流泪.

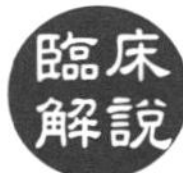

三焦熱之上壅으로 인한 頭面部 熱性疾患을 主治한다

1. 三焦經(實)熱로 인한 眼疾患의 必須穴이다 : 眼赤, 流行性結膜炎, 外感性 眼球疼痛 等에 有效하다. 配睛明, 瞳子髎, 承泣, 魚腰, 太陽.

2. 顔面神經麻痺(口眼喎斜)에서 眼合이 잘 안될 때 사용한다 : 配解谿, 陽白 透絲竹空, 陽白透攢竹, 陽白透魚腰.

3. 倒睫拳毛[7]에 사용한다 : 針尖을 눈동자를 向하여 비스듬히 斜鍼하며, 未 癒 時에는 눈꺼풀을 뒤집어 눈썹이 찌르는 곳(內側粘膜)을 點刺 出血시킨다. ㉑ 脾正格.

4. 頭痛, 특히 偏頭痛에 有效하다 : 配列缺, 合谷, 足三里(健側), 患部 周圍穴 (絲竹空, 太陽, 頭維, 百會, 風池 等). "絲竹療頭不忍.."《通玄指要賦》

   "痙 反目憎風 刺絲竹空主之." "眩 頭痛 刺絲竹空主之." "小兒臍風 目上挿 刺絲竹空主之."《甲乙經》

   "絲竹空(一名目髎)…主目眩頭痛 視物䀮䀮不明 惡風寒 風癇 目戴上不識 人 眼睫毛倒 發狂吐涎沫 發卽無時 偏正頭痛."《大成》

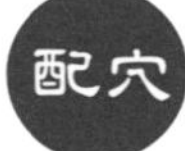

1. "配攢竹 治目內紅腫."《勝玉歌》
2. "配耳門 治牙疼於頃刻."《百症賦》

---

7) 倒睫拳毛 : 卷曲, 睫毛倒入, 卷毛倒睫, 卷毛倒揷이라고도 한다. 外障 눈병의 하나로 속눈썹이 눈 알 쪽으로 말려들어가 黑睛을 刺戟하므로 眼澀痛, 泪, 羞明의 症狀을 보인다. 대부분 風濕熱이 原因이다.

3. "配率谷(沿皮透刺) 治偏正頭風痛, 目疾."《玉龍歌》《循經考穴編》

4. 配水溝, 百會, 合谷 治癲癇.

5. 配攢竹, 太陽, 風池, 合谷, 睛明 治目赤腫痛.

6. "配攢竹, 承光, 腎俞, 和髎 治風頭痛."《千金方》

7. "配前頂 治目上揷, 憎風寒."《千金方》

8. "配通谷 治風癇, 癲疾, 涎沫狂煩滿."《千金方》

9. "配兌端, 齦交, 承漿, 大迎, 顖會, 天柱, 商丘 治癲疾嘔沫, 寒熱痙互引."《千金方》

10. 配風池, 太陽, 角降, 睛明, 肝俞, 腎俞, 光明 治視神經炎, 網膜出血.

동 四腑一

[部位] 當眉尖之上二分處.

[主治] 小腹脹, 眼昏, 頭痛.

[解說 및 運用] 本穴位置與三焦經之"絲竹空"穴相符.

四腑一, 四腑二及上里三穴用三稜鍼同扎出血爲治臨時頭痛之特效鍼.

本穴與上里, 四腑二點刺同爲治療前頭痛之特效要鍼.

上里穴 四腑一 四腑二等穴治頭痛等症, 以外感風邪久留而成者效果較佳, 宜三稜鍼放血.

治腎虧性前額痛以補腎爲主, 取人皇, 腎關或二角明爲主穴. 配合上述穴道以疏通局部經氣之阻滯.

上里, 四腑一, 四腑二皆眉部穴, 董師用治肚子脹氣之屬肺功能差者(亦可取靈骨, 大白).

掌內中指, 無名指交叉之間, 再下約五·六分處爲脾脹穴, 治腹脹立效, 比上里好, 但鍼感太痛.

동 四腑二

[部位] 當眉中央之直上二分處.

[鍼法] 皮下鍼, 鍼深一分至二分.

[主治] 小腹脹, 眼昏, 頭痛.

[解說 및 運用] 本穴位置與一般奇穴之"魚腰"相符.

11

足少陽膽經

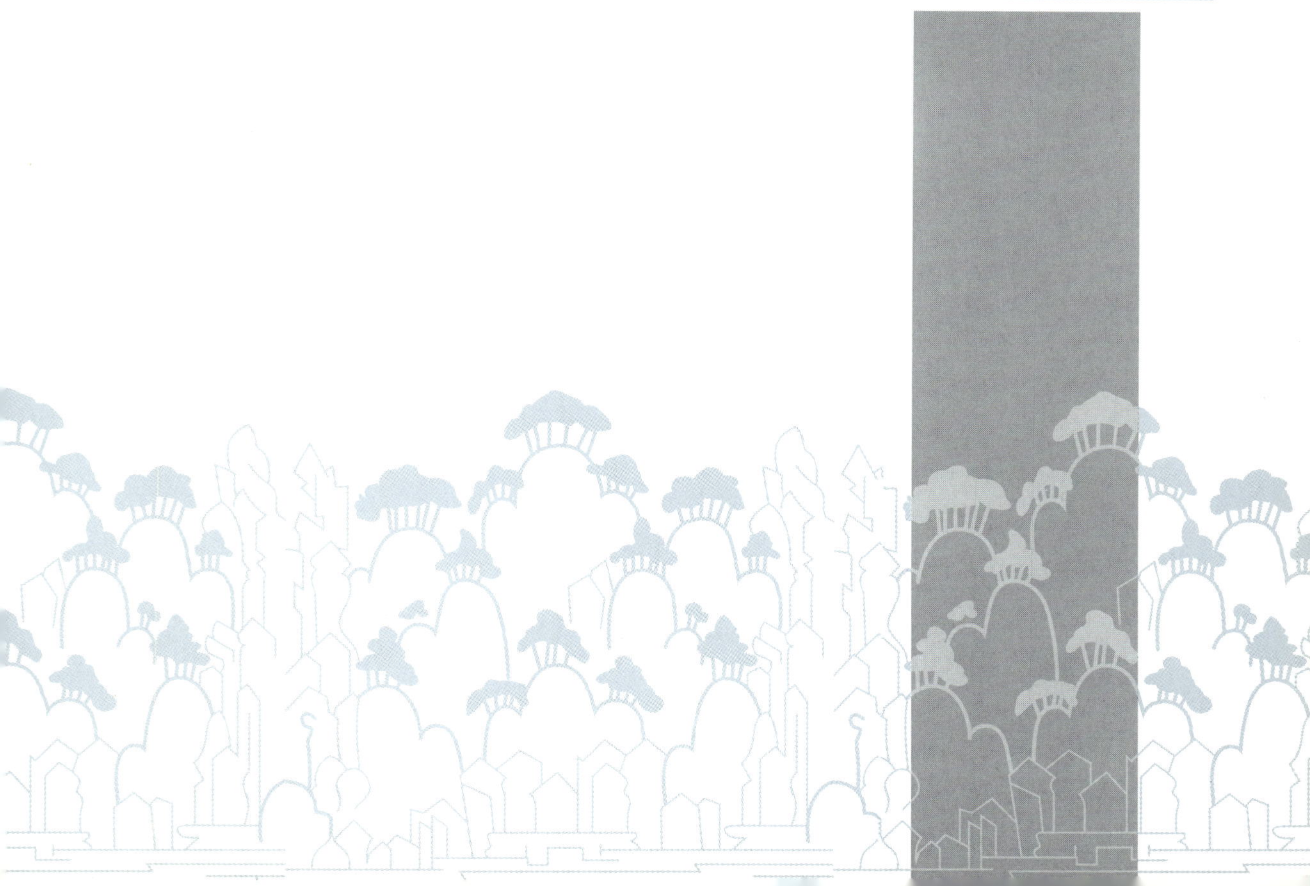

足少陽膽經

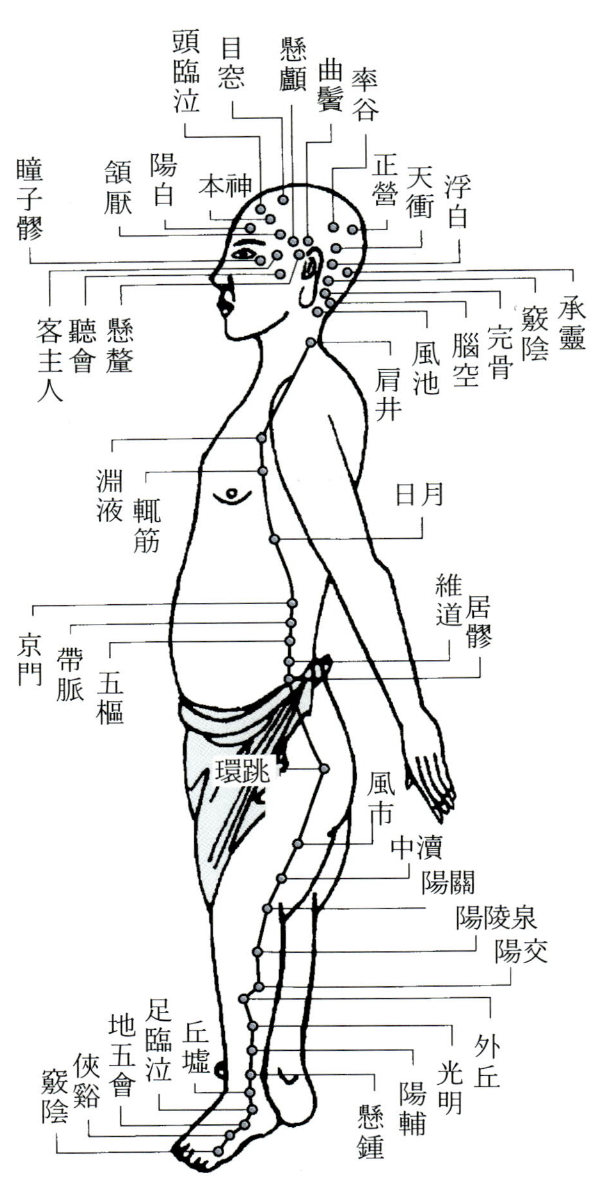

頭臨泣
目窗
懸顱
曲鬢
率谷
瞳子髎
頷厭
陽白
本神
天衝
正營
浮白
承靈
竅陰
腦空
完骨
風池
肩井
客主人
聽會
懸釐
淵液
輒筋
日月
維道
居髎
京門
帶脈
五樞
環跳
風市
中瀆
陽關
陽陵泉
陽交
外丘
光明
陽輔
懸鍾
丘墟
足臨泣
地五會
俠谿
竅陰

膽足少陽之脈 起於目銳眥(瞳子髎) 上抵頭角(頷厭) 下耳後 循頸行手少陽之前 至肩上(肩井) 却交出手少陽之後 入缺盆.
其支者 從耳後入耳中 出走耳前(聽宮) 至目銳眥後.
其支者 別銳眥 下大迎 合於手少陽 抵於䪼 下加頰車 下頸合缺盆以下胸中 貫膈絡肝 屬膽 循脇裏(章門) 出氣街 繞毛際 橫入髀厭中(環跳).
其直者 從缺盆下腋 循胸過季脇 下合髀厭中 以下循髀陽 出膝外廉(陽陵泉) 下外輔骨之前(外丘, 光明) 直下抵絶骨之端 下出外踝之前(丘墟) 循足跗上(臨泣) 入小指次指之間[1].
其支者 別跗上(臨泣) 入大指之間 循大指岐骨内出其端 還貫爪甲 出三毛(以交足厥陰也).

膽經穴歌

少陽足經瞳子髎, 四十四穴行迢迢, 聽會上關頷厭集, 懸顱懸釐曲鬢翹, 率谷天衝浮白次, 竅陰完骨本神邈, 陽白臨泣目窓闢, 正營承靈腦空搖, 風池肩井淵腋部, 輒筋日月京門標, 帶脈五樞維道續, 居髎環跳風市招, 中瀆陽關陽陵穴, 陽交外丘光明宵, 陽輔懸鍾丘墟外, 足臨泣地五俠谿, 第四趾端竅陰畢.《入門》《大成》

是動病과 所生病

是動病:口苦, 善太息, 心脇痛, 不能轉側, 甚則面微有塵, 體無膏澤, 足外反熱 是爲陽厥 是主骨.
所生病:頭痛, 頷痛, 目銳眥痛, 缺盆中腫痛, 腋下腫 馬刀俠癭, 汗出振寒, 瘧, 胸脇肋髀膝外 至脛絶骨外踝前及諸節皆痛 小趾次趾不用.《靈樞·經脈篇》

膽經의 效能과 主治

1. 效能:祛風邪(祛半表半裏之邪), 清泄肝膽濕熱(火), 行氣開鬱, 理氣行痰, 清頭明目, 定驚安神, 强健腰腿, 舒筋利關節.

2. 主治:胸脇·肝膽病症, 熱性疾患(三焦經·膽經·肝經의 循經刺法), 神經系統病症, 側頭部·眼·耳·咽喉病症과 膽經이 經過하는 部位의 病症, 특히 口苦嘔吐, 眩暈, 善怒, 偏頭痛, 目痛, 頷痛, 胸脇·股·下肢外側痛 等을 主治한다. 또한

---

1) 《素問, 陰陽離合論》等에서 王冰이 引用한《靈樞》에는 "出小指次指之端"으로 되어 있다. 《脈經》,《圖經》,《千金方》과도 부합한다.

精神(思惟)關聯 疾患에 有效하다(膽者 中正之關 決斷出焉, 心膽臟腑相通).

(1) 部位別 主治

① 瞳子髎 **GB₁** ~腦空 **GB₁₉** : 頭部의 局所 및 頭部經穴 隣近部 病症을 主治한다.
② 風池 **GB₂₀** ~肩井 **GB₂₁** : 腦·頭·項·肩背部疾患을 主治한다.
③ 淵腋 **GB₂₂** ~日月 **GB₂₄** : 胸脇部疾患을 主治한다.
④ 京門 **GB₂₅** ~維道 **GB₂₈** : 泌尿·生殖器疾患을 主治한다.
⑤ 居髎 **GB₂₉** ~陽關 **GB₃₃** : 下肢股外側의 局所 및 隣近部疾患을 主治한다.
⑥ 陽陵泉 **GB₃₄** ~足竅陰 **GB₄₄** : 側頭·目·耳·項·胸·肋部疾患과 下肢 局所疾患을 主治한다.

(2) 主要穴 主治

① 陽陵泉 **GB₃₄** : 脇痛을 主治한다.
② 懸鍾 **GB₃₉** : 半身不遂, 上下肢麻木, 頭頸部麻木에 사용한다.
③ 風池 **GB₂₀** : 頭痛을 主治한다.

瞳子髎 **GB₁**　　Dongjaryo Tongziliao [手·足少陽與手太陽之會穴]

異名　瞳子窌, 太陽, 前關, 後曲, 目外眦.

出典　素問 氣府論, 甲乙.

名義　髎 音寥 骨空也. 穴在目外去眦五分之骨空闊處 正直瞳子 故名瞳子髎. 又髎與窌同, 故又瞳子窌. 上關穴(客主人)의 앞에 위치하여 別名을 前關이라고도 한다.

部位　目外眥外傍 5分 眶骨外側.

取穴　正坐閉目取之. 絲竹空穴 **TE₂₃** 下方으로 눈을 감고 目外眥角 橫紋 終止處에 取한다.

筋肉　眼輪筋(orbicularis oculi m), 側頭筋(temporalis m.).

神經　淚腺神經(lacrimal n. of ophthalmic n), 毛樣神經節(ciliary ganglia), 上顎神經의 頰骨顔面枝(zygomaticofacial br. of maxillary n.), 顔面神經의 頰骨 및

側頭骨枝(zygomatic & temporal br. of facial n).

血管 淺側頭動靜脈(superficial temporal a. & v.), 淚腺動脈(lacrimal a.), 中側頭靜脈(middle temporal v.), 頰骨眼窩動靜脈(zygomatico-orbital a. & v.), 淺側頭動脈(deep temporal a.), 上眼靜脈(sup. ophthalmic v.).

鍼法 直刺 2～3分, 斜刺 3～5分. 橫刺 時는 太陽穴을 向해 5分～1寸 刺入한다.

穴性 祛風泄熱, 淸頭明目, 退翳, 消腫止痛.

主治 結膜炎, 角膜炎, 夜盲, 目痛, 目赤, 目痒, 流泪, 網膜出血, 目外眥紅腫痛, 視力衰弱, 頭痛, 三叉神經痛, 口眼喎斜, 咽頭炎.

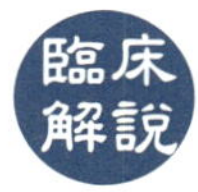

1. 一切의 眼疾患에 사용하며 특히 肝·膽火로 인한 경우에 有效하다 : 足少陽膽經은 血少多氣하므로 瀉血을 禁止(瀉血 時 오히려 目眩이 생기고 눈이 어두워진다)한다. 따라서 瀉血 時에는 太陽穴(或 耳尖穴)로 代用한다.

   cf. ┌ 脾經(上眼瞼, 魚腰穴) : 血多氣少.
   　　└ 胃經(下眼瞼, 承泣 四白) : 血多氣多.

   ① 多眵에 사용한다 : 配肝俞. 多眵는 肺虛가 원인이다.

   ② 白內障, 綠內障, 胬肉攀睛 等으로 인한 視力減退에 사용한다.

   ③ 色盲治療에 사용한다(配上關).

   ☞ 眼病은 ㉠ 三陽經 특히 太陽·陽明經의 實證　㉡ 肝·膽의 火가 원인의 대부분이다.

   ☞ 膽虛의 경우에는 太息을 자주하며 젊은 사람임에도 불구하고 부드러운 飮食을 좋아한다(사 膽正格). 數嚔는 肺寒證, 數欠은 胃에 異常이 있는 경우가 많다.

2. 頭痛 특히 偏頭痛, 眉稜骨痛에 效果가 優秀하다.

3. 口眼喎斜의 補助穴로 사용한다.

   "睛明 斷交 承泣 四白 風池 巨窌 瞳子窌 上星 肝輸主目淚出 多眵目蔑 內眥赤痛癢 生白膚瞖." "商陽 巨窌 上關 承光 瞳子窌 絡卻主靑盲無所見." 《千金方》

"瞳子髎(一名太陽 一名前關)…主目癢 翳膜白 靑盲無見 遠視睆睆 赤痛淚出 多眵䁾 內眥癢 頭痛 喉閉."《大成》 目蔑 : 눈곱 멸　眵 : 눈곱 치　翳 : 눈에 백태낄 예

配穴

1. 配風池, 翳風, 絲竹空, 四白, 地倉, 頰車, 下關, 攢竹 治口眼喎斜.
2. 配肝俞 治睫毛腺分泌過多.
3. "目生內障 瞳子髎, 合谷, (頭)臨泣, 睛明…不效…復針光明, 天府, 風池."《大成》
4. 配丘墟 治目中翳膜.
5. "配少澤 治婦人乳腫."《圖翼》
6. 配肝俞, 風池, 角孫, 太陽, 攢竹, 睛明, 合谷 治網膜出血, 視神經萎縮.
7. 配睛明, 養老, 足三里 治夜盲症.
8. 配頭維 合谷 治偏正頭痛.

Ⓖ 太陽

[異名] 當陽, 當用, 前關.
[部位] 眉稍與外眥之中間 向後 一寸(或 一橫指) 凹陷處.
"一名前關. 前關二穴, 在目後半寸, 是穴亦名太陽之穴."《太平聖惠方》
"一云 卽瞳子髎也."《鍼灸集成》
[鍼法] "不灸 針入三分."《太平聖惠方》, "在額脈上出血 三稜鍼刺之."《玉龍經》
[主治] 火眼, 肝勞邪氣眼赤, 淚出不忍, 眼病, 口眼喎斜, 顏面神經麻痺, 三叉神經痛, 偏正頭痛, 感冒.
[配穴] 配印堂, 合谷 治感冒頭痛.
配耳尖放血 治急性結膜炎.
配攢竹放血 治眼瞼炎.
配翳風 治牙痛.

聽會 GB₂　　　　　　　　　　　　　　　　Cheonghoe Tinghui

異名　　聽呵, 後關, 上關, 機關, 聽河, 耳門.
出典　　甲乙, 千金.

名義	穴在耳前凹陷處 張口得之 動脈應手 卽在顳淺動脈處手按壓有感. 聽會者 爲耳 聽之竅會 主聽覺病, 故名聽會. 下關의 뒤에 있어 別名을 後關이라고도 한다.
部位	耳微前陷中 上關下 1寸.
取穴	坐位開口取之. 耳珠의 前下方으로 開口 時 有孔出現處, 聽宮穴 **SI19** 直下. [耳珠前上方] 耳門 **TE21** ⟷ 聽宮 **SI19** ⟷ 聽會 **GB2** [耳珠前下方]
筋肉	側頭筋(temporalis m.), 耳下腺(parotid glands).
神經	耳介側頭神經(auriculotemporal n. of mandibular n.), 顏面神經(facial n.).
血管	外頸動脈(external carotid a.), 中側頭動脈(middle temporal a.), 淺側頭動 靜脈(superficial temporal a. & v.), 顏面橫動脈(transverse facial a.), 中硬 膜動靜脈(middle meningeal a. & v.), 下顎後靜脈(retro-mandibular v.).
鍼法	直刺 3~5分, 斜刺 5~7分. 開口하여 약간 後斜方으로 1~1.5寸 刺入하기도 한다.
灸法	肉灸 3~5壯, 溫灸 5~15分.
穴性	疏經活絡, 淸泄肝膽濕火, 祛風濕, 開耳竅益聽.
主治	耳鳴, 耳聾, 聾啞, 難聽, 中耳炎, 齒痛, 顏面神經麻痺, 口眼喎斜, 頤腫脹, 頤 脫臼, 下頷關節炎, 腮腫.

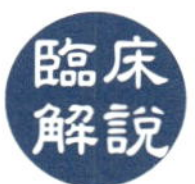

1. 肝·膽火(或 少陽經之火)로 인한 頭部의 諸 熱性疾患에 사용한다 : 임상
   에서는 聽宮穴을 보다 多用한다.
   ① 一切의 耳疾患(暴聾, 耳聾腮腫, 中耳炎)에 사용한다. cf. 腎虛耳鳴·耳
   聾.
   ② 肝氣鬱結, 暴怒로 인한 口眼喎斜(顏面神經麻痺)에 有效하다 : 配太衝,
   行間, 丘墟 음식물 찌꺼기가 아래 잇몸에 끼는 경우에 사용한다.

2. 下顎關節脫臼로 인한 諸 症狀의 要穴이다. : 牙車脫臼, 牙車急으로 인한
   咀嚼不能에 사용한다.

   "(寒熱)其目泣出 頭不痛者聽會主之." "聾 耳中顚溲 顚溲者若風 聽會主
   之."《甲乙經》

> "聽會…主耳鳴耳聾 牙車臼脫 相離一二寸 牙車急不得嚼物 齒痛惡寒物 狂
> 走瘈瘲 恍惚不樂 中風口喎斜 手足不隨."《大成》

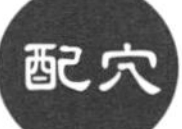 **配穴**

1. 配翳風, 金門, 迎香(瀉) 治氣閉耳聾.
2. "配翳風 治耳聾氣閉."《百症賦》
3. "配金門 治傷寒兩耳聾."《席弘賦》
4. "配迎香 治耳聾氣痞."《席弘賦》
5. 配陽谿 治耳聾.
6. "配天容, 聽宮, 中渚 治聾, 嘈嘈若蟬鳴."《千金方》
7. 配耳門, 聽宮, 翳風, 角孫, 中渚 治耳鳴, 耳聾, 聾啞.
8. 配翳風, 頰車, 地倉, 上關, 下關 治中風口眼喎斜.
9. "配頰車, 地倉 治中風口眼喎斜."《大成》
10. "配大迎, 顴髎, 曲池 治齒痛惡寒."《千金方》
11. "配絡却, 身柱 治狂走, 瘈瘲, 恍惚不樂."《千金方》

上關 GB₃　　Sanggwan Shangguan [手·足少陽與足陽明經之會穴]

異名　客主人, 客主, 太陽.

出典　素問 氣府論, 甲乙.

名義　耳前曰關, 穴在耳前上廉起骨端 故名上關. 一名 客主人이라고 하는데 頰骨을
　　　　끼고 下關 ST₇, 後關(聽會 GB₂, 上關, 前關(瞳子髎 GB₁)이 나란히 있으며,
　　　　이 四關穴은 三焦經, 胃經, 膽經이 섞여 있어서 客과 主人이 相對하고 있는
　　　　關係에 있기 때문에 客主人이라고 命名된 것이다.

部位　耳前起骨上廉 開口有孔.

取穴　正頭 或 側伏臥位 開口取之. 下關穴 ST₇ 直上, 顴骨弓 上緣의 凹陷處로 開
　　　　口有孔處, 耳門穴 TE₂₁ 前方 5分處에 取한다.

筋肉　咬筋(masseter m.), 側頭筋(temporalis m.).

神經	耳介側頭神經(auriculotemporal n.), 深側頭神經(deep temporal n.), 頰骨神經의 頰骨側頭枝(zygomaticotemporal br. of zygomatic n.), 咬筋神經(masseteric n.; mandibular n.), 顔面神經의 側頭枝(temporal br. of facial n.).

神經 耳介側頭神經(auriculotemporal n.), 深側頭神經(deep temporal n.), 頰骨神經의 頰骨側頭枝(zygomaticotemporal br. of zygomatic n.), 咬筋神經(masseteric n.; mandibular n.), 顔面神經의 側頭枝(temporal br. of facial n.).

血管 淺側頭動靜脈(superficial temporal a. & v.), 咬筋動脈(masseteric a.), 頰骨眼窩動脈(zygomaticoorbital a.), 上眼靜脈(sup. ophthalmic v.), 深側頭動脈(deep temporal a.), 中側頭動脈(middle temporal a.).

鍼法 直刺 2~3分, 斜刺 3~5分. 不宜深刺(《素問》禁深刺 深則交脈破 爲內漏耳聾 欠而不得欹.《甲乙經》刺太深則人無所見).

穴性 通經活絡, 開竅益聽, 鎭痙.

主治 耳鳴, 耳聾, 聤耳, 齒痛, 上齒齲痛, 口噤不開, 牙關緊急 口眼喎斜, 頭痛, 偏頭痛, 咀嚼痛, 偏風, 癲癇.

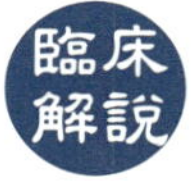

聽會와 主治效能이 類似하다.

1. 肝·膽火(或 少陽經之火)로 인한 頭部의 諸般 熱性疾患에 사용한다.
   ① 口眼喎斜, 三叉神經痛에 有效하다.
   ② 齒痛(上齲齒痛)에 止痛作用이 優秀하다.
   ③ 耳鳴, 耳聾에 사용한다.
   ④ 眼赤(瀉血), 視力減退, 특히 色盲治療의 代表穴이다(配瞳子髎).

2. 顎關節異常 治療에 效果가 優秀하다(患部 周圍穴) : 口噤爵物鳴痛에 사용한다.

   "瘈瘲 口沫出 上關主之." "日 人之耳中鳴者何深 日 耳者宗脈之所聚也 故胃中空空則宗脈虛 虛則下溜脈有所竭者 故耳鳴. 補客主人 手大指甲上 與肉交者."

   "青盲 目遺目惡風寒 上關主之." "耳痛聾鳴 上關主之 刺不可深." "上齒齲痛 惡寒者 上關主之."《甲乙經》

   目遺(귀) : 소경, 눈에 정기가 없다.

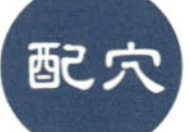

1. "耳鳴 補客主人 手大指爪甲與肉交者."《靈樞·口問》
2. 配偏歷 治目遺目睆睆.
3. "配商陽, 巨髎, 承光, 瞳子髎, 絡却 治靑盲無所見."《千金方》
4. 配下關 治偏風口目喎斜.
5. 配頰車, 地倉, 水溝, 絲竹空, 合谷 治口眼喎斜.
6. "配顖會, 百會, 天柱, 膈俞, 光明 治痙."《甲乙經》
7. 配下關, 頰車 治齒痛.
8. "配齦交, 大迎, 翳風 治口噤不開引鼻中."《千金方》
9. "配下關, 四白, 百會, 顖息, 翳風, 耳門, 頷厭, 天窓, 陽谿, 關衝, 液門, 中渚 治耳中痛鳴聲."《千金方》

頷厭 GB4　　Hamyeom　Hanyan [手·足少陽與手·足陽明經之會穴]

異名	耳前角上.
出典	素問 氣府論, 甲乙.
名義	穴在耳前曲角顳顬上廉 約當懸顱頭維兩穴之間. 頷 額角也, 厭 合也. 喻額角 合動處卽穴之所在, 故名頷厭.
部位	曲周(額角) 下 顳顬上廉　　　　顳 : 관자놀이 섭　顬 : 관자놀이 움직일 유
取穴	正頭 或 側伏臥位取之. 頭維穴 ST8 과 曲鬢穴 GB7 을 4等分하여 頭維穴에서 1/4處에 取한다.

頭維 ST8 ⟷ 頷厭 GB4 ⟷ 懸顱 GB5 ⟷ 懸釐 GB6 ⟷ 曲鬢 GB7

筋肉	側頭筋膜(temporal facia), 側頭筋(temporalis m.).
神經	耳介側頭神經(auriculotemporal n.), 頰骨側頭神經(zygomaticotemporal n.), 眼窩上神經의 外側枝(lat. br. of supraorbital n.).

血管　淺側頭動靜脈(superficial temporal a. & v.), 前側頭板間靜脈(ant. temporal diploic v.).

穴性　平肝熄風, 疏風活絡 , 鎭痙, 止痛益聽.

主治　神經性頭痛, 偏頭痛, 頭風, 頭痛, 眩氣, 目眩, 目外眥痛, 顔面神經麻痺, 頸項痛, 耳鳴, 耳聾.

參考　頷厭, 懸顱, 懸釐穴은 모두 頭痛, 口眼喎斜의 補助穴로서 사용된다. 머리가 아플 때 끈으로 동여매는 자리에 해당한다.

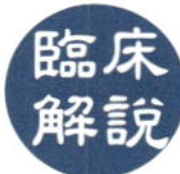

肝 · 膽火(或 少陽經之火)로 인한 頭部의 諸 熱性疾患에 사용한다.

1. 頭痛 특히 神經性偏頭痛에 有效하다 : 도장針, 매화針 등으로 散刺(瀉血)한다.

2. 口眼喎斜(顔面神經麻痺)의 補助穴로서 특히 眼合不利 時에 사용한다 : 頭維透眥厭.

3. 目眩, 目外眥痛에 사용한다.

"善嚏 頭痛身熱 頷厭主之." "目眩無所見 偏頭痛 引外眥而急 頷厭主之." 《甲乙經》

"頷厭…主偏頭痛 頭風目眩 驚癇 手捲手腕痛 耳鳴 目無見 目外眥急 好嚏 頸痛 歷節風汗出."《大成》

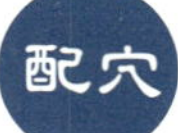

1. 配懸顱, 合谷 治習慣性偏頭痛.
2. 配風池, 百會, 頭維, 合谷 治偏正頭痛.
3. "配前頂, 後頂 治風眩, 偏頭痛."《千金方》
4. "配飛揚, 湧泉, 後頂 治頸項疼, 歷節汗出."《千金方》
5. "腎俞, 內關, 心俞, 復溜, 大泉, 腕骨, 中渚, 攢竹, 睛明, 百會, 委中, 崑崙, 天柱, 本神, 大杼, 頷厭, 通谷, 曲泉, 後頂, 絲竹空, 胃俞 主目䀮䀮不明 惡

風寒."《千金方》

6. "上關, 下關, 四白, 百會, 顱息, 翳風, 耳門, 頷厭, 天窓, 陽谿, 關衝, 液門, 中渚 主耳痛鳴聾."《千金方》

7. "配百會, 顱息, 天窓, 大陵, 偏歷, 前谷, 後谿 治耳鳴."《甲乙經》

懸顱 GB₅　　　　　Hyeollo Xuanlu [手·足少陽與手陽明經之會穴]

異名　髓空, 米嚙, 髓中.

出典　靈樞 寒熱, 甲乙.

名義　懸顱者 懸系偏陽半之頭顱中 耳上外廓尖上 髮際下肉部, 上不及髮 下不及耳根 如懸在頭顱部, 故名懸顱.

部位　曲周(額角)顳顬中廉.

取穴　正頭 或 側伏臥位取之. 頭維穴 ST₈ 에서 曲鬢穴 GB₇ 까지를 이은 線의 中點에 取한다. 頭維穴에서 曲鬢穴까지를 4等分하여 上部로부터 頭維 ST₈, 頷厭 GB₄, 懸顱, 懸釐 GB₆, 曲鬢 GB₇ 의 5穴을 取한다.

筋肉　側頭筋(temporalis m.), 側頭頭靜骨筋(temporoparietal m.).

神經　耳介側頭神經(auriculotemporal n.) 眼窩上神經의 外側枝(lat. br. of supraorbital n.), 頰骨神經의 頰骨側頭枝(zygomaticotemporal br. of zygomatic n.).

血管　淺側頭動靜脈(superficial temporal a. & v.) 前側頭板間靜脈(ant. temporal diploic v.).

穴性　平肝熄風, 消腫止痛.

主治　頭痛, 偏頭痛, 神經性頭痛, 齒痛, 目外眥痛, 鼻炎, 鼻出血, 眼赤疼痛, 身熱, 無汗, 抑鬱, 神經衰弱, 煩滿.

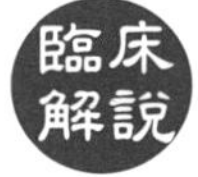

肝·膽火(或 少陽經之火)로 인한 頭部의 諸 熱性疾患에 사용한다.

1. 頭痛, 神經衰弱, 腦充血에 사용하며 특히 神經性偏正頭痛에 多用된다.

2. 齒頰疼痛, 顔面赤腫(三叉神經痛)에 有效하다.

3. 口眼喎斜 治療에 사용한다.

"熱病頭痛 身重 懸顱主之."《甲乙經》

"懸顱…主頭痛 牙齒痛 面膚赤腫 熱病煩滿 汗不出 頭偏痛 引目外眥赤 身熱 鼻洞濁下不止 傳爲衄 目昏瞢瞑目."《大成》

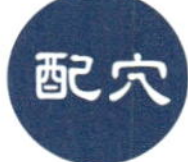

1. "配頷厭 治偏頭痛."《百症賦》
2. 配頭維, 天衝, 合谷 治偏頭痛.

懸釐 GB6

Hyeonri Xuanli [手 · 足少陽與手 · 足陽明經之會穴]

異名	太陽, 耳前角下.
出典	素問 氣府論, 甲乙.
名義	懸釐者 耳廓外角上 斜向後 外角不及髮際 懸于頭部, 與懸顱分曲角上下之別, 差之毫釐, 相隔如山.
部位	曲周(額角)顳顬下廉.
取穴	正頭 或 側伏臥位取之. 頭維穴 ST8 에서 曲鬢穴 GB7 까지를 이은 線을 4等分하여 上部로부터 3/4處에 取한다. 頭維穴에서 曲鬢穴까지를 4等分하여 上部로부터 頭維 ST8, 頷厭 GB4, 懸顱 GB5, 懸釐 GB6, 曲鬢 GB7 의 5穴을 取한다.
筋肉	側頭頭靜骨筋(temporoparietal m.) 前耳介筋(ant. auricular m.).
神經	耳介側頭神經(auriculotemporal n.), 頰骨神經의 頰骨側頭枝(zygomatico-temporal br. of zygomatic n.).
血管	淺側頭動靜脈(superficial temporal a. & v.).
穴性	清熱解表, 消腫止痛.
主治	頭痛, 偏頭痛, 耳鳴, 耳聾, 目外眥痛, 眼赤痛, 顔赤腫脹, 三叉神經痛, 牙痛, 鼻炎, 鼻出血, 熱病汗不出, (腦)神經衰弱, 煩心.

肝·膽火(或 少陽經之火)로 인한 頭部의 諸 熱性疾患에 사용한다.

1. 頭痛, 神經衰弱 等에 사용하며 특히 (神經性)偏頭痛에 多用된다.

2. 面皮赤痛·腫脹(三叉神經痛)에 사용한다.

3. 口眼喎斜 治療에 사용한다.

> "熱病頭痛 引目外喎而急 煩滿汗不出 引頷齒 面赤皮痛 懸釐主之." "熱病 偏頭痛 引目外眥 懸釐主之."《甲乙經》
>
> "懸厘…主面皮赤痛 頭偏痛 煩心不欲食 中焦客熱 熱病汗不出 目銳眥赤痛."《大成》

1. "配鳩尾 治熱病 偏頭痛引目外眥."《千金方》
2. "配束骨 治癲疾互引, 善驚, 羊鳴."《千金方》
3. "配上管, 曲差, 上星, 陶道, 天柱, 上髎, 風池, 命門, 膀胱俞 治煩滿汗不出."《千金方》
4. 配水溝, 迎香, 下關, 合谷 治三叉神經痛.

曲鬢 GB7　　Gokbin Qubin [足少陽與足太陽經之會穴, 中風七處穴]

異名　曲友, 曲髮.

出典　甲乙.

名義　鬢 頰髮也 爲面頰之崖岸處 卽額角兩旁耳上髮際當顴骨弓之後上方處. 因喻穴居面頰耳上方崖岸髮之曲處, 故名曲鬢.

部位　耳尖前 一橫指處.

取穴　正頭 或 側伏臥位取之. 角孫穴 TE20 前方 1寸處. 耳尖을 지나는 橫線과 耳屏根을 지나는 縱直線이 交叉하는 點으로 耳上髮際에 取한다.

筋肉　側頭頭靜骨筋(temporoparietal m.), 前耳介筋(ant. auricular m.).

神經	耳介側頭神經(auriculotemporal n.).
血管	淺側頭動靜脈(superficial temporal a. & v.), 中側頭動脈(middle temporal v.), 頰骨眼窩動脈(zygomatico-orbital a.), 下顎後靜脈(retromandibular v.).
鍼法	直刺 2~3分, 斜刺 3~5分. 橫刺 時는 沿皮下 1分하여 聽會穴 **GB2** 로 透刺한다.
穴性	淸熱消腫, 散風止痛, 開關利竅.
主治	三叉神經痛, 牙關緊急, 頷頰腫, 鬢角痛, (後)頭痛, 偏頭痛, 斜頸, 項麻木, 口眼喎斜, 頰頤腫, 眼病, 網膜出血.

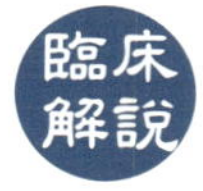

肝·膽火(或 少陽經之火)로 인한 頭部의 諸 熱性疾患에 사용한다.

1. 中風七處穴[2]之一로서 諸 中風關聯 疾患에 사용된다.
   ① 中風 後遺症으로 인한 半身不遂에 多用한다 : 患側灸 健側鍼刺한다.
   ② 暴瘖不能言, 口噤不開에 사용한다.
   ☞ **中風 後遺症의 治療 : 申脈, 百會, 曲池, 足三里, 曲鬢, 翳風.**
   ┌ 上肢 半身不遂 加肩井, 曲池, 手三里, 外關, 合谷.
   └ 下肢 半身不遂 加風市, 足三里, 豊隆(淸溪), 絕骨, 太衝(尺松).

2. 口眼喎斜, 三叉神經痛에 사용한다.

3. 眼病, 視網膜出血에 사용한다.

4. 足少陽과 足太陽經의 會穴로서 斜頸, 項麻木에 有效하다.

5. 偏頭痛에 多用한다(患部 周圍穴).

"頸頷楮滿 痛引牙齒 口噤不開 急痛不能言 曲鬢主之."《甲乙經》

"曲鬢(一名曲髮)…主頷頰腫 引牙車不得開 急痛 口噤不能言 頭項不得回顧 腦兩角痛爲巓風 引目眇."《大成》　眇(묘) : 애꾸눈, 한쪽이 움푹 들어가 작은 눈

---

2) 中風七處穴 : "百會 曲鬢 肩髃 風市 曲池 懸鍾 足三里."《資生經》
　　　　　　　 "百會 曲鬢 肩井 風市 曲池 懸鍾 足三里."《太平聖惠方》
　　　　　　　 "百會 曲池 風池 大椎 肩井 間使 足三里."《千金翼方》

配穴
1. 配風池, 角孫, 肝俞, 腎俞, 太陽, 合谷 治網膜出血, 視神經萎縮.
2. "配衝陽 治齒齲."《千金方》
3. "配支溝, 天窓, 扶突, 靈道 治暴瘖不能言."《千金方》

率谷 GB8　　　　　　　　Solgok Shuaigu ［足少陽與足太陽經之會穴］

異名　蟀谷, 耳炎, 率角, 率骨.

出典　甲乙.

名義　穴在耳上入髮際一寸五分 爵而取之, 足太陽 · 少陽之會. 肉之大會曰谷, 率 循也. 因喻穴循耳上而爲肉會, 故名率谷.

部位　耳上入髮際 1寸 5分 陷中.

取穴　正頭 或 側伏臥位取之. 曲鬢穴 GB7　斜上方, 角孫穴 TE20　上方 1.5寸 前方 3分處. 耳尖 直上 入髮際 1.5寸 陷中의 前方 3分으로 咀嚼 時 隨動處에 取한다.

筋肉　側頭頭靜骨筋(temporoparietal m.), 前耳介筋(ant. auricular m.).

神經　耳介側頭神經(auriculotemporal n. of mandibular n.), 小後頭神經(lesser occipital n.).

血管　後耳介動靜脈(post. auricular a. & v.), 淺側頭動靜脈(superficial tempo- ral a. & v.).

穴性　平肝熄風, 寧神止痛.

主治　偏頭痛, 眩暈, 目疾患, 小兒急慢驚風, 咳嗽, 喀痰, 膈胃寒痰, 消化障碍, 嘔吐, 噯氣, 煩滿.

臨床解說　足少陽與足太陽經之會穴로서 風熱性疾患에 有效하다.

1. 頭部의 諸般 風熱性疾患에 사용한다.
　① 偏頭痛(頭風兩角疼痛)에 配絲竹空 透率谷한다.

② 眼疾患(結膜炎, 目赤)에 사용한다 : 配耳尖.

③ 小兒急慢驚風에 有效하다 : "又小兒急慢驚風 灸三壯 炷如小麥."《神農
經》

2. 酒傷으로 인한 諸症에 應用한다 : 醉酒風熱로 인한 醉後頭痛, 多飮胃冷으
로 인한 嘔吐 等에 사용한다.

"醉酒風熱 發兩角(一作兩目)眩痛 不能飮食 煩滿嘔吐 率谷主之(千金以此
條置風門)."《甲乙經》

"率谷主煩滿嘔吐 醉傷酒風 目眩痛 膈胃寒痰 腦角眩痛 不食." "率谷主傷
酒嘔吐 痰眩."《入門》

"率谷…主痰氣膈痛 腦兩角强痛 頭重 醉後酒風 皮膚腫 胃寒 飮食煩滿 嘔
吐不止."《大成》

配穴

1. "偏正頭風痛難醫 絲竹金針亦可施, 沿皮向後透率谷 一針兩穴世間稀."《玉
龍歌》
2. 配膈俞 治膈胃寒痰.

天衝 GB9   Cheonchung Tianchong [足少陽與足太陽經之會穴]

異名　天衝.

衝 : 네거리 구

出典　甲乙.

名義　衝 作通道解. 穴在耳上如前三分 因穴居天位 而喻其通行天上, 并應天上星名
天衝, 故名天衝.

部位　耳後入髮際 2寸 耳上如後 2分.

取穴　正頭 或 側伏臥位取之. 乳突의 直上, 率谷穴 GB8 後上方 5分處에 取한다.

筋肉　側頭頭靜骨筋(temporoparietal m.).

神經　耳介側頭神經(auriculotemporal n.).

血管	淺側頭動靜脈(superficial temporal a. & v.), 後耳介動靜脈(post. auri- cular a. & v.).
穴性	祛風止痛, 寧心安神.
主治	頭痛, 齒痛, 齒齦腫, 筋攣縮, 癲疾, 精神障碍, 譫妄, 驚恐, 癭氣.

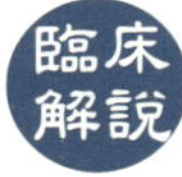

足少陽과 足太陽經의 會穴로 諸 風熱性疾患에 有效하다

1. 頭部의 諸 熱性疾患을 치료한다.

   1) 頭痛, 齒痛, 牙齦腫 等에 사용한다.

   2) 耳虛鳴에 사용한다.

2. 濕癢, 癭氣에 사용한다.

   "頭痛 目窗及天衝 風池主之."《甲乙經》

   "天衝主頭痛 癲疾互引 數驚悸." "癭 灸天衝 三百壯."《千金方》

   "天衝⋯主癲疾風痓 牙齦腫 善驚恐 頭痛."《大成》

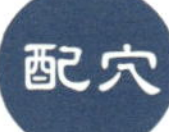

1. "配大橫 治反張悲哭."《百症賦》
2. 配風池, 百會, 角孫, 頭維, 合谷 治頭痛, 癲癎.
3. "消濼 本身 通天 强間 風府 瘖門 天柱 風池 斷交 天衝 陶道 外丘 通谷 玉枕 主項如拔 不可左右顧."《千金方》

浮白 GB10　　　Bubaek Fubai [足少陽與足太陽經之會穴]

出典	素問 氣穴論, 甲乙.
名義	浮 作行字解. 白 作陰字解. 穴在耳後 入髮際一寸 因喻本穴在頭部循經路線上 上有天衝 下有竅陰 本穴偏行于下 上陽下陰 以白比作陰, 故名浮白.

| 部位 | 耳後入髮際 1寸 |

部位　耳後入髮際 1寸

取穴　正頭 或 側伏臥位取之. 角孫穴 **TE20** 後方 1寸, 天衝穴 **GB9** 後下方 1寸에 取한다. 天衝 **GB9** 과 完骨 **GB12** 間을 弓形으로 그은 線을 3等分하여 上으로부터 天衝 **GB9**, 浮白 **GB10**, 頭竅陰 **GB11**, 完骨 **GB12** 의 4穴을 取한다.

筋肉　側頭頭靜骨筋(temporoparietal m.).

神經　耳介側頭神經(auriculotemporal n.), 小後頭神經(lesser occipital n.), 顔面神經耳介枝(post. auricular br. facial n.).

血管　後頭靜動脈(occipital a. & v.), 後耳介動靜脈(post. auricular a. & v.).

穴性　祛風止痛, 理氣散結, 消痰.

主治　足痿不能行, 下肢癱瘓, 耳鳴, 難聽, 耳聾, 目痛, 眼赤痛, 齒痛, 牙齒痛, 喉痺, 咳逆痰沫, 喘急, 氣管支炎, 頭痛, 頭風, 頸項痛.

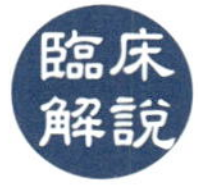

足少陽與足太陽經之會穴로 諸 風熱性疾患에 有效하다(臨床에서는 실제로 翳風이 더 多用된다).

1. 頭部의 諸 熱性疾患을 治療한다.
   ① 頭痛頭風(頭重如石), 齒痛 等의 熱性, 充血性 疾患에 有效하다 : 熱性病, 高血壓 · 低血壓의 경우 항상 이 部位에 壓痛, 充血性不快感 或은 冷感이 나타난다.
   ② 耳鳴, 耳聾에 사용한다.
   ③ 扁桃腺炎, 喉痺咳逆, 呼吸困難에 有效하다.
   ④ 頸項瘰氣 · 癧腫에 응용한다 : "瘰氣須求浮白."《百症賦》
   ⑤ 眼目四時 疼痛에 사용한다.

2. 四肢麻痺(肩背不擧, 足緩不收, 痿不能行), 下肢癱瘓에 사용한다.

   "浮白主牙齒痛不能言." "浮白主足緩不收."《千金方》

   "浮白…主足不能行 耳聾耳鳴 齒痛 胸滿不得息 胸痛 頸項瘰 癧腫不能言 肩臂不擧 發寒熱 喉痺 咳逆痰沫 耳鳴嘈嘈無所聞."《大成》

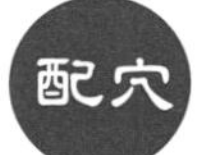 1. "齒牙齲痛 浮白及完骨主之."《甲乙經》

2. 配百會, 正營, 目窓, 頭維, 環跳, 風市, 足三里 治足萎軟不能走動, 下肢癱瘓.

頭竅陰 **GB11**   Dugyueum Touqiaoyin [手·足少陽與足太陽經之會穴]

異名	枕骨, 竅陰.
出典	素問 氣穴論, 甲乙.
名義	竅 作空字解, 穴在頭部完骨上 枕骨下 搖動有空. 是髓之會 故爲陰精所竅, 又 因穴居頭部耳後陰側空竅處, 故名頭竅陰.
部位	完骨上 枕骨下.
取穴	俯頭 或 側伏臥位取之. 乳樣突起 上緣으로 顱息穴 **TE9** 後下方의 浮白穴 **GB10** 下 1寸. 天衝穴 **GB9** 과 完骨穴 **GB12** 間을 弓形으로 그은 線에서 完骨穴 上 1寸處에 取한다.
筋肉	後頭筋(occipital m.), 後耳介筋(post. auricular m.).
神經	大後頭神經의 後枝(post br. of great occipital m.), 小後頭神經(lesser occipital n.), 顔面神經耳介枝(post. auricular br. facial n.).
血管	後頭動靜脈(occipital a. & v.), 後耳介動靜脈의 後頭枝(occipital br. of post. auricular a. & v.).
鍼法	直刺 2~3分. 斜刺 3~5分(沿皮刺).
灸法	肉灸 3~5壯. 溫灸 5~15分(竅陰은 古來로 灸에 效果가 있는 穴이다).
穴性	泄熱散結, 平肝熄風, 開竅聰耳.
主治	四肢轉筋, 頭痛, 頭項痛, 眩暈, 眼痛, 耳鳴, 耳聾, 耳疼, 喉痺, 氣管支炎, 肢硬直, 舌强, 脇痛, 手足煩熱, 咳逆.

 手·足少陽과 足太陽經의 會穴로 熱之上壅으로 인한 頭部 諸 疾患에 有效하다.

1. 頭項痛, 眩暈, 午後 食困症에 의한 頭痛 等에 指壓으로도 有效하다 : 頭竅
   陰 部位에 痛症이 甚한 경우 足竅陰을 瀉血하면 풀리는 수가 있다(手足竅
   陰이 相通).
2. 耳鳴, 耳聾, 耳疼에 사용한다.
3. 四肢轉筋‧痙攣에 응용한다.
4. 腦膜炎, 腦充血, 三叉神經痛에 사용한다.

“頭痛引頸 竅陰主之.”“疽 竅陰主之.”“脈風成爲厲 管疽發厲 竅陰主之.”
《甲乙經》

“竅陰(一名枕骨)…主四肢轉筋 目痛 頭項頷痛引耳嘈嘈 耳鳴無所聞 舌本出
血 骨勞 癰疽發厲 手足煩熱 汗不出 舌强脇痛 咳逆喉痹 口中惡苦之.”《大成》

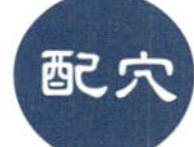

1. “配强間 治頭痛如錐刺 不可以動.”《千金方》
2. “配腦空 治鼻管疽發爲癩鼻.”《千金方》
3. 配翳風, 聽會 治耳鳴, 耳聾.
4. “配關衝, 少澤 治喉痹舌捲口乾.”《千金方》

完骨 GB12　　　　　Wangol Wangu ［足少陽與足太陽經之會穴］

異名　頭完骨.

出典　靈樞 本輸, 甲乙.

名義　玉枕骨下高以長 在耳後曰完骨. 穴在耳後入髮際四分 穴當其處, 故名完骨.

部位　乳樣突起尖 後方의 凹陷處.

取穴　俯頭 或 側伏臥位取之. 頭竅陰穴 GB11 下 1寸. 瘈脈穴 TE18 後方 4分. 風池
穴 GB20 斜上方으로 瘂門穴 GV15 兩傍 4.5寸, 胸鎖乳突筋 附着部 上方 耳後
入髮際 4分處에 取한다. 兩 完骨 間을 9寸의 骨度法으로 計算한다.
瘂門 GV15 ←1.5寸→ 天柱 BL10 ←1.5寸→ 風池 GB20 ←7.5分→ 安眠2(鎭靜)
←7.5分→ 完骨(翳明, 安眠) ←…→ 安眠1 ←…→ 翳風 TE17

筋肉	胸鎖乳突筋(sternocleidomastoid m.), 後耳介筋(post. auricular m.).

筋肉　胸鎖乳突筋(sternocleidomastoid m.), 後耳介筋(post. auricular m.).

神經　大耳介神經(great occipital n.), 副神經(accessory n.), 小後頭神經(lesser occipital n.).

血管　後頭動靜脈(occipital a. & v.), 後耳介動靜脈(post. auricular a. & v.).

鍼法　直刺 2~3分, 留 7呼. 斜刺 3~5分(向下斜刺, 同側 눈동자를 向하여 刺鍼한다).

穴性　祛風淸熱, 通經活絡, 平肝熄風, 寧神鎭癎.

主治　足痿不收, 難聽, 耳鳴, 耳搔痒, 口眼喎斜, 顔面麻痺, 口噤不開, 喉痺, 齒痛, 齒齦炎, 項强痛, 斜頸, 不眠, 失語症.

考察　完骨刺針은 乳樣突起에 부착하는 胸鎖乳突筋(Sternocleidomastoid m.), 二腹筋(Digastric m.)을 刺戟하게 된다. 胸鎖乳突筋(Sternocleidomastoid m.)은 顔面部 痛症을 일으키는 筋肉的 症狀, 自律神經症狀(眩氣症, 眼球關聯症狀, 鼻炎, 難聽)에 관여한다. 또한 頸椎側屈, 斜頸症, 乳樣突起 附着部에서 나오는 顔面神經 損傷 等을 誘發시킬 수 있다. 또한 乳樣突起에 함께 附着하는 二腹筋(Digastric m.)의 病變은 頸椎 前面을 형성하는 다른 舌骨 附着 筋肉들의 病變과 마찬가지로 言語障碍를 일으킬 수 있다.

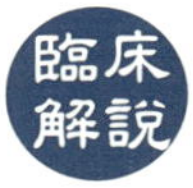

足太陽膀胱經의 會穴로 頭部의 諸 熱性(五官科)疾患에 有效하다 : 실제 臨床에서 頷厭 **GB4** ~完骨 **GB12** 中의 代表穴로서 多用된다.

1. 精神神經症狀에 效果가 優秀하다.
    ① 不眠症의 최고 名穴로서 一名 安眠穴이라고도 한다 : 配四神聰, 神門, 三陰交, 照海(補) 申脈(瀉), 內關 公孫, ⑧ 失眠, 安眠一·二.
    ② 偏頭痛, 眩氣症, 腦充血에 多用한다 : 심한 頭痛 時 腦神經 安定效果가 뛰어나다.
    ③ 三叉神經痛에 사용한다.

2. 口眼喎斜(顔面神經麻痺) 治療에 사용한다 : 口眼喎斜 前後에 耳中·耳後 疼痛이 있는 경우, 즉 化膿性炎症疾患(류머티즘, 中耳炎, 齒炎, 乳樣突起

炎症)이 원인인 口眼喎斜에 사용한다. 先 耳後瀉血(完骨, 翳風. 風池 部位), 後 四肢刺針(合谷, 間使, 內關), 次 口眼喎斜 4大 名穴刺鍼(地倉, 頰車), 次次 加隨證選穴.

3. 失語症에 사용한다.

"小便黃赤 完骨主之." "風頭 耳後痛 煩心 及足不收失履 口喎僻 頭項搖瘈 牙車急 完骨主之." "癲疾僵仆狂虐完骨及風池主之." "項腫不可俯仰 頰腫引耳 完骨主之."

"耳聾無聞 肩眞及完骨主之." "齒牙齲痛 浮白及完骨主之."《甲乙經》

"完骨…主足痿失履不收 牙車急 頰腫 頭面腫 頸項痛 頭風耳後痛 煩心 小便赤黃 喉痺 齒齲 口眼喎斜 癲疾."《大成》

1. 配少海, 頷厭 治頸痛.
2. 配列缺 治口面喎斜.
3. 配天柱, 後谿, 懸鍾 治頸項痛, 落枕.
4. "配下關, 大迎, 翳風 治下齒齲痛."《千金方》
5. "配衝陽, 三里, 僕參, 飛揚, 復溜 治足痿失履不收."《千金方》
6. 配腎俞, 環跳, 風市, 足三里, 三陰交 治足痿軟無力, 下肢癱瘓.
7. "喉痺 完骨及天容, 氣舍, 天鼎, 尺澤, 合谷, 商陽, 陽谿, 中渚, 前谷, 商丘, 然谷, 陽交悉主之."《甲乙經》
8. "配天牖, 前谷 治喉痺頸項腫 不可俯仰, 頰腫引耳後."《千金方》
9. "配小腸俞, 白環俞, 膀胱俞 治小便赤黃."《千金方》
10. "配巨髎 治頭面氣附從."《千金方》
11. "腸痛之爲病 不動搖 灸兩承山, 又灸足心 兩手勞宮, 又灸兩耳後完骨 各隨年壯, 又灸臍中五十壯."《千金方》
12. "目窗, 中渚, 完骨, 命門, 豊隆, 太白, 外丘, 通谷, 京骨, 臨泣, 小海, 承筋, 陽陵泉 治頭痛 寒熱汗不出 惡寒."《千金方》
13. "商丘, 神庭, 上星, 百會, 完骨, 風池, 神道, 掖門, 前谷, 光明, 至陰, 大杼 主痎瘧熱."《千金方》

ⓖ 四神聰

[異名] 神聰四穴, 前後神聰.

[部位] 百會前後左右 各 1寸(或 3〜5分).

[鍼灸法] 鍼 3分, 三稜鍼點刺出血. 灸 1〜3壯.

[穴性] 鎭靜安神, 寧心安神.

[主治] 頭痛, 頭風, 目眩.

[配穴] 配百會 治狂亂, 癲癎, 風癎.

配湧泉, 强間 治風癎.

配曲池, 合谷, 足三里 治半身不遂.

ⓖ 失眠

[部位] 足跖後部 足跟中心.

[鍼法] 針一至三分深.

[主治] 失眠, 脚底痛.

[解說 및 運用] 單針一足.

ⓖ 翳明

[部位] 頭顳部 胸鎖乳突筋停止部 與耳垂平行 乳突下陷中, 約距天牖穴一寸(或 翳風與風池聯線中間).

[鍼法] 針刺七分至一寸五分(或耳後 或結喉方向 斜刺).

[主治] 夜盲, 老視, 近視, 視神經萎縮, 靑盲眼, 白內障, Vitamin A 缺乏症, 耳鳴.

[解說 및 運用] “此穴是1956年在《中華醫學雜志 · 第6號》報道的新穴, 此穴與膽經的完骨穴很靠近. 應視爲完骨穴別名, 或歸屬於膽經.”《針灸穴簡編》

[配穴] 配肝兪, 風池, 太陽, 睛明, 球後 治早期白內障, 視神經萎縮.

配風池, 太陽, 神門, 足三里, 三陰交 治頭痛, 失眠.

配風池, 懸釐透角孫, 聽會, 內關 治內耳性眩暈.

ⓖ 安眠一

[部位] 頭顳部 胸鎖乳突筋停止部 乳突下凹陷點前五分處(翳風與翳明聯線中間).

[鍼灸] 針一寸五分至二寸. 灸三至七壯.

[主治] 失眠, 偏頭痛, 精神分裂

ⓖ 安眠二

[異名] 鎭靜, 腦淸.

[部位] 風池與翳明聯線中間.

[鍼灸] 針五分至二寸. 灸三至五壯.

[主治] 失眠, 煩燥不安, 心悸, 精神分裂, 神經衰弱, 夜遊症, 頭痛, 癲癎, 眼病, 耳聾, 腦性癱瘓.

◙ 不眠(失眠)症의 原因 및 治療

1. 原因 : 老人性 不眠症을 제외한 대부분의 不眠症은 直·間接的으로 思慮와 관련이 있다.

2. 治療

(1) 通治方 : 膈俞, 肝俞, 三陰交, 陰陵泉, 隱白, 神門, 攢竹, 照海, 申脈, 內關, 公孫, ⑧ 失眠穴, 安眠一·二穴. 歸脾湯3) 加熟地黃(治神經性不眠症), 燈心草(微炒), 酸棗仁(黑炒).

(2) 原因別 隨證選穴

　① 思慮傷脾(神經性), 胃中不和 : 隱白(開鬱), 三陰交, 陰陵泉, 神門(安神).

　② 消化不良, 陰陽不調和 : 申脈(瀉), 照海(補).

　③ 兼怔忡者 : 加內關.

　④ 心脾兩虛 : 加心俞, 脾俞.

　⑤ 陰虛火旺 : 加心俞, 腎俞, 照海.

　⑥ 肝火上擾 : 加肝俞, 大陵, 行間.

　⑦ 胃腑失和 : 加中脘, 足三里, 內關.

　⑧ 心膽氣虛 : 加心俞, 膽俞, 陽陵泉, 丘墟.

本神 GB13　　　　　　　Bonsin Benshen [足少陽經與陽維脈之會穴]

異名　　直耳.

出典　　甲乙.

名義　　穴在曲差兩傍各一寸五分 在髮際 足少陽陽維之會 內應腦. 腦者 人之本 主神志病, 故名本神.

---

3) 歸脾湯 : 治憂思 勞傷心脾, 健忘, 怔忡, 每觸遺精. 當歸, 龍眼肉, 酸棗仁, 炒, 遠志, 人蔘, 黃芪, 白朮, 白茯神, 木香, 甘草.

部位	神庭穴 **GV24** 兩傍 各 3寸.

取穴　坐位取之. 目外眥 直上 入髮際 5分處에 取한다. 瞳子髎 **GB1**, 絲竹空 **TE23**, 本神穴 **GB13** 은 縱直線으로 取한다.

神庭 **GV24** ←7.5分→ 眉衝 **BL3** ←7.5分→ 曲差 **BL4** ←7.5分→ 頭臨泣 **GB15** ←7.5分→ 本神 **GB13** ←1.5寸→ 頭維 **ST8**

筋肉　前頭筋(frontalis m.).

神經　前頭神經(frontal n.).

血管　淺側頭動脈의 前頭枝(frontal br. superficial temporal a.), 前頭板間靜脈 (frontal diploic v.).

穴性　淸熱止痛, 安心寧神, 熄風鎭驚.

主治　譫妄, 恐怖, 精神障碍, 癲癇, 小兒驚厥, 目眩, 頭項痛, 頭項强急, 頸硬直, 頸不 回顧, 半身不遂, 胸脇痛, 嘔吐涎沫.

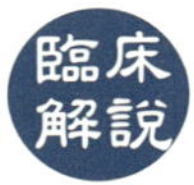

本神, 陽白 **GB14** 은 腦와 直接 連絡되어 諸般 腦關聯 疾患을 主治한다.

1. 腦神經系疾患 특히 癲疾, 偏風에 效果가 優秀하다 : 配身柱 **GV12** .

2. 精神疾患(恐怖, 譫妄, 驚氣)에 有效하다.

3. 百會, 通天의 補助穴로서 救急穴로 사용한다.

"頭痛目眩 頸項强急 胸脇相引不得傾側 本神主之." "小兒驚癎 本神及前頂 顖會 天柱主之, 如反視 臨泣主之."《甲乙經》

"本神⋯主驚癎吐涎沫 頸項强急痛 目眩 胸相引不得轉側 癲疾嘔吐涎沫 偏 風."《大成》

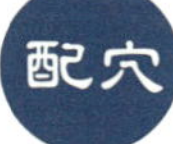

1. 配三間, 大都, 申脈 治目疾.

2. "陽白, 上星, 本神, 大都, 曲泉, 後谿, 三間, 前谷, 攢竹, 玉枕 主目系急 目 上揷."《千金方》

3. "配顱息 治胸脇相引不得傾側."《千金方》

4. "癲疾必身柱本身之令."《百症賦》

5. 配水溝, 百會, 十宣 治中風不省人事.

6. "配前頂, 顖會, 天柱 治小兒驚癎."《甲乙經》《千金方》

陽白 GB14 Yangbaek Yangbai [手足少陽 · 陽明經與陽維脈之會穴]

異名　揚白.

出典　甲乙, 入門.

名義　穴在眉上一寸 直瞳子, 足少陽陽維之會, 白 明也. 穴主治目疾 使目光明. 陽白者 五陽化氣如白雲在兩眉之上, 光潤明洁, 現顯天庭之間, 故名陽白.

部位　眉上 1寸 直瞳子.

取穴　坐位 正視取之. 正視 時 瞳子 直上方으로 眉毛 中央上方 1寸處, 頭臨泣穴 GB15 直下方 額部에 取한다.

筋肉　前頭筋(frontalis m.) 眼輪筋(orbicularis oculi m).

神經　前頭神經의 外側枝(lat. br. frontal n.) 眼窩上神經의 外側枝(lat. br. of supraorbital n).

血管　眼窩上動脈(supraorbital a.) 滑車上靜脈(supratrochlear v.) 淺動靜脈의 前頭枝(frontal br. of superficial temporal a. & v.).

鍼法　直刺 2～3分, 斜刺 3～5分(向下治皮刺). 橫刺하여 魚腰穴로 沿皮透刺 時에는 위에서 아래방향으로 3～5分 透刺한다.

穴性　祛風泄火, 宣氣明目.

主治　瞳子痒痛 目上視 遠視䀮䀮, 顔面痙攣, 眼瞼下垂, 眼瞼瞤動, 外眥疼痛, 眼窩上神經痛, 目眩, 頭痛, 前額痛, 雀目, 夜盲, 近視, 角膜炎, 癲癎, 嘔逆.

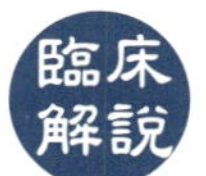

本神 GB13, 陽白은 腦와 直接 連絡되어 諸般 腦關聯 疾患을 主治한다.

1. 頭腦異常(腦神經 · 血管系 疾患)으로 인한 諸般 病症에 神效하다 : 眩氣症, 前額痛, 골이 흔들리거나 뭔가 기분이 不快한 경우, 머리가 개운치 못할 때에 사용한다.

2. 一切의 腦關聯 眼疾患에 사용한다.
   ① 血壓異常으로 視力減退, 羞明, 婦人들의 頭痛症狀에 사용한다(도장針으로 雀啄, 或은 陽白透絲竹空 陽白透魚腰).
   ② 夜盲症, 多眵, 近視 等에 사용한다.

3. 顏面痙攣, 三叉神經痛, 眼瞼痙攣 · 下垂에 사용한다 : 上瞼不下, 이마에 주름이 안 잡히는 末梢性 口眼喎斜에 사용한다(配絲竹空).

> "頭目瞳子通 不可以視 挾項强急 不可以顧 陽白主之."《甲乙經》

> "陽白…主瞳子癢痛 目上視 遠視䀮䀮 昏夜無視 目痛目眵 背膝寒慄 重衣不得溫."《大成》

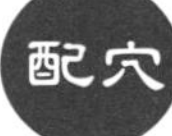

1. 配攢竹, 合谷, 復溜 治變態視.
2. 配竅陰, 玉枕, 腦戶 治眼球疼痛.
3. 配肝俞, 腎俞, 風池, 太陽, 睛明, 攢竹 治目赤腫痛, 夜盲症, 近視.
4. "陽白, 上星, 本神, 大都, 曲泉, 後谿, 三間, 前谷, 攢竹, 玉枕 主目系急 目上插."《千金方》

頭臨泣 GB15　　Duimeup Toulinqi [足少陽 · 太陽經與陽維脈之會穴]

異名　臨泣.

出典　甲乙.

名義　臨泣者 因膽司五汗 目泪一也. 泣者涕也 未發聲之哭也. 目淚從上臨下酸通頭筋, 達於肝也. 血澁肝俞則目自泪. 肝膽熱盛, 目作羞明 迎風自淚, 故名臨泣.

部位　目直視時 瞳孔直上 入髮際 5分處.

| **取穴** | 正頭取之. 神庭穴 **GV24** 과 頭維穴 **ST8** 間의 中點, 曲差穴 **BL4** 과 本神穴 **GB13** 의 中間에 取한다. |

神庭 **GV24** ←7.5分→ 眉衝 **BL3** ←7.5分→ 曲差 **BL4** ←7 5分→ 頭臨泣 **GB15** ←7.5分→ 本神 **GB13** ←1.5寸→ 頭維 **ST8**

筋肉 前頭筋(frontalis m.).

神經 前頭神經의 外側枝(lat. br. frontal n.).

血管 眼窩上動脈(supraorbital a.) 前頭板間靜脈(frontal diploci v.) 淺側頭動脈의 前頭枝(frontal br. superficial temporal a.).

穴性 散風淸熱, 明目聰耳.

主治 頭痛, 目眩, 目赤痛, 急慢性結膜炎, 溢淚症, 眼淚出, 眼瞼炎, 目外眥疼痛, 目翳, 鼻塞, 鼻淵(蓄膿症), 耳聾, 小兒驚癇, 癲癇, 熱病.

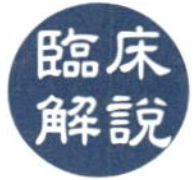

1. 頭部 熱病要穴之一로 諸 熱病을 主治한다.

(1) 一切의 眼疾患, 특히 急慢性結膜炎, 漏風症에 사용한다 : 配合谷, 承泣.

(2) 一切의 鼻疾患에 사용한다 : 印堂(兩眉間)을 向해 下方으로 淺刺한다. 配上星.

① 鼻塞, 蓄膿症에 效果가 優秀하다.

② 鼻出血에 사용한다(灸). 無脈證 : 百會(灸).

2. 膽石症의 壓通點이다. 膽石症 時 대개는 膽兪, 完骨, 臨泣에 壓痛이 있거나 右側 肩背痛이 나타난다.

3. 急性 腰扭傷에 사용한다.

"頰淸(千金作妄嚙視)不得視 口沫泣出 兩目眉頭痛 臨泣主之." "瘧日西發 臨泣主之." "大風 目外眥痛 身熱 痺 缺盆中痛 臨泣主之." "小兒驚癇 本神 及前頂 顖會 天柱主之. 如反視 臨泣主之."《甲乙經》 非(비) : 중풍, 뽀루지, 땀띠

"臨泣…主目眩 目生白翳 目淚 枕骨合顱痛 惡寒鼻塞 驚癇反視 大風 目外眥痛 卒中風不識人."《大成》

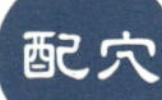

1. 配百會 水溝 內關 十宣 治中風不省人事.

2. 配合谷 治迎風流淚.

3. 配肝俞 治目翳.

4. "配頭維 治目疾多淚, 淚出刺臨泣頭維之處."《百症賦》

5. 配中渚 治目眩.

迎風流淚의 治療

1. 頭臨泣, 合谷, 承泣.
2. ㉐ 肝正格, ㉟ 木穴.
3. ㉐ 肝正格(因肺寒·肺虛).

熱病의 頭部要穴

1. 督脈：神庭 **GV24**, 上星 **GV23**, 顖會 **GV22**, 前頂 **GV21**, 百會 **GV20**.
2. 膀胱經：曲差 **BL4**, 五處 **BL5**, 承光 **BL6**, 通天 **BL7**.
3. 膽經：頭臨泣 **GV15**, 目窓 **GB16**, 正營 **GB17**, 承靈 **GB18**, 腦空 **GB19**.

目窓 **GB16**　　　Mokchang Muchuang [足少陽經與陽維脈之會穴]

異名	至榮, 目窗, 正榮.
出典	甲乙.
名義	目窓者 目外視而內聰明也. 直目向陽之空竅 與頂囟相通, 如天之有窗 列於兩旁, 與目相通, 故名目窗.
部位	頭臨泣 **GB15** 後 1.5寸《大成》, 頭臨泣 後 1寸《甲乙經》.
取穴	正頭取之. 瞳子 直上 前額入髮際 2寸處, 正營穴 **GB17** 前 1.5寸에 取한다.
筋肉	前頭筋(frontalis m.).
神經	前頭神經(frontal n.).
血管	淺側頭動脈(frontal br. of superficial temporal a.), 前頭板間靜脈(frontal diploic v.).

穴性　疏通經絡, 淸頭明目, 熄風鎭驚.

主治　目眩, 目赤痛, 結膜炎, 目䀮䀮遠視不明, 近視, 頭痛, 頭面浮腫, 上齒痛, 齒內
炎, 耳聾, 重聽, 驚癇, 卒中, 中風.

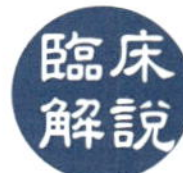

頭部 熱病要穴之一로서 諸般 熱症을 主治한다.

1. 一切의 眼疾患, 視力減退에 有效하다.
   ① 漏風症, 目眩, 目赤, 目突然紅腫疼痛에 사용한다.
   ② 靑盲, 內障, 近視에 有效하다.

2. 頭面浮腫痛, 忽頭旋에 사용한다.

3. 百會의 補助穴로 사용한다.

"頭痛 目窓及天衝 風池主之." "靑盲無所見 遠視䀮䀮 目中淫膚 白膜覆瞳
子 目窓主之." "上齒齲腫 目窓主之." 《甲乙經》

"目窓…主目赤痛 忽頭旋 目䀮䀮遠視不明 頭面浮腫 寒熱汗不出 惡寒."
《大成》

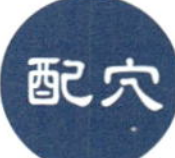

1. "配陷谷 治頭目浮腫." 《大成》
2. "配百會, 申脈, 至陰, 絡却 治頭旋." 《大成》
3. "配大陵 合谷, 液門, 上星, 攢竹, 絲竹空 治目赤." 《大成》
4. "配承漿, 前頂, 天柱, 腦空 治眩瞑." 《千金方》
5. "配兌端, 正營, 耳門 治唇吻强, 上齒齲痛." 《千金方》
6. 配風池, 太陽, 絲竹空, 攢竹, 肝俞, 合谷 治目赤腫痛, 靑光眼, 早期白內障,
   頭痛.

出典	甲乙.
名義	① 正營 此穴在頭部三行五穴之中 故日正. 老子日 '營 魄門之常居處也.' 此穴居中正之地 又爲魄神常居之處, 故日正營也. ② 正營者 足少陽膽經三折於頭, 正行而下. 營爲穀氣之精華運於經絡, 和於五臟, 通於陰分. <眞珠囊>云 目不得血 目不能明. 膽本屬陽而半衛之間, 風寒衝入則寒熱往來. 雖居最高之位而與營血相通, 故名正營.《古法新解會元針灸學》
部位	目窓穴 GB16 後 1.5寸.
取穴	正頭取之. 頭臨泣穴 GB15 後方 3寸, 目窓穴 GB16 後 1.5寸, 承靈穴 GB18 前方 1.5寸에 取한다.
筋肉	前頭筋(frontalis m.).
神經	前頭神經(frontal n.).
血管	淺側頭動靜脈(superficial temporal a. & v.).
穴性	平肝熄風, 舒筋活絡.
主治	偏頭痛, 頭項偏痛, 頭項部強痛, 眩暈, 頭暈, 牙齒痛, 唇吻急強, 惡心, 嘔吐, 耳痛, 視力弱, 眼疾患.

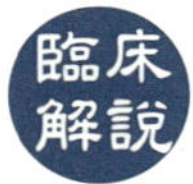

頭部 熱病要穴之一로 諸 熱病을 主治한다.

1. 一切의 眼疾患, 視力減退, 視力弱에 有效하다.

2. 百會의 補助穴로 使用한다.

"上齒齲痛 惡風寒 正營主之."《甲乙經》

"正營…主目眩瞑 頭項偏痛 牙齒痛 唇吻急強 齒齲痛."《大成》

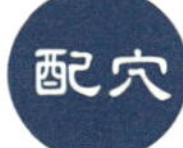

1. 配風池, 百會, 印堂, 曲池 治眩暈.

2. "配兌端, 目窓, 耳門 治唇吻強, 上齒齲痛."《千金方》

3. "配陽谷 治上牙齒痛."《千金方》

4. "配五處, 攢竹, 上管, 缺盆, 中府 治汗出寒熱."《千金方》

承靈 GB18 — Seungyeong Chengling [足少陽經與陽維脈之會穴]

出典　甲乙.

名義　穴在正營後一寸五分, 因喩穴居高位有承天之靈, 故名承靈.

部位　正營穴 GB17 後 1.5寸.

取穴　正頭取之. 通天穴 BL7 外方 7.5分, 目直視 時 瞳孔 直上으로 그은 縱線과 百會穴 GV20 을 지나는 橫線이 交友하는 點에 取한다.

　　　　百會 GV20 ←1.5寸→ 通天 BL7 ←7.5分→ 承靈 GB18

筋肉　帽上建膜(galea aponearotica), 側頭筋(temporalis m.).

神經　大後頭神經(greater occipital n.), 前頭神經의 前中枝(frontal & med. brs. of frontal n.).

血管　淺側頭動靜脈(superficial temporal a. & v.), 後頭動靜脈(occipital a. & v.).

鍼法　直刺 2∼3分, 斜刺 3∼5分(向後沿皮刺). 禁鍼(刺하면 記憶力이 減退한다《大成》).

灸法　肉灸 3∼5壯, 溫灸 5∼15分.

穴性　宣肺利鼻, 消熱祛風.

主治　頭痛, 腦風頭痛, 眩暈, 目痛, 衄血, 鼻淵, 鼻塞, 鼻窒, 多涕, 咳嗽, 喘息, 呼吸困難, 氣管支炎, 惡風寒.

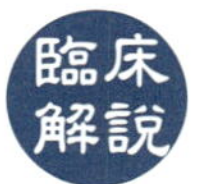

散風淸熱作用이 優秀하여 風熱性 諸 疾患에 사용한다.

1. 腦風頭痛, 偏頭痛에 有效하다.

2. 鼻淵, 多涕, 鼻塞(風熱性), 咳嗽喘息, 氣管支炎 等에 사용한다.

3. 衄血에 사용한다.

> "腦風頭痛 惡見風寒 衄衊 鼻窒 喘息不通 承靈主之."《甲乙經》
>
> "承靈…主腦風頭痛 惡風寒 衄衊鼻窒 喘息不利."《大成》

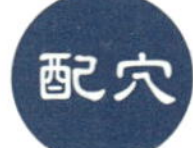

配穴

1. 配風池, 百會, 太陽, 合谷 治頭痛.
2. "配風池, 風門, 讋譆, 後谿 治鼻衄, 窒, 喘息不通."《千金方》

腦空 GB19　　　Noegong Naokong ［足少陽經與陽維脈之會穴］

異名	顬顖.
出典	甲乙.
名義	血在承靈後四寸五分, 俠玉枕骨下凹陷處. 主腦疾, 是通腦之空血, 故名腦空.
部位	承靈穴 GB18　後 4.5寸 俠玉枕骨下 陷中.
取穴	正頭取之. 腦戶穴 GV17 과 角孫穴 TE20 을 水平으로 이은 線의 外側, 角孫穴로부터 3/5點 또는 內側 腦戶穴로부터 2/5點에 取한다.
筋肉	後頭筋(occipitalis m.) 頭最長筋(longissimuscapitis m.) 頭半棘筋(semi-spinalis capitis m.).
神經	大後頭神經(greater occipital n.) 小後頭神經(lesser occipital n.).
血管	後頭動靜脈(occipital a. & v.) 後耳介動脈의 後頭枝(occipital br. of post. auricular a.).
穴性	清熱止痛, 寧神鎭驚, 通經活絡. 調理氣血.
主治	頭痛, 眩暈, 項麻木, 目痛, 眼疾患, 頸項强直, 喘息, 感冒, 身熱, 耳鳴, 心悸, 心悶亂, 癲癎, 狂病, 鼻出血, 鼻塞.

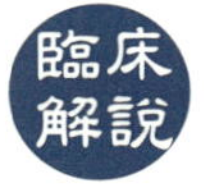

散風清熱作用이 優秀하여 風熱性 諸 疾患에 사용한다.

1. 感冒性 諸般 症狀(頭痛身熱, 頭風, 喘息, 鼻衄 等)에 有效하다.

“傷寒病者 三四日以上 宜先灸胸上二十壯. 以繩度鼻正上盡髮際 中屈繩斷
去半 便從髮際入髮中 灸繩頭 名曰天窓. 又灸顖顱. 又灸風池. 又灸肝輸百
壯. 餘處各二十.”《千金方》

2. 頭面虛腫, 心悸에 사용한다.

3. 頸項强不可回顧에 사용한다(患部 周圍穴).

“頭痛身熱 引兩頷急 腦空主之.” “腦風目瞑 頭痛 風眩 目痛 腦空主之.”
“癲疾大瘦 腦空主之.” “鼻管疽 發爲厲 腦空主之.”《甲乙經》

厲(려) : 갈다, 화(禍), 괴롭다.

“腦空(一名顳顬)…主勞疾羸瘦 體熱 頸項强不可回顧 頭重痛不可忍 目瞑
心悸 發卽爲癲風 引目眇 鼻痛.”《大成》

羸 : 여윌 리　　眇 : 애꾸눈 묘

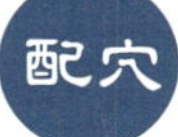

1. “配腦戶, 通天 治頭重痛.”《千金方》
2. “配承漿, 前頂, 天柱, 目窓 治眩瞑.”《千金方》
3. “配竅陰 治鼻管疽發爲癘鼻.”《千金方》
4. 配百會, 合谷 治頭風, 頭痛.
5. “配束骨 治癲疾大瘦頭痛.”《千金方》

風池 GB20　　Pungji Fengchi [手足少陽經 · 陽維脈與陽蹻脈之會穴, 陽蹻脈⁴⁾之終止穴]

出典　靈樞 熱病, 甲乙.

名義　風池 在腦空後大筋外髮際陷中, 俠風府傍二寸, 風所從入之池也.

部位　風府穴 GV16 外傍 枕骨下陷中.

取穴　俯頭取之. 外後頭隆起 直下의 凹陷部와 乳樣突起의 사이, 完骨穴 GB12 과 天
柱穴 BL10 의 中間으로 後頭部에 半月形으로 取한다.

---

4) 陽蹻脈 : 三陽經의 氣를 三陰經에 連絡하여 三陽經의 氣를 調節함으로써 人身의 陽을 鼓舞시키
　는 脈이다. 不眠, 眼疾患, 狂症, 癲癇之類에 有效하다.

瘂門 **GV₁₅** ←1.5寸→ 天柱 **BL₁₀** ←1.5寸→ 風池 **GB₂₀** ←1.5寸→ 完骨 **GB₁₂**

筋肉　僧帽筋(trapezius), 頭半棘筋(semispinalis capitis m.), 胸鎖乳突筋(sterno-cleidomastoid m.), 頭斜筋(obliques capitis m.), 後頭直筋(rectus capitis post. m.).

神經　小後頭神經(lesser occipital n.), 大後頭神經(greater occipital n.), 副神經(accessory n.), 頸椎神經의 背側枝(dosal brs. of cervical n.) C₂ C₃.

血管　後頭動靜脈(occipital a. & v.), 椎體動脈의 筋枝(muscular br. ofvertebral a.).

鍼法　直刺 3分～1寸, 留 5呼. 鍼尖을 對側 眼球方向으로 刺入한다. 斜刺 5分～1.5寸, 耳垂와 水平이며 鍼尖을 약간 斜下方向으로 刺入한다.

※內部의 中央에 延髓가 있으므로 深刺 禁止한다.

灸法　肉灸 3～7壯, 溫灸 5～20分.

穴性　調和氣血, 疏邪淸熱解表, 淸頭開竅, 明目益聽, 利機關.

主治　傷寒熱病汗不出, 頭痛, 偏頭痛, 頭暈, 目眩, 眩暈, 中風, 頭頸顫動, 落枕, 肩背痛, 脊膂强痛, 上下肢不遂, 頸項痛, 痺症, 暑病, 傷風, 鼻炎, 鼻衄, 咽頭炎, 目不明, 視神經萎縮, 迎風有淚, 瘰氣, 耳聾, 耳鳴, 蕁痲疹, 丹毒, 甲狀腺腫, 神經衰弱, 昏迷.

參考　頭項部의 要穴 ┌ 頭部 : 百會(主), 通天 頭維(副).
　　　　　　　　　　 └ 項部 : 風池(主), 天柱 完骨(副).

上焦의 代表穴 : 百會, 風池, 曲池, 合谷.

頭項部의 代表穴이다.

1. 外感風寒邪로 인한 諸般 風熱性 病症에 有效하다.

　① 流行性感冒, 傷風, 傷寒(汗不出)으로 인한 發熱, 頭痛, 項强 等에 사용한다.

　② 外感性 眼耳鼻咽喉科疾患(肥厚性鼻炎, 鼻衄, 迎風流淚 等)에 사용한다.

　③ 外感風邪의 침입을 받는 部位로 傷寒 初期 項强症에 사용한다.

☞ 肩周圍 風穴 : [肩] 秉風 ↔ 風門 ↔ 風池 ↔ 風府 [腦]

2. 中風 八大名穴之一, 陽蹻脈의 終止穴로서 熱性 頭頸項部疾患에 多用된다.

　　① 頭痛 특히 痰飮 或은 스트레스로 인한 頭痛, 偏頭痛에 有效하다 : 配
　　　列缺, 合谷.

　　② 陽蹻脈과 關聯한 不眠, 眼疾患, 癲癎之類症에 效果가 優秀하다.

　　③ 中風, 腦充血, 高血壓에 多用한다.

3. 甲狀腺機能과 關聯한 癭氣에 사용한다.

"熱病(千金下有煩滿二字)汗不出 上星主之. 先取譩譆 後取天牖 風池."
"熱病汗不出 天柱及風池 商陽 關衝 液門主之." "頸痛項不得顧 目泣出 多
眵䁾 鼻衄衊 目內眥赤痛 氣厥 耳目不明 咽喉僂引項筋攣不收 風池主之."
"瘧虐 上星主之 先取譩譆 後取天牖 風池 大杼." "面胕腫 上星主之. 先取
譩譆 後取天牖 風池主之." "頭痛 目窗及天衝 風池主之." "風眩善嘔 煩滿
神庭主之. 如顔靑者 上星主之, 取上星者 先取譩譆 後取天牖 風池, 頭痛顔
靑者 顖會主之." "癲疾 上星主之. 先取譩譆 後取天牖 風池." "癲疾僵仆
狂 虐 腕骨及風池主之." "目中痛 不能視 上星主之. 先取譩譆 後取天牖 風
池." "鼻衄衊 上星主之 先取譩譆 後取天牖 風池."《甲乙經》

"太陽病 初服桂枝湯 反煩不解者 先刺風池 風府 却與桂枝湯則愈."《傷寒論》

"風府風池尋得到 傷寒百病一時消."《席弘賦》

"僂補風池瀉絕骨." "偏正頭風有兩般 有無痰飮細推觀, 若然痰飮風池刺 倘
無痰飮合谷安."《玉龍歌》

"風池主肺中風 偏正頭風."《入門》

"風池…主洒淅寒熱 傷寒溫病汗不出 目眩苦 偏正頭痛 瘰癧 頸項如拔 痛
不得回顧 目淚出 欠氣多 鼻衄衊 目內眥赤痛 氣發耳塞 目不明 腰背俱疼
腰偃僂引頸 筋無力不收 大風中風 氣塞涎上不語 昏危 癭氣."《大成》

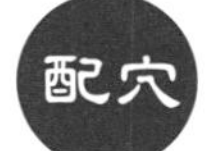

1. "配肺俞 治腰脊僂傴."《大成》

2. "傴補風池瀉絕骨."《玉龍歌》

3. "配合谷, 絲竹空 治偏正頭風."《大成》

4. "偏正頭風有兩般 有無痰飲細推觀, 若然痰飲風池刺 倘無痰飲合谷安."《玉龍歌》

5. 配合谷, 豊隆, 解谿 治頭風眩暈.

6. "配睛明, 合谷, 太陽 治窓肉攀睛."《大成》

7. "精明, 齦交, 承泣, 四白, 風池, 巨髎, 瞳子髎, 上星, 肝俞 主目泣出, 多眵䁾 內眥赤痛癢, 生白膚瞖."《千金方》

8. 配肝俞, 腎俞, 角孫, 曲鬢, 太陽, 絲竹空, 攢竹, 合谷 治視神經萎縮, 網膜出血.

9. 配環跳, 間使 治瘧疾.

10. 配大椎, 合谷, 外關, 太陽 治感冒發熱, 頭痛.

11. "消濼, 本神, 通天, 强間, 風府, 瘂門, 天柱, 風池, 齦交, 天衝, 陶道, 外丘, 通谷, 玉枕 主項如拔不可左右顧."《千金方》

12. "配上星, 顖會, 前頂, 腦戶 治面赤腫."《千金方》

13. "配液門, 前谷, 後谿, 腕骨, 神庭, 百會, 天柱, 天牖, 心俞 治目泣出."《千金方》

14. "承靈, 風池, 風門, 譩譆, 後谿, 主鼻衄, 窒, 喘息不通."《千金方》

15. "承泣, 四白, 巨髎, 禾髎, 上管, 大迎, 顴骨, 强間, 風池, 迎香, 水溝 主口喎僻不能言."《千金方》

16. "配神門, 合谷 治喉痹."《千金方》

17. "配聽會, 復溜 治寒熱顑仆."《千金方》

18. "上管, 曲差, 上星, 陶道, 天柱, 上髎, 懸釐, 風池, 命門, 膀胱俞 主煩滿汗不出."《千金方》

項强 · 項拔症의 治療
① 通治方 : 列缺, 後谿(通經), 申脈(循經), 中渚, 百會, 人中.
② 風寒으로 인한 경우 : 加風池. 風濕으로 인한 경우 : 加陰陵泉, 足三里.
③ 屬陽明 · 少陽經 : 加足三里, 陽陵泉. 屬太陽經 : 加後谿, 條口透承山.

異名	肩解, 膞井, 膽肩井.
出典	甲乙.
名義	肩井, 凹陷深處曰井. 空在肩上陷中 當缺盆上 大骨前, 因名肩井.
部位	肩上陷中 缺盆上 大骨前 1寸半.

取穴　坐位取之. 大椎穴과 肩峰을 이은 線의 中點, 缺盆穴 ST₁₂ 上方으로 鎖骨과 肩胛棘의 中間部, 大椎穴 GV₁₄ 과 肩髃穴 LI₁₅ 의 中點, 肘를 側胸에 대고 側胸 上으로 手中指尖端이 肩上에 닿는 凹陷部位, 缺盆穴 ST₁₂ 과 天髎穴 TE₁₅ 의 中間으로 僧帽筋 上에 取한다.

大椎 GV₁₄ ←2寸→ 肩中俞 SI₁₅ ←2寸→ 肩井 GB₂₁ ←4寸→ 肩髃 LI₁₅

筋肉　僧帽筋(trapezius), 肩胛擧筋(levator scapulae m.), 棘上筋(supraspinatus m.).

神經　背側肩胛神經(dosal scapular n.), 背側肩胛上神經(post. suprascapular n.), 副神經(accessory n.), 頸胸椎神經의 背側枝의 背側皮枝(medial cutaneous brs. of dorsali of cervical & thoracic n.), 上腕神經叢(brachial plexus).

血管　頸橫動靜脈(transverse cervical a. & v.), 上動靜脈(suprascapular a. & v.).

鍼法　直刺 3～5分, 斜刺 5分～1寸(不宜深刺, 孕婦禁鍼).

灸法　肉灸 3～7壯, 溫灸 10～30分.

穴性　祛風淸熱, 消腫止痛, 通經活絡, 豁痰開竅.　　　　　　豁 : 뚫린골 활

主治　頸項附近痙攣, 頭項痛, 落枕, 肩背痛, 上腕神經痛, 臂痛, 腋疼痛, 臂重不擧, 手不能擧上至頭, 腦充血, 中風氣塞, 中風後遺症, 小兒痲痺後遺症, 子宮出血, 難産, 乳腺炎, 乳癰, 疔瘡, 瘰癧.

注意 禁忌　1. 肺尖部와 對應하고 있어 氣胸이 발생할 수 있으므로 深刺를 禁한다.

2. 刺戟이 强하므로 深刺하면 腦貧血로 인한 卒倒가 多發한다 : 低血壓, 腦貧血證이 있는 사람에게는 針刺를 禁止한다.

☞ 副作用 時 處置

① 胸悶痛이 일어나는 경우 : 對側 足三里 刺針.

② 다리에 힘이 빠져 못쓰게 되는 경우 : 對側 肩井에 2～3分 刺針(弱刺戟).

1. 半身不遂 10大 名穴之一로서 諸般 痙攣 · 萎縮性疾患에 사용한다.

(1) 모든 肩部疾患에 應用可能한 代表穴이다.

　　① 中風 後遺症으로 팔이 처진 사람에 有效하다 : 配肩髃.

　　② 僧帽筋緊張, 肩背痛의 名穴이다.

　　cf. 部位別 代表穴 : 百會(頭), 風池(項), 肩井(肩).

(2) 項强, 落枕에 사용한다(配後谿, 中渚).

(3) 小兒麻痺 後遺症과 같은 下肢疾患에 사용한다(健側 淺刺).

2. 通經活絡作用이 優秀하여 氣血失調(壅塞)로 인한 諸 病症에 應用한다(配 三里).

(1) 婦人의 出産前後 諸 病症에 사용한다.

　　① 難産에 응용한다 : 配至陰, 合谷, 三陰交하여 無痛分娩에 多用된다.

　　② 胎衣不下, 惡血上衝, 墮胎後手足弱, 漏肩風痛에 사용한다.

　　③ 乳癰, 産後 乳汁不下에 사용한다 : "肩井乳癰而極效."《百症賦》

(2) 腎虛腰痛을 치료한다 : "治腎虛腰痛久不已, 刺足少陽經肩井二穴, 次針足 太陽經腎俞二穴 在背俞部十四椎下兩傍相去各一寸五分 與臍平. 針入五 分, 留七呼, 可灸以年爲壯."《針經摘英集》

(3) 癡呆에 有效하다.

3. 肺尖炎으로 인한 甚한 喘息에 要穴이다(灸).

"肩背髃痛 臂不擧 寒熱凄索 肩井主之."《甲乙經》

"肩井(一名膊井)…主中風 氣塞涎上不語 氣逆 婦人難産 墮胎後手足厥逆 針肩井立愈. 頭項痛 五勞七傷 臂痛 兩手不得向頭. 若針深悶倒 急補足三 里."《大成》

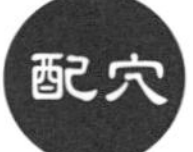

1. "配曲池 治臂痛."《標幽賦》

2. "配曲池, 下廉 治手臂冷痛."《大成》

3. 配曲池, 大迎 治瘰癧.

4. 配足三里 治氣亂. ☆ "若針肩井須三里, 不刺之時氣未調." 《席弘賦》

5. "配足三里, 陽陵泉 治脚氣痠痛." 《天星秘訣》

6. "配曲池, 天井, 三陽絡, 陰陵泉 治瘰癧結核." 《大成》

7. "配三里, 委中, 臨泣, 行間, 通里, 少海, 太衝 治疗瘡生背上." 《大成》

8. 配風池, 百會, 水溝, 內關 治中風氣塞, 痰涎上湧不語.

9. 配天宗, 肩髎, 肩髃 治肩背痛.

10. "配大椎, 膏肓, 脾俞, 胃俞, 肺俞, 下脘, 三里 治諸虛百損, 五勞七傷, 失精勞症." 《大成》

11. "配膝眼, 風市, 三里, 承山, 太衝, 丘墟, 行間 治脚氣." 《大成》

12. "然谷, 天泉, 陷谷, 胸堂, 章門, 曲泉, 天突, 雲門, 肺俞, 臨泣, 肩井, 風市, 行間 主欬逆." 《千金方》

13. "肩井, 關衝 主寒熱悽索, 氣上不得臥." 《千金方》

14. "臂重不擧 灸肩井隨年壯 可至百壯, 針入五分 補之. 又灸尺澤 三十壯, 針入三分補之." 《千金翼方》

淵腋 GB22　　　　　　　　　　　　　　　　　　　　Yeonaek Yuanye

異名　泉液, 腋門, 泉腋, 泉淵, 淵液.

出典　靈樞 經別, 甲乙.

名義　淵腋, 淵者深也, 以其穴深臟腋窩之下 爲足少陽脈氣所發, 因名淵腋.

部位　腋下 3寸.

取穴　擧臂取之. 腋窩中央의 極泉穴 HT1 直下 第4肋 間에 取한다.

膻中 CV17 ←2寸→ 神封 KI23 ←2寸→ 乳中 ST17 ←1寸→ 天池 PC1 ←1寸→ 天谿 SP18 ←1寸→ 輒筋 GB23 ←1寸→ 淵腋 GB22

筋肉　廣背筋(latissimus dorsi m.), 前鋸筋(serratus anterior m.), 內外肋間筋(internal & external intercostal m.).

神經　肋間神經의 外側皮枝(lat. cutaneous brs. of intercostal n.).

血管　肋間動靜脈(intercostal a. & v.), 肩胛下動靜脈(subscapular a. & v.).

鍼法	直刺 2~3分. 斜刺 3~5分(內部爲肺 禁深刺).
灸法	禁肉灸. 溫灸 3~5分.
穴性	寬胸通經, 消腫止痛.
主治	惡寒發熱, 胸膜炎, 胸痛, 脇痛, 咳嗽, 肋間神經痛, 肩痛, 臂痛不得擧, 腋下腫,
	頸腋淋巴腺結核, 腋窩淋巴節炎.

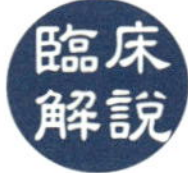

胸部의 諸 病症에 患部 周圍穴로서 사용된다.

1. 胸膜炎, 腋窩淋巴腺炎, 肋間神經痛에 사용한다.

2. 乳岩 · 乳癧 · 乳腫에 多用된다.

> "胸滿馬刀 臂不得擧 淵腋主之."《甲乙經》

> "淵腋(一名泉液)…不宜灸 灸之令人生腫蝕馬瘍 內潰者死 寒熱者生. 主寒
> 熱 馬刀瘍 胸滿無力 臂不擧."《大成》

1. "馬刀腫瘻 淵腋 章門 支溝主之."《甲乙經》

輒筋 GB23　　Cheopgeun Zhejin [足少陽與太陽經之會穴]

異名	神光, 膽募.
出典	甲乙.
名義	穴在腋下三寸 復前行一寸 著脇, 卽淵腋穴在再向前一寸 附着脇肋之處便是,
	兩車相倚曰輒, 輒筋 卽說其穴倚于筋間, 故名輒筋.　　倚 : 의지할 의
部位	淵腋穴 GB22 前方 1寸.
取穴	擧臂取之. 膻中穴 CV17 兩傍 各 7寸, 乳中穴 ST17 外方 3寸에 取한다.
	膻中 CV17 ←2寸→ 神封 KI23 ←2寸→ 乳中 ST17 ←1寸→ 天池 PC1 ←1寸

→ 天谿 **SP₁₈** ←1寸→ 輒筋 **GB₂₃** ←1寸→ 淵腋 **GB₂₂**

筋肉	大胸筋(pectoralis major m.), 小胸筋(pectoralis minor m.), 前鋸筋(serratus anterior m.), 廣背筋(latissimus dorsi m.), 內外肋間筋(external & internal intercostal m.).
神經	肋間神經의 外側皮枝(lat. cutaneous brs. of intercostal n., 3 · 4).
血管	肋間動靜脈(intercostal a. & v.).
鍼法	直刺 2～3分(內部爲肺 禁深刺), 斜刺 3～5分.
穴性	疏肝和胃, 平喘降逆, 理氣止痛.
主治	胸滿, 胸痛, 胸膜炎, 喘息, 氣管支炎, 胃炎, 嘔吐, 呑酸, 膽囊炎, 膽石疝痛, 黃疸, 言語澁滯, 言不明瞭, 嘈雜, 四肢不遂.

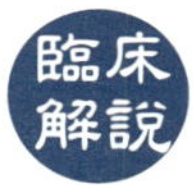
理氣作用이 優秀하여 대체로 氣滯로 인한 諸 病症에 사용한다.

1. 天谿穴 **SP₁₈** 의 補助穴로서 乳房과 관련된 諸 疾患에 사용한다 : 乳腫, 乳癧, 乳岩, 乳癌 等에 사용하며 灸法이 더 效果的이다.
   ☞ 乳癧, 乳腫, 乳岩 : 七情(肝氣鬱結), 胃熱.

2. 膽과 關聯한 諸 病症(膽囊炎, 膽石症, 黃疸 等)에 사용한다 :《針灸聚英》(明, 高武) 以後 日月穴 **GB₂₄** 과 刺灸法 內容이 誤錄된 것으로 보인다. "膽之募 足太陽 · 少陽之會."《大成》《聚英》

3. 言語澁滯, 言不明瞭, 嘈雜에 사용한다.

   "胸中暴滿 不得眠(一云不得喘息) 輒筋主之."《甲乙經》

   "輒筋(一名神光, 一名膽募)…膽之募 足太陽 · 少陽之會…主胸中暴滿不得臥 太息善悲 小腹熱 欲走 多唾 言語不正 四肢不收 嘔吐宿汁 呑酸."《大成》

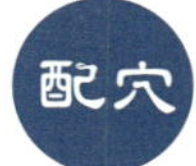
1. 配脾俞, 胃俞, 膽俞, 巨闕, 內關 治嘔吐, 呑酸, 胃痛, 胃潰瘍.

異名	神光, 膽募.
出典	甲乙.
名義	血在期門下一寸五分 膽募也. 膽者 中正之官 決斷出焉, 喻決斷務求其明 以明察秋毫. "明"字 從日從月, 故名日月.
部位	期門 下 5分.
取穴	期門穴 **LR14** 下 1.5寸(或 5分)으로 乳頭 直下로 第7·8肋骨 間에 取한다. 巨闕 **CV14** ←5分→ 幽門 **KI21** ←1.5寸→ 不容 **ST19** ←1.5寸→ 期門 **LR14**
筋肉	外腹斜筋(external abdominal oblique m.), 內腹斜筋(international abdominal oblique m.).
神經	肋間神經의 腹側肋間枝(ant. intercostal brs. of intercostal n., 7).
血管	筋橫膈膜動靜脈(musculophrenic a. & v.), 內胸動靜脈의 前筋間枝(ant. intercostal brs of internal thoracic a. & v.), 上腹壁動脈(superior epigastric a.).
穴性	疏膽氣, 化濕熱, 和中焦.
主治	太息善悲, 急慢性肝炎, 膽囊炎, 膽道機能障碍, 黃疸, 胃·十二指腸潰瘍, 嘔吐, 吞酸, 橫膈膜痙攣, 肋間神經痛, 子宮炎.

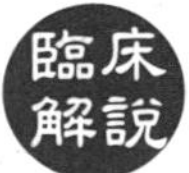 膽之募穴로서 諸般 肝膽疾患, 消化器疾患(對橫行結腸 有影響)을 主治한다.

1. 右側 日月穴은 肝膽疾患(太息善唾, 善怒不常), 左側 日月穴은 胃疾患(欲嘔多吐, 呃逆吞酸)에 多用한다 : 右日月穴은 膽囊에, 左日月은 胃에 해당한다.

   ┌ 右日月 : 肝炎, 膽囊炎, 膽石症, 黃疸 等에 사용한다.
   └ 左日月 : 胃擴張, 胃·十二指腸潰瘍, 胃痙攣 等에 사용한다.

2. 肋間神經痛, 橫膈膜痙攣 等에 사용하며 특히 肋膜炎의 要穴이다.

3. 腎臟炎, 腎氣衝心, 脇肋疼痛에 有效하다.

> "太息善悲 少腹有熱 欲走 日月主之."《甲乙經》

> "日月主嘔宿汁 呑酸."《入門》

> "日月…主太息善悲 小腹熱欲走 多唾 言語不正 四肢不收."《大成》

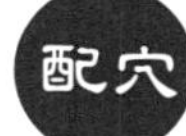

1. 配膽俞, 外關, 合谷, 陽陵泉 治脇肋疼痛.
2. "日月, 大橫 主少腹熱, 欲走, 太息."《千金方》

京門 GB25

異名　氣俞, 氣府, 腎募.

出典　甲乙.

名義　穴在監骨腰中, 季脅体侠脊, 約當第十二肋端 爲腎之募穴. "募"與"膜"通, 爲
經氣結聚處. 穴主水道不利, 故以爲名.

部位　監骨下 腰中 挾脊季肋下一寸八分.

取穴　側臥位 屈肘伸足取之. 章門穴 LR13 外斜下方 1.6寸, 第12肋骨端, 水分
穴 CV9 兩傍 各8寸에 取한다.

筋肉　廣背筋(latissimus dorsi m.), 外腹斜筋(external abdominal oblique m.).

神經　肋間神經의 外側皮(lat. custaneous brs. of intercostal n., 9~11).

血管　外側胸動靜脈(lat.thoracic a. & v.), 肋下動靜脈(subcostal a. & v.)

鍼法　直刺 3~5分(內部爲腎 禁深刺), 斜刺 3~5分.

灸法　肉灸 3~7壯, 溫灸 20~30分.

穴性　溫腎寒 益腎健腰, 降胃逆, 舒筋活絡, 健脾利水.

主治　腎臟炎, 腎疝痛, 腎盂腎炎, 尿黃, 腸疝痛, 腸痙攣, 鼓腸, 腹脹, 腸鳴, 洞泄, 消
化障碍, 肋間神經痛, 腰部 · 下肢痛.

1. 腎之募穴로서 諸般 腎臟關聯 疾患의 診斷·治療에 사용한다. 配志室, 腎俞(腰痛). 腎臟疾患의 必須穴로서 打診 時 민감하게 울리면서 痛症이 있으면 腎臟病變이 있음을 의미한다.

(1) 腎炎(溢飮, 水道不通), 腎疝痛, 腸疝痛(小腹急痛), 腰痛(腰痛不可久立俯仰) 等에 사용한다.

(2) (腎性) 高血壓에 사용한다.

(3) 腎結石의 反應點(腎俞, 志室, 京門)이다.

 ☞ **腎結石症의 特徵**

 ① 激甚한 腰痛(運動 時 尤疼痛).

 ② 週期的인 痛症의 持續.

 ③ 嘔逆 後 腰痛 或은 腰痛 後 嘔逆.

2. 肝·膽關聯 疾患(膽囊炎, 膽石症, 黃疸, 消化障碍)에 有效하다 : 配日月(側臥, 灸).

3. 肋間神經痛에 사용한다(患部 周圍穴).

"痙 脊強反折 京門主之." "寒熱 腹脹膜 怏怏然不得息 京門主之." "腰痛不可以久立俯仰 京門及行間主之." "溢飮 水道不通 溺黃 小腹痛 裏急腫 洞泄 體痛引骨 京門主之."《甲乙經》

"京門(一名氣俞, 一名氣府)…主腸鳴 小腸痛 肩背寒 痙 肩胛內廉痛 腰痛不得俯仰久立 寒熱腹脹引背不得息 水道不利 溺黃 小腹急腫 腸鳴洞泄 髀樞引痛."《大成》

1. 配蠡溝, 中封 治小腹腫.
2. "配照海 治尿黃, 水道不通."《千金方》
3. "配然谷, 陰陵泉 治洞泄不化."《千金方》
4. "配崑崙 治洞泄, 體痛."《千金方》
5. 配腎俞, 委中, 膀胱俞 治腰痛.

6. "配膈俞, 譩譆, 尺澤 治肩背寒, 痓, 肩胛內廉痛."《千金方》

7. "配志室 治腰痛脊急."《千金方》

8. "配石關 治脊痓反折."《千金方》

帶脈 GB26　　Daemaek Daimai [足少陽經與帶脈之會穴, 帶脈起始穴]

出典	靈樞 癲狂, 甲乙.
名義	穴在季脅下一寸八分 足少陽帶脈之會. 如滯繞身 管束諸經, 又主帶脈病及婦人經帶疾患, 故名帶脈. 腎之下有兩帶 亦通胞中, 腎之兩旁有子宮帶 斜通胞中 絡肝. 男女俗名小腸疝氣亦由是生.
部位	季肋下 一寸八分陷中 臍上二分 兩傍各七寸半.
取穴	側臥取之. 臍上 2分 兩傍 各 7寸《大成》. 章門穴 LR13 直下로서 神闕穴 CV8 의 橫連線과 交友處《甲乙經》. 章門穴 LR13 斜外下 1.8寸, 京門穴 GB25 斜內方, 神闕穴 CV8 上 2分 兩傍 7寸에 取한다. 或은 腋窩正中(極泉穴)線과 臍上 2分의 水平線이 만나는 點에 取하기도 한다.
筋肉	內外腹斜筋(internal & external abdominal oblique m.), 腹橫筋(abdominal transverse m.).
神經	肋下神經(subcostal n.(12th intercostal n.)).
血管	肋下動靜脈(subcostal a. & v.), 淺腹壁動靜脈(superficial epigastric a. & v.).
鍼法	直刺 5~8分, 斜刺 5分~1寸.
灸法	肉灸 3~7壯, 溫灸 10~30分.
穴性	束帶脈, 調營血, 滋肝腎, 淸理下焦濕熱, 調經止帶下.
主治	腰腹縱, 腰溶溶如坐水中, 子宮內膜炎, 骨盤炎, 子宮神經痛, 帶下, 月經不調, 膀胱炎, 疝氣, 腰脇痛, 外傷性脊髓損傷, 胸脇痛, 腸痙攣, 下腹痛, 裏急後重.

帶脈穴 **GB26** ~維道穴 **GB28** 은 帶脈의 會穴로서 帶脈爲病을 主治한다.

1. 一切의 婦人病에 基本이 되는 穴이다.
    ① 子宮內膜炎, 骨盤炎, 月經不調 等 諸 婦人病을 主治한다.
    ② 赤白帶下(因濕熱下注)에 사용한다. cf. 帶脈症(男).

2. 腰腹 및 小腹以下의 諸般 病症에 多用한다.
    ① 繞臍腹腰脊痛에 效果가 優秀하다 : 물주머니를 찬 듯 무겁고 처지는
       느낌이 있으며 下腹部까지 痛症이 甚하게 미치는 腰痛에 有效하다.
    ② 脹滿不快感이 있는 小腹 以下의 病變에 有效하다 : 腸炎(因濕熱下注),
       慢性便秘에 사용한다.
    ③ 帶脈弱 · 無力下陷으로 인한 疝症, 子宮脫垂 等에 多用한다.

3. 腹部肥滿 治療에 많이 應用한다 : 臍를 中心으로 帶脈을 따라 兩側에 테
   이핑療法을 사용하면 有效하다.

"婦人小腹堅痛 月水不痛 帶脈主之."《甲乙經》

"帶脈 關元多灸 腎敗堪攻."《玉龍賦》

"帶脈主疝氣 偏墜 水腎 婦人帶下."《入門》

"帶脈…主腰腹縱 溶溶如囊水之狀 婦人小腹痛 裏急後重 瘀瘕 月事不調
赤白帶下."《大成》

1. 配俠谿 治小腹堅痛, 月水不通.
2. 配血海 治月事不調.
3. 配腎俞, 白環俞, 關元, 陽陵泉, 三陰交 治月經不調, 白帶過多.
4. "配關元, 氣海, 三陰交, 白環俞, 間使 治赤白帶下."《大成》

▣ 帶脈流注와 帶脈爲病

1. 帶脈流注

"帶脈者 起於季脇足厥陰之章門穴 同足少陽循帶脈穴 圍身一周如束帶然. 又與足少陽會於五樞 維道, 凡八穴."《奇經八脈考》

2. 帶脈爲病

"帶脈之爲病 腹滿 腰溶溶若坐水中."《難經 · 二十九難》

"陽明者 五藏六府之海 主潤宗筋 宗筋主束骨而利機關也. 衝脈者 經脈之海也 主滲灌谿谷 與陽明合於宗筋. 陰陽摠宗筋之會 會於氣街 而陽明爲之長, 皆屬於帶脈 而絡於督脈. 故陽明虛則宗筋縱 帶脈不引, 故足痿不用也."《素問 · 痿論》

"帶之爲病 苦腹滿 腰容容若坐水中狀." "診得帶脈左右繞臍腹腰脊痛 衝陰股也."《脈經 · 平奇經八脈病》

"中部左右彈者 帶脈也, 動 苦小腹痛 引命門 女子月水不來 絕經復不止 陰辟寒 令人無子 男子苦小腹拘急 或失精也."《脈經 · 手檢圖二十一部》

五樞 GB27   Ochu Wushu [足少陽經與帶脈之會穴]

出典	甲乙.
名義	穴在帶脈下三寸, 五 喻五方之位 五居其中. 穴在腹位 腹部膽經五穴 上有京門帶脈, 下有維道居髎, 五樞居中, 穴屬藏氣之樞要, 故名五樞.
部位	帶脈穴 GB26 下 3寸.
取穴	側臥取之. , 關元穴 GV4 上 2分에서 兩傍 各 7寸에 取한다.
筋肉	內外腹斜筋(internal & external abdominal oblique m.), 腹橫筋(transverse abdominis m.).
神經	腸骨下腹神(iliohypogastric n.), 胸腹部肋間神經의 前皮枝(ant. cutaneous br. of thoracoabdominal intercostal n., subcostal n.).
血管	淺腸骨回旋動靜脈(superficial circumflex iliac a. & v.), 下腹壁動靜脈(inferior epigastric a. & v.).
穴性	調經固帶, 理氣止痛.
主治	疝癖, 赤白帶下, 子宮(內膜)炎, 子宮痙攣, 男子寒疝, 睾丸炎, 腰背痛, 肩背痛, 腹痛, 消化不良, 腸痙攣, 便秘, 裏急癃瘕.

帶脈穴 GB26 ～維道穴 GB28 은 帶脈의 會穴로서 帶脈爲病을 主治한다.

1. 一切의 婦人病, 泌尿生殖器系 關聯 疾患에 사용한다.
   ① 婦人帶下, 子宮炎, 男子寒疝 等 陰(生殖器)機能減退로 인한 冷症狀에
      사용한다.
   ② 帶脈弱·無力下陷으로 인한 疝症, 子宮脫垂 等에 多用한다.

2. 裏急後重, 便秘, 腹痛 等 消化器(大·小腸)疾患에 有效하다(阿是穴).

   "男子陰疝 兩丸上下小腹痛 五樞主之" "婦人下赤白 裏急瘈瘲 五樞主之."
   《甲乙經》

   "五樞…痃癖 大腸膀胱腎餘 男子寒疝 陰卵上入小腹痛 婦人赤白帶下 裏急
   瘈瘲."《大成》

1. 配歸來 治卵縮.
2. 配曲泉, 太衝, 關元 治睾丸炎.
3. "痃癖膀胱小腸 針刺氣海, 三里, 三陰交, 氣門."《大成》

維道 GB28   Yudo Weidao [足少陽經與帶脈之會穴, 帶脈終止穴]

異名   外樞.

出典   甲乙.

名義   穴在章門下五寸三分, 足少陽帶脈之會 帶以維系一身 維護陰陽脈之道路, 故
名維道.

部位   章門下 5寸 3分.

取穴   側臥取之. 章門穴 LR13 下 5寸 3分, 五樞穴 GB27 斜內下 5分, 關元穴 CV4
下 3分 兩傍 各 6寸處에 取한다.

筋肉   內外腹斜筋(internal & external abdominal oblique m), 腹橫筋(trans-
verse abdominis m.).

神經	胸腹部肋間神經의 前皮枝(ant. cutaneous br. of thoracoabdominal intercostal n., subcostal n.), 腸骨下腹神經(iliohypogastric n.).
血管	淺腸骨回旋動靜脈(superficial circumflex iliac a. & v.), 下腹壁動靜脈 (inferior epigastric a. & v.).
穴性	疏氣滯, 理二腸, 束帶脈.
主治	帶下, 子宮內膜炎, 骨盤炎, 陰挺, 子宮脫垂, 腸疝痛, 小腹痛, 腹水, 水腫, 嘔吐, 嘔逆, 腎炎, 習慣性便秘, 腰痛, 腰脚痛, 食慾不振.

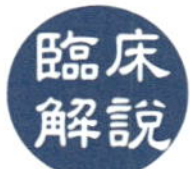

帶脈穴 **GB26** ～維道穴 **GB28** 은 帶脈의 會穴로서 帶脈爲病을 主治한다.

1. 一切의 婦人病, 泌尿生殖器系 關聯 疾患에 사용한다.
   ① 婦人帶下, 小腹痛, 子宮炎, 骨盤炎, 睾丸炎 等에 사용한다.
   ② 帶脈弱・無力下陷으로 인한 疝症, 子宮脫垂 等에 多用한다 : 配用升擧之劑(柴胡, 升麻).

2. 三焦不調(腎炎)로 인한 水腫, 腹水에 사용한다.

3. 闌尾炎(盲腸炎)에 應用한다(患部 周圍穴).

   "欬逆不止 三焦有水氣 不能食 維道主之"《甲乙經》

   "維道…主嘔吐不止 水腫 三焦不調 不嗜食."《大成》

1. 配腎俞, 關元, 三陰交 治骨盤腔炎.

居髎 GB29　　　Georyo Juliao [足少陽經與陽蹻脈之會穴]

異名	股居髎, 居窌.
出典	甲乙.

| 名義 | 居 蹲也. 髎與窌同, 窌 空穴也. 穴在章門下八寸三分 監(髂)骨上凹陷處. 取穴 |
時 需蹲而取之, 故名居髎或居窌.　　　　　　　　　　　　　　蹲 : 웅크릴 준

部位　章門下 8寸 3分 監骨上陷中.

取穴　側臥取之. ① 中極穴 **CV3** 兩傍 各 5寸, 維道穴 **GB28** 斜後方 3寸, 屈腿 時 股
橫紋端, 上前腸骨棘과 大轉子의 最高點과의 中間에 取한다. ② 在大腿上外
側部, 當髂前上棘與環跳穴連線之中點處에 取한다. cf. 前腋穴.

筋肉　大腿筋膜(fascia lata), 腸腰筋(iliopsoas m.).

神經　大腿神經(femoral n.), 陰部大腿神經의 大腿枝(femoral br. of genito-
femoral n.), 外側大腿皮神經(lat. femoral cutaneous n. from lumbar
plexus), 腸骨下腹神經(iliohypogastric n.).

血管　淺腸骨回旋動靜脈(superficial circumflex iliac a. & v.), 淺腹壁動靜脈
(superficial epigastric a. & v.), 下腹壁動靜脈(inferior epigastric a. & v.).

鍼法　直刺 5分～1寸, 斜刺 2～3寸. 鍼尖을 股關節로 向해 刺入한다. 下肢 諸 病에
다리를 편(伸) 상태에서 刺針한다.

穴性　舒筋活絡, 行氣止痛, 強健腰腿.

主治　腰痛引小腹, 睾丸炎, 帶下, 月經不調, 子宮痛, 膀胱炎, 腎臟炎, 下腹痛, 腿風
濕痛, 下肢癱瘓, 股關節周圍軟部組織 關聯 疾患, 下肢諸病.

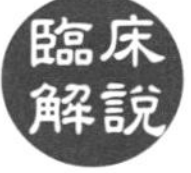

腰部, 下腹部 및 下肢의 諸般 病症을 다스린다.

1. 腰痛引小腹, 坐骨神經痛에 사용한다 : 眞陰不足(因流産, 多産, 腹腔鏡手術
　後遺症)로 인한 婦人腰痛(居髎·環跳部位 疼痛)에 사용한다(配用大營煎).

2. 睾丸炎, 腎臟炎, 膀胱炎, 闌尾炎(盲腸炎), 子宮內膜炎, 白帶過多 等에 應
　用한다.

3. 肩急痛, 肩胛部·上肢神經痙攣에 사용한다.

"腰輸 膀胱輸 長强 氣衝 上窌 下窌 居髎主腰痛."《千金方》

"居髎…主腰引小腹痛 肩引胸臂攣急 手臂不得舉以至肩."《大成》

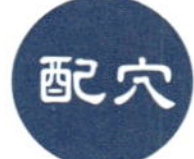

配穴

1. 配環跳, 委中 治腿風濕痛.

2. 配腎俞, 關元俞, 風市, 足三里, 委中 治下肢癱瘓.

3. "配腰俞, 長强, 膀胱俞, 氣衝, 上髎, 下髎 治腰痛."《千金方》

環跳 GB30　　　　　　　　Hwando Huantiao [足少陽與足太陽經之會穴]

異名　髖骨, 臏骨, 鐶跳, 髀樞, 分中, 髀壓, 樞中, 環谷.

出典　甲乙.

名義　環跳者 在胯骨股與髀股相接之環中, 人履步環卽跳動起伏. 族術時 居足胯環　陷中, 針斜對陰內股. 針之, 伸足環從陷處跳起 穴卽閉, 故名環跳. 是穴主治腿　股風痺等, 使功能復常, 故名環跳.

胯 : 사타구니 과

部位　髀樞中. 大轉子後上方 凹陷處.

取穴　側臥取之. ① 側臥하여 上腿를 股關節에서 屈曲하고 臀部 側面의 大轉子 最高點과 臀裂橫紋 上 2橫指되는 點과의 거리를 3等分하여 大轉子에서 1/3되는 點에 取한다. ② 大轉子의 骶骨裂孔을 이은 線을 3等分하여 大轉子에서 1/3되는 點에 取한다. ③ 伏臥할 때는 臀部의 縱으로 갈라진 屁股溝의 起始部에서 上方 2橫指處와 臀外廉處(大轉子隆起點)와의 거리를 3等分하여 外方 1/3, 內方 2/3되는 點에 取한다.

筋肉　大中小臀筋(gluteus maximus, medius & minimus m.), 梨狀筋(pisifomis m.), 上雙子筋(superior gemellus m.).

神經　上臀神經(superior gluteal n., L1 · 3), 下臀神經(inferior gluteal n.), 後大腿皮神經(post. femoral cutaneous n.), 坐骨神經(sciatic n.).

血管　下臀動靜脈(inferior gluteal a. & v.), 上臀動靜脈(superior gluteal a. & v.).

穴性　通經活絡, 疏散經絡風濕, 宣利腰髀氣滯.

主治　冷風濕痺不仁, 坐骨神經痛, 腰腿痛, 腰股疼痛, 膝痛, 脚氣, 風濕關節痛, 下肢痿痺, 半身不遂, 麻木偏癱, 小兒麻痺, 感冒, 神經衰弱, 蕁麻疹, 風疹, 偏身痿病, 多發性神經炎.

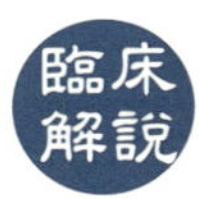

半身不遂 10大 名穴의 하나로서 諸般 下肢疾患(痺症)에 사용한다.

1. 中風·半身不遂, 脚氣에 사용한다 : 配風池, 肩井, 日月, 京門, 帶脈, 完骨.

2. 腰腿脚痛, 坐骨神經痛의 必須穴로서 特히 風寒濕으로 인한 腰髁疼痛, 冷風冷痺疾에 有效하다.

髁 : 넓적다리뼈 과

3. 眞陰不足(因流産, 多産, 腹腔鏡手術 後遺症)으로 인한 婦人腰痛(居髎·環跳部位疼痛)에 사용한다 : 配用大營煎.

"腰脇相引痛急 髀筋瘲 脛痛不可屈伸 痺不仁 環跳主之."《甲乙經》

"腰痛環跳委中神 若連背痛崑崙武(雜病八法歌). 輕者委中出血 便愈, 甚者補環跳 瀉委中, 久者俱補. 腰連背痛者 針崑崙 委中." "腰連脚痛怎生醫 環跳 行間與風市(雜病八法歌). 補環跳 瀉風市 行間 足三里." "脚連脇腋痛難當 環跳陽陵泉內杵, 冷風濕痺針環跳 陽陵三里燒針尾(雜病八法歌). 痺不知痛痒者, 用艾粟米大於針尾上 燒三五炷 知痛卽止." "環跳主中風濕 股膝攣痛 腰痛."《入門》

"冷風冷痺疾難愈, 環跳腰俞針與燒."《席弘賦》

"環跳…冷風濕痺不仁 風疹遍身 半身不遂 腰胯痛蹇 膝不得轉側伸縮. 仁壽宮患脚氣偏風 甄權奉勅針環跳 陽陵泉 陽輔 巨虛下廉而能起行. 環跳穴痛恐生附骨疽."《大成》

蹇 : 절 건　甄 : 질그릇 견　權 : 저울추 권　勅 : 조서 칙

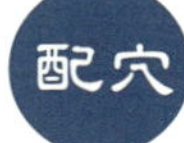

1. 配懸鍾 治腿痛, 躄足.

2. 配風市, 陰市 治腿股痠痛.

3. "配至陰 治胸脇痛無常處, 腰脇相引急痛."《千金方》

4. "配風市 治膝以上病."《大成》

5. "配風市 治風痺, 脚胻痲木."《大成》

6. "配陽陵泉, 丘墟 治髀樞腿膝痠疼."《大成》

7. "配束骨, 交信, 陰交, 陰谷 治髀樞中痛不可擧."《千金方》

8. "配陰陵泉, 陽輔, 太谿, 至陰 治足痲痺."《大成》

9. "配風市, 陰市, 委中, 承山, 崑崙, 申脈 治腰脚痛."《大成》

10. "腰痛環跳委中神 若連背痛崑崙武."《雜病八法歌》

11. "腰連脚痛怎生醫 環跳行間與風市."《雜病八法歌》

12. 配風池, 間使 治冷風膝痺并瘧疾.

13. 配腰俞 治冷風, 冷痺.

14. "配內庭 治脛痛不可屈伸."《千金方》

15. 配後谿 治大腿痛.

16. "脚連脇腋痛難當 環跳陽陵泉內杵, 冷風濕痺針環跳 陽陵三里燒針尾."《雜病八法歌》

17. 配腎俞, 大腸俞, 風市, 足三里, 委中, 懸鍾 治下肢麻痺, 癱瘓.

18. 配曲池, 血海, 足三里, 三陰交 治蕁麻疹.

Ⓖ 坐骨

[部位] 大轉子與尾骨尖 聯線中點 直下 1寸處.

[鍼法] 直刺二寸至三寸(或 向下皮下透刺).

[主治] 坐骨神經痛, 下肢運動障碍, 下脚癱瘓, 小兒痲痺後遺症.

Ⓖ 坐骨部

[部位] 骶骨管裂孔傍 2.2寸 再下 2寸(膀胱經 白環俞穴與秩邊穴之間點下二寸處).

[鍼法] 針三寸直刺.

[主治] 下肢運動障碍, 下脚癱瘓, 小兒痲痺後遺症, 坐骨神經痛.

風市 GB31　　　　Pungsi Fengshi [脚氣八處穴, 中風七處穴]

異名　垂手, Ⓒ 中九里.

出典　肘後.

名義　風市卽指此穴爲下肢風氣聚集之處, 故善治中風偏枯, 是祛風的要穴.

部位　膝上外廉兩筋中, 以手着腿 中指盡處.

取穴　仰臥取之. 大腿外側 正中으로서 膝蓋骨 上緣의 上方 7寸 兩筋 間, 直立位로 兩手를 下垂 時 中止尖端이 大腿外側에 닿는 部位로 大腿二頭筋에 取한다.

筋肉　腸脛靭帶(iliotibial tract), 外側廣筋(vastus lat. m.), 大腿二頭筋(biceps femoris m.).

神經	外側大腿皮神經(lat. femoral cutaneous n.), 大腿神經의 筋枝(muscular brs. of femoral n.).
血管	外側大腿回旋動靜脈(lat. circumflex of femoral a. & v.).
鍼法	直刺 5分～1.5寸, 留 7呼. 斜刺 7分～1.5寸.
灸法	肉灸 3～7壯, 溫灸 5～20壯.
穴性	通經活絡, 疎風邪, 强健腰腿, 清濕熱, 止痒止痛.
主治	中風半身不遂, 脚氣, 坐骨神經痛, 腰腿痛, 下肢麻痺, 下肢癱瘓, 下肢無力, 腿膝無力, 膝關節痛, 膝關節炎, 偏癱, 渾身瘙痒, 蕁麻疹, 神經性皮膚炎, 小兒麻痺後遺症.

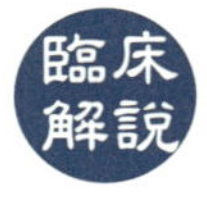

半身不遂 10大 名穴之一, 中風 七處穴之一로 諸般 (風寒濕)痺症에 사용한다.

1. 諸般 下肢疾患에 사용한다.

   ① 中風半身不遂, 腿膝無力, 脚氣에 사용한다.

   ② 坐骨神經痛, 특히 風寒濕으로 인한 腰髀疼痛에 有效하다.

   ③ 大腿部 筋肉의 피로감, 大腿筋肉異常의 局所治療穴로 有效하다 : 殷門穴 **BL37** 과 더불어 大腿部 代表穴이다.

2. 消風止痛, 清熱止痒의 要穴로서 一切의 風痺를 치료한다.

   ① 外感寒邪로 인한 口眼喎斜에 사용한다.

   ② 人體側部에 나타나는 諸般 疼痛(肋骨痛, 下肢側痛), 偏頭痛에 응용한다.

   ③ 曲垣穴 **SI13** 에서 肩胛上緣을 따라 痛症이 있는 肩臂不擧에 사용한다 : 配重子 重仙, 木留 木斗, 中都, 足千金, 足五金.

   ④ 蕁麻疹, 瘙痒感(因血熱)이 甚한 皮膚炎, 神經性皮膚炎에 有效하다.

"風市主中風 腿膝無力 脚氣 渾身搔痒 麻痺."《入門》

"風市主治腿中風 兩膝無力脚氣衝 兼治渾身麻瘙癢 艾火燒針皆就動(刺灸心法要訣). 風市穴主治腿中風濕 疼痛無力 脚氣 渾身瘙癢麻痺等證."《金鑒》

▌ "風市…主中風腿膝無力 脚氣 渾身瘙癢 麻痹 屬風症."《大成》

配穴

1. 配腎俞, 關元俞, 環跳, 足三里, 三陰交 治腰腿痛, 中風下肢癱瘓, 小兒麻痺後遺症.

2. 配環跳, 陰市 治腿股轉痠難移步.《勝玉歌》

3. 配委中, 行間 治腰疼難動.《大成》

4. 配陰市 治退却無力.

5. 配環跳 治膝以上病.

6. 配曲池, 外關, 大椎, 血海, 足三里, 三陰交 治蕁麻疹, 神經性皮膚炎.

7. "凡脚氣初得弱脚 使速灸之…初灸風市 次灸伏兎 次灸犢鼻 次灸兩膝眼 次灸三里 次灸上廉 次灸絶骨."《千金方》

〔동〕 中九里

[部位] 當大腿外側中央線之中點.

[鍼法] 針深一寸至二寸.

[主治] 背痛, 腰痛, 腰脊椎骨痛, 半身不遂, 神經麻痺, 脖頸痛, 頭暈, 眼脹, 手麻, 臂麻, 腿痛, 神經無力.

[解說 및 運用] 本穴與膽經之風市穴位置相符, 爲極常用之鎭痛及鎭定要穴(疏風作用極强).
本穴除上述治證外, 對耳神經痛, 口歪眼斜, 太陽穴痛, 偏頭痛, 三叉神經痛等亦有療效, 本穴之主治極多, 對於身體側面(尤其是膽經)各種病變尤爲特效. 應用時可配合膽經中瀆穴倒馬, 效果更佳.
中九里卽十四經之風市, 可自膝外側上九寸取穴, 故亦名九里, 使用時常加上二寸或下二寸倒馬.
本穴加下二寸稱七里穴(卽十四經之中瀆穴)倒馬治肩後側痛甚效, 並治偏頭痛, 後項痛.
七九里合用治半身不遂, 又治踝關節扭傷.
七九里配腎關治耳鳴.
本穴治皮膚劇烈灼癢症.
本穴可治痛症, 尤其屬遊走性者.

〔동〕 九里

[部位] 受鍼者直立 以手按大腿外側, 中指直到處的"風市穴", 再向上一寸間取穴.

[主治] 腰背痛, 心跳, 下肢風濕痛, 不能履地.

[解說 및 運用] 下肢風濕痛, 左痛鍼右 右痛鍼左, 下鍼卽效.

本穴有麻醉作用.

ⓒ 上九里

[部位] 當中九里穴向前橫開一寸半處.

[主治] 心經之臂痛, 眼痛, 腎氣不足之腹脹.

[解說 및 運用] 本穴治肩關節痛, 手不能擧具有特效.

配肩中治偏頭痛有效.

ⓒ 下九里

[部位] 當中九里穴向後橫開一寸半處.

[主治] 背痛, 腿痛.

[解說 및 運用] 上 · 下九里穴治腿痛俱效果更佳.

中瀆 GB32　　　Jungdok Zhongdu [膽經之絡穴 別走足厥陰肝經]

異名	ⓒ 七里.
出典	甲乙.
名義	經氣通過比較狹窄處的腧穴名爲溝瀆, 又如足少陽有一個穴位 在髀骨外膝上五寸處, 上當風市 下臨陽關. 此穴居中 脈氣通過時 好象水行於溝瀆之口, 頗爲狹窄, 所以名中瀆.
部位	髀外 膝上 5寸 分肉間陷中.
取穴	屈膝取之. 風市穴 GB31 下 2寸, 膝蓋骨外側 上緣 5寸 大腿外側二頭筋 凹陷處에 取한다. 髀樞에서 膝中까지를 1尺9寸의 骨度法으로 計算한다.
筋肉	腸脛靭帶(iliotibial tract), 外側廣筋(vastus lateralis m.).
神經	外側大腿皮神經(lat. femoral cutaneous n.), 大腿神經의 筋枝(muscular brs. of femoral n.).
血管	外側大腿回旋動靜脈(lat. circumflex of femoral a. & v.).
穴性	舒筋活絡, 驅風散寒, 疏通經絡.
主治	半身不遂, 脚氣, 下肢麻痺, 麻木, 下肢痿痺, 筋痺不仁, 腰痛, 腰胯疼痛累及下

肢, 坐骨神經痛, 腰脚疼痛.

膽經之絡穴(別走厥陰肝經)로서 肝膽關聯 疾患에 應用한다

1. 風痹로 인한 諸般 疼痛에 要穴이다.
2. 風市의 補助穴로서 疏風鎮痛作用이 優秀하여 腰胯疼痛累及下肢, 坐骨神經痛에 效果가 있다.

> "寒氣在分肉間 痛上下 痹不仁 中瀆主之."《甲乙經》

> "中瀆…主寒氣客於分肉間 痛攻上下 筋痹不仁."《大成》

1. 配環跳, 委中, 足三里, 三陰交 治下肢麻痺, 癱瘓.

足陽關 GB33

Jokyanggwan Zuyangguan

異名	關陽, 關陵, 陽關, 膝陽關, 寒府.
出典	素問 骨空論, 甲乙.
名義	陽關者 膝關節之外側 偏重於陽, 故名陽關.
部位	陽陵泉上三寸, 犢鼻外陷中.
取穴	屈膝取之. 膝蓋骨外側으로 股骨 外上髁 上方 凹陷處, 大腿骨外側 上髁와 膝蓋骨 上緣과의 凹陷處로서 大腿二頭筋腱 前方에 取한다.
筋肉	腸脛靭帶(iliotibial tract), 大腿二頭筋腱(tendon of biceps femoris m.).
神經	外側大腿皮神經(lat. femoral cutaneous n.).
血管	外側上膝動靜脈(lat. superior genicular a. & v.).
鍼法	直刺 3～5分, 斜刺 3～8分.
灸法	肉灸 3～7壯, 溫灸 10～20分. "禁不可灸."《甲乙經》《千金方》《入門》
穴性	化濕散寒, 疏通經絡, 疏筋脈, 利關節.

主治　膝腫痛, 膝關節炎, 脛痺不仁, 鶴膝風, 膝腿冷, 脚氣, 下肢麻痺, 膕筋攣急, 小腿麻木, 屈伸不利, 下腹痛, 嘔吐.

肝腎虛로 인한 下肢部의 諸般 寒熱不調病症을 主治한다.

1. 一名 寒府로서 膝冷症의 要穴이다 : 무릎이 시린 경우(찬바람이 불면 尤甚, 腎虛)와 膝關節不利에 사용한다(配三里). 外寒이 쉽게 結聚하므로 가장 冷症에 민감한 穴位다.
   - 陽關(**GB₃₃**, 寒府) : 腰(臍) 以下의 寒邪除去(寒冷證)에 사용한다(配足三里).
   - 風門(**BL₁₂**, 熱府) : 腰(臍) 以上의 熱邪除去(火熱證)에 사용한다.

2. 鶴膝風[5], 腰痛에 사용한다 : (사) 腎正格.

3. 結核性關節炎, 류머티즘 關節炎에 사용한다.

   "膝外廉痛 不可屈伸 脛痺不仁 陽關主之."《甲乙經》

   "鼠瘻寒熱還刺寒府 寒府在附膝外解營(素問·骨空論). 鼠瘻 瘰癧也, 寒府在附膝外解營 謂在膝下外輔骨之骨解間也, 凡寒氣目下而上者 必聚於膝是以膝臏最寒 故名寒府, 營 窟也 當是足少陽經之陽關穴, 蓋鼠瘻在頸腋之間病由肝膽 故當取此以治之. 瘻 音漏."《類經》

   "陽關…主風痺不仁 膝痛不可屈伸."《大成》

---

5) 鶴膝風 : 膝關節이 아프고 여위어 鶴膝처럼 되는 病症으로 遊膝風이라고도 한다. 초기에는 아프고 붓고 熱感이 있어 걷기가 힘들다. 오래되면 관절강에 삼출액이 고이고 그것이 터져 나와 흐르면서 잘 아물지 않는다. 아문 다음에는 膝關節의 强直과 變形이 온다. 현재의 膝關節結核, 慢性류머티즘性 關節炎에 해당한다. "患痢後 脚痛痿弱 不能行履 名曰痢風. 或兩膝腫大痛 髀脛枯腊 但存皮骨 如鶴膝之節 拘攣跧臥 不能屈伸, 大防風湯主之《局方》. 鶴膝風 乃足三陰虛損 風邪乘之 痛者五積散加松節, 久痢後 或手足腫者 或逆節痛者 乃餘瘀不散 宜大防風湯或獨活寄生湯, 脚細者 蒼龜丸《入門》. 鶴膝風腫痛 宜經驗二防飮《正傳》. 又 四物湯加人蔘 黃芪 白朮 附子 牛膝 杜冲 防風 羌活 甘草服《醫鑑》."《東醫寶鑑》

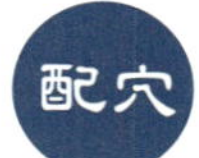

1. 配梁丘, 犢鼻, 血海, 足三里 治膝關節炎.
2. "配環跳, 承筋 治脛不仁."《千金方》

陽陵泉 GB34　　Yangneungcheon Yanglingquan [合土穴, 八會穴中 筋會穴]

異名　筋會, 陽之陵泉.

出典　靈樞 本輸, 邪氣臟腑病邪, 甲乙.

名義　穴與陰陵泉相對. 內側爲陰 外側爲陽. 穴在膝下一寸 䯒(脛骨)外廉凹陷處, 因
喻穴旁之骨隆起如陵, 比作高陵出泉之處, 故名陽陵泉.

部位　膝下 1寸 䯒外廉陷中.

取穴　蹲坐屈膝垂足取之. 足陽關穴 GB33　下 3寸, 膝蓋骨 下 外側 1寸, 腓骨小頭 前
下方 陷中, 膝에서 足外踝까지를 1尺6寸의 骨度法으로 膝下 1寸 外廉 輔骨
陷中에 取한다.

筋肉　長腓骨筋腱(tendon of peroneus longus m.), 長趾伸筋腱(tendon of
extensor digitorum longus m.).

神經　總腓骨神經(common peroneal n.), 淺腓骨神經(superficial peroneal n.),
深腓骨神經(deep peroneal n.), 外側腓腹皮神經(lat. sural cutaneous n.).

血管　腓骨動脈(peroneal a.), 前脛骨動靜脈(ant. tibial a. & v.), 前脛骨反回動脈
(ant. tibial recurrent a.).

穴性　舒筋脈, 淸泄濕熱, 驅腿膝風邪, 疏經絡濕滯, 强健腰腿, 疏肝利膽.

主治　膝伸不得屈, 膝關節炎, 膝關節痛, 下肢外側痛, 筋病, 下肢筋虛弱, 下肢麻木,
下脚痛, 筋痙攣, 座骨神經痛, 半身不遂, 肋間神經痛, 胸脇痛, 胸膜炎, 筋膜炎,
口苦, 肝炎, 膽囊炎, 膽道蛔蟲症, 高血壓, 急驚風, 癲癎, 咳嗽, 虛勞, 子宮出
血, 白帶下, 肩關節周圍炎, 顔面神經麻痺.

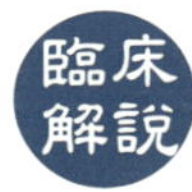

1. 八會穴 中 筋會穴로서 一切의 筋肉關聯 疾患의 基本穴이다 : 筋肉, 腱, 靭帶의 弛緩·强直으로 인한 諸症을 主治한다. cf. 內臟筋 痙攣(吐瀉霍亂)에는 委中, 運動筋 痙攣(電解質代謝 平衡喪失)에는 承山을 사용한다.

☞ ┌ 筋病 : 伸而不屈.
　 └ 骨病 : 屈而不伸.

(1) 中風 後遺症으로 일어나는 半身不遂의 必須穴이다 : 配四關, 足三里(下肢不遂), 曲池 手三里(上肢不遂)

(2) 膝痛(伸不得屈), 鶴膝風, 膝冷痛(配膝陽關)의 必須穴이다 : 配足三里, 陽陵泉透陰陵泉.

(3) 經筋異常으로 인한 胸脇痛, 脇肋痛(肋間神經痛)에 必須穴이다 : 先支溝(通經) 後陽陵泉.

① 肝膽의 元氣不足으로 인한 脇痛 : 加丘墟.

② 肝膽氣鬱로 인한 脇痛 : 加足臨泣, 旁谷.

(4) 尿失禁, 遺尿에 사용한다 : "陰陵泉 陽陵泉主失禁遺尿不自止."《千金方》

(5) 口眼喎斜症, 顔面神經麻痺, 三叉神經痛에 補助穴로 使用한다(配合谷).

(6) 斜頸症에 사용한다(膽者 中精之腑).

(7) 冷風濕痺(坐骨神經痛), 腰痛, 捻挫 等에 筋肉을 풀어주기 위한 目的으로 사용한다 : 석고 고정을 푼 후에 사용하면 效果的이다.

2. 少陽膽經之合土穴(木經之土穴)로서 肝脾不和, 木不疏土(木克土)之病에 有效하다 : "合主逆氣而泄."《難經·六十八難》, "滎俞治外經 合治內府."《靈樞·邪氣臟腑病形》

① 少陽病(胸脇苦滿, 寒熱往來, 口苦咽乾)에 有效하다(配支溝).

② 肝陽上亢으로 인한 高血壓에 效果가 우수하다 : 配曲池(大腸經之合穴, 肝與大腸相通 乙庚合化金能制木).

③ 膽囊運動調節 및 排空作用이 있어 膽實症(膽囊炎, 膽石症), 慢性肝炎(脇肋疼痛 隨伴)에 사용한다 : 配膽囊, (腹)膽囊(臍 上 3寸 向右側傍開 3寸處, 計 1穴).

④ 腸出血, 子宮出血, 月經過多에 止血作用이 優秀하다 : 配膈俞, 血海.

┌─ 陽陵泉 **G34** : 止血作用(止經止帶). 너무 많이 灸하면 비듬이 생긴다.
└─ 三陰交 **SP6** : 出血促進(通經下帶). 많이 灸하면 비듬이 없어진다.
⑤ 偏頭痛에 사용한다.

"膽病者 善太息(膽病則魂神不暢 故好太息也), 口苦 歐宿汁(膽熱溢水精
故口苦歐宿汁), 心下澹澹 恐如人將捕之(膽病心動怖畏 故如人將捕也), 嗌
中吤吤然 數唾 候在足少陽之本末(吤吤謂閡 咽嗌之中如有物閡也. 居薤
反. 足少陽本在竅陰之間 標在窓籠卽本末也). 亦視其脈之陷下者 灸之, 其
寒熱也取之陽陵泉(脈陷下者 寒 故灸之也, 寒熱取陽陵泉 通行針灸也)."
《黃帝內經太素 · 府病合輸》

籠 : 대그릇 롱　薤 : 염교 해

"膽脹者 陽陵泉主之." "脇下楂滿 嘔吐逆 陽陵泉主之." "黃帝問曰 有口苦
取陽陵泉 口苦者 病名爲何? 何以得之. 岐伯對曰 病名曰膽痺 夫膽者中精
之府(素問無此句) 肝者中之將也 取決於膽 咽爲之使. 此人者 數謀慮不決
膽氣上溢(素問下有虛字) 而口爲之苦 治之以膽募俞 在陰陽十二官相使
中." "膽病者 善太息 口苦 嘔宿水(靈樞作宿汁) 心下澹澹 善恐如人將補之
嗌中吤吤然 咳唾 候在足少陽之本末 亦視其脈之陷下者灸之 其寒熱者 取
陽陵泉." "髀痺引膝 股外廉痛 不仁 筋急 陽陵泉主之."《甲乙經》

"二陵二蹻歟二交 頭頂手足互相與(雜病八法歌). 二陵 陰陵泉陽陵泉, 二蹻
申脈照海, 二交 陽交三陰交, 此六穴遞相交接於兩手兩足頭頂也." "脇痛只
須陽陵泉(雜病八法歌). 專治脇肋痛滿欲絕及面腫." "脚連脇腋痛難當 環跳
陽陵泉內杵, 冷風濕痺針環跳 陽陵三里燒針尾(雜病八法歌). 痺不知痛痒者
用艾粟米大於針尾上燒三五炷 知痛卽止." "陽陵泉主冷痺 偏風 霍亂 轉
筋."《入門》

"陰陵陽陵除膝腫之難熬."《玉龍賦》

"膝蓋紅腫鶴膝風 陽陵二穴亦堪攻."《玉龍歌》

"半身不遂 陽陵遠達于曲池."《百症賦》

"陽陵泉…主膝伸不得屈 髀樞膝骨冷痺 脚氣 膝股內外廉不仁 偏風半身不
遂 脚冷無血色 苦嗌中介然 頭面腫 足筋攣."《大成》

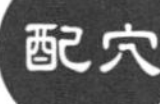 1. 配環跳, 曲池 治偏風, 半身不遂.

2. "配曲池 治半身不遂."《百症賦》

3. "配陰陵泉 治膝腫, 失禁遺尿不自知."《玉龍賦》《千金方》

4. "配環跳 治脚連脇腋痛."《雜病八法歌》

5. "配環跳, 三里(燒針) 治冷風濕痺."《雜病八法歌》

6. "熱秘氣秘先長强, 大敦陽陵堪調護."《雜病八法歌》

7. "配足三里, 上廉 治腹脇滿."《大成》

8. 配足三里, 懸鍾, 陰陵泉, 三陰交, 太衝 治膝間疼痛.

9. 配足三里 治脚氣痠痛, 脚痛膝腫.

10. "配衝陽, 太衝, 丘墟 治足緩."《大成》

11. 配環跳 治冷風濕痺, 膝前廉腋脇病.

12. 配腎俞, 環跳, 風市, 委中, 三陰交 治半身不遂, 腰腿疼痛.

13. "配陽輔, 陽蹻 治髀樞膝骨痺不仁."《千金方》

14. "配肩井, 三里 治脚氣痠痛."《天星秘訣》

15. 配膈俞, 肝俞, 膽俞, 內關 治膽囊炎, 膽絞痛.

16. "配然谷 治心中怵惕恐如人將捕之."《千金方》

Ⓖ **膽囊**

[部位] 陽陵泉下一寸左右之壓痛處(或 陽陵泉下 一至二寸處).

[鍼灸法] 鍼 1~1.5寸. 灸 3~5壯.

[主治] 急·慢性 膽囊炎, 膽石症, 膽絞痛, 膽道蛔虫症, 胸肋痛, 腰腿痛, 下肢萎痺·癱瘓, 口眼喎斜.

Ⓢ 足千金

[部位] 當腓骨前緣, 卽側下三里穴向後橫開五分再直下二寸處.

[神經] 肺之支神經, 腎之分支神經, 喉側(甲狀腺)神經.

[鍼法] 針深五分至一寸.

[主治] 急性腸炎, 魚骨刺住喉管, 肩及背痛, 喉嚨生瘡, 喉炎(火蛾病), 扁桃腺炎, 甲狀腺腫.

[解說 및 運用] 本穴配足五金治魚骨刺鯁喉特效.

本穴配足五金治扁桃體炎, 若再少商放血, 其效更佳.

⑧ 足五金

[異名] 外丘.

[部位] 在腓骨前緣, 卽足千金穴直下二寸處.

[主治] 同足千金穴.

[解說 및 運用]　足千金與足五金穴通常同時取穴, 除治甲狀腺腫炎可雙足取穴下鍼外, 其他各症均單足取穴下鍼.

足千金, 足五金能治肩關節後側痛.

肩, 後腦及太陽穴聯成一線之疼痛鍼足千金, 足五金有效.

足千金與足五金穴合用 以治療喉部病變爲主 除外還可治急性腸炎, 肩及背痛.

此二穴治療肩臂不能左右活動 尤其特效.

配合腎關治五十肩極具特效.

陽交 GB35　　　　　　　　　　Yanggyo Yangjiao [陽維脈之郄穴]

異名	別陽, 足髎, 足窌.
出典	甲乙.
名義	陽交, 交指會, 此穴爲足少陽膽經 陽維之會.
部位	足外踝上 7寸, 斜屬三陽分肉之間.

取穴　正坐屈膝垂足取之. 膝에서 足外踝까지를 1尺6寸의 骨度法으로 足外踝 上 7寸 腓骨側, 光明穴 GB37 上 2寸, 外丘穴 GB36 後方 3分 腓骨側에 取한다. 或은 陽陵泉穴과 外踝尖의 1/2點에 取한다.

[脛內側] 中都 LR6 ↔ 承山 BL57 ↔ 飛揚 BL58 ↔ 陽交穴 GB35 ←3分→ 外丘 GB36 ↔ 下巨虛 ST39 [脛外側]

筋肉	長趾伸筋(extensor digitorum longus m.), 短腓骨筋(peroneus brevis m.).
神經	淺腓骨神經(superficial peroneal n.), 深腓骨神經(deep peroneal n.).
血管	前脛骨動靜脈(ant. tibial a. & v.).
穴性	寧神安神, 疏肝理膽.
主治	膝痛, 足痿無力, 脚氣, 腿膝痛, 喉痺, 喘息, 胸滿, 胸痛, 面腫, 瘄不能言, 癲疾, 坐骨神經痛, 頭痛, 肝炎, 下肢運動麻痺.

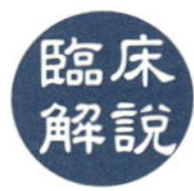

陽維脈의 郄穴로서 陽維脈 病症 특히, 寒熱을 隨伴하는 諸 急症에 應用한다.

1. 下肢不遂, 腿膝痛에 사용하며 특히, 惡寒發熱을 同伴하는 경우에 有效하다.
2. 發熱을 수반하는 胸膜炎, 苦肩息, 喉痺, 胸滿에 사용한다.
3. 精神과 關聯한 諸 疾患(癲癎, 驚狂, 瘲病)에 사용한다.

> "寒熱 髀頸(外臺作髀脛)不收 陽交主之." "寒厥癲疾 噤吶瘈瘲 驚狂 陽交主之." "瘖不能言 合谷及湧泉 陽交主之."《甲乙經》

> "陽交(一名別陽, 一名足窌)…胸滿腫 膝痛足不收 寒厥驚狂 喉痺 面腫 寒痺 膝胻不收."《大成》

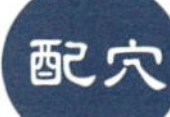

1. "驚悸怔忡 取陽交解谿勿誤."《百症賦》
2. 配臨泣 治胸滿.
3. 配足三里, 陰陵泉, 三陰交, 血海, 梁丘 治膝腫痛, 小腿寒痛.
4. "二陵二蹻歟二交 頭頂手足互相與(雜病八法歌). 二陵 陰陵泉陽陵泉, 二蹻 申脈照海, 二交 陽交三陰交, 此六穴遞相交接於兩手兩足頭頂也."《入門》

遞：섬 체

5. "配中府 治喉痺, 胸滿痛, 寒熱."《千金方》
6. "配陽輔, 陽陵泉 治髀樞膝骨痺不仁."《千金方》

⬇️陽維脈의 病症

"陽維之脈 令人腰痛 痛上怫然腫."《素問·刺腰痛篇》

"陽維維於陽 陰維維於陰 陰陽不能自相維 則悵然失志 溶溶不能自收持 陽維爲病苦寒熱 陰維爲病苦心痛."《難經·二十九難》

"診得陽維脈浮者 暫起目眩 陽盛實 苦肩息 洒洒如寒. 診得陰維脈沈大而實者 苦胸中痛 脇下支滿 心痛."《脈經·平奇經八脈病》

暫：잠시 잠, 蹔과 同字

異名	⑧ 足五金.
出典	甲乙.
名義	穴在外踝上七寸 其處豊肉隆起如丘, 故名外丘. 言在陽陵之外也, 下値承山.
部位	足外踝上 7寸 脛骨側.
取穴	正坐屈膝垂足取之. 膝에서 足外踝까지를 1尺6寸의 骨度法으로 足外踝 上 7寸 陽交穴 前方 3分 脛骨側에 取한다.

[脛內側] 中都 **LR6** ↔ 承山 **BL57** ↔ 飛揚 **BL58** ↔ 陽交穴 **GB35** ←3分→ 外丘 **GB36** ↔ 下巨虛 **ST39** [脛外側]

筋肉	前脛骨筋(anterior tibialis m.), 長趾伸筋(extensor digitorum longus m.).
神經	淺腓骨神經(superficial peroneal n.).
血管	前脛骨動靜脈(ant. tibial a. & v.).
穴性	疏肝寬胸, 安神鎭驚.
主治	胸脇苦滿, 胸膨滿, 脚氣, 痿痺, 下肢痙攣, 頭痛, 項强, 頸項痛, 麻痺, 偏麻痺, 癲疾, 腹痛.

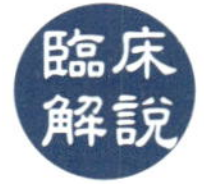

1. 膽經之郄穴로서 急性 痙攣·麻痺性 疼痛疾患에 有效하다.

(1) 寒濕脚氣, 下肢 膝足關節의 急性 捻挫 特히 丘墟部位 捻挫의 要穴이다.

(2) 少陽證(胸脇苦滿, 寒熱往來, 口苦咽乾)에 응용한다.

　① 肝氣鬱結로 인한 胸脇苦滿(配支溝, 陽陵泉)에 사용한다.

　② 膽囊炎, 膽石症(配背俞穴) 및 이로 인한 胸脇苦滿에 사용한다.

　③ 肌膚痛, 癧風氣, 結核에 有效하다.

(3) 頸項痛, 偏麻痺, 頭痛, 項上寒熱, 卒狂, 癲癎에 사용한다.

---

6) 郄穴(十六郄穴) : 骨과 肉 사이의 氣血이 깊이 모이는 곳에 위치하는 穴. 按壓檢查로써 虛實證狀을 파악하는데 이용할 수 있다. 鎭靜效果가 우수하여 急性病에 多用된다. 일반적으로 陽經의 郄穴은 急性疼痛(鎭痛鎭痙), 陰經의 郄穴은 血症(止血止痛)에 有效하다. 모두 12經의 郄穴, 跗陽(陽蹻脈), 交信(陰蹻脈), 陽交(陽維脈), 築賓(陰維脈)의 16穴이다.

(4) 小兒佝僂病, 小兒龜胸에 사용한다.

2. 猘犬傷(恐水病), 經絡結毒을 主治한다 : "猘犬傷毒不出 發寒熱 束以三壯
  艾 可灸所囓處 及足少陽絡."《大成》

猘 : 미친 개 제

"胸脇榰滿 頭痛 項內寒 外丘主之." "膚痛痿痺 外丘主之."《甲乙經》

"外丘…主胸脹滿 膚痛痿痺 頸項痛 惡風寒 猘犬傷毒不出 發寒熱 束以三
壯艾 可灸所囓處 及足少陽絡. 癲疾 小兒龜胸."《大成》

配穴

1. 配膈俞, 肝俞, 三陽絡, 陽陵泉 治胸脇脹滿.
2. "目窓, 中渚, 完骨, 命門, 豊隆, 太白, 外丘, 通谷, 京骨, 臨泣, 小海, 承筋,
   陽陵泉 主頭痛, 寒熱, 汗出不惡寒."《千金方》
3. "消濼, 本神, 通天, 强間, 風府, 瘖門, 天柱, 風池, 齦交, 天衝, 陶道, 外丘,
   通谷, 玉枕 主項如拔不可左右顧."《千金方》

光明 GB37　Gwangmyeong Guangming [膽經之絡穴 別走足厥陰肝經]

出典	靈樞 經脈, 甲乙.
名義	穴屬膽經絡穴 別走厥陰肝經, 肝開竅於目, 該穴主治目昏不明 眼癢目痛, 針後可使重見光明, 因名光明.
部位	足外踝 上 5寸.
取穴	屈膝垂足取之. 膝에서 足外踝까지를 1尺6寸의 骨度法으로 足外踝 上 5寸, 陽交穴 GB35 直下 2寸, 懸鍾穴 GB39 上 2寸, 陽輔穴 GB38 上 1寸 腓骨前에 取한다.
筋肉	長趾伸筋(extensor digitorum longus m.), 短腓骨筋(peroneus brevis m.).
神經	淺腓骨神經(superficial peroneal n.), 深腓骨神經(deep peroneal n.).
血管	前脛骨動靜脈(ant. tibial a. & v.).
穴性	淸肝明目, 祛風利濕.
主治	目痛, 夜盲症, 視神經萎縮, 結膜炎, 眼痛, 眼灼熱, 一切目疾, 下肢痿痺不仁,

脛熱膝痛, 脚筋痛, 腓腹筋神經痛, 膽囊炎, 膽痙攣, 偏頭痛, 乳脹痛, 精神病,
熱病汗不出.

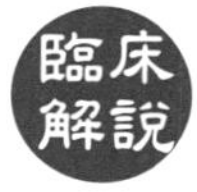

膽經之絡穴(別走厥陰肝經)로서 肝腎虧虛로 인한 諸 症狀에 應用한다.

1. 一切 眼病의 必須穴이다 : 外邪에 의한 炎症性疾患(結膜炎, 眼炎)이 아니
   라 內部臟器의 機能失調(因肝腎虧虛, 老化)로 인한 眼疾患에 사용한다.
   ① 視力減退, 近視治療에 사용한다.
   ② 內障(白內障, 綠內障), 胬肉攀睛[7]紅腫, 視神經萎縮에 사용한다 : 視力
   減退를 隨伴하는 경우에 有效하다.

2. 猘犬傷(恐水病), 經絡結毒을 主治한다 : "猘犬傷毒不出 發寒熱 束以三壯
   艾 可灸所嚙處 及足少陽絡."《大成》

3. 偏頭痛에 응용한다 : 配臨泣, 竅陰(維筋相交).
   ☞ 維筋相交 : "足少陽之筋 起于小指次指…結于缺盆. 直者 上出腋 貫缺盆,
   出太陽之前 循耳後, 上額角 交巔上 下走頷, 上結于頄. 支者 結于目眥爲外
   維. 其病小指次指支轉筋 引膝外轉筋 膝不可屈伸 膕筋急, 前引髀 後引尻
   卽上乘䏚季脅痛 上引缺盆膺乳頸維筋急. 從左之右 右目不開, 上過右角 竝
   蹻脈而行 左絡于右, 故傷左角 右足不用, 命曰維筋相交. 治在燔鍼劫刺, 以
   知爲數 以痛爲輸, 名曰孟春痺也."《靈樞·經筋》

4. 脚氣(痿躄不仁), 佝僂(小兒龜胸) 等 萎縮性疾患에 사용한다.

   "痙 取顖會 百會及天柱 膈俞 上關 光明主之." "虛則痿躄 坐不能起 實則
   厥脛熱時痛 身體不仁 手足偏小 善嚙頰 光明主之." "狂疾 掖門主之. 又挾
   谿丘墟光明主之."《甲乙經》

   "眼痒眼疼 瀉光明與地五."《標幽賦》

---

7) 胬肉攀睛 : 胬肉侵睛外障, 瘀肉攀睛, 赤筋板睛이라고도 한다. 눈구석에서 삼각형 모양의 군살이
   자라나 黑睛(角膜)으로 들어가는 것. 心肺風熱(梔子勝奇散), 脾胃濕熱(瀉脾除熱飮), 腎陰消耗로 인
   한 虛火上逆(知柏八味丸) 等이 원인이다.

"睛明治眼未效時 合谷光明安可缺."《席弘賦》

"光明…淫濼 脛痠胻疼 不能久立 熱病汗不出 卒狂. 與陽輔療法同, 虛則痿
躄 坐不能起 補之, 實則足胻熱膝痛 身體不仁 善嚙頰 瀉之."《大成》

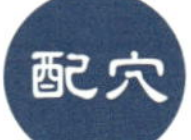

1. 配合谷 治眼病 目赤腫痛(肝膽火旺).
2. "配足臨泣 治喜嚙頰."《千金方》
3. 配肝俞, 風池, 角孫, 攢竹, 絲竹空, 睛明, 太衝 治早期白內障.
4. "配地五會(瀉) 治眼癢眼痛, 眼疼."《大成》《標幽賦》
5. "睛明治眼未效時 合谷光明安可缺."《席弘賦》
6. "氣少血多肝之經 丈夫癀疝苦腰疼 婦人腹膨小腹腫 甚則嗌乾面脫塵. 所生
   病者胸滿嘔 腹中泄瀉痛無停 癃閉遺溺疝瘕痛 太‧光二穴卽安寧."《大成‧
   十二經治症主客原絡訣》

陽輔 GB38　　　　　　　　Yangbo Yangfu [經火穴, 自經瀉穴]

異名	分肉, 分間, 絕骨.
出典	靈樞 本輸, 甲乙.
名義	陽輔乃足少陽所行之經穴, 陽經爲火 膽爲陽木 木能生火 火曰炎上, 輔助其陽經之上升, 穴在外踝上輔骨前絕骨端, 故名陽輔.
部位	足外踝上 4寸 輔骨前.
取穴	正坐屈膝垂足取之. 懸鍾穴 GB39 上 1寸, 光明穴 GB37 下 1寸에서 腓骨側으로 3分 들어가서 取한다.
筋肉	長趾伸筋(extensor digitorum longus m.), 短腓骨筋(peroneus brevis m.).
神經	淺腓骨神經(superficial peroneal n.), 深腓骨神經(deep peroneal n.).
血管	前脛骨動靜脈(ant. tibial a. & v.).
穴性	清肝利膽, 行氣開鬱, 疏通經絡.
主治	脚氣, 痿痺, 腰痛, 腰溶溶如坐水中, 膝外踝前皆痛, 膝胻痠痛, 筋脈拘攣, 偏風

不遂, 坐骨神經痛, 膝下浮腫, 腋下痛, 扁桃腺炎, 頸腋部淋巴炎, 厥逆, 偏頭痛, 目痛, 目外眥痛, 喉痺, 黃疸, 膽囊炎, 食慾喪失.

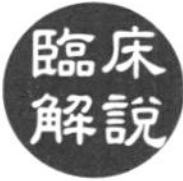

膽經之經火穴, 自經瀉穴로서 少陽膽經之實證에 要穴이다.

1. 經火穴(經主喘咳寒熱)로서 外感實證에 사용하며 特히 傷風感冒로 인한 偏頭痛에 效果가 있다.

2. 少陽經之瀉穴로서 扁桃腺炎, 腋淋巴腺腫에 有效하다.

3. 光明의 補助穴로서 肝腎虧虛로 인한 諸 病症에 사용한다.
   ① 中風, 偏麻痺에 사용한다.
   ② 全身關節痛, 腰部冷痛(如溶溶坐水中), 胸中·脇肋·髀·膝外至絕骨外踝前痛(膽經上 疼痛)에 사용한다.

"寒熱痠痛 四肢不擧 腋下腫 馬刀瘻 喉痺 髀膝頸骨搖 酸痺不仁 陽輔主之."
"腰痛如小錘居其中 怫然腫痛 不可以咳 咳則筋縮急 諸節痛 上下無常 寒熱 陽輔主之."《甲乙經》

"陽輔(一名分肉)…腰溶溶如坐水中 膝下浮腫 筋攣. 百節痠痛 實無所知. 諸節盡痛 痛無常處. 腋下腫痿 喉痺 馬刀挾癭 膝胻痠 風痺不仁 厥逆 口苦 太息 心脇痛 面塵 頭角頷痛 目銳眥痛 缺盆中腫痛 汗出振寒 瘧 胸中脇肋 髀膝外至絕骨外踝前痛 善潔面青."《大成》

溶 : (질펀히)흐를 용　塵 : 티끌 진　潔 : 깨끗할 결

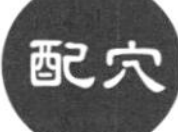

1. 配陽關 治風痺不仁.
2. "配臨泣, 章門, 間使(灸), 復溜 治厥逆."《大成》
3. "配丘墟, 足臨泣 治腋下腫."《大成》
4. "配太衝, 治腋腫, 馬刀瘍."《大成》
5. "配俠谿, 太衝 治腋下腫, 馬刀瘻."《千金方》

6. 配陽交, 懸鍾, 行間 治兩足麻木.

7. 配肝俞, 膈俞, 支溝, 內關, 足臨泣 治胸脇痛.

8. "配三里, 陰市, 蠡溝 治腰痛不可以顧."《千金方》

9. "配地五會, 申脈, 委中, 委陽, 天池, 臨泣 治腋下腫."《千金方》

10. "配陽交, 陽陵泉 治髀樞膝骨痹不仁."《千金方》

11. "逆厥 陽輔 臨泣 章門 如脈絕灸間使或針復溜."《大成》

懸鍾 GB39　　Hyeonjong Xuanzhong [足三陽經之大絡, 八會穴中 髓會穴]

異名	絕骨, 髓會, 足三陽絡, ⑧ 四花下.
出典	甲乙, 千金.
名義	一名絕骨, 在足外踝上三寸 當骨尖前動脈中, 謂尖骨下外踝形如懸鍾也.
部位	足外踝 上 3寸 動脈中.
取穴	正坐屈膝垂足取之. 膝에서 足外踝까지를 1尺6寸의 骨度法으로 足外踝 上 3寸, 陽輔穴 GB38 下 1寸, 光明穴 GB37 下 2寸에서 腓骨筋에 取한다. 三陰交穴 SP6 과 內側 相對穴이다.
筋肉	長趾伸筋(extensor digitorum longus m.), 短腓骨筋(tendon of peroneus longus m.).
神經	淺腓骨神經(superficial peroneal n.), 深腓骨神經(deep peroneal n.).
血管	前脛骨動靜脈(ant. tibial a. & v.).
鍼法	直刺 3～5分(或 橫透三陰交), 斜刺 0.5～1寸.
灸法	肉灸 3～7壯, 溫灸 5～20分.
穴性	平肝熄風, 泄膽火, 淸髓熱, 驅經絡風濕.
主治	心腹脹滿, 脚氣, 下肢風濕痛, 膝腿痛, 脚下疼痛, 坐後不能起立, 脇痛, 頸項痛, 落枕, 項强, 半身不遂, 高血壓, 鼻衄, 喉痺, 視神經萎縮, 痔瘡, 胃中熱, 傷寒大熱不退, 頭熱足冷.

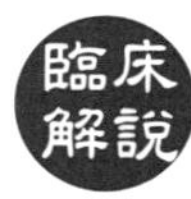

1. 半身不遂 10大 名穴之一로서 中風, 半身不遂로 因한 下肢無力에 必須穴이다. : 다리에 위치하는 經穴 中 半身不遂의 名穴이다.

2. 八會穴 中 髓會穴(一名絕骨)로서 諸般 髓骨症(眞陰不足)을 다스린다.
   ① 足膝關節 捻挫(配丘墟, 外丘), 骨節, 骨髓炎의 要穴이다(灸爲主).
   ② 痿躄, 痿厥, 身體不仁, 手足偏小에 사용한다 : 脊椎異常이 없이 나타나는 下肢無力·不能起立에 사용한다. 配三里, 陽陵泉, 風市(灸).
   ③ 小兒痲痺로 因한 下肢痲痺에 사용한다.
   ④ 眞陰不足으로 因한 臀痛, 腰痛에 사용한다(配陽輔, 腰部八點) : 婦人의 出産, 流産, 腹腔鏡手術 以後에 일어나는 腰痛에 效果가 있다. 腰部冷症痛 配陽輔.

3. 淸泄少陽之火 作用이 있어 偏頭痛에 優秀한 效果를 보인다(健側單瀉).

   "腹滿 胃中有熱 不嗜食 懸鍾主之." "小兒腹滿 不能食飮 懸鍾主之."《甲乙經》

   "懸鍾(一名絕骨)…主心腹脹滿 胃中熱 不嗜食 脚氣 膝胻痛 筋骨攣痛足不收 逆氣 虛勞寒損 憂恚 心中咳逆 泄注 喉痺 頸項强 腸痔瘀血 陰急 鼻衄 腦疽 大小便澀 鼻中乾 煩滿狂易 中風手足不隨."《大成》　　　恚 : 성낼 에

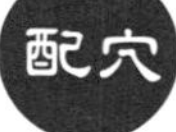

1. "配內庭 治心腹脹滿."《大成》
2. "懸鍾 環跳 華佗刺躄足而立行."《標幽賦》
3. "脚痛膝腫針三里 懸鍾二陵三陰交, 更向太衝須引氣 指頭麻木自輕飄."《席弘賦》
4. "配三里, 三陰交 治脚氣. 脚氣連延 里·絕·三交."《玉龍賦》
5. "配條口, 衝陽 治足緩難行."《天星秘訣》
6. "配曲泉, 跗陽, 天池, 大巨, 支溝, 小海, 前谷 治四肢不擧."《千金方》
7. "脚氣 初灸風市 次伏兎 次犢鼻 次膝目 次三里 次上廉 次下廉 次絕骨."《千金翼方》

8. "配公孫, 三里, 申脈 治脚弱無力."《大成》

9. 配百會 治尸厥.

10. "配風池 治傴僂."《玉龍賦》

11. 配腎俞, 環跳, 風市, 委中, 足三里 治中風半身不遂.

12. 配天柱, 後谿 治落枕.

13. 配風池, 足臨泣 治頭痛.

14. "踝跟骨痛灸崑崙 更有絕骨共丘墟."《勝玉歌》

丘墟 GB40　　　　　　　　　　Guheo Qiuxu [膽經之原穴]

異名	坵墟.
出典	靈樞 本輸, 甲乙.
名義	四旁高 中央下曰丘, 墟 大丘也. 穴在足外踝下如前凹陷處 因其處似大丘, 故名丘墟.
部位	足外踝下 如前陷中 去臨泣 3寸.
取穴	正坐垂足取之. 足外踝 前 足第4趾 直上 外側, 足背 立方骨과 巨骨의 中間, 足臨泣穴 GB41 後方 3寸處에 取한다.
筋肉	長趾伸筋腱鞘(tendon sheath of extensor digitorum longus m.), 下伸筋支帶(inferior extensor retinaculum).
神經	中間背側皮神經(intermediate dorsal cutaneous n. from superficial peroneal n.).
血管	外側前內踝動脈(lat. ant. malleslar a.), 小伏在靜脈(small saphenous v.).
穴性	祛半表半裏之邪, 活絡化瘀, 清肝膽, 化濕熱, 疏厥氣.
主治	膽囊炎, 肋下疼痛, 肋間神經痛(原穴), 下肢痿, 下肢疼痛, 腓腸筋痙攣, 足踝關節痛, 坐骨神經痛, 跟腫脹, 腦充血, 轉筋, 足跟痿痛, 胸脇滿痛, 痿厥.

1. 少陽膽經의 原穴로서 膽經의 虛實로 인한 諸 病證을 다스린다(針灸).

(1) 肝實脾虛(木克土)로 인한 病症에 有效하다

　　① 目視不明, 目翳, 瞳子不見 等의 諸 眼疾에 사용한다(肝開竅於目).

　　② 胃痙攣, 胃腹痛 等 消化器 諸症에 有效하다.

(2) 肋膜炎(寒熱, 咳嗽), 膽囊炎, 膽石症에 사용한다.

(3) 肋膜炎(寒熱, 咳嗽), 少陽證(胸脇苦滿不得息, 寒熱往來, 口苦咽乾)에 응용한다.

2. 木經之經木穴로서 理氣導滯, 舒筋鎭痛作用이 優秀하여 轉筋, 胸脇病, 膽經 上으로 오는 疼痛疾患에 사용한다.

　　① 脇肋痛, 肋間神經痛, 坐骨神經痛에 有效하다.

　　② 足關節 捻挫의 常用穴로서 丘墟部位 捻挫가 足關節 捻挫의 대부분(80～90%)을 차지한다 : 配翳風(通經), 外丘(郄穴), 懸鍾, 商丘(丘墟·商丘部位를 비교하여 痛症 爲主로 取穴), 동 五虎, 重子, 重仙, 사 肝正格, 膽勝格.

　　☞ 鎭痛效果가 優秀한 五虎, 重子, 重仙 等 董氏穴을 配用하는 경우 患者가 무리하여 오히려 惡化될 수 있으므로 반드시 보조대 或은 Taping 처치를 配用하고 注意를 시킨다.

　　☞ 足關節 捻挫로 인해 부어올라 있는 경우에는 感染으로 인한 炎症이 發生할 수 있으므로 가능한 患部瀉血을 피하고 하루 이틀간 冷찜질을 하도록 한다.

　　③ 髀樞痛, 下肢不遂에 多用된다.

"目視不明 振寒 目翳 瞳子不見 腰兩脇痛 脚痠轉筋 丘墟主之." "瘧振寒 腋下腫 丘墟主之." "寒熱頸腫 丘墟主之." "大疝腹堅 丘墟主之." "胸滿善太息 胸中膨膨然(千金作胸膺急) 丘墟主之." "痿絕寒 足腕不收 躄 坐不能起 髀樞脚痛 丘墟主之." "狂疾 掖門主之 又俠谿 丘墟 光明主之."《甲乙經》

"丘墟…主胸脇滿痛不得息 久瘧振寒 腋下腫 痿厥坐不能起 髀樞中痛 目生翳膜 腿胻痠 轉筋 卒疝 小腹堅 寒熱頸腫 腰胯痛 太息.."《大成》

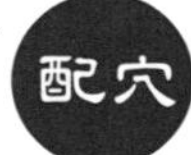

1. "配中瀆 治脇痛, 肝火盛 木氣實, 有死血痰注, 肝急."《大成》
2. "配大敦, 陰市, 照海 治卒疝."《大成》
3. "配金門 治轉筋."《百症賦》
4. 配商丘, 解谿 治脚痛, 脚氣.
5. "配崑崙, 絶骨(灸) 治踝跟骨痛."《勝玉歌》
6. 配三陽絡 治胸脇痛下得息, 肋間神經痛.
7. "配豊隆 治胸痛如刺."《千金方》
8. "配經渠 治胸背急, 胸中膨膨."《千金方》
9. "配陽蹻 治腋下腫, 寒熱頸腫."《千金方》
10. "配解谿, 條口, 太白 治膝股腫, 胻酸轉筋."《千金方》
11. "配下廉 治狂言非常."《千金方》

📖 捻挫 瘀血의 治療 : 捻挫 瘀血은 非衛生的 血液이 凝滯不行한 것이다.

1. 證狀

① 上部蓄血 : 甚한 煩燥를 呼訴하나 물을 마시려 하지는 않는다.

② 下部蓄血 : 譫語가 많아서 미친 사람 같으며 發黃, 舌黑, 小腹悶, 小便長, 大便黑 等의 症狀을 呼訴하며 脈沈實하다.

2. 治療

① 동 解穴(手 · 足解穴).

② 사 太白太淵補 曲池外關瀉(3回 以上 治療토록 한다), 小腸正格(臨泣後谿補 通谷前谷瀉).

비 無名

[部位] 外踝前 丘墟四周, 紫靜脈管上.

[鍼法] 三稜鍼點刺放血.

[主治] 中耳炎.

동 耳區

[部位] 在膝下外側 外踝骨處(丘墟部位一帶).

[主治] 耳痛, 耳朵流膿, 耳鳴, 重聽.

朶 : 늘어질 타

異名	Ⓦ 水曲.
出典	靈樞 本輸, 甲乙.
名義	穴在足小指次指本節後間凹陷之處, 足少陽脈之俞穴, 穴臨於足 其氣上通於目 主目疾, 目者 泣之所出, 故名足臨泣.
部位	足小指次指本節後陷中, 去俠谿 1.5寸.
取穴	正坐垂足踏地取之. 俠谿穴 **GB43** 後方 1.5寸, 地五會穴 **GB42** 後方 5分, 第4·5中足骨 接合部 前方의 凹陷處로서 第4·5趾 間의 足背를 指尖으로 밀어 올라가다 停止하는 곳에 取한다.
筋肉	長趾伸筋腱(tendon of extensor digitorum longus m.), 短趾伸筋腱(tendon of extensor digitorum brevis m.), 背側骨間筋(dorsal interosseous m.).
神經	中間背側皮神經(intermediate dorsal cutaneous n. from superficial peroneal n.).
血管	背側中足動脈(dorsal metatarsal a.), 足背側靜脈弓(venous arch of dorsum of foot).
穴性	平肝熄風, 明目聰耳, 疏肝膽氣滯, 化痰消腫.
主治	中風偏癱, 下肢痛, 足髁關節痛, 胸中滿痛, 頸淋巴腺結核, 頸腋中馬刀齒痛, 喉頭炎, 結膜炎, 溢淚症, 目眩, 目外眥痛, 後頭痛, 耳炎, 耳鳴, 月經不調, 乳痛, 厥逆.

1. 八脈交會穴之一(通于帶脈)로서 帶脈爲病 및 婦人科 諸 疾患에 多用된다 (帶脈爲病은 帶脈穴 **GB26** 參照).

　① 婦人들의 自律神經失調證(寒熱, 逆氣上衝), 更年期障碍症候에 效果가 優秀하다 : 配四關, Ⓢ 小腸正格(臨泣後谿補 通谷前谷瀉).

　② 月經不調, 月經痛, 帶下에 有效하다.

　③ 小腹脹痛(配內庭), 腰痛(腰溶溶若水中坐) 等에 사용한다.

2. 少陽經之俞木穴로서 氣血鬱滯, 肝氣鬱結로 인한 諸(熱)症에 有效하다.

　① 氣血鬱滯로 인한 一切의 麻痺症勢를 解하는데 쓰이는 代表穴이다(配 地五會, ⑧ 木留, 木斗) : 中風, 下肢麻痺, 舌强不語, 腓骨神經痛 等에 사용한다.

　② 肝膽氣鬱로 인한 脇痛, 側腹痛에 사용한다 : 配旁谷.

　③ 頸腋淋巴腺炎, 甲狀腺機能亢進證(바세도우病)에 有效하다 : ㉻ 小腸 正格.

　④ 少陽經之熱로 인한 眼疾患(結膜炎, 溢淚症, 目外眥痛), 耳聾에 사용한다 : "一云木有餘者宜瀉此 或兼陽輔使虛火而木自平."《圖翼》

　⑤ 乳癰, 乳腺炎에 사용한다.

"厥 四逆 喘 氣滿 風身汗出而淸 髖髀中痛 不可得行 足外皮痛 臨泣主之." "瘧日西發 臨泣主之." "胸中滿 腋下腫 馬刀瘻 善自嚙舌頰 天牖中腫 淫濼 脛痠 頭眩 枕骨頷腮腫 目澁 身痺 洒淅振寒 季脇支滿 寒熱 胸腰腹膝外廉 痛 臨泣主之." "胸痺 心痛不得息 痛無常處(千金云不得反側) 臨泣主之." "大風目外眥痛 身熱 痱 缺盆中痛 臨泣主之." "月水不利 見血而有身則敗 及乳腫 臨泣主之."《甲乙經》

"赤眼迎香出血奇 臨泣太衝合谷似(雜病八法歌). 赤眼腫痛 迎香出血 立愈 甚者更瀉太衝 眼紅或瞳人腫痛 流淚出血 爛弦風 俱瀉足臨泣 或太衝 合谷 努肉倒睫 俱瀉合谷 足三里." "耳聾 臨泣與金門 合谷針後聽人語(雜病八法 歌). 耳暴聾 補足臨泣 耳鳴或出血作痛及聤耳 俱瀉申脈 金門 合谷."《入門》

"考穴 : 臨泣二穴 膽經…主四肢痛 與外關主客相應. 治病 :《西江月》手足中 風不擧 痛麻發熱拘攣 頭風痛腫項顋連 眼腫赤疼頭施. 齒痛耳聾咽腫 浮風 瘙癢筋牽 腿疼脇脹肋肢偏 臨泣針時有驗(八脈圖並治症穴)." "臨泣…主胸 中滿 缺盆中及腋下馬刀瘍瘻 善嚙頰 天牖中腫 淫濼 胻痠 目眩 枕骨合顱 痛 洒淅振寒 心痛 周痺痛無常處 厥逆氣喘不能行 瘧瘲日發 婦人月事不利 季肋支滿 乳癰."《大成》

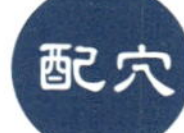

1. "配三陰交 治髀中痛不得行, 足外皮痛."《千金方》
2. 配三陰交, 中郄 治月事不利.
3. "配內庭 治小腹之膜."《玉龍賦》
4. 配風池, 百會, 合谷 治頭痛, 目眩.
5. 配太衝, 合谷 治出血.

동 水曲

[部位] 在六完穴後一寸處.

[主治] 腰痛, 四肢浮腫, 腹脹, 頸項神經痛, 婦科子宮多病.

[解說 및 運用]

水曲穴位置與膽經之臨泣穴相符(地五會穴로 보기도 한다《鍼灸別傳奇穴集》).

本穴治耳鳴眼癢療效甚好.

本穴治手腕疼痛或無力亦頗有效.

本穴治全身關節痛, 神經痛, 尤其對手腕無力有特效.

本穴尙能治肩痛, 腿筋緊及肌肉萎縮麻木.

能減肥, 止痛作用亦强.

治少陽經走向之坐骨神經痛尤有特效.

동 木斗

[異名] 消積.

[部位] 當第三蹠骨與第四蹠骨之間, 距蹠骨與趾骨關節五分處.

[主治] 脾腫大(硬塊), 消化不良, 肝病, 疲勞, 膽病, 小兒麻痺.

동 木留

[異名] 旁谷, 傍谷.

[部位] 當第三蹠骨與第四蹠骨連接部之直前陷凹中, 距木斗穴後一寸處.

[主治] 白血球症, 脾腫大, 消化不良, 肝膽病, 疲勞, 小兒麻痺, 舌强難言.

[解說 및 運用] 木斗與內庭平行, 木留與陷谷平行, 均位於足部第三趾與第四趾之間, 兩穴常以倒馬鍼並用, 除治上述各症外, 尙可治療全身麻痺.

本穴組治氣血不暢之全身麻木頗有效.

木留穴單獨也可治療中指, 無名指疼痛及伸屈不靈, 還可治療落枕及肩背痛.

舌强言語困難, 鍼本穴配合三重穴有良效.

鎖骨及肩髃部癌瘤有特效, 配腑腸一, 二.

中指, 無名指不能彎曲, 鍼本穴有效.

白血球過多症, 脾腫大, 舌强難語, 本穴與木斗回馬鍼, 左右二側同取.

治全身任何地方之麻木屬氣血不通者特效(屬血虛者無效).

扎鍼數日後, 麻覺未除者扎此穴卽解.

配合足三重治三叉神經痛(卽第二叉, 張口會痛者), 非常特效.

耳中神經痛扎之立效. 又治缺盆上下疼痛特效.

治髂骨下痛可用木留穴.

地五會 GB42 Jiohoe Diwuhui

出典 甲乙.

名義 地 指足, 穴在足小指次指本節後間凹陷處, 爲五藏之氣所會, 故名地五會. 地五會者, 膽屬陽木 應於春之正陽 地之春陽正氣起而合五行, 五藏之氣朝于原胞中而生膏澤, 故名地五會.

部位 第4·5中足骨間, 俠谿穴 後方 1寸.

取穴 正坐垂足踏地取之. 足第4·5趾 間 本節 後陷中으로 足臨泣穴 GB41 前 5分, 俠谿穴 GB43 後 1寸處에 取한다.

筋肉 長趾屈筋腱(tendon of extensor digitorum longus m.), 短趾屈筋腱(tendon of extensor digitorum brevis m.), 背側骨間筋(dorsal interosseous m.).

神經 中間背側皮神經(intermediate dorsal cutaneous n. from superficial peroneal n.).

血管 背側中足動脈(dorsal metatarsal a.), 足背側靜脈弓(venous arch of dorsum of foot).

穴性 疏肝膽消腫, 散風淸熱, 舒筋利節.

主治 頭痛, 耳鳴, 耳聾, 眼癢, 眼疾, 目赤痛, 腋下腫, 乳癰, 乳腫, 乳痛, 內傷吐血, 肋間神經痛, 腰痛, 下肢痛, 足背腫痛.

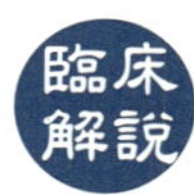

1. 氣血鬱滯로 인한 少陽之(實)熱症을 다스린다.
   ① 腋下腫痛, 腋淋巴腺炎에 有效하다.
   ② 乳癰乳腫, 乳痛, 乳腺炎 等에 사용한다.

2. 肝腎虧虛로 인한 少陽之(虛)熱症에 응용한다.
   ① 肺結核咯血(內傷唾血不足 外無膏澤)에 사용한다.
   ② 眼赤痛, 眼癢, 目外眥痛 等 眼疾患 사용한다.
   ③ 耳鳴에 有效하다.

   "內傷唾血不足 外無膏澤 刺地五會."《甲乙經》

   "眼癢眼疼 瀉光明與地五."《標幽賦》

   "耳內蟬鳴腰欲折 膝下明存三里穴 若能補瀉五會間 且莫向人容易說."《席弘賦》

   "地五會…主腋痛 內損唾血 足外無膏澤 乳癰."《大成》

1. "耳內蟬鳴腰欲折 膝下明存三里穴, 若能補瀉五會間 且莫向人容易說."《席弘賦》
2. "配耳門 治耳內蟬鳴. 耳鳴腰痛先五會 次針耳門三里內."《天星秘訣》
3. 配陽輔, 足臨泣, 丘墟 治腋下腫痛.
4. "配陽輔, 申脈, 委陽, 天池, 臨泣 治腋下腫."《千金方》
5. 配膻中, 乳根, 足三里, 足臨泣 治乳腫痛.
6. "配光明 治眼癢, 眼疼."《標幽賦》

俠谿 GB43　　　　　Hyepgye Xiaxi [滎水穴, 自經補穴]

異名　　夾溪, 俠溪, 동 六完.

出典　　靈樞 本輸, 甲乙.

名義	俠谿者 水也. 有水可稱谿. 穴在足小指次指岐骨間 本節前之凹陷處, 因喻穴處 兩指(趾)相夾間如谿, 故名俠谿.

名義　俠谿者 水也. 有水可稱谿. 穴在足小指次指岐骨間 本節前之凹陷處, 因喻穴處 兩指(趾)相夾間如谿, 故名俠谿.

部位　足小指次指岐骨間 本節前陷中.

取穴　正坐垂足踏地取之. 第4·5趾岐骨 間 接合部에서 5分 後方의 赤白肉際로서 縱紋頭에 取한다.

筋肉　背側骨間筋腱(tendon of dorsal interosseous m.).

神經　足背側趾神經(digital dorsal n. of foot from superficial and deep peroneal n.).

血管　背側中足動脈(dorsal metatarsal a.), 足背側趾靜脈(dorsal digital v. of foot).

穴性　平肝熄風, 淸熱止痛.

主治　頭痛, 目眩, 目不欲開, 目外眥紅腫, 耳鳴, 耳聾, 難聽, 驚悸, 肋間神經痛, 胸脇痛, 足背痛或浮腫, 四肢腫脹, 五趾痙攣, 足心熱, 高血壓, 傷寒發熱, 痛無常處.

注意 禁忌　發汗作用이 있으므로 陰虛內熱로 인한 諸 病症에 愼用하도록 한다.

1. 膽經之滎水穴로서 少陽經之熱로 인한 諸 熱症에 사용한다.
   ① 傷寒發熱 汗不出證에 사용한다.
   ② 目外眥紅腫 等 眼疾患에 效果가 優秀하다.
   ③ 呼吸器疾患과 關聯한 肋膜炎, 肺結核에 有效하다.
   ④ 麻疹(透疹以發汗)에 사용한다.
   ⑤ 足背痛或浮腫(瀉血), 胸脇支滿 등에 사용한다.

2. 自經補穴로서 肝腎虧虛로 인한 諸症에 사용한다.
   ① 肝膽이 원인(內熱汗不出)인 目眩, 頭暈에 卓越한 效果가 있다. 水木同氣相求) : 起立性 眩暈.
   ② 耳鳴, 耳聾, 難聽 等에 사용한다.
   ③ 足心熱에 사용한다.

"膝外廉痛 熱病汗不出 目外眥赤痛 頭眩 兩頷痛 寒逆泣出 耳鳴聾 多汗 目

癢 胸中痛 不可反側 痛無常處 俠谿主之." "胸脇榰滿 寒如風吹狀 俠谿主之."《甲乙經》

"大谿 俠谿主乳腫癰潰. 又云 俠谿主小腹堅痛 月水不利."《千金方》

"俠谿…主胸脇支滿 寒熱傷寒 熱病汗不出 目外眥赤 目眩 頰頷腫 耳聾 胸中痛不可轉側 痛無常處."《大成》

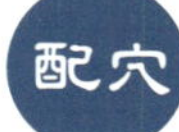

1. "配陽關 治膝外廉痛."《千金方》
2. "配陽輔, 太衝 治腋下腫, 馬刀瘻."《千金方》
3. "配陽谷 治頷腫, 口噤."《百症賦》
4. 配內關, 三陽絡, 膈俞, 章門 治胸脇脹滿疼痛.
5. 配大椎, 曲池, 三陽絡, 環跳, 足三里 治周身串痛, 痛無常處.
6. "陽白, 上星, 本神, 大都, 曲泉, 俠谿, 三間, 前谷, 攢竹, 玉枕 主目系急, 目上插."《千金方》
7. "配腕骨, 陽谷, 肩貞, 竅陰 治頷痛引耳嘈嘈, 耳鳴無所聞."《千金方》
8. "配合谷, 陽池, 京骨 治瘧寒熱."《千金方》
9. "配三里, 陷谷, 飛揚 治痎瘧少氣."《千金方》
10. "配天谿 治乳腫癰潰."《千金方》

⑧ 六完

[部位] 當第四蹠骨與第五蹠骨之間, 距蹠骨與趾骨關節五分處.

[鍼法] 鍼深三分至五分.

[主治] 止血(包括跌傷, 刀傷出血或是打鍼血流不止), 偏頭痛.

[注意 禁忌] 哮喘, 肺病, 痰多, 體弱均禁用此穴.

[解說 및 運用] 六完穴位置在膽經之俠谿穴後五分, 一說與俠谿相符.

本穴治耳聾眩暈‧不能言語(美尼爾氏症候群), 腦充血, 肺充血(胸脇支滿), 咳血等症, 見證配穴.

治半身不遂, 本穴配三重穴.

本穴有止血作用, 尤其拔牙後出血不止, 鍼之有特效, 但如牙齦內殘留碎片引起出血者無效, 仍須請牙醫將碎片取出爲要.

本穴治眩暈, 偏頭痛(少陽經走向) 耳鳴亦有卓效.

治腎虧, 頭暈, 偏頭痛, 且止血作用强.

配馴馬治肩後側痛.

足竅陰 GB44　　　　　　　　Jokgyueum Zuqiaoyin [井金穴]

異名	竅陰.
出典	靈樞 本輸, 甲乙.
名義	竅陰者, 從陽交於陰也 足少陽與足厥陰相交通於竅也. 內藏肝膽相連系 外部 經絡相貫通, 氣脈表裏相交 注於陰卯之關竅, 故名竅陰.
部位	足第四趾外側 去爪甲如韭葉.
取穴	正坐垂足踏地取之. 第4趾 外側 爪甲角 外側 1分處에 取한다.
筋肉	背側趾腱膜(dorsal digital aponeurosis).
神經	背側趾神經(dorsal digital n.).
血管	背側中足動脈(dorsal metarsal a.), 足背側趾靜脈(dorsal digital v. of foot).
穴性	熄風陽, 淸肝膽, 疏氣火.
主治	神經性頭痛, 偏頭痛, 目眩, 目赤腫痛, 耳聾, 耳鳴, 多夢, 心煩, 腦充血, 卒倒, 高血壓, 舌强, 口內炎, 咳逆不得息, 熱病, 足痙攣, 足趾痛, 手足煩熱, 救急穴.

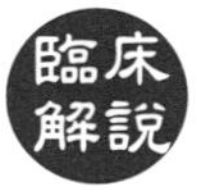

1. 膽經之井金穴로서 少陽經之熱의 鬱滯로 인한 諸 症狀에 有效하다 : 木反 侮金, 肝不調達之病에 사용한다.

① 胸痛, 咳嗽, 發熱이 있는 呼吸器疾患에 사용한다.

② 手足煩熱, 心煩熱 等으로 인한 頭痛(偏頭痛), 胸悶에 사용한다.

③ 耳後 乳樣突起 部位의 痛症(口眼喎斜 前兆證) 時 사용한다(瀉血).

④ 五臟之間(脇肋部位)이 당기고 아픈 경우에 사용한다 : "邪客於五藏之 間, 其病也 脉引而痛 時來時止, 視其病 繆刺之於手足爪甲上, 視其脉 出其血, 間日一刺 一刺不已 五刺已."《素問·繆刺論》

⑤ 上腕外踝痛에 사용한다(臟腑相通) : "肺心有邪 其氣留於兩肘, 肝有邪
其氣留於兩腋, 脾有邪 其氣留於兩髀, 腎有邪 其氣留於兩膕." 《靈樞, 邪
客篇》

⑥ 眼疾에 응용한다.

2. 心膽虛로 인한 不眠에 사용한다(膽熱則好眠).

"邪客於足少陽之絡 令人脇痛 不得息 咳而汗出. 刺足小指次指爪甲上 與肉
交者 各一痏 不得息立已 汗出立止. 咳者 溫衣飮食 一日已. 左刺右 右刺左
病立已 不已 復刺如法."

"邪客於足少陽之絡 令人留於樞中痛 髀不可擧, 刺樞中以毫鍼 寒則久留鍼
以月死生爲數 立已." 《素問 · 繆刺論》

"脇痛 欬逆 不得息 竅陰主之. 及爪甲與肉交者 左取右 右取左 立已 不已
復取."

"手足淸 煩(一作脈)熱汗不出 手肢轉筋 頭痛如錐刺之 循熱不可以動 動益
煩心 喉痺 舌卷乾 臂內廉不可及頭 耳聾鳴 竅陰皆主之." 《甲乙經》

"竅陰…主脇痛 咳逆不得息 手足煩熱 汗不出 轉筋 癲疾 頭痛心煩 喉痺 舌
强口乾 肘不可擧 卒聾 魘夢 目痛 小眥痛." 《大成》

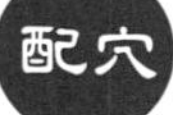

1. 配心俞, 內關, 神門, 足三里 治不眠, 多夢.

2. "配腕骨, 陽谷, 肩貞, 俠谿 治頷痛引耳嘈嘈, 耳鳴無所聞." 《千金方》

3. "配扶突, 大鍾 治舌本出血." 《千金方》

4. "配關衝, 少澤 治喉痺, 舌卷, 口乾." 《千金方》

5. "尺澤, 關衝 竅陰 主臂不及頭." 《千金方》

12

足厥陰肝經

足厥陰肝經

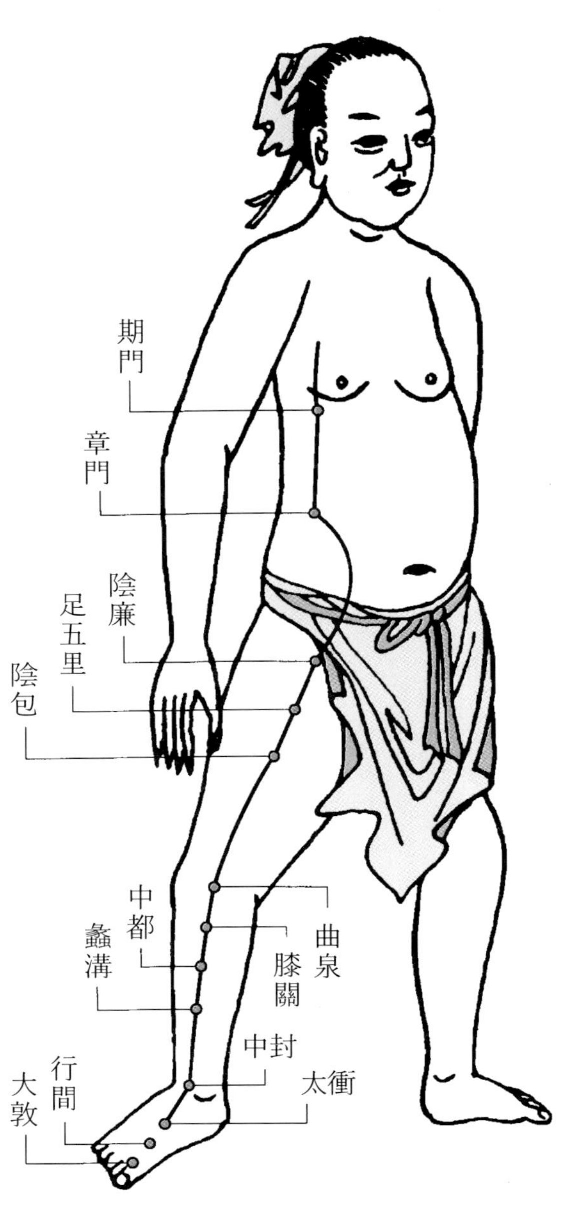

肝足厥陰之脈 起於大趾叢毛之際(大敦) 上循足跗上廉 去內踝一寸(中封) 上踝八寸
交出太陰之後 上膕內廉(曲泉) 循股陰入毛中 環陰器 抵小腹 挾胃屬肝(期門) 絡膽
(日月) 上貫膈 布脇肋(大包) 循喉嚨之後(人迎) 上入頏顙(陽白) 連目系 上出額(臨
泣) 與督脈會於巓(百會).
其支者 從目系下頰裏 環脣內.
其支者 復從肝別貫膈 上注肺.

肝經穴歌

一十四穴足厥陰, 大敦行間太衝浸, 中封蠡溝中都近, 膝關曲泉陰包臨, 五里陰廉急
脈系, 章門常對期門深.《入門》

是動病과 所生病

是動病：腰痛不可以俛仰 丈夫㿉疝 婦人少腹腫 甚則嗌乾 面塵脫色 是主肝.
所生病：胸滿嘔逆 飱泄 狐疝 遺溺 癃閉.

肝經의 效能主治

1. 效能：泄肝火, 凉血熱, 淸神志.
2. 主治：泌尿生殖系, 神經系 病症, 肝膽病症, 眼病, 肝經 經過部位의 病症 특히 目
   痛, 腰痛, 胸滿, 嘔逆, 遺尿, 疝氣, 小便不通, 小腹脹痛症을 主治한다. 一般的으로
   筋·腱·骨의 弱化, 生殖器關聯 疾患, 諸般 血症에 有效하며 특히 出産 後 諸症
   의 調理에 有用하다.

(1) 部位別 主治
① 大敦 **LR₁** ～陰廉 **LR₁₁** (下肢內側緣 11穴)：生殖, 大小便, 肝疾患 爲主, 腸疾患을
   主治한다.
② 急脈 **LR₁₂** ～期門 **LR₁₄** ：胃腸·胸·脇 疾患 爲主, 生殖器疾患을 主治한다.

(2) 主要穴 主治
① 行間 **LR₂**, 太衝 **LR₃** ：關格, 引氣作用에 사용한다.
② 膝關 **LR₇**, 曲泉 **LR₈** ：膝關節痛에 사용한다.

異名	水泉, 大順.
出典	靈樞 本輸, 甲乙.
名義	大敦者 大經氣敦厚所生之根本也. 足大指內側 去爪甲角三毛許 銳肉堅中 故 名大敦.
部位	足拇趾外側爪甲角如韮葉及三毛中.
取穴	正坐垂足踏地取之. 足拇趾外側 爪甲角(足第2趾側)으로 1分 떨어진 部位에 取한다.
筋肉	背側趾腱膜(dorsal digital aponeurosis).
神經	背側趾神經(dorsal digital n.).
血管	背側中足動脈(dorsal metatarsal a.), 足背側趾靜脈(dorsal digital v. of foot).
鍼法	直刺 1~2分, 斜刺 1~2分. 三陵鍼으로 點刺 出血한다.
穴性	疏泄厥氣, 調經和營, 理下焦, 回厥逆, 淸神志.
主治	五淋, 睾丸炎, 遺尿, 尿不禁, 頻尿, 尿血, 子宮脫垂, 子宮出血, 崩漏, 月經過多, 陰部搔痒, 下腹痛, 腹痛, 腹脹腫, 眼疾患, 便秘, 中風, 卒倒, 昏厥, 四肢厥逆, 救急穴, Hernia.

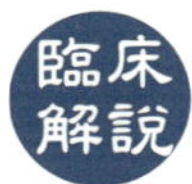

1. 肝經之井木穴(木經之木穴)로서 肝虛로 인한 泌尿生殖器關聯 諸 病症에 사용한다(肝主筋, 肝藏血, 循股陰入毛中 環陰器 抵小腹).

   (1) 筋弛緩·無力으로 인한 泌尿生殖器疾患을 主治한다.

   　　① 肝虛로 인한 男子의 更年期症, 陽痿(勃起不全)에 必須穴이다(灸) : 配 隱白.

   　　② 陰挺出(子宮脫垂), 側腹 下腹部, 下腿內側에 이르는 疝症에 사용한다.

   　　③ 膀胱肌肉(括約筋)의 弛緩으로 인한 遺溺, 遺尿에 效果가 優秀하다

   (2) 肝之藏血 機能失調로 인한 出血性疾患에 效果가 있다.

① 衄血不止에 사용한다(灸) : 配隱白.

② 子宮出血, 尿血, 崩漏, 月經過多 等에 有效하다.

(3) 木腎[1](虛陽易擧)에 사용한다.

(4) 淋病, 睾丸炎, 陰部搔痒 等에 사용한다(循經取穴).

2. 肝主疏泄 機能失調(氣血失調)로 인한 感情·神志關聯 諸症에 사용한다 : 配隱白. 甚한 충격에 의한 不語症, 甚한 神經性 怔忡 等에 效果가 있다.

3. 救急穴(井木穴)로서 痙攣性疾患에 回生穴로 이용한다 : 配水溝. 癎病之類, 尸厥 死不知人에 사용한다.

"卒心痛 汗出 大敦主之 出血立已." ".陰跳遺溺 小便難而痛 陰上下入腹中 寒疝陰挺出 偏大腫 腹臍痛 腹中悒悒不樂 大敦主之." "尸厥 死不知人 脈動如故 隱白及大敦主之." "小兒癲瘈 遺精溺 虛則病諸癇癲 實則閉癃 小腹中熱 善寐 大敦主之."《甲乙經》

"七疝大敦與太衝(雜病八法歌). 七疝太衝出血 瀉大敦 立止. 膀胱氣瀉俠谿然谷. 小腸氣 瀉俠谿 二陰交偏墜 瀉照海 俠谿…熱秘氣秘先長強 大敦陽陵堪調護(雜病八法歌). 不針長強 針承山." "大敦主諸疝 陰囊腫 腦衄 破傷風 小兒急慢驚風等證."《入門》

"大敦…主五淋 卒疝七疝 小便數遺不禁 陰頭中痛 汗出 陰上入小腹 陰偏大 腹臍中痛 悒悒不樂 病左取右 病右取左. 腹脹腫病 小腹痛 中熱喜寐 屍厥狀如死人 婦人血崩不止 陰挺出 陰中痛."《大成》

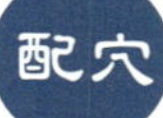

1. "配照海 治寒疝."《百症賦》

2. "配箕門, 委中, 委陽 治陰跳遺小便難."《千金方》

3. "配氣門 治五淋不得小便."《千金方》

4. "大敦主噦噫 又灸石關."《千金方》

---

1) 木腎 : ① 睾丸이 단단해지면서 感覺이 鈍해지는 病症. 打撲이나 跌撲으로 인한 損傷, 瘀血, 濕痰이 原因이다. ② 病的으로 陰莖이 계속 勃起되는 病症. 肝腎陰虛, 消渴病으로 인한 陰虛火動이 原因이다.

5. "期門大敦 能治堅瘕疝氣."《玉龍賦》

6. "大敦照海 患寒疝而善蠲."《百症賦》

7. 配三陰交 治一切冷氣連臍腹結痛, 小便遺溺, 小腸氣痛.

8. "配長强 治小腸氣痛."《天星秘訣》

9. "配太衝, 長强, 陽陵泉 治七疝, 熱閉, 氣閉."《雜病八法歌》

10. 配關元, 三陰交, 照海 治疝氣.

行間 LR₂　　Haenggan Xingjian [滎火穴, 自經寫穴]

異名	동 火硬.
出典	靈樞 本輸, 甲乙.
名義	行, 足之用爲行. 氣得行而通 滯得行而解. 本穴爲行走着力之處 其用着重瀉法. 瀉之俾使鬱氣通行也. 間, 病癒爲病間 卽痛得通行而告愈也. 猶云氣得行而病得間也, 故曰行間.
部位	足大指縫間 動脈應手陷中.
取穴	正坐垂足踏地取之. 足第1·2趾 岐骨 間으로 足背面의 本節前 縫紋端에 取한다.
筋肉	背側骨間筋腱(tendon of dorsal interosseous m.).
神經	足背側趾神經(dorsal digital n. of foot from superficial & deep peroneal n.).
血管	背側中足動脈(dorsal metatarsal a.), 足背側趾靜脈(dorsal digital v. of foot).
穴性	平肝熄風, 凉血熱, 淸下焦.
主治	肝機能障碍, 肝腫大, 心痛, 心疼, 咳逆, 咽乾, 小兒重舌, 小兒驚風, 胸脇滿痛, 鼓腸, 洞瀉, 嗜食, 腹脹, 消渴, 腸疝痛, 小腹腫痛, 睾丸炎, 陰莖痛, 痛經, 月經不調, 帶下, 子宮炎, 水腫, 尿閉, 尿不禁, 遺尿, 淋疾, 肋間神經痛, 腰痛, 膝腫, 下肢內側痛, 足跗腫痛, 乾濕脚氣, 頭痛, 口喎, 目赤痛, 靑盲, 不眠, 頭暈, 眩暈, 精神分裂症, 癎病, 疔瘡, 類中風.

1. 肝經之滎火穴, 自經瀉穴로서 肝經之(實)熱症을 主治한다 : 肝火를 調節할 수 있는 代表穴이다(配太衝).

(1) 泌尿生殖器 熱症(炎症)에 사용한다 : 陰部臭, 火熱로 인한 子宮出血, 月經不調, 帶下, 子宮炎, 疝症, 遺尿, 便秘에 效果가 優秀하다.

(2) 流行性肝炎, 膽石疼痛, 肋間神經痛, 小兒搐搦 等에 사용한다.

(3) 疏泄機能失調(肝鬱)로 인한 肝火上炎으로 인한 諸症(肝鬱能生火)에 사용한다.

　① 胸脇苦滿, 嘔吐, 不眠, 頭痛頭暈 等에 有效하다.

　② 目赤, 眼瞼浮腫, 眼瞼下垂, 眼瞼痙攣(配臨泣)에 사용하며 특히 流行性 結膜炎에 效果가 있다(配太衝).

　③ 疏肝理氣之要穴로서 특히 感情의 暴激急 時 鎭靜安靜效果가 優秀하다 : 癲病, 精神分裂症에 사용한다.

2. 下肢內側 捻挫와 같은 局所治療에 응용한다(配大敦).

"厥心痛 色蒼蒼如死狀 終日不得太息者 肝心痛也 取行間 太衝." "咳逆上氣 唾沫 天容及行間主之." "邪在肝則病兩脇中痛 寒中 惡血在內 胻絶時腫 善瘈 取行間以引脇下 補三里以溫胃中 取血脈以散惡血 取耳間靑脈以去其瘈." "善驚 悲不樂 厥 脛足下熱 面盡熱 渴 行間主之." "腰痛不可以久立俯仰 京門及行間主之." "溺難痛 白濁 卒疝 少腹腫 咳逆嘔吐 卒陰跳 腰痛不可以俯仰 面黑 熱 腹中膜滿 身熱 厥痛 行間主之." "腹痛 上搶心 心下滿 癃 莖中痛 怒膶不欲視 泣出 長太息 行間主之." "癲疾 短氣 嘔血 胸背痛 行間主之." "喉痺氣逆 口喎 喉咽如扼狀 行間主之(千金作間使)." "月事不利 見血而有身反敗 陰寒 行間主之."《甲乙經》

扼(와) : 나무마디, 옹이　蠱(고) : 독, 벌레, 惡氣

"邪在肝 則兩脇中痛 寒中 惡血在內 行[2]善掣節 時脚腫 取之行間以引脇下 補三里以溫胃中 取血脈以散惡血 取耳間靑脈以去其掣."《靈樞·五邪篇》

"腰連脚痛怎生醫 環跳 行間與風市(雜病八法歌). 補環跳 瀉風市 行間 足三

---

2) 行 : 校釋作 胻.

"脚膝諸痛瀉行間 三里申脈金門佁(雜病八法歌). 脚膝頭紅腫痛痒及四時風脚 俱瀉行間 三里 申脈 金門, 五足指痛 瀉行間.""行間主渾身蠱脹 單腹蠱脹 婦人血蠱."《入門》

"行間…主嘔逆 洞泄 遺溺癃閉 消渴嗜飮 善怒 四肢滿 轉筋 胸脇痛 小腹腫 咳逆嘔血 莖中痛 腰疼不可俯仰 腹中脹 小腸氣 肝心痛 色蒼蒼如死狀 終日不得息 口喎 癲疾 短氣 四肢逆冷 嗌乾煩渴 瞑不欲視 目中淚出 太息 便溺難 七疝寒疝 中風 肝積肥氣 發痎瘧 婦人小腹腫 面塵脫色 經血過多不止崩中 小兒急驚風."《大成》

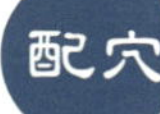

1. "配湧泉 治消渴之腎竭."《百症賦》
2. "配睛明 治雀目肝氣(一種의 色盲)."《百症賦》
3. "配太衝 治嗌乾善渴."《千金方》
4. "消渴 灸曲泉, 陰谷, 陰陵泉, 復溜 凡此諸穴 斷小便利大佳 不損陽氣."《千金翼方》
5. "失尿不禁法 灸大敦七壯, 又灸行間七壯."《千金翼方》
6. "厥心痛 色蒼蒼如死狀 終日不得太息者 肝心痛也, 取行間太衝."《靈樞·厥病》
7. 配神庭 治泪出.
8. "配膻中, 關元, 足三里, 三陰交 治血蠱."《捷法》
9. 配陽陵泉 治脚膝諸痛.
10. 配風池, 太陽, 合谷 治頭痛, 眼紅腫痛, 靑光眼.
11. 配風池, 太陽, 印堂, 足三里 治眩暈.
12. "配環跳, 風市 治腰連脚痛."《雜病八法歌》

동) 火硬

[部位] 當第一蹠骨與第二蹠骨之間, 距蹠骨與趾骨關節五分處.

[主治] 心跳, 頭暈, 胎衣不下, 骨骼脹大, 下額痛(張口不靈), 强心(昏迷狀態時使用), 子宮炎, 子宮瘤.

[解說 및 運用] 火硬穴位置與肝經之行間穴位置相符(一說 行間穴後五分), 應用方面則略有不同.

膝腫, 目痛, 小便不通在本穴找靑筋放血.

耳鳴, 鼻塞及肝脾兩經之病採用鍼刺.

五嶺放血後, 扎此穴無論高低血壓高立降, 已中風者亦有幫助.

找(조) : 채우다, 찾다.

幫(방) : 돕다

太衝 (LR₃)　　Taechung Taichong [俞土穴, 肝之原穴, 四關穴]

異名　大冲, 太冲, ⑧ 火主.

出典　靈樞 本輸, 甲乙.

名義　太衝乃是足厥陰肝經所注之俞穴. 肝藏血, 女子太衝脈盛則月事以時下, 太衝
又爲九針十二原之原穴 五臟稟受六腑水穀氣味精華之衝具, 故名太衝.

部位　足大指本節後 2寸. 或云 1.5寸內間動脈應手陷中.

取穴　正坐垂足踏地取之. 足第1·2趾足骨 間의 背面으로 手指로 按壓하여 올라가
手指가 멈추게 되는 凹陷處에 取한다.

筋肉　短拇趾伸筋腱(tendon of extensor hallucis brevis m.), 背側骨間筋(dorsal
interosseous m.).

神經　深腓骨神經(deep peroneal n.).

血管　足背動脈(dorsal a. of foot), 足背靜脈弓(venous arch of dorsum of foot).

穴性　淸熄肝火肝陽, 舒肝理氣, 疏泄下焦濕熱, 健脾化濕, 通絡活血.

主治　肝機能障碍, 肝炎, 黃疸, 腹脹, 消化不良, 溏泄, 腸炎, 關格, 嘔逆, 頭痛, 頭暈,
咽喉痛, 嗌乾, 心痛, 不眠, 小兒驚風, 高血壓, 口喎, 鼻塞, 鼻炎, 耳鳴, 呼吸困難,
乳腺炎, 子宮出血, 産後汗出不止, 月經不調, 月經過多, 血小板減少症, 不得尿,
疝氣, 腰痛引小腹, 膝股內側痛, 足內踝前痛, 趾痙攣, 脚軟無力, 面色蒼白.

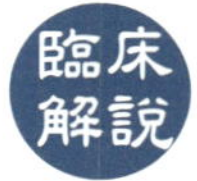

1. 俞土穴, 四關穴之一로서 氣血循環 失調로 인한 諸症의 要穴이다(配合谷).

(1) 調理肝脾作用이 優秀하여 消化器 諸症(因不能木克二) 특히 神經性 胃腸
障碍에 사용한다 : 消化不良, 食滯(急滯), 關格(上下不通), 霍亂 等에 要

穴이다. 兼腹冷痛(因寒邪) 加魚際.

(2) 氣血循環(血液循環)不利로 인한 寒熱痛痺症의 名穴이다 : 脚軟無力, 筋
  攣, 下肢 屈伸不利에 사용한다(肝正格).

2. 肝經之原穴로서 肝氣의 虛實로 인한 一切의 肝關聯 疾患을 主治한다.

(1) 肝氣虛(元氣虛)로 인한 消化不良性 頭痛에 사용한다.

(2) 肝陽上亢으로 인한 高血壓(配曲池), 不眠症, 癎病, 頭痛 等에 有效하다 :
  配行間.

(3) 泌尿生殖器 · 婦人科疾患에 有效하다.

  ① 子宮炎, 睾丸炎 等에 사용한다.

  ② 腸疝痛, 腰痛引小腹에 사용한다(配大敦).

(4) 一切의 血病, 出血性疾患에 配用한다 : 血球調節作用이 있어 白血球減少
  症, 血小板減少症, 婦人漏下(配三陰交)에 사용한다.

(5) 一切의 眼病에 配用한다.

3. 肝之經脈 流注 上의 疾患에 應用한다 : 肋膜炎, 肋間神經痛, 呼吸器病 等
  에 應用한다.

"痙 互引善驚 太衝主之." "嘔厥寒 時有微熱 脇下支滿 喉痛嗌乾 膝外廉痛
淫濼脛痠 腋下腫 馬刀瘻 肩腫 吻傷痛 太衝主之." "環臍痛 陰騫兩丸縮 堅
痛不得臥 太衝主之." "肝脹者 肝兪主之 亦取太衝." "闕心痛 色蒼蒼如死狀
終日不得太息者 肝心痛也 取行間 太衝." "暴脹 胸脇楮滿 足寒 大便難 面
脣白 時嘔血 太衝主之." "腰痛 少腹滿 小便不利如癃狀 羸瘦 意恐懼 氣不
足 腹中怏怏 太衝主之." "狐疝 太衝主之." "殄泄 太衝主之." "黃癉 熱中善
渴 太衝主之."

"男子精不足 太衝主之." "乳癰 太衝及復溜主之." "女子疝 及少腹腫 溏泄
癃 遺溺 陰痛 面塵黑 目下眦痛 太衝主之." "女子漏血 太衝主之."《甲乙經》

騫 : 이지러질 건

"太衝主腫滿 行步艱難 霍亂 手足轉筋."《入門》

"太衝…太衝脈盛 月事以時下 故能有子. 又診病人太衝脈有無可以決死
生.…主心痛脈弦 馬黃 瘟疫 肩腫吻傷 虛勞浮腫 腰引少腹痛 兩丸騫縮 溏泄

遺溺 陰痛 面目蒼色 胸脇支滿 足寒 肝心痛 蒼然如死狀 終日不得息 大便
難 便血 小便淋 小腸疝氣痛 㿉疝 小便不利 嘔血嘔逆 發寒 嗌乾善渴 肘腫
內踝前痛 淫濼 胻痠 腋下馬刀瘍瘻 脣腫 女子漏下不止 小兒卒疝."《大成》

配穴

1. "配太白 治腹痛引腰痛."《大成》
2. "配神闕, 三陰交 治溏泄."《大成》
3. "配大敦 治陰疝."《大成》
4. "配少府, 照海, 曲泉 治陰挺出."《大成》
5. "配百會, 照海, 陰交 治咽喉痛."《席弘賦》
6. 配然谷 治經漏.
7. "配三陰交 治婦人漏下不止."《大成》
8. "配合谷, 三陰交 治橫生死胎."《大成》
9. "疝 : 有因寒 因氣 因濕熱 痰積流下, 針太衝 大敦 絕骨 灸大敦 三陰交."
   《大成》
10. 配足三里, 懸鍾, 三陰交, 陰陵泉, 陽陵泉 治脚膝腫痛.
11. 配風池, 足三里, 三陰交 治高血壓.
12. "配曲泉 治溏瀉, 痢瀉下血."《千金方》
13. "配湧泉 治胻痠."《千金方》
14. "配中封, 地機 治癩疝精不足."《千金方》
15. "虛勞浮腫 灸太衝百壯, 又灸腎俞."《千金方》
16. "配勞宮, 少澤, 三間 治口熱, 口乾, 口中爛."《千金方》
17. "配復溜, 照海, 中封 治嗌乾."《千金方》
18. "配中髎, 石門, 承山, 中管, 大鍾, 大谿, 承筋 治大便難."《千金方》
19. "配申脈, 陽蹻 治腰痛不能擧."《千金方》
20. "配俠谿, 陽輔 治腋下腫, 馬刀瘻."《千金方》
21. "配合谷 治手連肩脊痛難忍."《席弘賦》
22. "配百會, 照海, 陰交 治咽喉疾."《席弘賦》
23. "配三里, 懸鍾, 三陰交, 二陵 治脚痛, 膝腫."《席弘賦》

24. "配中封 治人行步苦艱難."《勝玉歌》

25. "配迎香, 臨泣, 合谷 治赤眼."《雜病八法歌》

26. "配合谷 治鼻塞, 鼻痔, 鼻淵, 手指連肩相引疼."《雜病八法歌》

27. "配內關 治舌裂出血."《雜病八法歌》

Ⓓ 火主

[部位]　當第一蹠骨與第二蹠骨連接部之直前陷中取之, 卽距火硬穴後一寸處.

[主治]　難産, 骨骼脹大, 心臟病而引起之頭痛, 肝病, 胃病, 神經衰弱, 心臟痲痹, 手脚痛, 子宮炎, 子宮瘤, 唇喎, 咽喉腫痛, 癲頭痛, 關節風濕.

[解說 및 運用]　火主穴位置與肝經之太衝穴位置相符.

火硬 · 火主兩穴以火命名 皆能治心臟有關病變.

太衝穴古訣認能治喉痛, 本穴效果更勝一籌.

太衝穴古訣認能治口歪眼斜 本穴效果更佳.

肝經環繞陰部, 火硬 · 火主兩穴夾太衝(肝之俞原) 故又能治陰部淋痛及婦科之病有著效.

本穴治手脚痛, 配靈骨穴 作用較開四關(合谷 · 太衝)效果更好.

尿道痛非細菌性者, 子宮出血, 心下脹, 膝股痛有效.

口眼歪斜配靈骨, 頰車, 地倉等穴.

配曲池治咽喉腫痛特效.

Ⓖ 尺松

[部位]　太衝穴上 3分.

[鍼法]　鍼 3分～1寸.

[主治]　臂痛, 脚氣, 脚病, 半身不遂, 眼疾患, 高血壓, 頭痛.

中封 LR4　　　　　　　　Jungbong Zhongfeng [經金穴]

異名　　懸泉.

出典　　靈樞 本輸, 甲乙.

名義　　穴在足內踝前一寸 取穴時仰足見凹陷 伸足顯筋間 穴爲腕中筋肉封聚之處 故名中封.

部位　　足內踝前 1寸.

取穴	正坐垂足取之. 足內踝 下緣의 前方 1寸, 下腿十字靭帶 下로 解谿穴 ST41 과 商丘穴 SP5 의 中間에 取한다.
筋肉	前脛骨筋腱(tendon of ant. tibialis m.).
神經	伏在神經의 內側脚皮枝(med. crural cutaneous brs. of saphenous n.).
血管	大伏在靜脈(great saphenous v.), 內側前內踝動脈(medial anterior malleolar a.).
鍼法	直刺 3～5分, 斜刺 0.5～1寸.
灸法	肉灸 3～5壯, 溫灸 5～15分.
穴性	疏肝通絡, 理氣消疝.
主治	肝炎, 肝腫大, 鼓脹, 亞黃疸, 食慾缺乏, 便秘, 下痢, 疝氣, 下腹痛, 排尿困難, 淋病, 陰莖痛, 失精, 遺精, 足踝關節痛, 足逆冷, 痿厥, 腰痛.

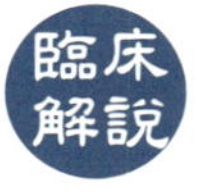

1. 肝經之經金穴로서 不能金克木으로 인한 諸般 疾患에 사용한다 : 配太衝, ㉦ 肝正格

(1) 筋腱緩舒로 인한 諸症을 다스린다.

　① 癩疝, 小腹痛, 步行艱難, 腰不能伸에 有效하다 : 肝·脾·腎 三陰經의 機能失調(肝熱, 脾虛, 腎虛)는 이와 交會하는 任·衝脈 機能失調 및 子宮機能弱化로 이어져 小腹病變이 多發하게 되며 이는 다시 大腿 및 膝關節 內側에 문제를 일으킨다. 따라서 거꾸로 膝痛 時에 小腹治療 가 有效한 경우가 많으므로 반드시 考慮토록 한다.

　② 半身不遂의 補助穴로 사용한다.

　③ 慢性腰痛, 坐骨神經痛에 應用된다.

(2) 肝脾不和(因木克土)로 인한 食疸, 乾嘔, 腹脹 等 消化器疾患에 사용한다.

2. 肝炎, 肝硬化 및 이로 인한 腹水를 치료한다 : ㉦ 肝正格(陰谷曲泉補 經渠 中封瀉).

3. 泌尿·生殖器疾患에 多用한다.

① 睾丸炎, 膀胱炎, 尿道炎에 사용한다.

② 陰莖痛, 淋病, 遺精에 사용한다.

4. 足關節捻挫에 사용한다(患部 周圍穴) : 配商丘, 丘墟.

“色蒼蒼然 太息. 如將死狀 振寒 溲白 便難 中封主之.”“癲疝陰暴痛 中封主之(千金云 癲疝陰暴痛 痿厥 身體不仁).”“疝 癃 臍少腹引痛 腰中痛 中封主之.”

“痿厥 身體不仁 手足偏小 先取京骨 後取中封 絶骨 皆瀉之.”“身黃時有微熱 不嗜食 膝內內踝前痛 少氣 身體重 中封主之.”“女子漏血太衝主之 女子俠臍疝中封主之.”“女子少腹大 乳難 嗌乾 嗜飮 中封主之.”《甲乙經》

“中封(一名懸泉)…主瘠癃 色蒼蒼 發振寒 小腹腫痛 食怏怏繞臍痛 五淋不得小便 足厥冷 身黃有微熱 不嗜食 身體不仁 寒疝 腰中痛 或身微熱 痿厥 失精 筋攣 陰縮入腹相引痛.”《大成》

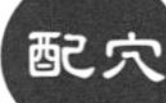

1. “配足三里, 太衝 治步行艱難.”《玉龍歌》
2. “配行間 治振寒溲白 尿難痛.”《千金方》
3. 配四滿 治鼓脹.
4. 配肝俞, 膈俞, 期門, 章門, 足三里 治肝炎.
5. “配五里 治身黃, 時有微熱.”《千金方》
6. “配復溜, 腎俞, 承筋, 陰包, 承山, 大敦 治小腹痛.”《千金方》
7. “配復溜, 照海, 太衝 治嗌乾.”《千金方》
8. “配前谷, 照海 治咽偏腫, 不可以咽.”《千金方》

蠡溝 LR5　　Yeogu Ligou [肝經之絡穴 別走足少陽膽經]

異名　　交儀.

出典　　靈樞 經脈, 甲乙.

名義　　虫嚙木中曰蠡 縱橫相交成溝. 穴爲足厥陰肝經之絡. 肝靑象木, 毫針者 尖如蚊虻喙, 用毫針針刺 似虫嚙木, 穴別走少陰 如一分支相交, 故曰蠡溝.

虻 : 蝱(등에 맹)과 同字

部位　足內踝上 5寸.

取穴　正坐垂足取之. 中都穴 **LR₆** 下 2寸. 陰陵泉穴 **SP₉** 에서 足內踝까지를 1尺 3寸의 骨度法으로 하여 三陰交穴 **SP₆** 上 2寸에서 脛骨內側緣과 腓腹筋 間의 凹陷處에 取한다.

筋肉　가자미근(鮃筋)(soleus m.).

神經　伏在神經의 內側脚皮枝(med. crural cutaneous brs. of saphenous n.).

血管　大伏在靜脈(great saphenous v.).

穴性　疏肝理氣, 調經通絡, 清熱消腫.

主治　小腹脹滿, 月經不調, 子宮內膜炎, 子宮出血, 腟分泌缺乏, 赤白帶下, 睾丸痛, 尿閉, 膀胱炎, 排尿障碍, 疝痛, 陰挺, 陰癢, 腰背拘急不可俯仰, 仙骨痛, 下肢痛, 脛痛, 足關節麻木, 梅核氣.

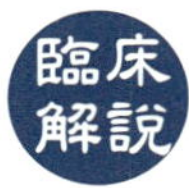

1. 肝臟活動 增進效果가 있어 肝氣虛로 인한 諸般 肝膽關聯 疾患에 配用한다.
   ① 數喜, 氣不足, 恐悸에 사용한다.
   ② 卒疝, 腸疝痛(小腹痛), 小腹腫에 有效하다.
   ③ 臍下積氣如卵石을 치료한다.

2. 肝之絡穴로서 少陽之火와 關聯한 泌尿生殖器疾患에 多用한다.
   ① 性慾亢進 특히, 木腎(虛陽易擧)에 사용한다.
   ② 機能性 子宮出血, 子宮內膜炎(小腹腫, 赤白淫下, 時多時少), 膀胱炎에 사용한다.
   ③ 腟分泌缺乏, 睾丸痛에 사용한다.

   "陰跳腰痛 實則挺長 寒熱 攣 陰暴痛 遺溺 偏大 虛則暴癢 氣逆 腫睾 卒疝 小便不利如癃狀 數噫 恐悸 氣不足 腹中悒悒 小腹痛 嗌中有熱 如有瘜肉狀 如著欲出 背攣不可俯仰 蠡溝主之." "女子疝 小腹腫 赤白淫 時多時少 蠡溝主之."《甲乙經》

“蠡溝(一名交儀)…主㿗痛 小腹脹滿 暴痛如癃閉 數噫 恐悸 少氣不足 悒悒
不樂 咽中悶如有息肉 背拘急不可俯仰 小便不利 臍下積氣如石 足脛寒㿗
屈伸難 女子赤白帶下 月水不調 氣逆則睾丸卒痛, 實則挺長 瀉之 虛則暴癢
補之.”《大成》

噫：탄식할 희　瘜：굳은살 식　著：분명할 저

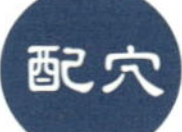

1. 配中極, 關元, 三陰交 治睾丸炎.

2. “配中極, 漏谷, 承扶, 至陰 治小便不利, 失精.”《千金方》

3. “配少府 治嗌中有氣如息肉狀.”《千金方》

4. “配三里, 陰市, 陽輔 治腰痛不可以顧.”《千金方》

㊙ 消痔區
[部位] 天皇, 地皇, 腎關穴(陰陵泉～地機·漏谷)四周一線圈範圍內.
[鍼法] 三稜鍼點刺放血.
[主治] 痔瘡(特效).

㊙ 刺疝區
[部位] 內踝向上一圈範圍(內踝尖～三陰交).
[鍼灸] 三稜鍼點刺放血.
[主治] 疝氣, 睾丸炎.

中都 LR6　　　　　　　　　　　　　　Jungdo Zhongdu [肝經之郄穴]

異名　中郄, 太陰, 大陰.

出典　甲乙, 千金.

名義　都 流水所聚之處. 穴在內踝上七寸䯒中 爲足厥陰郄, 因喻肝之氣血似水之流
聚, 穴當脛骨之中部, 故名中都.

部位　足內踝上 7寸 胻骨中 與足少陰相直.

取穴　正坐垂足取之. 三陰交 SP6 上 4寸, 內踝 上緣과 內膝眼의 中點으로 脛骨 內
側緣과 小腿三頭筋 間의 凹陷處에 取한다.

〔脛內側〕中都 **LR6** ↔ 承山 **BL57** ↔ 飛揚 **BL58** ↔ 陽交穴 **GB35** ←3分→ 外丘 **GB36** ↔ 下巨虛 **ST39** 〔脛外側〕

筋肉　가자미筋(soleus m.).

神經　伏在神經의 內側脚皮枝(med. crural cutaneous brs. of saphenous n.).

血管　大伏在靜脈(great saphenous v.).

穴性　通經絡調氣血, 鎭痛止痛, 益肝藏血.

主治　傳染性肝炎, 崩漏, 惡露不盡, 疝氣, 小腹痛, 足關節痛, 足弱痿, 膝痛, 脚不伸, 不能步及起立, 仙痛, 鍼麻手術常用穴.

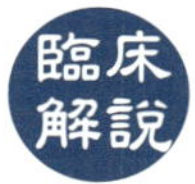

1. 肝經之郄穴로서 鎭痛, 止血作用이 優秀하여 肝膽과 關聯한 諸般 急症 특히 血症을 主治한다.

　① 傳染性肝炎 等 急性 肝疾患에 多用한다.

　② 子宮出血, 淋瀝不斷, 産後惡露不絕 等에 效果가 優秀하다 : 配六完.

　③ 急性 下肢痛症(足關節痛, 膝痛, 足萎弱), 中風 半身不遂에 有效하다.

2. 疝氣, 小腹痛에 사용한다.

"癲疝 大巨及地機 中郄主之." "腸澼 中郄主之." "崩中 腹上下痛 中郄主之."《甲乙經》

"中都主足下熱 脛寒不能久立 濕痹不能行."《千金方》

"中都(一名中郄)…主腸澼 瘄疝 小腹痛不能行立 脛寒 婦人崩中 産後惡露不絕."《大成》

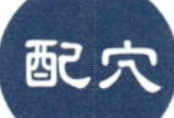

1. 配足三里 用鍼麻經腹輸卵管結紮手術.
2. "配合陽 治癲疝, 崩中, 腹上下痛, 腸澼, 陰暴敗痛."《千金方》
3. "四肢浮腫 中都, 合谷, 曲池, 中渚, 液門…復針後穴 行間, 內庭, 三陰交, 陰陵泉."《大成》

出典	甲乙.
名義	穴在犢鼻下二寸處, 因穴處正值兩腿骨相交之關節.
部位	犢鼻下 2寸 旁陷中.
取穴	正坐屈膝取之. 內膝眼 下 2寸處, 陰陵泉 **SP9** 後方 1寸處, 脛骨 內側緣과 小腿 後正中까지의 거리를 3等分하여 前方 1/3되는 點에 取한다.
筋肉	半膜樣筋腱(tendon of semimembranous m.), 腓腹筋(gastrocnemius m.).
神經	伏在神經(saphenous n.), 脛骨神經(tibial n.).
血管	下行膝動脈(descending genicular a.), 內側上膝動脈(medial superior genicular a.), 大伏在靜脈(great saphenous v.).
穴性	溫經化濕, 祛風消腫, 通經利節.
主治	膝臏腫痛, 膝關節炎, 膝痛, 下肢痛, 歷節風痛, 下肢痿痺, 半身不遂, 風痺, 下腹痛, 腸炎, 子宮炎, 月經困難, 咽喉腫痛.

1. 溫經祛濕, 消腫作用이 優秀하여 風寒濕性 關節疾患을 主治한다.

　① 류머티즘, 膝關節炎 특히, 膝內廉痛(配內關, 通經刺法)에 效果가 있다.

　　☞ 膝關節內廉痛은 많은 경우 靭帶의 異常을 隨伴한다 : 肝正格(陰谷曲泉 補 經渠中封瀉).

　② 鶴膝風, 變形性膝關節炎(微粒灸)에 有效하다.

　　☞ 小腹(肝經) : 膝內側과 相通　　大腹(脾經) : 臂와 相通.

2. 咽喉腫痛, 咽頭炎에 사용한다.

3. 男女의 性慾減退, 女性의 生理不順에 應用한다.

"膝內廉痛引髕 不可屈伸 連腹 引喉咽痛 膝關主之."《甲乙經》　髕 : 종지뼈 빈

"膝頭紅腫不能行 必針膝眼膝關穴."《玉龍歌》

"膝關主治風痺 膝內腫痛引髕不可屈伸 及寒濕走注 白虎歷節風痛 不可擧動

咽喉中痛."《類經圖翼》

"膝關…主風痺 膝內廉痛引髕 不可屈伸 咽喉中痛."《大成》

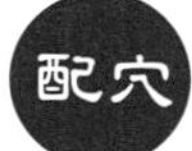

1. "配委中, 三里, 陰市 治兩膝紅腫疼痛."《大成》
2. 配梁丘, 血海, 犢鼻 治膝關節炎.
3. "配膝眼 治膝頭紅腫不能行."《玉龍歌》

曲泉 LR8　　　　　　　　　Gokcheon Ququan [合水穴, 自經補穴]

出典	靈樞 本輸, 甲乙.
名義	穴在膝內輔骨下 大筋上 小筋下凹陷處 即在膝內側 膝窩橫紋端 屈曲其膝可得其穴, 穴合水, 喻水之高而有來源者爲泉, 故名曲泉.
部位	膝股上內側, 輔骨下 大筋上 小筋下陷中.
取穴	正坐屈膝取之. 90度로 屈膝하고 膝膕橫紋頭 內側端으로 脛骨內側髁 後方과 半膜樣筋腱 間의 凹陷處에 取한다.
[膝	內側] 曲泉 LR8 ↔ 陰谷 KI10 ↔ 委中 BL40 ↔ 委陽 BL39 [膝外側]
筋肉	縫工筋(sartorius m.), 薄筋(tendon of gracilis m.), 半膜樣筋腱(tendon of semimembranous m.), 腓腹筋(gastrocnemius m.).
神經	伏在神經(saphenous n.), 脛骨神經(tibial n.).
血管	下行膝動脈(descending genicular a.), 膝窩動靜脈(popliteal a. & v.), 大伏在靜脈(great saphenous v.).
穴性	清濕熱, 疏肝解鬱, 泄肝火, 舒筋活絡, 通調前陰, 通下焦, 利膀胱.
主治	肝障害, 小腹痛, 鼓脹, 疝氣, 陰道炎, 陰腫, 子宮脫垂, 産後腹痛, 小便難, 遺精, 陽萎, 外陰搔痒, 月經障碍, 經痛, 白帶, 膝關節炎, 痙攣性膝痛, 膝不能屈伸, 膝脛冷痛, 膝臏腫痛, 下肢痛, 下肢痿痺, 氣喘, 頭痛, 目眩, 衄血, 精神病.

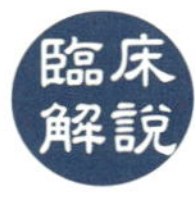

1. 自經補穴(肝經母穴)로서 肝腎虛로 인한 諸症에 臨床的으로 多用한다.

(1) 肝經之水穴로서 泌尿生殖器疾患에 常用한다.

    ① 小便關聯 疾患의 要穴로서 數尿, 尿濁, 尿道炎, 淋病에 사용한다.

    ② 浮腫(因腎臟炎), 膀胱結石에 利尿시키기 위한 必須穴이다.

    ③ 陰挺出(子宮下垂), 陰囊水腫, 疝氣에 多用한다 : 配陰交 曲骨 隱白, ㈛ 肝正格.

    ④ 遺精, 帶下, 陰部搔痒에 사용한다.

(2) 肝經之合穴로서 肝之逆氣, 肝陽上亢로 인한 諸症에 사용한다.

    ① 高血壓, 眩暈에 有效하다.

    ② 衄血, 下血, 吐血에 사용한다 : "病注[3]下血 取曲泉."《靈樞·厥病》

    ③ 神經衰弱, 히스테리 等 精神病에 응용한다.

(3) 腰腿疼痛(坐骨神經痛, 디스크) 等 筋攣性 下肢疾患을 主治한다.

    cf. 筋痿緩性 下肢疾患은 肺經으로 主治한다.

(4) 視力減退, 近視, 遠視, 內障, 밤눈 어두운 것 等 一切의 眼疾患에 사용한다.

2. 大腸 疾患(泄瀉·便秘)에 응용한다(臟腑相通) : "太衝 曲泉主溏泄痢泄下血."《千金方》

"狂而新發 未應如此者 先取曲泉左右動脉及盛者 見血立頃己 不己以法取之 灸骶骨二十壯." "病注下血 取曲泉 五里. 腸中有寒熱 泄注腸澼便血 會陽主之."

"女子疝瘕 按之如以湯沃 其股內至膝 殞泄 灸刺曲泉." "女子疝瘕 按之如以湯沃 兩股中 少腹腫 陰挺出痛 經水來下 陰中腫或癢 漉靑汁若葵羹 血閉無子 不嗜食 曲泉主之."《甲乙經》

"曲泉…主癀疝 陰股痛 小便難 腹脇支滿 癃閉 少氣 泄利 四肢不擧 實則身目眩痛 汗不出 目䀮䀮 膝關痛 筋攣不可屈伸 發狂 衄血下血 喘呼 小腹痛 引咽喉 房勞失精 身體極痛 泄水下痢膿血 陰腫 陰莖痛 胕腫 膝脛冷疼 女

---

3)《備急千金要方》卷三 第二,《外臺》卷三十九 第三에는 모두 '泄'로 되어 있다.

子血痕 按之如湯浸股內 小腹腫 陰挺出 陰癢."《大成》

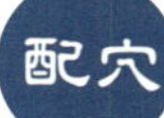

1. "配崑崙, 飛揚, 前谷, 少澤, 通里 主頭眩痛."《千金方》
2. 配神道, 關元, 懸顱 治身熱頭痛汗不出.
3. "配大杼 治風痺瘈瘲."《肘後歌》
4. "配跗陽, 天池, 大巨, 支溝, 少海, 絕骨, 前谷 治四肢不擧."《千金方》
5. "配梁丘, 陽關 治筋攣膝不得屈伸 不可以行."《千金方》
6. "配三里, 行間 治腹脹滿."《千金方》
7. "配照海, 陰交 治七疝小腹痛."《席弘賦》
8. "配中封, 水分 治臍痛."《大成》
9. 配百會, 氣海, 維道, 三陰交, 照海, 大敦 治子宮脫垂.
10. "配照海, 大敦 治陰挺."《大成》
11. "配中封, 太衝, 商丘 治癲疝."《大成》
12. "配復溜, 三里, 氣海, 丹田, 三陰交 治血塊."《大成》
13. "配太谿, 大敦, 腎俞, 三陰交 治陰腫."《大成》
14. "配曲泉(百壯), 中封, 太衝, 至陰, 膈俞, 脾俞, 三陰交, 腎俞, 關元, 三焦俞 治夢遺失精."《大成》
15. "配太谿, 太衝, 丹田, 小腸俞 治痢疾."《大成》
16. "配然谷, 陰陵, 行間, 大敦, 小腸俞, 湧泉, 期門 治淋癃."《大成》
17. "配膀胱俞 治風勞."《大成》

陰包 LR9　　　　　　　　　　　　　　　　　　　Eumpo Yinbao

異名　陰胞, 陰毛.

出典　甲乙.

名義　穴爲足厥陰脈之腧穴 位在膝上四寸 股內廉兩筋間, 股內廉屬陰, 包 妊也, 引申穴主腹部諸疾及胞宮病, 故名陰包或陰胞.

部位	膝上 4寸 股內廉兩筋間.

取穴　正坐垂足取之. 曲泉穴 **LR8** 上 4寸, 膝內輔骨 上 4寸으로 縫工筋(Sartorius m.)과 半膜樣筋(Semimembranous m.) 間 凹陷部에 取한다. 膝蓋骨 內側 上에서 氣衝穴(**ST30**, 恥骨結合上緣 兩傍 2寸處)까지를 1尺 8寸의 骨度法으로 取한다.

筋肉　半膜樣筋(semimembranous m.), 薄筋(gracilis m.), 縫工筋(sartorius m.), 內側廣筋(vastus medialis m.), 大內轉筋(adductor magnus m.).

神經　前大筋皮枝(ant. femoral cutaneous brs.), 伏在神經(saphenous n.).

血管　大伏在靜脈(great saphenous v.), 大腿動靜脈(femoral a. & v.).

鍼法　直刺 5～7分, 斜刺 1.5～2寸.

灸法　肉灸 3～5壯, 溫灸 5～20分.

穴性　通調前陰, 益腎健腰, 淸熱利濕.

主治　月經不調, 小便不利, 遺尿, 尿失禁, 排尿障碍, 腰痛, 腰臀筋痙攣, 腰骶痛引少腹, 大腿內側痛, 仙骨痛, 兩股生瘡.

1. 肝腎虛로 인한 諸般 婦人科 · 泌尿生殖器疾患에 사용한다.
   ① 月經不順에 응용한다.
   ② 婦人尿失禁(因多産, 性生活過多, 膀胱虛寒)에 效果가 있다.
   ③ 婦人의 不感症에 有效하다.
   ④ 不眠症, 不安, 憂鬱에 사용한다.

2. 腰痛, 腰尻引小腹痛, 疝症에 응용한다.

   "腰痛 少腹痛 陰包主之,"《甲乙經》

   "陰包…主腰尻引小腹痛 小便難 遺溺 婦人月水不調."《大成》

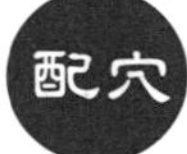

1. 配腎俞, 關元, 三陰交 治月經不調.
2. 配復溜, 中封, 腎俞, 承筋, 承山, 大敦 治小腹痛.《千金方》

異名	五里.
出典	甲乙.
名義	穴在陰廉下 去氣衝三寸. 里 可作居解. 穴在箕門上五寸, 居足厥陰肝經倒數第五個穴位, 也稱五臟之里道, 故名足五里.
部位	氣衝穴(**ST30**, 曲骨穴 兩傍 2寸)下 3寸 陰股中動脈應手.
取穴	仰臥伸足取之. 陰廉穴 **LR11** 下 1寸, 膝蓋骨 內側 上에서 氣衝穴 **ST30** 까지를 1尺 8寸의 骨度法으로 하여 氣衝穴 **ST30** 下 3寸處에 取한다.
	☞《醫心方》에는 五里, 陰廉 兩穴이 "足太陰脾"에 屬하는 것으로 되어 있다.
筋肉	長內轉筋(adductor longus m.), 短內轉筋(adductor brevis m.), 恥骨筋(pectineus m.).
神經	閉鎖神經(obturator n.).
血管	內側大腿回旋動脈(medial circumflex femoral a.).
穴性	清濕熱利下焦, 通調前陰, 清肝健脾.
主治	小便不通, 不得溺, 遺尿, 陰囊濕痒, 小腹脹痛, 鼓腸, 腹中滿, 呼吸難, 產熱, 嗜眠嗜臥, 大腿內側痛, 四肢不得擧, 疝症.

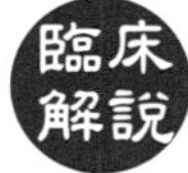

1. 泌尿生殖器疾患에 患部 周圍穴로서 사용한다.
   ① 陰囊濕痒에 效果가 있다 : 配八髎, 中極, **사** 肝正格.
   ② 小便不通, 遺尿에 사용한다.
   ③ 疝症, 小腹脹에 有效하다.

2. 大腿內側痛, 四肢不得擧에 사용한다.

"寒熱頸癧適 咳呼吸難 灸五里 左取右 右取左." "少腹中滿 熱閉不得溺 足五里主之." "病注下血 取曲泉 五里. 腸中有寒熱 泄注腸澼便血 會陽主之."《甲乙經》

"五里…主腹中滿 熱閉不得溺 風勞 嗜臥."《大成》

 1. 配八髎, 中極 治陰囊濕痒.

2. 配中封 治身黃, 時有微熱.《千金方》

陰廉 LR₁₁

Eumnyeom Yinlian

出典	甲乙.
名義	穴在羊矢下 去氣衝二寸動脈中. 羊矢者 在陰旁股內約紋縫中 皮肉間有核如羊矢, 側近曰廉, 因穴在陰旁股內側紋縫中, 故名陰廉.
部位	羊矢下, 去氣衝 2寸 動脈中.

☞ "羊矢 在陰傍股內約紋縫中 皮肉間有核如羊矢."《類經圖翼》 "羊矢 鼠蹊部之淋巴腺也."《高等針灸學講義》

取穴 仰臥伸足取之. 氣衝穴(ST₃₀ , 曲骨穴 兩傍 2寸) 下 2寸, 或은 鼠蹊溝의 中央 直下 五里穴 LR₁₀ 上 1寸處에 取한다.

☞ 《醫心方》에는 五里, 陰廉 兩穴이 "足太陰脾"에 屬하는 것으로 되어 있다.

筋肉 長內轉筋(adductor longus m.), 短內轉筋(adductor brevis m.), 恥骨筋(pectineus m.).

神經 閉鎖神經(obturator n.).

血管 內側大腿回旋動脈(medial circumflex femoral a.).

穴性 調經種子, 利下焦, 舒筋活絡.

主治 月經不調, 婦人絕産, 帶下, 陰部搔痒症, 淋病, 小骨盤鬱血, 腿股痛.

 1. 諸般 泌尿生殖器 · 婦人科疾患에 사용한다.

① 不姙症에 灸法이 효과적이다.

② 月經不調, 白帶過多, 陰部搔痒, 子宮後屈證에 사용한다.

2. 木腎便毒[4]에 사용한다.

---

4) 便毒 : ① 여러 원인으로 자개미(鼠蹊部) 림프절이 腫大되는 病症. 달리 橫痃이라고도 하며 民間에서는 가래톳이라고 한다. ② 楊梅瘡으로 인해 자개미에 멍울이 생긴 病症을 말함.

3. 疝症, 骨盤痛, 大腿部牽引疼痛에 사용한다(患部 周圍穴).

> "婦人絕産 若未曾生産 陰廉主之. 刺入八分 羊矢下一寸是也."《甲乙經》

> "陰廉…婦人絕産 若未經生産者 灸三壯 卽有子."《大成》

急脈 LR12　　　　　　　　　　　　　　　　　　　　Ge ummaek Jimai

異名　羊矢.

出典　素問 氣府論.

名義　急脈 衝動爲急, 穴居陰旁動脈處.《素問·氣府論》註有 '肝經有急脈 在陰毛中 上行小腹 下引陰丸 寒則爲痛. 其脈甚急, 故曰急脈.' 因該穴處有動脈 衝動甚急, 因名急脈.

部位　在陰毛中, 陰上兩傍各開二寸半.

取穴　仰臥取之. 曲骨穴 CV2 兩傍 各 2.5寸, 氣衝穴 ST30 外傍 各 5分에 取한다. 橫骨之兩端은 6.5寸의 骨度法으로 計算한다.

曲骨 CV2 ←5分→ 橫骨 KI11 ←1.5寸→ 氣衝 ST30 ←5分→ 急脈 LR12 ←1.5寸→ 衝門 SP12

筋肉　恥骨筋(pectineus m.), 腸骨筋(iliacus m.).

神經　閉鎖神經(obturator n.), 大腿神經枝(br. of femoral n.), 腸骨鼠蹊神經(ilioinguinal n.).

血管　淺腹壁動脈(superficial epigastric a.), 內側大腿回旋動脈(medial circumflex femoral a.), 大腿動靜脈(femoral a. & v.), 淺腸骨回旋動靜脈(superficial circumflex iliac a. & v.).

鍼法　直刺 3～5分, 斜刺 0.5～1寸. 血管을 避하여 愼重히 刺入한다.

灸法　肉灸 3～5壯, 溫灸 5～15分.

穴性　理氣導疝, 疏肝止痛.

主治　陰莖痛, 癩疝, 疝氣, 小腹痛, 外陰部痛, 睾丸痛, 骨盤疼痛, 子宮下垂, 陰下脫, 陰痿, 股內側部疼痛.

原來는 經外奇穴로서 《甲乙經》以下의 諸 書籍에는 없다. 生殖器의 急症에 患部周圍穴로 사용한다.

1. 疝氣, 産後陰核脫出症에 사용한다 : 配三陰交하여 施灸하면 效果가 좋다.

2. 骨盤疼痛, 股內側部疼痛에 有效하다.

> "急脈在陰髦中陰上兩傍 相去同身寸之二寸半, 按之隱指堅 然甚按則痛引上下也. 其左者中寒 則上引少腹 下引陰丸 善爲痛爲小腹急中寒 此兩脈皆厥陰之大絡 通行其中 故曰厥陰急脈 卽睾之系也 可灸而不可刺 病疝 小腹痛卽可灸."《素問 · 氣府論》王冰 註.

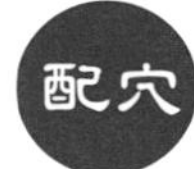

1. 配足五里, 血海 治股內側部腫痛.

章門 **LR₁₃** Jangmun Zhangmen [脾之募穴, 八會穴中 臟會穴, 足厥陰與足少陽經之會穴]

異名	長平, 脇髎, 長手, 肋髎, 肘尖, 後章門, 季肋, 季脇, 脾募, 臟會.
出典	甲乙.
名義	穴在大橫處直臍季肋端 卽相當十一浮肋端. 樂竟爲一章 竟有盡止之意 故文詞意盡語止亦曰章. 因穴爲臟會 以喩臟氣之會而爲章, 穴主臟病之門戶, 故名章門.
部位	大橫外 直季脇肋端 臍上 2寸 兩旁 6寸.
取穴	側臥屈上腿 伸下腿 擧臂取之. 下脘穴(**CV₁₀**, 臍上 2寸) 兩傍 6寸으로 第11肋骨端(肘尖盡處)에 取한다.

下脘 **CV₁₀** ←5分→ 商曲 **KI₁₇** ←1.5寸→ 太乙 **ST₂₃** ←4寸→ 章門 **LR₁₃**

筋肉	外腹斜筋(external abdominal oblique m.), 內腹斜筋(internal abdominal oblique m.), 腹橫筋(transversus abdominis m.).
神經	肋間神經(intercostal n.).
血管	肋間動靜脈(intercostal a. & v.).

鍼法	直刺 5∼8分(不宜深刺), 斜刺 8分∼1寸.
灸法	肉灸 3∼7壯, 溫灸 20∼50分.
穴性	散五臟寒氣, 化中焦積滯, 活血化痰瘀, 疏肝理氣, 助運化.
主治	肝炎, 肝腫大, 脾臟腫大, 胸脇痛, 黃疸, 身黃羸瘦, 奔豚脹滿, 腹痛, 腹脹, 腹水, 水腫, 消化不良, 泄瀉, 吐逆不食, 惡心, 腸炎, 不嗜食, 胃痙攣, 口乾, 煩熱, 衄血, 狂走癲癎胸脇痛, 肋間神經痛, 腰痛不可轉側, 腰脊冷痛.

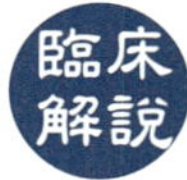

1. 臟會穴로서 五臟病 特히 脾胃, 肝膽의 諸 病症을 主治한다.

(1) 脾之募穴로서 脾胃疾患의 要穴이다.

　① 脾臟腫大 等 脾臟病變의 反應點 및 治療穴이다 : 成長期에 營養失調
　　로 인해 發生하는 어린이의 鼈腹은 現代의 脾臟肥大症에 해당한다.

　② 胃痙攣의 名穴이다(左章門).

　③ 神經性 消化不良, 心悸亢進(少氣鬱熱不得息)에 사용한다 : 腸鳴, 腸
　　炎, 泄瀉 等 諸般 消化器疾患에 응용한다.

(2) 肝膽疾患의 要穴이다(右章門).

　① 肝硬化 等 肝病 末期症狀에는 日月 **GB24** , 京門 **GB25** , 章門 **LR13** 을 三
　　角點으로 하여 灸法을 사용하면 效果的이다. 左側 : 脾胃, 膵臟疾患
　　爲主. 右側 : 肝膽疾患 爲主.

　② 黃疸에 效果가 優秀하다.

2. 四肢無力에 사용한다 : 章門穴 주위의 腹部를 加擊하면 四肢에 힘이 빠진다.

3. 腰脊冷痛, 腰痛不可轉側, 脇痛, 肋間神經痛에 사용한다.

"熱病先頭重 額痛 煩悶身熱 熱爭則腰痛不可以俯仰 胸滿 兩頷痛甚 善泄
饑不欲食 善噫 熱中 足清 腹脹食不化 善嘔泄有膿血 若嘔無所出 先取三里
後取太白 章門主之." "奔豚 腹脹腫 章門主之." "腹中腸鳴盈盈然 食不化
脇痛不得臥 煩熱中不嗜食 胸脇榰滿 喘息而衝鬲嘔 心痛及傷飽 身黃羸瘦
章門主之." "腰痛不得轉側 章門主之."
"腰清脊强 四肢懈墮 善怒 咳 少氣 鬱然不得息 厥逆 肩不可擧 馬刀瘻 身瞤

章門主之."《甲乙經》

"章門(一名長平, 一名脇髎)…主腸鳴盈盈然 食不化 脇痛不得臥 煩熱口乾
不嗜食 胸脇痛支滿 喘息 心痛而嘔 吐逆 飮食却出 腰痛不得轉側 腰脊冷疼
溺多白濁 傷飽身黃瘦 賁豚積聚 腹腫如鼓 脊强 四肢懈惰 善恐 少氣厥逆
肩臂不擧. 東垣曰 氣在於腸胃者 取之太陰 陽明, 不下 取三里 章門 中脘.
魏士珪妻除病疝 自臍下上至於心皆脹滿 嘔吐煩悶 不進飮食, 滑伯仁曰 此
寒在下廉 爲灸 章門 氣海."《大成》

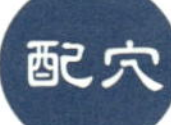

1. "配淵腋, 支溝 治馬刀腫瘻."《甲乙經》
2. "配然谷 治石水."《甲乙經》
3. "配中脘 治胃脹."《甲乙經》
4. "配照會, 支溝, 太白 治大便不通."《大成》
5. "配期門 中脘 巨闕 氣海(百壯) 治賁豚氣."《大成》
6. "配石門, 陰交 治賁豚上氣."《大成》
7. "配膽俞 治脇痛不得臥, 胸滿嘔無所出."《千金方》
8. "配腎俞 治寒中洞泄不化."《千金方》
9. 配中脘, 足三里, 氣海 治胃腸疾患, 腹脹, 腹痛, 脾胃疾患
10. "配曲澤 治口乾."《千金方》
11. "通谷, 章門, 曲泉, 膈俞, 期門, 食竇, 陷谷, 石門 主胸脇支滿."《千金方》
12. "曲池, 人迎, 神道, 章門, 中府, 臨泣, 天池, 璇璣, 府輸 主胸中滿."《千金方》
13. "配腎俞 治寒中洞泄不化."《千金方》
14. "配三焦俞, 小腸俞, 下髎, 意舍 治腸鳴, 臚脹, 泄注."《千金方》

期門 LR14　Gimun Qimen [肝之募穴, 足厥陰 · 足太陰經與陰維脈之會穴]

異名　肝募.

出典	傷寒論, 甲乙.
名義	期門者 氣血出入之始終 貫膈交陽明 出太陰 陰精注目之門戶也, 故名期門.
部位	直乳二肋端 不容旁一寸五分《大成》 在乳下四寸第三肋端《玉龍經》

取穴 仰臥或正坐取之. 巨闕穴 **CV4** 兩傍 3.5寸(或 4.5寸), 不容穴 **ST19** 兩傍 1.5寸으로 第6·7肋間에 取한다.

巨闕 **CV4** ←5分→ 幽門 **KI21** ←1.5寸→ 不容 **ST19** ←1.5寸→ 期門 **LR14**

筋肉 腹橫筋腱膜(aponeurosis of transversus abdominis m.), 外腹斜筋(ext. abdominal oblique m.), 內腹斜筋(internal intercostal m.).

神經 肋間神經의 前皮枝(ant. cutaneous brs. of intercostal n.).

血管 肋間動靜脈의 前皮枝(ant. cutaneous brs. of intercostal a. & v.).

鍼法 直刺 2～3分(內部右側爲肝右葉前緣 不宜深刺), 斜刺 5～8分.

灸法 肉灸 3～5壯, 溫灸 10～20分.

穴性 祛血室邪熱, 調半表半裏, 化痰消瘀, 平肝理氣.

主治 胸中煩熱, 肝炎, 肝腫大, 膽石症, 膽囊炎, 脾臟腫大, 腹水, 胸膈膨脹, 胸膜炎, 咳逆, 哮喘, 嘔吐, 消化不良, 腹堅硬, 胃痛, 下痢, 肋間神經痛.

參考 箕門穴 **SP11** 과는 同音異意穴이다.

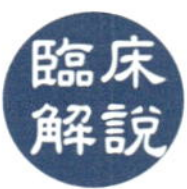

1. 肝之募穴로서 肝膽關聯 疾患의 要穴이다 : 肝膽疾患의 壓痛處(反應點) 및 治療穴이다. 診斷 時 肋骨 사이의 痛症有無와 함께 肝兪의 壓痛有無도 확인한다(실제 肝疾患 初期증세는 季肋[5]部보다 肋骨사이에 痛症이 나타나는 경우가 많으므로 복진 시 확인한다).

   (1) 肝炎, 膽囊炎, 肝腫大, 肝硬化 等에 效果가 優秀하다(鍼灸) : 配日月.

   (2) 膽囊의 括約筋을 자극하여 膽汁分泌를 조절한다 : 膽結石(上腹部 劇痛) 排出作用이 있다.

---

5) 季肋 : 脇의 第11·12肋骨 部位를 말하는 것으로 달리 季脇, 軟肋이라고도 한다.
   cf. 脇 : 腋下에서 第12肋骨 사이에 해당하는 部位.

┌─ 左側 : 脾胃 · 膵臟疾患 爲主
└─ 右側 : 肝膽疾患 爲主

(3) 諸般 血(熱)證之要穴이다.

① 月經異常의 名穴이다.

② 婦人産後餘疾에 效果가 우수하다.

③ 婦人熱入血室(因傷寒經過)로 인한 下血譫語에 사용한다.

④ 精神疾患에 응용한다(肝藏魂).

2. 足厥陰與足太陰 · 陰維脈之會穴로서 肝 · 脾 · 腎 不調和로 인한 諸症에
사용한다.

① 傷寒過經不解로 인한 諸症을 主治한다 : 傷寒心切痛, 腹滿譫語, 咳逆
胸滿, 哮喘, 氣喘, 兩脇疼痛, 胸背徹痛에 사용한다.

② 奔豚上下, 腎臟炎, 腹膜炎 等에 有效하다.

③ 食慾不振, (神經性)消化不良, 嘔吐吞酸, 胃神經症 等 消化器疾患에 사
용한다 : 食慾不振이 있는 경우에는 脾正格보다 肝正格이 보다 效果
的이다(配中脘, 足三里, 內關, 期門).

④ 大腸疾患에 有效하다(臟腑相通) : 肝病變 時에는 便通이 必須的이다.

3. 白血球 增加作用이 있어 諸 病證에 應用이 가능하다.

"傷寒 腹滿譫語 寸口脈浮而緊 此肝乘脾也, 名曰縱, 刺期門. 傷寒發熱 嗇
嗇惡寒 大渴欲飮水 其腹必滿 自汗出 小便利 其病欲解 此肝乘肺也, 名曰
橫, 刺期門." "大陽與少陽併病 頭項强痛 或眩冒 時如結胸 心下痞硬者 當
刺大椎第一間 肺俞 肝俞, 愼不可發汗 發汗則譫語, 脈弦五六日 譫語不止
當刺期門." "婦人中風 發熱惡寒 經水適來 得之七八日, 熱除而脈遲身涼
胸脇下滿如結胸狀 譫語者 此爲熱入血室也, 當刺期門 隨其實而瀉之." "陽
明病 下血譫語者 此爲熱入血室, 但頭汗出者 刺期門 隨其實而瀉之, 濈然
汗出則愈." 《傷寒論》

"痙 腹大堅 不得息 期門主之." "咳 脇下積聚 喘逆 臥不安席 時寒熱 期門
主之." "奔肫上下 期門主之." "傷食脇下滿 不能轉展反側 目靑而嘔 期門主
之." "瘧 遺溺 鼠鼷痛 小便難而白 期門主之." "霍亂泄注 期門主之." "瘖
不能言 期門主之." "婦人産餘疾 食陰不下 胸脇榰滿 眩目足寒 心切痛 善

噫 聞酸臭 脹痺 腹滿 少腹尤大 期門主之."《甲乙經》

"期門…主胸中煩熱 賁豚上下 目青而嘔 霍亂泄利 腹堅硬 大喘不得安臥
脇下積氣 傷寒心切痛 喜嘔酸 飲食不下 食後吐水 胸脇痛支滿 男子婦人血
結胸滿 面赤火燥 口乾消渴 胸中痛不可忍. 傷寒過經不解 熱入血室, 男子
則陽明而傷 下血譫語, 婦人月水適來 邪乘虛而入 及産後餘疾. 一婦人患熱
入血室, 許學士云 小柴胡已遲 當刺期門. 針之 如言而愈." "太陽與少陽並
病 頭項强痛 或眩如結胸 心下痞硬者 留刺大椎第二行 肺俞 肝俞 愼不可發
汗 發汗則譫語 五六日譫語不止 當刺期門."《大成》

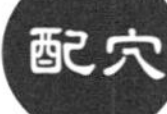

1. 配膈俞, 肝俞, 三陽絡, 陽陵泉 治肝炎, 肋間神經痛.
2. "配肓俞, 中脘 治心下大堅."《甲乙經》
3. "配大敦 治堅痃疝氣."《玉龍賦》
4. "配溫溜 治傷寒項强."《百症賦》
5. "配氣海, 曲池 治傷寒發狂."《大成》
6. "配缺盆 治胸中熱, 息賁脇下氣上."《千金方》
8. "配長强, 天突, 俠白, 中衝 治心痛短氣."《千金方》
7. "配橫骨, 大巨 治小腹滿, 小便難, 陰下縱."《千金方》
9. "配陽綱, 少商, 勞宮 治飲食不下."《千金方》
10. "配巨闕(灸) 治心煩短氣."《千金翼方》
11. "通谷, 章門, 曲泉, 膈俞, 期門, 食竇, 陷谷, 石門 主胸脇支滿."《千金方》
12. "配缺盆 治胸中熱, 息賁, 脇下氣上."《千金方》
13. "配雲門, 中府, 隱白, 肺俞, 魂門, 大陵 治胸中痛."《千金方》
14. "配關元, 少商 治脇下脹."《千金方》
15. "配長强, 天突, 俠白, 中衝 治心痛短氣."《千金方》
16. "配不容 治心切痛, 喜噫酸."《千金方》
17. "配三里 治傷寒過經不出汗."《天星秘訣》

13

督脈

督脈

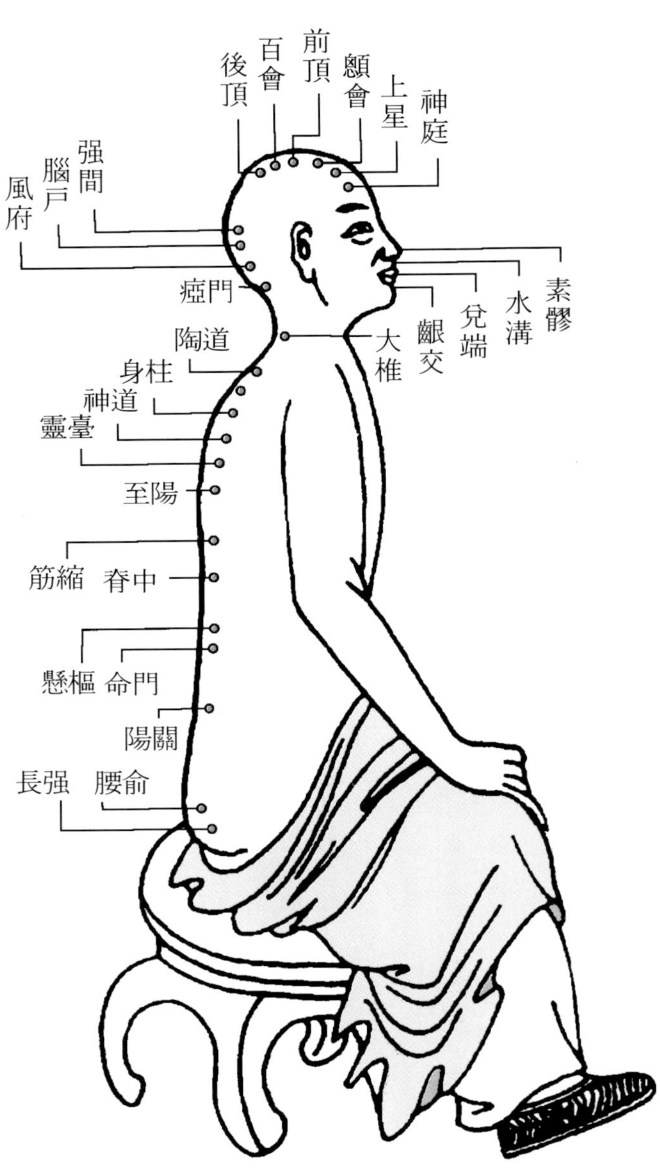

後頂
百會
前頂
顖會
上星
神庭
強間
腦戶
風府
瘂門
陶道
身柱
神道
靈臺
至陽
筋縮
脊中
懸樞
命門
陽關
長強
腰俞
素髎
水溝
兌端
齦交
大椎

督之爲言都也 行背部之中行 爲陽脈之都綱 奇經八脈之一也, 督脈者 起於下極之腧
並於脊裏 上至風府 入腦上巔循額至鼻柱 屬陽脈之海也.《十四經發揮》

督脈經穴歌

督脈行背之中行 二十八穴始長强 腰腧陽關入命門 懸樞脊中中樞長 筋縮至陽歸靈
臺 神道身柱陶道開 大椎瘂門連風府 腦戶强間後頂排 百會前頂通顋會 上星神庭素
膠對 水溝兌端在脣上 齦交上齒縫之內.《張氏類經》

督脈의 效能主治

1. 效能 : 寧神醒腦, 通調陽氣, 理氣降逆, 淸熱通開竅, 强健腰膝.
2. 主治 : 神經系 · 呼吸系 · 消化系 · 泌尿生殖系 · 運動系 病症, 熱性病, 督脈이 經
   過하는 部位의 病症(頭面, 頸項, 脊背, 腰骶部) 특히 脊强疼痛, 角弓反張, 神志
   病, 脫肛, 子宮下垂, 不能小便, 疝氣, 頭頸 · 腰脊疼痛을 主治한다.

(1) 部位別 主治

① 長强(GV1 , 尾椎)~命門(GV4 , 第2腰椎) : 腦, 臟病, 生殖器病, 腰椎의 局所疾患
   을 主治한다.
② 懸樞(GV5 , 第1腰椎)~筋縮(GV8 , 第9胸椎) : 腦, 胃腸病, 腰脊局所病을 主治한
   다.
③ 至陽(GV9 , 第7胸椎)~大椎(GV14 , 第1胸椎) : 腦, 肺病, 發熱病, 脊背病을 主治
   한다.
④ 瘂門, 風府(GV15 , GV16 , 項部) : 腦, 頭 · 項 · 鼻 · 喉 · 舌疾患을 主治한다.
⑤ 腦戶~神庭(GV17 ~ GV24 , 頭部) : 腦, 頭 · 眼 · 耳 · 鼻疾患을 主治한다.
⑥ 素膠~齦交(GV25 ~ GV28 , 口鼻部) : 腦, 鼻 · 口 · 齒疾患을 主治한다.

(2) 主要穴 主治

① 長强 GV1 , 腰兪 GV2 , 命門 GV4 : 腰痛을 主治한다.
② 百會 GV20 : 肛門疾患, 卒倒에 사용한다.
③ 風府 GV16 : 頭痛에 사용한다.
④ 身柱 GV12 , 大椎 GV14 : 小兒身熱에 사용한다.
⑤ 靈臺 GV10 , 神道 GV11 : 精神疾患에 效果的이다.
⑥ 水溝 GV26 : 假死症, Shock에 救急穴로 사용한다.

長强 GV₁ Janggang Changqiang [督脈之絡穴 別走任脈, 足少陰·少陽經之會穴]

異名	氣之陰郄, 胸之陰郄, 橛骨, 窮骨, 尾翠骨, 龜骨, 龜尾, 尾閭, 三分閭, 河車路, 朝天嶺, 曹溪路, 尾骨下孔, 厥骨, 骨骶, 骶骨, 骶上, 龍虎穴, 上天梯, 氣郄.
出典	靈樞 經脈, 甲乙.
名義	穴在脊骶端 卽脊椎尾骶骨處, 爲督脈之別絡. 督脈 諸陽脈長 其氣强盛, 穴當 其處 故名長强.
部位	脊骶骨端計 3分.
取穴	跪伏位取之. 尾骶骨 下의 凹陷處, 尾骨端 下 3分, 尾骨端과 肛門之間에 取한 다. 長强 GV₁ ←5分→ 會陽 BL₃₅ .
筋肉	大臀筋(gluteus maximus m.), 肛門擧筋(levator ani m.), 肛尾靭帶 (anococcygeal lig.).
神經	肛尾神經(anococcygeal n.), 下直腸神經(inf. rectal n., inf. cluneal n.).
血管	下直腸動靜脈(inferior rectal a. & v.).
鍼法	直刺 3～5分, 斜刺 1～1.5寸. 鍼尖을 向上하여 尾骨과 直腸사이를 平行으로 刺入한다.
灸法	肉灸 3～7壯, 溫灸 10～30分.
穴性	通任督, 調臟腑, 通便消痔. 淸熱利濕, 調理下焦.
主治	腸風下血, 久痔瘻, 痔疾, 脫肛, 直腸收縮作用促進, 便秘, 直腸脫出, 赤痢, 腸炎, 腸出血, 腰骶痛, 背下疼痛, 陰囊濕疹, 癲癇, 小便難, 瘈瘲, 嘔血, 女陰搔痒, 陽萎.

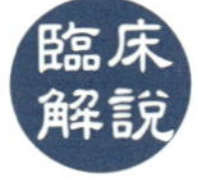

1. 督脈의 起始穴, 絡穴로서 氣機下陷으로 인한 諸般 病症을 다스린다.

    ① 痔疾의 要穴이다. 配百會. 痔核, 脫肛, 裂痔 等에 모두 有效하며 灸法이 針刺治療보다 效果的이다. 長强穴을 取하기 困難한 경우 腰兪穴 GV₂ 로 代用한다.

  ┌ 氣虛로 인한 痔疾 : 配承山.

  └ 10 · 20代의 便秘로 인한 痔疾 : 配孔最.

 ② 陽痿, 遺精, 瘈瘲에 사용한다(督脈之絡穴 別走任脈).

2. 심한 腰脊疾患 특히 外感 · 外傷性 脊椎關節 病變에 效果가 優秀하다.

 ① 擧重, 과격한 運動, 勞動 等으로 인한 脊椎 · 脊椎筋異常(腰部捻挫, 腰疼痛)에 特效가 있다 : 실제로 이러한 脊椎 · 脊椎筋異常의 경우에 臨床에서는 效能이 類似한 水溝, 동 鎭靜(印堂 上 3分)을 長强穴 대신 多用한다.

 ② 腰骶痛[1], 디스크, 坐骨神經痛에 有效하다 : 配後谿, 申脈, 人中, 中渚, 崑崙, 飛揚, 委中, 至陰.

 ③ 落枕, 項强에 사용한다.

"痙 反折 心痛 形氣短 尻膿澀 小便黃閉 長强主之." "腰痛傷寒 實則脊急强 長强主之." "癲疾發如狂走者 面皮厚敦敦不治 虛則頭重 洞泄 淋癃 大小便難 腰尻重難起居 長强主之." "小兒驚癇加瘈瘲 脊强 互相引 長强主之." "小兒癇痙 嘔吐泄注 驚恐失精 瞻視不明眵䁾 瘈脈及長强主之."《甲乙經》

"長强承山灸痔最妙."《玉龍賦》

"熱秘氣秘先長强 大敦陽陵堪調護(雜病八法歌). 不針長强 針承山." "長强主痔漏."《入門》

"長强(一名氣之陰邪, 一名橛骨)…腸風下血 久痔瘻 腰脊痛 狂病 大小便難 頭重 洞泄 五淋 疳蝕下部 小兒顖陷 驚癇瘈瘲 嘔血 驚恐失精 瞻視不正. 愼冷食 房勞."《大成》

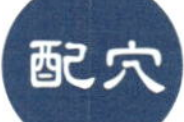

1. 配百會, 大腸俞, 承山 治脫肛.
2. "配承山 治腸風下血, 痔疾."《百症賦》
3. "長强承山灸痔最妙."《玉龍賦》

---

1) **腰骶痛** : 腰 以下 部位의 痛症을 말한다. 일반적으로 腰 以下 部位의 腰痛에는 長强, 腰 以上 部位의 腰痛에는 人中을 多用한다.

4. "百會龜尾治痢疾."《靈光賦》

5. "配大杼 治小腸氣痛."《席弘賦》

6. 配大敦 治小腸疝氣.

7. "期門, 長强, 天突, 俠白, 中衝 主心痛短氣."《千金方》

8. "長强, 小腸俞 主大小便難, 淋癃."《千金方》

9. "神道, 脊中, 腰俞, 長强, 大杼, 膈俞, 水分, 脾俞, 小腸俞, 膀胱俞 主腰脊急
   强."《千金方》

10. "腰俞, 長强, 膀胱俞, 氣衝, 上髎, 下髎, 居髎 主腰痛."《千金方》

11. "口內生瘡 海泉, 人中, 承漿, 合谷,…復刺後穴 金津, 玉液, 長强."《大成》

동 鎭靜

[部位] 當兩眉頭之間正中之上三分處.

[鍼法] 鍼深一分至二分, 由上往下扎(卽皮下鍼).

[主治] 神經錯亂, 四肢發抖, 兩腿酸軟, 四肢神經麻痺, 失眠, 小兒夢驚.

[解說 및 運用] 本穴位置與一般奇穴之印堂穴位置相符, 除皮下鍼外, 有時還可以點刺出血.

本穴應與正會穴配鍼, 才有療效.

本穴可治前頭痛.

本穴配足跟失眠點及神門穴可治失眠.

腰俞 GV₂   Yosu Yaoshu

異名 背解, 髓孔, 髓空, 髓俞, 髓府, 腰柱, 腰戶, 腰空, 腰注.

出典 素問 繆刺論, 甲乙.

名義 "穴在第二十一椎節下間 爲腰之輸氣處, 并爲主治腰病之俞穴, 故名腰俞."《經
         穴釋義匯解》. "精貫脊髓管 氣輸於腿部 并於少陽 · 太陽二經筋 以舒解背部經
         筋, 故又名背解. 又名髓孔者 少陽絕骨爲髓會, 其髓化精氣 濾過尾脊 注脊髓
         管 化蒸餾精氣水 以强腦髓, 化精通過之孔竅, 故又名髓孔."《古法新解會元針
         灸學》

部位 第21椎(第4仙推)下 宛宛中.

取穴 俯臥位(或 側臥位)取之. 第4 · 5仙骨(薦骨) 間에 取한다.

腰俞 **GV₂** ←7分→ 下髎 **BL₃₄** ←8分→ 白環俞 **BL₃₀**

筋肉　胸腰筋膜(thoracolumbar fascia), 多裂筋(multifidus m.), 大臀筋(gluteus maximus m.).

神經　終絲(terminal fibre of filament), 薦尾神經(sacrococcygeal n.).

血管　薦尾動靜筋(sacrococcygeal a. & v.).

鍼法　直刺 3～5分, 斜刺 5分～1寸. 鍼尖을 向上하여 刺入한다.

灸法　肉灸 5～7壯, 溫灸 10～20分.

穴性　溫下焦, 舒經脈, 驅風濕, 强腰膝.

主治　腰胯腰脊痛, 腰神經痛, 腰痛, 腰脊柱痛而不屈伸, 肛門痛, 肛門搔痒, 痔疾, 痔核, 月經不調, 經閉, 下肢痿痹, 瘧疾.

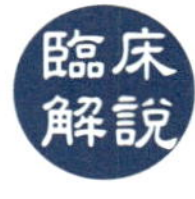

1. 長强의 補助穴로서 腰 以下 部位의 腰痛 一切(腰脊痛, 足痹不仁, 脊膂强疼)에 有效하다 : 長强穴을 取하기 곤란한 경우에 代用한다.
   머리의 기둥은 天柱 **BL₁₀**, 몸의 기둥은 身柱 **GV₁₂**, 허리의 기둥은 腰俞(腰柱) **GV₂**.

2. 生殖器疾患, 婦人科疾患에 사용한다(鍼灸).
   ① 男子의 前立腺疾患에 응용한다.
   ② 婦人의 經閉, 月經不調를 치료한다.

   "腰以下至足淸不仁 不可以坐起 尻不擧 腰俞主之." "乳子下赤白 腰俞主之."《甲乙經》

   "腰俞(一名背解, 一名髓孔, 一名腰柱, 一名腰戸)…主腰髖腰脊痛 不可俯仰 溫瘧汗不出 足痹不仁 傷寒四肢熱不已 婦人月水閉 溺赤."《大成》

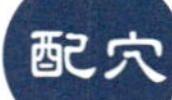

1. 配肺俞 治腰背强直不能動側.
2. "配委中, 湧泉, 小腸俞, 膀胱俞 治腰脊强痛."《大成》

3. "配環跳 治冷風冷痺疾."《席弘賦》

4. "配風府 治足不仁."《千金方》

5. "神道, 脊中, 腰俞, 長强, 大杼, 膈俞, 水分, 脾俞, 小腸俞, 膀胱俞 主腰脊急
   强."《千金方》

6. "腰俞, 長强, 膀胱俞, 氣衝, 上髎, 下髎, 居髎 主腰痛."《千金方》

7. "頭上五行, 行五者[2] 以越諸陽之熱逆也. 大杼, 膺俞, 缺盆, 背俞, 此八者
   以瀉胸中之熱也. 氣街, 三里, 巨虛上下廉, 此八者, 以瀉胃中之熱也. 雲門,
   髃骨, 委中, 髓空, 此八者 以瀉四支之熱也. 五藏俞傍五, 此十者 以瀉五藏
   之熱也. 凡此五十九穴者 皆熱之左右也."《素問·水熱穴論》

腰陽關 GV₃

Yoyanggwan Yaoyangguan

異名　腰陽關, 脊陽關, 陽關.

出典　素問 氣府論.

名義　"陽關, 穴在關元俞上方 相當腹部關元穴上部, 考關元爲元陰元陽交關之處, 此
　　　穴屬督脈 爲元陰元陽之會所, 因名陽關."《經穴命名淺解》"陽關, 在十六椎節
　　　下間. 背爲陽, 蓋陽之關要處也. 人身有二陽關, 足陽關 少陽之關也, 背陽關
　　　太陽之關也."《醫經理解》

部位　第16椎(第4腰椎) 下.

取穴　伏臥位 或 坐而取之. 第4·5腰椎 棘突 間 凹陷處에 取한다.

---

2) 頭上五行 行五者 : 督脈의 上星·顖會·前頂·百會·後頂, 足太陽經의 五處·承光·通天·絡
　　却·玉枕, 足少陽經의 臨泣·目窓·正營·承靈·腦空으로 모두 합쳐 二十五穴이다.

腰陽關 GV₃ ←1寸→ Ⓖ 腰靈 ←5分→ 大腸俞 BL₂₅ ←2寸→ Ⓖ 腰眼

筋肉	胸腰筋膜(thoracolumbar fascia), 棘上靭帶(supraspinous lig.), 棘間靭帶(interspinous lig.).
神經	腰椎神經背側枝의 皮枝(cutaneous br. of dorsal rami cf lumbar n.), 腰椎神經背側枝의 內側枝(medial br. of dorsal rami of lumbar n.).
血管	腰椎靜動脈의 背側枝(dorsal br. of lumbar a. & v.) 後骨靜脈叢(post. vertebral venous plexus.).
鍼法	直刺 3〜5分, 斜刺 0.5〜1寸. 鍼尖을 약간 向上하여 刺入한다.
灸法	肉灸 3〜7壯, 溫灸 10〜20分.
穴性	溫血室造精宮, 祛下焦寒濕, 利腰膝, 舒筋活絡.
主治	腰骶痛, 腰胯痛, 腰神經痛, 坐骨神經痛, 脊腿炎, 腰不能屈, 膝疼痛, 下肢虛弱, 下肢痿痺, 筋攣, 陽痿, 遺精, 月經不調, 白帶, 腸炎, 破傷風.

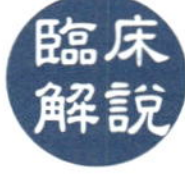

1. 諸 腰椎疾患의 必須穴이다 : 屈身 時 가장 많이 벌어지는 脊椎 間으로 腰椎病變의 診斷點(壓通點) 및 治療點이 된다. 配命門(命門과 效能·主治가 비슷하여 서로 補助的으로 많이 配用한다).
   ① 오래된 腰痛에 效果가 優秀하다(灸).
   ② 椎間板脱出症(herniation of nucleus pulposus, HNP)에 有效하다 : 椎間板 hernia(HNP)의 70〜80% 以上이 L₃〜L₄, L₄〜L₅ 間에서 발생한다.
   ③ 腰腿痛, 腰脚痛, 腰胯痛, 膝外廉痛, 坐骨神經痛 等에 多用된다.
   ④ 脊髓炎, 류머티즘 關節炎 等에 응용한다.

2. 婦人科疾患, 生殖器疾患에 사용한다(鍼灸).
   ① 婦女의 臟燥症(히스테리, 躁鬱症, 神經衰弱)에 사용한다.

"大腸有燥糞 則涉及頭昏 有如癲狂狀者, 名曰腸燥. 卽大腸邪熱由大腸俞 橫傳陽關 循督上腦也."《針灸穴名解》

② 白帶, 遺精에 有效한다.

③ 腸疝痛, 陽痿에 사용한다.

3. 大腸病變의 診斷(壓通)·治療에 사용한다 : 慢性 腸炎에 有效하다(配大腸俞).

"(腰)陽關 主勞損腰胯痛 遺精白濁 婦人月病帶下."《循經考穴編》

"陽關…主膝外不可屈伸 風痺不仁 筋攣不行."《大成》

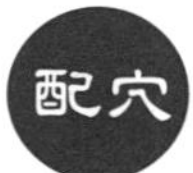

1. 配腎俞, 環跳, 足三里, 委中, 承山 治坐骨神經痛.

命門 GV4

Myeongmun Mingmen

異名　屬累, 竹杖, 精宮.

出典　甲乙.

名義　穴當兩腎中間, 是人生命重要門戶, 故名命門. ☞ 竹杖 : 古人들은 배꼽높이로 竹杖을 만들었는데 이를 등 뒤로 돌려대면 命門이다.

部位　第14椎(第2腰椎) 下.

取穴　伏臥位 或 坐位取之. 第2·3腰椎 棘突 間 凹陷處에 取한다.
命門 GV4 ←1.5寸→ 腎俞 BL23 ←1.5寸→ 志室 BL52

筋肉　胸腰筋膜(thoracolumbar fascia), 棘上靭帶(supraspinous lig.), 棘間靭帶(interspinous lig.).

神經　腰椎神經背側枝의 皮枝(cutaneous br. of dorsal rami of lumbar n.), 腰椎神經背側枝의 內側枝(medial br. of dorsal rami of lumbar n.).

血管　腰椎動靜脈의 背側枝(dorsal br. of lumbar a. & v.), 後椎骨靜脈叢(post. vertebral venous plexus.).

鍼法　直刺 3～5分, 斜刺 1～1.5寸. 鍼尖을 약간 向上하여 刺入한다.

灸法　肉灸 3～7壯, 溫灸 20～30分.
"針五分 灸三壯, 若年二十以上者 不宜灸, 灸恐絶子."《金鑑·刺灸心法要訣》

穴性 培元補腎, 固精止帶, 舒筋和血, 强健腰脊.

主治 頭痛如破, 腰神經痛, 腰痛, 脊髓炎, 子宮內膜炎, 赤白帶下, 陽痿, 遺精, 遺尿, 尿失禁, 神經衰弱, 不眠, 頭痛, 身熱, 耳鳴, 水腫, 痔瘡, 瘦瘕, 冷痹, 腰腹引痛, 腸風.

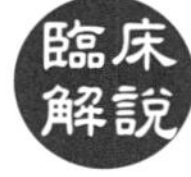

腎虛, 腎虧로 인한 諸症의 基本 要穴이다.

1. 一切 虛損腰痛, 腎虛腰痛의 必須穴이다 : 허리 아프면서 委中에 壓痛이 있거나 허리띠를 두른 듯이 痛症이 左右로 나타나는 症狀(腎虛腰痛)에 반드시 사용한다. 오래된 腰痛患者는 命門, 陽關이 陷沒되어 있는 경우가 많다(灸法尤效).

   ☞ 症狀에 따른 命門, 腎俞, 志室의 구분사용 : 腎俞·命門은 腎虛로 인한 諸症에 보다 더 사용하며, 志室·京門(**GB25** , 腎募穴)은 腎臟자체의 疾患인 경우에 多用한다.

   ┌─ 壓痛이 腎俞〉志室인 경우 : **腎陰虛(六味症)**.
   └─ 壓痛이 腎俞〈志室인 경우 : **腎陽虛(八味症)**.

2. 腎水不足이 原因인 老人性 頭痛, 耳鳴, 不眠 等에 사용한다.

3. 腎·膀胱, 泌尿生殖器, 下焦의 諸 疾患에 응용한다.
   ① 虛勞로 인한 浮腫, 水腫에 사용한다.
   ② 不姙症에 사용한다(灸) : 下元虛冷일 때 下焦를 따뜻하게 한다(灸, 溫經湯). 男性不姙에 施灸 時 精虫增加效果가 있다.
   ③ 子宮內膜炎, 生理痛(配三陰交)에 有效하다.
   ④ 命門火衰로 인한 夜間頻尿, 膀胱虛寒(遺尿) 等에 사용한다.

4. 身體의 免疫增强作用이 있다.

"頭痛如破 身熱如火汗不出 瘦瘕(千金作頭痛) 寒熱汗不出 惡寒 裏急 腰腹相引痛 命門主之."《甲乙經》

"命門(一名屬累)…主頭痛如破 身熱如火 汗不出 寒熱痎瘧 腰脊相引痛 骨蒸

█ 五臟熱 小兒發癎 張口搖頭 身反折角弓."《大成》

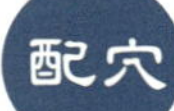 **配穴**

1. "老者便多 命門兼腎俞而着艾."《玉龍賦》
2. "取肝俞與命門 使瞽士視秋毫之末."《標幽賦》　　　　瞽(고) : 소경, 마음이 어둡다.
3. "配膀胱俞 治煩滿汗不出."《千金方》
4. 配腎俞, 八髎, 三陰交 治遺精, 遺尿, 經痛, 帶下 等 泌尿生殖器疾患.
5. "老者便多 命門兼腎俞而着艾."《玉龍賦》

懸樞 GV₅　　　　　　　　　　　　　　　　　　　　Hyeonchu Xuanshu

異名	懸柱.
出典	甲乙.
名義	懸樞者 懸系樞紐之機關 三焦發源之根基也. 余觀太極擧初以晃腰爲宗旨 用臍腰作中心之軸 運通周身之精力 從命門貫三焦 而出四肢 太極懸於腰中 有大自然之靈活 助水分之極旋 至十三椎下 陰陽初判, 故名懸樞.
部位	第13椎(第1腰椎) 下.
取穴	伏臥位 或 俯臥位取之. 第1·2腰椎 棘突 間 凹陷處에 取한다.

懸樞 GV₅ ←1.5寸→ 三焦俞 BL₂₂ ←1.5寸→ 肓門 BL₅₁

筋肉	胸腰筋膜(thoracolumbar aponeurosis), 棘上靭帶(supraspinous lig.), 棘間靭帶(interspinous lig.).
神經	腰椎神經背側枝의 皮枝(cutaneous br. of dorsal rami of lumbar n.), 腰椎神經背側枝의 內側枝(medial br. of dorsal rami of lumbar n.).
血管	腰椎動靜脈의 背側枝(dorsal br. of lumbar a. & v.), 後椎骨靜脈叢(post. vertebral venous plexus.).
穴性	助陽健脾, 通調腸氣, 强健腰膝.
主治	腰脊强痛, 腰背硬直疼痛, 腹痛, 脾胃虛弱, 腹中積氣, 消化不良, 腸雜音, 水穀不化, 泄瀉, 痢疾, 直腸脫出.

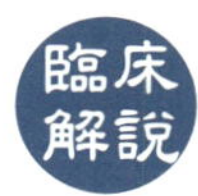

1. 命門의 補助穴로서 腰脊强痛 腰痛에 사용한다 : 消化障碍를 수반하는 腰痛(食積腰痛)에 有效하다.

2. 腸胃病(消化不良, 下痢)에 사용한다.

> "腹中積上下行 懸樞主之."《甲乙經》

> "懸樞…腰脊强不得屈伸 積氣上下行 水穀不化 下利 腹中留疾."《大成》

脊中 GV6 Cheokjung Jizhong

異名	神宗, 脊俞, 俞柱, 俞膑.
出典	素問 骨空論, 甲乙.
名義	脊中 在十一椎節下肝, 背凡二十一節 而此爲中也.
部位	第11椎 下.

取穴 伏臥位 或 坐位取之. 第11·12胸椎 棘突 間 凹陷處에 取한다.

脊中 GV6 ←1.5寸→ 脾俞 BL20 ←1.5寸→ 意舍 BL49

筋肉 胸腰筋膜(thoracolumbar fascia), 棘上靭帶(supraspinous lig.), 棘間靭帶 (interspinous lig.).

神經 胸椎神經背側枝의 皮枝(cutaneous br. of dorsal rami of thoracic n.), 胸椎神經背側枝의 內側枝(medial br. of dorsal rami of thoracic n.).

血管 胸椎動靜脈의 背側枝(dorsal br. of lumbar a. & v.), 後椎骨靜脈叢(post. vertebral venous plexus.).

鍼法 直刺 3~5分, 斜刺 0.5~1寸(鍼尖向上斜刺).

灸法 肉灸 3~7壯, 溫灸 10~30分. "刺入五分, 不可灸 灸之令人瘻."《甲乙經》

穴性 健脾利濕, 寧神鎭痙, 通調腸氣.

主治 泄瀉腹滿, 鼓腸, 不嗜食, 腰脊强痛, 腰痛, 不能俯仰, 痔瘡, 痔疾便血, (小兒)脫肛, 直腸脫出, 黃疸, 小兒疳病, 感冒, 溫病, 肝炎, 膽囊炎, 膵臟炎, 糖尿病, 目眩不明, 遠近視物不辨靑黃

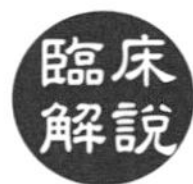

1. 脾俞穴과 連하는 부위로 脾胃·肝膽관련 疾患에 應用된다 : 配脾俞.

　　① 慢性 消化器疾患에 有效하다 : 配膈俞, 肝俞, 脾俞.

　　　　├─ 肝膽疾患(膽囊炎, 膽石症) : 右側肝俞, 脾俞에 反應(壓痛, 硬結)이 나타
　　　　│　난다.
　　　　└─ 膵臟·消化器(脾胃)疾患 : 左側肝俞·脾俞에 反應(壓痛, 硬結)이 나타
　　　　　　난다.

　　② 黃疸에 사용한다.

2. 糖尿病(中消, 下消)의 必須穴이다 : 配脾俞, 足三里.

> "腹滿不能食 刺脊中." "腰脊强 不得俯仰 刺脊中." "黃癉(千金云腹中不動
> 作) 刺脊中."《甲乙經》

> "脊中(一名神宗, 一名脊俞)…主風癎癲邪 黃疸 腹滿不嗜食 五痔便血 溫病
> 積聚 下利 小兒脫肛."《大成》

中樞 GV7　　　　　　　　　　　　　　　　　　　Jungchu Zhongshu

名義	穴當脊中上一關節 爲脊中的樞轉處, 因名中樞.
出典	素問 氣府論.
部位	第10椎 下.
取穴	伏臥位 或 正坐取穴. 第10·11胸椎 棘突 間 凹陷處에 取한다.

中樞 GV7 ←1.5寸→ 膽俞 BL19 ←1.5寸→ 陽綱 BL48

筋肉	胸腰筋膜(thoracolumbar fascia), 棘上靭帶(supraspinous lig.), 棘間靭帶 (interspinous lig.).
神經	胸椎神經背側枝의 皮枝(cutaneous br. of dorsal rami of thoracic n.), 胸椎 神經背側枝의 內側枝(medial br. of dorsal rami of thoracic n.).
血管	胸椎動靜脈의 背側枝(dorsal br. of thoracic a. & v.), 後椎骨靜脈叢(post. vertebral venous plexus.).
穴性	健脾利濕, 淸熱止痛.

主治 腰痛不能俯仰, 脊背强痛, 胃痛, 嘔吐, 不思食, 身黃, 腹滿, 腸痛, 舌直, 視力減退.

中樞〈 膽俞〈 陽綱의 順으로 多用된다.

1. 肝膽疾患(肝炎, 膽囊炎, 黃疸, 腹滿)의 反應點 및 治療穴이다.

2. 膽汁分泌異常으로 인한 消化不良에 사용한다.
  - 膵臟疾患 : 左側 膽俞穴 部位에 反應이 나타난다.
  - 肝膽疾患(膽囊炎, 膽石症) : 右側 膽俞穴 部位에 반응이 强하다. 右側肩背部로 放散痛이 甚하게 나타난다.

"背與心相控而痛, 所治天突與十椎及上紀. 上紀者 胃脘也, 下紀者 關元也. 背胸邪繫陰陽左右如此 其病前後痛澀 胸脇痛而不得息 不得臥 上氣 短氣 偏痛. 脈滿起 斜出尻 脈絡胸脇 支心貫鬲 上肩加天突 斜下肩 交十椎下." 《素問 · 氣穴論》

"眼暗 灸大椎下 數節第十當脊中 安灸二百壯 惟多爲佳 至驗."《千金方》

1. "配天突, 中脘 治背與心相控而痛."《素問 · 氣穴論》

筋縮 GV8   Geunchuk Jinsuo

異名 筋策.

出典 甲乙.

名義 穴在第九推節下間 因其脈氣與肝俞相通, 肝主筋 肝病則筋肉攣縮, 穴主攣縮筋縮, 因以爲名.

部位 第9椎 下.

取穴	伏臥位 或 坐位取穴. 第9·10胸椎 棘突 間 凹陷處에 取한다.

筋縮 **GV₈** ←1.5寸→ 肝俞 **BL₁₈** ←1.5寸→ 魂門 **BL₄₇**

筋肉	胸腰筋膜(thoracolumbar fascia), 棘上靭帶(supraspinous lig.), 棘間靭帶 (interspinous lig.).
神經	胸椎神經背側枝의 皮枝(cutaneous br. of dorsal rami of thoracic n.), 胸椎 神經背側枝의 內側枝(medial br. of dorsal rami of thoracic n.).
血管	胸椎動靜脈의 背側枝(dorsal br. of thoracic a. & v.), 後推骨靜脈叢(post. vertebral venous plexus.).
鍼法	直刺 3～5分, 斜刺 5～8分(鍼尖向上斜刺).
灸法	肉灸 3～7壯, 溫灸 10～15分.
穴性	平肝熄風, 寧神鎭痙.
主治	腰脊神經痛, 强直性 痙攣, 癲癎, 癲狂, 眼回轉不全, 胃痛, 腸痙攣, 痿躄, 心痛, 不安, 譫妄, 精神疾患, 破傷風.

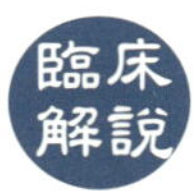

1. 肝機能 衰退로 인한 筋攣縮, 萎縮症狀에 效果가 優秀하다 : 配肝俞.

① 臨床에서 小兒驚癎으로 인한 痿躄, 疳病, 筋弛緩 症狀에 多用된다.

② 腰痛, 腰脊疼痛, 腰背神經痛에 有效하다.

③ 胃痙攣에 사용한다.

☞ 筋縮, 承筋·承山, 陽陵泉의 隨證選穴

— 筋縮 **GV₈** : 强直性 筋痙攣, 筋肉이 攣縮되거나 萎縮된데 臨床에서 多用된다.

— 承筋 **BL₅₆**, 承山 **BL₅₇** : 電解質代謝 平衡失調(脫水)로 인한 筋痙攣(霍亂轉筋)에 사용한다.

— 陽陵泉 **GB₃₄** : 虛實에 관계없이 모든 一般的인 筋痙攣, 筋無力症, 捻挫에 應用하며, 특히 筋弛緩으로 인한 下肢無力症에 效果가 優秀하다.

2. 婦女의 臟燥症(히스테리, 神經衰弱, 譫妄, 躁鬱症)에 多用한다(肝藏血).

“狂走 癲疾 脊急强 目轉上揷 筋俞[3]主之.” “小兒驚癎加瘈瘲 脊急强 目轉
上揷 筋縮主之.”《甲乙經》

“筋縮…癲疾狂走 脊急强 目轉反載上視 目瞪 癎病多言 心痛.”《大成》

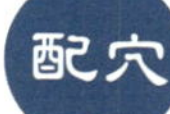 **配穴**

1. “配水道 治脊强.”《百症賦》
2. “配曲骨, 陰谷, 行間 治驚癎狂走, 癲疾.”《千金方》
3. “配天突 治小兒吼閉.”《勝玉歌》

至陽 GV9 　　　　　　　　　　　　　　　　　　　　Jiyang Zhiyang

異名　筋束, 肺底.

出典　甲乙.

名義　至者 達也 又極也. 如四時之令 夏至爲夏之至極. 人身以背爲陽 而橫膈以下爲
陽中之陰 橫膈以上陽中之陽. 陽中之陽 卽陽之至也, 故名至陽.

部位　第7椎 下.

取穴　坐位 或 伏臥位取穴. 第7・8胸椎 棘突 間 凹陷處(或은 兩 肩胛骨 下角을 이
은 橫線의 中點)에 取한다.

至陽 GV9 ←1.5寸→ 膈俞 BL17 ←1.5寸→ 膈關 BL46

筋肉　胸腰筋膜(thoracolumbar fascia), 棘上靭帶(supraspinous lig.), 棘間靭帶
(interspinous lig.).

神經　胸椎神經背側枝의 皮枝(cutaneous br. of dorsal rami of thoracic n.), 胸椎
神經背側枝의 內側枝(medial br. of dorsal rami of thoracic n.).

血管　胸椎動靜脈의 背側枝(dorsal br. of thoracic a. & v.), 後椎骨靜脈叢(post.
vertebral venous plexus.).

穴性　理氣機, 化濕熱, 寬胸利膈.

---

3) 筋俞：《千金方》卷三十,《外臺》卷三十九에는 ‘筋縮’으로 되어 있다.

主治　肝炎, 黃疸, 膽束炎, 食慾喪失, 嘔酸, 腹鳴, 腸雜音, 腰痛, 脊强, 腰背疼痛, 胸膜炎, 喘促不寧, 胸脇支滿, 肋間神經痛, 四肢重痛, 脛骨痛.

肝·膽·胃疾患을 主治한다.

1. 모든 胃腸病의 代表穴이다 : 胃炎, 胃內停水, 胃酸過多症, 胃無力症 等으로 인한 消化不良, 食慾不振에 效果가 優秀하다.

2. 諸般 肝膽疾患(肝炎, 膽囊炎) 특히 黃疸에 有效하다 : 配膈俞, 肝俞, 膽俞.

3. 一切의 血病, 婦人病에 응용한다 : 兩傍에 血會穴인 膈俞가 있고, 주위 上·下에 肝俞(肝藏血)와 心俞(心主血)가 위치한다.

　① 一切의 血病의 診斷點(壓通點) 및 治療穴이다(配膈俞) : 膈俞보다 壓痛發現이 잘 되므로 診斷 時 至陽부터 살핀다.

　　☞ 膈俞, 血海, 三陰交의 사용구분 : 膈俞 **BL17** 는 上半身 血症, 血海 **SP10** 는 下半身血症, 그리고 三陰交 **SP6** 는 全身性 血症에 多用된다.

　② 婦人의 不感症에 有效하다 : 配膈俞.

　③ 落傷 等으로 인한 胸膜炎, 胸腹滿, 喘促不寧에 사용한다.

4. 腎熱[4](腎機能異常)에 사용한다.

"熱病氣穴 三椎下間 主胸中熱, 四椎下間 主鬲中熱, 五椎下間 主肝熱, 六椎下間 主脾熱, 七椎下間 主腎熱, 榮在骶也."《素問·刺熱論》

"寒熱懈懶(一本作懶) 淫濼脛痠 四肢重痛 少氣難言 至陽主之."《甲乙經》

"至陽主五疸痞滿."《入門》

"至陽…腰脊痛 胃中寒氣 不能食 胸脇支滿 身羸瘦 背中氣上下行 腹中鳴 寒熱解㑊 淫濼脛痠 四肢重痛 少氣難言 卒疰忤 攻心胸."《大成》

疰(주) : 은결병, 胸腹의 병　忤(오) : 거스르다, 어지럽다

---

4) 腎熱 : 腎에 생긴 여러 가지 熱證. 먼저 허리가 아프고 口渴이 심해서 자주 물을 마시며 面色이 검고 이빨에 윤기가 없다. 滋腎丸, 六味地黃丸을 주로 쓴다.

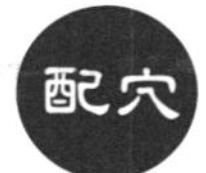 1. 配心俞, 內關, 脈會(太淵) 治心律不齊, 心搏動不整.

Ⓖ 腎熱
[異名] 定喘.
[部位] 第7胸椎下(至陽穴) 兩傍 各 5分. 膈俞穴 內側 1寸處.
[主治] 腎炎, 尿路感染, 慢性 氣管支炎, 肺氣腫, 氣管支哮喘.

Ⓖ 氣喘
[部位] 第七胸椎棘突左右旁開 各二寸處, 左右計二穴.
[鍼灸法] 針三分至五分. 灸三至七壯.
[主治] 哮喘, 氣管支炎, 胸膜炎, 心悸.

靈臺 GV10　　Yeongdae Lingtai

異名	肺底.《循經考穴編》
出典	素問 氣府論.
名義	靈臺者 心靈之臺也. 上有心俞 下有膈俞 中有黃脂膏壘如臺, 其兩旁爲督俞之所繫 陽氣通其中, 心靈居上, 故名靈臺.
部位	第6椎 下.
取穴	正坐 或 伏臥取之. 第6·7胸椎 棘突 間 凹陷處에 取한다. 靈臺 GV10 ←1.5寸→ 督俞 BL16 ←1.5寸→ 譩譆 BL45
筋肉	胸腰筋膜(thoracolumbar fascia), 棘上靭帶(supraspinous lig.), 棘間靭帶(interspinous lig.).
神經	胸椎神經背側枝의 皮枝(cutaneous br. of dorsal rami of thoracic n.), 胸椎神經背側枝의 內側枝(medial br. of dorsal rami of thoracic n.).
血管	胸椎動靜脈의 背側枝(dorsal br. of lumbar a. & v.), 後椎骨靜脈叢(post. vertebral venous plexus.).
穴性	清熱化濕, 止咳定喘.

主治　咳嗽, 氣喘, 喘息, 氣管支炎, 脊痛項強, 骨蒸勞瘵, 疔瘡, 小兒感冒, 呼吸困難, 精神疾患.

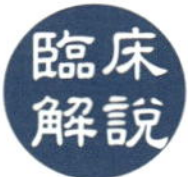

內部爲心肺로서 諸般 心肺疾患에 사용한다(灸法).

1. 喘息의 名穴로서 특히 小兒喘息·感冒에 사용한다 : 配身柱.

2. 甚한 心不全症에 有效하다.

3. 神志病에 사용한다 : 靈臺穴 刺戟은 精神神經系를 強化시키는 作用이 있다.

"熱病氣穴 三椎下間 主胸中熱, 四椎下間 主鬲中熱, 五椎下間 主肝熱, 六椎下間 主脾熱, 七椎下間 主腎熱, 榮在骶也."《素問·刺熱論》

"靈臺…《銅人》缺治病. 見《素問》. 今俗灸之 以治氣喘不能臥, 火到便愈, 禁鍼."《大成》

Ⓖ 脾熱
[部位] 第6胸椎 下(靈臺穴) 兩傍 各 5分. 督俞穴 內側 1寸處.
[主治] 消化不良, 脾臟腫大, 肝炎, 膵臟炎, 脾機能亢進, 腮腺炎.

神道 GV11　　　　　　　　　　　　　　　　　　　　　　Sindo Shendao

異名　衝道, 臟俞, 藏俞.

出典　甲乙.

名義　① 穴在第五椎節下間. 應心 心藏神 穴主神 爲心氣之通道 主心疾, 故名神道.
　　　② 神道者 心藏神, 心俞在椎兩旁 其統系於背 心神仗督陽之氣 所行之道, 故名神道.

部位　第5椎 下.

取穴　坐位 或 伏臥位取穴. 第5·6胸椎 棘突 間 凹陷處에 取한다.
　　　神道 GV11 ←1.5寸→ 心俞 BL15 ←1.5寸→ 神堂 BL44 ←…→ 天宗 SI11

筋肉	棘上靭帶(supraspinous lig.), 棘間靭帶(interspinous lig.).
神經	胸胸神經背側枝의 皮枝(cutaneous br. of dorsal rami of thoracic n.), 胸椎神經背側枝의 內側枝(medial br. of dorsal rami of thoracic n.).
血管	胸椎動靜脈의 背側枝(dorsal br. of lumbar a. & v.), 後椎骨靜脈叢(post. vertebral venous plexus.).
穴性	寧神安心, 淸熱平喘.
主治	健忘, 驚悸, 精神疾患, 神經衰弱, 小兒風癎瘈瘲, 恍惚悲愁, 身熱頭痛, 高血壓, 咳嗽, 喘息, 氣喘, 脊膂强痛, 背强直, 背上冷痛.

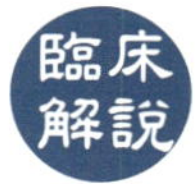

1. 循環器系障碍(心臟諸病, 血脈病)에 應用한다 : 輕한 心痛, 狹心症에 수반하는 痛症의 제거에 有效하다(配心俞, 巨闕). 肺結核 및 其他 結核症.

   ☞ 心臟異常 時에는 대부분 左側 厥陰俞, 心俞, 督俞, 膈俞에 심한 壓痛이 나타난다.

2. 神志病에 效果가 卓越하다 : 神經衰弱, 히스테리, 情緒不安·失調 等 精神疾患에 有效하다.

3. 諸般 熱性病, 특히 小兒發熱에 補助穴로 사용된다.

   "熱病氣穴 三椎下間 主胸中熱, 四椎下間 主鬲中熱, 五椎下間 主肝熱, 六椎下間 主脾熱, 七椎下間 主腎熱, 榮在骶也."《素問·刺熱論》

   "身熱頭痛 進退往來 神道主之."《甲乙經》

   "神道…主傷寒發熱 頭痛 進退往來 瘧虐 恍惚 悲愁健忘 驚悸 失欠 牙車蹉 張口不合 小兒風間 瘈瘲 可灸七壯."《大成》

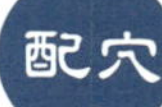

1. "配心俞 治風癎常發."《百症賦》
2. "配關元 治身熱頭痛, 進退往來."《千金方》
3. "配天井, 心俞 治悲愁恍惚, 悲傷不樂."《千金方》

4. "配曲池, 人迎, 章門, 中府, 臨泣, 天池, 旋機, 輸府 治胸中滿."《千金方》

5. "配谷中(脊中), 腰輸, 長强, 大杼, 膈關, 水分, 脾輸, 小腸輸, 膀胱輸 治腰
   脊急强."《千金方》

6. "配天牖, 缺盆, 大杼, 天突, 水道, 巨骨 治肩背痛."《千金方》

7. "商丘, 神庭, 上星, 百會, 完骨, 風池, 神道, 液門, 前谷, 光明, 至陰, 大杼
   主痎瘧熱."《千金方》

Ⓖ 肝熱
[異名] 結核.
[部位] 第5胸椎 下 兩傍 各5分. 心俞穴 內側 1寸處.
[主治] 肝炎, 膽囊炎, 肺結核 및 其他結核症, 肋間神經痛.

身柱 GV12　　　　　　　　　　　　　　　　　　Sinju Shenzhu

異名　尖氣, 塵氣, 智利毛, 知利氣, 知利介.

出典　甲乙.

名義　身柱者 爲身之柱骨也. 人背脊在第三椎下兩旁是肺臟 關係全身之氣脈 前封
　　　　兩孔間膻中 宗氣之所出 其肺繫於第三椎節 其脊髓通下 其上貫於腦. 肺氣關
　　　　乎一身之脈 通腦是爲主要之臺柱 語云立柱頂千斤. 世俗以千斤骨倒 不出一年
　　　　即亡, 因此爲負身之立柱, 故名身柱.

部位　第3胸椎棘突下.

取穴　坐位 或 伏臥位取穴. 第3·4胸椎 棘突 間 凹陷處(兩肩胛棘之間의 中點)에
　　　　取한다.

　　　　身柱 GV12 ←1.5寸→ 肺俞 BL13 ←1.5寸→ 魄戶 BL42 ←…→ 曲垣 SI13

筋肉　棘上靭帶(supraspinous lig.), 棘間靭帶(interspinous lig.).

神經　胸椎神經背側枝의 皮枝(cutaneous br. of dorsal rami of thoracic n.), 胸椎
　　　　神經背側枝의 內側枝(medial br. of dorsal rami of thoracic n.).

血管　胸椎動靜脈의 背側枝(dorsal br. of thoracic a. & v.), 後椎骨靜脈叢(post.
　　　　vertebral venous plexus.).

穴性 　理氣降逆, 祛邪退熱, 淸心寧志, 補肺淸營, 止咳平喘, 鎭靜.

主治 　氣管支炎, 咳嗽痰喘, 氣喘, 肺結核, 癲癎, 風癎, 癲狂, 精神病, 神經衰弱, 胸背痛, 腰背强痛, 發熱, 痙攣, 小兒驚厥, 瘦瘶, 疔瘡.

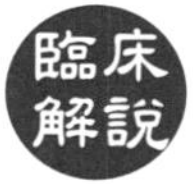

1. 宣肺淸熱作用이 優秀하여 諸般 熱性疾患에 多用한다.

   ① 小兒 諸症의 必須穴로서 '小兒의 三里穴', '小兒解熱의 名穴'이다 : 小兒發熱에는 身柱(配陶道, 大椎)를 爲主로 主治한다. 반면 成人의 解熱은 風門 **BL12** 을 爲主로 사용한다.

   cf. 婦人의 三里穴은 三陰交, 老人의 三里穴은 太谿.

   ② 小兒驚氣, 癲癎에 有效하다(鍼灸) : 配命門, 三里, 十宣穴(命門, 三里는 가볍게 弱자극으로 配加한다).

   ③ 어린이 鼻衄에 多用한다 : 配靈臺, ⑧ 六完.

   ④ 內部爲肺臟으로 呼吸器疾患에 응용한다(肺主氣) : 咳嗽, 喘息, 肺炎, 氣管支炎 等에 사용하며 특히 小兒喘息(配靈臺)에 效果가 優秀하다.

   ⑤ 肺虛로 인한 勞瘵, 潮熱(身熱), 痿躄에 사용한다 : 中風患者가 몸의 중심을 正常的으로 잡지 못할 때 應用한다(肺主氣).

2. 精神神經系疾患, 腦·脊髓關聯 疾患에 폭넓게 응용된다(肺主氣) : 神經症(神經衰弱, 不安, 見鬼, 譫語), 히스테리, 神經性 顔面神經麻痺, 癲癎 等에 매우 多用된다.

3. 肩背痛, 頸椎디스크에 補助的으로 사용한다 : 配肺俞, 厥陰俞, 心俞. 頸椎患者의 90% 以上에서 肺俞～心俞穴 部位에 硬結點이 나타난다(點刺出血, 附缸).

"熱病氣穴 三椎下間 主胸中熱, 四椎下間 主膈中熱, 五椎下間 主肝熱, 六椎下間 主脾熱, 七椎下間 主腎熱, 榮在骶也."《素問·刺熱論》

"大熱遍身 故狂言而妄見妄聞 視足陽明及大絡取之 虛者補之 血如實者瀉之. 因令偃臥 居 其頭前 以兩手四指按其頸動脈久持之 卷而切推之 下至缺

盆中 復止如前 熱去乃已. 此所謂推而散之者也. 身熱狂走 譫語 見鬼 瘈瘲
身柱主之." "癲疾怒欲殺人 身柱主之(千金又云 瘈瘲 身熱狂走 譫語 見
鬼)."《甲乙經》

"身柱…主腰脊痛 癲病狂走 瘈瘲 怒欲殺人 身熱 妄言見鬼 小兒驚癇. 難經
云：治洪長伏三脈 風癇發狂 惡人與火 灸三椎・九推."《大成》

配穴
1. "配膏肓, 陶道, 肺俞 治虛損五勞七傷, 四時傷寒."《圖翼》《乾坤生意》
2. "配本神 治癲疾."《圖翼》《百症賦》
3. "配五處, 委中, 委陽, 崑崙 治脊强反折, 瘈瘲, 癲疾頭痛."《千金方》
4. "配絡却, 聽會 治狂走, 瘈瘲, 恍惚不樂."《千金方》
5. 配大椎, 肺俞, 天突, 膻中 治咳嗽.

(신) **肺熱**
[部位] 第3胸椎下(身柱穴) 兩傍 各 5分, 肺俞穴 內側 1寸處.
[主治] 氣管支炎, 胸膜炎, 肺炎, 背痛.

陶道 GV13　　　　　　　　Dodo Taodao [足太陽經與督脈之會穴]

出典	甲乙, 大椎節下中間.
名義	丘形上有兩丘相累曰陶, 穴在大椎節下間 第二椎上間. 大椎・二椎似兩丘相重累, 爲督脈之氣通行之道, 故名陶道.
部位	第1椎 下.
取穴	正坐俯頭 或 伏臥位取穴. 第1・2胸椎 棘突 間 凹陷處에 取한다. 陶道 GV13 ←1.5寸→ 大杼 BL11 ←1.5寸→ 肩外俞 SI14
筋肉	棘上靭帶(supraspinous lig.), 棘間靭帶(interspinous lig.).
神經	腰椎神經背側枝의 皮枝(cutaneous br. of dorsal rami of lumbar n.), 腰椎神經背側枝의 皮枝의 內側枝(medial br. of dorsal rami of lumbar n.).
血管	腰椎動靜脈의 背側枝(dorsal br. of lumbar a. & v.), 後推骨靜脈叢(post

vertebral venous plexus).

穴性　疏表邪, 淸肺熱, 補虛損, 安神.

主治　急性 熱病, 惡寒發熱, 瘧疾, 目眩, 頭痛, 頭項部筋痙攣, 胸部壓迫感, 脊强, 痙攣, 瘈瘲, 蕁麻疹, 肺結核.

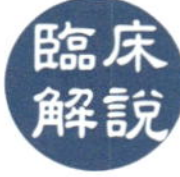

1. 淸肺熱作用이 優秀하여 外感(風寒濕)으로 인한 諸 熱性疾患에 必須穴로 사용한다.

> ① 外感寒邪로 인한 感冒發熱에 效果가 優秀하다 : 熱로 인한 頭重 · 頭痛, 眩暈, 項强(頭項部筋痙攣)에 사용한다.
>
> ② 連珠瘡(結核性 임파선염) 等 목주위에 발생하는 惡性 腫氣에 사용한다(灸法).
>
> ③ 緩急諸風, 高血壓의 隨伴症狀(氣逆)에 사용한다 : 口噤不能言, 半身不遂, 目閉耳聾, 唇靑口白戴眼, 角弓反張 等의 中風麻痹 · 痙攣疾患에 사용한다.

“頭重目瞑 悽厥 寒熱汗不出 陶道主之.”《甲乙經》

“不能言者 灸第二椎上五十壯.”《肘後方》

“陶道…一傳此穴 善退骨蒸之熱.”《圖翼》

“陶道…主瘈瘧寒熱 洒淅脊强 煩滿 汗不出 頭重 目瞑 瘈瘲 恍惚不樂.”《大成》

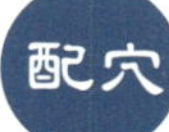

1. “配肺俞 治發熱時行.”《百症賦》
2. “配身柱, 肺俞, 膏肓, 治虛損五勞七傷, 四時傷寒.”《圖翼》
3. 配間使, 曲池, 內關 治瘧疾.
4. “配天柱, 大杼, 孔最, 後谿 治頭痛.”《千金方》
5. “消濼, 本神, 通天, 强間, 風府, 瘖門, 天柱, 風池, 齦交, 天衝, 陶道, 外丘, 通谷, 玉枕 主項如拔, 不可左右顧.”《千金方》

6. "配天柱, 崑崙 治目眩又目不明, 目如脫."《千金方》

7. "配上管, 曲差, 上星, 天柱, 上髎, 懸釐, 風池, 命門, 膀胱俞 治煩滿汗不出."《千金方》

8. 配玉枕, 大杼, 肝輸, 心輸, 膈輸 治汗不出, 悽厥惡寒.

大椎 GV14　　　　　Daechu Dazhui [手·足三陽與督脈之會穴]

異名　百勞, 上杼.

出典　素問 氣府論. 甲乙.

名義　大椎 在一椎上陷宛宛中, 平肩取之. 爲項後平肩第一大椎骨 後大椎而下 以次類椎, 故名大椎.

部位　第1椎上 陷中.

取穴　坐位低頭取穴. 第7頸椎 棘突 下 陷中, 第7頸椎와 第1胸椎 棘突 間에 取한다. 고개를 굽힐 때 가장 많이 튀어나오는 뼈가 第7頸椎이며 고개를 전후좌우로 움직이면 같이 움직인다. 만일 두 개가 튀어나온 경우에는 위의 것이 第6頸椎, 아래가 第7頸椎다.

大椎 GV14 ←2寸→ 肩中俞 SI15 ←2寸→ 肩井 GB21 ←4寸→ 肩髃 LI15

筋肉　棘上靭帶(supraspinous lig.), 棘間靭帶(interspinous lig.).

神經　腰椎神經背側枝(post. br. of thoracic n.), 頸椎神經(cervical n.).

血管　淺頸動脈(superficial cervical a.).

鍼法　直刺 3～5分, 斜刺 5分～1寸(鍼尖向上斜刺). 深刺禁止, 提揷捻轉禁止, 附缸禁止(부항으로 瀉血하면 吐血할 우려가 있다. 따라서 必要 時에는 點刺放血한다).

灸法　肉灸 5～15壯, 溫灸 10～30分.

穴性　疏風散寒, 解表通陽, 理氣降逆, 鎮靜安神, 健腦.

主治　急性 熱病, 間歇熱, 高熱, 溫瘧痎瘧, 暑病, 感冒, 氣管支炎, 咳嗽上氣, 短氣不語, 胸脇脹滿, 小兒急驚, 瘧疾, 癲癇, 鼻衄不止, 嘔吐, 頭痛, 脊椎痛, 脊背強痛, 項強, 頸無力, 肩背痛, 小兒痲痺後遺症, 神經衰弱, 虛汗盜汗.

1. 手·足三陽·督脈之會穴로서 모든 陽經이 거쳐 가므로 解熱作用이 優秀하여 熱性疾患을 主治한다.

　① 風寒外感, 感冒發熱의 必須穴이다 : 配曲池, 外關, 合谷, 風池, ⑧ 感冒三穴, ⑭ 扁桃七點(大椎, 天牖, 手三里, 照海).

　② 熱이 甚해서 오는 嘔吐(熱盛煩嘔)에 사용한다 : 配內關

　③ 結核性疾患의 發熱에 사용한다 : 配結核(大椎 兩傍 3.5寸), ⑪ 肝熱(結核).

　④ 高血壓에 사용한다 : 大椎 部位가 隆起되었을 경우에는 血壓을 체크해보아 血壓이 있으면 瀉血한다.

　⑤ 甲狀腺疾患에 有效하다.

2. 氣管支痙攣 緩和作用이 優秀하여 氣管支喘息, 咳嗽에 多用한다 : 配治喘(大椎 兩傍 2~3分), 定喘(大椎 兩傍 5分), 喘息(大椎 兩傍 1寸), 氣喘(第7胸椎 兩傍 2寸).

3. 一名 八會穴[5] 中 骨會穴로서 脊椎異常, 특히 頸椎關聯 諸症에 有效하다 (針灸) : 大杼穴 **BL11** 대신 大椎穴을 骨會穴로 보기도 한다.

"大椎爲骨會."《類經圖翼》《針灸逢源》《經穴圖考》《勉學堂針灸集成》

　① 頸椎異常으로 인해 일어나는 手臂麻痺症勢에 사용한다 : 必配肩外俞, 肩中俞. 大椎~身柱는 上肢神經의 起始處이다.

　② 外感寒邪로 인한 項强寒熱, 頸項强不得回顧, 落枕에 補助穴로 이용한다 : 配後谿, 中渚, 列缺.

"傷寒熱盛煩嘔 大椎主之." "痓脊强互引 惡風 時振慄 喉痺 大氣滿 喘 胸中鬱鬱 氣熱 睆睆 項强 寒熱 僵仆 不能久立 煩滿裏急 身不安席 大椎主之."《甲乙經》

"脚氣 先灸大椎."《肘後備急方》

---

5) 八會穴 : 章門(臟會), 中脘(腑會), 膻中(氣會), 膈俞(血會), 陽陵泉(筋會), 太淵(脈會), 大杼(骨會), 懸鍾(髓會).

"大椎…肺脹脇滿 嘔吐上氣 五勞七傷 乏力 溫瘧痎瘧 氣注背膊拘急 頸項强不得回顧 風勞食氣 骨熱 前板齒6)燥. 仲景曰 : 太陽與少陽並病 頸項强痛或眩冒 時如結胸 心下痞硬者 當刺大椎第一間."《大成》

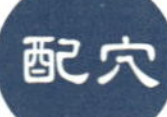

1. "配間使, 乳根 治脾寒發瘧."《大成》
2. "瘧疾寒熱眞可畏 須知虛實可用意, 間使宜透支溝中 大椎七壯如聖治."《肘後歌》
3. 配中脘 治溫瘧.
4. 配腰俞 治溫瘧.
5. 配曲池, 外關, 合谷, 風池 治感冒, 發熱頭痛.
6. 配脾俞, 足三里, 三陰交 治血液病.

Ⓣ 感冒三
[部位] 第7頸椎 下 安全穴(大椎穴), 第2胸椎 下 兩傍 3寸 金斗穴(膏肓穴), 計3穴.
[鍼法] 用毫鍼鍼入皮下卽見奇效.
[主治] 重感冒.
[解說 및 運用] 此處所指之安全應係指督脈之大椎而言金斗穴卽膀胱經之膏 肓穴, 大椎連同兩側之膏肓 計三穴治感冒甚效, 故稱‘感冒三穴’.

Ⓖ 定喘1
[部位] 大椎穴 兩傍 各 五分處, 左右計二穴.
[鍼灸法] 直刺, 針深五分至一寸. 灸三至七壯.
[主治] 哮喘, 咳嗽, 蕁痲疹, 項背痛.
[解說 및 運用] 大椎穴 주위의 穴들은 대체로 呼吸器(氣管支)系疾患에 有效하다.

Ⓖ 定喘2
[部位] 第七頸椎棘突左右旁開 各 二寸處(大椎穴上方五分 左右旁開二寸處), 左右計二穴.
[鍼灸法] 直刺, 針深五分至八分.
[主治] 咳嗽, 哮喘.

---

6) 前板齒 : 달리 門齒, 門牙, 切齒, 片牙, 齒牙라고도 한다. 上·下齒 각각의 앞니 中에서 한가운데 위치한 4개씩의 齒牙를 말하는 것으로 모두 합하여 8개다.

Ⓖ 喘息

[部位] 第七頸椎棘突左右旁開 各 一寸處, 計二穴(膈俞穴上方23分處之陷中).

[鍼灸法] 針三分至四分. 灸三至七壯.

[主治] 喘息, 哮喘, 呼吸困難, 蕁痲疹.

瘂門 GV15　　　　　　　　　Amun Yamen [督脈與陽維脈之會穴, 回陽九鍼穴[7]]

異名　瘂門, 舌橫, 瘖門, 舌厭, 橫舌, 舌根, 厭舌, 舌腫.

出典　素問 氣穴論. 甲乙, 千金翼.

名義　穴在後髮際宛宛中 卽在頭項正中後髮際上五分處, 因本穴聯係舌根 針之利於 發音 爲治瘂疾之門戶, 故名瘂門《經穴釋義匯解》, 瘂門一名舌厭, 在項後入髮 際五分宛宛中, 灸之則令人瘂, 故名也.《醫經理解》

部位　項後入髮際 5分.

取穴　正坐俯頭取之. 風府穴 GV16　下 5分, 腦戶穴 GV17　下 2寸, 第1·2頸椎 棘突 間의 凹陷處에 取한다. 瘂門 GV15　←1.5寸→ 天柱 BL10
　　　☞ 眉心(兩眉間陷中, 印堂)～前髮際를 3寸, 前髮際～後髮際를 1尺2寸, 前髮際～ 百會를 5寸, 百會～後髮際를 7寸, 後髮際～大椎를 3寸의 骨度法으로 계산한 다.

筋肉　項靭帶(nuchal lig.), 棘上靭帶(interspinous lig.).

神經　大後頭神經(greater occipital n.), 第三後神經(3rd occipital n.).

血管　後頭動靜脈(occipital a. & v.), 推骨靜脈叢(vertebral venous plexus), 第三 後頭動靜脈(3rd occipital a. & v.).

鍼法　直刺 3～5分, 斜刺 0.5～1寸. 口部와 耳垂의 水平位를 기준으로 刺入한다. 或은 울대방향이나 약간 下方으로 刺入한다. 提揷, 捻轉, 向內上方 深刺禁止 (深部爲延髓).

灸法　肉灸 禁艾炷灸(灸之會人瘂), 溫灸 3～5分.

---

7) 回陽九鍼穴：瘂門, 勞宮, 合谷, 中脘, 環跳, 足三里, 三陰交, 太谿, 湧泉.
　 "瘂門勞宮三陰交 湧泉太谿中脘接 環跳三里合谷併 此是回陽九針穴."《回陽九針歌》

穴性	通經絡利機關, 開神竅, 淸神志.
主治	舌難言, 暴瘖不得語, 舌强不語, 重舌, 舌骨上筋麻痹, 舌緩不能言, 瘂, 聾瘂, 後頭痛, 鼻衄, 中風頭痛, 瘈瘲, 狂, 脊强反折, 脊椎痛.

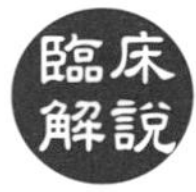

1. 入繫舌本하므로 諸般 言語不能·障碍之疾, 舌과 關聯한 病에 有效하다 :
   灸보다는 鍼이 효과적이다(肉灸禁止).
   ☞ 心經, 脾經(相通)은 舌本에 絡한다.
   ① 中風(後遺症), 動脈硬化症 等 주로 腦血管系疾患으로 인한 舌强不語
      에 사용한다 : 瘂門穴은 舌强不語, 風府穴은 舌緩不語를 治한다. "舌
      急針瘂門 舌緩針風府, 得氣卽瀉."《資生經》
   ② 스트레스나 신경을 많이 써서 오는 不語·失語症에 사용한다 : 配廉
      泉, 通里.
      cf.┌ 肺主氣의 異常 : 소리는 나는데 말을 못한다.
         └ 腎主納氣의 異常 : 말은 되는데 소리가 나오지 않는다.
   ③ 重舌(舌下軟骨瘤)에 사용한다.

2. 項强, 鼻出血, 頭重頭痛 等 高血壓과 關聯한 症狀에 응용된다.

3. 瘂門穴 刺針(深刺)으로 인한 副作用(不語, 失語) 發生 時에는 水溝穴을
   사용한다.

   "項强 刺瘂門" "舌緩 瘂不能言 刺瘂門."《甲乙經》

   "瘂門(一名舌厭, 一名舌橫, 一名瘂門)…主舌急不語 重舌 諸陽熱氣盛 衄
   血不止 寒熱風瘂 脊强反折 瘈瘲癲疾 頭重風汗不出."《大成》

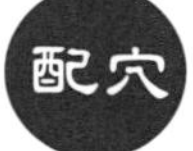

1. "配關衝 治舌緩不語."《百症賦》
2. "瘂門·風府二穴 主治中風舌緩 暴瘖不語 傷風傷寒 頭痛項急 不可回顧及
   抽搐等病."《金鑑》

3. 配廉泉, 耳門, 聽宮, 聽會, 合谷 治聾癌.

4. "配少商, 魚際, 二間, 中衝, 陰谷, 然谷 治舌强."《大成》

5. "配風府 治脊反折."《大成》

風府 GV16　　　　　　　　　Pungbu Fengfu [足太陽 · 督脈與陽維脈之會穴]

異名　舌本, 鬼枕, 鬼穴, 惺惺, 鬼林, 鬼本.

出典　靈樞 本輸篇. 甲乙.

名義　風府一名舌本, 在項後入髮際一寸大筋內宛宛中, 去腦戶一寸五分, 蓋風所從
入之府也, 故凡風熱病刺此.

部位　項後入髮際 1寸.

取穴　正坐微仰頭取穴. 瘂門穴 GV15 上 5分, 腦戶穴 GV17 下 1.5寸, 後髮際 上 1寸,
枕骨과 第1頸椎 間 凹陷處의 兩筋 間에 取한다.

筋肉　項靭帶(nuchal lig.).

神經　大後頭神經(greater occipital n.), 第三後頭神經(3rd occipital n.).

血管　後頭動靜脈(occipital a. & v.), 第三後頭動靜脈(3rd occipital a. & v.).

鍼法　直刺 3～5分, 斜刺 5～8分. 不宜深刺(深部爲延髓).

灸法　肉灸 3～5壯, 溫灸 10～20分.

穴性　祛風邪利機關, 淸神志, 泄氣火, 通關開竅.

主治　流行性感氣, 咽喉腫痛, 舌緩不語, 項强, 頭痛, 目眩, 鼻塞, 鼻衄, 頸項部神經
痛, 半身不遂, 中風, 精神分裂症, 精神病.

1. 外感風邪로 인한 諸般 症狀을 主治한다.

　① 感冒風寒으로 인한 惡寒發熱, (後)頭痛에 효과가 있다.

　② 項强에 사용한다 : 配後谿, 申脈.

2. 淸熱作用이 優秀하여 諸 風熱症狀에 사용한다.

① 舌緩不語(因風痰, 中風), 舌瘖에 效果가 있다. 配瘂門(舌强不語).

② 血壓降下에 有效하여 高血壓에 多用된다.

③ 中風, 半身不遂에 有效하다.

④ 腦의 病變, 一切의 神經證狀에 사용한다 : 狂走目妄視, 精神分裂症, 神經症 等 精神・神經病에 사용한다. 配大椎, 陶道, 內關.

3. 頭面部・五官科疾患의 常用穴이다 : 眩暈, 鼻疾患, 咽喉腫痛, 聾啞 等에 사용한다.

"黃帝問曰 余聞風者百病之始也. 以鍼治之, 奈何. 歧伯對曰 風從外入 令人振寒 汗出頭痛 身重惡寒, 治在風府 調其陰陽 不足則補 有餘則瀉. 大風頸項痛 刺風府, 風府在上椎."《素問・骨空論》

"黃帝曰 衛氣每至於風府 腠理乃發 發則邪入焉. 其衛氣日下一節, 則不當風府, 奈何. 歧伯曰 風府無常, 衛氣之所應 必開其腠理, 氣之所舍節則其府也."《靈樞・歲露論》

"大陽病 初服桂枝湯 反煩不解者 先刺風池風府 却與桂支湯則愈."《傷寒論》

"足不仁 刺風府." "頭痛項急 不得傾倒 目眩鼻 不得喘息 舌急難言 刺風府主之." "狂易多言不休 及狂走欲自殺 及目妄見 刺風府." "暴瘖不能言 喉嗌痛 刺風府."《甲乙經》

"風府(一名舌本)…主中風 舌緩不語 振寒汗出 身重惡寒 頭痛 項急不得回顧 偏風半身不遂 鼻衄 咽喉腫痛 傷寒狂走欲自殺 目妄視 頭中百病 馬黃黃疸. 瘧論曰 : 邪客於風府 循膂而下, 衛氣一日夜大會於風府 明日日下一節 故其作晏, 每至於風府 則腠理開, 腠理開 則邪氣入, 邪氣入 則病作, 以此日作稍益晏也. 其出於風府 日下一節, 二十五日下至骶骨, 二十六日入於脊內, 故日作益晏也."《大成》

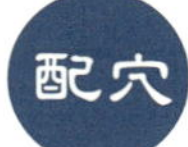

1. "配天窓, 勞宮 治喉嗌痛."《千金方》

2. "配腰俞 治足不仁."《千金方》

3. "配崑崙, 束骨 治狂易多言不休."《千金方》

4. "配肺俞 治狂走欲自殺."《千金方》

5. "配腦戶, 聽會, 聽宮, 翳風 治骨瘻, 眩, 狂瘈瘲, 口噤, 喉鳴沫出, 瘖不能
言."《千金方》

6. "配二間, 迎香 治鼽衄."《大成》

7. "配間使 治狂言盜汗如見鬼."《肘後歌》

8. "配環跳 治腰腿疼痛二十春."《肘後歌》

9. "配百會 治風疾."《行針指要歌》

10. 配齗交 治頸項急不得顧.

11. 配百會, 太陽 治頭痛.

12. "配風池 治傷寒百病."《席弘賦》

13. "消濼, 本神, 通天, 强間, 風府, 瘖門, 天柱, 風池, 齗交, 天衝, 陶道, 外丘,
通谷, 玉枕 主項如拔, 不可左右顧."《千金方》

14. "風池, 腦戶, 玉枕, 風府, 上星 主目痛不能視, 先取譩譆 後取天牖風池."
《千金方》

15. "曲差, 上星, 迎香, 素髎, 水溝, 齗交, 通天, 禾髎, 風府 主鼻窒喘息不利,
鼻喝僻多涕, 鼽衄有瘡."《千金方》

腦戶 GV17　　　　　　　　　　　Noeho Naohu [足太陽與督脈之會穴]

異名　匝風, 會額, 合顱, 仰風, 會顱, 迎風, 仰風, 西風.　　匝(잡) : 돌다, 둘레, 두루 널리

出典　素問 刺禁論. 甲乙.

名義　腦戶者 頭髓大腦之所居之戶也, 故名腦戶. 又名合顱者 腦後骨之合縫間也.

部位　枕骨上 强間後 一寸半.

取穴　正坐正頭取穴. 風府穴 GV16 上 1.5寸, 强間穴 GV18 下 1.5寸, 後髮際 上 2.5寸,
枕外隆凸 上緣의 陷凹處에 取한다.

　　☞ 百會～後髮際를 7寸의 骨度法으로 計算한다.

　　腦戶 GV17 ←1.3寸→ 玉枕 BL19

筋肉　項靭帶(nuchal lig.).

神經　大後頭神經(greater occipital n.), 第三後頭神經(3rd occipital n.).

血管	後頭動靜脈(occipital a. & v), 第三後頭動靜脈(3rd occipital a. & v.).
鍼法	直刺 2～3分, 斜刺 5～8分. 鍼尖을 沿皮하여 刺入한다. 玉枕穴로 透刺한다. "刺頭中腦戶 入腦立死."《素問·刺禁論》
灸法	肉灸 1～3壯(禁灸, 灸之令人瘂), 溫灸 5～10分.
穴性	醒神開竅, 平肝熄風.
主治	頭重頂痛, 項腫痛, 頸項强痛, 頭暈, 目赤, 目不明, 睛痛, 目痛不能遠視, 目黃, 瘂不能言, 舌本出血, 面赤, 面腫, 黃疸, 癭瘤, 癲癎.

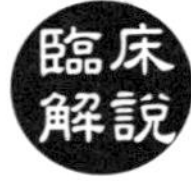

禁鍼灸穴이므로 指壓, 按摩·搓敲의 方法을 사용한다 : 급소로서 腦震蕩이 일어나기 쉬운 部位다.

1. 別腦之會로서 熱入於腦, 頭部鬱熱로 발생하는 諸症에 사용한다 : 風府穴에서 熱을 차단하지 못하면 腦戶穴을 통하여 熱入於腦하게 된다.
   ① 頭重, 頭眩, 面赤目黃 等에 有效하다 : 指壓 時 心目淸爽 效果가 있다.
   ② 눈을 깜박이지 못하는 경우(目不眴)에 사용한다.
   ③ 癲間, 狂, 瘈瘲, 瘂不能言 等에 사용한다.

2. 癭瘤에 사용한다.

> "瘂 目不眴 刺腦戶." "寒熱 刺腦戶." "頭重頂痛 目不明 風到腦中寒 重衣 不熱 汗出 頭中惡風 刺腦戶主之." "癲疾 骨痠 眩 狂 瘈瘲 口噤 羊鳴(千金 作喉鳴) 腦戶主之." "瘂不能言 刺腦戶."《甲乙經》　　眴 : 눈 깜작일 현
> "腦戶(一名合顱)…主面赤目黃 面痛 頭重腫痛 癭瘤. 此穴針灸俱不宜."《大成》

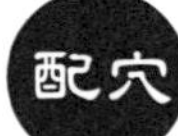

1. "配通天, 腦空 治頭重痛."《千金方》
2. "配上星, 顖會, 前頂 治面赤腫."《千金方》
3. "配風池, 玉枕, 風府, 上星 治目痛不能視."《千金方》
4. "配聽會, 風府, 聽宮, 翳風 治骨痠, 眩, 狂瘈瘲, 口噤, 喉鳴沫出, 瘂不能言."《千金方》

5. “配通天, 消濼, 天突 治頸有大氣.”《千金方》
6. 配肝俞, 太陽, 睛明, 太衝 治眼病.

强間 GV18　　　　　　　　　　　　　　　　　　　Ganggan Qiangjian

異名　大羽.

出典　甲乙.

名義　强間穴在後頂後一寸五分 卽頂骨與枕骨人字縫之間, 因骨質强硬, 穴在其間, 故名强間.

部位　後頂 後 1.5寸.

取穴　正坐正頭取之. 後頂穴 GV19 下 1.5寸, 腦戶穴 GV17 上 1.5寸, 風府穴과 百會穴의 中間, 髮際 上 4寸處에 取한다.

筋肉　帽狀腱膜(galea aponeurotica).

神經　大後頭神經(greater occipital n.).

血管　後頭動靜脈(occipital a. & v.).

鍼法　直刺 2~3分, 斜刺 0.5~1寸. 鍼尖을 沿皮하여 刺入하거나, 或은 絡却穴로 透刺한다.

穴性　醒神開竅, 平肝熄風.

主治　頭痛, 項强, 目眩, 眩暈, 視力朦朧, 頸痛, 斜頸, 瘈瘲搖頭, 腦旋煩心, 嘔吐, 不安, 不眠, 癲狂.

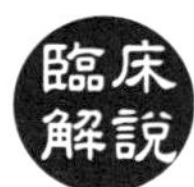

諸陽之熱로 인한 諸症에 사용한다.

1. 風癎, 小兒急癎에 사용한다 : 목을 좌우로 흔드는 사람의 경우(瘈瘲搖頭)에 有效하다.

2. 失眠, 神經衰弱, 癎病 等 精神神經系疾患에 응용한다.

　“癲疾狂走 瘈瘲搖頭 口喎戾頸强 强間主之.”《甲乙經》　　戾 : 어그러질 려, “曲也”《說文》

"强間(一名大羽)…主頭痛目眩 腦旋煩心 嘔吐涎沫 項强左右不得回顧 狂
走不臥."《大成》

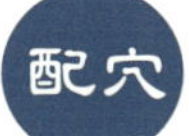 配穴

1. "配豊隆 治頭痛難禁."《百症賦》
2. 配百會, 承光 治煩心.
3. "配竅陰 治頭痛如錐刺不可動."《千金方》
4. "配攅竹, 少海, 後頂 治癎發瘈瘲."《千金方》

後頂 **GV19**　　　　　　　　　　　　　　　　　　　Hujeong Houding

異名	交衝.
出典	甲乙.
名義	頂 顚也. 穴在百會後一寸五分 居顚之後, 與前頂相對應, 故名後頂.
部位	百會 後 1.5寸, 枕骨 上.

取穴　正坐正頭取之. 百會穴 **GV20** 下 1.5寸, 强間穴 **GV18** 上 1.5寸, 髮際 上 5.5寸
處에 取한다. 後頂 **GV19** ←1.5寸→ 絡却 **BL8**

筋肉　帽狀腱膜(galea aponeurotica).

神經　大後頭神經(greater occipital n.).

血管　後頭動靜脈(occipital a. & v).

鍼法　直刺 2〜3分, 斜刺 5〜8分(鍼尖向後沿皮刺).

穴性　醒腦安神, 熄風鎭痙.

主治　頭痛, 偏頭痛, 頭昏, 眩暈, 目眩眩, 頭項强急, 項痛, 歷節汗出, 耳鳴, 癲癇, 瘈
瘲, 感冒, 大胸充血, 精神病.

諸陽之熱의 昇降失調로 인한 諸症에 사용한다.

1. 神經性 偏頭痛, 腦充血, 風眩, 目䀮䀮 等 頭部 全般에 대한 諸症에 사용한다.

2. 瘤發瘈瘲, 狂走癲疾, 頭頂部痙攣에 사용한다 : "狂走癲疾 灸後頂二十壯." 《千金方》

"風眩目眩 顱上痛 後頂主之." "癲疾瘈瘲 狂走 頸項痛 後頂主之 後頂項後 一寸五分."《甲乙經》

"後頂(一名交衝)…主頭項強急 惡風寒 風眩 目䀮䀮 額顱上痛 歷節汗出 狂 走癲疾不臥 瘤發瘈瘲 頭偏痛."《大成》

1. 配百會, 合谷 治頭頂痛.
2. "配前頂, 頷厭 治風眩, 偏頭痛."《千金方》
3. 配外丘 治頸項痛, 惡風寒.
4. "配飛揚, 湧泉, 頷厭 治頸項疼痛, 歷節汗出."《千金方》

百會 GV20　Baekhoe Baihui [手足三陽 · 足厥陰經與督脈之會穴, 三才穴[8], 中風七處穴]

異名	三陽五會, 巓上, 天滿, 維會, 泥丸宮.
出典	甲乙.
名義	百會穴在頭頂中央. 人頭者 諸陽之會 穴爲手足三陽 · 督脈之會 百病皆主, 故名百會.
部位	前頂後 1.5寸, 頂中央旋毛中, 可容豆, 直兩耳尖.
取穴	正坐正頭 或 仰臥位取穴. 前髮際 後 5寸, 兩 耳尖으로부터 直上連線과 頭部의 督脈 正中線이 교차하는 巓頂中央部에 取한다.

　☞ 眉心(兩眉間陷中, 印堂)~前髮際를 3寸, 前髮際~後髮際를 1尺2寸, 前髮際~

---

8) 三才穴 : 治全身疾患. (類經)曰三才 百會應天 璇璣應人 湧泉應地.

百會를 5寸, 百會~後髮際를 7寸, 後髮際~大椎를 3寸의 骨度法으로 계산한다.

筋肉　帽狀腱膜(galea aponeurotica).

神經　大後頭神經(greater occipital n.), 耳介側頭神經(auriculotemporal n.), 前頭神經(frontal n.(medial br)), 眼窩上神經(supraorbital n.).

血管　後頭動靜脈(occipital a. & v), 淺側頭動靜脈(superficial temporal a. & v.), 眼窩上動靜脈(supraorbital a. & v.).

鍼法　直刺 2~3分, 橫刺 5分~1.5寸. 前後 或은 左右로 皮下를 沿해 橫으로 刺入한다.

灸法　肉灸 5~7壯, 溫灸 5~20分.

穴性　健腦寧神, 平肝熄風, 潛肝陽, 淸神志, 回陽固脫, 擧陽氣下陷, 淸熱開竅.

主治　頭風, 中風, 類中風, 昏迷, 腦溢血, 腦貧血(灸), 神經性 頭痛, 頭痛, 健忘, 耳鳴, 目眩, 頭風, 口噤不開, 尸厥, 心煩, 驚悸, 角弓反張, 癲癎, (小兒)驚癎, 夜啼, 鼻塞, (小兒)脫肛, 瀉血, 痔疾, 久痢脫肛, 子宮出血, 陰挺(灸), 便秘.

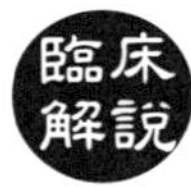

三陽五會(手·足三陽, 肝, 督脈)로서 巓頂에 위치하여 宣發淸陽 升淸陽을 主之한다. 臨床上 頭部 基準穴로서 常用된다.

1. 淸熱開竅作用(淸陽作用)이 優秀하여 諸 風熱性疾患에 사용한다.
   ① 肝風(肝陽上亢, 肝火上炎)으로 인한 諸症(頭痛·頭風, 目眩, 耳鳴)에 사용한다. 百會 通天 부근을 散刺出血시킨다.
   ② 中風七處穴之一로서 中風, 頭風의 必須穴이다.
   ③ 腦充血, 高血壓 및 高血壓에 隨伴하는 症狀에 有效하다 : 百會透腦戶(瀉). 黃連解毒湯 약침액을 0.2cc 정도 주입하여 淸熱開竅시킨다.
   ④ 鼻疾患(鼻炎, 鼻塞)에 응용된다 : 配上星.
   ⑤ 女人血風, 産前後風疾에 사용한다.

2. 升陽宣發作用이 優秀하여 氣虛(陽氣)下陷에 必須穴이다(灸法).
   ① 起立性 眩暈(腦貧血), 극심한 低血壓, 無脈症의 基本穴이다. 百會灸.

② 心氣虛로 인한 手顫症에 有效하다 : 配勞宮, ㉠ 心正格.

③ 痔疾·脫肛(因中氣下陷)의 必須穴이다 : 配承山, 孔最, (灸)氣海.

④ 百日咳(因肺氣不足, 宣肺失調, 痰濁阻滯)에 效果가 있다.

⑤ 腎氣虛(陰虛)로 인한 足掌熱, 健忘에 사용한다.

3. 醒腦定志作用 매우 强하므로 卒死尸厥, 人事不省, 口噤不開 等에 救急穴로 多用된다 : 만일 鍼이 없는 경우에는 百會 部位의 머리털이라도 뽑는다.

4. 尾骨痛에 사용한다.

"痙 取顖會 百會及天柱 鬲俞 上關 光明主之." "瘖瘧 神庭及百會主之." "頂上痛 風頭重 目如脫 不可左右顧 百會主之." "耳鳴 百會及頷厭 顱息 天窗 大陵 偏歷 前谷 後谿皆主之."《甲乙經》

"尸厥百會一穴美 更針隱白效昭昭(雜病八法歌). 外厇, 筆管吹耳 凡脫肛 久痢 衄血不止 俱宜針此提之 所謂頂門一針是也. 不針百會 針上星亦同." "百會主諸中風等證 及頭風癲狂 鼻病 脫肛 久病大腸氣泄 小兒急慢驚風 癎證 夜啼 百病."《入門》

"百會(一名三陽 一名五會 一名巓上 一名天滿)…凡灸頭頂 不得過七壯 緣頭頂皮薄 灸不宜多.…主頭風中風 言語蹇澀 口噤不開 偏風半身不遂 心煩悶 驚悸健忘 忘前失後 心身恍惚 無心力 痃瘧 脫肛 風癎 青風 心風 角弓反張 羊鳴多哭 言語不擇 發時卽死 吐沫 汗出而嘔 飲酒面赤 腦重鼻塞 頭痛目眩 食無味 百病皆治."《大成》

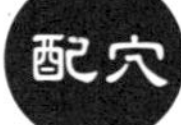

1. "配尾翳 治脫肛."《百症賦》

2. 配長强, 承山 治脫肛.

3. "脫肛 百會, 尾閭(七壯), 臍中(隨年壯)."《大成》

4. "頭風頂痛 百會, 後頂, 合谷,…不效…先取其痰 次取其風 自然有效, 中脘, 三里, 風池, 合谷."《大成》

5. "渾身發紅丹 百會, 曲池, 三里, 委中."《大成》

6. "配長强, 大腸俞 治小兒脫肛."《大成》

7. "配曲澤, 間使, 勞宮, 商丘 治嘔噦."《大成》

8. "中風風邪入腑 以致手足不遂 百會, 耳前髮際, 肩髃, 曲池, 風市, 足三里, 絕骨." "中風風邪入臟 以致氣塞涎壅不語昏危 百會, 大椎, 風池, 肩井, 曲池, 足三里, 間使."《大成》

9. "配前頂, 神庭, 上星, 絲竹空, 風池, 合谷, 攢竹, 頭維 治偏正頭風."《大成》

10. "配後頂, 合谷 治頭項俱痛."《大成》

11. "配少商, 三里 灸膻中 治食氣, 飮食聞食嗅."《大成》

12. "配解谿 治瘈瘲."《大成》

13. "配天井, 三間, 二間, 太谿, 照海, 厲兌, 肝俞 治嗜臥."《大成》

14. "配上脘, 支溝, 大陵, 三里 治心氣痛連脇."《大成》

15. "癎 灸百會, 鳩尾, 上脘, 神門, 陽蹻(晝發), 陰蹻(夜發)."《大成》

16. "配水溝 治喜哭."《大成》

17. "配崑崙, 絲竹空 治風癎, 目載上."《大成》

18. "配環跳 治痛風."《大成》

19. 配風池, 迎香, 合谷 治鼻病.

20. "配龜尾 治痢疾."《靈光賦》

Ⓖ 四神聰

[異名] 神聰四穴.

[部位] 百會前後左右 各 1寸(或 3~5分).

[鍼灸法] 鍼 3分, 三稜鍼點刺出血. 灸 1~3壯.

[穴性] 鎭靜安神, 寧心安神.

[主治] 頭痛, 頭風, 目眩.

[配穴] 配百會 治狂亂, 癲癎, 風癎.

配湧泉, 强間 治風癎.

配曲池, 合谷, 足三里 治半身不遂.

Ⓖ 前·後神聰

[部位] 前神聰: 百會穴 前方 1寸. 後神聰: 百會穴 後方 1寸.

[鍼灸法] 鍼 2~3分, 灸 3壯.

[主治] 小兒驚風, 癲癎, 頭痛, 眩暈, 中風.

名義	頂 顚也, 穴在顖會後一寸五分骨間凹陷處, 正是左右頂骨接合處的骨縫間, 因其位在顚之前 與後頂相對應, 故名前頂.
出典	甲乙.
部位	顖會後 1.5寸 骨間陷中.
取穴	正坐正頭取之. 百會穴 GV20 前 1.5寸, 前髮際 後 3.5寸에 取한다.
筋肉	帽狀腱膜(galea aponeurotica).
神經	眼窩上神經(supraorbital n.), 耳介側頭神經(auriculotemporal n.), 前頭神經의 內側枝(medial br. of frontal n.).
血管	淺側頭動靜脈(superficial temporal a. & v.), 眼窩上動靜脈(supraorbital a. & v.), 滑車上動脈(supratrochlear a.).
穴性	寧神醒腦, 熄風鎭痙.
主治	頭痛, 目眩, 面赤腫, 頭頂痛, 鼻漏, 鼻膿, 鼻淵, 鼻炎, 水腫, 浮腫, 癎疾, 小兒急慢驚風, 視力障害, 半身不遂.

諸陽之熱의 昇降失調로 인한 頭部 諸症에 사용한다.

1. 百會의 補助穴로서 高血壓(腦充血), 低血壓(腦貧血), 起立性 貧血(風眩目瞑) 等의 血壓關聯 諸症에 사용한다 : 顔面充血(面赤腫), 水腫에도 응용한다.

2. 小兒輕慢驚風, 癎發瘈瘲에 要穴이다 : Ⓖ 前神聰, 後神聰.

"風眩目瞑 惡風寒 面赤腫 前頂主之." "小兒驚癎 本神及前頂 顖會 天柱主之, 如反視 臨泣主之."《甲乙經》

"神農經云 : 治小兒急慢驚風 可灸三壯 艾炷如小麥."《圖翼》

"前頂…主頭風目眩 面赤腫 水腫 小兒驚癎 瘈瘲 發則無時 鼻多清涕 頂腫痛."《大成》

1. "配水溝 治面腫虛浮."《百症賦》
2. "配後頂, 頷厭 治風眩偏頭痛."《千金方》
3. "配上星, 顋會, 腦戶, 風池 治面赤腫."《千金方》
4. "配承漿, 天柱, 腦空, 目窓 治眩瞑."《千金方》
5. "配絲竹空 治目上挿憎風寒."《千金方》

顋會 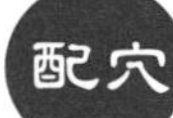 Sinhoe Xinhui

異名	顋中, 鬼門, 天窓, 頂門, 顋門, 顋上.
出典	靈樞 熱病篇, 甲乙.
名義	穴在上星後一寸骨間凹陷處, 此卽嬰兒時頭頂軟骨跳動之處頭蓋骨 俗稱顋門 前名顋會穴當其處, 故以爲名.
部位	上星 後 1寸 陷中.
取穴	正坐正頭 或 仰臥位取穴. 百會穴 **GV20** 前 3寸, 前頂穴 **GV21** 前 1.5寸, 前髮際 後 2寸, 神庭穴 **GV24** 上 1.5寸處에 取한다.
筋肉	帽狀腱膜(galea aponeurotica), 前頭筋(frontalis m.).
神經	前頭神經의 內側枝(medial br. of frontal n.).
血管	淺側頭動靜脈(superficial temporal a. & v.(frontal br.)), 眼窩上動靜脈(supraorbital a. & v.), 滑車上動脈(supratrochlear a.).
鍼法	直刺 2~3分, 斜刺 5~8分(鍼尖向後沿皮刺). 小兒 顋門未閉者 禁鍼.
灸法	肉灸 3~5壯, 溫灸 3~10分.
穴性	淸熱消腫, 安神醒腦.
主治	癲疾, 卒中, 不知人, (小兒)驚癇, 健忘, 頭痛, 頭眩, 眼障害, 眼炎, 鼻衄, 無臭覺, 頭皮腫, 面赤腫.

1. 上星의 補助穴로서 鼻塞, 鼻炎, 不聞香臭, 鼻衄 等 鼻疾患에 多用한다(鍼灸) : 施灸 時 처음에는 뜨겁지 않으나 병이 나으면서 점차 뜨거움을 느낀다.

2. 諸陽之熱의 昇降失調로 인한 虛寒性·風熱性 頭部疾患에 사용한다.

(1) 腦虛冷痛, 貧血性 頭痛, 眩暈, 顔面蒼白에 사용한다.

(2) 風熱(諸陽熱氣)上攻으로 인한 頭部疾患에 사용한다.

　　① 白屑風(비듬), 頭皮腫, 面赤腫에 有效하다.

　　② 小兒驚癎, 卒中不知人, 健忘에 사용한다.

　　③ 飮酒過多로 인한 頭痛, 頭風에 사용한다.

"痓取顖會 百會及天柱 鬲俞 上關 光明主之." "頭痛顔靑者 顖會主之." "癲疾嘔沫 暫起僵仆 惡見風寒 面赤腫 顖會主之." "小兒驚癎 本神及前頂 顖會 天柱主之 如反視 臨泣主之."《甲乙經》

"顖會…《銅人》灸二七壯 至七七壯, 初灸不通 病去卽痛, 痛止灸. 若是鼻塞 灸至四日漸退 七日頓愈.…八歲以下不可針, 緣顖門未合 刺之恐傷其骨 令人夭.…主腦虛冷 或飮酒過多 腦疼如破 衄血 面赤暴腫 頭皮腫 生白屑風 頭眩 眼靑目眩 鼻塞不聞香臭 驚悸目戴上不識人."《大成》

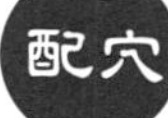

1. "配玉枕 治頭風."《百症賦》
2. "配百會 治多睡, 卒暴中風."《玉龍歌》
3. "配上星, 前頂, 腦戶, 風池 治面赤腫."《千金方》
4. "配兌端, 齦交, 承漿, 大迎, 絲竹空, 天柱, 商丘 治癲疾嘔沫寒熱痓互引."《千金方》
5. "配本神, 前頂, 天柱 治小兒驚癎."《千金方》
6. "中風不語最難醫 髮際頂門穴要知."《玉龍歌》

異名	鬼堂, 明堂, 神堂, 思堂.
出典	甲乙.
名義	上星在顱上直鼻中央 入髮際 1寸 凹陷處 如星之居上, 故名《經穴釋義匯解》. 上星者 五臟之精氣 上朝頭 結精於目 居高親上, 故名上星《解會元針灸學》.
部位	神庭後 入髮際 1寸陷中.
取穴	坐位 或 仰臥位取穴. 神庭穴 **GV24** 上 5分, 顱上 直鼻中央의 前髮際 上 1寸處에 取한다. 上星 **GV23** ←1.5寸→ 五處穴 **BL5**
筋肉	帽狀腱膜(galea aponeurotica) 前頭筋(frontalis m.).
神經	前頭神經의 內側枝(medial br. of frontal n.).
血管	淺側頭動靜脈(superficial temporal a. & v.), 眼窩上動靜脈(supraorbital a. & v.), 滑車上動靜脈(supratrochlear a. & v.).
鍼法	直刺 2~3分, 斜刺 5~8分(鍼尖向上沿皮刺). 或 三陵鍼으로 點刺出血시킨다.
灸法	肉灸 3~5壯, 溫灸 5~10分.
穴性	散風淸熱, 通鼻竅寧神.
主治	癲狂, 瘧疾, 熱病汗不出, 前頭神經痛, 前額神經痛, 偏頭痛, 面胕腫, 頭痛目疼, 眼赤, 眼疼痛, 不能遠視, 角膜炎, 白翳, 多眵, 目淚出, 目系急, 鼻炎, 鼻塞, 鼻淵(鼻流淸涕), 鼻出血, 鼽衄有瘡, 喜罵笑歌, 鬼語, 吐舌.

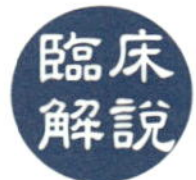

諸陽之熱의 昇降失調로 인한 風熱性·虛寒性 頭面部疾患에 사용한다.

1. 風熱(諸陽熱氣)上攻로 인한 頭部疾患에 사용한다.
    ① 眼疾患에 效果가 優秀하다 : 眼赤疼痛, 角膜炎, 目淚多眵 等에 多用한다.
    ② 十三鬼穴之一(鬼堂)로서 熱入於腦로 인한 精神神經系疾患(癲狂, 喜罵笑歌, 鬼語)에 사용한다.
    ③ 腦充血, 高血壓 隨伴症勢에 사용한다.

2. 鼻疾患(鼻塞, 鼻炎, 蓄膿症, 鼻衄)의 名穴이다 : 解上亢之熱, 活血通絡 作

用이 優秀하며 특히 鼻塞의 必須穴이다. 配迎香, 風池.

3. 面赤虛腫, 頭皮虛腫, 面虛惡寒, 腦虛冷痛, 貧血性 頭痛에 사용한다.

"熱病(千金下有煩滿二字)汗不出 上星主之. 先取譩譆 後取天牖 風池."
"痎瘧 上星主之. 先取譩譆 後取天? 風池 大牖." "面胕腫 上星主之. 先取
譩譆 後取天牖 風池主之." "風眩 善嘔 煩滿 神庭主之. 如顏靑者 上星主
之. 取上星者 先取譩譆 後取天牖 風池." "風眩引頷痛 上星主之 取上星亦
如上法." "癲疾上星主之. 先取譩譆 後取天牖 風池." "目中痛不能視上星
主之. 先取譩譆 後取天牖 風池." "鼻鼽衂 上星主之. 先取譩譆 後取天牖
風池."《甲乙經》

"鼻塞鼻痔及鼻淵, 合谷太衝隨手努(雜病八法歌). 鼻塞不聞香臭 針迎香 合
谷. 鼻痔鼻流濁涕者 瀉太衝 合谷. 鼻淵鼻衂虛者 專補上星." "上星主鼻淵
鼻塞 息肉及頭風目疾."《入門》

"上星(一名神堂)…以細三稜鍼 宣泄諸陽熱氣 無令上衝頭目.…主面赤腫
頭風 頭皮腫 面虛 鼻中息肉 鼻塞頭痛 痎瘧振寒 熱病汗不出 目眩 目睛痛
不能遠視 口鼻出血不止. 不宜多灸 恐拔氣上 令人目不明."《大成》

配穴

1. 配迎香, 素髎, 合谷 治鼻出血, 鼻炎.
2. "配風池, 天柱 治頭眩."《大成》
3. "配前頂, 大陵(出血), 公孫 治頭腫."《大成》
4. "配絕骨, 顖會 治鼻衂."《大成》
5. "配百會, 合谷 治頭風牽引腦頂痛."《大成》
6. "配丘墟, 陷谷 治痎疾振寒."《大成》
7. "配顖會, 前頂, 腦戶, 風池 治面赤痛."《千金方》
8. "配睛明, 齦交, 承泣, 四白, 風池, 巨髎, 瞳子髎, 肝俞 治目淚出, 多眵, 內
   眥赤痛癢, 生白膚瞖."《千金方》

鼻疾患의 治療 : 督脈 · 手太陰 · 手陽明經 爲主.

1. 鼻鼽(알레르기性 鼻炎, 因肺 · 脾 · 腎虛)

① 上星, 迎香, 風池, 禾髎, Ⓖ 上迎香.

② 隨證選穴 : 肺虛 加肺俞, 脾虛 加脾俞, 腎虛 加腎俞.

2. 傷風鼻塞(急性 鼻炎, 因外感風邪)

① 上星, 迎香, 風池, 曲池.

☞ 肺氣虛寒으로 인한 경우에는 숨을 크게 쉬도록 하여 動氣시킨다.

② 隨證選穴 : 頭痛 加印堂 太陽, 發熱明顯 加尺澤 內庭.

3. 鼻窒(慢性 鼻炎), 鼻淵(蓄膿症, 附鼻洞炎)

① 上星, 迎香, 風池, 印堂, 列缺, 合谷.

② 隨證選穴 : 眉稜骨痛 加攢竹, 頭痛 加百會.

神庭 GV24 　　　　　　　　　　Sinjeong Shenting [足太陽經與督脈之會穴]

異名	髮際, 天庭.
出典	甲乙.
名義	神庭, 庭者 顏也. 穴在髮際 直鼻, 意卽指本穴同鼻相垂直而近顏面部. 因穴居 頭顱之上 腦在其中 而腦爲元神之府, 爲人神之所出入處, 故名神庭.
部位	直鼻上入髮際 5分.
取穴	正坐正頭 或 仰臥位取穴. 前髮際 上 5分, 上星穴 GV23 前 5分處에 取한다.

神庭 GV24 ←7.5分→ 眉衝 BL3 ←7.5分→ 曲差 BL4 ←7.5分→ 頭臨泣 GB15
←7.5分→ 本神 GB13 ←1.5寸→ 頭維 ST8

筋肉	帽狀腱膜(galea aponeurotica), 前頭筋(frontalis m.).
神經	前頭神經의 內側枝(medial br. of frontal n.).
血管	淺側頭動靜脈(superficial temporal a. & v.), 滑車上動靜脈(supra- trochlear a. & v.).
穴性	健腦寧神, 散風熱, 通鼻竅.
主治	頭眩痛, 偏頭痛, 大腦充血, 目翳, 目赤腫痛, 淚出, 眼炎, 鼻衄, 鼻淵, 無嗅覺, 半身不遂, 高血壓, 精神病, 癲疾, 癲癇.

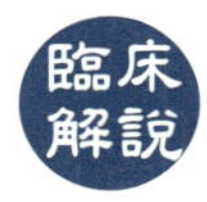 上星의 補助穴이다.

1. 風熱(諸陽熱氣)上攻로 인한 頭部疾患에 사용한다 : 머리를 맑아지게 한다고 해서 一名 聰明穴이라 한다.
   ① 眼赤疼痛, 角膜炎, 目淚多眵 等 眼疾患에 多用한다 : 配上星.
   ② 熱入於腦로 인한 癲疾, 精神神經系疾患에 사용한다.
   ③ 中風, 腦充血, 高血壓 隨伴症勢에 사용한다 : 頭痛眩暈, 人事不省, 中風不語에 사용한다. 血壓으로 인한 頭痛의 경우에 神庭～百會까지 透刺한다.

2. 上星의 補助穴로서 一切의 鼻疾患(鼻炎, 鼻塞)에 配用한다 : 配山根刺絡. 鼻 疾患(蓄膿症), 高血壓性 慢性頭痛, 不眠症 等에 유효하다.

"頭胸中寒(千金作寒熱頭痛) 鼻衄 目泣出 神庭主之." "瘖瘧 神庭及百會主之." "寒熱頭痛 喘喝 目不能視 神庭主之." "風眩善嘔 煩滿 神庭主之. 如顔靑者 上星主之 取上星者 先取譩譆 後取天牖 風池." "癲疾嘔沫 神庭及兌端 承漿主之."《甲乙經》

"中風不語最難醫 髮際頂門穴要之."《玉龍歌》

"神庭…主登高而歌 棄衣而走 角弓反張 吐舌 癲疾風癇 目上視不識人 頭風目眩 鼻出淸涕不止 目淚出 驚悸不得安寢 嘔吐煩滿 寒熱頭痛 喘渴." "岐伯曰 : 凡欲療風 勿令灸多, 緣風性輕 多卽傷 惟宜灸七壯 至三七壯止. 張子和曰 : 目腫 目翳 針神庭 上星 顖會 前頂. 翳者可使立退 腫者可使立消."《大成》

1. 配上星, 顖會, 前頂, 百會 治頭痛.
2. 配上星, 顖會, 前頂 治目腫, 目翳.
3. 配上星, 睛明, 太陽 治目赤腫痛.
4. "配水溝 治寒熱頭痛喘渴, 目不可視."《千金方》
5. "配攢竹, 迎香, 風門, 合谷, 至陰, 通谷 治鼻衄淸涕出."《千金方》

6. "配素髎, 湧泉 治風癎."《大成》

7. "中風不語最難醫 髮際頂門穴要知."《玉龍歌》

Ⓖ 額中

[部位]　目內眥至目外眥爲一目寸, 以此目寸從印堂穴(兩眉間正中)直上盡處(或印堂穴直上一寸處, 或兩陽白穴之中點).

[鍼灸法]　針一至二分(或沿皮透刺), 灸三至七壯.

[主治]　爛眼眩, 眩暈, 顏面神經痛, 額竇炎, 嘔吐.

[解說 및 運用]　額中穴對於急性腰部捻挫有效.

Ⓖ 山根

[部位]　印堂下, 兩眼內眥之中點處.

[鍼法]　用拇指甲 掐五至十次.　　　掐(겹) : (손가락, 손톱으로 꺾어)따다, 두드리다, 할퀴다, 집다

[主治]　醒目, 安神.

[解說 및 運用]　此穴可作診察穴, 若見靑筋露出 是有驚風 或內傷的現象.

素髎 GV25　　　　　　　　　　　　　　　　　　　　　　Soryo Suliao

異名	面王, 面玉, 面正, 正面, 鼻准, 准頭, 準頭.
出典	甲乙, 鼻柱의 上端.
名義	素髎, 潔白爲素. 考肺開竅于鼻 肺應白色, 穴當鼻尖,《甲乙經》記載 '在鼻柱上端', 因名素髎.
部位	鼻柱上端準頭.
取穴	坐位 或 仰臥位取穴. 鼻尖端 正中央處에 取한다.
筋肉	鼻筋(nasal m.).
神經	眼瞼 · 鼻 · 上脣神經(palpebral, nasal and superior labial n.), 前篩骨神經의 外側鼻枝(lat, nasal branch of ant. ethmoidal n.).
血管	背側鼻動脈(dorsal nasal a.), 外鼻靜脈(external nasal n.), 眼窩下動脈(infraorbital a.), 前篩骨動脈의 鼻枝(nasal branch of ant. ethmoidal a.).
鍼法	直刺 1～2分, 斜刺 1～2分. 或은 三陵鍼으로 點刺出血시킨다.
穴性	回陽救逆, 開竅泄熱.

主治　鼻塞, 鼻衄, 鼻瘡, 鼻息肉, 急性 鼻炎, 息不利, 酒風鼻, 多涕, 小兒急慢驚風, 目不開, 霍亂, 吐瀉, 瘰癧, Shock, 低血壓, 虛脫.

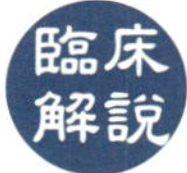

1. 淸熱消腫, 開竅作用이 優秀하여 風熱性 頭面部疾患에 사용한다.
   ① 鼻塞(窒洞不通, 不知香臭), 急性 鼻炎, 多涕 等에 有效하다.
   ② 酒渣鼻, 肺風瘡에 사용한다 : 先素髎瀉血 次刺迎香 後加梔子-Pack, 石膏之劑.
   ├ 酒渣鼻 : 飮酒過多로 陽明熱(脾胃濕熱)이 肺에 몰려서 코가 빨갛게 되는 것.
   └ 肺風瘡 : 飮酒와 無關하며 陰虛火動(肺氣衰弱, 勞瘵)으로 인한 血熱이 肺에 몰려서 생긴다.

   "鼻齄者 鼻之準頭紅也 甚則紫黑, 酒客多有之. 因血熱入肺 鬱久則血凝濁而色赤. 或有不飮酒而紅者 名曰肺風瘡, 亦是血熱入肺. 俱宜淸血四物湯 兼服梔子仁丸, 外用硫黃散."《寶鑑》

   ③ 麥粒腫이 甚할 때 사용한다(瀉血) : 配隱白.

2. 低血壓, Shock 等에 救急穴로 사용한다(瀉血) : 配內關, 足三里.

   "衄衊洟出 中有懸癰 宿肉 窒洞不通 不知香臭 素髎主之."《甲乙經》

   "素髎(一名面正)…主鼻中息肉不消 多涕 生瘡鼻窒 喘息不利 鼻喎噼 衄衊."《大成》

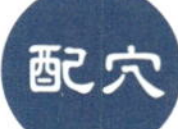

1. 配上星, 迎香, 合谷 治鼻出血, 鼻塞, 酒渣鼻.
2. "配曲差, 上星, 迎香, 水溝, 齦交, 通天, 禾髎, 風府 治鼻窒, 喘息不利, 鼻喎噼, 多涕, 衄衊有瘡."《千金方》

異名	人中, 鬼宮, 鬼客廳, 鬼市.
出典	甲乙, 鼻柱下人中.
名義	穴居鼻柱下溝中央, 其穴正夾於手足陽明經之中 如經水交合, 故名. 又人身之 任督 猶如天地 所謂天地人有三才之稱 地氣通於口 天氣通於鼻 而穴正居口 鼻之中, 故又名人中.
部位	鼻柱下 溝中央 近鼻孔陷中.
取穴	坐位 或 仰臥位取穴. 鼻柱下人中正中央. 鼻中膈 下方과 脣溝의 正中央, 或은 人中溝中 上 1/3處에 取한다.
筋肉	口輪筋(orbicularis oris m.).
神經	眼窩下神經(infraorbital n.; maxillary n.), 顔面神經의 分枝(br. of facial n.), 前上齒槽神經(ant. sup. alveolar n.).
血管	上脣動靜脈(sup. labial. a. & v.).
鍼法	直刺 2~3分, 斜刺 3~5分. 鍼尖을 약간 上方을 向해 刺入한다.
穴性	淸熱熄風, 醒神開竅, 能調陰, 回陽救逆.
主治	中風, 昏迷, 昏厥, 失神, 腦溢血, 人事不省, 牙關緊閉, 小兒驚風, 口眼喎斜, 顔面神經麻痺, 風水面腫, 三叉神經痛, 面部虫蟻感, 精神病, 霍亂, 暑病, 水氣, 水腫, 丹毒, Shock, 産後血暈, 子宮出血, 黃疸, 腰痛, 救急穴.　　蟻 : 개미 의

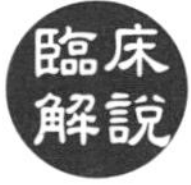

1. 一切의 不省人事之證에 救急穴로 사용된다 : 水溝, 素髎 刺戟時 體溫, 血壓, 呼吸, 脈搏의 恢復(增强)이 顯著하다.

　① 腦出血, 中風으로 인한 人事不省에 사용한다 : 中風患者가 人中線이 부어 없어지면 重證으로 豫後가 좋지 않다.

　② Shock으로 인한 昏絶에 사용한다 : 針暈 時 指壓만으로도 效果가 있다.

2. 淸熱熄風作用이 優秀하여 風熱로 인한 諸般 頭面部疾患에 多用한다.

① 顏面神經麻痺, 口眼喎斜, 面部虫蟻感에 사용한다 : 口眼喎斜로 人中
線이 휜 경우에는 人中을 당겨 바로잡고 刺針한다.

② 癲癇發作, 發狂, 히스테리 等 精神神經系疾患에 응용한다.

③ 鼻疾患(鼻塞, 鼻淵), 특히 蓄膿症에 사용한다(山根刺絡).

④ 流涎症9)에 사용한다 : 三透法으로 鼻中膈을 向해 刺入했다가 皮下까
지 退鍼하여 다시 左右의 鼻翼을 向해 刺入한다.

3. 手·足陽明經與督脈之會穴로서 肺·脾胃와 관련한 水液代謝失調에 사용
한다.

① 肺氣不宣으로 인한 水腫(陽水) 특히 面浮腫의 特效穴이다 : 配肺俞,
合谷, 列缺

② 糖尿病, 消渴 飮水無度에 應用한다.

4. 頸椎疾患, 甚한 腰部 捻挫에 有效하다 : 配中渚, 至陰, 後谿, 養老, 攢竹.

"寒熱頭痛 水溝主之." "水腫人中盡滿 唇反者死 水溝主之." "口不能水漿
喎僻 水溝主之." "癲疾互引 水溝及斷交主之." "明目 水溝主之." "鼻鼽不
得息 不收洟 不知香臭 及衄不止 水溝主之."《甲乙經》

"脊背强痛瀉人中 挫閃腰痠亦可攻."《玉龍歌》

"水溝(一名人中)…主消渴 飮水無度 水氣偏身腫 失笑無時 癲癇語不識尊
卑 乍哭乍喜 中風口噤 牙關不開 面腫唇動狀如蟲行 卒中惡 鬼擊 喘喝 目
不可視 黃疸馬黃 瘟疫 通身黃 口喎僻, 灸不及針 艾炷小雀糞大. 水面腫 針
此一穴 出水盡卽愈."《大成》

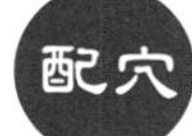

1. "配委中 治腰脊內痛."《玉龍賦》
2. "配前頂 治面腫虛浮."《百症賦》
3. "配間使 治邪癲."《靈光賦》
4. 配天牖 治鼻不收涕, 不知香臭."《千金方》

---

9) 流涎症 : 멀건 침을 계속해서 흘리는 것으로 달리 流涎不收라고도 한다. 대개 脾熱, 脾胃虛寒이
原因이다.

5. "曲差, 上星, 迎香, 素髎, 水溝, 齦交, 通天, 禾髎, 風府 主鼻窒, 喘息不利, 鼻喎僻, 多涕, 鼽衄有瘡."《千金方》

6. "配合谷 治唇吻不收, 瘡不能言, 口噤不開."《千金方》

7. "配齦交 治口不能禁水漿, 喎僻."《千金方》

8. "中暑不省人事 人中, 合谷, 內庭, 百會, 中極, 氣海."《大成》

9. "口內生瘡 海泉, 人中, 承漿, 合谷,…復刺後穴 金津, 玉液, 長强."《大成》

10. "配委中 治腰脊强痛."《大成》

11. "配臨泣, 合谷 治昏迷不識人."《大成》

12. "配中脘, 氣海 治中惡不省."《大成》

13. "配百會, 神門, 金門, 崑崙, 巨闕 治大小五癇."《大成》

14. "配上星, 風府 治鼻流清涕."《大成》

15. "配太淵, 呂細 治上牙痛."《大成》

16. "配承漿, 金津, 玉液, 曲池, 勞宮, 太衝, 行間, 商丘, 然谷, 隱白 治消渴."《大成》

17. "配百會 治喜哭."《大成》

18. "配列缺, 陽谿, 大陵 治喜笑."《大成》

19. 配內關, 湧泉, 足三里 治 Shock.

20. "配曲池 治傴, 痿病."《玉龍歌》

🖐 水腫의 治療

1. **通治方：水分, 氣海, 三焦俞, 足三里, 陰陵泉.**

2. **水腫의 區分에 따른 治療**

   (1) 陽水

   ① 原因：風邪襲肺(肺失宣降), 濕邪困脾.

   ② 症狀：實症, 病在肺脾 急性 發作, 眼瞼·頭面先腫, 腰以上浮腫甚, 按之凹陷 易恢復, 皮膚光澤, 胸中煩悶, 脈浮, 舌苔白滑(或薄黃).

   ③ 治法：肺俞, 人中, 合谷, 列缺.

   (2) 陰水

   ① 原因：脾陽不運, 脾胃虛弱, 腎陽虛衰(蒸化失調).

   ② 症狀：虛症(虛中挾實), 病在脾腎, 發病緩慢, 足跗先腫, 腰以下浮腫甚, 按之

凹陷 不易恢復, 皮膚晦暗, 四肢倦怠, 脈沈細, 舌淡苔白膩.

③ 治法 : 脾俞, 腎俞, 復溜, 三陰交.

3. 方義

《靈樞·終始》"故曰 從腰以上者 手太陰陽明皆主之, 從腰以下者 足太陰陽明皆主之." 故取肺俞 列缺 合谷, 宣通肺氣 通調水道. 三陰交 脾俞 補脾胃 以行輸布運化. 復溜爲足少陽經之經金穴, 助肺氣 通調水液 下輸膀胱. 配腎俞溫補之 益腎陽助利水.

水分屬任脈而位當小腸 分別淸濁而爲治水之效穴. 三焦俞以調整氣化, 配氣海以助三焦之氣化. 足三里, 陰陵泉 爲足陽明與足太陰經之合穴(表裏) 以健運脾胃利水.

兌端 GV27　　　　　　　　　　　　　　　　　　　　Taedan Duiduan

異名	兌骨, 唇上端.
出典	甲乙, 千金.
名義	《易》曰 : ‘兌爲澤 爲口 爲舌 爲剛中外柔.’ 端 正也 緒也 又稱事物之盡頭爲極端. 本穴在上唇之端而正中, 又爲督脈末端, 故名之曰 ‘兌端’.
部位	唇上端.
取穴	坐位 或 仰臥位取穴. 人中 下端 正中央으로 紅唇과 皮膚의 連接處에 取한다.
筋肉	口輪筋(orbicularis oris m.).
神經	眼窩下神經(infraorbital n.), 大口蓋神經(greater palatine n.), 前上齒槽神經(ant. sup. alveolar n.).
血管	上脣動靜脈(sup. labial. a. & v.).
穴性	寧神醒腦, 生津止渴.
主治	鼻塞, 鼻衄, 鼻痔, 息肉, 衄血, 齒齦痛, 齒痛, 唇吻强, 吐舌, 舌乾, 吐沫, 口噤鼓頷, 癲疾, 失神, 心痛, 心煩悶, 消渴, 目翳, 救急穴.
參考	"手陽明脈氣所發."《甲乙經》

水溝의 補助穴로서 主治效能이 대체로 同一하다.

1. 昏迷, 人事不省 等에 救急穴로 사용된다.

2. 生津止渴作用이 있어 黃疸, 糖尿病에 응용한다.

3. 子宮收縮作用이 優秀하여 産後의 子宮下垂, 陰核脱出에 必須穴로 사용한다 : 産後 産母가 아랫니로 兌端 部位를 잘근잘근 씹어 刺戟하면 子宮收縮과 회복에 效果的이다.

> "痙 互引脣吻强 兌端主之.""癲疾嘔沫 神庭及兌端 承漿主之.""上齒齲 兌端及耳門主之."《甲乙經》

> "小便赤澁 兌端獨瀉太陽經."《百症賦》

> "兌端…主癲疾吐沫 小便黃 舌乾消渴 衄血不止 脣吻强 齒齦痛 鼻塞 痰涎 口噤鼓頷, 灶如大麥."《大成》

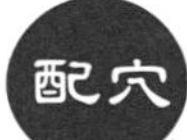

1. 配小海 治小便赤澁.

2. "配本神 治癲疾嘔沫."《資生經》

3. "配目窗, 正營, 耳門 治脣吻强, 上齒齲痛."《千金方》

4. "兌端, 齦交, 承漿, 大迎, 絲竹空, 顖會, 天柱, 商丘 畫癲疾嘔沫, 寒熱痙互引."《千金方》

齦交 GV28　　Eungyo Yinjiao [任·督脈與足陽明經之會穴]

異名　斷交, 斷縫筋中, 斷音, 齒根肉, Ⓖ 上齗里.

出典　甲乙, 脣內齒上.

名義　穴在脣內齒上齗縫中. 齗 齒根肉也, 穴處門齒齒根部 爲任·督·足陽明之交會所在, 故名齦交.

部位　脣內齒上齗縫中.

取穴　坐位 或 仰臥位取穴. 上脣 裏面 中央과 齒齗部가 附着되는 點(上脣系帶與齒

齦之移行部)에 取한다.

筋肉	口輪筋(orbicularis oris m.).
神經	眼窩下神經(infraorbital n.), 大口蓋神經(greater palatine n.), 前上齒槽神經 (ant. sup. alveolar n.).
血管	上脣動靜脈(sup. labial. a. & v.).
鍼法	直刺 1~2分, 斜刺 1~3分. 鍼尖을 上向하여 刺入한다. 或은 三陵鍼으로 點刺出血시킨다.
穴性	淸熱解毒, 醒神開竅, 寧神鎭痙, 淸熱消腫.
主治	齒痛, 齒齦炎, 齒肉炎, 鼻淵, 鼻衄, 鼻痔, 鼻中息肉不利, 目翳, 多淚, 目內眥 赤痒痛, 角膜炎, 面赤, 小兒面瘡, 心煩, 頸項强急, 頸項神經痛, 顏面神經麻痺.

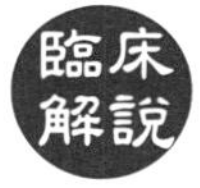

1. 黃疸의 名穴이다 : 點刺出血시켜 黃色液을 배출시켜서 黃疸 치료에 응용 했으나 止血이 되지 않아서 의료사고가 나는 경우가 있다. 枯白礬을 물고 있게 하여 지혈을 시켰으나 위험하다. 配金津, 玉液.

2. 眼疾患(惡性 結膜炎), 鼻疾患(鼻淵, 鼻痔), 齒齦炎 等에 有效하다.

   "痙 煩滿 齦交主之." "口僻 顴髎及齦交 下關主之." "癲疾互引 水溝及齦 交主之." "目痛不明 齦交主之." "齒間出血者 有傷酸 齒床落痛 口不可開 引鼻中 齦交主之." "鼻中息肉不利 鼻頭額頞中痛 鼻中有蝕瘡 齦交主之." 《甲乙經》

   "齦交…鼻中息肉 蝕瘡 鼻塞不利 額頞中痛 頸項强 目淚眵汁 牙疳腫痛 內 眥赤癢痛 生白翳 面赤心煩 馬黃黃疸 寒暑瘟疫. 小兒面瘡癬 久不除 點烙 亦佳."《大成》

   烙 : 지질 락(낙)

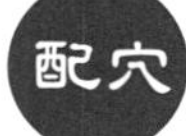

1. "配顴髎, 下關 治口僻."《甲乙經》
2. "消濼, 本神, 通天, 强間, 風府, 瘖門, 天柱, 風池, 齦交, 天衝, 陶道, 外丘, 通谷, 玉枕 主項如拔, 不可左右顧."《千金方》

3. “配攢竹, 玉枕 配面赤頰中痛.”《千金方》

4. “睛明, 齦交, 承泣, 四白, 風池, 巨髎, 瞳子髎, 上星, 肝俞 主目淚出, 多眵
目蔑, 內眥赤痛癢, 生白膚翳.”《千金方》
目蔑,(멸) : 눈곱

5. “曲差, 上星, 迎香, 素髎, 水溝, 齦交, 通天, 禾髎, 風府 主鼻窒, 喘息不利,
鼻喎僻, 多涕, 鼽衄有瘡.”《千金方》

6. “配水溝 治口不能禁水漿, 喎僻.”《千金方》

7. “配上關, 大迎, 翳風 治口噤不開引鼻中.”《千金方》

8. “兌端, 齦交, 承漿, 大迎, 絲竹空, 顖會, 天柱, 商丘 晝癲疾嘔沫, 寒熱痓互
引.”《千金方》

Ⓖ **上齦裏**

[部位] 口腔前庭, 上脣粘膜部之正中線上 外對人中溝中上三分之一點. 上齦裏與人中穴相
對, 人中在上脣外 上齦裏在上脣內.

[鍼法] 針 1~3分, 或 三稜鍼刺出血.

[主治] 麻黃黃疸. “上齦裏穴 正當人中及脣, 針三程, 治麻黃黃疸等病.”《千金方》

[解說 및 運用] 此穴部位同督脈的 ‘齦交’ 穴, 應視爲齦交穴的別名.

Ⓖ **懸命**

[部位] 口腔前庭, 上脣之內側 上脣系帶中央. 齦交穴之微上方.

[鍼灸法] 鍼 1~2分, 灸 5~7壯(艾卷灸).

[主治] 精神昏迷, 妄言妄語, 卒中惡, 小兒驚癎, 癲狂.

“救卒中惡死方 : 視其上脣裏弦弦者 有白如黍米大 以針決去之.”《肘後方》

“邪鬼妄語 灸懸命十四壯. 穴在口脣裏中央弦弦者是也. 一名鬼祿, 又用鋼刀決斷弦弦乃
佳.”《千金方》
祿(록) : 복, 녹봉을 주다

“黃帝灸法 療神邪鬼魅 及發狂癲 語中不擇尊卑 灸上脣裏面中央肉弦上一壯 炷如小麥大
又用鋼刀決斷更佳也.” “小兒驚癎 灸鬼祿穴一壯, 在上脣內中央結上 炷如小麥大 用鋼刀決
斷更佳.”《太平聖惠方》
魅(매) : 도깨비

14

任脈

任脈

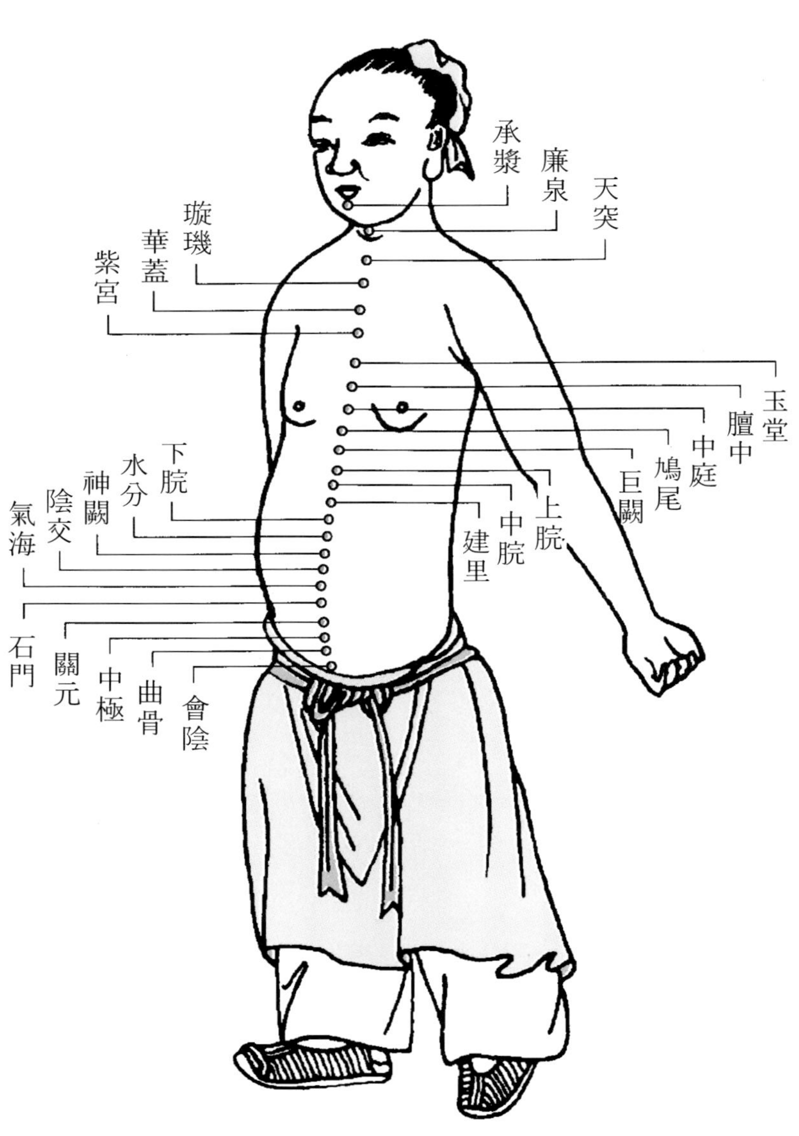

任脈者 脈起中極之下 以上毛際 循腹裏 上關元 至喉嚨 上頤循面入目 屬陰脈之海
也.《十四經發揮》

任脈經穴歌

任脈二四起會陰 曲骨中極關元銳 石門氣海陰交仍 神闕水分下脘配 建里中上脘相
連 巨闕鳩尾蔽骨下 中庭膻中慕玉堂 紫宮華蓋璇璣後 天突結喉是廉泉 唇下宛宛承
漿舍.

任脈의 效能主治

1. 效能：通調二陰, 淸利濕熱, 溫補腎陽, 調經止帶, 和胃健脾, 寬胸定喘, 生津增液,
調陰陽氣機乖逆, 舒筋活絡, 安心寧神.
2. 主治：神經系 · 呼吸系 · 消化系 · 泌尿生殖系病症, 寒性病, 任脈이 經過하는 面
部 · 頸部 · 咽喉 · 胸 · 腹 · 會陰 等 部位의 病症 특히 疝氣, 帶下, 腹中結塊, 泌
尿生殖系, 呼吸系, 胃腸, 咽喉 等의 病을 主治한다.

(1) 部位別 主治
① 會陰 CV1 ～陰交 CV7 : 泌尿生殖器疾患을 主治하며 全身 强壯作用이 있다.
② 神闕 CV8 ～鳩尾 CV15 : 胃腸疾患, 腦疾患을 主治한다.
③ 中庭 CV16 ～璇璣 CV21 : 胸部疾患, 食道疾患을 主治한다.
④ 天突 CV22 ～廉泉 CV23 : 舌 · 咽喉部疾患을 主治한다.
⑤ 承漿 CV24 : 口齒部疾患을 主治한다.

(2) 主要穴 主治
① 上脘 CV13, 中脘 CV12, 下脘 CV10 : 關格에 사용한다.
② 關元 CV4, 氣海 CV6 : 長壽에 愛用되는 灸穴(養生穴)이다.
③ 曲骨 CV2 : 子宮疾患을 主治한다.

異名	下陰別, 屏翳, 海底, 下郄, 下極.
出典	甲乙, 兩陰中間에 在함.
名義	穴在前後兩陰之間, 衝任督三脈之會也, 故名會陰.
部位	前陰後 後陰前 兩陰之間.
取穴	仰臥屈膝露臀取穴. 會陰部 正中, 男子는 陰囊根部와 肛門과의 正中間, 女子는 大陰脣 後連合部와 肛門과의 正中間에 取한다.
筋肉	淺會陰橫筋(superficial transversus perinei m.), 深會陰橫筋(deep transversus perinei m.).
神經	會陰神經(perineal n. of pudendal n.).
血管	會陰動靜脈(perineal a. & v.; internal pudendal a. & v.), 下直腸動靜脈(inf. rectal a. & v.).
鍼法	直刺 3分～1寸, 禁鍼.《大成》
灸法	肉灸 3～5壯, 溫灸 10～20分.
穴性	通調二陰, 淸利濕熱, 回陽醒神, 調經强腎.
主治	大・小便不通, 小便難, 陰頭痛, 陰挺, 陰門肛門腫痛, 尿道炎, 前立腺炎, 月經不調, 陰囊核腫, 腟痛, 外陰部搔痒, 遺精, 淋病, 癲狂, 疝氣, 痔瘡, 子宮脫垂, 會陰部諸痛.

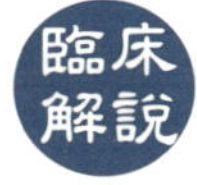 穴位로 因하여 效果에 比해 잘 使用되지는 않는다.

1. 一切의 泌尿生殖器疾患에 效果가 있다.

　　① 精力增强 特히 早漏症에 有效하다. 일반적으로 남녀 모두에게 效果가 있으며 圓鍼 或은 手指에 의한 지압으로도 有效하다.

　　② 男子의 陰囊濕痒(因陽氣不足), 陽痿, 陰痿, 前立腺炎, 陰汗 等에 使用한다 : 藥針(鹿茸, 八味, 증류수)이 多用된다.

　　③ 婦女의 陰挺, 子宮脫垂, 腟痛 等에 使用한다.

2. 回陽醒神作用이 優秀하여 救急穴로서 使用한다.

　① 産後昏迷에 사용한다 : 配水溝, 湧泉, 少澤.

　② 溺水에 의한 窒息에 사용한다 : 물을 吐하게 한 後에 굵은 針으로 會
　　陰을 刺戟하여 肛門筋肉에 反應(收縮)이 조금이라도 보이면 回生 可
　　能性이 있다고 본다.

"小便難 竅中熱 實則腹皮痛 虛則癢搔 會陰主之." "痔 會陰主之. 凡痔與陰
相通者死. 陰中諸病 前後相引痛 不得大小便 皆主之." "男子陰端寒 上衝
心中伈伈 會陰主之." "身腫 皮膚不可近衣 淫濼苛獲久則不仁屏翳主之."
"女子血不通 會陰主之."《甲乙經》

"會陰(一名屏翳), 兩陰間, 任督衝三脈所起. 督由會陰而行背 任由會陰而
行腹 衝由會陰而行足少陰.…主陰汗 陰頭痛 陰中諸病 前後相引痛 不得大
小便 男子陰端寒 衝心 竅中熱 皮疼痛 穀道搔癢 久痔相通 女子經水不通
陰門腫痛. 卒死者 針一寸補之, 溺死者 令人倒拖出水 針補. 尿屎出則活 餘
不可針."《大成》

1. "配中極, 三陰交 治陰門忽然紅腫痛."《大成》
2. "痹 會陰及太淵 消濼 照海主之."《甲乙經》
3. "配飛揚, 商丘, 復溜, 勞宮, 承筋, 承扶, 委陽, 委中 治痔."《千金翼方》

曲骨 CV₂　　　　　　　　　　　Gokgol Qugu [足厥陰經與任脈之會穴]

異名　屈骨, 回骨, 尿胞, 骨端.

出典　甲乙, 橫骨上 中極之下一寸.

名義　本穴在恥骨上緣凹曲處, 故名曲骨.

部位　橫骨上 中極下 1寸 毛際陷中.

取穴　仰臥屈膝取之. 中極穴 CV₃ 下 1寸, 恥骨弓 中央 上緣 陰毛際 中央에 취한
다. 臍中의 神闕穴 CV₈ 에서 恥骨 上緣의 曲骨穴 CV₂ 間을 5寸의 骨度法으

로 計算한다.

曲骨 **CV₂** ←5分→ 橫骨 **KI₁₁** ←1.5寸→ 氣衝 **ST₃₀** ←5分→ 急脈 **LR₁₂** ←1.5寸→ 衝門 **SP₁₂**

筋肉 白線(linea alba), 腹直筋鞘(sheath of rectus abdominis m.), 錐狀筋(pyramidalis m.).

神經 腸骨下腹神經(iliohypogastric n.).

血管 外陰部動靜脈(external pudendal a. & v.).

鍼法 直刺 5分～1寸.

☞ 曲骨 **CV₂** ～關元 **CV₄** : 施鍼 前에 환자에게 排尿토록 시키는 것이 좋다

曲骨 **CV₂** ～氣海 **CV₆** : 孕婦禁鍼.

灸法 肉灸 7～15壯, 溫灸 10～30分.

穴性 溫補腎陽, 調經止帶, 通利小便.

主治 婦人赤白帶下, 月經不順, 痛經, 子宮出血, 産後惡露不止, 遺精, 失精, 陰痿, 陰囊濕痒, 木腎偏墜, 轉胞不得尿, 癃閉, 尿閉, 小便淋瀝, 小便脹滿, 小腹滿, 水腫, 膀胱炎, 睾丸炎, 七疝, 霍亂轉筋.

參考 曲骨은 恥骨結合部를 지칭하는 古代解剖學 用語이며 下腹部의 基準穴이 된다.

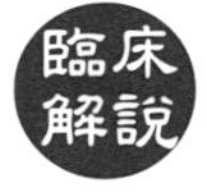

小腹(臍～恥骨)의 穴들은 生殖器病에 效果가 있다.

1. 一切의 泌尿生殖器疾患 특히 婦人科疾患에 有效하다.

① 尿道와 直通하는 부위로서 轉胞不得尿(産後子宮收縮不全), 小腹膹堅 小便閉(膀胱炎), 癃閉(氣癃), 尿閉, 小便淋瀝, 小便澁痛, 尿道異常 等 小便不利와 關聯한 諸症에 사용한다.

② 婦人赤白帶下(子宮內膜炎), 陰瘡, 子宮根種, 初期子宮癌에 效果가 있다.

③ 女性의 不感症(陰中乾痛 惡合陰陽) 治療에 사용한다.

④ 産後 人事不省에 사용한다(配人中, 少澤) : 重症인 경우 加湧泉, 危急

時 配會陰.

⑤ 勃起不全(配大敦), 前立線肥大症, 失精에 사용한다(impotenz,
hernia).

2. 內臟機能을 活性化하므로 五臟虛弱, 虛乏冷極, 內臟虛弱體質에 效果가
있다(灸).

"膀胱脹者 曲骨主之." "小便難 水脹滿出少 胞轉不得溺 曲骨主之." "婦人
下赤白沃後 陰中乾痛 惡合陰陽 少腹膿堅 小便閉 曲骨主之(千金作屈骨)."
《甲乙經》

"赤白沃 陰中乾痛 惡合陰陽 小腹膿堅 小便閉, 刺屈骨入一寸半, 灸三壯."
《千金方》

"水腫脹 灸曲骨百壯."《千金翼方》

"曲骨…主失精 五臟虛弱 虛乏冷極 小腹脹滿 小便淋澁不通 潰疝 小腹痛
婦人赤白帶下."《大成》

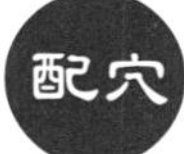

1. 配腎俞, 三陰交, 八髎 治泌尿生殖器病症.
2. "赤白帶下 曲骨七壯, 太衝 關元, 復溜 三陰交 天樞百壯."《鍼灸集成》

中極 CV₃   **Junggeuk Zhongji [膀胱之募穴, 足三陰經與任脈之會穴]**

異名 氣原, 玉泉, 氣實, 氣魚, 膀胱募.

出典 甲乙, 臍下四寸에 在함.

名義 穴在臍下四寸 足三陰·任脈之會.《張衡賦》: '垂萬象乎列星 仰四覽乎中極',
穴應星名 居天之中, 因穴在腹部 喻有天體垂布之象 其位居人體上下左右之中
央, 故名中極.

部位 關元下 1寸, 臍下 4寸.

取穴 仰臥屈膝取之. 曲骨穴 CV₂ 上 1寸, 臍下 4寸으로 腹部 正中線(白線, linea

alba)에 取한다.

中極 **CV₃** ←5分→ 大赫 **KI₁₂** ←1.5寸→ 歸來 **ST₂₉** ←5分→ Ⓖ 腸遺 ←5分
→ Ⓖ 子宮 ←5分→ Ⓖ 子腸

筋肉	白線(linea alba), 腹直筋鞘(sheath of rectus abdominis m.).
神經	腸骨下腹神經(iliohypogastric n.).
血管	淺腹壁動靜脈(superficial epigastric a. & v.), 下腹壁動靜脈(inf. epiga- stric a. & v.).
鍼法	直刺 0.5〜1寸, 斜刺 0.8〜1.2寸.

☞ 腹部는 强刺戟을 피하며 가는 針으로 호흡에 따라 刺針토록 한다.

☞ 曲骨 **CV₂** 〜關元 **CV₄** : 施鍼 前에 환자로 하여금 排尿케 하는 것이 좋다.

曲骨 **CV₂** 〜氣海 **CV₆** : 孕婦禁鍼.

灸法	肉灸 7〜15壯, 溫灸 10〜20分. 孕婦不可灸.
穴性	培元助氣化, 清熱利濕, 調血室溫精宮, 利膀胱, 理下焦.
主治	子宮內膜炎, 子宮出血, 月經不調, 白帶下, 陰部瘙痒, 胎衣不下, 産後惡露不止, 崩漏, 陰挺, 不孕, 斷産要穴, 遺精, 陽萎, 淋病, 尿道炎, 腎炎, 鼓脹, 水腫, 小便不利, 小便不通, 遺尿, 頻尿, 尿急, 尸厥, 腰痛.
參考	대체로 少陽人은 下腹部가 짧고 少陰人은 긴 것이 특징이다

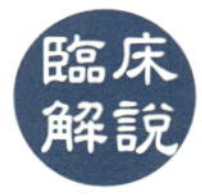

小腹(臍〜恥骨)에 위치한 穴들은 生殖器病에 效果가 있다.

1. 膀胱之募穴로서 通調水道와 關聯한 諸症을 主治한다 : 配膀胱俞(俞募配穴).

① 內爲膀胱으로서 氣質的인 問題를 동반하는 小便關聯 疾患에 사용한다 : 膀胱括約筋麻痹(小便不利, 遺溺), 膀胱麻痺(小腹滿而氣癃), 尿道炎, 淋病 等에 사용한다.

② 浮腫, 水腫(腎炎)에 有效하다 : 浮腫으로 인한 頭重痛, 下肢의 류머티즘, 坐骨神經痛 等에 사용한다. 腎臟炎일 경우에 施灸하면 利尿作用이 있다.

③ 小兒의 夜尿症에 有效하다.

2. 調理下焦作用이 優秀하여 臍下 諸症에 사용한다 : 淸利濕熱, 溫淸小腹作
用 等을 두루 갖추고 있어 下焦機能을 원활토록 調理한다.

(1) 一切의 婦人科, 泌尿生殖器疾患에 사용한다

    ① 子宮內膜炎(産後惡露不止), 輸卵管炎(女子腹熱痛, 絕子), 子宮出血에
      응용한다.

    ② 下元虛冷(水濕不利)으로 인한 婦人 諸症에 多用한다(灸法爲主) : 不
      孕, 經痛, 帶下, 浮腫에 有效하다.

    ③ 斷産要穴, 不姙治療의 要穴이다 : 深刺(强刺戟)하면 避姙, 淺刺(弱刺
      戟)하면 不姙症(不屬子宮位置異常) 治療效果가 있다. "崩中帶下 因産
      惡露不止,…, 婦人斷緒最要穴, 四度針卽有子." "妊不成 數墮落 灸玉泉
      五十壯 三報之(是中極)."《千金翼方》

    ④ 男子의 失精, 遺精, 陽萎, 睾丸炎(陰卵偏大) 等에 사용한다 : 男子의 精
      虫不足으로 인한 不姙症에 有效하다(灸法).

(2) 腹膜炎(繞臍痛衝胸), 腎炎(水腫) 等 寒熱을 隨伴하는 諸般 下腹脹痛에
사용한다.

"臍下疝 繞臍痛 衝胸不得息 中極主之." "奔豚上搶心 甚則不得息, 忽忽小
氣 尸厥 心煩痛 飢不能食 善寒中腹脹 引䏶而痛 小腹與脊相控暴痛 時窘
之後 中極主之." "恍惚尸厥 頭痛 中極及僕參主之." "丈夫失精 中極主之."
"女子禁中[1]痒 腹熱痛 乳餘疾 絕不足[2] 子門不端 少腹苦寒 陰痒及痛 經閉
不通 中極主之."《甲乙經》

"中極主腹中熱痛." "中極主小腹積聚堅如石 小腹滿. 又云 中極主寒中腹
脹."《千金方》

"中極主婦人下元虛冷虛損 月事不調 赤白帶下 灸三遍 令生子."《入門》

"中極(一名玉泉, 一名氣原)…主冷氣積聚 時上衝心 腹中熱 臍下結塊 賁豚
搶心 陰汗水腫 陽氣虛憊 小便頻數 失精絕子 疝瘕 婦人産後惡露不行 胎
衣不下 月事不調 血結成塊 子門腫痛不端 小腹苦寒 陰癢而熱 陰痛 恍惚

---

1) 禁中 : '禁中' 謂不得合陰陽也.
2) 絕不足 :《千金方》《外臺》均作 "絕子內不足."

屍厥 飢不能食 臨經行房羸瘦 寒熱 轉胞不得尿 婦人斷緒 四度針則有子."
《大成》

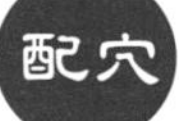

1. 配大陵, 大巨 治男子無嗣, 婦人斷經.
2. "配子宮 治血崩漏下, 婦女無子."《大成》
3. "配腎俞, 合谷, 三陰交 治月水斷絕."《大成》
4. 配腎俞, 三陰交, 關元 治遺尿, 遺精, 陽萎, 月經不調.
5. "配腎俞, 氣海, 三陰交 治經事不調."《大成》
6. 配三陰交, 關元, 足三里 治赤白帶下.
7. "配三陰交 治胎衣不下."《大成》
8. "配肩井 治胎衣不下."《大成》
9. "配腎俞, 陰陵泉, (復針後穴)三陰交, 氣海 治小便滑數."《大成》
10. "配蠡溝, 漏谷, 承扶, 至陰 治小便不利失精."《千金方》
11. "配僕參 治恍惚, 尸厥, 煩痛."《千金方》
12. "配氣海, 三里 治小腹便澼."《太乙歌》《圖翼》
13. "配太谿, 復溜, 三陰交 治陰莖虛痛."《大成》

Ⓖ 腸遺
[部位] 臍下 4寸(中極穴) 左右傍開 二寸五分處. 左右計二穴.
[鍼灸法] 鍼 5~8分, 灸 3~7壯.
[主治] 便秘, 睾丸炎, 陰莖痛, 卵巢炎, 赤白帶下, 月經不調.
"大便不通 灸俠玉泉相去各二寸 名曰腸遺(一云二寸半) 隨年壯. 又大敦四壯."《千金方》
[配穴] 配身交(關元), 燕口(口吻兩角 赤白肉際) 灸治大便秘結.

Ⓖ 子宮
[部位] 臍下 4寸(中極穴) 左右傍開 三寸處. 左右計二穴.
[鍼灸法] 鍼 6~10分, 灸 3~14壯.
[主治] 婦人胞下垂注陰下脫, 婦淋, 膨脹虛腫, 婦人不孕, 月經不調, 子宮血腫, 血崩, 子宮內膜炎, 膀胱炎, 腸疝痛, 睾丸炎, 闌尾炎.
"婦人胞下垂注陰下脫 灸俠玉泉三寸 隨年壯 三報."《千金方》
"子宮二穴 在中極兩旁各開三寸. 針二寸, 灸二七壯. 治婦人久無子嗣."《大成》
[解說 및 運用] 子宮兩穴 謂在中極旁三寸 又直關元旁三寸. 因卵巢位置 婦人與處女不同.

經分娩後 卵巢位置終不恢復, 故名子宮兩旁卵巢所在之處爲子宮穴. 謂在中極旁或關元旁

三寸, 兩說皆通, 是在醫者斟酌之.
斟 : 짐작할 짐

[配穴] 配次髎, 關元, 中極, 足三里, 三陰交 治子宮脫垂.

配腎俞, 關元, 血海, 三陰交 治盆腔炎.

Ⓖ 子腸

[部位] 臍下 4寸(中極穴) 左右傍開 三寸 五分處. 左右計二穴.

[鍼法] 鍼 5～7分.

[主治] 子宮脫水.

關元 CV₄　Gwanwon Guanyuan [小腸之募穴, 足三陰經與任脈之會穴. 三焦之氣所生之處]

異名	丹田, 三結交, 下紀, 次門, 下肓, 大中極, 血室, 關原.
出典	靈樞 寒熱篇, 甲乙.
名義	穴在臍下三寸 爲男子藏精 女子蓄血之處, 是人生之關要 眞元之所存 元陰元陽交關之所 穴屬元氣之關隘, 故名關元.
部位	臍下 3寸.
取穴	仰臥屈膝取之. 曲骨穴 CV₂ 上 2寸, 石門穴 CV₅ 下 1寸으로 腹部 正中線(白線, linea alba)에 取한다. 關元 CV₄ ←5分→ 氣穴 KI₁₃ ←1.5寸→ 水道 ST₂₈
筋肉	白線(linea alba), 腹直筋鞘(sheath of rectus abdominis m.).
神經	腸骨下腹神經(iliohypogastric n.), 肋下神經의 前皮枝(subcostal n.).
血管	淺腹壁動靜脈(superficial epigastric a. & v.), 下腹壁動靜脈(inf. epigastric a. & v.).
鍼法	直刺 5分～1寸, 留 7呼. 斜刺 8分～1.2寸. 孕婦禁鍼. ☞ 曲骨 CV₂ ～關元 CV₄ : 施鍼 前에 환자로 하여금 排尿시키는 것이 좋다. 　曲骨 CV₂ ～氣海 CV₆ : 孕婦禁鍼.
灸法	肉灸 7～100壯, 溫灸 20～30分.
穴性	培腎固本, 補益元氣, 回陽固脫, 袪除寒濕陰冷, 分淸別濁, 調元散邪.
主治	積冷虛乏, 陽痿, 遺精, 子宮出血, 月經不調, 帶下, 胎衣不下, 小便不通, 尿急,

頻尿, 尿道痛, 睾丸炎, 下腹痛, 泌尿生殖器疾患, 腹痛, 胃下垂, 胃炎, 腸炎, 霍亂, 痢疾, 泄瀉, 脫肛, 臍下絞痛, 高血壓, 精神疾患.

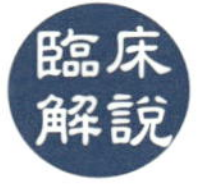

1. 三焦之氣所生之處, 足三陰經與任脈之會穴로서 下焦 諸病의 必須穴이며 특히 泌尿生殖器·婦人科疾患에 有效하다.

　① 女性 不姙症(下元虛冷, 眞陽不足), 男性 不姙症(因精虫不足)에 사용한다.

　② 眞陰不足으로 인한 女性의 不感症에 사용한다.

　③ 子宮과 關聯한 諸般 慢性疾患에 多用한다 : 婦人帶下癥聚, 經水不通, 妊娠下血 或 産後惡露不止, 月經不調, 陰冷, 陰癢, 子宮筋腫, 子宮內膜炎 等에 사용한다.

　④ 痃癖氣痛(灸), 腎炎(小便赤澁, 氣癃), 睾丸炎(七疝), 尿意頻數 等에 有效하다.

2. 元陰·元陽聚出入之處(一名 下丹田), 養生穴로서 諸虛百損에 의한 諸症, 특히 慢性 消耗性疾患에 사용한다 : 配足三里, 氣海, 中脘.

(1) 精力減退에 사용한다(養生穴 : 關元, 氣海, 足三里, 中脘).

(2) 四肢懈惰不遂, 膝內側痛(因多肝·脾·腎虛)이 오래 낫지 않는 경우에 效果가 좋다.

(3) 勞瘵(結核), 身體瘦瘠 等 慢性·消耗性疾患에 多用한다.

(4) 消化器疾患에 사용한다(小腸募穴) : 虛·實, 急·慢證에 모두 응용할 수 있다.

　① 胃下垂(配足三里, 氣海), 脫肛에 有效하다(灸).

　② 五更泄瀉(因腎陽虛), 霍亂(腹痛泄瀉), 臍下絞痛에 사용한다.

　③ 慢性腸炎, 消化不良에 사용한다.

3. 小腸之募穴(心·小腸表裏)로서 水火不交로 인한 諸症에 사용한다.

　① 高血壓에 응용한다.

　② 不眠症, 精神疾患에 응용한다.

"奔豚寒氣入小腹 時欲嘔 傷中溺血 小便數 背臍痛引陰 腹中窘急欲湊 後泄不止 關元主之." "石水痛引脇下脹 頭眩痛 身盡熱 關元主之." "胞轉不得溺 少腹滿 關元主之." "暴疝 少腹大熱 關元主之." "氣癃溺黃 關元及陰陵泉主之(千金云寒熱不節 腎病 不可以俯仰)." "身有所傷 出血多 及中風寒 若有所墜墮 四肢解㑊不收 名曰體解. 取其少腹 臍下三結交. 三結交者 陽明太陰(一本作陽)臍下三寸關元也." "女子絕子 衃血在內不下 關元主之(千金云胞轉不得尿 少腹滿 石水痛 刺關元 亦宜灸)."《甲乙經》 衃(배) : 어혈, 썩은 피

"婦人絕嗣不生 胞門閉塞 灸關元三十壯 報之." "若吐下不禁 兩手陰陽脈俱疾數者 灸心蔽骨下三寸, 又灸臍下三寸各六十七壯." "氣淋 灸關元五十壯, 又灸俠玉泉相去一寸半三十壯."《千金方》

"小便不禁關元好, 大便閉澁大敦燒."《席弘賦》

"關元…主積冷虛乏 臍下絞痛 流入陰中 發作無時 冷氣結塊痛 寒氣入腹痛 失精白濁 溺血七疝 風眩頭痛 轉脬閉塞 小便不通黃赤 勞熱 石淋五淋 泄利 奔豚搶心 臍下結血 狀如覆杯 婦人帶下 日經不通 絕嗣不生 胞門閉塞 胎漏下血 産後惡露不止."《大成》 搶(창) : 닿다, 이르다, 부딪다

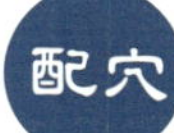

配穴

1. "腎脹偏墜 關元(灸三壯) 大敦(七壯)."《大成》
2. "腎强疝氣發甚頻 氣上攻心似死人 關元兼者大敦穴."《玉龍歌》
3. "帶脈 關元多灸, 腎敗堪攻."《玉龍賦》
4. "若是七疝小腹痛 照海 陰交 曲泉針, 又不應時求氣海 關元同瀉 效如神."《席弘賦》
5. "湧泉 關元 豊隆爲治尸勞之例."《玉龍賦》
6. "關元 湧泉 主胞轉氣淋, 又主小便數."《千金方》
7. "配陰交, 石關 治婦人無子, 婦人産後血虛痛, 子宮不成胎."《百症賦》
8. "建氏灸消渴法 : 初灸兩手足小指頭及項椎隨年壯, 又灸膀胱俞橫三間寸 灸之各三十壯, 五日一報之. 又灸背脾俞下四寸 俠脊梁一寸半二穴, 隨年壯.…又灸腎俞二穴 并腰目,…又關元…又陰市二穴,…曲泉 陰谷 陰陵泉 復溜 凡

此諸穴 斷小便利大佳 不損陽氣. 亦云止遺尿也. 太谿 中封 然谷 太白 大都
跌陽 行間 大敦 隱白 湧泉, 凡此諸穴各一百壯. 腹背兩脚凡三十七穴, 其腎
俞 腰目 關元 水道 可灸三十壯, 五日一報之, 各得一百五十壯佳. 湧泉可灸
十壯, 大敦 隱白 行間 可灸三壯, 餘者悉七壯, 皆五日一報之 滿三灸可止也.
若灸諸陰不差 可灸諸陽, 諸陽在脚表 宜審用之 無有不驗 造次則并灸肺俞
募 按流注孔穴 壯數如灸陰家法."《千金翼方》

9. "關元 太谿 主泄利不止."《千金方》

10. "若吐下不禁 兩手陰陽脈俱疾數者 灸心蔽骨下三寸, 又灸臍下三寸各六十
　　七壯."《千金方》

11. "氣淋 灸關元五十壯, 又灸俠玉泉相去一寸半三十壯."《千金方》

12. "天牖 風門 崑崙 關元 天衝 主風眩頭痛."《千金方》

13. "關元 期門 少商 主脇下脹."《千金方》

14. "關元 委中 照海 太谿 主小腹熱而偏痛."《千金方》

15. 配腎俞, 三陰交, 足三里 治泌尿生殖器疾患.

16. 配小腸俞, 天樞, 足三里 治腹痛, 腹瀉.

17. "配陰陵泉 治寒熱不節 腎病不可以俯仰, 氣癃尿黃."《千金方》

石門 CV5　　　　　Seongmun Shimen ［三焦之募穴］

異名	利機, 精露, 命門, 丹田, 絕子, 絕孕, 三焦募.
出典	甲乙.
名義	穴在臍下二寸. 石有堅硬之意 穴主小腹堅痛. 歷代醫家傳爲婦人禁針之處 犯之無子. 所謂女子不通人道者 名石女, 亦寓此意. 穴爲任脈之氣出入之門戶, 故名石門.
部位	臍下 2寸.
取穴	仰臥屈膝取之. 陰交穴 CV7 下 1寸, 關元穴 CV4 上 1寸處에 取한다.

石門 CV5 ←5分→ 四滿 KI14 ←1.5寸→ 大巨 ST27

筋肉	白線(linea alba), 腹直筋鞘(sheath of rectus abdominis m.).
神經	肋下神經의 前皮枝(ant. cutaneous br. of subcostal n.).

血管	淺腹壁動靜脈(superficial epigastric a. & v.), 下腹壁動靜脈(inf. epiga-stric a. & v.).
鍼法	直刺 0.5~1寸, 斜刺 0.8~1.2寸. 孕婦禁鍼.
灸法	肉灸 7~15壯, 溫灸 20~30分. 禁灸《聚英》
穴性	理氣止痛, 通利水道.
主治	崩漏帶下, 子宮出血, 産後惡露不止, 血淋, 不得小便, 水腫, 癥痕, 經閉, 陰囊縮, 奔豚疝氣, 卒疝, 腹痛, 嘔吐, 泄瀉, 腹脹泄利, 便秘, 小腹絞痛, 繞臍疼痛, 欲絶産.

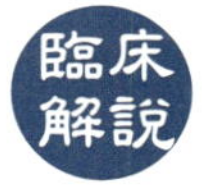

1. 眞氣虛損, 任衝脈之虛損(血不行, 臍下積聚 · 結塊)으로 인한 臍下 諸症에 사용한다.

   ① 小腹堅痛引陰中, 繞臍痛, 卒疝腹痛에 유효하다.

   ② 奔豚疝氣, 人中滿, 唇腫, 水腫, 浮腫(水氣行皮中), 小便不利에 유효하다.

   ③ 慢性腸炎, 腸膜炎에 사용한다.

   ④ 出血性 子宮疾患(崩漏, 産後惡露不止), 經閉帶下에 사용한다 : 실제로 腹筋과 子宮과의 거리가 가깝다.

2. 不姙誘發과 관련이 있어 欲絶産 或은 避姙에 사용한다 : Ⓖ 絶孕(石門下 3分).

   "婦人禁鍼禁灸 犯終身絶子."《鍼灸聚英》

   "《經神集》云 : 久閉精不孕者 灸之又能使宣通而有孕也. 主傷寒陰證 腎囊攣縮 小腹絞痛 一切男婦老弱 下元虛冷 氣逆上衝 賁豚瘕疝 崩中淋漏 水氣皮腫."《循經考穴編》[3]

   ☞ 古書에 三焦募穴인 石門穴이 不姙을 誘發하는 것으로 되어 있으나 5分 간격의 氣海穴은 오히려 不姙을 치료하는 것으로 되어있어 說明이 안 된다. 이는 强刺戟(深刺) 時에는 不姙誘發, 弱刺戟(淺刺) 時에는 不姙治療(姙娠誘發) 效果를 보이는 것으로 理解함이 타당하다.

---

3) 《循經考穴編》: 明代의 鍼灸醫學書로서 作者 未詳이다.

“臍下疝 繞臍痛 石門主之.”“奔豚氣上 腹䐜痛 强不能言 莖腫先引腰 後引小腹 腰髖堅痛 下引陰中 不得小便 兩丸騫 石門主之.”“三焦脹者 石門主之.”“水腫腹大 水脹 水氣行皮中 石門主之.”“心腹中卒痛而汗出 石門主之.”“氣痛 癃 小便黃 氣滿塞 虛則遺溺 身時寒熱 吐逆 溺難 腹滿 石門主之.”“氣癃 小便黃 氣滿 虛則遺溺 石門主之.”“腹滿 疝積 乳餘疾 絶子 陰痒 刺石門(千金云奔豚上腹堅痛 下引陰中 不得小便 刺陰交入八分).”《甲乙經》

“大便閉塞 氣結 心堅滿 灸石門百壯.”《千金方》《千金翼方》《圖翼》

“石門(一名利機, 一名精露, 一名丹田, 一名命門)…婦人禁針, 禁灸, 犯之絶子.…主傷寒 小便不利 泄利不禁 小腹絞痛 陰囊入小腹 賁豚搶心 腹痛堅硬 卒疝繞臍 氣淋血淋 小便黃 嘔吐血不食穀 穀不化 水腫 水氣行皮膚 小腹皮敦敦然 氣滿 婦人因産惡露不止 結成塊 崩中漏下.”《大成》

配穴

1. 配水溝 治水腫.
2. 配三焦俞, 關元, 三陰交 治泌尿生殖器系疾患.
3. “通谷 章門 曲泉 膈俞 期門 食竇 陷谷 石門 主胸脇支滿.”《千金方》
4. “石門 商丘 主小腹堅痛 下引陰中.”《千金方》
5. “陰交 石門 委陽 主小腹堅痛引陰中, 不得小便.”《千金方》
6. “巨闕 上管 石門 陰蹻 主腹中滿暴痛汗出.”《千金方》
7. “陰交 石門 主水脹, 水氣行皮中, 小腹皮敦敦然, 小便黃, 氣滿.”《千金方》
8. “陰交 石門 主兩丸騫.”《千金方》

騫 : 이지러질 건

9. “水分 石門 主小腹中拘急痛.”《千金方》
10. “中髎 石門 承山 太衝 中管 大鍾 太谿 承筋 主大便難.”《千金方》
11. “人中滿 唇腫及水腫大水 灸臍中, 石門各百壯.”《千金翼方》

Ⓖ 絶孕

[部位] 腹下部正中線 臍下二寸三分處. 石門穴下三分.

[灸法] 灸 3〜49壯.

[主治] 絕孕, 小兒深秋冷痢不止.
"凡婦人懷孕 不論月數及生產後未滿百日, 不宜灸之. 若絕子 灸臍下二寸三分間 動脈中三壯.""小兒深秋冷痢不止者 灸臍下二寸三分間 動脈中三壯 炷如小麥大."《太平聖惠方》
"欲絕産 臍下二寸三分 灸三壯, 或至七七壯 即終身絕孕."《圖翼》
"欲絕産 右足內踝上一寸. 又一法, 灸臍下二寸三分 三壯."《神應經》

氣海 CV6 Gihae Qihai

異名	丹田, 脖胦, 肓之原, 下肓, 氣澤, 下氣海.
出典	甲乙.

脖 : 배꼽 발 胦 : 배부를 앙

名義　氣海, 化衝氣之海. 由氣海貫兩傍通氣穴 交於胃氣 上至胞膈 入肺管而出於喉間 爲氣街. 散入胸中 與衛氣相交而行於經, 且導胃氣入胞中 統陰血 至胞相交於腎. 其上之陰交, 下之丹田 關元, 由氣海而分天地 水火由是相交, 導氣以上 導血以下, 故名氣海.《古法新解 會元針灸學》穴在臍下一寸半 爲男子生氣之海, 故名氣海.《經穴釋義匯解》

部位　臍下 1.5寸 宛宛中.

取穴　仰臥屈膝取之. 神闕穴 CV8 下 1.5寸, 石門穴 CV5 上 5分處로 腹部 正中線에 取한다.

筋肉　白線(linea alba), 腹直筋鞘(sheath of rectus abdominis m.).

神經　肋間神經의 前皮枝(ant. cutaneous br. of intercostal n.).

血管　淺腹壁動靜脈(superficial epigastric a. & v.), 下腹壁動靜脈(inf. epiga- stric a. & v.).

鍼法　直刺 0.5～1寸, 斜刺 0.8～1.2寸.

灸法　肉灸 7～15壯, 溫灸 20～30分. 孕婦不可灸.

穴性　調氣益元, 培腎補虛, 和營血理經帶, 溫下焦, 祛濕振陽固精.

主治　四肢無力, 四肢厥冷, 眞氣不足, 羸瘦, 虛脫, 遺精, 遺尿, 經閉, 月經困難, 崩漏帶下, 痛經, 陰萎, 神經衰弱, 不安, 高血壓, 中風脫症, 不眠, 水穀不化, 泄瀉, 腸炎, 胃炎, 胃脘痛, 腹水, 鼓腸, 癥瘕, 腹腫脹, 臍腹痛, 疝氣, 水腫, 氣喘, 呃逆, 嘔吐, 小兒遺尿.

1. 生氣之海[4]로서 元氣不足으로 인한 諸般 氣病에 多用한다 : 下焦元氣가 모이는 곳으로 强壯作用이 優秀하여 養生穴(關元, 氣海, 足三里, 中脘)로서 이용된다.

   ① 胃下垂에 사용한다(灸) : 配中脘. 補中益氣湯.

   ② 一名 下氣海(丹田)로서 腦·神經系疾患에 有效하다 : 神經衰弱, 神經過敏, 心身症, 히스테리, 躁症, 鬱病 等에 사용한다.

   cf. 上氣海 : 膻中穴 **CV17** , 中氣海 : 中脘穴 **CV12** .

   ③ 中惡, 中風脫症에 사용한다 : 配水溝, 中脘.

   ④ 남자의 陽氣不足(陽痿, 遺精), 臟氣虛憊, 小腹疝에 必須穴이다(灸).

   ⑤ 下肢無力(陰經絡 異常)에 多用한다 : 上肢는 巨闕, 下肢는 氣海에서 뻗어 나온 가지로 생각한다.

   ⑥ 喘息(氣喘), 呃逆에 사용한다.

2. 氣血失調로 인한 臍下部 疼痛性疾患에 사용한다.

   ① 內爲小腸으로 大·小腸機能 活性化(調節)作用이 있어 消化器疾患에 사용한다 : 慢性 闌尾炎, 慢性 腹膜炎(繞臍腹痛), 腸神經痛, 腸炎, 腸出血(便血) 等에 效果가 좋다.

   ② 泌尿器系疾患, 婦人科疾患에 效果가 있다 : 不姙(灸), 月經不調, 帶下, 産後惡露不止 等에 사용한다.

   ③ 小腸·膀胱癥瘕結塊, 痃癖, 腎餘之疾에 사용한다.

   ④ 臟虛氣憊, 肌體羸瘦 等 氣虛症勢(虛證)를 隨伴하는 腰痛에 有效하다.

   ⑤ 氣腰疼(挫閃腰痛)과 本臟氣虛 症狀이 同伴되는 腰痛에 多用한다.

   ⑥ 婦人病, 小腹의 異常으로 인한 腰痛에 必須穴이다 : 腹直筋(任脈爲主)과 腰背筋(膀胱經 1線 爲主)의 相互(伸縮)作用 失調가 原因으로, 鍼으로 治療가 잘 안 되는 경우에 해당한다.

---

4) "生氣之海也, 男子以藏精, 女子以盛血." 《循經考穴編》

"少腹疝 臥善驚 氣海主之."《甲乙經》

"婦人水泄痢 灸氣海百壯三報."　"遺尿 灸臍下一寸半, 隨年壯."《千金方》

"小腹絞痛 泄痢不止 灸丹田百壯三報之. 在臍下二寸, 針入五分."　"治奔豚 上氣 又灸氣海百壯."　"腹滿 瘕聚滯下疼 灸氣海百壯. 在臍下一寸, 忌針." "血淋 灸丹田 隨年壯."　"小兒遺尿 灸臍下一寸半 隨年壯."《千金翼方》

"氣海(一名脖胦, 一名下肓)…主傷寒 飮水過多 腹脹腫 氣喘心下痛 冷病面 赤 臟虛氣憊 眞氣不足 一切氣疾久不瘥 肌體羸瘦 四肢力弱 賁豚七疝 小腸 膀胱腎餘癥瘕結塊 狀如覆杯 腹暴脹按之不下 臍下冷氣痛 中惡 脫陽欲死 陰症卵縮 四肢厥冷 大便不通 小便赤 卒心痛 婦人臨經行房羸瘦 崩中 赤白 帶下 月事不調 産後惡露不止 繞臍疝痛 閃着腰痛 小兒遺尿. 浦江鄭義宗 患滯下昏仆 目上視 溲注汗泄 脈大, 此陰虛陽暴絕 得之病後酒色, 丹溪爲 灸氣海漸甦 服人蔘膏數斤愈."《大成》

甦(소)：穌의 俗字

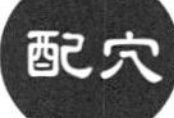 1. "配三陰交 治産後血塊痛, 白濁, 遺精."《大成》

2. "腹中常鳴 氣上衝胸 喘不能久立 邪在大腸. 刺肓之原, (上)巨虛, 上廉, 三 里."《靈樞 · 四時氣》

3. "陰交 氣海 大巨 主驚不得臥."《千金方》

4. "臍中 石門 天樞 氣海 主小腹疝氣, 游行五臟, 疝繞臍疝胸不得息."《千金方》

5. "配中極, 白環俞, 腎俞 治婦女赤白帶下."《大成》

6. "配中極, 帶脈, 腎俞, 三陰交 治月經不調."《大成》

7. "配(灸)關元 治六脈沈細 一息二三至."《大成》

8. 配關元, 中極 治眞元不足, 卒中虛脫.

9. "配(灸)腎俞, 肝俞 治四逆."《大成》

10. "配關元 治産後惡露不止."《大成》

11. "配大敦, 陰谷, 太衝, 然谷, 三陰交 治血崩."《大成》

12. "配血海 治五淋, 久淋."《靈光賦》

13. "水腫 水分兼氣海, 皮內隨針氣自消."《席弘賦》

14. "若是七疝小腹痛 照海 陰交 曲泉針, 又不應時求氣海 關元同瀉 效如神."
《席弘賦》

15. 配足三里, 三陰交, 腎兪 治泌尿生殖器系疾患.

陰交 CV7　　Eumgyo Yinjiao [三焦之募穴5), 任·衝脈與足少陰經之會穴]

異名	少關, 橫戶, 丹田.
出典	甲乙.
名義	穴在臍下一寸 居腹, 腹爲陰 穴又爲任脈·衝脈·少陰交會之處, 故名陰交.
部位	臍下 1寸, 當膀胱上際.

取穴　仰臥屈膝取之. 神闕穴 CV8 下 1寸, 曲骨穴 CV2 上 4寸, 氣海穴 CV6 上 5分處에 取한다. 陰交 CV7 ←5分→ 中注 KI15 ←1.5寸→ 外陵 ST26

筋肉　白線(linea alba), 腹直筋鞘(sheath of rectus abdominis m.).

神經　肋間神經의 前皮枝(ant. cutaneous br. of intercostal n.).

血管　淺腹壁動靜脈(superficial epigastric a. & v.), 下腹壁動靜脈(inf. epiga- stric a. & v.).

穴性　調經固帶, 利水消腫.

主治　崩漏帶下, 月事不調, 産後惡露不止, 陰痒, 奔豚, 繞臍冷痛, 臍下冷痛, 臍周圍痛, 腸鳴, 腹滿, 水腫, 大小便不通, 小便黃, 陰部多汗濕痒, 腰膝拘攣.

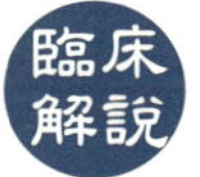

1. 任·衝脈과 足少陰腎經의 會穴로서 一切의 小腹疾患에 多用된다.

(1) 內爲當膀胱上口하여 小便關聯 疾患에 사용한다 : 小便不通(胞轉), 小便黃, 尿道炎(小便痛) 等에 응용한다.

(2) 腹滿, 水腫(水氣行皮中), 奔豚(從少腹衝心而痛), 水氣上下에 사용한다.

---

5) 三焦之募穴 :《鍼灸大成》《鍼灸聚英》《古今醫統大全》《類經圖翼》等에는 石門穴과 아울러 陰交穴도 三焦募穴로 되어 있다.

(3) 諸般 生殖器疾患, 婦人科疾患에 有效하다.

　　① 月經不調, 絕子에 사용한다 : 肝ㆍ腎ㆍ脾 三陰經, 任ㆍ衝脈의 機能失調가 원인이다.

　　② 陰囊濕癢(因陰虛), 崩中帶下(子宮內膜炎), 産後惡露不止에 사용한다.

(4) 癩疝(鼠蹊部 脫腸), 小腹堅痛(下引陰中), 子宮下垂(陰脫)에 사용한다 : 配石門, 太衝.

"任脈爲病 男子內結七疝 女子帶下瘕聚."《素問ㆍ骨空論》

"衝脈爲病 逆氣裏急."《素問ㆍ骨空論》

"衝脈者 經脈之海也 主滲灌谿谷 與陽明合於宗筋…會於氣街…故陽明虛則宗筋縱 帶脈不引 故足痿不用也."《素問ㆍ痿論》

2. 腰膝拘攣, 坐骨神經痛에 有效하다 : 肝ㆍ脾ㆍ腎 三陰經의 機能失調(肝藏血ㆍ脾統攝血 機能失調 肝熱ㆍ脾虛, 腎虛)는 이와 交會하는 任ㆍ衝脈 機能失調 및 子宮機能弱化로 이어져 小腹 病變이 多發하게 되며, 이는 다시 大腿 및 膝關節 內側에 문제를 일으킨다. 따라서 거꾸로 膝痛 時에 小腹 治療가 有效한 경우가 많으므로 반드시 고려토록 한다.

3. 肓俞, 天樞의 補助穴, 神闕의 代用穴로서 腸(小腸)에 대한 작용이 優秀하여 (急性)腸炎, 慢性 下痢(因下元虛冷)에 特效가 있다.

4. 丹田의 丹은 元氣를 지칭하는 것이고 田은 居하는 것을 지칭한다. 丹田의 위치에 관해서는 여러 학설이 있다. 養生家들은 丹田의 氣를 강조하며 그 부위를 광범위하게 잡지만 經穴學에서는 穴位로 설명한다. 고대로부터 전해오는 양생술에서의 丹田은 男子에서는 精囊, 여자에서는 子宮을 기준으로 했다. 《難經》에서는 臍下腎間動氣이며 十二經의 根本이고 元氣를 저장하는 부위라 설명하고 있다. 《鍼灸甲乙經》에서 皇甫謐은 三焦之募인 石門 名曰丹田이라 하였으며 氣海를 男女의 生氣之海로 보고 丹田이라 했다. 그러므로 경혈학적으로도 氣海ㆍ石門ㆍ關元을 포함하여 丹田이라 함이 타당할 것이다.

“奔豚 上腹䐜堅 痛引陰中 不得小便 兩丸騫 陰交主之.” “水腫 水氣行皮中
陰交主之.” “陰疝引睾 陰交主之.” “舌縱涎下 煩悶 陰交主之.” “女子手脚
拘攣 腹滿疝 月水不通 乳餘疾 絕子 陰癢 陰交主之.”《甲乙經》

“拘攣腹滿疝 月水不下 乳餘疾 絕子 陰癢 賁豚 上䐜 腹堅痛 下引陰中 不
得小便 刺陰交入八分.”《千金方》

“陰交(一名橫戶)…主氣痛與刀攪 腹䐜堅痛 下引陰中 不得小便 兩丸騫 疝
痛 陰汗濕癢 腰膝拘攣 臍下熱 鬼擊 鼻出血 婦人血崩 月事不絕 帶下 産後
惡露不止 繞臍冷痛 絕子 陰癢 賁豚上腹 小兒陷顖.”《大成》

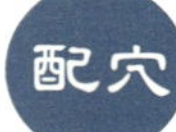

1. 配三陰交, 陽池 治婦人血暈.
2. “配石門, 委陽 治小腹堅痛引陰中, 不得小便.”《千金方》
3. “配章門, 石門 治賁豚上氣.”《千金方》
4. “環跳 束骨 交信 陰交 陰舍 主髀樞中痛不可擧.”《千金方》
5. “配氣海, 大巨 治驚不得臥.”《千金方》
6. “配石門 治水脹水氣行皮中 小腹皮敦敦然, 兩丸騫.”《千金方》
7. “先灸水分, 水道, 後刺三里, 陰交 治水病之疾, 腹滿虛脹.”《玉龍歌》
8. 配足三里, 水分 治鼓脹.
9. “配照海, 曲泉, 關元, 氣海 治七疝, 小腹痛.”《席弘賦》
10. “配百會, 太衝, 照海 治咽喉病.”《席弘賦》
11. “配足三里 治中邪霍亂.”《百症賦》
12. “配石關 治無子.”《百症賦》
13. 配三焦俞, 腎俞, 三陰交 治泌尿生殖器病症.

神闕 CV8　　　　　　　　　　　　　　　　　　　　Singwol Shenque

異名　臍中, 臍孔, 氣舍, 氣合, 維會, 命蔕, 命帶.

出典　外台, 臍中은 神闕이다.

名義	神闕者 神之所舍其中也. 神通先天 父母相交而成胎時 先生臍帶 形如荷莖 繫於母之命門. 天一生水而生腎 狀如未敷蓮花. 順五行而相生 賴母氣以相轉 十月胎滿則神注於臍中而成人, 故名神闕.
部位	當臍中.
取穴	仰臥屈膝取之. 臍窩 中央, 曲骨穴 CV₂ 上 5寸處에 取한다. 神闕 CV₈ ←5分→ 肓俞 KI₁₆ ←5分→ Ⓖ 魂舍 ←1寸→ 天樞 ST₂₅ ←5分→ Ⓖ 長谷 ←1.5寸→ 大橫 SP₁₅
筋肉	腹直筋鞘(sheath of rectus abdominis m.).
神經	肋間神經의 前皮枝(ant. cutaneous br. of intercostal n.).
血管	淺腹壁動靜脈(superficial epigastric a. & v.), 上腹壁動靜脈(sup. epigastric a. & v.), 下腹壁動靜脈(inf. epigastric a. & v.), 臍傍靜脈(paraumbilical v.).
鍼法	禁鍼.
灸法	隔鹽灸 7〜200壯, 隔薑灸 7〜14壯, 溫灸 20〜30分, 大艾炷灸 5〜15壯.
穴性	溫通元陽, 蘇厥固脫, 和胃理腸, 化寒濕積滯.
主治	急·慢性腸炎, 腹中虛冷, 腸鳴, 腹痛, 消化不良, 泄瀉, 霍亂, 脹滿, 鼓腸, 脫肛, 直腸脫出, 腦溢血, 人事不省, 角弓反張, 尸厥, 中風.

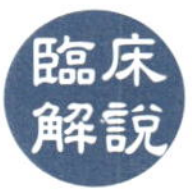

1. 鍼治療보다는 灸法을 사용하며 臍中에 位置하므로 取穴 時 基準穴로서 重要하다 : 一般的으로 가슴이 좁거나 臍의 位置가 올라가면 消化器疾患이 많다. 臍의 位置가 내려가면 泌尿生殖器疾患이 많다.

2. 腹部의 體腔(臟腑) 內로 熱을 가장 잘 전달할 수 있는 穴로서 一切의 虛冷·虛勞·虛脫로 인한 陰證에 多用된다 : 많은 경우 神闕穴 대신 肓俞穴을 사용한다.

 (1) 腹中虛冷으로 인한 消化不良性 臍腹部 諸症에 특히 有效하다(內爲大·小腸).

 　① 急·慢性腸炎下痢(泄瀉不止), 小兒乳痢에 사용한다.

 　② 水腫腹大 時上衝心(不得息), 腸鳴泄瀉 等에 사용한다.

③ 老人・虛弱者 或은 病 以後에 大便不通하고 難服利藥한 경우에 사용
한다.

(2) 虛勞・虛冷으로 인한 寒冷脫肛(婦人, 小兒), 小腹疝氣, 腎囊縮入에 사용
한다.

(3) 婦人血冷不受胎者(絶子)에 사용한다.

(4) 小便不利에 사용한다.

(5) 少年房多短氣에 사용한다.

3. 回陽救急之穴로서 사용된다.

① (霍亂)虛脫 等으로 인한 風癎, 角弓反張, 屍厥에 사용한다.

② 中風不省人事, 腦溢血, 中惡에 사용한다 : 先刺十宣穴, 人中. 不治時
灸神闕.

③ 冷凍身强, 溺水・霍亂已死 有暖氣者에 사용한다.

④ 刺針을 잘못하면 사람을 惡瘍시키고, 遺失하는 자는 치료하지 못하고
致死함.《甲乙經》

"水腫大臍平 灸臍中 無理不治." "腹中常鳴 時上衝心 灸臍中." "絶子 灸臍
中 令有子."《甲乙經》

"神闕(一名氣舍)…主中風不省人事 腹中虛冷 傷敗[6]臟腑 泄利不止 水腫鼓
脹 腸鳴狀如流水聲 腹痛繞臍 小兒奶利不絶 脫肛 風癎 角弓反張. 徐平仲
中風不甦 桃源簿 爲灸臍中百壯始甦 不起 再灸百壯."《大成》

奶(내) : 젖, 유모, 어머니

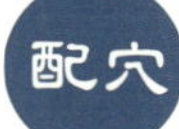

1. 配水分, 氣海 治繞臍痛.

2. 配水分, 三間 治腸鳴而泄.

3. "灸尾翠骨七壯立愈主脫肛神良, 又灸臍中隨年壯."《千金翼方》

4. "人中滿 脣腫及水腫大水 灸臍中 石門各百壯."《千金翼方》

5. "少年房多短氣 灸鳩尾頭五十壯, 又灸臍孔中二七壯."《千金翼方》

---

6) 傷敗 : 原無, 據《針灸聚英》補.

6. "配石門, 天樞, 氣海 治小腹疝氣, 游行五臟, 疝繞臍衝胸不得息.."《千金方》

ⓖ 魂舍

[部位] 臍(神闕穴) 兩側 各 平開 一寸處, 計二穴.

[鍼灸法] 針 5~8分, 灸 5壯.

[主治] 小腸泄利膿血, 腸炎, 消化不良, 胃痙攣, 腸疝痛, 習慣性便秘.

"小腸泄利膿血 灸魂舍一百壯 小兒減之. 穴在俠臍兩邊相去各一寸."《千金方》

ⓖ 長谷

[異名] 循際, 循脊, 長平.

[部位] 臍 兩傍 二寸 五分處, 計二穴.

[主治] 泄利不嗜食, 食不消, 消化不良, 水腫, 腎臟炎, 慢性腸胃病.

ⓖ 臍四邊(臍邊)

[部位] 臍 上下左右 各 一寸處, 計四穴.

[主治] 急性腹痛, 腸炎, 下痢, 胃痙攣, 水腫, 疝痛, 腸鳴, 消化不良, 胃擴張.

[解說 및 運用] 特히 알레르기性 皮膚病에 有效하다(點刺放血).

ⓖ 臍中四邊

[部位] 臍之中點 一穴, 上下左右 各 一寸處 四穴, 計五穴.

[鍼灸法] 針五至八分(臍中不針). 灸三至七壯.

[主治] 小兒暴癎, 急性腸炎, 下痢, 小兒痙攣, 腹部疼痛, 胃痙攣, 水腫, 腸鳴, 疝痛, 胃擴張, 消化不良.

"治小兒暴癎者, 身軀正直如死人 及腹中雷鳴, 灸太倉及臍中上下兩旁各一寸, 凡六處."《千金方》

ⓖ 臍上下五分

[異名] 顖門不合, 臍上下.

[部位] 臍 上下 各五分處 各一穴, 上下 計二穴.

[鍼灸法] 針三至六分, 灸三至五壯.

[主治] 小兒顖門不合, 小兒顖陷, 腸炎, 下痢, 水腫, 疝痛, 腸雷鳴, 腸直肌痙攣, 腹部膨脹.

ⓖ 臍上下

[部位] 臍 上下 各 一寸 五分處 各一穴, 上下 計二穴.

[主治] 黃疸, 下痢, 胃痛, 腹痛.

"療黃疸 當灸臍上下兩邊各一寸半 一百壯."《外臺秘要》

Ⓖ 三角灸
[異名] 臍旁, 疝氣.
[部位] 患者의 兩口角 間을 한 변의 길이로 하고, 神闕穴을 頂點으로 正三角形을 이루는
下 兩傍의 2點, 計二穴. "以臘繩量患人口兩角爲一寸 作三折成三角, 以一角安臍心 兩角在
臍下兩傍盡處點記."《針灸集成》
[主治] 疝氣, 奔豚氣繞臍上衝, 冷心痛, 婦女不孕, 兩丸蹇塞.

水分 CV9 Subun Shuifen

異名	中守.
出典	甲乙.
名義	穴在下脘下一寸, 臍上一寸. 因此穴能分利腹部水氣之淸濁, 主水病, 故名水分.
部位	臍上 1寸.
取穴	仰臥屈膝取之. 神闕穴 CV8 上 1寸, 下脘穴 CV10 下 1寸處에 取한다. 胸骨의 劍狀突起尖에서 臍까지를 8寸의 骨度法으로 計算한다. 水分 CV9 ←2寸→ 滑肉門 ST24
筋肉	白線(linea alba), 腹直筋鞘(sheath of rectus abdominis m.).
神經	肋間神經의 前皮枝(ant. cutaneous br. of intercostal n.).
血管	上腹壁動靜脈(sup. epigastric a. & v.).
鍼法	直刺 0.5∼1寸, 斜刺 0.8∼1.2寸. 水腫者 禁鍼, 宜灸.
灸法	肉灸 10∼15壯, 溫灸 10∼20分. 水腫者 宜灸(水病灸大良), 孕婦不可灸.
穴性	運脾土, 利水濕消腫, 通調水道, 理氣止痛.
主治	腹脹腹鳴, 腹腫如鼓, 鼓腸, 腹痛, 水腫, 面腫, 腹水, 排尿困難, 胃虛脹, 腸疝痛, 消化不良, 眩暈, 喘息.

1. 小腸下口로서 一切의 水病을 主治한다 : 泌別淸濁에 의한 水液·糟粕이 갈라지는 곳이다. 水液代謝異常으로 인한 諸症, 大小腸疾患에 多用한다.

(1) 小腸異常(水瀉性 下痢) 時 反應點(壓痛點) 및 診斷點으로 이용한다.

(2) 泌別淸濁失調로 인한 浮腫(水腫)을 同伴한 腹部 諸症 특히 脾土異常으로 因한 浮腫 治療에 사용한다(配中極) : "若水病 灸之大良 可灸七壯至 百壯止, 禁不可針 針水盡卽斃."《銅人》

　① 腹水, 鼓脹, 胃內停水, 胃下垂症 等에 사용한다.

　② 小便不利, 腎臟炎 等에 有效하다.

　☞ 浮腫(水腫) : 肺, 脾, 腎이 關與한다.

　┌─ 脾土의 異常으로 인한 경우 : 補中治濕湯.
　├─ 肺, 腎의 異常으로 인한 경우 : 四苓五皮散
　└─ 腎의 異常으로 인한 경우 : 五苓散.

(3) 急性 淸穀下痢, 霍亂轉筋의 名穴이다.

(4) 水液代謝(電解質代謝 平衡)失調로 인한 胸脇·腹內絞急切痛, 繞臍痛, 腹直筋痙攣, 腰背痛 等에 사용한다.

　┌─ 中極(治下焦水病) : 通尿竅, 束約膀胱, 通利水道.
　└─ 水分(治中焦水病) : 通水氣, 分利水濕, 溫運水濕.

2. 前立線炎에 有效하다 : 配中極(針). 前立腺疾患(前立腺炎, 前立腺肥大症)은 대체로 老化에 따른 腎虛, 水火失調가 原因이다.

"痓 脊强裏緊 腹中拘痛 水分主之."《甲乙經》

"腹脹 轉筋 灸臍上一寸 二十壯."《千金方》

"反胃 食卽吐出 上氣 灸兩乳下各一寸, 以差爲限 又灸臍上一寸二十壯."
"身重 灸水分百壯, 針入一寸補之."《千金翼方》

"水分(一名分水)…穴當小腸下口, 至是而泌別淸濁 水液入膀胱 渣滓入大腸, 故曰水分…主水病 腹堅腫如鼓 轉筋 不嗜食 腸胃虛脹 繞臍痛衝心 腰脊急强 腸鳴狀如雷聲 上衝心 鬼擊 鼻出血 小兒陷顖."《大成》

渣 : 찌끼 사　滓 : 찌끼 재

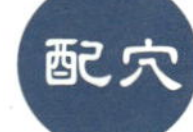 配穴

1. "水分 石門 主小腹中拘急痛."《千金方》
2. "配神闕, 氣海 治繞臍痛."《大成》
3. "配百勞, 大陵, 委中 治發痧."《大成》
4. "配復溜 治水腫."《雜病八法歌》
5. "配建里(瀉) 治肚腹浮腫脹膨膨."《天星秘訣歌》
6. "陰陵 水分 去水腫之臍盈."《百症賦》
7. "水腫 水分兼氣海, 皮內隨針氣自消."《席弘賦》
8. "配足三里, 陰谷 治腹脹(利水消腫)."《太乙歌》
9. "水病之疾最難熬 腹滿虛脹不肯消 先灸水分並水道 後針三里及陰交."《玉龍歌》
10. 配脾俞, 肺俞, 足三里, 三陰交 治腹水, 水腫.

下脘 CV10　　　　　　　　　Hawan Xiawan [足太陰經與任脈之會穴]

異名	下管.
出典	甲乙, 建里之下一寸.
名義	脘是胃脘 分上中下三部. 胃之上口 偏斜當右, 胃之中彎向左, 胃之下口當中, 上中下分三彎 當下彎者 胃之下口也, 故名下脘.
部位	臍上 2寸.
取穴	仰臥屈膝取之. 建里穴 CV11 下 1寸, 水分穴 CV9 上 1寸處에 取한다. 下脘 CV10 ←5分→ 商曲 KI17 ←1.5寸→ 太乙 ST23 ←4寸→ 章門 LR13
筋肉	白線(linea alba), 腹直筋鞘(sheath of rectus abdominis m.).
神經	肋間神經의 前皮枝(ant. cutaneous br. of intercostal n.).
血管	上腹壁動靜脈(sup. epigastric a. & v.).
穴性	助腸胃運化, 消食積氣滯.
主治	胃擴張, 胃痙攣, 慢性胃炎, 慢性腸炎, 腹脹脘痛, 腹鳴, 脾胃虛弱, 嘔吐呃逆, 痢疾, 食穀不化, 不嗜食, 腹堅硬, 日漸瘦.

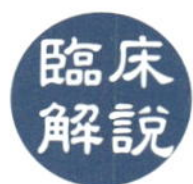

1. 內爲胃下口 小腸上口(幽門部)하여 諸般 胃, 大·小腸疾患에 사용한다.
   ① 中脘의 補助穴로서 胃中不和로 인한 消化器 諸症에 多用된다 : 胃液 分泌調節作用이 優秀하여 消化不良, 腹脹脘痛, 慢性胃炎에 有效하다.
   ② 十二指腸·幽門部疾患의 反應點 및 治療點이다 : 幽門部異常으로 일어나는 嘔吐(朝食夕吐, 暮食朝吐)에 有效하다.
   ③ 胃擴張(腹脹滿), 胃無力症 특히 胃下垂에 效果가 있다.
   ④ 胃痙攣(臍上厥氣堅痛)에 사용한다.

2. 水液代謝失調로 인한 肚腹堅硬, 痃癖氣塊, 小便赤澁에 사용한다.

3. 食積腰痛의 反應點 및 治療點이다.

   "食飮不化 入腹還出 下脘主之."《甲乙經》

   "下脘…穴當胃下口 小腸上口 水穀於是入焉.…主臍下厥氣動 腹堅硬 胃脹 贏瘦 腹痛 六腑氣塞 穀不轉化 不嗜食 小便赤 痞塊連臍上厥氣動 日漸瘦 脈厥動 翻胃."《大成》

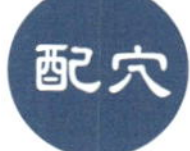

1. "凡飮食不化 入腹還出 先取下管 後取三里瀉之."《千金方》
2. 配中脘, 內關, 足三里 治(慢性)胃腸疾患.
3. "配中脘 治腹堅."《靈光賦》
4. "腹內腸鳴 下脘 陷谷能平."《百症賦》
5. "翻胃 先取下脘 後取三里(瀉) 胃俞 膈俞(百壯) 中脘 脾俞."《大成》

建里 CV11　　　　　　　　　　　　　　　　　　　　　Geolli Jianli

出典　甲乙.

名義　五鄰爲一里 胃腸有鄰里之稱, 建有立之意. 穴在中脘下一寸 下脘上一寸 以喩 穴立胃部中下之間, 故名建里.

部位	臍上 3寸

取穴 　仰臥屈膝取之. 中脘穴 **CV12** 下 1寸, 下脘穴 **CV10** 上 1寸處에 取한다.

建里 **CV11** ←5分→ 石關 **KI18** ←5分→ Ⓖ 食關 ←1寸→ 關門 **ST22** ←2寸→ 腹哀 **SP16**

筋肉 　白線(linea alba), 腹直筋鞘(sheath of rectus abdominis m.).

神經 　肋間神經의 前皮枝(ant. cutaneous br. of intercostal n.).

血管 　上腹壁動靜脈(sup. epigastric a. & v.).

鍼法 　直刺 5分～1寸, 斜刺 0.8～1.2寸.

穴性 　運脾理氣, 和胃消積, 化濕寬中.

主治 　急·慢性胃炎, 腹脹, 腹刺痛, 臍部痛, 腹膨滿, 胃痛, 下腹痙攣, 食慾不振, 不思食, 嘔吐, 水腫, 身腫.

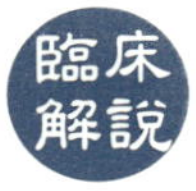

下脘穴과 效能·主治가 類似하다.

1. 中脘의 補助穴로서 一切의 胃疾患에 使用한다. 配中脘.
   ① 胃潰瘍, 神經性 胃炎, 食慾不振 等에 使用한다.
   ② 胃擴張(腹脹滿), 胃無力症, 胃下垂에 效果가 있다.
   ③ 腹脹水腫, 腹膜炎 等에 使用한다.
   ④ 嘔吐(朝食夕吐, 暮食朝吐)에 有效하다.

2. 心下痛, 心疼(心痛 上搶心)에 使用한다 : 配內關(六總穴之一 心胸內關), 足三里.

   "心痛上搶心 不欲食 支痛引膈 建里主之."《甲乙經》

   "建里…主腹脹 身腫 心痛 上氣 腸中疼 嘔逆 不嗜食."《大成》

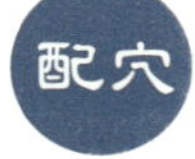

1. "配內關 治胸中苦悶."《百症賦》
2. "配水分 治肚腹腫脹(灸)."《天星秘訣歌》

Ⓖ **食關**

[部位] 臍上三寸 左右旁開各一寸(建里穴 兩傍一寸, 石關穴 兩傍五分).

[鍼灸法] 針5分, 灸3壯.

[主治] 飮食不化, 噎膈反胃, 胃痙攣, 胃炎, 十二指腸炎, 腸炎.

中脘 **CV₁₂** Jungwan Zhongwan [胃之募穴, 八會穴中 腑會穴, 回陽九鍼穴, 手太陽·少陽·足陽明經任脈之會穴]

異名	大倉, 太倉, 三管, 胃管, 上紀, 中管, 胃脘, 胃募, 中胃, 胃中.
出典	甲乙, 上脘之下一寸.
名義	中脘者 稟人之中氣 營氣之所出. 在時而論 春爲陽中 萬物以生 秋爲陰中 萬物以成, 長夏居四季之中 當脾胃之令, 脾胃居肺肝心腎之中 當於上中下胃脘之中, 故名中脘.
部位	臍上 4寸, 居心蔽骨與臍之中.
取穴	仰臥屈膝取之. 胸骨의 劍狀突起와 臍를 잇는 腹部 正中線의 中點에 取한다. 胸骨의 劍狀突起尖에서 臍까지를 8寸의 骨度法으로 計算한다. ☞ 骨度法에 구애받지 말고 腹部의 주름을 기준으로 取穴한다. 中脘 **CV₁₂** ←5分→ 陰都 **KI₁₉** ←1.5寸→ 梁門 **ST₂₁**
筋肉	白線(linea alba), 腹直筋鞘(sheath of rectus abdominis m.).
神經	肋間神經의 前皮枝(ant. cutaneous br. of intercostal n.).
血管	上腹壁動靜脈(sup. epigastric a. & v.).
鍼法	直刺 5分～1寸, 斜刺 1寸～1.5寸(周圍의 穴을 向해 斜刺한다).
灸法	肉灸 7～15壯, 溫灸 20～30灸. 孕婦不可灸.
穴性	和胃健脾, 化濕滯, 理中焦, 調升降.
主治	脾胃虛弱, 胃痛, 腹脹, 水腫, 慢性胃炎, 腸炎, 胃潰瘍, 胃痙攣, 食滯, 胃下垂, 消化不良, 腹鳴, 泄瀉, 便秘, 霍亂, 黃疸, 嘔吐, 呑酸, 吐血, 不眠, 頭痛, 怔忡, 癲狂, 脇痛, 暑病, 虛勞, 哮喘, 子宮脫垂, 高血壓, 中風, 蕁麻疹.

胃를 治療하는 代表穴이다.

1. 胃之募穴, 腑會穴로서 一切의 胃腸關聯 疾患을 主治한다.
   ① (急性)食滯·胃炎, 胃痙攣, 霍亂 等 胃實證에 多用한다 : 臨床에서 心
      筋梗塞, 狹心症으로 인한 放散痛의 경우에 症勢가 一般的인 消化器
      疾患(急性 腹痛, 心下腹痛)과 類似하므로 誤認하는 경우가 있다. 이
      경우 中脘刺針 時 患者가 卒死하는 경우가 있으므로 반드시 먼저 心
      系之病의 有無를 確認한 後에 刺針토록 한다.
   ② 胃寒證에 사용한다 : 配足三里(灸).
   ③ 胃下垂, 胃無力症에 사용한다 : 配氣海(灸).
   ④ 胃中不和로 인한 不眠(胃不和則不安)에 사용한다.
   ⑤ 食滯로 인한 蕁麻疹에 사용한다.

2. 痰飮의 3大 名穴之一로서 특히 消化器關聯 痰飮疾患에 有效하다.
   ① 高血壓, 中風, 傷暑 等에 사용한다.
   ② 痰飮(因脾胃虛弱)으로 인한 頭痛, 四肢麻木不仁, 痿厥(無力)에 응용한
      다.
   痰飮의 3大 名穴 : 豊隆, 足三里, 中脘.
   ┌── 治痰之要穴로서 消化器疾患이 없는 경우 : 豊隆.
   ├── 一般的인 痰痛(肩臂痛), 消化器疾患이 있는 경우 : 足三里.
   └── 飮多(飮>痰), 胃內停水(食後 1～2時間에 腹鳴)가 있는 경우 : 中脘.
   ☞ 消化不良에 좋다고 繼續하여 中脘에 刺針하면 胸痺證이 誘發된다(痰飮이
      있는 경우에 飮이 먼저 治療되므로 發生한다).

3. 養生穴로서 一切의 脾胃肝膽關聯 內傷疾患에 응용한다.
   ① 虛勞로 인한 諸症에 사용한다 : 中脘 氣海, 關元, 三里(養生穴).
   ② 消渴(中消, 糖尿病) 治療에 必須穴이다.
   ③ 黃疸에 사용한다.

"痓 先取太谿 後取太倉之原主之." "心下大堅 肓俞 期門及中脘主之." "心痛
有寒 難以俯仰 心疝氣衝胃 死不知人 中脘主之." "傷憂怡思氣積 中脘主之."

"腹脹不通　寒中傷飽　食飮不化　中脘主之.""小腸有熱　溺赤黃　中脘主之."
"溢飮脇下堅痛　中脘主之.""霍亂　泄出不自知　先取太谿　後取太倉之原."
《甲乙經》

"霍亂中脘可入深　三里內庭瀉幾許.""脹滿中脘三里揣.""中脘主傷署及內
傷脾胃　心脾痛　瘧疾　痰暈　痞滿　翻胃　能引胃中生氣上行."《入門》

"中脘(一名太倉)…主五膈　喘息不止　腹暴脹　中惡　脾疼　飮食不進　翻胃　赤
白痢　寒癖　氣心疼　伏梁　心下如覆杯　心膨脹　面色痿黃　天行傷寒熱不已　溫
瘧先腹痛　先瀉　霍亂　瀉出不知　飮食不化　心痛　身寒　不可俯仰　氣發噎. 東
垣曰　氣在於腸胃者　取之足太陰‧陽明　不下　取三里　章門　中脘. 又曰　胃虛
而致太陰無所稟者　於足陽明募穴中引導之."《大成》

1. "配足三里　治痰."《行針指要歌》

2. "霍亂…若吐下不禁　兩手陰陽脈俱疾數者, 灸心蔽骨下三寸, 又灸臍下三寸,
   各六七十壯."《千金方》

3. "中管, 三間, 偏歷, 厲兌, 承筋, 京骨, 崑崙, 承山, 飛揚, 隱白　主頭熱, 鼻衄
   衂."《千金方》

4. "中管, 承滿　主脇下堅痛."《千金方》

5. "通谷, 巨闕, 大倉, 心俞, 膻中, 神府　主心痛."《千金方》

6. "配三焦俞　治少腹積聚, 堅大如盤, 胃脹食飮不消."《千金方》

7. "中髎, 石門, 承山, 大衝, 中管, 大鍾, 太谿, 承筋　主大便難."《千金方》

8. "配上管　治寒中傷饑."《千金方》

9. "膈俞　主吐食, 又灸章門, 胃管."《千金方》

10. "胸堂, 脾俞, 手心主間使, 胃管, 天樞, 肝俞, 魚際, 勞宮, 肩輸, 太谿　主唾
    血吐血."《千金方》

11. "配大陵　治目黃, 振寒."《千金方》

12. "配脾俞　治黃疸."《千金方》

13. "脾虛黃疸　腕骨　中脘何疑."《玉龍賦》

14. "上脘　中脘　治九種之心痛."《玉龍賦》

15. "配承滿 治脇下堅痛."《千金方》

16. "配百會 治心下如杯."《大成》

17. "配期門, 上廉 治喘息不能行."《大成》

18. "配下脘 治腹堅."《靈光賦》

19. "配天樞, 中極 治大便泄瀉不止."《大成》

20. "配脾俞, 中魁, 三里 治翻胃吐食."《大成》

21. "配天樞 治霍亂吐瀉."《大成》

22. "配氣海, 膻中 治吐, 翻胃吐食."《行針指要歌》

23. 配公孫, 內關, 足三里, 胃俞 治腹痛, 腹脹, 腹瀉, 痢疾 等 脾胃疾患.

✋ **胃痙攣의 治療** : 先刺四關, 梁丘(胃之郄穴) 後中脘.

✋ **食滯의 治療**

1. **通治方** : 四關, 足三里, 中脘, 建里.

2. **隨證選穴**

　① 肝氣犯胃, 神經性 食滯의 경우 : 加內關, 期門, 臨泣.
　② 寒邪犯胃, 胃寒證으로 인한 경우 : 加脾俞, 胃俞, 梁門(灸法爲主, 理中湯).
　③ 嘔吐淸水의 경우 : 加內關.
　④ 胃痙攣, 腹痛(胃脘痛)이 甚한 경우 : 加梁丘.
　⑤ 宿食內停者 : 加裏內庭.
　⑥ 胃脹甚者 : 加天樞.

上脘 CV13　　　Sangwan Shangwan [手太陽·足陽明與任脈之會穴]

異名　　上管, 胃管, 胃脘.

出典　　甲乙, 巨闕之下一寸.

名義　　上脘 脘同管. 位居心蔽骨下三寸 適當胃之上口賁門處, 因名上脘.

部位　　臍上 5寸.

取穴　　仰臥屈膝取之. 巨闕穴 CV14 下 1寸, 中脘穴 CV12 下 1寸處에 取한다.

　　　　　上脘 CV13 ← 5分 → 通谷 KI20 ← 1.5寸 → 承滿 ST20

筋肉	白線(linea alba), 腹直筋鞘(sheath of rectus abdominis m.).
神經	肋間神經의 前皮枝(ant. cutaneous br. of intercostal n.).
血管	上腹壁動靜脈(sup. epigastric a. & v.).
鍼法	直刺 0.5～1寸, 斜刺 0.8～1.2寸.
灸法	肉灸 7～15壯, 溫灸 20～30分. 孕婦不可灸.
穴性	和胃降逆, 化痰寧神, 疏氣機.
主治	急慢性胃炎, 胃擴張, 胃痙攣, 胃痛, 胃潰瘍, 腸痙攣, 鼓脹, 消化不良, 泄瀉, 腹積聚, 嘔吐, 惡阻, 呃逆, 驚悸, 心疼, 身熱汗不出, 癲癎.

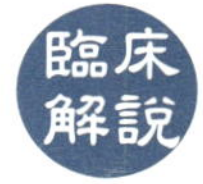

1. 中脘의 補助穴로서 諸般 胃關聯 疾患에 사용한다 : 胃液分泌調節作用이 있어 消化不良을 隨伴하는 胃病에 配用한다(胃毛七穴).

   ① 急性胃炎, 神經性 胃炎, 胃潰瘍 等에 사용한다.

   ② 胃無力症, 胃下垂症에 配用한다.

2. 內爲胃之上口(賁門) 部位로서 噴門部異常(痙攣)으로 인한 嘔吐에 有效하다 : 惡阻霍亂吐利에 사용한다.

   ☞ 噴門部痙攣으로 인한 嘔吐는 食後 곧바로 吐한다. 반면 幽門部異常에 의한 嘔吐는 食後 일정시간이 경과한 後 吐하는 특징이 있다.

3. 五積(腎積奔豚, 心積伏梁, 脾積痞氣, 肝積肥氣, 肺積息賁) 특히 奔豚與伏梁之證에 사용한다 : 神經性 心悸亢進, 脇痛氣喘, 眩暈, 胸膜炎, 肋間神經痛에 사용한다.

   ┌ 上脘 : 抑而降之, 治胃兼寬胸膈.
   ├ 中脘 : 和而消之, 治胃兼理中氣.
   └ 下脘 : 散而去之, 治胃兼通臟腑.

   "頭眩病 身熱汗不出(千金作煩滿汗不出) 上脘主之." "心痛有三蟲 多涎 不得反側 上脘主之." "飲食不下 鬲塞不通 邪在胃脘, 在上脘則抑而下之 在下脘則散而去之."

“寒中傷飽 食飮不化 五藏䐜滿脹 心腹胸脇楮滿脹則生百病 上脘主之.”“心下有鬲 嘔血 上脘主之.”《甲乙經》

“上脘(一名胃脘)…上脘 中脘屬胃 絡脾…主腹中雷鳴相逐 食不化 腹疞刺痛 霍亂吐利 腹痛 身熱 汗不出 翻胃嘔吐食不下 腹脹氣滿 心忪驚悸 時嘔血 痰多吐涎 奔豚 伏梁 二蟲 卒心痛 風癎 熱病 馬黃黃疸 積聚堅大如盤 虛勞吐血 五毒疰不能食.”《大成》

忪 : (종)당황하다, (송)심심하다, 놀다.

疰(주) : 은결병, 흉복의 병, 하복통, 아랫배의 병

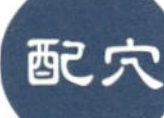

配穴

1. “配中脘 治九腫心痛, 脾疼, 胃脘痛.”《玉龍歌》
2. 配合谷, 足三里 治胃脘痛.
3. “巨闕, 上管, 石門, 陰蹻 主中滿暴痛汗出.”《千金方》
4. “巨闕 上管 主腹脹 五臟脹 心腹滿.”《千金方》
5. “配不容, 大陵 治嘔血.”《千金方》
6. “配期門, 章門 治寸口脈洪大 胸脇滿.”《千金方》
7. “發狂奔走 上脘同起於神門.”《百症賦》
8. “配豐隆 治心疼嘔吐, 傷寒吐蚘.”《太乙歌》

(동) 胃毛七

[部位] 從岐骨下緣陷凹處起 直下一寸一穴, 共三穴. 旁開一寸五分各兩穴(兩邊四穴).
[鍼法] 用三稜鍼出血, 治羊毛痧則需抽出毛絲.
[主治] 羊毛痧, 胃病, 各種霍亂, 心跳, 胃出血.
[解說 및 運用] 胃毛七穴部位之旁開 ‘一寸五分’ 應爲 ‘二寸’ 方爲正確, 因此胃毛七穴之位置 應係鳩尾 巨闕 上脘(以上三穴屬任脈)及兩旁之不容 承滿(屬胃經) 兩側計四穴, 總共七穴, 位於胃部附近 並以治胃病爲主, 故稱胃毛七穴.

巨闕 CV14   Geogwol Juque [心之募穴]

異名　心募, 巨缺.
出典　甲乙, 鳩尾之下一寸.

名義	穴在鳩尾下一寸. 巨 大之意, 闕 帝王之宮庭. 穴爲心之募 募爲經氣結聚處. 心
	者君主之官. 因喻穴居心君至尊之地, 爲心經脈氣結聚較多之處, 故名巨闕.
部位	鳩尾下 1寸.
取穴	仰臥屈膝取之. 臍上 6寸, 中脘穴 **CV₁₂** 上 2寸處에 取한다.
	巨闕 **CV₁₄** ←5分→ 幽門 **KI₂₁** ←1.5寸→ 不容 **ST₁₉** ←1.5寸→ 期門 **LR₁₄**
筋肉	白線(linea alba), 腹直筋鞘(sheath of rectus abdominis m.).
神經	肋間神經의 前皮枝(ant. cutaneous br. of intercostal n.).
血管	上腹壁動靜脈(sup. epigastric a. & v.).
鍼法	直刺 4~8分(不宜深刺, 內爲肝之左葉).
穴性	消胸膈痰凝, 化中焦濕滯, 淸心寧神, 理氣暢中.
主治	上氣咳逆, 胃痙攣, 胃潰瘍, 腹瀉, 腹脹痛, 胸滿短氣, 橫膈膜痙攣, 噎膈, 反胃,
	呑酸, 黃疸, 惡心嘔吐, 心悸, 心胸痛, 心腹積塊, 脚氣, 小兒諸症, 癎症, 屍厥,
	精神分裂症.

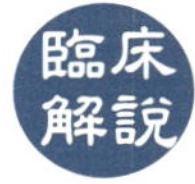

上焦를 다스리는 任脈之代表穴(膻中, 巨闕)이다.

1. 心之募穴로서 諸般 心臟關聯 疾患의 診斷(反應)點 · 治療點이 된다.
    ① 胃腸障碍로 인한 心痛, 心下痛(九種心疼)에 특히 有效하다.
    ② 神經性 心悸亢進 · 嘔吐 · 消化不良 等에 效果가 있다.
    ③ 婦女의 心神疾患(燥症, 癎病)에 有效하다.

2. 胃之上口 部位로서 諸般 胃腸關聯 疾患에 多用한다.
① 惡心, 嘔吐, 胃痙攣 等에 使用한다.
② 食道狹窄症, 胃酸過多症, 慢性胃病에 使用한다.
③ 心腹滿(胸脇支滿), 引臍腹痛에 使用한다.

3. 양손에 힘이 빠지는 경우(手淸), 食困症 等에 사용한다 : 兩手는 巨闕穴에
   서 나온 가지다.

> "熱病胸中澹澹 腹滿暴痛 恍惚不知人 手淸 少腹滿(千金作心腹) 瘈瘲 心痛 氣

滿不得息 巨闕主之." "狂 妄言 怒 惡火 善罵詈 巨闕主之." "息賁 時唾血
巨闕主之." "胸脇榰滿 瘈瘲 引臍腹痛 短氣煩滿 巨闕主之." "狐疝 驚悸少
氣 巨闕主之." "霍亂 巨闕 關衝 支溝 公孫 解谿主之(千金又取陰陵泉)."
《甲乙經》

"巨闕主九種心痛 痰飲吐水 腹痛息賁."《入門》

"巨闕…主上氣咳嗽 胸滿短氣 背痛胸痛 痞塞 數噎心痛 冷痛 蛔蟲痛 蠱毒
猫鬼 胸中痰飲 先心痛先吐 霍亂不識人 驚悸 腹脹暴痛 恍惚不止 吐逆不食
傷寒煩心 喜嘔發狂 少氣腹痛 黃疸 急疸 急疫 咳嗽 狐疝 小腹脹噫 煩熱 膈
中不利 五臟氣相干 卒心痛 屍厥. 妊娠者上衝心昏悶 刺巨闕, 下針令人立
蘇不悶 次補合谷 瀉三陰交 胎應針而落 如子手掬心 生下手有針痕 頂母心
向前 人中有針痕 向後枕骨有針痕 是驗. 按《十四經發揮》云 凡人心下有膈
膜 前齊鳩尾 後齊十一椎 周圍着脊 所以遮隔濁氣 不使上薰心肺 是心在膈
上也. 難産之婦 若子上衝 至膈則止. 況兒在腹中 又有衣胞裹之 豈能破膈
掬心哉, 心爲一身之主 神明出焉. 不容小有所犯 豈有被衝掬而不死哉? 蓋
以其上衝近心 故云爾. 如胃脘痛 曰心痛之類也 學者不可以辭害意."《大成》

配穴

1. 配內關, 心俞 治心痛, 心悸.
2. "配合谷, 三陰交 治上逼心, 昏悶欲絶."《大成》
3. "(治欬嗽法) 上氣咳逆, 胸滿短氣 牽背徹痛 灸巨闕 期門 各五十壯."《千金
   翼方》
4. "配間使 治胸中澹澹."《千金方》
5. "配上管 治腹脹, 五臟脹, 心腹痛."《千金方》
6. "配俞府, 靈墟, 神藏 治嘔吐胸滿."《千金方》
7. "配胸堂 治吐食."《千金方》
8. "缺盆, 心俞, 肝俞, 巨闕, 鳩尾 主欬唾血."《千金方》
9. "配照海 治瘈瘲引臍腹短氣."《千金方》
10. "配關衝, 支溝, 公孫, 陰陵泉 治霍亂."《千金方》
11. "巨闕, 上管 右二穴, 并七壯, 狂言浪走者 灸之瘥."《千金翼方》

12. “心煩短氣 灸小腸俞, 又灸巨闕 期門, 各一百壯 針入五分, 又灸心俞百壯
    針入五分.”《千金翼方》
13. “治卒噦, 灸膻中 中府 胃管 各數十壯, 灸尺澤, 巨闕 各七壯.”《千金翼方》

鳩尾 CV15　　　　　　　　　　　　　Gumi Jiuwei [任脈之絡穴]

異名	尾翳, 神府, ??骭, 尾眵, 臆前.
出典	靈樞 九鍼十二原, 甲乙.
名義	穴在蔽骨之端 言其骨垂下與鳩尾形, 故以爲名.
部位	兩岐骨下一寸五分(人無蔽骨者 從歧骨際下行一寸半與歧骨下五分爲蔽骨).

取穴　仰臥屈膝取之. 臍上 7寸, 巨闕穴 CV14 上 1寸, 中庭穴 CV16 下 5分, 胸骨의
劍狀突起尖에서 臍까지를 8寸의 骨度法으로 計算하여 劍突尖 下 1寸處에
取한다(劍狀突起가 1寸 以上으로 긴 사람은 劍狀突起 下 5分處에 取한다).

筋肉　白線(linea alba), 腹直筋鞘(sheath of rectus abdominis m.).

神經　肋間神經의 前皮枝(ant. cutaneous br. of intercostal n.).

血管　上腹壁動靜脈(sup. epigastric a. & v.).

鍼法　直刺 3～5分, 斜刺 0.5～1寸. 鍼尖을 向下하여 刺入한다.
不宜深刺(不可深刺入腹腔或胸腔), 不可灸刺.《甲乙經, 千金方, 入門, 大成》

灸法　肉灸 3～5壯, 溫灸 10～30分. 禁灸《甲乙經》

穴性　安心寧神, 寬胸定喘.

主治　心胸痛, 心絞痛, 胸滿, 心動悸, 偏頭痛, 癲癇, 狂病, 心疝太息, 咳逆, 善噦, 吐
血, 腹脹, 翻胃, 精神耗散, 咽腫痛.

參考　鳩尾 部位가 좁으면 消化器가 弱하고 小心한 경우가 많다(少陰人).

1. 任脈之絡穴(別走心包)로서 諸般 心(心包)關聯 疾患에 사용한다(患部 周
   圍穴).
   ① 心胸痛, 心紋痛 等에 사용한다.

② 心驚悸, 精神耗散, 癲癇, 狂病에 사용한다.

③ 少年勞多短氣(哮喘), 胸滿咳逆(氣管支炎), 喉痹(扁桃腺炎) 等 咽喉關
聯 諸症에 사용한다 : 鳩尾穴에 대한 針灸 時 副作用으로 嘔逆, 短氣,
心悸 증세가 나타날 수 있으며(∴非大急勿用此穴) 이때는 中脘에 留
針토록 한다. 또한 鳩尾穴의 副作用을 逆利用하여 乾霍亂 時 吐하게
시킬 때 사용한다.

2. 小兒脫肛에 사용한다(灸) : "脫肛取百會 尾翳之所."《百症賦》

"喉痹 食不下 鳩尾主之."《甲乙經》

"心痛暴絞急絕欲死 灸神府百壯 在鳩尾正心, 有忌."《千金方》

"少年房多短氣 灸鳩尾頭五十壯."《千金翼方》

"鳩尾…主息賁 熱病 偏頭痛引目外眥 噫喘 喉鳴 胸滿咳嘔 喉痹咽腫 水漿
不下 癲癇狂走 不擇言語 心中氣悶 不喜聞人語 咳唾血 心驚悸 精神耗散
少年房勞 短氣少氣. 又 靈樞經云 膏之原 出於鳩尾."《大成》

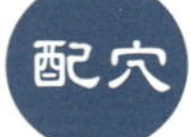 1. "後谿 鳩尾及神門 治療五癎立便痊."《勝玉歌》
2. 配中脘, 少商 治食癎.《大成》
3. "璇璣 鳩尾 主喉痹咽腫, 水漿不下."《千金方》
4. "缺盆, 心俞, 肝俞, 巨闕, 鳩尾 主欬唾血."《千金方》
5. "懸釐 鳩尾 主熱病偏頭痛 引目外眥."《千金方》
6. "小兒脫肛患多時 先灸百會 次鳩尾."《席弘賦》

中庭 CV16　　　　　　　　　　　　　　　　　　　Jungjeong Zhongting

名義　　穴在膻中下一寸六分凹陷處, 喻穴居心位 心居中而處尊 猶如至中之殿庭, 故
名中庭(《經穴釋義匯解》). 中庭者 在心上肺下陷中 不出心之宮庭 在上膈如月
當天之中, 故名中庭(《古法新解會元針灸學》).

出典	甲乙, 膻中之下一寸六分.
部位	膻中下 1.6寸陷中.
取穴	仰臥位 或 正坐取之. 膻中穴 CV₁₇ 下 1.6寸, 胸骨體와 劍狀突起의 交界處, 第5肋間 높이의 兩肋間 正中 陷中處에 取한다.

中庭 **CV16** ←2寸→ 步廊 **KI22** ←2寸→ 乳根 **ST18** ←2寸→ 食竇 **SP17**

神經	肋間神經의 前皮枝(ant. cutaneous br. of intercostal n.).
血管	內胸壁動靜脈(internal thoracic a. & v.).
鍼法	直刺 2～3分, 禁深刺. 斜刺 3～5分, 鍼尖을 向下로 沿皮하여 刺入한다.
穴性	寬胸消脹, 降逆止嘔.
主治	心痛, 胸脇痛, 胸腹脹滿, 噎膈, 惡心, 嘔吐, 反胃, 食不下, 食道狹窄, 食道痙攣, 咽痛, 氣管支狹窄症, 呼吸困難, 小兒吐乳, 梅核氣.

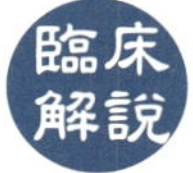

1. 胃 · 食道關聯 疾患에 사용한다(患部 周圍穴).

　① 食道狹窄 · 痙攣(吐逆, 食入還出), 食道炎, 胃酸過多症에 사용한다.

　② 胃 · 食道障碍로 인한 心痛, 胸脇痛 等에 사용한다.

2. 咽喉 · 氣管支關聯 疾患에 사용한다.

　① 胸脇支滿(肺充血), 喘息에 사용한다.

　② 梅核氣에 有效하다(配內關, 三里, 天突).

"中庭 主胸脇支滿 嘔吐翻胃 咽喉噎塞 狀如梅核."《循經考穴編》

"胸脇楮滿 鬲塞飲食不下 嘔吐食復出 中庭主之."《甲乙經》

"中庭…主胸脇支滿 噎塞 食飲不下 嘔吐食出 小兒嘔奶."《大成》

奶(내) : 젖, 유모

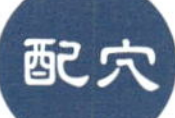

1. "中庭 中府 主膈寒食不下, 嘔吐還出."《千金方》

2. 配俞府, 意舍 治嘔吐.

異名	上氣海, 胸堂, 元兒, 元見, 亶中, 炎元.
出典	靈樞 經脈篇, 難經三十一難.
名義	胸中兩乳間曰膻, 穴在兩乳間陷中, 故名膻中《經穴釋義匯解》. 膻中者 爲心主臣使之官 屬心包也. 心內系上通於肺 故脈搏出於心, 心躁則膻中顫動, 故名膻中《古法新解會元針灸學》.
部位	橫量兩乳頭間陷中.
取穴	仰臥位 或 正坐取之. 兩 乳頭 間 正中으로 中庭穴 **CV₁₆** 上 1.6寸, 玉堂穴 **CV₁₈** 下 1.6寸處에 取한다. 婦女는 左右 第4肋 間隙端 間의 正中으로 胸骨體에 取한다.

膻中 **CV₁₇** ←2寸→ 神封 **KI₂₃** ←2寸→ 乳中 **ST₁₇** ←1寸→ 天池 **PC₁** ←1寸→ 天谿 **SP₁₈** ←1寸→ 輒筋 **GB₂₃** ←1寸→ 淵腋 **GB₂₂**

神經	肋間神經의 前皮枝(ant. cutaneous br. of intercostal n.).
血管	內胸壁動靜脈의 分枝(perforating br. of internal thoracic a. & v.).
鍼法	直刺 3～5分, 禁鍼《明堂》. 斜刺 5分～1寸, 鍼尖을 向下 或은 向兩乳房하여 皮下를 沿해 刺入한다.
穴性	寬胸利膈, 理氣止痛, 生津增液.
主治	上氣短氣 , 胸痛, 胸膜炎, 心痛, 乳房痛, 肋間神經痛, 食道痙攣, 噎膈呃逆, 嘔吐, 咳嗽, 氣喘, 鼓脹, 短氣 婦人乳汁少.

1. 八會穴 中 氣會穴로서 諸般 心胸部 氣病에 사용한다 : 胸部의 代表穴로서 上焦之氣가 會合하는 곳이다.

   ① 定喘作用이 優秀하여 風痰癰盛 或 傷寒으로 인한 呼吸器疾患에 配用되며 특히 哮喘, 咳逆, 氣管支炎(肺癰唾膿) 等에 有效하다 : 配治喘(大椎 兩傍 2～3分), 喘息(大椎 兩傍 1寸), 氣喘(大椎 兩傍 2寸).

   ② 心包絡之募穴로서 利氣作用이 優秀하여 神經性으로 인한 氣滯 · 氣逆

症狀, 神志病(胸悶, 히스테리) 等에 사용한다 : 心火病(癲病)의 反應點·治療
穴로서 膻中 部位 異常에 사용한다(鍼灸). 配內關, 三里, 氣海.

> ┌ 上氣海(膻中) : 呼吸器系病(喘息, 咳逆)에 多用된다.
> └ 下氣海(氣海) : 腦·神經系症狀(神經過敏, 히스테리, 躁病, 鬱病)에
> 多用된다.

③ 心火病에 黃連解毒湯 약침액 0.3∼0.5cc를 주입한다.

④ 狹心症, 心筋硬塞에 灸法을 쓴다.

2. 婦女의 乳汁分泌少에 사용한다 : 配乳根, 天宗, 天谿.

3. 胃·食道와 關聯한 消化器疾患에 사용한다 : 食道痙攣(吐逆, 食入還出),
食道炎에 사용한다.

4. 心痛, 胸脇痛, 肋間神經痛에 사용한다(患部 周圍穴).

"咳逆上氣 唾喘短氣不得息 口不能言 膻中主之."《甲乙經》

"膻中主哮喘 肺癰 咳嗽 嬰氣."《入門》

"胸痹心痛 灸膻中百壯."《千金翼方》

"膻中(一名元見)…主上氣短氣 咳逆 噎氣 鬲氣 喉鳴喘嗽 不下食 胸中如
塞 心胸痛 風痛 咳嗽 肺癰唾膿 嘔吐涎沫 婦人乳汁少."《大成》

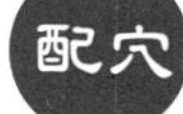

1. "膈疼 飮蓄難禁 膻中 巨闕便針."《百症賦》
2. 配少澤, 乳根, 治産後乳汁不足.
3. "配膻中(灸), 少澤(補) 治無乳."《大成》
4. "配中脘, 氣海, 三里, 乳根, 支溝 治吐血."《大成》
5. "膻中 天井 主胸心痛."《千金方》
6. "膻中 華蓋 主短氣, 不得息, 不能言."《千金方》
7. "配缺盆, 巨闕 治咳嗽."《千金方》
8. "配膻中(灸), 天突 治哮喘."《玉龍歌》
9. "通谷, 巨闕, 大倉, 心俞, 膻中, 神府 主心痛."《千金方》
10. "氣刺兩乳求太淵 未應之時瀉列缺."《席弘賦》

異名	玉英.
出典	甲乙.
名義	玉堂者 心之德有五 : 溫仁 中義 通里 達智 信在其中. 其恩施於外, 是以君子 守身如執玉, 居心之上 爲五臟六腑經絡精氣來朝之堂, 故名玉堂.
部位	紫宮下 1.6寸陷中.
取穴	仰臥位 或 正坐取之. 膻中穴 **CV17** 上 1.6寸, 紫宮穴 **CV19** 下 1.6寸處, 左右 第3肋 間隙端 間의 正中으로 胸骨體에 取한다. 天突穴에서 膻中穴까지 5等 分하여 膻中穴 上方 1/5等分處에 取한다.

玉堂 **CV18** ←2寸→ 靈墟 **KI24** ←2寸→ 膺窓 **ST16** ←2寸→ 胸鄕 **SP19**

神經	肋間神經의 前皮枝(ant. cutaneous br. of intercostal n.).
血管	內胸壁動靜脈의 分枝(perforating br. of internal thoracic a. & v.).
穴性	寬胸止痛, 止咳平喘.
主治	胸膺疼痛, 胸膜炎, 肺氣腫, 喉痺咽壅, 水漿不入, 嘔吐寒痰, 氣管支炎, 喘息, 氣喘, 咳嗽, 上氣, 小兒吐乳, 煩心, 狹心症, 呼吸困難, 兩乳腫痛, 肋間神經痛.

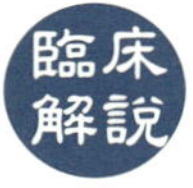

胸部의 玉堂穴 **CV18** ～璇璣穴 **CV21** 은 膻中의 補助穴로서 效能과 主治가 類 似하다. 따라서 胸部 및 呼吸器疾患에 같이 사용된다.

1. 嘔吐(水漿不入)를 隨伴하는 胃 · 食道關聯 疾患(食道痙攣, 食道炎)에 效果 가 있다.

2. 呼吸器疾患에 有效하다 : 喘息 咳逆, 氣管支炎, 喉痺咽腫 等에 사용한다.

3. 胸膺滿痛(胸膜炎), 狹心症, 肋間神經痛에 사용한다(患部 周圍穴).

"胸中滿不得息 脇痛骨疼 喘逆上氣 嘔吐煩心 玉堂主之."《甲乙經》

"玉堂(一名玉英)…主胸膺疼痛 心煩咳逆 上氣 胸滿不得息 喘急 嘔吐寒 痰."《大成》

1. "煩心嘔吐 幽門開徹玉堂明."《百症賦》
2. "紫宮 玉堂 太谿 主咳逆上氣, 心煩."《千金方》

紫宮 CV19 Jagung Zigong

異名　胸紫宮.

出典　甲乙.

名義　紫宮 在天爲帝座. 紫爲赤色 中央爲宮. 紫宮實指心主. 考任脈至此 正內合於 心 心爲血之主宰, 穴當其處, 因名紫宮.

部位　華蓋下 1.6寸陷中.

取穴　仰臥位 或 正坐取之. 膻中穴 CV17 上 3.2寸, 華蓋穴 CV20 下 1.6寸處, 左右 第2肋 間隙端 間의 正中으로 胸骨體에 取한다. 天突穴에서 膻中穴까지 5等 分하여 膻中穴 上方 2/5等分處에 取한다.

紫宮 CV19 ←2寸→ 神藏 KI25 ←2寸→ 玉翳 ST15 ←2寸→ 周榮 SP20

神經　肋間神經의 前皮枝(ant. cutaneous br. of intercostal n.).

血管　內胸壁動靜脈의 分枝(sternal brs. of internal thoracic a. & v.).

穴性　寬胸理氣, 止咳平喘.

主治　胸痛, 胸脇滿痛, 氣管支炎, 氣喘, 咳嗽, 吐血, 煩心, 狹心症, 飮食不下, 咽腫, 喉痹, 兩乳腫痛, 肺結核

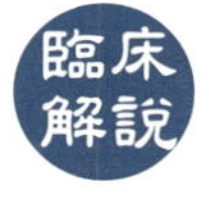

胸部의 玉堂穴 CV18 , 紫宮穴 CV19 ～璇璣穴 CV21 은 膻中의 補助穴로서 效 能·主治가 類似하다. 따라서 胸部 및 呼吸器疾患에 같이 사용된다.

1. 嘔吐(水漿不入)를 隨伴하는 胃·食道關聯 疾患(食道狹窄, 食道炎)에 效果 가 있다.
2. 呼吸器疾患에 有效하다 : 喘息, 肺結核(咳吐血), 唾如白膠(肺癌患者), 咳 逆, 氣管支炎, 喉痹咽腫 等에 사용한다.

3. 胸膺骨疼, 胸膜炎, 兩乳腫痛, 肋間神經痛에 사용한다(患部 周圍穴).

> "胸脇楷滿 痺痛骨疼 飲食不下 嘔(千金作咳)逆氣上 煩心 紫宮主之."《甲乙經》

> "紫宮…主胸脇支滿 胸膺骨痛 飲食不下 嘔逆上氣 煩心 咳逆吐血 唾如白膠."《大成》

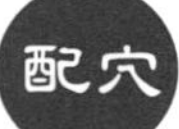

1. "紫宮 玉堂 太谿 主咳逆上氣, 心煩."《千金方》
2. "華蓋, 紫宮, 中庭, 神藏, 靈墟, 胃俞, 俠谿, 步廊, 商陽, 上廉, 三里, 氣戶, 周榮, 上管, 勞宮, 湧泉, 陰陵泉 主胸脇支滿."《千金方》
3. 配中庭, 膽俞 治飲食不下.

華蓋 CV20　　　　　　　　　　　　　　　　　　　　Hwagae Huagai

名義	穴在璇璣下一寸凹陷處, 主肺疾, 肺之爲藏 有稱五藏之華蓋, 又因華蓋爲天上九星之星名, 以喻天象, 故名華蓋.
出典	甲乙.
部位	璇璣下 1.6寸陷中.
取穴	仰臥位 或 正坐取之. 紫宮穴 CV19 上 1.6寸, 璇璣穴 CV21 下 1.6寸處, 左右 第1肋 間隙端 間의 正中으로 胸骨體에 取한다. 天突穴에서 膻中穴까지 5等分하여 膻中穴 上方 3/5等分處에 取한다.
	華蓋 CV20 ←2寸→ 彧中 KI26 ←2寸→ 庫房 ST14
神經	肋間神經의 前皮枝(ant. cutaneous br. of intercostal n.).
血管	內胸壁動靜脈의 分枝(sternal brs. of internal thoracic a. & v.).
穴性	寬胸利膈, 止咳平喘.
主治	胸痛, 胸脇滿痛, 胸壓迫感, 氣管支炎, 喉頭炎, 喉痺, 咽腫, 咳嗽, 氣喘, 吐血, 呼吸困難, 甲狀腺腫, 肋間神經痛.

胸部의 玉堂穴 **CV₁₈** ~華蓋穴 **CV₂₀**, 璇璣穴 **CV₂₁** 은 膻中의 補助穴로서 效能·主治가 類似하다. 따라서 胸部 및 呼吸器 疾患에 같이 使用된다.

1. 飮食不下, 水漿不下 等 胃·食道關聯 疾患(食道狹窄, 食道炎)에 效果가 있다.

2. 咽喉 諸疾에 有效하다. 咽喉炎, 扁桃腺炎, 喘不能言, 氣管支炎 等에 使用한다.

3. 胸膺骨疼, 胸膜炎, 肋間神經痛에 使用한다(患部 周圍穴).

> "咳逆上氣 喘不能言 華蓋主之." "胸脇榰滿 痛引胸中 華蓋主之."《甲乙經》
>
> "華蓋…主喘急上氣 咳逆哮嗽 喉痺咽腫 水漿不下 胸脇支滿痛."《大成》

1. "配氣戶 治脇肋疼痛."《百症賦》
2. "配膻中 治短氣不得食, 不能言."《千金方》
3. "配天突 治欬逆上氣, 喘暴."《千金方》

璇璣 **CV₂₁**　　　　　　　　　　　　　　Seongi Xuanji [三才穴]

異名　旋機.

出典　甲乙.

名義　北斗第二星爲璇 第三星爲璣. 北斗自轉而璇璣隨之. 故測天文之儀器名曰璇璣, 又名混天儀. 儀上樞軸, 亦名璇璣. 其軸總攝全儀 旋轉動力之源. 人之胸腔 猶混天儀之籠廓. 本穴胸腔之上部 猶璇璣持衡, 因名璇璣.

部位　天突下 1.6寸陷中.

取穴　仰臥位 或 正坐取之. 鎖骨과 第1肋骨 間隙端 間의 正中으로 胸骨體에 取한다. 天突穴에서 膻中穴까지 5等分하여 天突穴 下方 1/5等分處에 取한다.

璇璣 **CV₂₁** ←2寸→ 俞府 **KI₂₇** ←2寸→ 氣戶 **ST₁₃** ←2寸→ 雲門 **LU₂**

神經　前鎖骨上神經(ant. supraclavicular n.).

血管	內胸壁動靜脈(internal thoracic a. & v.).
穴性	寬胸利肺, 止咳平喘.
主治	胸痛喉痺, 胸脇滿痛, 頸痛, 扁桃炎, 氣管支喘息, 慢性氣管支炎, 咽腫, 咽喉腫脹, 咽喉鈍痲, 咳嗽氣喘, 呼吸困難, 小兒喉中鳴, 嚥乳不利, 水漿不下, 食道 · 噴門痙攣.

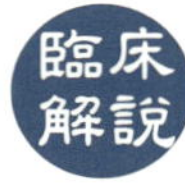

胸部의 玉堂穴 **CV18** ~璇璣穴 **CV21** 은 膻中의 補助穴로서 效能 · 主治가 類似하다. 따라서 胸部 및 呼吸器疾患에 같이 사용한다.

1. 三才穴之一로서 濕鬱, 氣滯로 인한 胸腹部疾患에 사용한다.

　　① 胃中有積氣에 效果가 優秀하다.

　　② 飮食不下, 水漿不下 等 胃 · 食道關聯 疾患(食道狹窄, 食道炎)에 사용한다.

2. 咽喉 諸疾 특히 氣管支喘息에 有效하다 : 扁桃腺炎, 急慢性氣管支炎, 尫羸逆上氣, 喘不能言 等에 사용한다.

3. 胸膺骨疼, 胸膜炎, 肋間神經痛 · 麻痺에 사용한다(患部 周圍穴).

"胸滿痛 璇璣主之." "喉痺咽腫 水漿不下 璇璣主之."《甲乙經》

"內傷食積針三里 璇璣相應塊亦消(雜病八法歌). 不針璇璣者 針手足三里 俱能消食積痞塊."《入門》

"璇璣…主胸脇支滿痛 咳逆上氣 喉鳴喘不能言 喉痺咽癰 水漿不下 胃中有積."《大成》

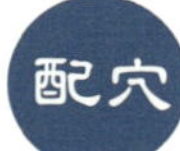

1. "配足三里 治胃中有積."《席弘賦》
2. "內傷食積針三里 璇璣相應塊亦消."《雜病八法歌》
3. "配氣海 治氣喘急急不可眠."《玉龍歌》
4. "配鳩尾 治喉痺, 咽腫, 水漿不下."《千金方》
5. "配神藏 治膈滿項强."《百症賦》

Ⓖ 三才

[部位] 督脈之百會穴, 任脈之璇璣穴, 腎經之湧泉穴.

[鍼灸] 針 1～3分, 灸 2～5壯.

[主治] 帶下, 經痛, 胃脘痛, 臟躁.

"天地人三才也 湧泉同璇璣百會, 百會在頂應天 主乎氣, 湧泉在足底應地 主乎精, 璇璣在胸 應人 主乎神. 得之者生 失之者亡 應乎三才者也."《玉龍經》

"四關, 合谷 太衝穴也. 十二經原皆出於四關. 三部, 大包爲上部 天樞爲中部 地機爲下部. 又百會一穴在頭應天 璇璣一穴在胸應人 湧泉一穴在足應地 是謂三才. 已上 兼原合八法諸 穴 雖不悉針 亦不可知其處也."《入門》

天突 CV22　　　　　　　　　Cheondol Tiantu [陰維脈與任脈之會穴]

異名	天瞿, 玉戶.
出典	靈樞 本輸, 甲乙.
名義	天突者, 人之呼吸通乎天 從上而降下 則突然而動, 故名天突.
部位	頸結喉下 4寸 宛宛中.
取穴	正坐 微仰頭取穴(或 仰臥位). 璇璣穴 CV21 上 1.6分, 胸骨柄 上緣으로 胸骨 切痕 上緣 中央 凹陷處에 取한다.

天突 CV22 ←1.5寸→ 氣舍 ST11 ←2.5寸→ 缺盆 ST12

筋肉	胸骨舌骨筋(sternohyoid m.), 胸骨甲狀筋(sternothyroid m.).
神經	前鎖骨上神經(ant. supraclavicular n.).
血管	下甲狀腺動靜脈(inferior thyroid a. & v.), 頸靜脈弓(jugular venous arch), 內胸壁動靜脈의 分枝(br. of internal thoracic a. & v.).
鍼法	先直刺 2～3分, 然後에 沿胸骨柄 後緣 氣管前緣 緩慢 向下 0.5～1寸 刺入한다.
灸法	肉灸 3～5壯, 溫灸 5～20分.
穴性	宣通肺氣, 消痰止咳, 利咽開音.
主治	咽頭炎, 喉頭炎, 扁桃腺炎, 甲狀腺腫, 氣管支炎, 喘息, 咳嗽, 氣喘, 嘎聲, 呼吸困難, 胸中氣逆, 嘔吐, 咽塞, 梅核氣, 舌强直, 瘖不能言, 食道痙攣, 黃疸, 不得下食.

嘎(사) : 목소리가 잠기다. 목이 메다

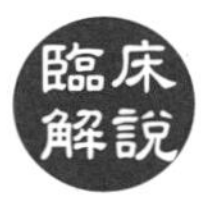 咽喉·氣管支, 食道와 關聯한 諸般 疾患을 主治한다.

1. 喘息, 咳嗽의 名穴로서 氣管支平滑筋 調節作用이 優秀하다.

　① 痰을 隨伴하는 各種 咽喉疾患(氣管支炎, 咽頭炎, 嗄聲, 百日咳, 喉頭結核)에 特效가 있다. 喘息의 경우에 기침이 멈추었을 때 刺入한다.

　② 딸꾹질에 사용한다 : 配內關, 巨闕.

　③ 失音, 暴瘖 不能言에 사용한다 : 配神門, 支溝, 湧泉, 瘂門.

　④ 金水六君煎 증류 약침액을 0.3~0.5cc주입하여 慢性 咳嗽를 치료한다.

2. 食道의 連動運動을 調節하는 作用이 있어 食道關聯 諸症에 사용한다.

　① 食道痙攣, 食道癌, 嘔吐 等에 사용한다.

　② 梅核氣에 效果가 優秀하다 : 配列缺, 照海.

3. 甲狀腺腫(配喉蛾九穴), 扁桃腺炎에 有效하다.

> "欬上氣喘 暴瘖不能言 及舌下挾縫靑脈 頸有大氣 喉痺 咽中乾 急不得息 喉中鳴 翕翕寒熱 頸腫肩痛 胸滿腹皮熱 衄 氣短哽心痛 隱疹 頭痛 面皮赤熱 身肉盡不仁 天突主之." "黃帝問曰 衛氣留於脈(太素作腹)中 稽積不行 苑蘊不得常所(靈樞下有使人二字) 楷脇中滿 喘呼逆息者 何以去之? 伯高對曰, 其氣積於胸中者 上取之, 積於腹中者 下取之, 上下皆滿者 傍取之. 積於上者 瀉人迎天突喉中, 積於下者 瀉三里與氣街, 上下皆滿者 上下皆下之 與季脇之下深一寸. 重者 鷄足取之." "卒然無音者 寒氣客於厭 則厭不能發 發不能下至其機扇 機扇開闔不利 故無音. 足少陰之脈 上繫於舌本 絡於橫骨 終於會厭 兩瀉血脈 濁氣乃辟, 會厭之脈 上絡任脈 復取之天突 其厭乃發也." "喉痛 瘖不能言 天突主之."《甲乙經》

> "天突(一名天瞿)…主面皮熱 上氣咳逆 氣暴喘 咽腫咽冷 聲破 喉中生瘡 喉猜猜喀膿血 瘖不能言 身寒熱 頸腫 哮喘 喉中翕翕如水鷄聲 胸中氣梗梗 俠舌縫靑脈 舌下急 心與背相控而痛 五噎 黃疸 醋心多唾 嘔吐癭瘤. 許氏曰, 此穴一針四效. 凡下針後良久 先脾磨食 覺針動爲一效, 次針破病根 腹中作聲爲二效, 次覺流入膀胱爲三效, 然後覺氣流行 入腰背腎堂間爲四效矣."《大成》

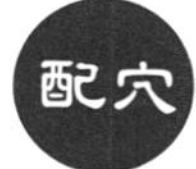

1. "配肺俞 治咳嗽連聲."《百症賦》
2. "配膻中(灸), 天突 治哮喘."《玉龍歌》
3. "配筋縮 治小兒吼閉."《勝玉歌》   吼(후) : 울다, 아우성치다
4. "天突 華蓋 主咳逆上氣, 喘暴."《千金方》
5. "配天搶 治漏頸痛, 面皮熱."《千金方》
6. "扶突 天突 天谿 主喉鳴, 暴忤, 氣哽."《千金方》   忤 : 거스를 오 哽 : 목멜 경
7. "期門 長强 天突 俠白 中衝 主心痛, 短氣."《千金方》
8. "配天牖, 缺盆, 神道, 大杼, 水通, 巨骨 治肩背痛."《千金方》
9. 配章門, 天地, 支溝 治漏.
10. "配腦戸, 通天, 消濼 治頸有大氣."《千金方》
11. 配膻中, 尺澤 治咳嗽, 哮喘.

(동) **喉蛾九**

[部位] 在喉結及其上一寸與下一寸五分處 另加該三處各左右旁開一寸五分處 共九穴.

[鍼法] 用三稜鍼放血(扎針時需將穴部皮肉捏起 以免扎傷筋及軟骨).

扎(찰) : 紮의 簡字, (침이나 가시 등으로) 찌르다

[主治] 喉蛾(白喉), 喉痛, 甲狀腺炎, 喉癢, 甲狀腺瘿瘤(囊腫), 甲狀腺機能亢進症(瘿氣), 痰塞喉管不出(呼吸困難 狀如哮喘).

[解說 및 運用] 喉蛾九穴因治喉蛾(白喉) 並具有九穴而得名.

急性扁桃腺發炎 口不能開 非放血不可. 但不必九穴都要全放 只要在上下同一直線上 每三穴列爲一組, 任取一組卽可.

(G) **强音**

[部位] 結喉兩傍 2寸處, 人迎穴 後上方.

[鍼法] 舌根方向 斜刺 1.5寸.

[主治] 啞, 失音, 咽喉炎.

(G) **增音**

[部位] 結喉與下顎角聯線之中點, 甲狀軟骨兩側凹陷處, 人迎穴 前上方.

[鍼法] 避開頸動脈 咽喉方向刺 1.5寸.

[主治] 啞.

異名	舌本, 本池, 本地, 結本.
出典	靈樞 熱病篇, 甲乙.
名義	穴在頷下 結喉上 舌本下. 廉 作稜形解, 因後頭結節如棱, 且舌根下伴有舌下 腺體, 津液所出猶如淸泉, 故名廉泉.
部位	頸(頷)下結喉上中央.
取穴	仰頭取穴(仰臥位 或 坐位). 頸橫紋 中央에서 약간 上方으로 凹陷處, 甲狀軟 骨 上切痕과 舌骨體 下緣과의 中間 凹陷處에 取한다.
筋肉	顎舌骨筋(mylohyoid m.), 頤舌骨筋(geniohyoid m.), 舌骨舌筋(hypo-glossus m.).
神經	舌下神經(hypoglossal n.), 舌神經(lingual n.).
血管	舌動靜脈(lingual a. & v.).
鍼法	直刺 2～3分, 斜刺 0.5～1寸, 鍼尖稍 向上方(舌根部) 刺入(或 禁鍼).
穴性	利機關, 除痰氣, 淸火逆.
主治	咽頭炎, 喉頭炎, 氣管支炎, 哮喘, 喘息, 口瘡, 舌下腫, 舌强不語, 舌緩流涎, 舌 根急縮痛, 吞嚥困難, 聲門肌痙攣, 失語, 暴瘖, 錯語症, 消渴, 聾啞.

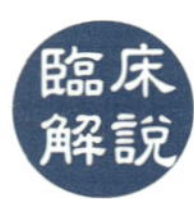

結喉(甲狀軟骨)와 舌骨 下緣 間에 位置하여 咽喉, 舌, 扁桃·甲狀腺과 關聯한 諸般 病症에 사용된다.

1. 舌根部에 位置하여 舌과 關聯한 諸 病症을 主治한다 : 舌病은 대개 心脾 積熱, 心火熱盛이 원인이다.

　① 舌强不語, 舌緩流涎, 舌根麻痺 특히 心火로 인한 舌强不語에 사용한다 : 配通里.

　　cf. 中風으로 인한 舌强不語 : 通里 **HT5** .

　　　腦의 異常에 의한 舌强不語 : 瘂門 **GV15** .

　② 舌下腫(炎), 口瘡에 사용한다 : 配心脾經(少衝, 隱白).

③ 唾液分泌過多에 效果가 있다.

2. 咽喉・扁桃・甲狀腺과 關聯한 諸症에 사용한다 : 液門穴(　TE2 , 治三焦熱
   之上壅, 津液不足으로 인한 頭部・咽喉部疾患, 婦人科疾患)의 主治・效
   能과 作用이 類似하다.
   ① 扁桃腺炎(喉蛾[7]), 咽頭炎, 氣管支炎에 有效하다.
   ② 氣道障害로 인한 喀痰, 咳嗽에 사용한다.
   ③ 嗄聲, 發音이 똑똑하지 않은 경우, 失語症에 사용한다.
   ☞┌ 肺・氣管支異常이 있으면서 咽喉炎이 있는 경우 : 天突.
   　└ 舌과 關聯한 疾患 있으면서 咽喉炎이 있는 경우 : 廉泉(配通里).
   ④ 婦人들의 甲狀線機能亢進症에 效果가 있다.

"舌下腫 難以言 舌縱涎出 廉泉主之."《甲乙經》
"廉泉(一名舌本)…主咳嗽上氣 喘息 嘔沫 舌下腫難言 舌根縮急不食 舌縱
涎出 口瘡."《大成》

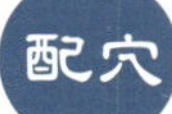

1. "配中衝 治舌下腫痛."《百症賦》
2. 配少商, 合谷 治扁桃腺炎, 急・慢性咽頭炎.
3. "配天容, 魄戸, 氣舍, 扶突 治咳逆少氣, 喘息嘔沫, 齒噤."《千金方》
4. "配然谷, 陰谷 治舌下腫難言, 舌縱涎出."《千金方》
5. "舌腫難語 廉泉, 金津, 玉液…復刺後穴 天突, 少商."《大成》
6. "舌强難言 金津, 玉液, 廉泉, 風府."《大成》

承漿 CV24　Seungjang Chengjiang [任・督脈與手・足陽明經之會穴, 十三鬼穴中 鬼市穴]

異名　下唇, 天池, 懸漿, 鬼市, 垂漿.

出典　甲乙, 頤前脣下在.

---

7) 喉蛾 : 달리 乳蛾, 蛾風, 蛾子, 蠶蛾라고도 부른다. 熱氣가 목안의 양쪽 喉核(口蓋扁桃)에 몰려 벌
   겋게 붓고 아픈 病症으로 현재의 急・慢性 扁桃腺炎에 해당한다.

名義	承漿者 因腎水從督脈升頂降甘露落上池 則任脈上華面 由上下牙齒通. 牙生酸 汁而助消化 與甘露相合爲漿, 承于上而落于下, 故名承漿.

名義 承漿者 因腎水從督脈升頂降甘露落上池 則任脈上華面 由上下牙齒通. 牙生酸汁而助消化 與甘露相合爲漿, 承于上而落于下, 故名承漿.

部位 唇稜下陷中.

取穴 仰臥位 或 坐位取之. 下唇 中央 陷中 頤結節 上部, 頤橫溝와 前正中線의 交點處(當頥唇溝正中)에 取한다.

筋肉 口輪筋(orbicularis oris m.), 頤筋(mentalis m.).

神經 頤神經의 分枝(br. of mental n.), 顔面神經의 分枝(br. of facial n.).

血管 下脣動靜脈(inferior labial a. & v.).

穴性 調陰陽氣機乖逆, 疏口齒面目風邪, 生津斂液, 舒筋活絡.

主治 口眼喎斜, 齒痛, 齦腫, 唇疱疹, 頤痛, 面腫, 口腔潰瘍, 小兒口瘡, 牙痛, 頭項强痛, 牙關緊急, 卒倒, 癲狂, 流涎, 精神障碍, 暴瘖不能言, 言語障碍, 錯語症, 半身不遂, 救急穴.

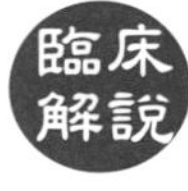

1. 順氣作用, 鎭痛 · 鎭靜作用이 優秀하여 諸般 氣滯症狀에 有效하며 특히 口面部疾患에 應用된다.

   ① 半身不遂, 口眼喎斜(顔面神經麻痺), 三叉神經痛에 사용한다.

   ② 言語障害, 癔病性 失語症에 效果가 있다.

   ③ 口中生瘡, 齒痛에 사용한다.

   ④ 腹脹, 嘔吐, 乾霍亂 等에 效果가 좋다(手 · 足陽明經之交會穴).

   ☞ 顔面奇穴들은 鎭痛 · 鎭靜作用이 優秀하여 神經痛 等 각종 痛症疾患에 多用한다.

2. 任 · 督脈與手 · 足陽明經之會穴로서 腎虧로 인한 諸般 病症에 有效하다.

   ① 腎虛腰痛, 腎厥頭痛에 매우 有效하다 : 承漿穴 部位에 어두운 色이 나타나는 경우(腎虛)에 效果가 크다(水金 水通을 응용한다).

   ② 腎主納氣 失常으로 인한 咳嗽, 氣喘, 氣逆에 效果가 있다.

"寒熱 悽厥 鼓頷 承漿主之." "痙 口噤互引 口乾 小便赤黃 或時不禁 承漿主之." "癲疾嘔沫 神庭及兌端 承漿主之." "消渴嗜飲 承漿主之." "目瞑身

汗出 承漿主之.”“衄血不止 承漿及委中主之.”《甲乙經》

“承漿(一名懸漿)…主偏風 半身不遂 口眼喎斜 面腫消渴 口齒疳蝕生瘡 暴瘖不能言.”《大成》

“承漿主治男子諸疝 女子瘕聚 小兒撮口 偏風半身不遂 口眼喎斜 口禁不平 消渴飮水不休 口齒疳蝕生瘡等症.”《醫宗金鑒》

配穴

1. “消渴 金津, 玉液, 承漿,…復刺後穴 咳喘, 人中, 廉泉, 氣海, 腎俞.”《大成》
2. “配勞宮 治舌齒腐.”《大成》
3. “配陰陵, 委中, 太衝, 膀胱俞, 大敦 治小便不禁.”《大成》
4. “配風府 治頭項强痛難回顧, 牙疼.”《玉龍歌》
5. “風邪 灸間使隨年壯, 又灸承漿七壯, 又灸心俞七壯 及灸三里七壯.”《千金方》
6. “配前頂, 天柱, 腦空, 目窗 治目眩瞑.”《千金方》
7. “配意舍, 關衝, 然谷 治消渴嗜飮.”《千金方》
8. “配兌端, 齦交, 大迎, 絲竹空, 顖會, 天柱, 商丘 治癲疾嘔沫, 寒熱瘈互引.”《千金方》
9. “配大迎 治寒熱悽厥, 鼓頷, 癲痙口噤.”《千金方》

⑧ 水通

[部位] 當嘴角直下四分處.　　　　　　　　　　　　嘴：부리 취, 주둥이 취

[鍼法] 鍼由內向外斜扎, 鍼深一分至五分.

[主治] 腎臟性之風濕病, 腎機能不夠之疲勞, 頭暈, 眼花, 腎虛, 腎虧, 腰痛, 閃腰, 岔氣.

　　　　　　　　　　　　　　　　　　夠(구)：모으다, 충분하다

⑧ 水金

[部位] 從水通穴向裡平開五分處.

[鍼法] 鍼由內向外斜扎, 鍼深一分至五分.

[鍼法 · 主治] 同水通穴.

[解說 및 運用] 水通, 水金兩穴均主治腎病, 取穴下鍼時應就發靑處鍼之.
水通穴位於嘴角下五分, 水金穴位置則以水通爲準與嘴唇平行內開五分, 一般而言出現該穴

主治病症之際, 此二穴附近經常出現烏靑 若就發靑處鍼之 效果尤佳.

水金 水通順氣作用極强 擧凡咳嗽 氣喘 打呃 腹脹 嘔吐 乾霍亂等皆有特效, 對於腎虧所致 各病 本穴又有補虛之效.

本穴針刺時向顴骨方向皮下針 可針至寸半. 治咳嗽 氣喘立見大效, 其效果非十四經穴可及.

本穴組所在及刺入之處, 正當全息倒象之氣管及肺所在之處, 順象則爲下焦腎氣所在, 故本 穴補氣益腎作用極强, 名爲水金·水通名符其實.

鍼刺水金, 水通兩穴, 一般由水金透水通.

水金 水通能降一切氣逆, 無論胸悶 腹脹等症皆治之, 尤擅降腎不納氣, 故治腎喘.

擅 : 멋대로 천, 차지할 천

外感初得, 肺氣上逆而咳者, 水金, 水通配尺澤有特效.

水金, 水通能治衝氣上逆而呃逆不止者, 可在本穴區連取三鍼, 無不效者.

治腰痛以穴區附近有烏色反應點者有效.

水金 水通配靈骨, 大白 治腰圍大由於脹氣者有效.

水金 水通主治各症若見穴區附近有靑黑筋, 對準靑筋扎之, 效果尤佳.

一般言, 腎喘主用水金, 水通, 肺喘主用駟馬穴, 心喘主用三士穴.

附錄

14경맥

경맥명	영어	부호	혈수
手太陰肺經	Lung Meridian	**LU**	11穴
手陽明大腸經	Large Intestine Meridian	**LI**	20穴
足陽明胃經	Stomach Meridian	**ST**	45穴
足太陰脾經	Spleen Meridian	**SP**	21穴
手少陰心經	Heart Meridian	**HT**	9穴
手太陽小腸經	Small Intestine Meridian	**SI**	19穴
足太陽膀胱經	Bladder Meridian	**BL**	67穴
足少陰腎經	Kidney Meridian	**KI**	27穴
手厥陰心包經	Pericardium Meridian	**PC**	9穴
手少陽三焦經	Triple Energizer Meridian	**TE**	23穴
足少陽膽經	Gallbladder Meridian	**GB**	44穴
足厥陰肝經	Liver Meridian	**LR**	14穴
督脈	Governor Vessel	**GV**	28穴
任脈	Conception Vessel	**CV**	24穴

361경혈

번호	경락	혈명	경혈부호
1	手太陰肺經	中府 / 중부 / Zhongfu	LU_1
2	手太陰肺經	雲門 / 운문 / Yunmen	LU_2
3	手太陰肺經	天府 / 천부 / Tianfu	LU_3
4	手太陰肺經	侠白 / 협백 / Xiabai	LU_4
5	手太陰肺經	尺澤 / 척택 / Chize	LU_5
6	手太陰肺經	孔最 / 공최 / Kongzui	LU_6
7	手太陰肺經	列缺 / 열결 / Lieque	LU_7
8	手太陰肺經	經渠 / 경거 / Jingqu	LU_8
9	手太陰肺經	太淵 / 태연 / Taiyuan	LU_9
10	手太陰肺經	魚際 / 어제 / Yuji	LU_{10}
11	手太陰肺經	少商 / 소상 / Shaoshang	LU_{11}
12	手陽明大腸經	商陽 / 상양 / Shangyang	LI_1
13	手陽明大腸經	二間 / 이간 / Erjian	LI_2
14	手陽明大腸經	三間 / 삼간 / Sanjian	LI_3
15	手陽明大腸經	合谷 / 합곡 / Hegu	LI_4
16	手陽明大腸經	陽谿 / 양계 / Yangxi	LI_5
17	手陽明大腸經	偏歷 / 편력 / Pianli	LI_6
18	手陽明大腸經	温溜 / 온류 / Wenliu	LI_7
19	手陽明大腸經	下廉 / 하렴 / Xialian	LI_8
20	手陽明大腸經	上廉 / 상렴 / Shanglian	LI_9
21	手陽明大腸經	手三里 / 수삼리 / Shousanli	LI_{10}
22	手陽明大腸經	曲池 / 곡지 / Quchi	LI_{11}
23	手陽明大腸經	肘髎 / 주료 / Zhouliao	LI_{12}
24	手陽明大腸經	手五里 / 수오리 / Shouwuli	LI_{13}
25	手陽明大腸經	臂臑 / 비노 / Binao	LI_{14}
26	手陽明大腸經	肩髃 / 견우 / Jianyu	LI_{15}
27	手陽明大腸經	巨骨 / 거골 / Jugu	LI_{16}
28	手陽明大腸經	天鼎 / 천정 / Tianding	LI_{17}
29	手陽明大腸經	扶突 / 부돌 / Futu	LI_{18}
30	手陽明大腸經	禾髎 / 화료 / Heliao	LI_{19}
31	手陽明大腸經	迎香 / 영향 / Yingxiang	LI_{20}
32	足陽明胃經	承泣 / 승읍 / Chengqi	ST_1

번호	경락	혈명	경혈부호
33	足陽明胃經	四白 / 사백 / Sibai	ST₂
34	足陽明胃經	巨髎 / 거료 / Juliao	ST₃
35	足陽明胃經	地倉 / 지창 / Dicang	ST₄
36	足陽明胃經	大迎 / 대영 / Daying	ST₅
37	足陽明胃經	頰車 / 협거 / Jiache	ST₆
38	足陽明胃經	下關 / 하관 / Xiaguan	ST₇
39	足陽明胃經	頭維 / 두유 / Touwei	ST₈
40	足陽明胃經	人迎 / 인영 / Renying	ST₉
41	足陽明胃經	水突 / 수돌 / Shuitu	ST₁₀
42	足陽明胃經	氣舍 / 기사 / Qishe	ST₁₁
43	足陽明胃經	缺盆 / 결분 / Quepen	ST₁₂
44	足陽明胃經	氣戶 / 기호 / Qihu	ST₁₃
45	足陽明胃經	庫房 / 고방 / Kufang	ST₁₄
46	足陽明胃經	屋翳 / 옥예 / Wuyi	ST₁₅
47	足陽明胃經	膺窓 / 응창 / Yingchuang	ST₁₆
48	足陽明胃經	乳中 / 유중 / Ruzhong	ST₁₇
49	足陽明胃經	乳根 / 유근 / Rugen	ST₁₈
50	足陽明胃經	不容 / 불용 / Burong	ST₁₉
51	足陽明胃經	承滿 / 승만 / Chengman	ST₂₀
52	足陽明胃經	梁門 / 양문 / Liangmen	ST₂₁
53	足陽明胃經	關門 / 관문 / Guanmen	ST₂₂
54	足陽明胃經	太乙 / 태을 / Taiyi	ST₂₃
55	足陽明胃經	滑肉門 / 활육문 / Huaroumen	ST₂₄
56	足陽明胃經	天樞 / 천추 / Tianshu	ST₂₅
57	足陽明胃經	外陵 / 외릉 / Wailing	ST₂₆
58	足陽明胃經	大巨 / 대거 / Daju	ST₂₇
59	足陽明胃經	水道 / 수도 / Shuidao	ST₂₈
60	足陽明胃經	歸來 / 귀래 / Guilai	ST₂₉
61	足陽明胃經	氣衝 / 기충 / Qichong	ST₃₀
62	足陽明胃經	髀關 / 비관 / Biguan	ST₃₁
63	足陽明胃經	伏兎 / 복토 / Futu	ST₃₂
64	足陽明胃經	陰市 / 음시 / Yinshi	ST₃₃
65	足陽明胃經	梁丘 / 양구 / Liangqiu	ST₃₄
66	足陽明胃經	犢鼻 / 독비 / Dubi	ST₃₅
67	足陽明胃經	足三里 / 족삼리 / Zusanli	ST₃₆
68	足陽明胃經	上巨虛 / 상거허 / Shangjuxu	ST₃₇
69	足陽明胃經	條口 / 조구 / Tiaokou	ST₃₈

번호	경락	혈명	경혈부호
70	足陽明胃經	下巨虛 / 하거허 / Xiajuxu	ST_{39}
71	足陽明胃經	豊隆 / 풍륭 / Fenglong	ST_{40}
72	足陽明胃經	解谿 / 해계 / Jiexi	ST_{41}
73	足陽明胃經	衝陽 / 충양 / Chongyang	ST_{42}
74	足陽明胃經	陷谷 / 함곡 / Xiangu	ST_{43}
75	足陽明胃經	內庭 / 내정 / Neiting	ST_{44}
76	足陽明胃經	厲兌 / 여태 / Lidui	ST_{45}
77	足太陰脾經	隱白 / 은백 / Yinbai	SP_1
78	足太陰脾經	大都 / 대도 / Dadu	SP_2
79	足太陰脾經	太白 / 태백 / Taibai	SP_3
80	足太陰脾經	公孫 / 공손 / Gongsun	SP_4
81	足太陰脾經	商丘 / 상구 / Shangqiu	SP_5
82	足太陰脾經	三陰交 / 삼음교 / Sanyinjiao	SP_6
83	足太陰脾經	漏谷 / 누곡 / Lougu	SP_7
84	足太陰脾經	地機 / 지기 / Diji	SP_8
85	足太陰脾經	陰陵泉 / 음릉천 / Yinlingquan	SP_9
86	足太陰脾經	血海 / 혈해 / Xuehai	SP_{10}
87	足太陰脾經	箕門 / 기문 / Jimen	SP_{11}
88	足太陰脾經	衝門 / 충문 / Chongmen	SP_{12}
89	足太陰脾經	府舍 / 부사 / Fushe	SP_{13}
90	足太陰脾經	腹結 / 복결 / Fujie	SP_{14}
91	足太陰脾經	大橫 / 대횡 / Daheng	SP_{15}
92	足太陰脾經	腹哀 / 복애 / Fuai	SP_{16}
93	足太陰脾經	食竇 / 식두 / Shidou	SP_{17}
94	足太陰脾經	天谿 / 천계 / Tianxi	SP_{18}
95	足太陰脾經	胸鄕 / 흉향 / Xiongxiang	SP_{19}
96	足太陰脾經	周榮 / 주영 / Zhourong	SP_{20}
97	足太陰脾經	大包 / 대포 / Dabao	SP_{21}
98	手少陰心經	極泉 / 극천 / Jiquan	HT_1
99	手少陰心經	靑靈 / 청령 / Qingling	HT_2
100	手少陰心經	少海 / 소해 / Shaohai	HT_3
101	手少陰心經	靈道 / 영도 / Lingdao	HT_4
102	手少陰心經	通里 / 통리 / Tongli	HT_5
103	手少陰心經	陰郄 / 음극 / Yinxi	HT_6
104	手少陰心經	神門 / 신문 / Shenmen	HT_7
105	手少陰心經	少府 / 소부 / Shaofu	HT_8
106	手少陰心經	少衝 / 소충 / Shaochong	HT_9

번호	경락	혈명	경혈부호
107	手太陽小腸經	少澤 / 소택 / Shaoze	SI$_1$
108	手太陽小腸經	前谷 / 전곡 / Qiangu	SI$_2$
109	手太陽小腸經	後谿 / 후계 / Houxi	SI$_3$
110	手太陽小腸經	腕骨 / 완골 / Wangu	SI$_4$
111	手太陽小腸經	陽谷 / 양곡 / Yanggu	SI$_5$
112	手太陽小腸經	養老 / 양로 / Yanglao	SI$_6$
113	手太陽小腸經	支正 / 지정 / Zhizheng	SI$_7$
114	手太陽小腸經	小海 / 소해 / Xiaohai	SI$_8$
115	手太陽小腸經	肩貞 / 견정 / Jianzhen	SI$_9$
116	手太陽小腸經	臑俞 / 노수 / Naoshu	SI$_{10}$
117	手太陽小腸經	天宗 / 천종 / Tianzong	SI$_{11}$
118	手太陽小腸經	秉風 / 병풍 / Bingfeng	SI$_{12}$
119	手太陽小腸經	曲垣 / 곡원 / Quyuan	SI$_{13}$
120	手太陽小腸經	肩外俞 / 견외수 / Jianwaishu	SI$_{14}$
121	手太陽小腸經	肩中俞 / 견중수 / Jianzhongshu	SI$_{15}$
122	手太陽小腸經	天窓 / 천창 / Tianchuang	SI$_{16}$
123	手太陽小腸經	天容 / 천용 / Tianrong	SI$_{17}$
124	手太陽小腸經	顴髎 / 권료 / Quanliao	SI$_{18}$
125	手太陽小腸經	聴宮 / 청궁 / Tinggong	SI$_{19}$
126	足太陽膀胱經	睛明 / 정명 / Jingming	BL$_1$
127	足太陽膀胱經	攢竹 / 찬죽 / Zanzhu	BL$_2$
128	足太陽膀胱經	眉衝 / 미충 / Meichong	BL$_3$
129	足太陽膀胱經	曲差 / 곡차 / Quchai	BL$_4$
130	足太陽膀胱經	五處 / 오처 / Wuchu	BL$_5$
131	足太陽膀胱經	承光 / 승광 / Chengguang	BL$_6$
132	足太陽膀胱經	通天 / 통천 / Tongtian	BL$_7$
133	足太陽膀胱經	絡却 / 낙각 / Luoque	BL$_8$
134	足太陽膀胱經	玉枕 / 옥침 / Yuzhen	BL$_9$
135	足太陽膀胱經	天柱 / 천주 / Tianzhu	BL$_{10}$
136	足太陽膀胱經	大杼 / 대저 / Dazhu	BL$_{11}$
137	足太陽膀胱經	風門 / 풍문 / Fengmen	BL$_{12}$
138	足太陽膀胱經	肺俞 / 폐수 / Feishu	BL$_{13}$
139	足太陽膀胱經	厥陰俞 / 궐음수 / Jueyinshu	BL$_{14}$
140	足太陽膀胱經	心俞 / 심수 / Xinshu	BL$_{15}$
141	足太陽膀胱經	督俞 / 독수 / Dushu	BL$_{16}$
142	足太陽膀胱經	膈俞 / 격수 / Geshu	BL$_{17}$
143	足太陽膀胱經	肝俞 / 간수 / Ganshu	BL$_{18}$

번호	경락	혈명	경혈부호
144	足太陽膀胱經	膽俞 / 담수 / Danshu	BL$_{19}$
145	足太陽膀胱經	脾俞 / 비수 / Pishu	BL$_{20}$
146	足太陽膀胱經	胃俞 / 위수 / Weishu	BL$_{21}$
147	足太陽膀胱經	三焦俞 / 삼초수 / Sanjiaoshu	BL$_{22}$
148	足太陽膀胱經	腎俞 / 신수 / Shenshu	BL$_{23}$
149	足太陽膀胱經	氣海俞 / 기해수 / Qihaishu	BL$_{24}$
150	足太陽膀胱經	大腸俞 / 대장수 / Dachangshu	BL$_{25}$
151	足太陽膀胱經	關元俞 / 관원수 / Guanyuanshu	BL$_{26}$
152	足太陽膀胱經	小腸俞 / 소장수 / Xiaochangshu	BL$_{27}$
153	足太陽膀胱經	膀胱俞 / 방광수 / Pangguangshu	BL$_{28}$
154	足太陽膀胱經	中膂俞 / 중려수 / Zhonglushu	BL$_{29}$
155	足太陽膀胱經	白環俞 / 백환수 / Baihuanshu	BL$_{30}$
156	足太陽膀胱經	上髎 / 상료 / Shangliao	BL$_{31}$
157	足太陽膀胱經	次髎 / 차료 / Ciliao	BL$_{32}$
158	足太陽膀胱經	中髎 / 중료 / Zhongliao	BL$_{33}$
159	足太陽膀胱經	下髎 / 하료 / Xialiao	BL$_{34}$
160	足太陽膀胱經	會陽 / 회양 / Huiyang	BL$_{35}$
161	足太陽膀胱經	承扶 / 승부 / Chengfu	BL$_{36}$
162	足太陽膀胱經	殷門 / 은문 / Yinmen	BL$_{37}$
163	足太陽膀胱經	浮郄 / 부극 / Fuxi	BL$_{38}$
164	足太陽膀胱經	委陽 / 위양 / Weiyang	BL$_{39}$
165	足太陽膀胱經	委中 / 위중 / Weizhong	BL$_{40}$
166	足太陽膀胱經	附分 / 부분 / Fufen	BL$_{41}$
167	足太陽膀胱經	魄戶 / 백호 / Pohu	BL$_{42}$
168	足太陽膀胱經	膏肓 / 고황 / Gaohuang	BL$_{43}$
169	足太陽膀胱經	神堂 / 신당 / Shentang	BL$_{44}$
170	足太陽膀胱經	譩譆 / 의희 / Yixi	BL$_{45}$
171	足太陽膀胱經	膈關 / 격관 / Geguan	BL$_{46}$
172	足太陽膀胱經	魂門 / 혼문 / Hunmen	BL$_{47}$
173	足太陽膀胱經	陽綱 / 양강 / Yanggang	BL$_{48}$
174	足太陽膀胱經	意舍 / 의사 / Yishe	BL$_{49}$
175	足太陽膀胱經	胃倉 / 위창 / Weicang	BL$_{50}$
176	足太陽膀胱經	肓門 / 황문 / Huangmen	BL$_{51}$
177	足太陽膀胱經	志室 / 지실 / Zhishi	BL$_{52}$
178	足太陽膀胱經	胞肓 / 포황 / Baohuang	BL$_{53}$
179	足太陽膀胱經	秩邊 / 질변 / Zhibian	BL$_{54}$
180	足太陽膀胱經	合陽 / 합양 / Heyang	BL$_{55}$

번호	경락	혈명	경혈부호
181	足太陽膀胱經	承筋 / 승근 / Chengjin	BL$_{56}$
182	足太陽膀胱經	承山 / 승산 / Chengshan	BL$_{57}$
183	足太陽膀胱經	飛揚 / 비양 / Feiyang	BL$_{58}$
184	足太陽膀胱經	跗陽 / 부양 / Fuyang	BL$_{59}$
185	足太陽膀胱經	崑崙 / 곤륜 / Kunlun	BL$_{60}$
186	足太陽膀胱經	僕參 / 복삼 / Pucan	BL$_{61}$
187	足太陽膀胱經	申脈 / 신맥 / Shenmai	BL$_{62}$
188	足太陽膀胱經	金門 / 금문 / Jinmen	BL$_{63}$
189	足太陽膀胱經	京骨 / 경골 / Jinggu	BL$_{64}$
190	足太陽膀胱經	束骨 / 속골 / Shugu	BL$_{65}$
191	足太陽膀胱經	足通谷 / 족통곡 / Zutonggu	BL$_{66}$
192	足太陽膀胱經	至陰 / 지음 / Zhiyin	BL$_{67}$
193	足少陰腎經	湧泉 / 용천 / Yongquan	KI$_{1}$
194	足少陰腎經	然谷 / 연곡 / Rangu	KI$_{2}$
195	足少陰腎經	太谿 / 태계 / Taixi	KI$_{3}$
196	足少陰腎經	大鐘 / 대종 / Dazhong	KI$_{4}$
197	足少陰腎經	水泉 / 수천 / Shuiquan	KI$_{5}$
198	足少陰腎經	照海 / 조해 / Zhaohai	KI$_{6}$
199	足少陰腎經	復溜 / 부류 / Fuliu	KI$_{7}$
200	足少陰腎經	交信 / 교신 / Jiaoxin	KI$_{8}$
201	足少陰腎經	築賓 / 축빈 / Zhubin	KI$_{9}$
202	足少陰腎經	陰谷 / 음곡 / Yingu	KI$_{10}$
203	足少陰腎經	橫骨 / 횡골 / Henggu	KI$_{11}$
204	足少陰腎經	大赫 / 대혁 / Dahe	KI$_{12}$
205	足少陰腎經	氣穴 / 기혈 / Qixue	KI$_{13}$
206	足少陰腎經	四滿 / 사만 / Siman	KI$_{14}$
207	足少陰腎經	中注 / 중주 / Zhongzhu	KI$_{15}$
208	足少陰腎經	肓俞 / 황수 / Huangshu	KI$_{16}$
209	足少陰腎經	商曲 / 상곡 / Shangqu	KI$_{17}$
210	足少陰腎經	石關 / 석관 / Shiguan	KI$_{18}$
211	足少陰腎經	陰都 / 음도 / Yindu	KI$_{19}$
212	足少陰腎經	腹通谷 / 복통곡 / Futonggu	KI$_{20}$
213	足少陰腎經	幽門 / 유문 / Youmen	KI$_{21}$
214	足少陰腎經	步廊 / 보랑 / Bulang	KI$_{22}$
215	足少陰腎經	神封 / 신봉 / Shenfeng	KI$_{23}$
216	足少陰腎經	靈墟 / 영허 / Lingxu	KI$_{24}$
217	足少陰腎經	神藏 / 신장 / Shencang	KI$_{25}$

번호	경락	혈명	경혈부호
218	足少陰腎經	彧中 / 욱중 / Yuzhong	KI₂₆
219	足少陰腎經	俞府 / 수부 / Shufu	KI₂₇
220	手厥陰心包經	天池 / 천지 / Tianchi	PC₁
221	手厥陰心包經	天泉 / 천천 / Tianquan	PC₂
222	手厥陰心包經	曲澤 / 곡택 / Quze	PC₃
223	手厥陰心包經	郄門 / 극문 / Ximen	PC₄
224	手厥陰心包經	間使 / 간사 / Jianshi	PC₅
225	手厥陰心包經	內關 / 내관 / Neiguan	PC₆
226	手厥陰心包經	大陵 / 대릉 / Daling	PC₇
227	手厥陰心包經	勞宮 / 노궁 / Laogong	PC₈
228	手厥陰心包經	中衝 / 중충 / Zhongchong	PC₉
229	手少陽三焦經	關衝 / 관충 / Guanchong	TE₁
230	手少陽三焦經	液門 / 액문 / Yemen	TE₂
231	手少陽三焦經	中渚 / 중저 / Zhongzhu	TE₃
232	手少陽三焦經	陽池 / 양지 / Yangchi	TE₄
233	手少陽三焦經	外關 / 외관 / Waiguan	TE₅
234	手少陽三焦經	支溝 / 지구 / Zhigou	TE₆
235	手少陽三焦經	會宗 / 회종 / Huizong	TE₇
236	手少陽三焦經	三陽絡 / 삼양락 / Sanyangluo	TE₈
237	手少陽三焦經	四瀆 / 사독 / Sidu	TE₉
238	手少陽三焦經	天井 / 천정 / Tianjing	TE₁₀
239	手少陽三焦經	清冷淵 / 청냉연 / Qinglengyuan	TE₁₁
240	手少陽三焦經	消濼 / 소락 / Xiaoluo	TE₁₂
241	手少陽三焦經	臑會 / 노회 / Naohui	TE₁₃
242	手少陽三焦經	肩髎 / 견료 / Jianliao	TE₁₄
243	手少陽三焦經	天髎 / 천료 / Tianliao	TE₁₅
244	手少陽三焦經	天牖 / 천유 / Tainyou	TE₁₆
245	手少陽三焦經	翳風 / 예풍 / Yifeng	TE₁₇
246	手少陽三焦經	瘈脈 / 계맥 / Qimai	TE₁₈
247	手少陽三焦經	顱息 / 노식 / Luxi	TE₁₉
248	手少陽三焦經	角孫 / 각손 / Jiaosun	TE₂₀
249	手少陽三焦經	耳門 / 이문 / Ermen	TE₂₁
250	手少陽三焦經	和髎 / 화료 / Heliao	TE₂₂
251	手少陽三焦經	絲竹空 / 사죽공 / Sizhukong	TE₂₃
252	足少陽膽經	瞳子髎 / 동자료 / Tongziliao	GB₁
253	足少陽膽經	聽會 / 청회 / Tinghui	GB₂
254	足少陽膽經	上關 / 상관 / Shangguan	GB₃

번호	경락	혈명	경혈부호
255	足少陽膽經	頷厭 / 함염 / Hanyan	GB_4
256	足少陽膽經	懸顱 / 현로 / Xuanlu	GB_5
257	足少陽膽經	懸釐 / 현리 / Xuanli	GB_6
258	足少陽膽經	曲鬢 / 곡빈 / Qubin	GB_7
259	足少陽膽經	率谷 / 솔곡 / Shuaigu	GB_8
260	足少陽膽經	天衝 / 천충 / Tianchong	GB_9
261	足少陽膽經	浮白 / 부백 / Fubai	GB_{10}
262	足少陽膽經	頭竅陰 / 두규음 / Touqiaoyin	GB_{11}
263	足少陽膽經	完骨 / 완골 / Wangu	GB_{12}
264	足少陽膽經	本神 / 본신 / Benshen	GB_{13}
265	足少陽膽經	陽白 / 양백 / Yangbai	GB_{14}
266	足少陽膽經	頭臨泣 / 두임읍 / Toulinqi	GB_{15}
267	足少陽膽經	目窗 / 목창 / Muchuang	GB_{16}
268	足少陽膽經	正營 / 정영 / Zhengying	GB_{17}
269	足少陽膽經	承靈 / 승령 / Chengling	GB_{18}
270	足少陽膽經	腦空 / 뇌공 / Naokong	GB_{19}
271	足少陽膽經	風池 / 풍지 / Fengchi	GB_{20}
272	足少陽膽經	肩井 / 견정 / Jianjing	GB_{21}
273	足少陽膽經	淵腋 / 연액 / Yuanye	GB_{22}
274	足少陽膽經	輒筋 / 첩근 / Zhejin	GB_{23}
275	足少陽膽經	日月 / 일월 / Riyue	GB_{24}
276	足少陽膽經	京門 / 경문 / Jingmen	GB_{25}
277	足少陽膽經	帶脈 / 대맥 / Daimai	GB_{26}
278	足少陽膽經	五樞 / 오추 / Wushu	GB_{27}
279	足少陽膽經	維道 / 유도 / Weidao	GB_{28}
280	足少陽膽經	居髎 / 거료 / Juliao	GB_{29}
281	足少陽膽經	環跳 / 환도 / Huantiao	GB_{30}
282	足少陽膽經	風市 / 풍시 / Fengshi	GB_{31}
283	足少陽膽經	中瀆 / 중독 / Zhongdu	GB_{32}
284	足少陽膽經	足陽關 / 족양관 / Zuyangguan	GB_{33}
285	足少陽膽經	陽陵泉 / 양릉천 / Yanglingquan	GB_{34}
286	足少陽膽經	陽交 / 양교 / Yangjiao	GB_{35}
287	足少陽膽經	外丘 / 외구 / Waiqiu	GB_{36}
288	足少陽膽經	光明 / 광명 / Guangming	GB_{37}
289	足少陽膽經	陽輔 / 양보 / Yangfu	GB_{38}
290	足少陽膽經	懸鐘 / 현종 / Xuanzhong	GB_{39}
291	足少陽膽經	丘墟 / 구허 / Qiuxu	GB_{40}

번호	경락	혈명	경혈부호
292	足少陽膽經	足臨泣 / 족임읍 / Zulinqi	GV$_{41}$
293	足少陽膽經	地五會 / 지오회 / Diwuhui	GB$_{42}$
294	足少陽膽經	俠谿 / 협계 / Xiaxi	GB$_{43}$
295	足少陽膽經	足竅陰 / 족규음 / Zuqiaoyin	GB$_{44}$
296	足厥陰肝經	大敦 / 대돈 / Dadun	LR$_1$
297	足厥陰肝經	行間 / 행간 / Xingjian	LR$_2$
298	足厥陰肝經	太衝 / 태충 / Taichong	LR$_3$
299	足厥陰肝經	中封 / 중봉 / Zhongfeng	LR$_4$
300	足厥陰肝經	蠡溝 / 여구 / Ligou	LR$_5$
301	足厥陰肝經	中都 / 중도 / Zhongdu	LR$_6$
302	足厥陰肝經	膝關 / 슬관 / Xiguan	LR$_7$
303	足厥陰肝經	曲泉 / 곡천 / Ququan	LR$_8$
304	足厥陰肝經	陰包 / 음포 / Yinbao	LR$_9$
305	足厥陰肝經	足五里 / 족오리 / Zuwuli	LR$_{10}$
306	足厥陰肝經	陰廉 / 음렴 / Yinlian	LR$_{11}$
307	足厥陰肝經	急脈 / 급맥 / Jimai	LR$_{12}$
308	足厥陰肝經	章門 / 장문 / Zhangmen	LR$_{13}$
309	足厥陰肝經	期門 / 기문 / Qimen	LR$_{14}$
310	督脈	長強 / 장강 / Changqiang	GV$_1$
311	督脈	腰俞 / 요수 / Yaoshu	GV$_2$
312	督脈	腰陽關 / 요양관 / Yaoyangguan	GV$_3$
313	督脈	命門 / 명문 / Mingmen	GV$_4$
314	督脈	懸樞 / 현추 / Xuanshu	GV$_5$
315	督脈	脊中 / 척중 / Jizhong	GV$_6$
316	督脈	中樞 / 중추 / Zhongshu	GV$_7$
317	督脈	筋縮 / 근축 / Jinsuo	GV$_8$
318	督脈	至陽 / 지양 / Zhiyang	GV$_9$
319	督脈	靈臺 / 영대 / Lingtai	GV$_{10}$
320	督脈	神道 / 신도 / Shendao	GV$_{11}$
321	督脈	身柱 / 신주 / Shenzhu	GV$_{12}$
322	督脈	陶道 / 도도 / Taodao	GV$_{13}$
323	督脈	大椎 / 대추 / Dazhui	GV$_{14}$
324	督脈	瘂門 / 아문 / Yamen	GV$_{15}$
325	督脈	風府 / 풍부 / Fengfu	GV$_{16}$
326	督脈	腦戶 / 뇌호 / Naohu	GV$_{17}$
327	督脈	強間 / 강간 / Qiangjian	GV$_{18}$
328	督脈	後頂 / 후정 / Houding	GV$_{19}$

번호	경락	혈명	경혈부호
329	督脈	百會 / 백회 / Baihui	GV20
330	督脈	前頂 / 전정 / Qianding	GV21
331	督脈	顖會 / 신회 / Xinhui	GV22
332	督脈	上星 / 상성 / Shangxing	GV23
333	督脈	神庭 / 신정 / Shenting	GV24
334	督脈	素髎 / 소료 / Suliao	GV25
335	督脈	水溝 / 수구 / Shuigou	GV26
336	督脈	兌端 / 태단 / Duiduan	GV27
337	督脈	齦交 / 은교 / Yinjiao	GV28
338	任脈	會陰 / 회음 / Huiyin	CV1
339	任脈	曲骨 / 곡골 / Qugu	CV2
340	任脈	中極 / 중극 / Zhongji	CV3
341	任脈	關元 / 관원 / Guanyuan	CV4
342	任脈	石門 / 석문 / Shimen	CV5
343	任脈	氣海 / 기해 / Qihai	CV6
344	任脈	陰交 / 음교 / Yinjiao	CV7
345	任脈	神闕 / 신궐 / Shenque	CV8
346	任脈	水分 / 수분 / Shuifen	CV9
347	任脈	下脘 / 하완 / Xiawan	CV10
348	任脈	建里 / 건리 / Jianli	CV11
349	任脈	中脘 / 중완 / Zhongwan	CV12
350	任脈	上脘 / 상완 / Shangwan	CV13
351	任脈	巨闕 / 거궐 / Juque	CV14
352	任脈	鳩尾 / 구미 / Jiuwei	CV15
353	任脈	中庭 / 중정 / Zhongting	CV18
354	任脈	膻中 / 전중 / Danzhong	CV17
355	任脈	玉堂 / 옥당 / Yutang	CV18
356	任脈	紫宮 / 자궁 / Zigong	CV19
357	任脈	華蓋 / 화개 / Huagai	CV20
358	任脈	璇璣 / 선기 / Xuanji	CV21
359	任脈	天突 / 천돌 / Tiantu	CV22
360	任脈	廉泉 / 염천 / Lianquan	CV23
361	任脈	承漿 / 승장 / Chengjiang	CV24

五輸穴表

陰經五輪表

區分	五輸 五行	井 木	滎 火	俞 土	經 金	合 水	原穴	絡穴	郄穴	募穴	背俞穴
手三陰	手太陰肺經	少商	魚際	太淵	經渠	尺澤	太淵	列缺	孔最	中府	肺俞
	手厥陰心包經	中衝	勞宮	大陵	間使	曲澤	大陵	內關	郄門	膻中	厥陰俞
	手少陰心經	少衝	少府	神門	靈道	少海	神門	通里	陰郄	巨闕	心俞
足三陰	足太陰脾經	隱白	大都	太白	商丘	陰陵泉	太白	公孫	地機	章門	脾俞
	足厥陰肝經	大敦	行間	太衝	中封	曲泉	太衝	蠡溝	中都	期門	肝俞
	足少陰腎經	湧泉	然谷	太谿	復溜	陰谷	太谿	大鍾	水泉	京門	腎俞

陽經五輪表

區分	五輸 五行	井 金	滎 水	俞 木	經 火	合 土	原穴	絡穴	郄穴	募穴	背俞穴
手三陽	手陽明大腸經	商陽	二間	三間	陽谿	曲池	合谷	偏歷	溫溜	天樞	大腸俞
	手少陽三焦經	關衝	液門	中渚	支溝	天井	陽池	外關	會宗	石門	三焦俞
	手太陽小腸經	少澤	前谷	後谿	陽谷	小海	腕骨	支正	養老	關元	小腸俞
足三陽	足陽明胃經	厲兌	內庭	陷谷	解谿	足三里	衝陽	豐隆	梁丘	中脘	胃俞
	足少陽膽經	竅陰	俠谿	臨泣	陽輔	陽陵泉	丘墟	光明	外丘	日月	膽俞
	足太陽膀胱經	至陰	通谷	束骨	崑崙	委中	京骨	飛揚	金門	中極	膀胱俞

五行補瀉法 및 主客原絡補瀉法

經絡	舍岩虛實補瀉法								寒熱補瀉法								主客原絡補瀉法	
	正格(補)				勝格(瀉)				熱格(寒證)				寒格(熱證)				主原	客絡
	補		瀉		補		瀉		補		瀉		補		瀉		補虛·瀉實	
肺	太白	太淵	少府	魚際	少府	魚際	陰谷	尺澤	少府	魚際	尺澤	陰谷	尺澤	陰谷	太白	太淵	太淵	偏歷
大腸	足三里	曲池	陽谷	陽谿	陽谷	陽谿	通谷	二間	陽谷	解谿	二間	通谷	二間	通谷	陽谷	解谿	合谷	列缺
胃	陽谷	解谿	臨泣	陷谷	臨泣	陷谷	商陽	厲兌	解谿	陽谷	內庭	通谷	內庭	通谷	足三里	委中	衝陽	公孫
脾	少府	大都	大敦	隱白	大敦	隱白	經渠	商丘	大都	少府	陰陵泉	陰谷	陰陵泉	陰谷	太白	太谿	太白	豐隆
心	大敦	少衝	陰谷	少海	陰谷	少海	太白	神門	少府	然谷	少海	陰谷	少海	陰谷	少府	然谷	神門	支正
小腸	臨泣	後谿	通谷	前谷	通谷	前谷	足三里	少海	陽谷	崑崙	前谷	通谷	前谷	通谷	少海	足三里	腕骨	通里
膀胱	商陽	至陰	足三里	委中	足三里	委中	臨泣	束骨	陽谷	崑崙	前谷	通谷	前谷	通谷	足三里	委中	京骨	大鍾
腎	經渠	復溜	太白	太谿	太白	太谿	大敦	湧泉	少府	然谷	陰谷	少海	陰谷	少海	太白	太谿	太谿	飛揚
心包	大敦	中衝	陰谷	曲澤	陰谷	曲澤	太白	大陵	少府	勞宮	曲澤	少海	曲澤	少海	太白	大陵	大陵	外關
三焦	臨泣	中渚	通谷	液門	通谷	液門	足三里	天井	支溝	崑崙	液門	通谷	液門	通谷	支溝	崑崙	陽池	內關
膽	通谷	俠谿	商陽	竅陰	商陽	竅陰	陽谷	陽輔	陽輔	陽谷	俠谿	通谷	俠谿	通谷	委中	陽陵泉	丘墟	蠡溝
肝	陰谷	曲泉	經渠	中封	經渠	中封	少府	行間	行間	少府	陰谷	曲泉	陰谷	曲泉	太衝	太白	太衝	光明

針灸治療時 注意事項

1. 一般事項

① 患者의 心身狀態, 疾病의 淺深을 고려하여 針灸治療의 可否를 결정한다.

② 治療할 體位 및 穴位를 정확히 결정하고, 針灸와 經穴部位를 깨끗이 消毒한다.

③ 精神을 집중하고, 自信感을 가지고 침착하게 施術한다.

2. 治療 時 注意事項

① 針, 指(施術者의 손가락), 房(치료실)의 溫度가 환자의 체온과 같은 상태에서 자침한다(알코올로 소독 時 탈지면으로 닦아낸 후 충분히 溫度가 높아진 다음에 刺針한다).

② 목욕 직후에 灸하면 보통 때보다 2배 이상 뜨거우므로 1시간 以上 지난 後에 灸한다.

③ 針灸治療 後 2시간 정도 물을 대지 않도록 患者에게 주의시킨다.

④ 장기적인 針灸治療는 酒量을 줄게 하여 빨리 취하게 하므로 환자에게 알려준다.

3. 刺針 禁忌

醉, 飽, 飢渴, 過勞, 入房 前後, 大驚, 大恐, 大怒 상태에서는 刺針을 禁한다.

4. 滯針, 彎針時 處置方法

(1) **滯針** : 針을 돌리지도 못하고 뺄 수도 없는 경우, 대개는 患者가 정신적으로 緊張하여, 局所的으로 筋肉이 痙攣(경련)을 일으키거나, 혹은 針을 한쪽 방향으로 지나치게 돌려 피부·근육이 침 끝에 달라붙어 발생한다.

① 우선 患者를 安定시킨다.

② 留針 시간을 연장하거나, 손으로 隣近 部位를 按摩하고 문지른다.

③ 또는 그 附近에 다른 一針을 加하여 痙攣을 완화시킨 후 拔針한다.

④ 반대쪽의 同穴 或은 解穴에 刺針한 後 拔針한다.

(2) **彎針** : 針이 體內에 들어간 後 針柄이 휘어져 退針이 곤란한 경우, 대개는 외부

자극으로 인해 患者의 근육이 갑자기 收縮하거나 자세를 변경하여 발생한다.

① 우선 가볍게 움직여서 본래 姿勢로 회복시킨다.

② 針이 구부러진 각도와 방향에 따라서 針體의 彎曲이 적으면 서서히 拔針하고, 針體의 彎曲이 많으면 약간 搖動(요동)시켜 彎曲된 방향을 따라 拔針한다.

③ 이때 절대로 힘을 주거나 비벼서는 안 된다(針이 부러지는 것을 방지한다).

5. 暈針 時 處置方法

(1) **症狀** : 頭暈, 顔色蒼白, 惡心嘔吐, 四肢厥冷, 多汗, 血壓低下, 動悸, 氣絶, 쇼크 等의 症狀을 보인다. 따라서 暈針은 무엇보다도 豫防이 중요하다.

(2) **先行 原因**

① 惡性貧血, 低血壓, 心虛, 虛弱體質.

② 精神的 原因(과도한 緊張 等) : 처음으로 針治療를 받는 患者(無經驗者).

③ 慢性 消耗性疾患.

④ 疲勞, 空腹, 大汗出・大泄瀉・大出血 後.

⑤ 醫師의 强刺戟.

(3) **直接 原因** : 一般的으로 腦 血流量의 減少 때문이다.

(4) **處置 方法**

① 刺針을 중지하고 刺入한 針은 전부 拔針한다.

② 通風이 잘되는 곳에 눕히고 衣服과 腰帶(허리띠)를 풀어주며 머리를 낮추어준다.

③ 증상이 가볍고 意識이 있는 상태일 경우 더운 물을 마시게 하면 대개 곧 회복된다.

④ 증상이 重하거나 회복이 늦으면 足三里, 人中, 中衝, 合谷, 湧泉, 百會, ⑧手解(少府), 足解(梁丘) 等의 穴位에 針을 놓거나 溫灸를 하고 勞宮을 刺戟한다.

⑤ 意識不明인 경우 의식을 회복할 수 있도록 可能한 조치를 취한다(예 : 암모니아수를 코로 맡게 한다). 必要 時 人工呼吸, 强心劑 투여 等의 조치가 필요하다.

01. 今釋 黃帝內徑 素問 靈樞　成輔社

02. 醫學入門　李梴

03. 鍼灸甲乙經校釋　人民衛生出版社

04. 鍼灸大成校釋　人民衛生出版社

05. 十四經發揮　滑伯仁

06. 千金要方 千金翼方　孫思邈

07. 鍼灸資生經　王執中

08. 鍼灸聚英發揮　高武

09. 鍼灸大全　徐鳳

10. 奇經八脈考　李時珍

11. 鍼灸學　人民衛生出版社

12. 鍼灸穴位通鑒　青島出版社

13. 經穴治病明理　科學技術文獻出版社

14. 經絡圖解　福建科學技術出版社

15. 鍼灸穴名解　高式國

16. 鍼灸經緯　楊維傑

17. 楊維傑全集　大成醫學社

18. 東醫寶鑑　許浚

19. 董氏奇穴集成　蔡禹錫

20. 常用腧穴臨床發揮　李世珍

21. 精解鍼灸學 崔容泰外　杏林書院
22. 鍼灸學(上, 下) 崔容泰外　集文堂
23. 東洋醫學(經穴)　木下晴都

[十二正經 索引表]

不容(**불용** 足陽明胃經)　197
髀關(**비관** 足陽明胃經)　216
臂臑(**비노** 手陽明大腸經)　148
飛揚(**비양** 足太陽膀胱經)　478
脾俞(**비수** 足太陽膀胱經)　415

❖❖❖

[董氏穴·奇穴 索引]

❖❖❖

질환별 정리

'世界傳統醫學賞' 수상에 빛나는

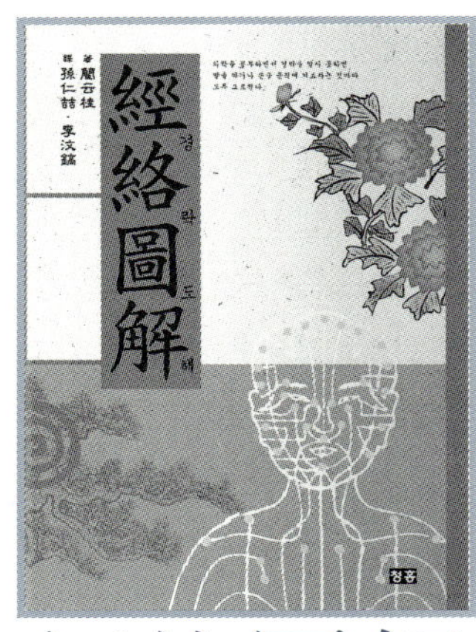

당대 최고의 醫家들이 집필에 참여한
經絡經穴의 역작
경락과 장부조직기관의 상관관계를
입체적으로 형상화하였다.

韓醫學의 중요이론인 經絡理論을 교육과 임상, 과학연구 분야에 체계적으로 제공하기 위한 20여 년의 연구 성과를 지금 만나 본다.

한의학도와 한의사는 물론 침구사, 안마사, 지압사, 스포츠마사지사, 요가 수련인 등 經絡經穴에 관심 있는 모든 이들이 좀 더 용이하게 경락에 접근하고 현실적인 감각과 임상에서의 응용력을 배가할 수 있도록 경락의 모든 것을 총 100장의 立體圖解를 통해 일목요연하고 상세하게 형상화하였다.

經絡圖解

蘭云桂 지음
孫仁喆 李汶鎬 옮김
값 80,000원

"立體解剖의 방식을 운용하여 體表經絡路線 및 內臟과 각 組織器官經絡路線의 분포를 형상화한 것을 비롯하여 奇經八脈 중에 督脈과 任脈의 분포노선이 상세하게 기술되어 있다. 또한 十二經, 奇經八脈, 十二別絡, 十五絡脈, 體表 분포와 경혈분포도 등이 100장의 圖解로 실려 있어 경혈학은 물론 한의학 이론을 심화하고 발전시키는 새로운 계기가 될 것이다."

– 이준무(경락경혈학회 회장 · 한의학박사)

"《經絡圖解》라는 册子를 完譯한 것은 鍼灸學界의 學究的 産物로 鍼灸學의 基礎資料가 되어줄 것이며, 臨床에서도 活用할 價値가 充分하다."

– 구본홍(한의학박사 · 의학박사)

"文獻學的인 관점에서 經絡을 연구함으로써 鍼灸文獻 연구의 길을 넓히고 경락연구의 깊이를 더하여 교육과 임상에서 독보적인 위치를 차지하게 되었다."

– 왕쉬에타이(王雪苔 국제침구연합회 회장)

經絡經穴 최고의 베스트셀러!!

■《경락도해》의 특징

- ■立體解剖의 방식을 운용하여 體表經絡路線 및 內臟과 각 組織器官經絡路線의 분포를 완전하고 형상적으로 도해 중에 표시하여 경락노선의 모든 분포를 자세히 알 수 있다.
- ■十二經脈, 十二別絡, 十五絡脈 세 종류의 경락노선은 경맥을 단위로 한 장의 도해에 그려서 本經과 別絡, 絡脈의 분포상 상호관계를 표시했다.
- ■각 內臟經絡分布圖는 각 내장으로 통하는 모든 경락노선을 나타냈다.
- ■각각의 중요한 조직기관인 腦, 眼, 喉, 舌, 耳, 鼻, 生殖器 등을 통과하는 모든 經絡路線分布圖를 완성했다.
- ■47개 주요 경락노선의 관계를 더 잘 이해하기 위하여 十二經脈, 十二別絡, 十五絡脈, 奇經八脈의 總連繫路線圖를 그렸다.
- ■내장 사이의 경락관계를 전면적으로 이해하기 위하여 內臟總連繫路線圖를 그렸다.
- ■《鍼灸甲乙經》의 관련 혈위와 《皇帝內經》《難經》의 기록 및 근육위치에 근거하여 十二經筋의 분포도를 그렸다.
- ■《皇帝內經》의 기록에 근거하여 十二皮部의 분포도를 그렸다.
- ■기존 도해 중 十二經과 奇經八脈에서 누락된 경락노선을 보충했다.

■《경락도해》에서 제기한 새로운 경락이론

- ■陽經의 總會는 足太陽이며, 足太陽經의 主幹線에는 經絡連接點 12處가 있어 어떠한 陽經과도 직접적으로 연계가 발생할 수 있다.
- ■三百六十五絡의 분포와 某 穴位의 관계는 많은 穴이 胸腹內線에서 나오는 絡脈으로, 예를 들어 下腹의 關元·中極·曲骨 등의 穴은 足三陰의 腹線에서 시작한 것이지 결코 體表經絡路線이 아니며, 이전의 經穴連結線圖에서 足厥陰肝經과 足太陰脾經의 體表線을 이런 穴位까지 그린 것은 완전히 착오다.
- ■많은 穴位는 經脈의 主幹線에 있지 않은데, 예를 들면 足少陽膽經의 京門穴, 足厥陰肝經의 章門穴, 足陽明胃經의 豊隆穴, 手太陰肺經의 列缺穴 등은 經脈의 分支線에 있고 이전의 經穴連結線圖는 잘못된 것이다.
- ■目系까지 분포하는 經線은 《靈樞·大惑論》의 "五臟六腑之精氣, 皆上注于目而爲之精, …… 而與脈幷爲系, 上屬于腦, ……, 其入深, 則隨眼系以入于腦, ……目者, 心使也, 心者, 神之舍也"라는 기록에 근거하여 이들 모두는 뇌와 연계가 발생하며 뇌는 경락이 가장 밀집한 부위다.
- ■十二別絡은 經絡全體의 대순환에 대하여 조정 작용을 일으킬 수 있다.
- ■경락체계는 인체가 14~16세까지 발육한 후에 전부 通達한다.
- ■陰經別絡의 足三陰別絡은 表裏經과 두 번 연결한다(←"二會表裏經").
- ■經이든 絡이든 관계없이 개별적인 차이가 있는데 예를 들면 《靈樞·經脈》篇에서 말한 "人經不同, 絡脈異所別也."이다. 상술한 내용은 저자가 다른 章과 節에서 설명을 추가했다. 여기에서 다시 말하고 싶은 것은 本 《經絡圖解》는 經絡循行圖이며, 그중 새로 첨가한 經穴圖는 여전히 經線連線圖에 속하므로 경락의 진면목을 반영할 수 없다는 점이다. 어떤 사람은 經穴連結線圖를 경락도라고 말하는데 이것은 착오다.

청홍/지상사　Tel 02)3453-6111　Fax 02)3452-1440

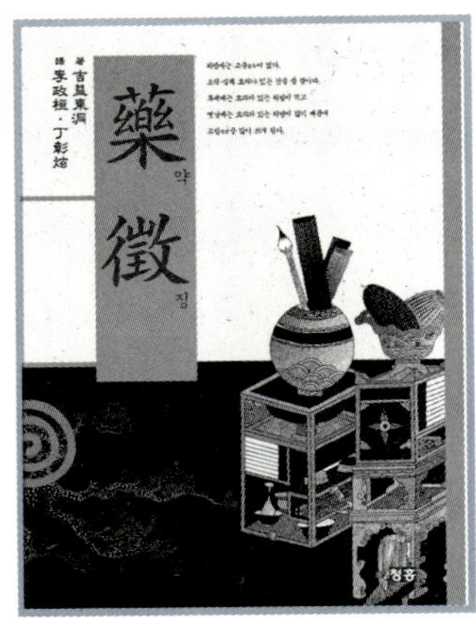

藥徵

吉益東洞 지음
李政桓 · 丁彰炫 옮김
값 35,000원

處方에는 古今이 없다. 오직 실제 效果가 있는 것을 쓸 뿐이다. 후세에는 효과가 있는 처방이 적고 옛날에는 효과가 있는 처방이 많기 때문에 古方을 많이 쓰게 된다.

《약징》은 일본의학사에서 가장 준열하게 古醫方으로 돌아갈 것을 주장한 한의사 요시마스 토도(吉益東洞)의 대표적인 저작으로 기존 본초학 서적의 틀을 완전히 탈피한 혁신적인 본초서로 평가받는다.

동양의학의 대표적인 의서인《상한론 傷寒論》과《금궤요략 金匱要略》에 나오는 약물 중 53종의 약물을 주치(主治), 방치(旁治), 고징(考徵), 호고(互考), 변오(辨誤), 품고(品考)의 부분으로 나누어 해설하고 있다.

'주치'는 해당 약물이 주로 치료하는 증상이고, '방치'는 부수적으로 치료하는 증상이다. '고징'은《상한론》과《금궤요략》에서 주치를 증명할 근거가 되는 조문을 뽑아낸 것이고, '호고'는 주치가 있어야 할 처방의 조문에 주치가 없는 경우, 다른 자료를 비교·고찰하여 주치를 밝힌 것이다. '변오'는 약의 효능을 잘못 알고 있는 경우, 옛 가르침을 인용하거나 吉益東洞 본인의 임상경험을 근거로 효능의 옳고 그름을 가린 것이며, '품고'는 실제 약물에 대하여 그 산지(産地) 및 산지에 따른 약효의 우열, 약물의 형상, 약물의 진위 등을 기술한 것이다.

이 책은 중국전통의학으로부터 탈피하여 간편하고 실용적인 일본의학을 완성시켰다는 점에서 추앙받으며, 여전히 일본 한방계에 강한 영향을 미치고 있다.

읽기 쉽고 머리에 쏙 들어오는 한방의학

처음으로 읽는 사람들을 위한
이케다 마사카즈 고전의학산책 시리즈

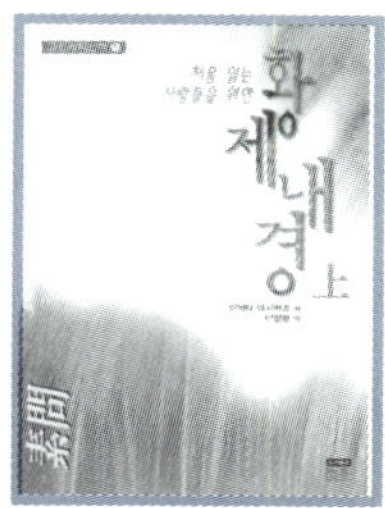

고전의학산책①

처음 읽는 사람들을 위한 황제내경 상(소문)

이케다 마사카즈 지음 | 이정환 옮김 | 값 12,000원

《황제내경 상(소문)》은 황제내경의 총론에 해당하며, 음양오행설에 입각한 철학적 논리를 바탕으로 오장육부의 경락을 통한 기혈의 순행으로 생명활동을 유지해 나간다는 내용이다.

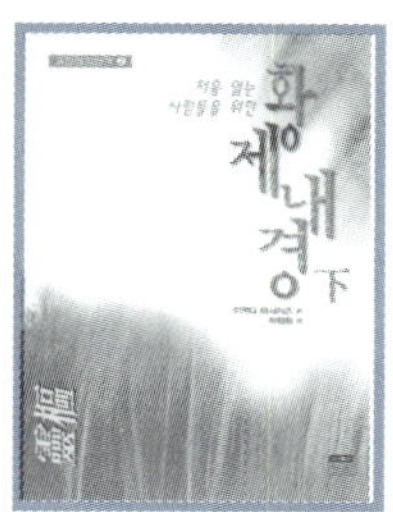

고전의학산책②

처음 읽는 사람들을 위한 황제내경 하(영추)

이케다 마사카즈 지음 | 이정환 옮김 | 값 12,000원

《황제내경 하(영추)》는 황제내경의 각론에 해당하며 음양오행설을 바탕으로 질병에 대한 설명, 진단방법, 치료원칙, 양생, 해부, 생리, 경락, 침구자료 등에 이르기까지 풍부한 내용이 담겨져 있다.

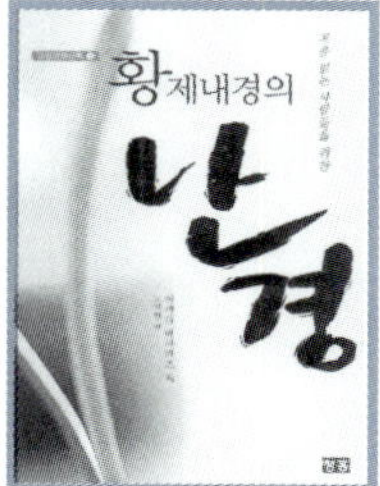

고전의학산책③

처음 읽는 사람들을 위한 황제내경의 난경

이케다 마사카즈 지음 | 노지연 옮김 | 값 12,000원

동양의학의 생리, 해부, 병리를 알기 쉽게 정리한 책. 원전의 81개 의문점을 생리, 병리적 측면에서 해설되어 있다. 경락 치료의 공식만 외우고 왜 그런지 모르는 사람들에게 좋은 지침서.

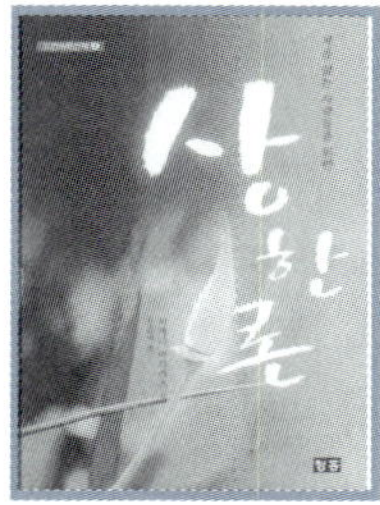

고전의학산책④

처음 읽는 사람들을 위한 상한론

이케다 마사카즈 지음 | 김은아 옮김 | 값 9,500원

어떤 약재가 따뜻하고 차가운지, 어떤 약재가 장부를 보하고 사하는지, 약재 배합의 금기, 100여 가지 처방법 등 약재에 대한 지식을 총망라하여 현대인이 알기 쉽게 풀어 쓴 책.

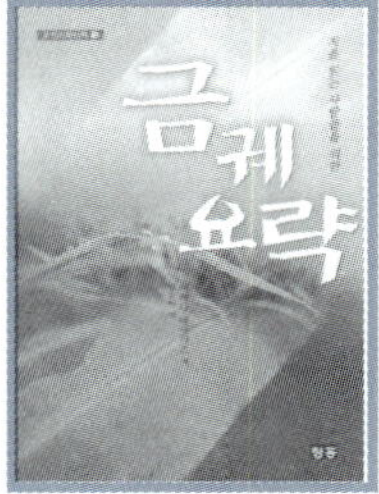

고전의학산책⑤

처음 읽는 사람들을 위한 금궤요략

이케다 마사카즈 지음 | 김은아 옮김 | 값 9,500원

《상한론》과 함께 《금궤요략》은 동양의학을 연구하는 사람들의 성전으로, 부인병을 포함한 각 질병에 대해 그 원인과 병리를 중심으로 이해하기 쉽게 정리되어 있다.

청홍/지상사   Tel 02)3453-6111   Fax 02)3452-1440

만화로 읽는 중국전통문화총서 시리즈

고전의학의 스테디셀러!!

만화로 읽는 중국전통문화총서 시리즈는 중국의 천재작가 주춘재가 동양의 고전의학을 현대에 맞게 알짜만을 뽑아 만화로 만들었다. 이 책은 중국에서 베스트셀러가 되었으며 일본, 싱가포르, 대만 등에서도 번역 출간되어 큰 인기를 얻고 있다.

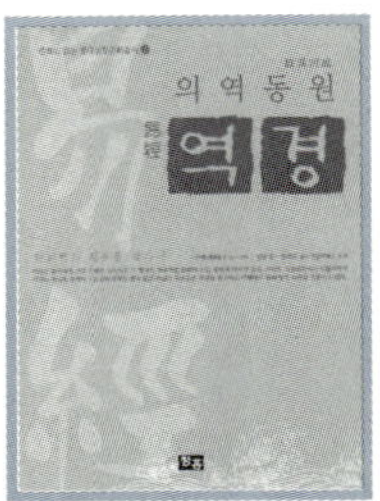

만화로 읽는 중국전통문화총서①

의역동원 역경

- 주춘재 지음
- 김남일 강태의 옮김
- 값 22,000원

역경은 중국에서 가장 오래된 철학서로 동양문화의 모든 영역에 걸쳐 커다란 영향을 끼쳤으며 지금도 자연과학이나 인문과학에 미치는 계시와 충격은 수많은 사람들의 주목을 끈다.

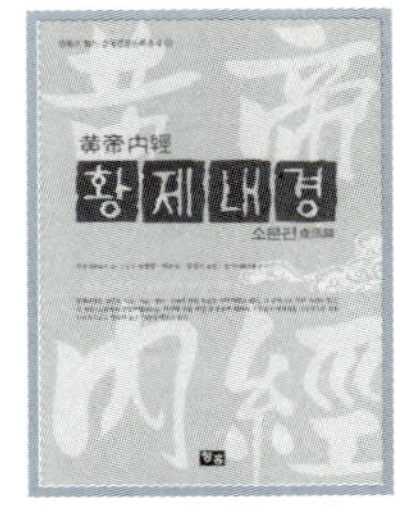

만화로 읽는 중국전통문화총서②

황제내경 소문편

- 주춘재 지음
- 정창현 백유상 김경아 옮김
- 값 22,000원

황제내경은 현존하는 가장 오래된 한의학 이론서이자 한의학의 뿌리가 되는 책으로 총론에 해당하는 소문편은 인간생활의 기본적인 문답과 근원을 음양오행설에 입각해 설명하고 있다.

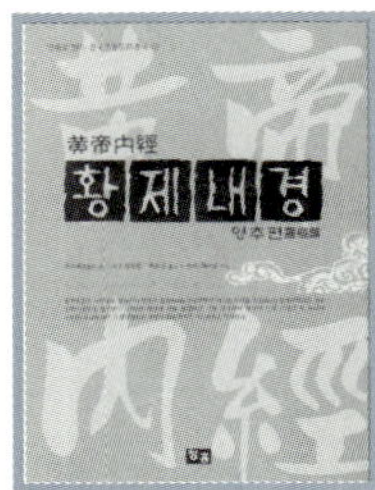

만화로 읽는 중국전통문화총서③

황제내경 영추편

- 주춘재 지음
- 정창현 백유상 옮김
- 값 22,000원

황제내경의 각론에 해당하는 영추편은 질병에 대한 설명과 진단방법, 치료원칙 등이 담겨 있으며 특히 임상에 바로 응용할 수 있는 자법 및 기, 혈, 영, 위에 대해 자세히 나와 있다.

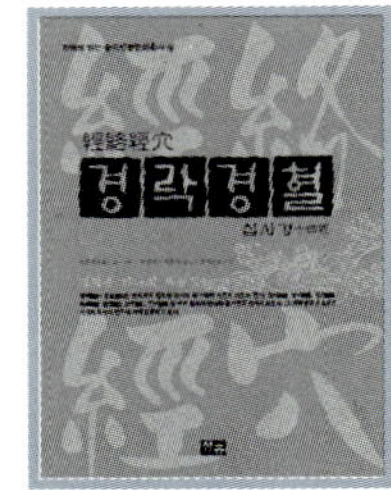

만화로 읽는 중국전통문화총서④

경락경혈 십사경

- 주춘재 지음
- 정창현 백유상 옮김
- 값 22,000원

우리 몸을 거미줄처럼 연결하여 기혈의 흐름을 조절하는 경락은 우주 변화의 신비가 축약되어 있고 실제적이면서도 철학적 체계를 갖추고 있어 일반인들의 치료수단으로 사용되어 왔다.

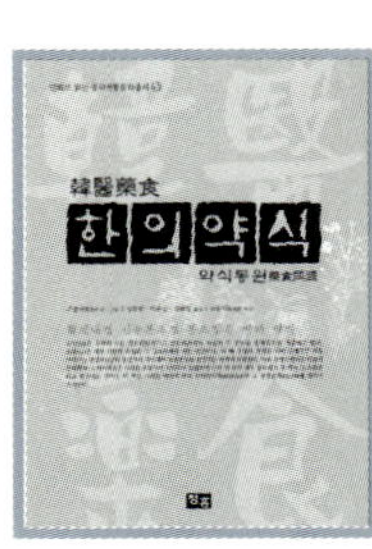

만화로 읽는 중국전통문화총서⑤

한의약식 약식동원

- 주춘재 지음
- 정창현 백유상 김혜일 옮김
- 값 22,000원

한의학에서 약물이나 음식을 활용하는 기본 이론을 쉽고 충실하게 서술하고 있으며 일상생활에서 접하는 여러 음식물들의 효능과 사용방법을 이용하여 건강한 삶을 살게끔 도와준다.

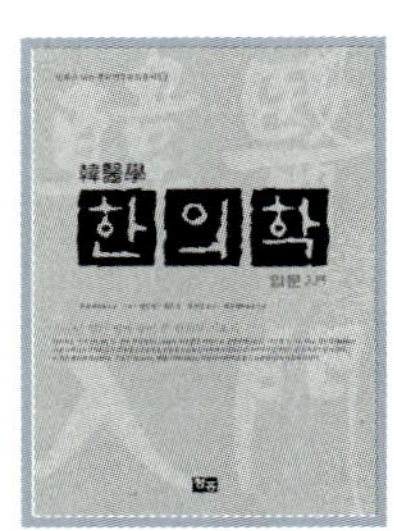

만화로 읽는 중국전통문화총서⑥

한의학 입문

- 주춘재 지음
- 정창현 백유상 장우창 옮김
- 값 22,000원

천인상응의 우주관을 바탕으로 음양오행 이론을 도구로 하고 장부경락, 병인학설, 기혈진액, 변증시치는 물론 한의학 치료원칙인 팔법까지 총 망라한 누구나 알기 쉽게 풀어 쓴 한의학 기초서다.

일반인뿐 아니라 한의대 학생들과 동양철학과 학생들을 염두에 두고

임상학적 측면에서 접근한 책

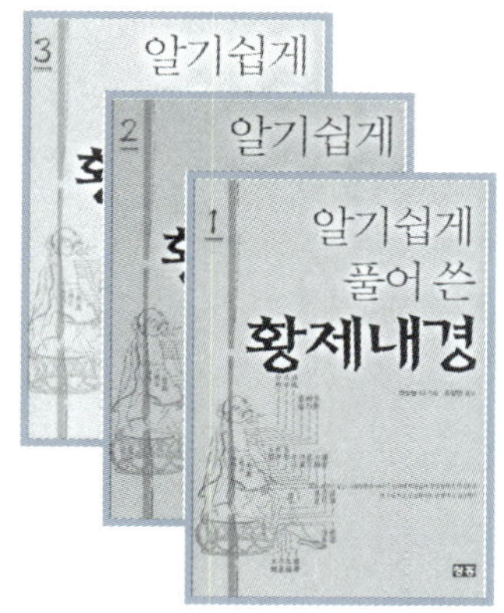

알기쉽게 풀어 쓴 황제내경(전3권)

마오싱 니 지음 | 조성만 옮김 | 각권 8,900원

이 책은 전통중국의학에서 최고의 권위를 자랑하는 《황제내경》의 소문편을
아주 쉽게 풀어쓴 책으로 입문서 중의 입문서로 손꼽힌다.
저자 마오싱 니 박사는 미국 캘리포니아 샌타모니카어 있는
요산중의대학교의 공동 설립자로 오랜 기간 미국과 중국에서 선진의술을 익혔으며
중국전통의학 시술자로 활동하고 있다.
마오싱 니 박사는 이 책에서 《황제내경》과 현대의학을 미묘하게 절충시킴으로써
동서양 의학자들의 박수갈채를 받을 수 있었다.
《알기쉽게 풀어 쓴 황제내경》은 원본의 광범위한 개념을 담고 있으면서도
자세하게 해설하고 있어 어떻게 하면 우리가 오랫동안 행복하고
건강하게 살 수 있는가에 대한 매우 실용적인 가르침을 얻을 수 있다.

본문 중에서…

오운(五運)이란 '목, 화, 토, 금, 수'의 오행이 지상에 끼치는 영향력을 말하며 하늘의 기운인
운기(運氣)와 결합하여 날씨, 기상, 인간생활, 농사, 건강, 질병의 발생과 치료 등에 영향
을 주고 있다.

육기(六氣)란 '바람, 불, 더위, 습기, 건조함, 추위'를 가리키는 말로서 우리 생활에 밀접히 관
련이 있고 영향을 끼치는 우주의 기운이다. 육기가 우주에서 그리고 지구에서 어떤 작용
을 하는지에 대한 내용을 다루고 있다.

달이 안 뜨는 날에는 침을 이전보다 덜 놔야 한다. 만약에 초승달이 뜰 때 사법을 쓰면
장부의 기능이 떨어진다. 또한 보름달이 뜰 때 보법을 쓰게 되면 기혈이 지나치게 넘쳐
몸에 장애를 일으키게 된다.

봄에 침으로 환자를 치료하고자 할 때는, 12경맥에 연결된 낙맥에 침을 놓아야 하고 여름
에는 유혈을 사용한다. 또 가을에는 육합혈을 사용하고 겨울에는 몸의 혈이 막히므로 침
을 덜 놓고 탕약이나 음식으로 치료해야 한다.

청홍/지상사 Tel 02)3453-6111   Fax 02)3452-1440

經穴學 경혈학

초판 1쇄 발행 | 2007년 8월 10일
초판 2쇄 발행 | 2007년 9월 10일

著者 | 李相龍
發行者 | 崔烽圭

책임편집 | 김준균
편집 | 김종석
마케팅 | 김낙현
경영지원 | 최혜림

펴낸곳 | 청홍(지상사)/출판등록 제17-278(1999.1.27)
주소 | 서울특별시 강남구 역삼동 707-1 두꺼비빌딩 1204호
전화 | 02)3453-6111
팩스 | 02)3452-1440
이메일 | jisangsa@jisangsa.com
홈페이지 | www.jisangsa.com

값 90,000원

ISBN 978-89-90116-29-1 93510
Copyright ⓒ 이상룡, 2007

보도나 서평, 연구논문에서 일부 인용, 요약하는 경우를 제외하고는
도서출판 청홍의 사전 승낙 없이 무단 전재 및 복제를 금합니다.

* 잘못 만들어진 책은 본사 및 구입처에서 교환해 드립니다.

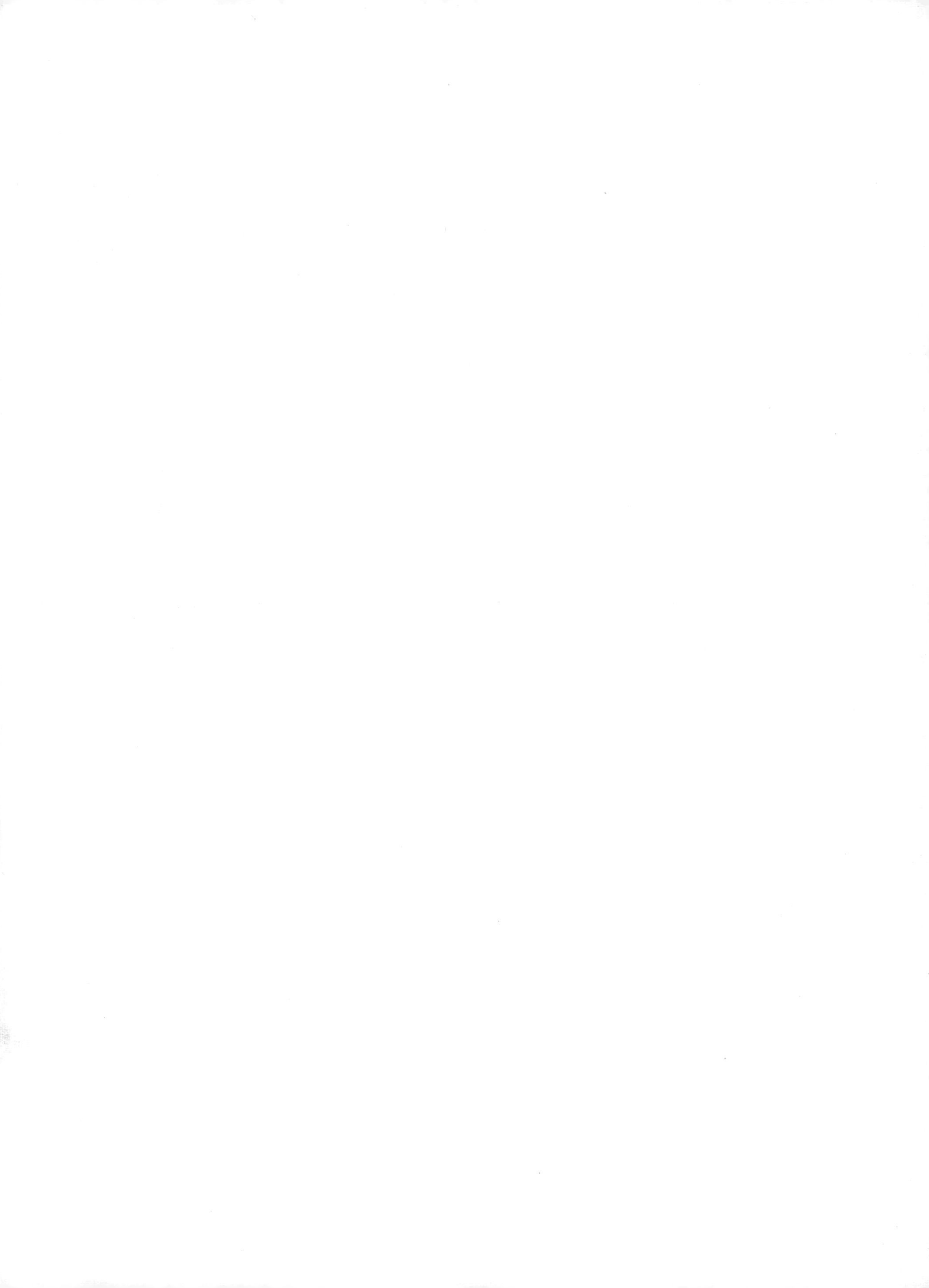